国家卫生健康委员会"十四五"规划教材

全国高等学校器官-系统整合教材

Organ-system-based Curriculum

供临床医学及相关专业用

泌尿系统与疾病

Urinary System and Disorders

第2版

主　审　刘志红　张心湜

主　编　陈江华　王子明　魏　强

副主编　王行环　赵成海　徐万海　陈丽萌

编　者（以姓氏笔画为序）

王子明	西安交通大学	陈　楠	上海交通大学
王行环	武汉大学	陈江华	浙江大学
王建业	北京医院	陈丽萌	北京协和医院
孔　力	大连医科大学	陈孟华	宁夏医科大学总医院
孔垂泽	中国医科大学	赵成海	中国医科大学
左中夫	锦州医科大学	赵明辉	北京大学
叶章群	华中科技大学	郝传明	复旦大学
付　平	四川大学	种　铁	西安交通大学
任淑婷	西安交通大学	徐万海	哈尔滨医科大学
刘必成	东南大学	黄　健	中山大学
李　响	四川大学	梅长林	海军军医大学
张　宁	北京大学	章海涛	东部战区总医院
张惠茅	吉林大学	商学军	东部战区总医院
陈　崴	中山大学	谢立平	浙江大学
陈　斌	上海交通大学	魏　强	四川大学

学术秘书

韩　飞	浙江大学	曹德宏	四川大学
田　炯	浙江大学	李建平	西安交通大学

U0207900

人民卫生出版社

·北京·

图书在版编目（CIP）数据

泌尿系统与疾病 / 陈江华，王子明，魏强主编 . —
2 版 . —北京：人民卫生出版社，2021.12（2024.1 重印）
全国高等学校临床医学专业第二轮器官 – 系统整合规
划教材
ISBN 978-7-117-32574-5

Ⅰ.①泌⋯　Ⅱ.①陈⋯②王⋯③魏⋯　Ⅲ.①泌尿系
统疾病 —诊疗 —医学院校 — 教材　Ⅳ.①R69

中国版本图书馆 CIP 数据核字（2021）第 263842 号

人卫智网　www.ipmph.com　医学教育、学术、考试、健康，
　　　　　　　　　　　　　购书智慧智能综合服务平台
人卫官网　www.pmph.com　人卫官方资讯发布平台

泌尿系统与疾病
Miniao Xitong yu Jibing
第 2 版

主　　编：陈江华　王子明　魏　强
出版发行：人民卫生出版社（中继线 010-59780011）
地　　址：北京市朝阳区潘家园南里 19 号
邮　　编：100021
E - mail：pmph @ pmph.com
购书热线：010-59787592　010-59787584　010-65264830
印　　刷：人卫印务（北京）有限公司
经　　销：新华书店
开　　本：850×1168　1/16　印张：39
字　　数：1154 千字
版　　次：2015 年 11 月第 1 版　　2021 年 12 月第 2 版
印　　次：2024 年 1 月第 2 次印刷
标准书号：ISBN 978-7-117-32574-5
定　　价：128.00 元

打击盗版举报电话：010-59787491　E-mail：WQ @ pmph.com
质量问题联系电话：010-59787234　E-mail：zhiliang @ pmph.com

20 世纪 50 年代,美国凯斯西储大学(Case Western Reserve University)率先开展以器官 - 系统为基础的多学科综合性课程(organ-system-based curriculum,OSBC)改革,继而遍及世界许多国家和地区,如加拿大、澳大利亚和日本等国的医学院校。1969 年,加拿大麦克马斯特大学(McMaster University)首次将以问题为导向的教学方法(problem-based learning,PBL)应用于医学课程教学实践,且取得了巨大的成功。随后的医学教育改革不断将 OSBC 与 PBL 紧密结合,出现了不同形式的整合课程与 PBL 结合的典范,如 1985 年哈佛大学建立的"New Pathway Curriculum"课程计划,2003 年约翰斯·霍普金斯大学医学院开始的"Gene to Society Curriculum"新课程体系等。

20 世纪 50 年代起,西安医学院(现西安交通大学医学部)等部分医药院校即开始 OSBC 教学实践。20 世纪 80 年代,西安医科大学(现西安交通大学医学部)和上海第二医科大学(现上海交通大学医学院)开始 PBL 教学。20 世纪 90 年代,我国整合课程教学与 PBL 教学模式得到了快速的发展,北京医科大学(现北京大学医学部)、上海医科大学(现复旦大学上海医学院)、浙江医科大学(现浙江大学医学院)、华西医科大学(现四川大学华西医学中心)、中国医科大学、哈尔滨医科大学、汕头大学医学院以及锦州医学院(现锦州医科大学)等一大批医药院校开始尝试不同模式的 OSBC 和 PBL 教学。

2015 年 10 月,全国高等学校临床医学及相关专业首轮器官 - 系统整合规划教材出版。全国 62 所院校参与编写。教材旨在适应现代医学教育改革模式,加强学生自主学习能力,服务医疗卫生改革,培养创新卓越医生。教材编写仍然遵循"三基""五性""三特定"的教材编写特点,同时坚持"淡化学科,注重整合"的原则,不仅注重学科间知识内容的整合,同时也注重了基础医学与临床医学的整合,以及临床医学与人文社会科学、预防医学的整合。首轮教材分为三类共 28 种,分别是导论与技能类 5 种,基础医学与临床医学整合教材类 21 种,PBL 案例教材类 2 种。主要适应基础与临床"双循环"器官 - 系统整合教学,同时兼顾基础与临床打通的"单循环"器官 - 系统整合教学。

2015 年 10 月,西安交通大学、人民卫生出版社、国家医学考试中心以及全国 62 所高等院校共同成立了"中国医学整合课程联盟"(下称联盟)。联盟对全国整合医学教学及首轮教材的使用情况进行了多次调研。调研结果显示,首轮教材的出版为我国器官 - 系统整合教学奠定了基础;器官 - 系统整合教学已成为我国医学教育改革的重要方向;以器官 - 系统为中心的整合教材与传统的以学科为中心的"干细胞"教材共同构建了我国临床医学专业教材体系。

经过 4 年的院校使用及多次调研论证,人民卫生出版社于 2019 年 4 月正式启动国家卫生健康委员会"十四五"规划临床医学专业第二轮器官 - 系统整合教材修订工作。第二轮教材指导思想是,贯彻《关于深化医教协同进一步推进医学教育改革与发展的意见》(国办发〔2017〕63 号)文件精神,进一步落实教育部、国家卫生健康委员会、国家中医药管理局《关于加强医教协同实施卓越医生教育培养计划 2.0 的意见》,适应以岗位胜任力为导向的医学整合课程教学改革发展需要,深入推进以学生自主学习为导向的教学方式方法改革,开展基于器官 - 系统的整合教学和基于问题导向的小组讨论式教学。

第二轮教材的主要特点是：

1. 以立德树人为根本任务，落实"以本为本"和"四个回归"，即回归常识、回归本分、回归初心和回归梦想，以"新医科"建设为抓手，以学生为中心，打造我国精品 OSBC 教材，以高质量教材建设促进医学教育高质量发展。

2. 坚持"纵向到底，横向到边"的整合思想。基础、临床全面彻底整合打通，学科间全面彻底融合衔接。加强基础医学与临床医学的整合，做到前后期全面打通，整而不乱、合而不重、融而创新；弥合临床医学与公共卫生的裂痕，加强疾病治疗与预防的全程整合；加强医学人文和临床医学的整合，将人文思政教育贯穿医学教育的全过程；强调医科和其他学科门类的结合，促进"医学＋X"的快速发展。

3. 遵循"四个符合""四个参照""五个不断"教材编写原则。"四个符合"即符合对疾病的认识规律、符合医学教育规律、符合医学人才成长规律、符合对医学人才培养岗位胜任力的要求；"四个参照"即参照中国本科医学教育标准（临床医学专业）、执业医师资格考试大纲、全国高等学校五年制本科临床医学专业规划教材内容的深度广度以及首轮器官 - 系统整合规划教材；"五个不断"即课程思政不断、医学人文不断、临床贯穿不断、临床实践和技能不断、临床案例不断。

4. 纸数融合，加强数字化，精炼纸质教材内容，拓展数字平台内容，增强现实（AR）技术在本轮教材中首次大范围、全面铺开，成为新型立体化医学教材的精品。

5. 规范 PBL 案例教学，建设与整合课程配套的在线医学教育 PBL 案例库，为各院校实践 PBL 案例教学提供充足的教学资源，并逐年更新补充。

6. 适应国内器官 - 系统整合教育"单循环"教学导向，同时兼顾"双循环"教学实际需要。

7. 教材适用对象为临床医学及相关专业五年制、"5+3"一体化本科阶段，兼顾临床医学八年制。

第二轮教材根据以上编写指导思想与原则规划为"20+1"模式，即 20 种器官 - 系统整合教材，1 种在线数字化 PBL 案例库。20 种教材采用"单循环"器官 - 系统整合模式，实现基础与临床的一轮打通。导论和概论部分重新整合为《医学导论》（第 2 版）、《人体分子与细胞》（第 2 版）、《人体形态学》（第 2 版）和《人体功能学》（第 2 版）等 7 种。将第一轮教材各系统基础与临床两种教材整合为一种，包括《心血管系统与疾病》（第 2 版）等教材 13 种，其中新增《皮肤与感官系统疾病》。1 种 PBL 综合在线案例库，即中国医学教育 PBL 案例库，案例范围全面覆盖教材相应内容。

第二轮教材有全国 94 所院校参与编写。编写过程中正值新冠肺炎疫情肆虐之际，参编专家多为临床一线工作者，更有很多专家身处援鄂抗疫一线奋战。主编、副主编、编委一手抓抗疫，一手抓教材编写，并通过线上召开审稿会和定稿会，确保了教材的质量与出版进度。百年未遇之大疫情必然推动百年未有之大变局，新冠肺炎疫情给我们带来了对医学教育深层次的反思，带来了对医学教材建设、人才队伍培养的深刻反思。这些反思和器官 - 系统整合教材的培养目标不谋而合，也印证了我们教材建设的前瞻性。

第二轮教材包括 20 种纸数融合教材和在线数字化中国医学教育 PBL 案例库，均为**国家卫生健康委员会"十四五"规划教材**。全套教材于 2021 年出版发行，数字内容也将同步上线。希望广大院校在使用过程中能够多提宝贵意见，反馈使用信息，以逐步修改和完善教材内容，提高教材质量，为第三轮教材的修订工作建言献策。

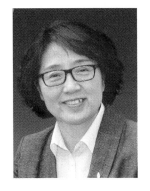

刘志红

中国工程院院士、教授、博士生导师,肾脏病学家。浙江大学医学院院长,东部战区总医院国家肾脏疾病临床医学研究中心主任。中华医学会理事会常务理事,中华医学会肾脏病学分会第九届主任委员,国际肾脏病学会(International Society of Nephrology,ISN)常务理事,美国布朗(Brown)大学医学院客座教授。国家"973"计划项目首席科学家。先后承担并完成国家"863"课题、科技部"重大新药创制"科技重大专项、国家"精准医学"重点研发计划项目、国家科技支撑计划项目、国家自然科学基金重大国际合作项目、国家自然科学基金重大项目等。曾获国家科技进步奖二等奖4项,省部级科技进步奖及自然科学一等奖9项。主编专著5部。《肾脏病与透析肾移植杂志》总编辑,*Kidney Diseases*杂志主编。中国共产党第十六次全国代表大会代表,中国人民政治协商会议第十届、第十一届和第十二届全国委员。

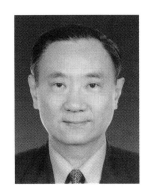

张心湜

中国工程院院士。西安交通大学医学部名誉主任,台湾泌尿外科医学研究发展基金会董事长,台北荣民总医院教授级特约医师,阳明大学终生荣誉教授。曾任阳明大学校长,振兴医院院长,润泰集团医疗事业体系执行长。1967年毕业于国防医学院,泌尿外科专家。在台湾最早启用尿流动力学检查、体内液电碎石及体外冲击波碎石等技术,发明经尿道前列腺切除手术计算器监控装置,成立台湾第一个泌尿外科培训班及外科肿瘤医师培训中心。发表论文224篇(其中SCI论文百余篇),出版书籍39本。担任多个医学杂志主编及国际外科学会世界外科大会主席。曾获台湾十大杰出医师、吴阶平医学奖、台湾泌尿科医学会杰出贡献奖、台湾泌尿科医学会终生会员奖等。

OSBC 主编简介

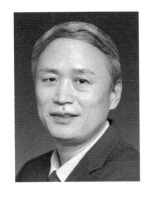

陈江华

主任医师、教授、博士生导师。浙江大学医学院附属第一医院肾脏病中心主任，浙江大学肾脏病研究所所长，国家肾脏病重点专科学术带头人，浙江省肾脏与泌尿系统疾病临床医学研究中心主任，浙江省肾脏疾病防治研究创新团队带头人。浙江省特级专家，浙江大学求是特聘教授。现任中华医学会肾脏病学分会主任委员，中国生物医学工程学会人工器官分会主任委员等学术职务。

从事医教研工作 40 余年，率领科研团队，在"肾脏病一体化诊治"等重点研究领域作出了贡献。发表学术论文 465 篇，其中 SCI 论文 228 篇。研究成果获国家科技进步二等奖 3 项、省科技进步一等奖 8 项，获国家授权发明专利 6 项。2015 年主编人民卫生出版社出版的国家首套"器官 - 系统"整合教材——《泌尿系统疾病》。主编国家规划教材 3 部，专著 5 部。享受国务院特殊津贴，入选"全国百千万人才工程"及"浙江省卫生领军人才"，获美国肾脏基金会（the National Kidney Foundation，NKF）"国际卓越成就奖"，以及首届"全国百名优秀医生""国家卫生健康委和浙江省有突出贡献中青年专家""全国卫生系统先进工作者"等荣誉称号。

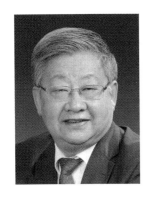

王子明

主任医师、教授、博士生导师。曾任西安交通大学医学部副主任、第二附属医院院长。陕西省医学会常务理事及泌尿外科学分会名誉主任委员，陕西省抗癌协会监事及陕西省抗癌协会泌尿系统肿瘤专业委员会主任委员。西安交通大学国家重点学科泌尿外科学术带头人。

从事临床教学工作 39 年，培养硕士、博士研究生 30 余名。主持国家自然科学基金项目 3 项。获陕西省科学技术进步奖 2 项，获中华医学会男科学分会"二十年发展贡献奖""西安交通大学名医""陕西省有突出贡献专家""全国卫生系统先进工作者"等荣誉称号。主编 / 译专著 7 部。近五年在 *Science*、*Medline* 收录期刊上发表学术论文多篇。担任《中华男科学杂志》《中华腔镜泌尿外科杂志（电子版）》等多种专业学术期刊编委。

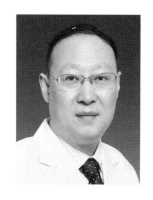

魏　强

主任医师、教授、博士生导师。现任四川大学华西医院泌尿外科主任；中华医学会泌尿外科学分会副主任委员、基层学组组长；中国医师协会泌尿外科医师分会副会长及医学机器人医师分会常委；中国医师协会泌尿外科医师分会尿路修复学组组长及肾上腺性高血压外科协作组组长；中国临床肿瘤学会（Chinese Society of Clinical Oncology，CSCO）前列腺癌专家委员会副主任委员；四川省医学会泌尿外科学专业委员会主任委员；《中华医学杂志》（*Chinese Medical Journal*，CMJ）英文版及 *Journal of Evidence-Based Medicine* 编委；《中华泌尿外科杂志》常务编委。四川省人民政府学术和技术带头人，四川省卫生计生领军人才。

从事医教研工作30余年，主持国家和省部级课题10余项，其中国家自然科学基金面上项目6项。获四川省科技进步一等奖、二等奖，中华医学会泌尿外科学分会"金膀胱镜奖"及科技部"吴阶平泌尿外科医学奖"。以第一或通讯作者发表SCI论文100多篇。主编（副主编）国家级规划教材及专著5部。

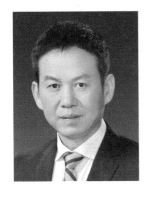

王行环

　　主任医师、教授、博士生导师。武汉大学中南医院院长、武汉大学泌尿外科研究所所长。兼任国务院学位委员会学科评议组成员、中国研究型医院学会泌尿外科学专业委员会主任委员、中国医师协会泌尿外科医师分会副会长等。发表SCI论文170余篇，他引1万余次。

　　从事教学工作20余年。主持国家重点研发计划4项。获国家技术发明奖二等奖、全国创新争先奖、全国最美科技工作者、吴阶平医药创新奖等。

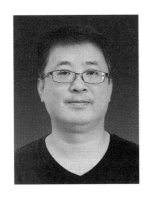

赵成海

　　医学博士、教授、博士生导师。中国医科大学基础医学院病理生理学教研室副主任。辽宁省免疫学会常务理事，病理生理学辽宁省精品资源共享课负责人。

　　从事七年制、留学生、"5+3"、五年制等病理生理学教学20余年，长期进行PBL及整合课程教学改革。主持省、校级教学课题5项，主编教材2部、副主编教材5部，参编教材5部。主持国家级及省级科研课题8项，发表SCI收录论文40余篇。

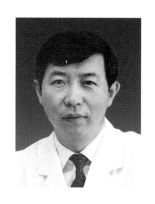

徐万海

主任医师、教授、博士生导师。哈尔滨医科大学附属第四医院院长,"龙江学者"特聘教授,国家卫健委分子探针与靶向诊疗重点实验室主任。中华医学会泌尿外科学分会委员,中华医学会泌尿外科学分会泌尿男科工程学组副组长。

主持国家自然科学基金 3 项。获国家科学技术进步奖二等奖 1 项、黑龙江省政府科学技术进步奖一等奖 1 项。发表学术论文 120 余篇,其中 SCI 论文 40 余篇。参与编写国家规划教材多部。

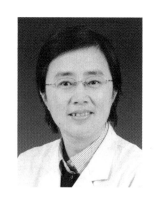

陈丽萌

主任医师、教授、博士生导师。中国医学科学院北京协和医院肾内科主任,协和学者特聘教授。中国研究型医院学会甲状旁腺及骨代谢疾病专业委员会副主任委员、继发性甲状旁腺功能亢进学组组长,国家罕见病质控中心副主任。中国医师协会肾脏内科医师分会第二、第三届常务委员,北京医学会肾脏病学分会常务委员。

从事教学工作 20 余年,多次被评为北京市及院校优秀教师,完成美国国立卫生研究院(National Institute of Health,NIH)博士后、芝加哥大学国际医学教育学者项目、加州大学旧金山分校临床科研设计项目培训。主持国家自然科学基金项目 7 项、国家及省部级科研和教改项目 20 余项。发表论文 200 余篇,其中英文论文 70 余篇。《美国肾脏病学会杂志》(*Journal of the American Society of Nephrology*)副主编。

OSBC 前 言

随着现代临床医学的迅猛发展,医学教育的观念和模式也发生了转变,以学科为中心的教学模式越来越不能满足医学学科间交叉融合的需要。以器官和系统为中心的整合课程教学已成为当前医学教育改革的趋势,能真正实现基础与基础、基础与临床、医学与人文、疾病与健康等知识的整体融合,更好地培养医学生的创新能力、整体思维、临床技能和人文关怀。

泌尿系统是人体重要的功能体系,在维持内环境稳定方面起到了至关重要的作用。以往的教材中肾内科和泌尿外科的内容是相对独立和分离的,内科更关注肾实质疾病,而泌尿外科则注重尿路病变,两者之间的内在联系很少能通过一部教材完整地体现出来。为了适应医学科学理论和临床研究的迅速发展,满足我国临床医学专业教学改革与发展的需求,在教育部临床医学综合改革项目的支持下,2015 年人民卫生出版社出版了第一轮器官 - 系统整合规划教材,其中包括了《泌尿系统》和《泌尿系统疾病》。前者着重介绍医学基础知识,后者着重介绍临床医学知识,已在全国 80 余所医学院校的医学教育中得到使用,为我国器官 - 系统整合医学教育发展起到了重要的推动作用。本次第二轮教材编写,在第一轮教材基础上进一步强化医学人文教育理念,进一步推动基础与临床的课程整合,将原有的两本教材有机融合成一本《泌尿系统与疾病》,坚持临床导向,以提高岗位胜任力为培养目标。

本教材综合参考了全国高等学校临床医学专业泌尿系统疾病的内科、外科教学大纲,执业医师资格考试大纲等,围绕着夯实基础、注重临床的指导思想,在第一篇"泌尿系统总论"中首先铺垫了有关泌尿系统解剖、组织胚胎学、生理、病理的基础医学知识构架;然后紧接着在第二篇"泌尿系统疾病导论"中即将泌尿系统疾病内、外科的临床表现,辅助检查和诊断思路进行了整合和阐述,奠定了本教材的整体风格,引导学生以一种全新的思路来进行这门课程的学习。在本教材中,不仅实现了基础、临床打通,以及内、外科内容的有机整合,有几章更是重点阐述了泌尿系统疾病与全身其他系统的关系,强调注重"人"而不是只看到"病"的人文医学观,是着眼于培养全面、高素质医学人才的专业落脚点。在每个专业疾病的讲解中,本教材引入了最新的专业诊疗指南,部分内容根据国际、国内最新的循证医学依据作了相应的更新,有利于培养学生的循证医学思维。本教材也将目前较新的转化医学、精准医学概念以及临床研究热点与前沿展现给学生,内容也紧紧围绕"临床"两字,可以让学生以自学为主,主要起到启迪、引领的作用。这部分内容的添加使得本教材能适用于多层次受众,既能适用于五年制学生,同时也能兼顾强调科研思维的长学制临床医学生,希望师生们能合理应用本教材,围绕临床问题,联系基础知识,系统学习泌尿系统临床疾病,为今后应用这些理论知识规范、合理地诊治疾病奠定基础。

本书邀请了多位国内著名高等医学院校教师及附属医院的肾脏病科和泌尿外科专业学者共同完成,并请刘志红院士和张心湜院士担任主审,他们为编好本书付出了大量的心血,在此谨向他们致敬。以"器官 - 系统"为中心的整合课程教材的编写在我国尚处于起步和不断完善的阶段,理念和方案都有待优化,所以本教材的框架及具体内容可能尚存不足之处,恳请广大师生及读者多提宝贵意见,以便在再版时加以修正。

诚挚感谢为本书编写、审稿和出版等一系列工作辛勤奉献的所有工作人员。

陈江华　王子明　魏　强

2021 年 11 月

OSBC 目 录

第一篇　泌尿系统总论

第一章　泌尿系统解剖学 ⋯⋯⋯⋯⋯⋯⋯⋯⋯⋯⋯⋯⋯⋯⋯⋯⋯⋯⋯⋯⋯⋯⋯ 2
第一节　肾脏 ⋯⋯⋯⋯⋯⋯⋯⋯⋯⋯⋯⋯⋯⋯⋯⋯⋯⋯⋯⋯⋯⋯⋯⋯⋯⋯⋯ 2
第二节　输尿管 ⋯⋯⋯⋯⋯⋯⋯⋯⋯⋯⋯⋯⋯⋯⋯⋯⋯⋯⋯⋯⋯⋯⋯⋯⋯⋯ 7
第三节　膀胱 ⋯⋯⋯⋯⋯⋯⋯⋯⋯⋯⋯⋯⋯⋯⋯⋯⋯⋯⋯⋯⋯⋯⋯⋯⋯⋯⋯ 9
第四节　尿道 ⋯⋯⋯⋯⋯⋯⋯⋯⋯⋯⋯⋯⋯⋯⋯⋯⋯⋯⋯⋯⋯⋯⋯⋯⋯⋯⋯ 12
第五节　男生殖系统 ⋯⋯⋯⋯⋯⋯⋯⋯⋯⋯⋯⋯⋯⋯⋯⋯⋯⋯⋯⋯⋯⋯⋯⋯ 14

第二章　泌尿系统组织学和发生 ⋯⋯⋯⋯⋯⋯⋯⋯⋯⋯⋯⋯⋯⋯⋯⋯⋯⋯⋯ 21
第一节　肾脏 ⋯⋯⋯⋯⋯⋯⋯⋯⋯⋯⋯⋯⋯⋯⋯⋯⋯⋯⋯⋯⋯⋯⋯⋯⋯⋯⋯ 21
第二节　输尿管 ⋯⋯⋯⋯⋯⋯⋯⋯⋯⋯⋯⋯⋯⋯⋯⋯⋯⋯⋯⋯⋯⋯⋯⋯⋯⋯ 31
第三节　膀胱 ⋯⋯⋯⋯⋯⋯⋯⋯⋯⋯⋯⋯⋯⋯⋯⋯⋯⋯⋯⋯⋯⋯⋯⋯⋯⋯⋯ 32
第四节　尿道 ⋯⋯⋯⋯⋯⋯⋯⋯⋯⋯⋯⋯⋯⋯⋯⋯⋯⋯⋯⋯⋯⋯⋯⋯⋯⋯⋯ 33
第五节　男生殖系统 ⋯⋯⋯⋯⋯⋯⋯⋯⋯⋯⋯⋯⋯⋯⋯⋯⋯⋯⋯⋯⋯⋯⋯⋯ 34
第六节　泌尿与男生殖系统的发生 ⋯⋯⋯⋯⋯⋯⋯⋯⋯⋯⋯⋯⋯⋯⋯⋯⋯⋯ 38

第三章　泌尿系统生理学 ⋯⋯⋯⋯⋯⋯⋯⋯⋯⋯⋯⋯⋯⋯⋯⋯⋯⋯⋯⋯⋯⋯ 48
第一节　尿液的生成 ⋯⋯⋯⋯⋯⋯⋯⋯⋯⋯⋯⋯⋯⋯⋯⋯⋯⋯⋯⋯⋯⋯⋯⋯ 48
第二节　肾脏泌尿功能的调节及肾功能的评价 ⋯⋯⋯⋯⋯⋯⋯⋯⋯⋯⋯⋯ 63
第三节　肾脏在维持内环境稳态中的作用 ⋯⋯⋯⋯⋯⋯⋯⋯⋯⋯⋯⋯⋯⋯ 69
第四节　排尿反射与调节 ⋯⋯⋯⋯⋯⋯⋯⋯⋯⋯⋯⋯⋯⋯⋯⋯⋯⋯⋯⋯⋯⋯ 72

第四章　泌尿系统病理学 ⋯⋯⋯⋯⋯⋯⋯⋯⋯⋯⋯⋯⋯⋯⋯⋯⋯⋯⋯⋯⋯⋯ 76
第一节　肾小球疾病 ⋯⋯⋯⋯⋯⋯⋯⋯⋯⋯⋯⋯⋯⋯⋯⋯⋯⋯⋯⋯⋯⋯⋯⋯ 76
第二节　肾小管间质性肾炎 ⋯⋯⋯⋯⋯⋯⋯⋯⋯⋯⋯⋯⋯⋯⋯⋯⋯⋯⋯⋯⋯ 92
第三节　肾脏常见肿瘤 ⋯⋯⋯⋯⋯⋯⋯⋯⋯⋯⋯⋯⋯⋯⋯⋯⋯⋯⋯⋯⋯⋯⋯ 96
第四节　尿路上皮性肿瘤 ⋯⋯⋯⋯⋯⋯⋯⋯⋯⋯⋯⋯⋯⋯⋯⋯⋯⋯⋯⋯⋯⋯ 99

第二篇　泌尿系统疾病导论

第一章　泌尿系统疾病的临床表现、病史采集和体格检查 ⋯⋯⋯⋯⋯⋯⋯ 102
第一节　泌尿系统疾病常见临床表现 ⋯⋯⋯⋯⋯⋯⋯⋯⋯⋯⋯⋯⋯⋯⋯⋯ 102
第二节　泌尿系统疾病常见综合征 ⋯⋯⋯⋯⋯⋯⋯⋯⋯⋯⋯⋯⋯⋯⋯⋯⋯ 105
第三节　泌尿系统疾病的病史采集 ⋯⋯⋯⋯⋯⋯⋯⋯⋯⋯⋯⋯⋯⋯⋯⋯⋯ 107
第四节　泌尿系统疾病的体格检查 ⋯⋯⋯⋯⋯⋯⋯⋯⋯⋯⋯⋯⋯⋯⋯⋯⋯ 108

第五节　泌尿系统疾病的诊断思路 ⋯⋯⋯⋯⋯⋯⋯⋯⋯⋯⋯⋯⋯⋯⋯⋯⋯⋯⋯ 110

第二章　泌尿系统疾病的辅助检查 ⋯⋯⋯⋯⋯⋯⋯⋯⋯⋯⋯⋯⋯⋯⋯⋯⋯ 114
第一节　体液检查 ⋯⋯⋯⋯⋯⋯⋯⋯⋯⋯⋯⋯⋯⋯⋯⋯⋯⋯⋯⋯⋯⋯⋯⋯ 114
第二节　功能学检查 ⋯⋯⋯⋯⋯⋯⋯⋯⋯⋯⋯⋯⋯⋯⋯⋯⋯⋯⋯⋯⋯⋯⋯ 116
第三节　肾病相关的免疫学检查 ⋯⋯⋯⋯⋯⋯⋯⋯⋯⋯⋯⋯⋯⋯⋯⋯⋯⋯ 120
第四节　组织活检 ⋯⋯⋯⋯⋯⋯⋯⋯⋯⋯⋯⋯⋯⋯⋯⋯⋯⋯⋯⋯⋯⋯⋯⋯ 122
第五节　内镜检查 ⋯⋯⋯⋯⋯⋯⋯⋯⋯⋯⋯⋯⋯⋯⋯⋯⋯⋯⋯⋯⋯⋯⋯⋯ 124
第六节　影像学检查 ⋯⋯⋯⋯⋯⋯⋯⋯⋯⋯⋯⋯⋯⋯⋯⋯⋯⋯⋯⋯⋯⋯⋯ 126

第三章　水、电解质、酸碱平衡与紊乱 ⋯⋯⋯⋯⋯⋯⋯⋯⋯⋯⋯⋯⋯⋯⋯ 138
第一节　水、电解质、酸碱平衡的病理生理学基础 ⋯⋯⋯⋯⋯⋯⋯⋯⋯⋯ 138
第二节　水、电解质、酸碱平衡紊乱 ⋯⋯⋯⋯⋯⋯⋯⋯⋯⋯⋯⋯⋯⋯⋯⋯ 147

第三篇　泌尿生殖系统畸形和遗传性疾病

第一章　肾和输尿管先天性畸形 ⋯⋯⋯⋯⋯⋯⋯⋯⋯⋯⋯⋯⋯⋯⋯⋯⋯⋯ 157
第一节　肾缺如和肾发育不良 ⋯⋯⋯⋯⋯⋯⋯⋯⋯⋯⋯⋯⋯⋯⋯⋯⋯⋯⋯ 157
第二节　异位肾 ⋯⋯⋯⋯⋯⋯⋯⋯⋯⋯⋯⋯⋯⋯⋯⋯⋯⋯⋯⋯⋯⋯⋯⋯⋯ 157
第三节　融合肾 ⋯⋯⋯⋯⋯⋯⋯⋯⋯⋯⋯⋯⋯⋯⋯⋯⋯⋯⋯⋯⋯⋯⋯⋯⋯ 158
第四节　重复肾和重复输尿管畸形 ⋯⋯⋯⋯⋯⋯⋯⋯⋯⋯⋯⋯⋯⋯⋯⋯⋯ 159
第五节　腔静脉后输尿管 ⋯⋯⋯⋯⋯⋯⋯⋯⋯⋯⋯⋯⋯⋯⋯⋯⋯⋯⋯⋯⋯ 160
第六节　先天性肾盂输尿管连接部梗阻 ⋯⋯⋯⋯⋯⋯⋯⋯⋯⋯⋯⋯⋯⋯⋯ 160
第七节　输尿管口囊肿 ⋯⋯⋯⋯⋯⋯⋯⋯⋯⋯⋯⋯⋯⋯⋯⋯⋯⋯⋯⋯⋯⋯ 162

第二章　肾脏囊肿性疾病 ⋯⋯⋯⋯⋯⋯⋯⋯⋯⋯⋯⋯⋯⋯⋯⋯⋯⋯⋯⋯⋯ 164
第一节　概述 ⋯⋯⋯⋯⋯⋯⋯⋯⋯⋯⋯⋯⋯⋯⋯⋯⋯⋯⋯⋯⋯⋯⋯⋯⋯⋯ 164
第二节　单纯性肾囊肿 ⋯⋯⋯⋯⋯⋯⋯⋯⋯⋯⋯⋯⋯⋯⋯⋯⋯⋯⋯⋯⋯⋯ 165
第三节　多囊肾病 ⋯⋯⋯⋯⋯⋯⋯⋯⋯⋯⋯⋯⋯⋯⋯⋯⋯⋯⋯⋯⋯⋯⋯⋯ 166
第四节　髓质海绵肾 ⋯⋯⋯⋯⋯⋯⋯⋯⋯⋯⋯⋯⋯⋯⋯⋯⋯⋯⋯⋯⋯⋯⋯ 170

第三章　膀胱和尿道先天性畸形 ⋯⋯⋯⋯⋯⋯⋯⋯⋯⋯⋯⋯⋯⋯⋯⋯⋯⋯ 172
第一节　膀胱外翻和尿道上裂 ⋯⋯⋯⋯⋯⋯⋯⋯⋯⋯⋯⋯⋯⋯⋯⋯⋯⋯⋯ 172
第二节　尿道下裂 ⋯⋯⋯⋯⋯⋯⋯⋯⋯⋯⋯⋯⋯⋯⋯⋯⋯⋯⋯⋯⋯⋯⋯⋯ 173

第四章　隐睾 ⋯⋯⋯⋯⋯⋯⋯⋯⋯⋯⋯⋯⋯⋯⋯⋯⋯⋯⋯⋯⋯⋯⋯⋯⋯⋯ 174

第五章　包茎和包皮过长 ⋯⋯⋯⋯⋯⋯⋯⋯⋯⋯⋯⋯⋯⋯⋯⋯⋯⋯⋯⋯⋯ 176

第六章　鞘膜积液 ⋯⋯⋯⋯⋯⋯⋯⋯⋯⋯⋯⋯⋯⋯⋯⋯⋯⋯⋯⋯⋯⋯⋯⋯ 178

第七章　精索静脉曲张 ⋯⋯⋯⋯⋯⋯⋯⋯⋯⋯⋯⋯⋯⋯⋯⋯⋯⋯⋯⋯⋯⋯ 180

第八章　遗传性肾小球疾病 ⋯⋯⋯⋯⋯⋯⋯⋯⋯⋯⋯⋯⋯⋯⋯⋯⋯⋯⋯⋯⋯⋯⋯ 182
第一节　Alport 综合征 ⋯⋯⋯⋯⋯⋯⋯⋯⋯⋯⋯⋯⋯⋯⋯⋯⋯⋯⋯⋯⋯⋯⋯⋯⋯ 182
第二节　薄基底膜肾病 ⋯⋯⋯⋯⋯⋯⋯⋯⋯⋯⋯⋯⋯⋯⋯⋯⋯⋯⋯⋯⋯⋯⋯⋯⋯ 184
第三节　Fabry 病 ⋯⋯⋯⋯⋯⋯⋯⋯⋯⋯⋯⋯⋯⋯⋯⋯⋯⋯⋯⋯⋯⋯⋯⋯⋯⋯⋯⋯ 185

第四篇　泌尿、男生殖系统感染

第一章　概述 ⋯⋯⋯⋯⋯⋯⋯⋯⋯⋯⋯⋯⋯⋯⋯⋯⋯⋯⋯⋯⋯⋯⋯⋯⋯⋯⋯⋯ 188
第一节　病因学 ⋯⋯⋯⋯⋯⋯⋯⋯⋯⋯⋯⋯⋯⋯⋯⋯⋯⋯⋯⋯⋯⋯⋯⋯⋯⋯⋯⋯ 188
第二节　发病机制 ⋯⋯⋯⋯⋯⋯⋯⋯⋯⋯⋯⋯⋯⋯⋯⋯⋯⋯⋯⋯⋯⋯⋯⋯⋯⋯⋯ 189
第三节　临床类型 ⋯⋯⋯⋯⋯⋯⋯⋯⋯⋯⋯⋯⋯⋯⋯⋯⋯⋯⋯⋯⋯⋯⋯⋯⋯⋯⋯ 191
第四节　抗生素及使用原则 ⋯⋯⋯⋯⋯⋯⋯⋯⋯⋯⋯⋯⋯⋯⋯⋯⋯⋯⋯⋯⋯⋯⋯ 192

第二章　泌尿系统感染 ⋯⋯⋯⋯⋯⋯⋯⋯⋯⋯⋯⋯⋯⋯⋯⋯⋯⋯⋯⋯⋯⋯⋯⋯⋯ 196
第一节　概述 ⋯⋯⋯⋯⋯⋯⋯⋯⋯⋯⋯⋯⋯⋯⋯⋯⋯⋯⋯⋯⋯⋯⋯⋯⋯⋯⋯⋯⋯ 196
第二节　临床表现 ⋯⋯⋯⋯⋯⋯⋯⋯⋯⋯⋯⋯⋯⋯⋯⋯⋯⋯⋯⋯⋯⋯⋯⋯⋯⋯⋯ 196
第三节　诊断 ⋯⋯⋯⋯⋯⋯⋯⋯⋯⋯⋯⋯⋯⋯⋯⋯⋯⋯⋯⋯⋯⋯⋯⋯⋯⋯⋯⋯⋯ 198
第四节　治疗 ⋯⋯⋯⋯⋯⋯⋯⋯⋯⋯⋯⋯⋯⋯⋯⋯⋯⋯⋯⋯⋯⋯⋯⋯⋯⋯⋯⋯⋯ 201

第三章　男生殖系统感染 ⋯⋯⋯⋯⋯⋯⋯⋯⋯⋯⋯⋯⋯⋯⋯⋯⋯⋯⋯⋯⋯⋯⋯⋯ 205
第一节　前列腺炎概述 ⋯⋯⋯⋯⋯⋯⋯⋯⋯⋯⋯⋯⋯⋯⋯⋯⋯⋯⋯⋯⋯⋯⋯⋯⋯ 205
第二节　细菌性前列腺炎 ⋯⋯⋯⋯⋯⋯⋯⋯⋯⋯⋯⋯⋯⋯⋯⋯⋯⋯⋯⋯⋯⋯⋯⋯ 206
第三节　Ⅲ型前列腺炎 ⋯⋯⋯⋯⋯⋯⋯⋯⋯⋯⋯⋯⋯⋯⋯⋯⋯⋯⋯⋯⋯⋯⋯⋯⋯ 208
第四节　附睾炎 ⋯⋯⋯⋯⋯⋯⋯⋯⋯⋯⋯⋯⋯⋯⋯⋯⋯⋯⋯⋯⋯⋯⋯⋯⋯⋯⋯⋯ 211

第四章　泌尿、男生殖系统结核 ⋯⋯⋯⋯⋯⋯⋯⋯⋯⋯⋯⋯⋯⋯⋯⋯⋯⋯⋯⋯⋯ 213
第一节　概述 ⋯⋯⋯⋯⋯⋯⋯⋯⋯⋯⋯⋯⋯⋯⋯⋯⋯⋯⋯⋯⋯⋯⋯⋯⋯⋯⋯⋯⋯ 213
第二节　发病机制及病理 ⋯⋯⋯⋯⋯⋯⋯⋯⋯⋯⋯⋯⋯⋯⋯⋯⋯⋯⋯⋯⋯⋯⋯⋯ 214
第三节　临床表现 ⋯⋯⋯⋯⋯⋯⋯⋯⋯⋯⋯⋯⋯⋯⋯⋯⋯⋯⋯⋯⋯⋯⋯⋯⋯⋯⋯ 216
第四节　诊断与鉴别诊断 ⋯⋯⋯⋯⋯⋯⋯⋯⋯⋯⋯⋯⋯⋯⋯⋯⋯⋯⋯⋯⋯⋯⋯⋯ 216
第五节　治疗 ⋯⋯⋯⋯⋯⋯⋯⋯⋯⋯⋯⋯⋯⋯⋯⋯⋯⋯⋯⋯⋯⋯⋯⋯⋯⋯⋯⋯⋯ 219

第五篇　原发性肾小球疾病

第一章　概述 ⋯⋯⋯⋯⋯⋯⋯⋯⋯⋯⋯⋯⋯⋯⋯⋯⋯⋯⋯⋯⋯⋯⋯⋯⋯⋯⋯⋯ 222

第二章　肾小球肾炎 ⋯⋯⋯⋯⋯⋯⋯⋯⋯⋯⋯⋯⋯⋯⋯⋯⋯⋯⋯⋯⋯⋯⋯⋯⋯⋯ 226
第一节　肾小球肾炎中的常用药物及应用原则 ⋯⋯⋯⋯⋯⋯⋯⋯⋯⋯⋯⋯⋯⋯ 226
第二节　急性肾小球肾炎 ⋯⋯⋯⋯⋯⋯⋯⋯⋯⋯⋯⋯⋯⋯⋯⋯⋯⋯⋯⋯⋯⋯⋯⋯ 230
第三节　急进性肾小球肾炎 ⋯⋯⋯⋯⋯⋯⋯⋯⋯⋯⋯⋯⋯⋯⋯⋯⋯⋯⋯⋯⋯⋯⋯ 232

第四节　慢性肾小球肾炎 ··· 234

第三章　肾病综合征 ··· 237
第一节　概述 ··· 237
第二节　微小病变型肾病 ··· 241
第三节　局灶性节段性肾小球硬化 ·· 243
第四节　膜性肾病 ··· 244

第四章　IgA 肾病 ··· 248

第六篇　其他系统疾病与肾脏

第一章　概述 ··· 254

第二章　自身免疫性疾病与肾脏 ··· 258
第一节　狼疮肾炎 ··· 258
第二节　ANCA 相关性小血管炎肾损害 ·· 274
第三节　抗 GBM 肾小球肾炎 ··· 279

第三章　淀粉样变性与肾脏 ··· 285

第四章　代谢性疾病与肾脏 ··· 296
第一节　糖尿病肾病 ··· 296
第二节　尿酸肾病 ··· 303

第五章　血液系统疾病与肾脏 ··· 309
第一节　多发性骨髓瘤肾损害 ··· 309
第二节　淋巴瘤肾损害 ··· 314

第六章　高血压与肾脏 ··· 318

第七篇　肾血管、小管、间质疾病

第一章　肾血管疾病 ··· 324
第一节　动脉性疾病 ··· 324
第二节　静脉性疾病 ··· 330

第二章　肾小管疾病 ··· 333
第一节　近端肾小管多种转运功能缺陷 ··· 333
第二节　肾小管性酸中毒 ··· 335

第三章　间质性肾炎 ·· 343

第八篇　泌尿系统损伤

第一章　肾创伤 ··· 348
第一节　病因和损伤机制 ··· 348
第二节　创伤分类 ·· 349
第三节　临床表现 ·· 350
第四节　诊断 ··· 351
第五节　治疗 ··· 352

第二章　输尿管损伤 ·· 355
第一节　病因和损伤机制 ··· 355
第二节　临床表现 ·· 356
第三节　诊断与鉴别诊断 ··· 357
第四节　治疗 ··· 357

第三章　膀胱损伤 ··· 359
第一节　病因和损伤机制 ··· 359
第二节　临床表现 ·· 360
第三节　诊断 ··· 361
第四节　治疗 ··· 363

第四章　尿道损伤 ··· 365
第一节　病因和损伤机制 ··· 365
第二节　临床表现 ·· 366
第三节　诊断 ··· 366
第四节　治疗 ··· 367

第九篇　泌尿、男生殖系统肿瘤

第一章　肾癌 ··· 373
第一节　概述 ··· 373
第二节　病理和临床分期 ··· 373
第三节　诊断 ··· 375
第四节　治疗 ··· 376

第二章　尿路上皮肿瘤 ·· 378
第一节　概述 ··· 378
第二节　上尿路尿路上皮癌 ·· 381

第三节　膀胱尿路上皮癌 ··· 383

第三章　前列腺癌 ··· 387
第一节　病因和病理 ··· 387
第二节　诊断 ·· 389
第三节　治疗 ·· 391

第四章　阴茎癌 ·· 394
第一节　病因和病理 ··· 394
第二节　诊断与治疗 ··· 395

第五章　睾丸肿瘤 ··· 398
第一节　病因、病理和分期 ·· 398
第二节　临床表现与诊断 ··· 399
第三节　治疗 ·· 401

第六章　泌尿系统肿瘤的药物治疗 ·· 404
第一节　泌尿系统肿瘤常用药物 ·· 404
第二节　泌尿系统肿瘤的药物治疗 ·· 408

第十篇　尿石症

第一章　尿石症的流行病学、病因学和发病机制 ··· 412
第一节　尿石症的流行病学 ··· 412
第二节　尿石症的病因学 ··· 413
第三节　尿石症的发病机制 ··· 415

第二章　尿石症的预防 ·· 417
第一节　概述 ·· 417
第二节　含钙尿路结石的预防 ·· 417
第三节　其他类型尿路结石的预防 ·· 419

第三章　尿石症的诊断 ·· 421
第一节　上尿路结石的诊断 ··· 421
第二节　下尿路结石的诊断 ··· 423

第四章　尿石症的治疗 ·· 425
第一节　上尿路结石的治疗 ··· 425
第二节　下尿路结石的治疗 ··· 428

第十一篇　尿液传输、储存和排空异常

第一章　概述 ··· 430
第一节　尿液传输、储存和排出的局部解剖 ······················· 430
第二节　影响尿液传输、储存和排出的因素 ······················· 432
第三节　尿液传输、储存和排空异常的治疗药物 ··················· 434

第二章　肾积水 ··· 438
第一节　病因和发病机制 ······································· 438
第二节　临床表现与诊断 ······································· 438
第三节　治疗 ··· 441

第三章　神经源性下尿路功能障碍 ····································· 443
第一节　病因和病理生理 ······································· 443
第二节　诊断与鉴别诊断 ······································· 445
第三节　治疗 ··· 447

第四章　膀胱过度活动症 ··· 449
第一节　概述 ··· 449
第二节　临床表现与诊断 ······································· 450
第三节　治疗 ··· 452

第五章　尿失禁 ··· 454
第一节　定义和分类 ··· 454
第二节　病因和发病机制 ······································· 454
第三节　诊断 ··· 455
第四节　治疗 ··· 457

第六章　良性前列腺增生 ··· 459
第一节　病因和病理生理 ······································· 459
第二节　临床表现与诊断 ······································· 460
第三节　治疗 ··· 463

第十二篇　急性肾损伤

第一章　概述 ··· 469

第二章　急性肾损伤临床表现和分期 ··································· 473

第三章　急性肾损伤诊断和治疗 ······································· 476

第四章　特殊类型急性肾损伤 481
　第一节　对比剂诱导的急性肾损伤 481
　第二节　横纹肌溶解综合征 483
　第三节　血栓性微血管病 485

第十三篇　慢性肾脏病

第一章　概述 488

第二章　慢性肾脏病的分期和临床表现 493

第三章　慢性肾脏病的防治 499

第十四篇　肾脏替代治疗

第一章　概述 508

第二章　血液透析 512

第三章　腹膜透析 519
　第一节　腹膜透析的概念与发展历史 519
　第二节　腹膜透析治疗 520
　第三节　腹膜透析在肾脏病一体化治疗中的地位及展望 524

第四章　肾移植 526

第十五篇　男生殖系统疾病

第一章　男生殖系统组成和功能 536
　第一节　睾丸的内分泌功能与调控 536
　第二节　男性性生理 537

第二章　男生殖系统疾病检查 541
　第一节　采集病史及体格检查 541
　第二节　实验室检查 542
　第三节　影像学检查 544
　第四节　特殊检查 545

第三章　迟发性性腺功能减退症 546
　第一节　概述 546
　第二节　病因及病理生理改变 547
　第三节　临床表现 548
　第四节　诊断与鉴别诊断 549
　第五节　治疗 550

第四章　阴茎勃起功能障碍 552
　第一节　概述 552
　第二节　病因及发病机制 553
　第三节　诊断 554
　第四节　治疗 556

第五章　早泄 558
　第一节　概述 558
　第二节　病因和分类 559
　第三节　诊断 559
　第四节　治疗 561

第六章　男性不育症 563
　第一节　概述 563
　第二节　病因 563
　第三节　诊断 566
　第四节　治疗 567

第十六篇　泌尿系统疾病的进展与展望

第一章　泌尿系统疾病医学模式的发展和演进 570

第二章　泌尿系统疾病研究热点与前沿 578
　第一节　肾脏病研究热点与前沿 578
　第二节　泌尿外科疾病研究热点与前沿 582

推荐阅读 588

中英文名词对照索引 589

数字资源 AR 互动　｜　 AR图 1-1-1、 AR图 1-1-7

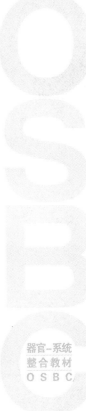

器官-系统
整合教材
O S B C

第一篇
泌尿系统总论

第一章 泌尿系统解剖学
第二章 泌尿系统组织学和发生
第三章 泌尿系统生理学
第四章 泌尿系统病理学

第一章

泌尿系统解剖学

泌尿系统由肾脏、输尿管、膀胱和尿道组成。临床上把肾和输尿管称为上尿路,膀胱和尿道称为下尿路。泌尿系统的主要功能是生成和排出尿液,机体在新陈代谢过程中产生的废物如尿素、尿酸和多余的水分等,在肾内形成尿液并经排尿管道排出体外,在维持机体内环境稳态中发挥着极为重要的作用。

第一节 肾 脏

泌尿系统(urinary system)由肾脏、输尿管、膀胱和尿道组成(图 1-1-1)。

肾脏(kidney)是泌尿系统最重要的器官,其主要功能是泌尿,还具有内分泌功能,能分泌肾素调节血压,分泌促红细胞生成素调节红细胞的生成,促使维生素 D 前体转化为 1,25- 二羟维生素 D_3 以调节钙的代谢,产生前列腺素和激肽等调节局部或全身的血管收缩或舒张等。

一、肾的形态

肾脏是实质性器官,形如蚕豆,左右各一个,位于腹膜后间隙。新鲜肾脏呈红褐色,质地柔软,表面光滑,大小因人而异。正常成年男性单个肾脏平均长约9.9cm(8~14cm),宽约5.9cm(5~7cm),厚约4cm(3~5cm),重量为134~148g。通常女性肾脏略小于男性肾脏。左肾较右肾略长、略厚和略重。肾脏有内外两缘、前后两面和上下两端。肾脏内侧缘中部凹陷,是血管、淋巴管、神经和肾盂(renal pelvis)出入的部位,称肾门(renal hilum),长约2~3cm,宽约1.4~2.5cm。出入肾门的结构被纤维结缔组织包绕,合称肾蒂(renal pedicle)。由于下腔静脉接近右肾,故而右肾蒂明显短于左肾蒂,右侧肾切除比左侧

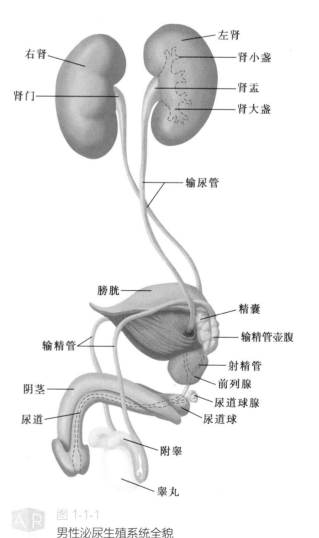

图 1-1-1

男性泌尿生殖系统全貌

难度大。肾蒂内诸结构的排列关系:由前向后依次为肾静脉、肾动脉和肾盂;自上而下依次为肾动脉、肾静脉和肾盂。肾门的边缘称肾门缘,肾门的前缘叫前唇,后缘叫后唇,上缘叫上唇,下缘叫下唇(图 1-1-2)。

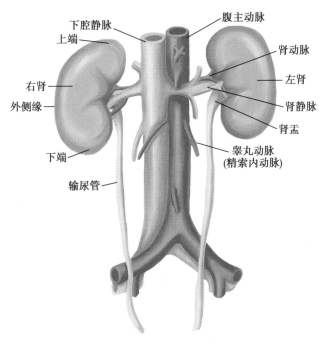

图 1-1-2 肾与输尿管(前面)

二、肾的位置和毗邻

(一) 肾的位置

肾脏是腹膜外器官,位于腹腔的后上部、脊柱两侧,前面被覆肾的被膜和腹膜,由于肾周筋膜下端开放,肾能随着呼吸和体位变化上、下活动,随呼吸活动的范围约为 1~4cm,随体位变化的活动范围为1~3cm。左肾在第 11 胸椎下缘至第 2 和第 3 腰椎间盘之间,肾门平第 1 腰椎横突高度。右肾位于第12 胸椎体上缘到第 3 腰椎体上缘之间,肾门平第 2 腰椎横突高度。肾门的体表投影在腹前壁约位于第 9 肋前端,在腹后壁位于第 12 肋下缘与竖脊肌外缘的交角处,称肾区(renal region)或脊肋角,肾病变时此处常有压痛或叩击痛(图 1-1-3)。

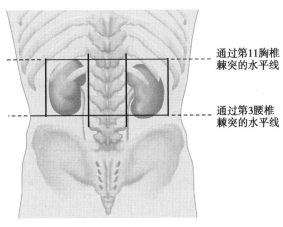

图 1-1-3 肾的体表投影

　　女性肾脏低于男性肾脏约半个椎体,儿童肾脏低于成人肾脏,新生儿肾的位置更低。两肾长轴均稍向外,两肾长轴为"八"字形。

(二)肾的毗邻器官

　　左肾上极内侧附有肾上腺(adrenal gland),前面的上部与胃底后壁接触,中部与胰尾和脾血管毗邻,下半部邻接空肠,外缘的大半部分与脾毗邻,外缘下部经腹膜与结肠左曲相隔。右肾上极的内侧附有右肾上腺,前面的上 2/3 部分与肝脏毗邻,前面中部内侧直接与十二指肠降部相毗邻,中部外侧为结肠右曲,下半部邻接小肠(图 1-1-4)。

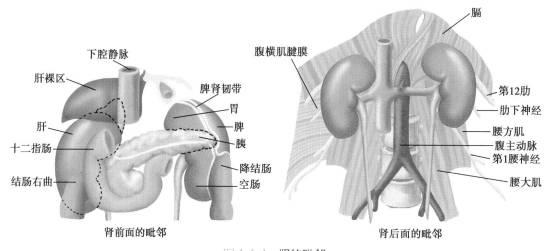

图 1-1-4　肾的毗邻

三、肾的被膜

　　肾实质外包以肌织膜(muscular tunica),由平滑肌纤维和结缔组织构成,该膜紧贴肾脏,不易剥离,经肾门进入肾窦,被覆于肾窦壁。除了肌织膜以外,通常将肾的被膜由内向外分为肾纤维囊、肾脂肪囊和肾筋膜(图 1-1-5、图 1-1-6)。

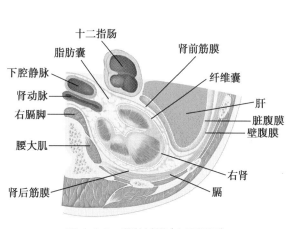

图 1-1-5　肾的被膜(水平切面)

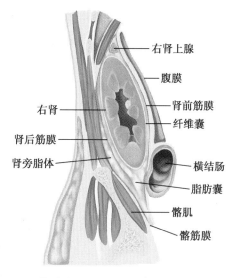

图 1-1-6　肾的被膜(矢状切面)

(一) 纤维囊特点及临床应用

肾纤维囊(renal fibrous capsule)又称为肾纤维膜(tunica fibrosa renis),为肾脏的固有包膜,该膜薄而坚韧,由致密结缔组织和少量弹力纤维构成,易剥离。在肾破裂或者肾部分切除术时,需要缝合该层筋膜以关闭肾脏伤口。肾纤维膜在肾门部分为两层,一层经肾门进入肾窦,贴于肾窦壁肌织膜内面,另一层包于肾窦内容物表面,并移行于肾血管鞘。肾纤维膜和肾实质表面的肌织膜连接疏松,行包膜下肾切除,即指在肾纤维膜下游离切除肾脏。

(二) 脂肪囊特点及临床应用

脂肪囊(fatty renal capsule)又称肾床,是肾纤维膜外的一层囊状脂肪。脂肪囊对肾脏具有良好的保护作用,可以缓解活动或者钝性暴力对肾脏的冲击。在肾脏发生肿瘤时,脂肪囊还可以防止肿瘤过快侵入肾脏毗邻组织。此外,在手术过程中,可以切取一些脂肪囊的组织,用以填塞肾囊肿去顶术后的囊腔,或在肾部分切除术时将其置于缝合切口处,以降低缝合线对肾脏组织的切割作用等。

(三) 肾筋膜特点及临床应用

脂肪囊外为肾筋膜(renal fascia),又称Gerota筋膜或肾周筋膜,包被于肾和肾上腺周围,并有纤维隔穿过肾脂肪囊与纤维膜相连,是肾脏固定的主要组织结构。肾筋膜在肾前面称肾前筋膜,后面称肾后筋膜,肾后筋膜与腰筋膜和腰方肌筋膜紧密接触,行肾根治性切除时常两者一并游离。肾前筋膜向内侧移行并逐渐变薄,附着于肾血管的表面,并与腹主动脉、下腔静脉周围的结缔组织和对侧肾前筋膜相连。肾后筋膜向内侧包被肾血管和输尿管,最后附着在椎体和椎间盘。在肾外侧缘,肾筋膜前、后两层相互融合;在肾的上方,前、后筋膜于肾上腺的上方相连,并与膈下筋膜相连续;在肾的下方,肾前、后两筋膜有一裂隙,有输尿管通过。

肾周间隙即位于肾前、后筋膜之间的间隙,内有肾、肾上腺、脂肪以及营养肾周脂肪的肾包膜血管。肾脏炎症常局限在肾周间隙内,有时可沿筋膜扩散,并可扩散至对侧肾间隙。肾积脓或肾周围炎症时,脓液可沿肾筋膜向下蔓延,达髂窝或大腿根部。由于肾筋膜下方开放,临床上的骶前注气造影即经此间隙注入气体而显示肾脏的轮廓。肾周筋膜的外侧常有大量的脂肪,称肾旁脂肪,为腹膜外脂肪的一部分。肾的正常位置依赖于肾周筋膜、肾脂肪囊及邻近器官和肾血管的支持,此外腹膜和腹压也有一定的支持作用。当这些结构遭到破坏,可发生肾下垂或游走肾。

四、肾的结构

(一) 肾皮质和肾髓质

在肾脏的额状(冠状)切面上,肾实质分两部分,即浅层的肾皮质(renal cortex)和深层的肾髓质(renal medulla)。肾皮质厚1~1.5cm,约占肾实质厚度的1/3,富含血管,新鲜标本肾皮质呈红褐色,内有细小的红色点状颗粒,由肾小体(renal corpuscle)和肾小管(renal tubule)构成。肾髓质约占肾实质厚度的2/3,血管少而呈淡红色,主要由15~20个肾锥体(renal pyramid)构成。肾锥体为圆锥形,尖端指向肾窦,底部朝向肾皮质,与皮质分界不清(图1-1-7)。

(二) 肾乳头

肾锥体的尖端钝圆,突入肾小盏内,称肾乳头(renal papillae)。每个肾脏有7~12个肾乳头(见图1-1-7),每个肾乳头上有10~30个小孔,称乳头孔(papillary foramina),为乳头管的开口。每个肾锥体及周围的皮质合称为肾叶(renal lobe)。嵌入肾锥体之间的皮质称肾柱(renal column),内含叶

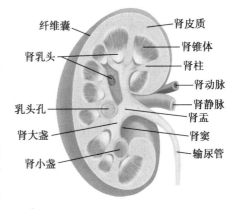

图 1-1-7
肾的结构

间动、静脉。

(三) 肾窦和肾盏

肾窦 (renal sinus) 是由肾门向肾实质内延伸的腔隙,有肾动脉、肾静脉、肾小盏 (minor renal calices)、肾大盏 (major renal calices)、肾盂、淋巴管、神经和脂肪组织等 (见图 1-1-7)。肾小盏呈漏斗状,每个肾小盏包绕 2~3 个肾乳头,承接尿液。肾脏约有肾小盏 7~8 个,2~3 个肾小盏汇集成一个肾大盏,2~3 个肾大盏汇合成肾盂,约在第 2 腰椎上缘水平移行为输尿管。

五、肾段与肾段血管

肾动脉于肾门处分为前、后两支,前支较粗,供应区域大。前支发出上前段、下前段、上段和下段动脉,这些动脉相应地分布在肾的上前段、下前段、上段和下段。后支相对较细,仅形成后段动脉,分布于肾的后段。肾动脉在肾内的分布呈节段性,不论初级动脉干如何分支,绝大多数肾动脉分为 5 支肾段动脉。每支肾段动脉分布到相应区域的肾实质称肾段 (renal segment)。肾脏一般可分为 5 个肾段,即上段、下段、上前段、下前段和后段 (图 1-1-8)。肾段之间的动脉缺乏交通支,当某一肾段动脉阻塞后可造成该肾段的坏死。因此肾段的解剖学对肾血管造影和肾部分切除具有实际意义。

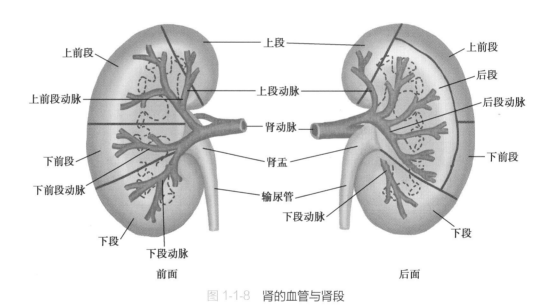

图 1-1-8　肾的血管与肾段

肾静脉的引流与肾动脉的供血密切相关,从肾小球后的小叶间静脉至弓状静脉、叶间静脉、叶静脉、段静脉,随后静脉引流至 3~5 支肾静脉属支并最终引流至肾静脉。

六、肾脏的淋巴

肾脏的淋巴引流通过肾柱沿血管在肾窦内形成的一些淋巴管道直至肾蒂处,其他肾纤维囊、肾周脂肪、肾盂和输尿管上段的淋巴也回流到肾蒂处的淋巴管。在左侧肾蒂处,这些淋巴回流至主动脉前方、侧方和后方的淋巴结,部分淋巴直接回流至膈角后淋巴结或者是横膈上的胸导管。在右侧,淋巴引流至腔静脉前、后和侧方的淋巴结,部分引流至膈角后或者左侧主动脉旁淋巴结。

(左中夫)

第二节　输　尿　管

一、输尿管行径

输尿管是一对扁而细长的肌性器官,左右各一个,起自肾盂末端,终于膀胱,长约 20~30cm,两侧输尿管的长度大致相等。输尿管的直径粗细不均,平均直径为 0.5~1.0cm,最窄处口径仅 0.2~0.3cm。输尿管全长可分为腹部、盆部和壁内部(图 1-1-9、图 1-1-10),腹部和盆部以骨盆上口平面为界。临床上依据手术入径,常将输尿管分为上段(骶髂关节上缘以上)、中段(骶髂关节上、下缘之间)和下段(骶髂关节下缘以下)。

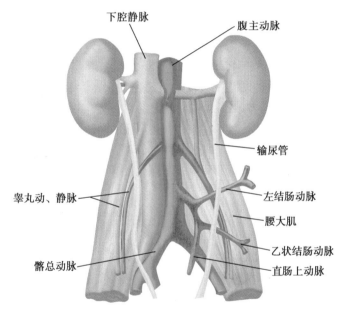

图 1-1-9　男性输尿管走行

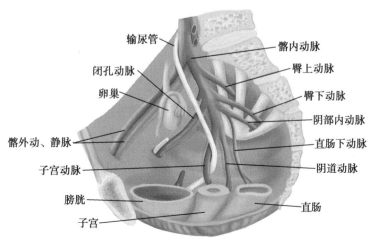

图 1-1-10　女性输尿管走行

二、输尿管的分部和毗邻

(一)输尿管腹部走行及毗邻

输尿管为腹膜外位器官,沿腰大肌前面斜行向外下走行,在腰大肌中点稍下方,输尿管经过男性睾丸血管(见图1-1-9)或女性卵巢血管后方(见图1-1-10)下行至骨盆入口,交叉点以上的部分为输尿管腰部,以下的部分为输尿管髂部。左侧输尿管的上部位于十二指肠空肠曲后方,左结肠血管由其前方越过。在骨盆上口附近,经过乙状结肠及其系膜的后方,于乙状结肠间隙隐窝的后壁内下降。进入骨盆腔时,经过左髂总血管的下端前面。右侧输尿管的上部走行于十二指肠降部的后面,沿下腔静脉右侧下降,右结肠和回结肠血管从其前方越过。在骨盆上口附近,经过肠系膜根部的下方和回肠末端的后方下行。进入骨盆时,经过髂外动脉的前方。由于上述位置关系的特点,在实施手术时,左侧输尿管腹部比右侧往往更容易发现。

(二)输尿管盆部走行及毗邻

输尿管盆部较腹部短,在腹膜外结缔组织中,沿盆腔侧壁向下后方走行,经过髂内血管、腰骶干和骶髂关节的前方或前内侧,于脐动脉起始部、闭孔神经和血管的内侧跨过,在坐骨棘平面,转向前内方,经盆底上方的结缔组织直达膀胱底。坐骨棘以上部分称输尿管壁部,以下部分为脏部。男女的输尿管脏部走行明显不同(见图1-1-9、图1-1-10)。男性该部输尿管先向前、内和下方,行于直肠前外侧与膀胱后壁之间,经输精管的后外侧与输尿管成直角相互交叉,然后至输精管的内下方,经精囊腺顶端的稍上方,从外上向内下方斜穿膀胱壁,开口于膀胱三角(trigone of bladder)的外侧角。女性输尿管盆部的壁部走行为跨过髂内动脉前方,行经卵巢的稍后方外侧。女性输尿管的脏部走行为向前内方,行经子宫阔韧带基底附近的结缔组织,至子宫颈和阴道穹窿的两侧,距子宫颈约2.5cm,从子宫动脉的后下方绕过,经阴道前面至膀胱底。由于子宫多向一侧倾斜,因此倾斜侧输尿管与阴道前壁接触的范围更广泛。女性输尿管与子宫动脉、子宫颈和阴道穹窿的关系,在施行子宫切除的手术中具有一定的临床意义。

(三)输尿管壁内部走行及毗邻

输尿管壁内部是指斜行在膀胱壁内的输尿管,长约1.5cm。当膀胱充盈时,壁内部的管腔闭合,加之输尿管蠕动,因此有阻止尿液反流至输尿管的作用。如输尿管壁内部过短或肌组织发育不良,则可能发生尿液反流。壁内部发生炎症水肿或脊髓损伤而影响其神经支配时,也可以发生尿液反流。儿童该部输尿管较短,因此易发生膀胱输尿管尿液反流现象,但随着生长发育,壁内部输尿管延长,肌层不断增厚,大部分儿童膀胱输尿管尿液反流现象会逐渐消失。

三、输尿管生理狭窄及弯曲

输尿管全长口径粗细不一,共存在三个明显的狭窄部(见图1-1-9、图1-1-10)。上部狭窄又名上峡,位于肾盂、输尿管连接部;中部狭窄又名中峡,位于小骨盆上口,输尿管跨越髂血管处;下部狭窄又名壁内峡,即输尿管壁内部,是输尿管最狭窄的地方。输尿管的狭窄部往往是结石等异物滞留处。输尿管两峡之间为膨大部,称壶腹,其口径可宽达1~1.5cm。

四、输尿管的血管、神经和淋巴

(一)动脉

输尿管的动脉供应来源很广(图1-1-11),肾动脉、肾囊动脉、肾下极动脉、腹主动脉、骶中动脉、第一腰动脉、睾丸动脉(女性为卵巢动脉)、髂总动脉、髂内动脉、膀胱上动脉、膀胱下动脉及子宫动脉等均有分支供应相应水平的输尿管。输尿管下段的动脉吻合支少时,游离后可能会出现坏死现象。

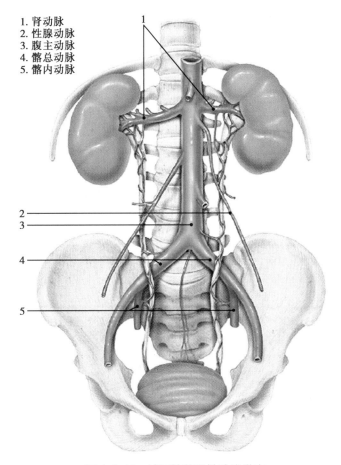

1. 肾动脉
2. 性腺动脉
3. 腹主动脉
4. 髂总动脉
5. 髂内动脉

图 1-1-11　输尿管节段性动脉供应

(二)静脉

输尿管的静脉汇入上述同名静脉,最后流入肾静脉、睾丸静脉(女性则为卵巢静脉)和髂内静脉等。

(三)神经支配

输尿管神经丛由肾丛、主动脉丛、肠系膜上丛和肠系膜下丛的神经纤维组成。这些神经纤维的中枢位于第 10、11 和 12 胸髓,第 1 腰髓和第 2~4 骶髓。输尿管神经丛和输尿管肌层内可见散在的神经节分布,以输尿管下段最多。

(四)淋巴管

输尿管上部的淋巴管与肾淋巴管相连,或直接注入主动脉旁(腰)淋巴结,输尿管腹部的其余部分注入髂总淋巴结,输尿管盆部则注入髂总、髂外和髂内淋巴结。

(左中夫)

第三节　膀　　胱

膀胱(urinary bladder)是储存尿液的肌性囊状器官,其形状、位置、大小、壁的厚度和毗邻等随着充盈程度的不同而有所变化。不同年龄、性别和个体膀胱的容量也有所差异,正常成人膀胱平均容量约为350~500ml。最大容量大约800ml,当容量大于500ml时,由于膀胱过度充盈,将产生痛觉,排尿时平滑肌收缩力也有所下降。

一、膀胱的形态

膀胱排空时呈锥状,可分为膀胱尖、体、底和颈四部,各部之间无明显界限(图1-1-12)。膀胱后面又称膀胱底,呈三角形,朝向后下方。朝向前上方的部分为膀胱尖。膀胱尖与膀胱底之间称膀胱体。膀胱最下部为膀胱颈,膀胱颈远端的开口称尿道内口,与尿道相接。膀胱的大小和形态随尿液的充盈不断发生变化,膀胱空虚时全部位于盆腔内,膀胱充盈至一定程度时与腹前壁间的腹膜反折线可上移至耻骨联合上方。因此膀胱充分充盈后在耻骨联合上缘水平行膀胱穿刺不会穿入腹腔内。新生儿的膀胱位置比成人高,尿道内口可达耻骨联合上缘水平,大部分位于腹腔内,青春期左右达成人的位置。

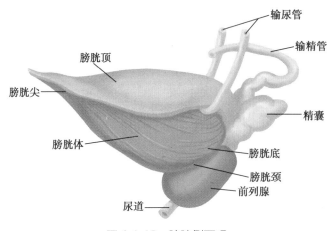

图1-1-12　膀胱侧面观

二、膀胱的内面结构

(一)膀胱内壁

膀胱镜下,膀胱内面可分为6个不同的部分。一般在膀胱镜检时,进入膀胱的气泡常停留在膀胱的顶部(图1-1-13)。以其为标记,前、后、左、右分别称为膀胱前壁、膀胱后壁、膀胱左侧壁和膀胱右侧壁,在膀胱颈6点与双侧输尿管口间为膀胱三角区。

(二)膀胱三角的概念及意义

膀胱有两个与输尿管相通的开口,称输尿管口(ureteric orifice)。两侧输尿管口连线之间的膀胱壁隆起,称输尿管间襞(interureteric fold),是临床上寻找输尿管口的标志。膀胱颈通尿道的口称为尿道内口(internal urethral orifice)。两输尿管口之间的距离约为2.5cm,两者与尿道内口之间的距离相同,呈等腰三角形,该结构称为膀胱三角(trigone of

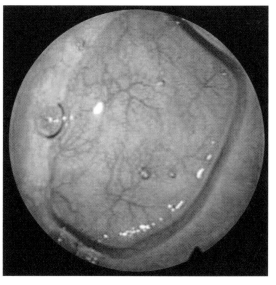

图1-1-13　膀胱镜检膀胱顶壁气泡

bladder)(图 1-1-14)。在膀胱充盈时,它们之间的距离可以成倍增大。在三角区,黏膜紧贴肌层,缺乏黏膜下层,所以黏膜始终保持光滑状态。在进行膀胱镜检或内镜下膀胱内治疗时,膀胱三角区是重要的解剖标志。

三、膀胱的位置和毗邻

(一)膀胱前间隙

膀胱下外侧的前上部与耻骨联合和闭孔肌之间的间隙称膀胱前间隙(prevesical space)。此间隙内男性有耻骨前列腺韧带,女性有耻骨膀胱韧带。此间隙易于分离,内含阴部静脉丛,对于手术后或外伤后的出血,由于周围组织疏松,没有压迫力量,往往会造成较严重的血肿。

(二)膀胱的毗邻和韧带

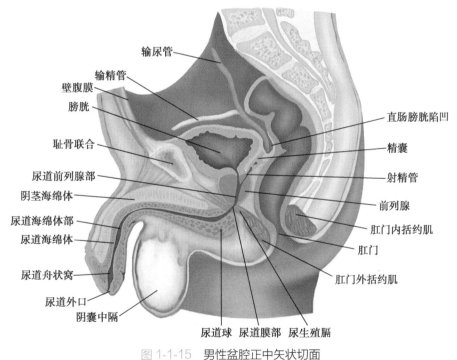

图 1-1-14　膀胱前面观

膀胱前方为耻骨联合。在男性,膀胱的后方与精囊、输精管壶腹和直肠相毗邻(图 1-1-15);在女性,膀胱的后方与子宫和阴道相邻接。膀胱上面的腹膜与周围结构间的腹膜皱襞称膀胱假韧带,共有三条韧带样结构,居中者为脐正中壁,两侧为脐外侧壁。耻骨前列腺韧带和耻骨膀胱韧带以及脐正中襞与脐外侧襞等结构将膀胱固定于盆腔。这些结构的发育不良是膀胱脱垂与女性尿失禁的重要原因。

图 1-1-15　男性盆腔正中矢状切面

四、膀胱的血管、淋巴和神经

膀胱的动脉分膀胱上动脉、中动脉和下动脉,膀胱上、下动脉起自髂内动脉前干,中动脉起自髂内动脉。还有来自闭孔动脉和臀下动脉的膀胱支。在女性还有来自子宫动脉和阴道动脉的分支。

膀胱的静脉在膀胱的下外侧和前列腺的两侧形成静脉丛或膀胱前列腺静脉丛,注入髂内静脉。膀胱静脉丛向后与直肠静脉丛交通,而女性则与子宫阴道静脉丛交通,向前则与阴部静脉交通,因此在行膀胱切除时,膀胱静脉丛结扎不牢可造成大出血。

膀胱底部的淋巴液向上回流,膀胱上部的淋巴液向后外侧集中,汇合后向外上方越过脐外侧韧带,大部分注入髂内淋巴结。膀胱下外侧的淋巴管与上部淋巴管并行。

膀胱受自主神经的支配,神经纤维由来自下腹下丛的交感神经纤维组成并形成膀胱丛。该神经丛分为位于膀胱两侧的膀胱旁丛和膀胱壁内的固有膀胱神经丛。膀胱大部(主要为膀胱壁肌层)以副交感神经支配为主,起收缩膀胱肌层的作用,而肌层的交感神经纤维稀少,起舒张肌层的作用,而膀胱颈及后尿道则以交感神经为主,起着收缩膀胱颈的作用。膀胱的感觉神经含有痛觉和本体感觉两种纤维,本体感觉主要传导尿液扩张引起的尿意。

(左中夫)

第四节　尿　　道

一、女性尿道

(一)女性尿道的形态和结构

女性尿道(female urethra)较男性尿道短,长 3~5cm,直径明显较男性宽,约为 0.6cm(图 1-1-16)。尿道起自耻骨联合下缘水平的尿道内口,走行方向几乎直线,朝向前下方,穿过尿生殖膈,止于位于阴道前庭的尿道外口。在尿生殖膈以上的部分,尿道的前方与耻骨联合之间有阴部静脉丛,尿道的后方借疏松结缔组织与阴道前壁紧密接触。尿道与阴道之间的结缔组织膈称尿道阴道膈。尿生殖膈以下部分的前方与两侧阴蒂脚的汇合处相邻。尿道的横切面呈横裂状,扩张时呈圆形。尿道黏膜多呈皱襞,后壁上部正中线上有一明显的纵壁,名尿道嵴,其上方与膀胱垂相连。尿道的远端黏膜下有一些小腺体,称尿道旁腺,尿道旁腺管开口于尿道外口后方的两侧。如尿道腺感染时于尿道外口两侧形成脓肿。从发生学上看,女性尿道相当于男性尿道的前列腺小囊开口上方的部分。

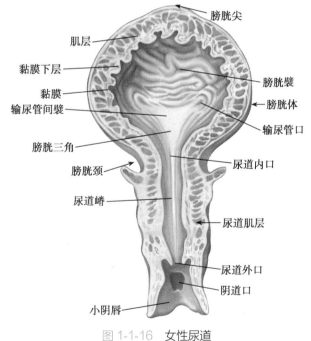

图 1-1-16　女性尿道

女性尿道内口与男性极为相似,膀胱壁平滑肌下延并在此环绕形成膀胱颈括约肌。尿道外口为矢状裂口,周围隆起呈乳头状,位于阴道前庭阴道口的前方和阴蒂的后方。在尿道的下端,有尿道阴道括约肌环绕,对尿道和阴道有括约作用。

（二）女性尿道的血管、淋巴和神经

女性尿道的动脉供应主要来自膀胱下动脉、子宫动脉和阴部内动脉（阴道前庭球动脉和尿道动脉）的分支。尿道的静脉汇入膀胱静脉丛和阴部静脉丛，最后注入髂内静脉。女性尿道的淋巴管注入髂内淋巴结或腹股沟淋巴结。女性尿道的神经来自会阴神经、交感神经和副交感神经。

二、男性尿道

男性尿道（male urethra）除有排尿功能外，还有排精功能。男性尿道全长 16~22cm，管径平均为 0.5~0.6cm。男性新生儿尿道长约 5~6cm（见图 1-1-15、图 1-1-17）。

（一）男性尿道的分部、形态和结构

男性尿道起自尿道内口，依行程分为前列腺部、膜部及海绵体部，临床上将前列腺部和膜部尿道统称为后尿道，将尿道海绵体部称为前尿道（见图 1-1-15、图 1-1-17）。前列腺部为尿道通过前列腺内的部分，自前列腺底部进入前列腺，向下方斜贯穿前列腺，由前列腺尖部穿出，移行至尿道膜部。尿道前列腺部长约 3.0cm，后壁有一狭窄的纵嵴称尿道嵴，尿道嵴两侧的凹陷称为前列腺窦，尿道嵴中部有一纺锤形隆起称精阜，精阜的中央有一较大凹陷称作前列腺小囊，前列腺小囊两侧各有一小孔为射精管开口。精阜及前列腺窦底的黏膜上有许多小口，为前列腺排泄管开口。

尿道膜部为尿道穿过尿生殖膈的部分，长约 1.5cm，是尿道中最狭窄的一段。该段尿道位于前列腺与尿道球之间，约在耻骨联合后下方 2.5cm 处贯穿尿生殖膈，并被尿道膜部括约肌和会阴深横肌环绕。该段尿道壁薄，并有耻骨前列腺韧带和尿道旁筋膜与周围器官固定，是骨盆骨折时最易损伤的部位。

尿道海绵体部起始于尿道球内，终于尿道外口，贯穿整个尿道海绵体，全长约 15cm。尿道球部又称为尿道壶腹，有尿道球腺排泄管开口于此，骑跨伤时常损伤此处。尿道末端位于阴茎头内，管径扩大形成舟状窝，舟状窝的前壁有一瓣状黏膜皱襞，为舟状窝瓣，常造成尿管或器械置入困难。从舟状窝向外至尿道外口，内径逐渐缩小，形成尿道狭窄部之一。在尿道黏膜下层有许多黏液腺，称尿道腺，其排泄管开口于黏膜表面。尿道海绵体部与尿道膜部交界处的前壁是尿道薄弱的部位，尿道器械检查时常在此产生假道。

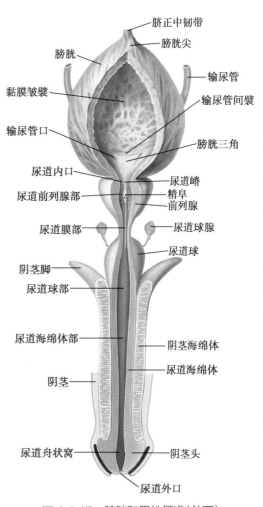

图 1-1-17 膀胱和男性尿道（前面）

脐正中韧带
膀胱尖
膀胱
输尿管
黏膜皱襞
输尿管间襞
输尿管口
膀胱三角
尿道内口
尿道嵴
尿道前列腺部
精阜
前列腺
尿道膜部
尿道球腺
尿道球
阴茎脚
尿道球部
尿道海绵体部
阴茎海绵体
尿道海绵体
阴茎
尿道舟状窝
阴茎头
尿道外口

（二）男性尿道的生理狭窄、膨大和弯曲

男性尿道全长存在三个生理性狭窄、三个扩张部位和两个生理弯曲（见图 1-1-15、图 1-1-17）。三个生理性狭窄即尿道内口、尿道膜部和尿道外口，其中尿道膜部最狭小，其次为尿道外口和尿道内口。三个扩张部分别为尿道前列腺部、尿道球部（即尿道壶腹）和舟状窝，其中以舟状窝最大，球部次之，前列腺部最小。两个生理弯曲即耻骨下弯和耻骨前弯，耻骨下弯位于耻骨联合的下方，又称为尿道的固定部；耻骨前弯由尿道海绵体构成，位于阴茎固定部和可动部的移行处，为凹向后下方的弯曲，将阴茎上提时该弯曲消失，又称为阴茎可动部。

（左中夫）

第五节　男生殖系统

生殖系统（reproductive system）的主要功能是繁衍后代和形成并保持第二性征。男生殖系统包括内生殖器和外生殖器。内生殖器包括生殖腺（睾丸）、生殖管道（附睾、输精管、射精管）和附属腺体（精囊、前列腺、尿道球腺），外生殖器包括阴茎和阴囊两部分（图 1-1-18）。

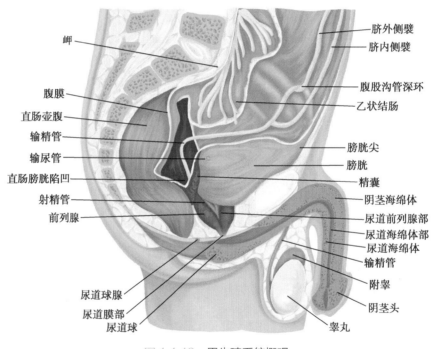

图 1-1-18　男生殖系统概观

一、睾丸

睾丸（testis）为男性生殖腺，具有产生精子及分泌雄性激素的功能。胚胎初期睾丸及其相邻的附睾位于腹后壁肾的下方，至出生前、后经腹股沟管降入阴囊，若出生后睾丸仍未降入阴囊，称为隐睾。腹腔内温度较高，不利于精子的发生，而影响生殖能力，并可发生恶变，宜在儿童期进行手术，将隐睾纳入阴囊内。

（一）形态

睾丸呈微扁的椭圆形，表面光滑，分为前、后两缘，上、下两端和内、外两个侧面。前缘游离，后缘有神经、血管和淋巴管出入，并与附睾和输精管睾丸部相接触，下端游离，上端有附睾头覆盖，外侧面较隆突，紧贴阴囊，内侧面较为平坦，与阴囊中隔相贴。睾丸在性成熟期生长迅速，在老年人则随着年龄的增长逐渐萎缩、变小（图 1-1-19）。

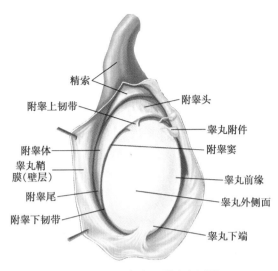

图 1-1-19　睾丸及附睾（右侧）

（二）结构

睾丸表面包有一层坚厚的纤维膜，称为白膜（tunica albuginea），白膜于睾丸后缘增厚，伸入睾丸内形成睾丸纵隔（mediastinum testis），再发出许多睾丸小隔（septula testis），将睾丸实质分为 100~200 个锥体形的睾丸小叶（lobules of testis）。每个睾丸小叶内含有 1~3 条精曲小管（contorted seminiferous tubules）。精曲小管的上皮能产生精子，小管之间的结缔组织内有分泌雄性激素的间质细胞。精曲小管向睾丸纵隔方向集中并汇合成直精小管（straight tubules），在睾丸纵隔内交织成睾丸网（rete testis）。从睾丸网发出 12~15 条睾丸输出小管（efferent duct），出睾丸后缘上部进入附睾（图 1-1-20）。

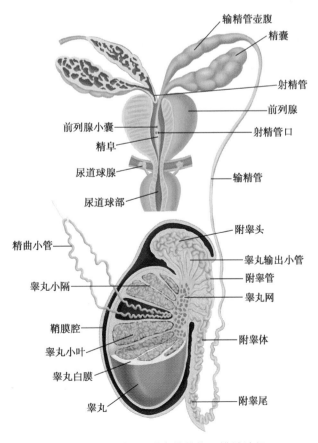

图 1-1-20　睾丸、附睾的结构及排精途径

二、附睾

附睾(epididymis)呈新月形,紧贴睾丸的上端和后缘。上端为膨大的附睾头,由睾丸输出小管弯曲盘绕形成,附睾头末端汇合成一条附睾管,迂曲盘回而成附睾体和附睾尾。附睾尾返折向后上移行为输精管。附睾是暂时储存精子的部位,能分泌液体营养精子,促进精子的进一步成熟(见图1-1-20)。

三、输精管、射精管及精索

(一) 输精管与射精管

输精管(ductus deferens)是附睾管的直接延续,长约40~50cm,管径约3mm,呈坚实的圆索状。依其行程可分为四部。①睾丸部:最短,自附睾尾沿睾丸后缘上行至睾丸上端。②精索部(皮下部):位于睾丸上端与腹股沟管浅环之间,在精索其他结构的后内侧。该段位置表浅、易触及,是输精管结扎的常用部位。③腹股沟管部:位于腹股沟管的精索内。疝修补术时,应注意保护。④盆部:最长,自腹股沟管深环处,沿盆侧壁行向后下,经输尿管末端的前内方转至膀胱底后面,膨大成输精管壶腹(ampulla ductus deferentis)(图1-1-21)。输精管壶腹末端与精囊的排泄管汇合成射精管(ejaculatory duct),向前下穿前列腺实质,开口于尿道的前列腺部(图1-1-22)。

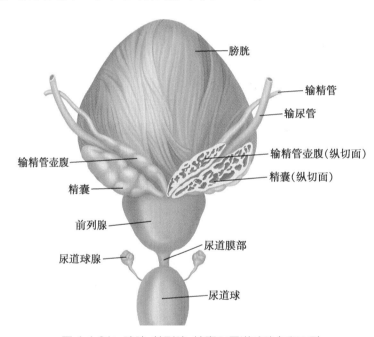

图 1-1-21　膀胱、前列腺、精囊和尿道球腺(后面观)

(二) 精索

精索(spermatic cord)是睾丸上端至腹股沟管深环的柔软圆索状结构。精索内主要有输精管、睾丸血管、蔓状静脉丛、神经、淋巴管和腹膜鞘突的残余等结构。精索表面包有三层被膜,由内向外依次为精索内筋膜、提睾肌和精索外筋膜。

四、精囊

精囊(seminal vesicle)又称精囊腺,左右各一,位于膀胱底的后方,输精管壶腹的下外侧,呈长椭圆形囊状,其排泄管与输精管壶腹末端汇合成射精管(见图1-1-20~ 图1-1-22)。

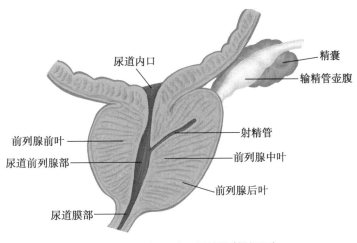

图 1-1-22　前列腺和射精管(纵切面)

五、前列腺

前列腺(prostate)是由腺组织和平滑肌组织构成的实质性器官,其分泌物是精液的主要组成部分。前列腺表面包有筋膜鞘,称前列腺囊(prostatic utricle),与前列腺之间有前列腺静脉丛。

（一）形态

前列腺呈前后稍扁的板栗形,横径约 4cm,前后径约 2cm,垂直径约 3cm(见图 1-1-21、图 1-1-22)。前列腺上端为前列腺底(base of prostate),紧贴膀胱颈。下端尖细,称为前列腺尖(apex of prostate),位于尿生殖膈上。底与尖之间的部分为前列腺体(body of prostate),体的后面中间处有一纵行浅沟,称前列腺沟(sulcus of prostate),直肠指诊时可触及,前列腺肥大时,此沟消失。前列腺一般分为 5 叶:前叶、中叶、后叶和两侧叶(图 1-1-23)。老年人前列腺的腺体退化,代之以结缔组织增生,引起前列腺肥大,常发生在中叶和侧叶,压迫尿道,造成排尿困难甚至尿潴留。后叶是前列腺肿瘤的易发部位。

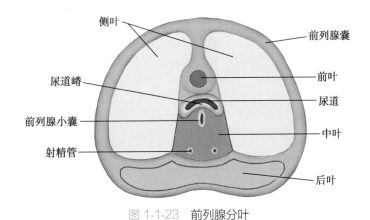

图 1-1-23　前列腺分叶

（二）位置与毗邻

前列腺位于膀胱与尿生殖膈之间。前列腺底与膀胱颈、精囊和输精管壶腹相邻。前列腺前方为耻骨联合,后方为直肠壶腹。

六、尿道球腺

尿道球腺(bulbourethral gland)是一对豌豆大的球形腺体,位于会阴深横肌内尿道膜部的后外侧,开口于尿道球部,分泌物参与精液的组成(见图 1-1-17、图 1-1-20)。

附:精液(spermatic fluid)由睾丸产生的精子和输精管道及附属腺体的分泌物组成,呈乳白色,弱碱性。正常成年男性一次射精约 2~5ml,含 3 亿 ~5 亿个精子。

七、阴茎

阴茎(penis)可分为头、体和根三部分。后部为阴茎根(root of penis),位于阴囊和会阴部皮肤深面,固定于耻骨下支和坐骨支。中部为阴茎体(body of penis),呈圆柱形,以韧带悬于耻骨联合前下方,为可动部。阴茎前端膨大,称阴茎头(glans penis),头的尖端有尿道外口,头后稍细的部分称阴茎颈。

阴茎主要由两条阴茎海绵体和一条尿道海绵体组成(图 1-1-24)。阴茎海绵体(cavernous body of penis)为两端尖细的圆柱体,位于阴茎的背侧,左、右各一。其后端称阴茎脚(crus of penis),分别附于两侧的耻骨下支和坐骨支,其前端嵌入阴茎头底面的凹陷内。尿道海绵体(cavernous body of urethra)位于阴茎海绵体的腹侧,尿道的海绵体部贯穿其中。尿道海绵体中部呈圆柱形,前端膨大为阴茎头,后端膨大的尿道球位于两侧的阴茎脚之间,固定于尿生殖膈下面。海绵体的外面都包有一层厚而致密的纤维膜,称为海绵体白膜,海绵体由许多海绵体小梁和腔隙构成,腔隙与血管相通,当腔隙充血时,阴茎即变粗、变硬而勃起。两种海绵体的外面都包有深、浅筋膜和皮肤(图 1-1-25)。

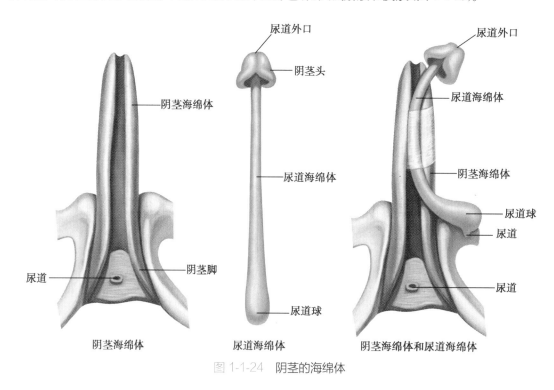

图 1-1-24　阴茎的海绵体

阴茎的皮肤薄而柔软,伸展性强,皮下无脂肪组织。阴茎颈前方皮肤形成双层游离的环形皱襞,包绕阴茎头,称为阴茎包皮(prepuce of penis),其前端游离缘围成包皮口。在阴茎头腹侧中线处,包皮与阴茎头近尿道外口处连有一条皮肤皱襞,称包皮系带(frenulum of prepuce)。

幼儿包皮较长,包裹整个阴茎头。成年后,若包皮不能退缩完全暴露阴茎头,称为包皮过长;若包皮口过小,使得阴茎头被包皮包覆则称为包茎。包皮过长或包茎易存留包皮垢而导致炎症,应行包皮环切术,术中注意保护包皮系带,以免影响阴茎的正常勃起。

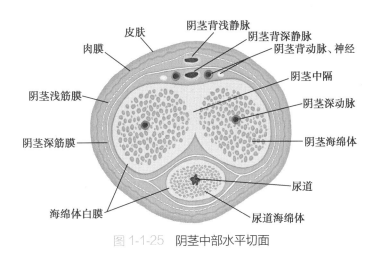

图 1-1-25 阴茎中部水平切面

八、阴囊

阴囊(scrotum)是位于阴茎后下方的皮肤囊袋,由皮肤和肉膜组成(图 1-1-26)。阴囊的皮肤薄而柔软,色素沉着明显,沿中线有纵行的阴囊缝,其深面的肉膜向深部发出阴囊中隔(septum of scrotum),将阴囊分为左、右两腔。肉膜(dartos coat)是阴囊的浅筋膜,与会阴浅筋膜(Colles 筋膜)和腹前外侧壁浅筋膜深层(Scarpa 筋膜)相延续。肉膜内含有平滑肌纤维,可随外界温度的变化而反射性舒缩,以调节阴囊内的温度,利于精子的发育与存活。

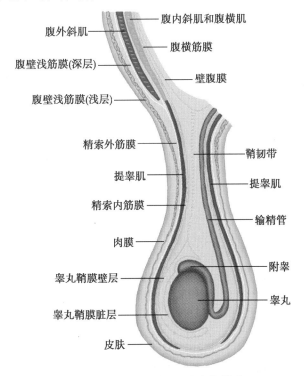

图 1-1-26 阴囊结构及其内容物模式图

阴囊深面有包被睾丸、附睾和精索的被膜,由外向内依次为①精索外筋膜(external spermatic fascia):为腹外斜肌腱膜的延续;②提睾肌(cremaster):来自腹内斜肌和腹横肌的肌纤维束,可反射性地上提睾丸;③精索内筋膜(internal spermatic fascia):腹横筋膜的延续;④睾丸鞘膜(tunica vaginalis testis):源于腹膜,分为壁层和脏层,壁层紧贴精索内筋膜内面,脏层包贴睾丸和附睾等表面。脏、壁两层在睾丸后缘处互相返折移行,二者之间的腔隙为鞘膜腔(vaginal cavity),内有少量浆液。

思考题

1. 简述肾蒂的组成及主要结构的排列关系。
2. 输尿管有几处狭窄？有何临床意义？
3. 何为膀胱三角？有什么临床意义？
4. 简述精子的产生及排出途径。

（左中夫）

第二章
泌尿系统组织学和发生

肾单位是肾脏结构和功能的基本单位,由肾小体和肾小管组成;流经肾小体血管球毛细血管的血液经过由内皮、基膜和足细胞裂孔膜组成的滤过屏障,滤入肾小囊腔形成原尿;原尿流经富有微绒毛和质膜内褶等结构的肾小管和集合管时,绝大部分营养物质、水和无机盐被重吸收,离子得到交换,并排出某些代谢终产物,形成终尿。分布于肾小体血管极侧的球旁细胞分泌肾素及红细胞生成素,致密斑为离子感受器;肾间质细胞可分泌前列腺素。睾丸实质中,管壁上皮由支持细胞和生精细胞组成的生精小管是精子发生的场所,睾丸间质细胞分泌男性激素;附睾贮存精子并使精子获得运动能力。泌尿系统和生殖系统主要器官均起源于胚胎时期的间介中胚层。

第一节 肾 脏

肾脏以形成尿液的方式排出体内的代谢废物,调节人体的水盐代谢和离子平衡,维持机体内环境稳定。肾还分泌肾素、促红细胞生成素和前列腺素等多种生物活性物质。

肾脏为实质性器官,其表面覆有被膜(即肾纤维膜),由致密结缔组织所构成;肾实质分为皮质和髓质两部分。浅层的皮质 HE 染色(hematoxylin and eosin staining,苏木精 - 伊红染色)深,主要由肾小体和肾小管组成,富含血管;深层的髓质 HE 染色淡,由肾锥体构成,血管较少。髓质呈放射状伸入皮质,构成髓放线(medullary ray),髓放线之间的皮质称为皮质迷路(cortical labyrinth)。每条髓放线及其周围的皮质迷路组成一个肾小叶(renal lobule),皮质迷路的中央部分有小叶间动脉和静脉穿行。相邻肾锥体之间由皮质向髓质伸入的部分称为肾柱(图 1-2-1)。

肾实质主要由大量肾单位和集合管系组成,二者在发生上的来源不同(见本章第六节"泌尿与男生殖系统的发生")。肾实质内含许多小管,这些小管与尿液的形成密切相关,因此称为泌尿小管(uriniferous tubule)。泌尿小管之间的少量结缔组织、血管及神经构成肾间质。

泌尿小管包括肾小管和集合管系两部分。泌尿小管的各段在肾实质内呈有规律的分布及走向。每个肾单位的起始部称肾小体,由肾小囊与血管球共同构成。与肾小体相连的是肾小管。肾小管细长而无分支,包括 3 段,即近端小管、细段和远端小管。近端小管又分为曲部和直部,

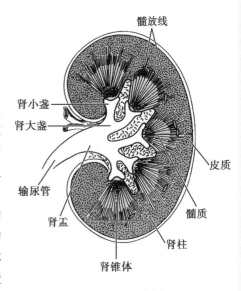

图 1-2-1　肾冠状剖面图

（图中标注：髓放线、肾小盏、肾大盏、输尿管、肾盂、肾锥体、肾柱、皮质、髓质）

近端小管的曲部(近曲小管)与肾小囊相连,盘曲于肾小体的周围;近端小管的直部(近直小管)位于髓放线内,沿髓放线直行并进入髓质,随后小管骤然变细,称细段。细段在髓质内返折一段后管径增粗,而后延续为远端小管。远端小管也分为直部(远直小管)和曲部(远曲小管)两段,直行于髓质和髓放线的一段为直部,离开髓放线后盘曲于所属肾小体周围的一段为曲部。近端小管的直部、细段和远端小管的直部共同构成的 U 形袢状结构称髓袢(medullary loop)或肾单位袢(nephron loop),也称亨利袢(Henle's loop)。在髓袢内,下行的一段称髓袢降支(descending limb),上行的一段称髓袢升支(ascending limb)。集合管系也包括 3 段,其起始段与远端小管曲部的末端相衔接,称集合小管(collecting tubule),位于皮质迷路内;第 2 段与集合小管相连、沿髓放线直行于皮质内,称皮质集合管(cortical collecting duct);第 3 段走行于髓质、直达肾锥体乳头处,该段称髓质集合管(medullary collecting duct)。在肾乳头处,集合管的管径变粗,称乳头管(papillary duct),开口于肾小盏,其开口处即为乳头孔(图 1-2-2)。

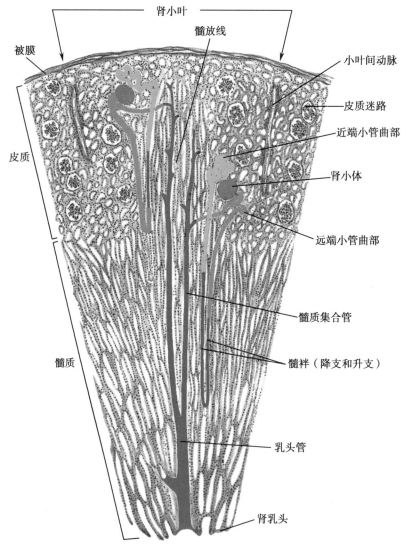

图 1-2-2　肾实质微细结构模式图

　　泌尿小管的各段在肾实质内的分布是有规律的,肾小体和盘曲走行的肾小管位于皮质迷路和肾柱内,肾小管的直行部分与集合管系位于肾锥体和髓放线内。肾单位是尿液形成的结构和功能单位,肾单位和集合管联合行使泌尿功能。

一、肾单位

肾单位(nephron)是肾结构和功能的基本单位,由肾小体和与之相连的肾小管组成。每侧肾有100万~140万个肾单位。肾单位可分为浅表肾单位(superficial nephron)和髓旁肾单位(juxtamedullary nephron)。前者约占肾单位总数的85%,位于皮质的浅层和中层,其肾小体的体积较小、髓袢较短,在尿液形成中起主要作用;后者约占肾单位总数的15%,靠近髓质分布,其肾小体体积较大、髓袢较长,可伸至近肾乳头处,与尿液浓缩密切相关(图1-2-3)。

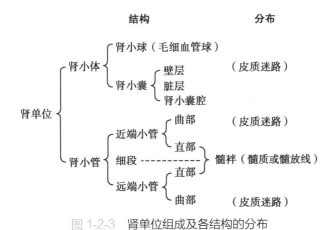

图 1-2-3　肾单位组成及各结构的分布

(一)肾小体

肾小体呈球形,也称肾小球,直径约200μm,由血管球和肾小囊组成。每个肾小体有两个极,血管出入端称血管极(vascular pole),相对的另一端与近曲小管相连,称尿极(urinary pole)(图1-2-4、图1-2-5)。

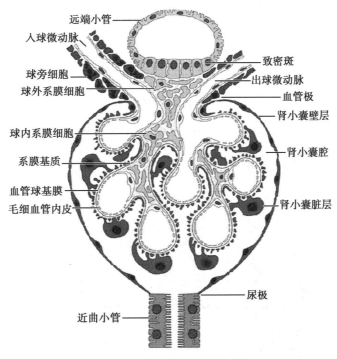

图 1-2-4　肾小体的结构模式图

  1. 血管球（glomerulus）　由盘曲的毛细血管和血管系膜组成。入球动脉（afferent arteriole）也称入球微动脉或入球小动脉，其从血管极进入肾小体，分成 2~5 条初级分支，每个初级分支再分支形成网状的毛细血管袢（capillary tuft），血管袢之间有血管系膜支持；毛细血管再汇成一条出球动脉（efferent arteriole），也称出球微动脉或出球小动脉，经血管极离开肾小体。因此，血管球本质上是一种动脉性毛细血管网。入球动脉的管径较出球动脉粗，血管球毛细血管内的血压较高。当血液流经血管球时，大量水分和小分子物质由毛细血管壁滤入肾小囊。电镜下，血管球毛细血管的内皮细胞为胞体满布窗孔（fenestra）的扁平细胞，即有孔型毛细血管，孔径为 50~100nm，孔上无隔膜，有利于滤过功能。内皮游离面的细胞衣富含带负电荷的唾液酸糖蛋白，其对血中的物质有选择性的通透作用。内皮基底面外的大部分区域有血管球基膜（glomerular basement membrane，GBM）（图 1-2-6），而在血管系膜侧内皮细胞外的基膜缺如，内皮直接与系膜相邻。成人的基膜厚约 330nm。电镜下，基膜分为 3 层，即内疏松层（lamina rara interna）、中间的致密层（lamina densa）和外疏松层（lamina rara externa）。致密层较厚，而内、外疏松层较薄。基膜内有 Ⅳ、Ⅴ、Ⅵ 型胶原蛋白，硫酸乙酰肝素蛋白和层粘连蛋白（laminin）、巢蛋白（nestin）以及纤维连接蛋白（fibronectin）等糖蛋白，形成主要以 Ⅳ 型胶原蛋白为骨架的 4~8nm 孔径的分子筛（图 1-2-7）。

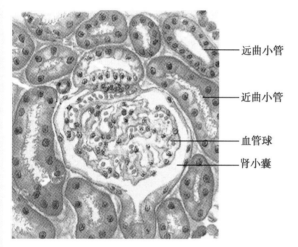

图 1-2-5　肾切片示皮质迷路（HE 染色，高倍镜下）

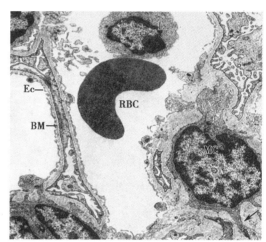

图 1-2-6　肾小体（透射电镜）
L：白细胞；RBC：红细胞；MC：系膜细胞；
Ec：毛细血管内皮；BM：基膜；箭头示系膜细胞突起。

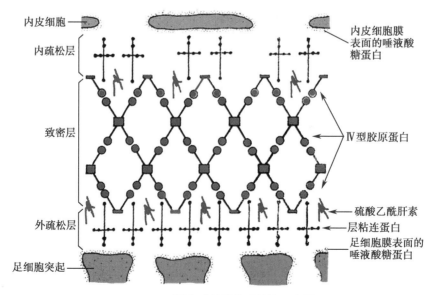

图 1-2-7　肾小球基膜分子结构示意图

血管系膜（mesangium）又称球内系膜（intraglomerular mesangium），位于血管球的毛细血管之间，由系膜细胞（mesangial cell）和系膜基质（mesangial matrix）构成（图1-2-8）。电镜下，系膜细胞的形态不规则，其突起可伸至内皮与基膜之间，亦可经内皮细胞之间伸入毛细血管的腔内；系膜细胞的核小、染色深，胞质内的粗面内质网、核糖体和高尔基复合体较丰富，可见散在的溶酶体、大小不等的吞噬泡和少量分泌颗粒；胞体和突起内有微丝、微管和中间丝。系膜细胞的功能包括①调节血管球的血流量：系膜细胞上有血管紧张素Ⅱ及心房钠尿肽（atrial natriuretic polypeptide，ANP）的受体，当前者被激活时，血管球的血流减少，而心房钠尿肽是舒血管物质，能松弛系膜细胞、增加血管球的血流量。此外，系膜细胞能分泌肾素和前列腺素等物质，影响血管球内血流量的变化。②合成细胞外基质，参与基膜的更新。③吞噬和清除系膜基质和基膜内的沉积物，维持基膜的通透性。系膜基质位于系膜细胞之间，富含Ⅳ型胶原蛋白。Ⅳ型胶原蛋白在基质内形成疏松网状结构，支持血管球的毛细血管，有利于液体和大分子物质的滤过（见图1-2-7）。基质内还含有丰富的蛋白聚糖，其中的糖胺聚糖如硫酸乙酰肝素、硫酸软骨素和硫酸皮肤素等带有大量负电荷，能选择性地滤过血浆中带正电荷的物质。进入系膜基质的血浆成分可经基膜等滤入肾小囊腔，也可回流至近出球动脉的血管球毛细血管腔，极少部分可经血管极离开肾小球汇入淋巴循环。血管系膜内还有少量巨噬细胞，可吞噬经内皮细胞转运至基质的较大的蛋白分子。

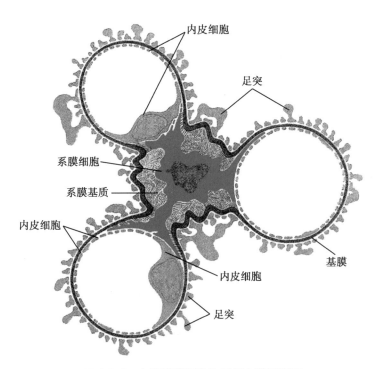

图1-2-8　血管系膜细胞和毛细血管示意图

2. **肾小囊**（renal capsule）　也称肾球囊或鲍曼囊（Bowman's capsule，BC），是由肾小管起始部膨大凹陷而形成的杯状双层囊（见图1-2-4）。肾小囊的外层称壁层（parietal layer），上皮为单层扁平上皮，在肾小体尿极处与近端小管的上皮相延续；在血管极处，上皮向内返折成为囊壁的内层，也称脏层（visceral layer），两层上皮之间的腔隙为肾小囊腔（capsular space），内含由血管球滤出的滤液，也称原尿（primary urine）。脏层上皮细胞（visceral epithelial cell）高度特化，有许多大小不等的突起，故也称足细胞（podocyte）。扫描电镜下，足细胞的胞体较大，胞体伸出几支初级突起，后者再分出许多指状的次级突起，即足突（foot process）。相邻的足突相互嵌成栅栏状，紧贴于毛细血管的基膜外。相邻足突之间的间隙，宽约25nm，称裂孔（slit pore）或滤过隙（filtration slit）。孔上覆盖着一层薄膜，厚4~6nm，称裂孔膜。足突内含有较多的微管及微丝，微丝收缩时可改变裂孔的宽度（图1-2-9）。足细胞的表面覆有一层糖衣，内含多种带负电荷的唾液酸糖蛋白，可防止足细胞与肾小囊的壁层上皮贴附，从而维持足突的指状相嵌构型及足突间裂孔的宽度。足细胞可以合成基膜相关蛋白和吞噬基膜上的沉淀物,促进基膜更新,维持基膜的通透性;同时,足突的特殊构型和足突的收缩,有助于调节血管球的滤过功能。

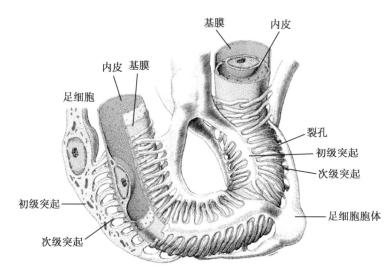

图 1-2-9   血管球毛细血管、足细胞的超微结构模式图

另外,在肾小囊的壁层和脏层上皮细胞的交界处,有一种特殊的细胞围绕血管极,称极周细胞。每个肾小体有 1~10 个极周细胞,其基部贴附于肾小囊的基膜上,游离面有微绒毛,具有分泌蛋白质细胞胞质的结构特征,相邻细胞间有相互连接的复合体。极周细胞可能通过向肾小囊腔内释放某种因子,从而调节肾小管上皮细胞的重吸收和分泌功能。

肾小体通过滤过的方式形成原尿。血管球毛细血管内的血浆成分滤入肾小囊腔须经有孔内皮、基膜和足突之间的裂孔膜,这 3 层结构构成滤过膜(filtration membrane)或滤过屏障(filtration barrier)(图 1-2-10)。滤过膜能选择性地过滤不同大小和不同电荷的分子,对血浆成分具有双重选择性的通透作用。一般情况下,分子量在 70kD 以下的物质可通过滤过膜,如水、电解质、多肽、葡萄糖和尿素。分子量为 69kD 的白蛋白可少量通过,而分子量在 150~200kD 的免疫球蛋白则不能通过。毛细血管内皮的表面和足细胞的表面有带负电荷的唾液酸糖蛋白,基膜内的IV型胶原蛋白、蛋白多糖、层粘连蛋白以及带负电荷的硫酸乙酰肝素蛋白多糖等,均可阻止血浆内带负电荷的物质通过,以防血浆蛋白被滤出。若滤过膜受损,轻则引起蛋白尿,重则使红细胞漏出。在成人,每 24h 两肾可产生的原尿约180L(每分钟约 125ml)。在肉类食物摄入量稳定而身体的肌肉代谢又没有大的变化时,肌酐的生成比较恒定。肌酐经肾小球滤过后不会被肾小管重吸收,因此临床上测定血肌酐的水平可反映肾的功能。

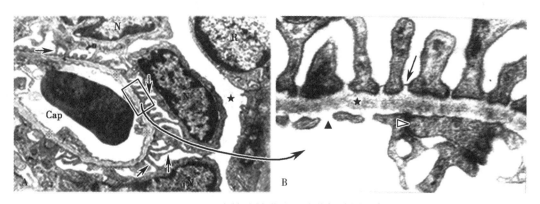

图 1-2-10   血管球基膜及滤过膜(透射电镜)
A. 毛细血管与足细胞(Cap— 毛细血管;N— 足细胞细胞核;↑— 足细胞突起;★ —肾小囊腔;
R— 肾小囊壁层细胞核);B. 滤过膜(短箭头示足细胞裂孔膜;★ — 基膜;▲ — 内皮细胞孔;△ — 内皮细胞)。

（二）肾小管

肾小管的管壁由单层上皮围成,上皮外为基膜及少量结缔组织。肾小管分为近端小管、细段和远端小管3部分。近端小管与肾小囊相连,远端小管连接集合小管,肾小管具有重吸收、分泌和排泄作用。

1. **近端小管**（proximal tubule）　是肾小管中最粗、最长的一段,管径50~60μm,长约14mm。近端小管可分为曲部和直部,其曲部简称近曲小管（proximal convoluted tubule）。光镜下,近曲小管的管壁由单层立方或锥体形细胞围成。细胞的体积较大,细胞边界不清,核圆形,位于细胞的基底部,胞质色红。细胞的游离面有刷状缘,基部有纵纹（见图1-2-5）。电镜下可见细胞游离面有密集排列的微绒毛,形成刷状缘。细胞游离面1μm²约有150根微绒毛,这使细胞膜的面积显著增加,有利于重吸收。微绒毛的表面覆有一层糖衣,内含多肽酶、ATP（adenosine triphosphate,腺苷三磷酸）酶和碱性磷酸酶等。微绒毛的基部之间细胞膜内陷形成吞饮小泡（pinocytic vesicle）,大分子物质可通过吞饮的方式进行重吸收。细胞的侧面有许多指状侧突（lateral interdigitation）,相邻侧突相互嵌合使上皮细胞的边界不清。细胞的基底部可见许多质膜内褶（plasma membrane infolding）,内褶之间有大量纵行排列的线粒体,质膜内褶和线粒体共同构成光镜下的纵纹。微绒毛、侧突及质膜内褶显著增大了细胞膜的面积,有利于物质交换（图1-2-11、图1-2-12）。细胞基底部的质膜上含有丰富的Na^+-K^+-ATP酶（钠泵）,可将细胞内的钠离子泵入细胞间质。近端小管直部延续于曲部,其结构与曲部相似,但上皮细胞略矮,其微绒毛、侧突及质膜内褶等不如曲部发达。近端小管能重吸收原尿中几乎全部的葡萄糖、小分子蛋白质、多肽、氨基酸、85%的钠离子和水分、50%的碳酸氢盐、磷酸盐,以及维生素等。另外,近端小管还能将体内的某些代谢终产物（如H^+、NH_3、肌酐、马尿酸等）及某些外源性物质（如青霉素、酚红等）排入管腔。

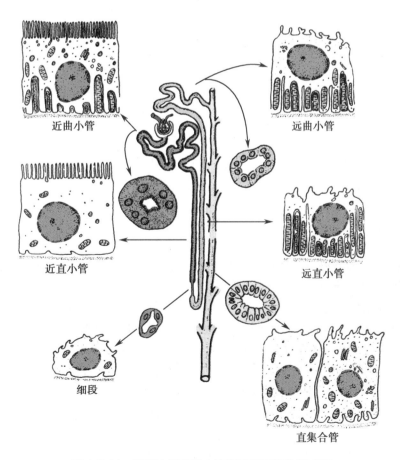

近曲小管　　远曲小管

近直小管　　远直小管

细段　　直集合管

图1-2-11　泌尿小管各段上皮细胞超微结构模式图

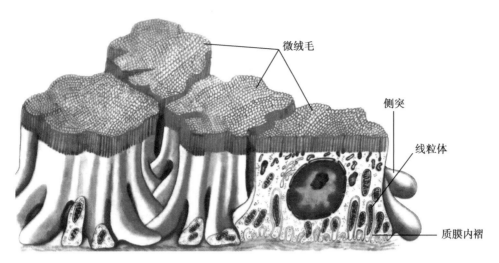

微绒毛

侧突

线粒体

质膜内褶

图 1-2-12　近曲小管上皮细胞立体超微结构模式图

2. **细段**　浅表肾单位的细段(thin segment)较短,位于髓放线及肾锥体内,参与构成髓袢降支;髓旁肾单位的细段长,由降支再返折上行,参与构成升支(见图 1-2-2)。细段的管径细,直径为 12~15μm,管壁薄,由单层扁平上皮构成,有利于水和离子交换。光镜下,核部的胞体突向管腔,胞质色浅,无刷状缘。电镜下,细胞游离面有少量微绒毛,基底面有少量质膜内褶。

3. **远端小管(distal tubule)**　较近端小管细,其管腔相对较大。光镜下,上皮为单层立方细胞,胞质呈弱嗜酸性,染色较浅,核圆,位于细胞的近腔面(见图 1-2-5)。细胞的游离面无刷状缘,基部基底纵纹明显(见图 1-2-11)。远端小管包括直部和曲部,其直部经肾锥体和髓放线上行,参与构成髓袢升支。电镜下,管壁上皮细胞表面的微绒毛少且短小,基部质膜内褶发达,褶间有许多纵行排列的线粒体。内褶的质膜上有许多 Na^+-K^+-ATP 酶,可将钠离子泵入管外间质。此外,细胞游离面和侧面的膜上有一种凝胶状的酸性糖蛋白,称 T-H 蛋白(Tamm-Horsfall protein,THP),可阻止水分子通过管壁,故管腔内的液体呈低渗状态。因此,随着泌尿小管走行,间质内的渗透压逐步增高,这有利于集合小管内尿液的浓缩。远端小管曲部简称远曲小管(distal convoluted tubule),其结构与直部基本相似,但质膜内褶和线粒体不如直部发达。远曲小管可吸收 H_2O、Na^+,分泌 K^+、H^+ 和 NH_3,以调节机体的水盐平衡及维持体液的酸碱平衡。远曲小管的功能活动受醛固酮和抗利尿激素的调节,前者能促进其重吸收 Na^+和排出 K^+;后者可促进其对水的重吸收,以使尿液浓缩,尿量减少。

二、集合管系

集合管系(collecting duct system)全长 20~38mm,可分为集合小管、皮质集合管和髓质集合管 3 部分。集合小管位于皮质迷路内,较短、呈弓形且与远曲小管的末端相连接,至髓放线折向髓质方向形成皮质集合管,到达髓质内形成髓质集合管,其在肾锥体向下行至肾锥体的乳头处,改称乳头管,开口于肾小盏。从皮质到肾乳头,集合管系的管径由细逐渐变粗(40~200μm)。随着管径的增粗,管壁上皮由单层立方逐渐增高为单层柱状,至乳头处为高柱状上皮。肾盏的上皮与乳头管的上皮相移行,肾盏和肾盂的上皮均为尿路上皮。光镜下,集合管上皮的细胞界限清晰,胞质着色浅,核圆,位于细胞的中央(见图 1-2-11、图 1-2-13)。电镜下,集合管上皮由主细胞和闰细胞组成。主细胞(principal cell)也称亮细胞(light cell),其数量多,在细胞的游离面上有少量微绒毛,胞质内的细胞器少。闰细胞(intercalated cell)也称暗细胞(dark cell),主要存在于皮质集合管内,其数量少,形态较长,胞质色深,单个散在于主细胞之间,随着集合管的下行,闰细胞的数量逐渐减少至消失。集合管可重吸收 H_2O、Na^+,并排出 K^+、H^+ 和 NH_3 等,对尿液的浓缩和维持体液的酸碱平衡起着重要的作用,其功能活动也受醛固酮和抗利尿激素调节。

　　原尿中 99% 左右的水分、无机盐和几乎全部的营养物质都被肾小管和集合管重新吸收入血,同时机体的部分代谢废物也被排出,原尿经远曲小管和集合管浓缩后,最终形成终尿,经乳头管依次汇入肾盏及肾盂。机体每天排出 1~2L 终尿,仅占原尿的 1%。

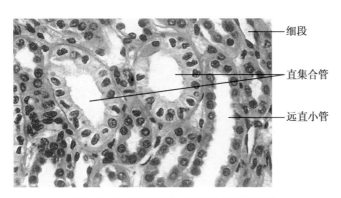

图 1-2-13　肾髓质(HE 染色,高倍镜下)

三、球旁复合体

　　球旁复合体(juxtaglomerular complex)也称近球小体或血管球旁器(juxtaglomerular apparatus),主要分布于浅表肾单位,由球旁细胞、致密斑和球外系膜细胞组成,位于肾小体血管极处的三角区内。致密斑、入球动脉和出球动脉在肾小体的血管极处构成三角区(见图 1-2-4)。

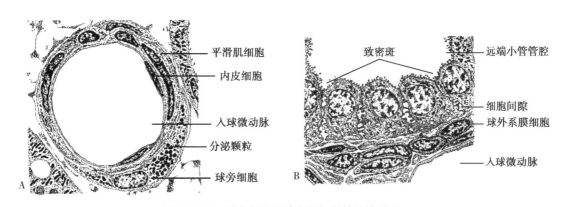

图 1-2-14　球旁细胞和致密斑超微结构模式图
A. 球旁细胞;B. 致密斑。

(一) 球旁细胞

　　球旁细胞(juxtaglomerular cell)位于入球动脉近肾小体血管极处,由入球动脉管壁上的平滑肌细胞转变而成。光镜下,其细胞体积较大,常呈立方形,核大而圆,胞质丰富,呈弱嗜碱性,内含许多分泌颗粒(图 1-2-14)。球旁细胞与血管腔之间通过一层基膜和内皮相邻,可释放分泌物入血,调节入球动脉压。电镜下,细胞内的粗面内质网及核糖体丰富,高尔基复合体发达,分泌颗粒呈均质状,内含肾素。肾素(renin)是一种蛋白水解酶,能使血浆中的血管紧张素原转变成血管紧张素 I,后者在血管紧张素转换酶的作用下,转变为血管紧张素 II。两者均可使血管平滑肌收缩,导致血压升高;另外,肾素也能刺激肾上腺皮质分泌醛固酮,进而促进远曲小管和集合管重吸收 H_2O、Na^+ 和排出 K^+,使血容量增加,血压升高。

(二)致密斑

致密斑(macular densa)由远端小管靠近血管极一侧的上皮细胞转化而成。致密斑的细胞呈高柱状,排列紧密;核呈椭圆形,靠近细胞的顶部。其上皮基膜不完整,细胞的基部有许多细小的突起,相邻细胞突起镶嵌,与球外系膜细胞和球旁细胞关系密切(见图1-2-4、图1-2-14)。致密斑是一种离子感受器,可感受远端小管内Na^+浓度的变化。当Na^+浓度降低时,致密斑将信息传递给球旁细胞,促使其分泌肾素,以增强远端小管和集合管对Na^+的重吸收。

(三)球外系膜细胞

球外系膜细胞(extraglomerular mesangial cell)又称极垫细胞(polar cushion cell),是位于肾小体血管极三角区的细胞团,形态与球内系膜细胞相似,其胞体小,有突起,与球内系膜细胞延续,具有吞噬和收缩功能。球外系膜细胞位于球旁复合体的中央,与致密斑相贴,与球旁细胞之间有缝隙连接,在球旁复合体的功能活动中可能发挥传递"信息"的功能。

四、肾间质

泌尿小管之间的结缔组织,即肾间质(renal interstitium),主要分布于肾髓质内,肾皮质内较少。肾间质内含丰富的纤维网和多种间质细胞(interstitial cell)。肾间质内的纤维主要由 I 型、Ⅲ型和Ⅵ型胶原蛋白组成。 I 型胶原蛋白分子上结合着糖胺聚糖,构成带状胶原纤维;Ⅲ型胶原蛋白构成网状纤维,位于泌尿小管的周围;Ⅵ型胶原蛋白参与基膜的构成。肾间质细胞主要为成纤维细胞(fibroblast),可合成间质内的纤维和基质;巨噬细胞(macrophage)的数量较少,主要发挥吞噬和降解髓质内硫酸糖胺聚糖的功能;髓质间质内有一种形态不规则或呈星形的细胞,即载脂间质细胞,其胞质内含嗜锇性脂滴和发达的高尔基复合体及内质网,可合成间质内的纤维和基质,并可产生前列腺素 E_2 等调节血压,细胞突起的收缩可促进周围血管内的血液流动,以利于重吸收水分的转运,促进尿液的浓缩。

五、肾的血液循环

肾的血液循环与肾功能直接相关。肾动脉自肾门入肾后分为几支叶间动脉(interlobar artery),走行于肾锥体之间。叶间动脉在肾锥体底部分支形成弓形动脉(arcuate artery),位于皮质和髓质之间。弓形动脉沿途分出许多小叶间动脉(interlobular artery),呈放射状走行于皮质迷路内。小叶间动脉沿途向周围分出许多侧支,即入球动脉;进入肾小囊后分支形成血管球,继而汇合成出球动脉,离开肾小体后又分支形成球后毛细血管网(postglomerular capillary network),分布于近曲小管与远曲小管周围,也称管周毛细血管网(peritubular capillary network)。毛细血管网依次汇合成小叶间静脉、弓形静脉和叶间静脉,与动脉伴行,最后经肾静脉离开肾门。髓旁肾单位的出球动脉形成球后毛细血管网,还分出直小动脉直行下降入髓质,而后返折为直小静脉,形成 U 形血管袢,与髓袢伴行,再汇入小叶间静脉(interlobular vein)及弓形静脉(arcuate vein)。小叶间动脉的终末支进入肾被膜,形成毛细血管网,依次汇入星形静脉(stellate vein)和小叶间静脉。肾的血液循环通路见图1-2-15和图1-2-16。

肾的血液循环与尿液的形成和浓缩密切相关,其特点为:①肾动脉粗短,直接由腹主动脉发出,故肾内血流量大,流速快,每分钟约有1 200ml血液流经肾内。②入球动脉比出球动脉粗,使血管球毛细血管的血压较高,有利于血液滤过。③肾内动脉血管两次形成毛细血管网,即入球动脉分支形成的血管球毛细血管网,出球动脉分支形成的球后毛细血管网。前者可滤出大部分水分、无机离子,使后者管内胶体渗透压高,有利于肾小管重吸收的物质进入血液。④髓质的直小血管袢与髓袢伴行,有利于尿液浓缩。⑤皮质的血流量大(约占肾血流量的94%),流速快,而髓质血流量小,且流速慢。当急性肾衰竭时,常由于小叶间动脉发生痉挛性收缩,使血液流往髓质直小血管袢,从而导致皮质浅层供血不足、浅表肾单位滤过功能低下,患者出现少尿甚至无尿等症状。

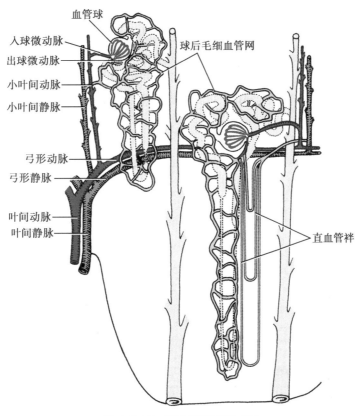

图 1-2-15 肾血液循环模式图

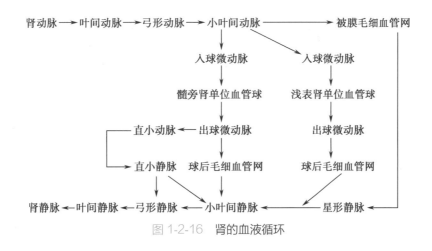

图 1-2-16 肾的血液循环

（孔 力）

第二节 输 尿 管

　　输尿管（ureter）长约 20~30cm，管壁结构分为 3 层，由内向外依次为黏膜、肌层和外膜。黏膜内有许多纵行的皱襞，其管壁厚，管腔呈星形。输尿管的黏膜上皮为变移上皮（transitional epithelium），又称尿路上皮(urothelium)。变移上皮由 3 型细胞组成,即基底细胞(basal cell)、中间细胞(intermediate cell)和盖细胞,又称为伞细胞(umbrella cell)。对于变移上皮的组织类型是复层上皮还是假复层上皮目前仍有争论。上皮层有 4~5 层胞核,固有层为结缔组织;肌层主要由平滑肌构成,输尿管上 2/3 段的肌层由内纵和外环两层平滑肌组成,下 1/3 段由内纵、中环和外纵 3 层平滑肌组成;外膜为疏松结缔组织,内有动脉并分支至肌层,在黏膜内形成毛细血管网,然后集合成静脉穿出输尿管(图 1-2-17)。

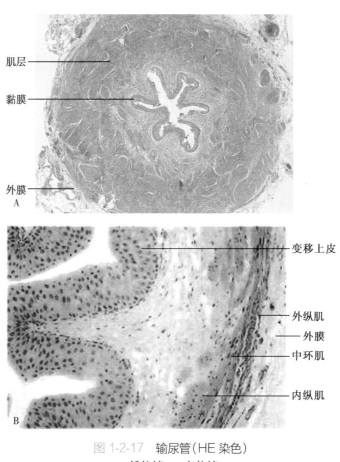

图 1-2-17 输尿管(HE 染色)
A. 低倍镜;B. 高倍镜。

(孔 力)

第三节 膀 胱

膀胱为贮存尿液的器官,由内向外可分为黏膜、肌层和外膜。膀胱上皮也属于变移上皮,由基底细胞、中间细胞和盖细胞构成。基底细胞最小;中间细胞大小居中,大小、形态及数目常有变化;盖细胞体积大,覆盖于上皮表面。盖细胞之间有大量的紧密连接和桥粒,可防止尿液渗漏。固有层内含较多的胶原纤维和弹性纤维。肌层由内纵、中环、外纵 3 层平滑肌组成,中层环形平滑肌在尿道内口处增厚为括约肌。外膜除膀胱顶部为浆膜外,多为疏松结缔组织(图 1-2-18)。

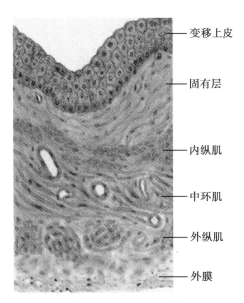

图 1-2-18 膀胱的微细结构(HE 染色,低倍镜下)

（孔 力）

第四节 尿 道

一、男性尿道的组织学特点

男性尿道长约 20cm,管壁主要由黏膜和肌层构成。前列腺部的尿道黏膜上皮为变移上皮。膜部和海绵体部的黏膜为假复层柱状上皮,近舟状窝处的黏膜移行为复层扁平上皮。尿道的黏膜上皮有散在的杯状细胞,并且上皮下陷形成陷窝,向深面延伸形成尿道腺。尿道黏膜下为疏松结缔组织,富含纤维网和血管以及散在的纵行平滑肌。尿道前列腺部和膜部的肌层有内纵、外环 2 层平滑肌;膜部尿道平滑肌的外侧还有 1 层环形横纹肌,为尿道膜部括约肌的组成部分,而尿道海绵体部的肌层只有 1 层环形平滑肌。

二、女性尿道的组织学特点

女性尿道长约 4cm,管壁由黏膜和肌层构成。尿道近端为假复层柱状上皮,远端上皮为复层扁平上皮。黏膜上皮下陷形成陷窝,可形成黏液腺。黏膜下含丰富的弹力纤维和静脉丛。肌层由内纵、外环两层平滑肌组成,在尿道中部有一层横纹肌组织包绕,形成尿道横纹肌括约肌,环绕尿道的中 1/3 段。尿道壁内的横纹肌延伸至近端和远端尿道的前壁,在其后壁相对缺乏。女性尿道壁的平滑肌与尿道壁横纹肌形成的括约肌的肌纤维交错,在近端延伸至膀胱颈,在远端止于尿道外口周围的结缔组织中。

（孔 力）

第五节　男生殖系统

男生殖系统（male reproductive system）由睾丸、生殖管道、附属腺及外生殖器组成（见图 1-1-1）。

一、睾丸

睾丸位于阴囊中，表面覆以浆膜，即鞘膜脏层，在鞘膜脏层与壁层之间有鞘膜腔，腔内含少量液体，有润滑作用。鞘膜脏层的深面为一层致密结缔组织，即白膜。睾丸实质富含生精小管（seminiferous tubules），生精小管之间的疏松结缔组织称睾丸间质（testicular interstitial tissue）。睾丸后缘为睾丸纵隔，由致密结缔组织构成。在近睾丸纵隔处生精小管移行为短而直的直精小管（straight tubules）（又称：直细精管），其进入睾丸纵隔相互吻合形成睾丸网。

（一）生精小管

成人的生精小管为高度弯曲的上皮性管道，长 30~70cm，直径 150~250μm，管壁厚 60~80μm。生精小管的管壁由生精上皮（spermatogenic epithelium）构成。生精上皮由支持细胞和 5~8 层各级生精细胞（spermatogenic cell）组成。生精细胞从生精上皮的基膜到腔面呈多层排列，镶嵌在支持细胞之间，包括精原细胞、初级精母细胞、次级精母细胞、精子细胞和精子。生精上皮下面的基膜明显，基膜外侧有胶原纤维和梭形的肌样细胞（myoid cell），肌样细胞的收缩有助于精子进入、排出（图 1-2-19）。

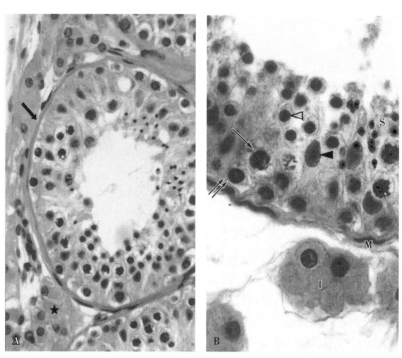

图 1-2-19　生精小管和睾丸间质
A. 生精小管；B. 睾丸间质。

★—睾丸间质；↑—基膜；↑↑—精原细胞；↑—初级精母细胞；△—次级精母细胞；
S—精子细胞；▲—支持细胞；I—间质细胞；M—肌样细胞。

1. **生精细胞**　青春期前,生精小管管壁中只有支持细胞和精原细胞。自青春期开始,在垂体促性腺激素的作用下,生精细胞开始增殖分化,从精原细胞的增殖、精母细胞的成熟分裂(又称减数分裂)、形态变化形成精子,经历 3 个阶段,需 64±4.5 天。

(1)精原细胞(spermatogonium):紧贴基膜,圆形或椭圆形,直径约 12μm。精原细胞是来源于胚胎时期的原始生殖细胞。精原细胞是生精细胞的干细胞,能不断分裂增殖,一部分子细胞为 A 型精原细胞,继续作为干细胞;另一部分则分化为 B 型精原细胞,经过数次分裂后,分化形成初级精母细胞。

(2)初级精母细胞(primary spermatocyte):位于精原细胞近腔侧,圆形,体积较大,直径约 18μm。核大而圆,染色质呈丝团状,核型为 46,XY。初级精母细胞经过 DNA 复制后(4n DNA),进行第一次成熟分裂,形成 2 个次级精母细胞。由于第一次成熟分裂的分裂前期历时较长(约 22 天),所以在生精小管的切面中可见处于不同增殖阶段的初级精母细胞。

(3)次级精母细胞(secondary spermatocyte):位于初级精母细胞的近腔侧,细胞圆形,直径约 12μm。核圆形,染色较深,核型为 23,X/Y(2n DNA)。次级精母细胞迅速进入第二次成熟分裂,产生两个精子细胞,核型为 23,X/Y(1n DNA)。由于次级精母细胞存在时间短,因此在生精小管的切片中不易见到。

(4)精子细胞(spermatid):位于近腔面,数量多,细胞体小,圆形,直径约 8μm。核圆,染色质细密。精子细胞经过复杂的形态变化,由圆形逐渐转变为蝌蚪状的精子,这一过程称为精子形成(spermiogenesis)。

(5)精子(spermatozoon):人的精子形似蝌蚪,长约 60μm,分为头、尾两部分。头部嵌入支持细胞的顶部胞质中,正面呈卵圆形,侧面呈梨形,内有一个高度浓缩的细胞核,核的前 2/3 有顶体覆盖。顶体(acrosome)是特殊的溶酶体,内含多种水解酶,如顶体素、透明质酸酶、磷酸酯酶等,在受精过程中发挥重要作用。尾部游离于生精小管腔内,是精子运动的主要装置,分为颈段、中段、主段和末段四部分。轴丝是构成尾部全长的轴心,由 "9+2" 排列的微管组成。颈段有中心粒。中段的轴丝外侧有 9 根纵向外周致密纤维;线粒体鞘包绕其外,是精子的能量供应中心。主段最长,外周有纤维鞘。末段仅有轴丝。

2. **支持细胞(sustentacular cell)**　又称 Sertoli 细胞。光镜下,支持细胞轮廓不清,核常呈不规则形,染色浅,核仁明显。电镜下,支持细胞呈不规则长锥体形,基底紧贴基膜,顶部伸达管腔,侧面和腔面形成许多不规则凹陷,镶嵌着各级生精细胞。胞质内含有丰富的粗面内质网、高尔基复合体、滑面内质网、线粒体、溶酶体和糖原颗粒,并有许多微丝和微管。相邻支持细胞侧面近基部的胞膜形成紧密连接,将生精上皮分成基底室(basal compartment)和近腔室(abluminal compartment)两部分。基底室位于生精上皮基膜和支持细胞紧密连接之间,内有精原细胞,有利于精原细胞保持其不断分裂增殖的能力;近腔室位于紧密连接上方,与生精小管管腔相通,内有精母细胞、精子细胞和精子,其内环境可诱导精子发生。生精小管与血液之间,存在着血 - 睾屏障(blood-testis barrier),其组成包括毛细血管内皮及其基膜、结缔组织、生精上皮基膜和支持细胞间的紧密连接,其中紧密连接是血 - 睾屏障的主要结构(图 1-2-20)。

支持细胞具有多方面的功能:①对各级生精细胞起支持、营养和保护的作用;②吞噬精子形成过程中脱落的残余胞质;③其微丝和微管的收缩可使生精细胞向腔面移动,其分泌的液体有助于精子的运送;④在垂体分泌的卵泡刺激素和雄激素作用下,支持细胞能分泌雄激素结合蛋白(androgen binding protein,ABP),此蛋白可与雄激素结合,以保持生精小管内雄激素的水平,促进精子发生;⑤支持细胞还能分泌抑制素(inhibin),可抑制垂体分泌和合成卵泡刺激素;⑥支持细胞紧密连接参与构成的血 - 睾屏障,阻止某些物质进出生精上皮,有利于维持精子发生的微环境,还能防止精子抗原物质逸出而发生自身免疫反应。

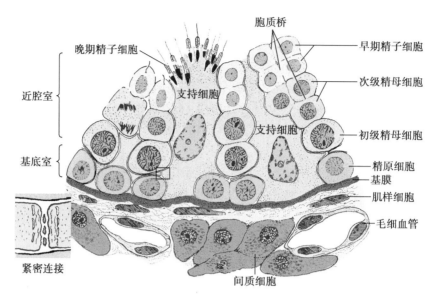

图 1-2-20　生精细胞与支持细胞关系模式图

（二）睾丸间质

生精小管之间富含血管和淋巴管的疏松结缔组织，称为睾丸间质。睾丸间质内有睾丸间质细胞（testicular interstitial cell），又称 Leydig 细胞，细胞较大，圆形或多边形，单个或成群靠近血管分布，核圆，居中，胞质嗜酸性较强，具有分泌类固醇激素细胞的超微结构特点。从青春期开始，睾丸间质细胞分泌雄激素（androgen），促进男性生殖器官发育，维持第二性征。另外雄激素还可与生精小管内的雄激素结合蛋白结合，促使生精细胞增殖和分化（见图 1-2-19）。

（三）直精小管和睾丸网

睾丸纵隔处生精小管移行为短而直的直精小管，管壁上皮为单层立方或矮柱状，上皮内无生精细胞。直精小管进入睾丸纵隔内分支吻合成网状的管道，称为睾丸网，管壁为单层立方上皮，管腔大而不规则。生精小管产生的精子经直精小管和睾丸网出睾丸（图 1-2-21）。

（四）睾丸功能的年龄变化

幼年期的睾丸生精小管发育不完善，10 岁后出现管腔，但管壁只有未分化的精原细胞和支持细胞。青春期以后睾丸发育很快，体积增大，生精小管的生精上皮开始分化，出现各级生精细胞，并有成熟的精子产生。25 岁左右，睾丸生精细胞和间质细胞的发育最旺盛。30 岁以后生精小管开始出现退行性变化。40 岁以后间质细胞开始减少，睾丸的生精活动逐渐减退，但退化有个体差异。

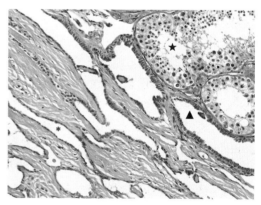

图 1-2-21　直精小管和睾丸网
（HE 染色，低倍镜下）

★—生精小管；▲—直精小管；*—睾丸网。

二、附睾

附睾位于睾丸的后上方，附睾的头部主要由输出小管组成，体部和尾部由附睾管（epididymal duct）组成（图 1-2-22）。

1. 输出小管　是与睾丸网连接的 8~12 根弯曲小管。上皮由高柱状纤毛细胞和低柱状细胞相间排列构成，因此管腔不规则，管周有环形平滑肌围绕。高柱状细胞游离面的纤毛摆动可促使精子向附睾管移动。低柱状细胞胞质中含大量溶酶体及吞饮小泡,能吸收和消化管腔内物质。

　　2. **附睾管**　为一条长 4~6m 并极度盘曲的管道,其近端与输出小管相连,远端与输精管相连,其管腔规则,充满精子和分泌物。管壁上皮为假复层纤毛柱状,主要由主细胞和基细胞组成。主细胞在附睾管起始段为高柱状,而后逐渐变低,至末段转变为立方形;细胞表面有成簇排列的粗而长的静纤毛,细胞有分泌和吸收功能。

三、输精管

　　输精管是壁厚腔小的肌性管道,管壁由黏膜、肌层和外膜组成。黏膜表面为较薄的假复层柱状上皮,固有层结缔组织中弹性纤维丰富。肌层厚,由内纵、中环和外纵排列的平滑肌组成(图 1-2-23)。射精时,肌层强力收缩,将精子快速排出。外膜为疏松结缔组织,富含血管、淋巴管和神经。

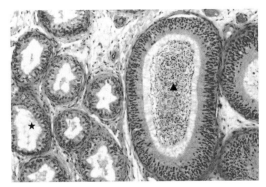

图 1-2-22　附睾(低倍镜下,HE 染色)
★ — 输出小管;▲ — 附睾管。

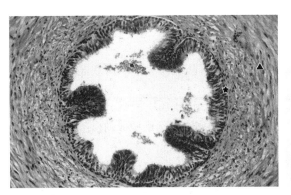

图 1-2-23　输精管(低倍镜下,HE 染色)
★ — 黏膜;▲ — 肌层。

四、精囊

　　精囊是一对盘曲的囊状器官。黏膜向腔内突起形成高大的皱襞,黏膜表面是假复层柱状上皮,胞质内含有许多分泌颗粒和黄色的脂色素。黏膜外有薄的平滑肌层和结缔组织外膜。精囊分泌弱碱性的淡黄色液体,内含果糖、前列腺素等成分。果糖为精子的运动提供能量。

五、前列腺

　　前列腺呈栗形,环绕于尿道起始段,其被膜与支架组织均由富含弹性纤维和平滑肌的结缔组织组成。腺实质主要由 30~50 个复管泡状腺组成,有导管开口于尿道精阜的两侧。其实质分为尿道周带、内带和外带,构成前列腺的大部。腺的分泌部由单层立方、单层柱状及假复层柱状上皮构成,故腺腔不规则。腔内可见分泌物浓缩形成的嗜酸性板层状小体,称前列腺凝固体(prostatic concretion),随年龄的增长而增多,甚至钙化形成前列腺结石(图 1-2-24)。前列腺的活动受雄激素调节,其分泌物中的多种酶参与了精液的凝固与液化过程。老年人常有前列腺增生、肥大,压迫尿道,造成排尿困难。

六、尿道球腺

　　尿道球腺是一对豌豆状的复管泡状腺。上皮为单层立方或单层柱状上皮,腺体分泌的黏液于射精前排出,以润滑尿道。

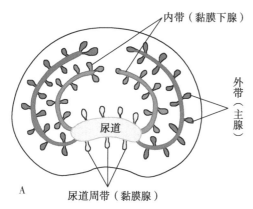

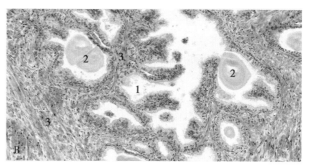

图 1-2-24　前列腺

A. 前列腺整体结构示意图；B. 前列腺（HE 染色）。

1— 腺泡；2— 前列腺凝固体；3— 平滑肌。

七、阴茎

　　阴茎主要由两个阴茎海绵体和一个尿道海绵体构成。海绵体，即勃起组织，主要由小梁和血窦构成，外包以致密结缔组织构成的白膜。阴茎深动脉的分支螺旋动脉穿行于小梁中，与血窦通连。静脉多位于海绵体周边部白膜下方。白膜结构坚韧，具有限制海绵体及其内的血窦过分扩张的作用。一般情况下，流入血窦的血液很少，海绵体软。当大量血液流入血窦，白膜下的静脉受压，血液回流一时受阻，血窦充血而胀大，海绵体变硬，阴茎则勃起。

（孔　力）

第六节　泌尿与男生殖系统的发生

　　在发生学上，泌尿系统和生殖系统密切相关，二者的主要器官均起源于胚胎早期的间介中胚层（图 1-2-25）。人类泌尿生殖系统发育时间见表 1-2-1。

　　人胚发育到第 4 周时，头侧的间介中胚层呈现分节状，称为生肾节（nephrotome），是前肾的原基。其余的间介中胚层不分节，逐渐向腹侧移动、增生，形成从头侧到尾侧的左、右两条纵行的细胞索，称生肾索（nephrogenic cord）（图 1-2-26）。生肾索是中肾和后肾的原基。第 5 周时，由于生肾索的增生，在胚体后壁背主动脉两侧出现了左右对称的一对纵行隆起，称尿生殖嵴（urogenital ridge）。随着生殖腺原基的发育，尿生殖嵴的中央出现一纵沟，将尿生殖嵴分成内、外两条并行的纵嵴，内侧者称为生殖腺嵴（genital ridge），又叫生殖嵴，可形成睾丸或卵巢；外侧者称为中肾嵴（mesonephric ridge）（图 1-2-27）。

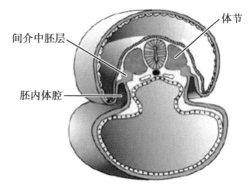

图 1-2-25　间介中胚层

（第 3 周，胚体横切面）

表 1-2-1 人类泌尿生殖系统发育时间

受精期限	胚胎发育的各个时期
18d	原条尾端的泄殖腔膜形成
22d	轴旁中胚层和侧板中胚层；胚盘卷折，原始消化管尾端形成泄殖腔
24d	间介中胚层；原肾管长出
26d	中肾管的尾端部分形成，终止于泄殖腔下极的盲端
28d	中肾管通入泄殖腔；输尿管芽长出
32d	总排泄管扩张并延伸至泄殖腔；后肾间充质覆盖输尿管芽
33d	输尿管芽扩张，原始肾盂长出
37d	后肾长成肾形，输尿管芽扩张并分支为头端和尾端，形成未来的肾大盏
41d	中肾旁管（苗勒管）长出，泄殖腔开始分隔，生殖结节突起
44d	尿生殖窦与原始直肠分隔，中肾管和输尿管分别与尿生殖窦相通
	胚胎性未分化期开始
48d	第一个肾单位出现，集合管出现，尿生殖膜破裂
51d	肾脏上升至腰部，输尿管口朝向中肾管口，中肾旁管降至中肾管附近
52d	肾脏出现肾小球
54d	中肾旁管融合于尿生殖窦背后，苗勒结节清楚，睾丸可辨认
	胎儿期开始
8 周	尿道沟出现
9 周	肾脏行使部分功能
	胚胎性未分化期结束
10 周	两性生殖管道退化，膀胱肌纤维开始分层
12 周	两性的外生殖器显露清晰，男性阴茎尿道形成，女性雌性化开始，膀胱顶端从尿囊憩室分离出来，前列腺出现，尿道球腺（Cowper 腺）和 Skene 腺出现
13 周	膀胱肌层化
14 周	输尿管开始到达膀胱黏膜下
16 周	中肾退化，腺性尿道形成，窦性阴道
18 周	输尿管肾盂结合明显
20~40 周	泌尿生殖器官进一步生长、发育和完善，还包括 26 周后睾丸的下降、子宫肌层的分化

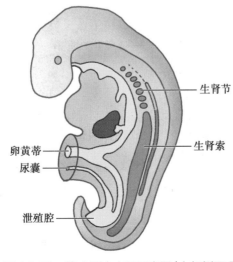

图 1-2-26 第 4 周末人胚示意图（内部侧面观）

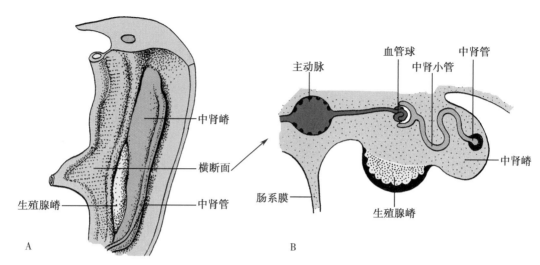

图 1-2-27　第 5 周人胚示意图（横切面观）

A. 中肾嵴和生殖腺嵴的发生；B. 中肾小管示意图。

一、肾和输尿管的发生

人胚肾的发生可以分为三个阶段——前肾、中肾和后肾。前肾、中肾、后肾从头侧向尾侧依次顺序发生，但只有后肾能发育成为人的功能肾，而前肾和中肾是生物进化过程的重演，最终并不能发育成为功能肾。

（一）前肾

前肾（pronephros）又称为原肾，发生最早。人胚发育到第 4 周初，第 7~14 体节外侧的生肾节形成数条横行细胞索，之后细胞索的中央出现管腔，称之为前肾小管（pronephric tubule）；前肾小管的内侧端开口于胚内体腔，外侧端均向尾侧延伸，并互相连接成一条纵行的管道，称之为前肾管（pronephric duct）。前肾管和前肾小管构成前肾。随着胚胎的继续发育，前肾小管很快退化消失，前肾管除与前肾小管相连的部分退化外，其余的部分得以保留，并向尾端生长延伸，尾端开口于泄殖腔（图 1-2-28）。前肾在人类无泌尿功能。

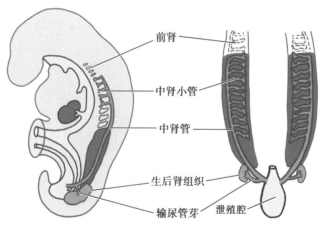

图 1-2-28　前肾、中肾、后肾的发生示意图

（二）中肾

中肾（mesonephros）发生于人胚发育第 4 周末，位居前肾尾侧。第 14~28 体节外侧的生殖索细胞相继发生许多横行小管，称之为中肾小管（mesonephric tubule）。两侧的中肾小管先后共发生约 80 对，

保持 30 对左右。中肾小管呈 S 形弯曲,其内侧端膨大并凹陷形成双层杯状的肾小囊,内有从背主动脉分支而来的毛细血管球。肾小囊与毛细血管球共同形成肾小体;中肾小管外侧端与前肾管相连通,此时原来的前肾管改称为中肾管(mesonephric duct)(见图 1-2-27),又称沃尔夫管(Wolffian duct)。中肾管及与其相连的中肾小管共同形成体腔后壁中线两侧的椭圆形中肾。后肾发生后,中肾小管大部分退化。在男性,中肾管及尾端部分中肾小管演化为附睾管、输精管和附睾输出小管;在女性,则完全退化并残留为若干附件。

（三）后肾

后肾(metanephros)又称为永久肾,发生于第 5 周初,它起源于输尿管芽和生后肾原基两个部分(图 1-2-29A 和 B)。

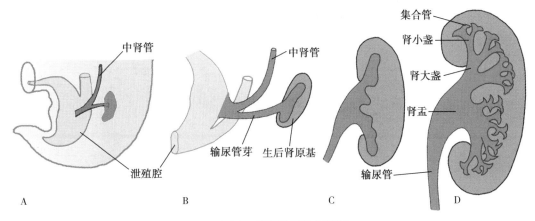

图 1-2-29 后肾的发生示意图

1. **输尿管芽**(ureteric bud) 是中肾管末端近泄殖腔处,向背外侧长出的一个盲管,向胚体背、头侧方向伸长,长入生后肾原基内。其末端膨大并反复分支达 12 级以上。输尿管芽的主干最终发育成输尿管,其末端膨大并分支,形成肾盂、肾大盏、肾小盏、乳头管和集合小管(图 1-2-29B~ 图 1-2-29D)。集合小管的末端呈 T 形分支,末端为盲端并诱导生后肾原基分化出肾单位。

2. **生后肾原基**(metanephrogenic blastema) 又称生后肾组织(metanephrogenic tissue),由中肾嵴尾侧的生后肾组织在输尿管芽的诱导下分化形成,呈帽状包围在输尿管芽的末端。生后肾原基的外周部分分化形成肾的被膜,内侧部分在集合小管的诱导下,形成多个细胞团,附于集合小管的盲端;细胞团进一步分化成小泡,小泡生长形成 S 形的小管,小管一端与集合小管的盲端接通,另一端膨大并凹陷,形成肾小囊,毛细血管伸入囊中形成血管球,肾小囊与血管球共同组成肾小体。S 形小管逐渐伸长,分化形成肾小管。肾小管与肾小体共同组成肾单位(图 1-2-30)。近髓肾单位发生较早。随着集合小管末端不断向皮质浅层生长、分支,相继诱导生后肾原基形成表浅肾单位,直到集合小管停止分支为止。胎儿出生后,不再发生新的集合小管及肾单位。出生后肾增大,是由于肾单位的生长而不是数量的增多。

人胚发育到 3 个月时,后肾已能分辨出皮质与髓质的结构,已具有微弱的泌尿功能。此时胎儿的尿液开始排入羊膜

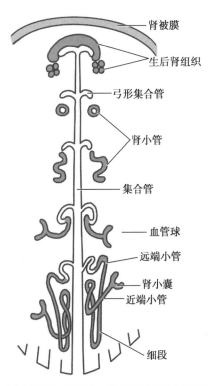

图 1-2-30 肾单位与集合管的发生示意图

腔内,是构成羊水的主要成分。但由于胚胎的代谢产物主要由胎盘排泄,故胎儿时期肾的排泄功能极微,后肾功能对胎儿的代谢影响极小。

因为后肾发生于中肾嵴的尾侧,故肾的原始位置低,位于盆腔内。后期,随着胎儿的生长及输尿管的伸展,肾逐渐上升至腰部,同时,肾门从朝向腹侧转向内侧。

二、膀胱和尿道的发生

(一)泄殖腔的分隔

人胚早期,后肠末端和尿囊基部的膨大部分形成泄殖腔(cloaca),其腹侧以泄殖腔膜封闭,泄殖腔膜由泄殖腔的腹侧壁内胚层与外胚层相贴,中间并无中胚层参与构成。第4~7周时,来自中胚层的尿直肠隔将泄殖腔逐渐分隔为两个部分,一部分是位于背侧的原始直肠(肛直肠管),另一部分是位于腹侧的尿生殖窦(图1-2-31)。尿生殖窦与尿囊相连,两侧有中肾管通入。

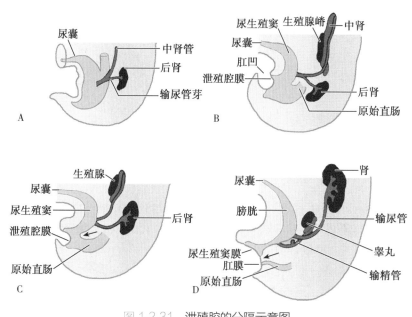

图 1-2-31　泄殖腔的分隔示意图
A. 4 周;B. 5 周;C. 6~7 周;D. 8 周。
↑—尿直肠隔。

随着尿直肠隔的生长及胚体侧褶的继续形成,尿直肠隔与泄殖腔膜接近,泄殖腔膜被分为腹侧的尿生殖膜和背侧的肛膜,并于第 7 周末破裂。此时,尿生殖膈形成会阴体。第 8 周末,原始直肠分化为直肠和肛管上段,尿生殖窦参与泌尿生殖道的形成。

(二)尿生殖窦的分化

尿生殖窦分为三段

1. **上段**　较大,发育为膀胱。上段顶端与脐尿管(urachus)相连。膀胱是由尿囊根部与泄殖腔腹侧头部膨大发育形成的,顶部有尿囊管相连,尾端与尿生殖窦相接,两侧的下部为中肾管的开口,在其尾段有输尿管接入。输尿管最初开口于中肾管,而中肾管开口于泄殖腔。随着膀胱的发育,输尿管起始部以下的一小段中肾管扩大,合并入膀胱,于是,输尿管与中肾管分别开口于膀胱。两侧输尿管的膀胱壁开口与尿道内口构成三角形,即膀胱三角。自膀胱顶到脐之间的一段尿囊管称为脐尿管。胎儿出生前后,脐尿管闭锁为纤维索,称脐正中韧带(median umbilical ligament)。

2. **中段**　狭窄,保持管状,在男性发育为尿道的前列腺部和膜部,在女性形成尿道的大部分。

3. **下段**　又称真尿生殖窦,尾端通过尿生殖膜与外界隔开(图1-2-32)。下段在男性发育为尿道的阴茎部,即尿道海绵体部;在女性,小部分发育为尿道下段,大部分则扩展为阴道前庭。男性尿道的阴茎头部则来自表面的外胚层,该部位的一部分外胚层增殖,进入阴茎头部,先为细胞索,之后中空成管,与尿道阴茎部接通。

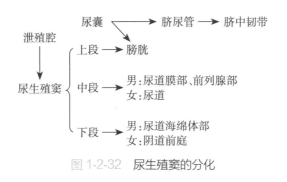

图 1-2-32 尿生殖窦的分化

三、男生殖系统的发生和演变

生殖腺的分化受许多基因的调控,其中起决定作用的是位于 Y 染色体短臂上的性别决定区(sex determining region of Y-chromosome,SRY),可编码睾丸决定因子(testis determining factor,TDF)。如果迁入的原始生殖细胞表达 TDF,性腺就会向睾丸方向分化。胚胎的遗传性别虽在受精时已经由精子的核型确定,但直至胚胎第 7 周才能分辨生殖腺性别。因此,生殖腺、生殖管道和外生殖器的发生均分为早期的性未分化阶段和后期的性分化阶段。

(一)睾丸的发生与分化

生殖腺嵴是生殖腺发生的原基(图 1-2-33)。生殖腺嵴表面的体腔上皮、上皮下方的间充质及迁入的原始生殖细胞三个部分共同发育形成了生殖腺。

1. 未分化性腺的发生 人胚第 3~4 周,卵黄囊顶部近尿囊处的内胚层出现大而圆的细胞,称为原始生殖细胞(primordial germ cell,PGC)。人胚第 6 周,生殖腺嵴表面上皮细胞增生并长入其下方的间充质,形成许多不规则的上皮细胞索,称为初级性索(primary sex cord)。第 6 周时,PGC 表面的整合素与肠系膜上皮细胞分泌的纤维连接蛋白相互作用,使 PGC 以变形运动的方式沿着后肠的背系膜向生殖腺嵴迁移,同时不断增殖(图 1-2-34)。此时的生殖腺尚不能区分性别,故称为未分化性腺(图 1-2-35)。

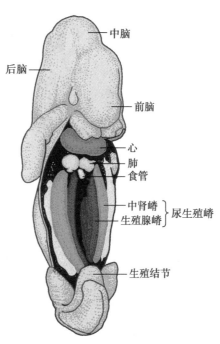

图 1-2-33 第 4 周末人胚模式图

2. 睾丸的发生 如果胚胎的性染色体是 XY,则未分化性腺向睾丸方向分化。人胚第 7~8 周时,在 TDF 的影响下,初级性索增殖,并与表面上皮脱离,向生殖腺嵴的深部增生,形成许多细长弯曲的睾丸索(testis cord),并由此分化为袢状生精小管。生精小管管壁由两种细胞构成,即原始生殖细胞分化来的精原细胞和初级性索分化来的支持细胞,这种结构状态持续至青春期前,且直至青春期生精小管才出现管腔。胚胎期,支持细胞分泌抗中肾旁管激素。第 8 周时,表面上皮下方的间充质分化成为一层较厚的致密结缔组织白膜。分散在生精小管之间的间充质分化为睾丸的间质和睾丸间质细胞,后者分泌雄激素(图 1-2-36)。出生后,睾丸间质细胞退化,直至青春期才重新出现。

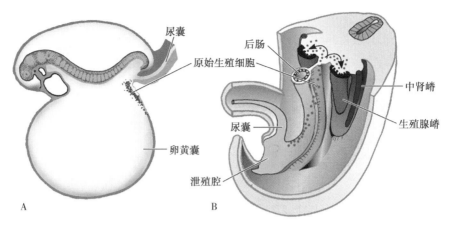

图 1-2-34　原始生殖细胞迁移示意图
A. 4 周初；B. 6 周。

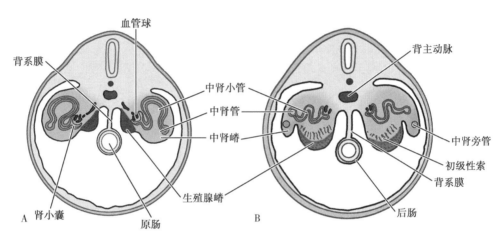

图 1-2-35　生殖腺嵴、未分化性腺的发生示意图
A. 人胚第 5 周；B. 人胚第 6 周。

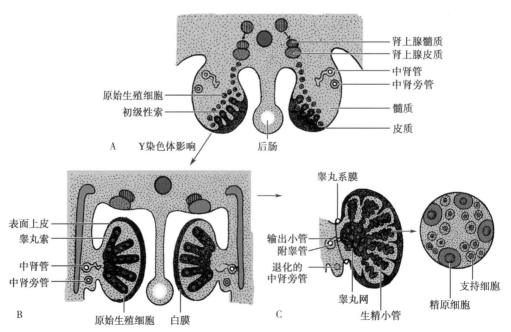

图 1-2-36　生殖腺的发生与分化模式图
A. 未分化生殖腺（第 6 周）；B. 男性生殖腺（第 7 周）；C. 男性生殖腺（第 20 周）。

3. **睾丸的下降**　生殖腺(睾丸)最初位于后腹壁的上部,随着睾丸增大,逐渐突向腹腔,与后腹壁之间的联系变成系膜,以睾丸系膜悬在腹腔中。自睾丸尾端到阴囊之间,有一条长的索状结构,称为引带(gubernaculum)。随着胚体生长、腰部挺直,引带相对缩短,牵拉着睾丸下降。第 3 个月时,睾丸已位于盆腔,继续下降,于胚胎第 7~8 个月时抵达阴囊。当睾丸下降通过腹股沟管时,包绕它的双层腹膜形成鞘突,随同睾丸进入阴囊形成鞘膜腔。睾丸降入阴囊后,腹膜腔与鞘膜腔之间的通道逐渐闭合(图 1-2-37)。促性腺激素和雄激素对睾丸下降有调节作用。

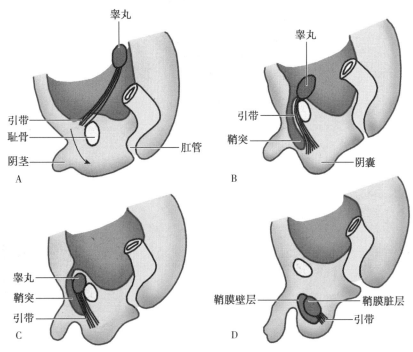

图 1-2-37　睾丸下降过程示意图
A. 5 周;B. 6 周;C. 7 周;D. 8 周。

(二) 男性生殖管道的发生和演变

生殖管道及外生殖器的性别分化较晚,至第 12 周才能区分,它们的分化受雄激素的调控,与 TDF 无直接关系。

1. **未分化期生殖管道的发生**　人胚第 6 周时,无论男性还是女性的胚体内都先后出现两对生殖管道,即中肾管和由中肾管外侧的体腔上皮凹陷形成纵沟后沟缘愈合而成的中肾旁管(paramesonephric duct),又称米勒管(Müllerian duct)。中肾旁管头端开口于腹腔;上段位于中肾管的外侧,两管相互平行;中段越过中肾管的腹面弯向内侧,在中线与对侧中肾旁管相遇;下段为盲端,合并后突入尿生殖窦的背侧壁,在窦腔内形成一小隆起,称为窦结节(sinus tubercle),又称米勒结节(Müllerian tubercle)。中肾管在窦结节的两侧通入尿生殖窦(图 1-2-38A)。

2. **男性生殖管道的分化**　生殖腺在 TDF 的影响下分化为睾丸时,生精小管支持细胞产生抗中肾旁管激素,抑制中肾旁管的发育,使其逐渐退化。而睾丸间质细胞分泌雄激素,促进生殖腺旁的 10 余条中肾小管分化为附睾的输出小管,中肾管头端延长弯曲形成附睾管,中段演化为输精管,尾段演化为精囊和射精管(见图 1-2-38B、图 1-2-38C)。

(三) 外生殖器的发生和演变

1. **未分化期的外生殖器**　人胚 9 周前外生殖器不能分辨性别。第 5 周初,在尿生殖窦膜的头侧形成一个隆起,称为生殖结节(genital tubercle),随后在尿生殖窦膜的两侧又分别发生两条隆起,内侧的较小,为尿生殖褶(urogenital fold),外侧的较大,为阴唇阴囊隆起(labioscrotal swelling)。尿生殖褶之间凹陷,为尿道沟,沟底为尿生殖窦膜(图1-2-39A)。

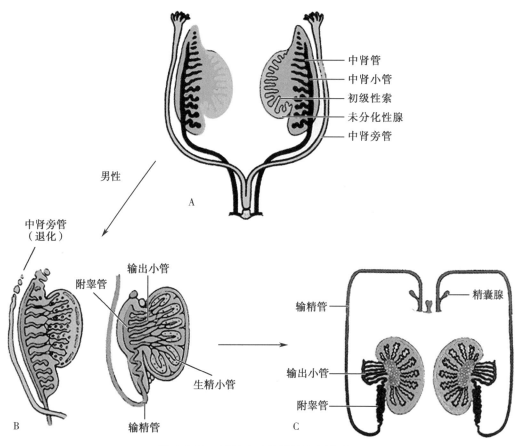

图 1-2-38　男性生殖管道的演变模式图
A.未分化期;B.分化期(第7周起);C.分化期(7~8个月)。

2. 男性外生殖器的分化　在睾丸产生的雄激素作用下,未分化的外生殖器向男性方向发育。生殖结节伸长形成阴茎;两侧尿生殖褶从后向前在中线愈合,形成尿道海绵体部;阴唇阴囊隆起相互靠拢并在中线愈合形成阴囊(图1-2-39)。

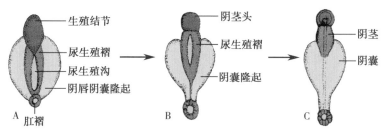

图 1-2-39　男性外生殖器的演变模式图
A.未分化期外生殖器;B.男性外生殖器的分化;C.男性外生殖器的分化。

思考题

1. 试述肾的组织结构及在尿液形成过程中的功能。

2. 试述精子产生、成熟器官的组织结构及精子发生的过程。

3. 人体肾的组织结构是如何演变发生的？

（孔　力）

第三章
泌尿系统生理学

肾是体内最重要的排泄器官,通过三个基本环节——肾小球的滤过、肾小管和集合管的重吸收、肾小管和集合管的分泌,最后生成终尿排出,以维持内环境相对稳定。肾的功能包括:①排出大部分代谢终产物及异物;②调节细胞外液量和渗透压;③保留体液中 Na^+、K^+、HCO_3^-、Cl^- 等重要电解质,排出 H^+,维持酸碱平衡。此外,肾还具有内分泌功能,产生肾素、促红细胞生成素、羟化的维生素 D_3 等生物活性物质。排尿反射是人与生俱来的反应,其基本过程在脊髓的初级中枢参与下就可完成。但在正常情况下,排尿反射受高级中枢的控制,可有意识地抑制或加强其反射过程。这也使正常人体的排尿过程变得比较复杂。

第一节 尿液的生成

一、尿液的组成及理化特性

尿液是由肾生成,经输尿管、膀胱及尿道排出的含有大量代谢终产物的液体。

（一）尿量

正常健康成人的尿量为 1 000~2 000ml/24h,平均为 1 500ml。尿量的多少与摄入的水量及其他途径排出的水量有关:①尿量增多。24h 尿量超过 2 500ml,称为多尿(polyuria)。可见于暂时性多尿(水摄入过多、使用利尿剂)、内分泌疾病(如糖尿病引起的溶质性利尿,尿崩症患者抗利尿激素(anti diuretic hormone,ADH)不能发挥作用导致的多尿)和肾脏疾病(如慢性肾盂肾炎、慢性间质性肾炎、终末期肾病早期、急性肾损伤多尿期等)。长期多尿可造成机体脱水、电解质紊乱等。②尿量减少。成人尿量低于 400ml/24h,称为少尿(oliguria);低于 100ml/24h 称为无尿(anuria)。尿量减少可分为三种情况:肾前性少尿(心力衰竭、休克等疾病引起有效血容量的不足)、肾性少尿(各种肾实质性病变)和肾后性少尿(由结石、肿瘤、尿路狭窄导致的尿路梗阻)。机体处于少尿或无尿状态时,代谢产物无法完全排出而在体内积蓄,可造成尿毒症。

（二）尿的物理性质

尿液通常呈淡黄色、透明,尿少而浓缩时颜色变深。在某些疾病或服用某些药物时,尿的颜色可发生相应变化。尿比重通常为 1.015~1.025,其渗透压一般高于血浆。机体大量饮水后尿液稀释,尿量增多,尿比重和渗透压都可暂时低于血浆;缺少饮水等导致尿液浓缩时,尿溶质含量增多,尿比重和渗透压均会升高,因此尿的渗透压和尿比重可反映肾的浓缩和稀释功能。一般情况下尿液呈酸性,酸碱度(pH)介于 5.0~7.0,受食物性质的影响 pH 可有较大变动,最大变动范围可达 4.5~8.0。如摄入富有动物蛋白质的膳食,蛋白质分解产生的硫酸盐、磷酸盐随尿液排出,使尿液常呈酸性;食入较多的水果和蔬菜,植物中的有机酸在体内氧化,酸性产物减少,排碱增多,则尿液可呈中性或碱性。

（三）尿液的化学组成

尿液的主要成分是水,占 96%~97%,其他占 3%~5%,包括有机物和无机物。有机物以蛋白质代谢产生的含氮化合物为主,如尿素、尿酸和肌酐等;无机物主要是电解质,如 Cl^-、Na^+、K^+、SO_4^{2-}、$H_2PO_4^-$等。正常尿液中还含有极微量的葡萄糖和蛋白质,但一般方法无法检出。

二、尿液生成的过程

尿液生成的过程包括 3 个基本环节(图 1-3-1),即:①肾小球的滤过;②肾小管和集合管的重吸收;③肾小管和集合管的分泌。这三个过程紧密联系且有序进行,最后生成终尿排出,同时可有效地调节水、电解质及酸碱平衡。肾小球的滤过是尿液产生的第一步,随后原尿在肾小管和集合管的不同节段中进行选择性的重吸收和分泌。

肾单位中,皮质肾单位的主要功能是生成原尿并重吸收;近髓肾单位的主要功能是参与尿液的浓缩和稀释过程。集合管在尿液的浓缩和稀释过程中也起重要作用。

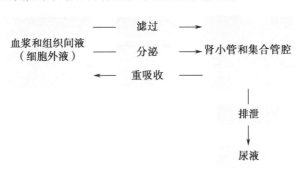

图 1-3-1　尿生成的基本过程

三、肾小球的滤过

血液流经肾小球毛细血管网时,血浆中除了蛋白质和一些能与蛋白质结合的物质不能滤过外,其余物质几乎都能滤入肾小囊中。这种滤过方式称为超滤过(ultrafiltration),其滤出的滤过液称为超滤液(ultrafiltrate),又称为原尿(primary urine)。原尿经肾小管、集合管、肾盂、输尿管进入膀胱后形成的尿称为终尿(final urine)。用微穿刺法实验证明,肾小球的滤过液就是血浆中的小分子溶液。微穿刺法是利用显微操纵仪将外径 6~10μm 的微细玻璃管插入肾小体的囊腔中,在与囊腔相接部位的近球小管内,注入液体石蜡阻止超滤液进入肾小管。用微细玻璃管直接抽取囊腔中的液体进行微量化学分析。分析结果表明,除了蛋白质含量较少外,其他各种晶体物质,如葡萄糖、氯化物、无机磷酸盐、尿素、尿酸和肌酐等的浓度均与血浆浓度非常接近,且渗透压及酸碱度也与血浆相近,由此证明囊内液确是血浆的小分子溶液。

（一）滤过膜的结构

肾小球毛细血管与肾小囊之间的结构称为滤过膜,由毛细血管内皮细胞、基膜和肾小囊脏层足细胞构成(图 1-3-2)。滤过膜的内层是有窗孔的毛细血管内皮细胞,孔径为 50~100nm,小分子溶质和小分子量蛋白质可自由通过,但血细胞无法通过。由于内皮细胞的表面有带负电荷的糖蛋白,可阻碍带负电荷的蛋白质通过。基膜层为非细胞性结构,由基质和一些带负电荷的蛋白质构成。基膜上有直径为 2~8nm 的多角形网孔,网孔的大小决定不同分子大小的溶质是否能够通过,也是阻碍血浆蛋白滤过的一个重要屏障。滤过膜的外层是足细胞,其足突之间具有滤过隙膜(filtration slit membrane)。滤过隙膜上有直径 4~11nm 的小孔,是滤过膜的最后一道屏障。肾小球滤过屏障上还有一种蛋白质,称为 nephrin 蛋白,是滤过隙膜上的主要蛋白质成分,其主要作用是阻止蛋白质漏出,它和其他几个蛋白质分子的相互作用对维持足细胞的正常结构和功能具有重要意义。当缺少 nephrin 蛋白时,尿中将出现蛋白质。在肾小球毛细血管之间有系膜细胞,其与周围的基质共同构成系膜。大鼠的系膜细胞分为两类:一类为固有平滑肌样系膜细胞,具有收缩能力,可调节滤过膜的面积和肾小球的滤过系数(filtration coefficient),还具有吞噬作用;另一类为骨髓源吞噬细胞,数量较少,具有吞噬能力,其中有些细胞表达主要组织相容性复合分子Ⅱ,可能充当抗原提呈细胞。一些缩血管物质,如抗利尿激素、去甲肾上腺素、血管紧张素Ⅱ、内皮素、血栓烷 A_2 和腺苷等,可引起系膜细胞的收缩。心房钠尿肽、前列腺素 E_2(prostaglandin E_2,PGE_2)、前列环素(prostaglandin I_2,PGI_2)、多巴胺和一氧化氮(nitric oxide,NO)等可使系膜细胞舒张。

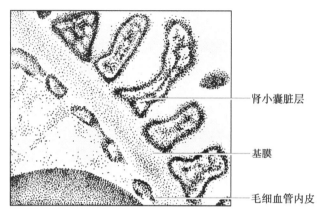

肾小囊脏层

基膜

毛细血管内皮

图 1-3-2　肾小球滤过膜结构

(二)滤过膜的分子通透性

正常情况下,两侧肾的全部肾小球均有超滤液滤过。两肾共有 200 万个以上的肾单位,总滤过面积达 1.5m² 左右,且保持相对稳定。物质分子穿越滤过膜的能力取决于其分子的大小及其所带的电荷。一般说来,分子有效半径小于 2.0nm 的中性物质可自由滤过(如葡萄糖),而有效半径大于 4.2nm 的物质则不能滤过。有效半径在 2.0~4.2nm 之间的各种物质,随着有效半径的增加而滤出量逐渐降低。用不同有效半径的中性右旋糖酐分子进行实验,可清楚地证明物质分子的大小与滤过的关系(图1-3-3)。然而有效半径约为 3.6nm 的血浆白蛋白却很难滤过,因为白蛋白带负电荷。用带不同电荷的右旋糖酐进行实验也发现,即使有效半径相同,带正电荷的右旋糖酐较易通过,而带负电荷的右旋糖酐则较难通过。以上结果表明,滤过膜的通透性不仅取决于滤过膜孔的大小,还取决于被滤过的物质分子所带的电荷。在病理情况下,滤过膜的面积和通透性均可发生变化,从而影响肾小球的滤过能力。

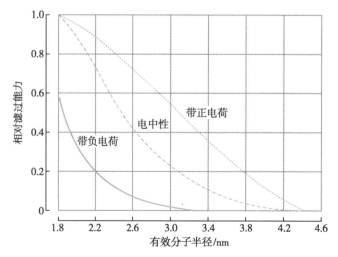

图 1-3-3　右旋糖酐分子半径与电荷对肾小球滤过能力的影响
纵坐标:1.0 表示自由滤过率;0 表示滤过率为 0。

（三）肾小球滤过的动力——有效滤过压或净滤过压

肾小球毛细血管上任何一点的滤过动力可用有效滤过压（effective filtration pressure，EFP）或净滤过压（net filtration pressure，P_{NF}）来表示。与体循环的毛细血管床生成组织液的过程类似，肾小球的有效滤过压是指促进超滤的动力与对抗超滤的阻力之间的差值（图1-3-4）。由于肾小囊内滤过液中蛋白质的浓度较低，其胶体渗透压可忽略不计。由此可见，肾小球毛细血管的血压是滤出的主要动力，而血浆胶体渗透压和囊内压则是滤出的阻力。肾小球的有效滤过压=（肾小球毛细血管血压+囊内液胶体渗透压）-（血浆胶体渗透压+肾小囊内压）。

皮质肾单位的入球动脉粗而短，其血流阻力较小；出球动脉细而长，其血流阻力较大。因此，肾小球毛细血管血压较其他器官的毛细血管血压高。用微穿刺法测得的肾小球毛细血管血压的平均值为45mmHg（6.0kPa，1mmHg=0.133kPa）（为主动脉平均压的40%左右）；用微穿刺法还发现，由肾小球毛细血管的入球端到出球端，血压下降不多，两端的血压几乎相等。肾小球毛细血管入球端的血浆胶体渗透压约为25mmHg（3.3kPa），肾小囊内压（简称囊内压）与近曲小管内压相近，约为10mmHg（1.3kPa）。

肾小球毛细血管不同部位的有效滤过压并不相同，越靠近入球动脉端，有效滤过压越高，这主要是因为肾小球毛细血管内的血浆胶体渗透压不是固定不变的。在血液流经肾小球的毛细血管时，由于不断生成滤过液，血液中血浆蛋白浓度就会逐渐增加，血浆胶体渗透压也随之升高，滤过的阻力逐渐增大，所以有效滤过压就逐渐减小。当滤过阻力等于滤过动力时，有效滤过压降为零，即为滤过平衡（filtration equilibrium），此时滤过便停止（图1-3-5）。由此可见，不是肾小球毛细血管全段都有滤过，只有从入球动脉端到滤过平衡这一段才有滤过作用。滤过平衡越靠近入球动脉端，有效滤过的毛细血管长度就越短，说明有效滤过压和滤过面积就越小，肾小球滤过率就越低。相反，滤过平衡越靠近出球动脉端，有效滤过的毛细血管长度就越长，其有效滤过压和滤过面积就越大，肾小球的滤过率就越高。如果达不到滤过平衡，全段毛细血管都有滤过。

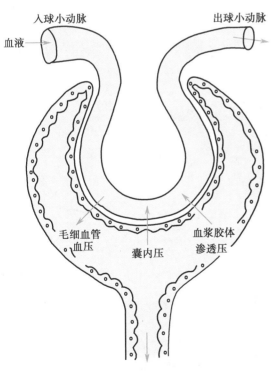

图1-3-4　肾小球有效滤过压

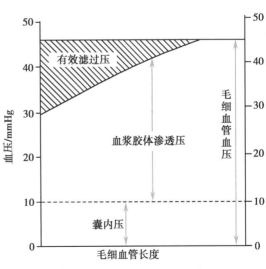

图1-3-5　肾小球毛细血管血压、胶体渗透压和囊内压对肾小球有效滤过压的影响

（四）肾小球滤过功能的指标

肾小球的滤过是尿生成的第一步，也是肾实现其泌尿功能的首要环节。评价肾小球的滤过功能

常用下述指标。

1. **肾小球滤过率**　单位时间(min)内两侧肾生成的超滤液量,称为肾小球滤过率(glomerular filtration rate,GFR),用 ml/min 来表示,它是反映肾小球滤过功能的重要指标之一。正常成年人肾小球滤过率约为 125ml/min,按此计算每天从两肾滤出的液体总量达到 180L,相当于 60kg 体重的 3 倍。肾单位滤过率又被称为单个肾小球滤过率。

2. **滤过分数**　肾小球滤过率与每分钟肾血浆流量的比值称为滤过分数(filtration fraction,FF)。在安静状态下,一般成年人的肾血浆流量约为 650ml/min,滤过分数为 125ml/650ml≈19%。如果评价不同个体的肾小球滤过功能,用肾小球滤过率(绝对值)差别甚大,而滤过分数则是合理的指标。

3. **滤过系数**(filtration coefficient,K_f)　是指在单位有效滤过压的驱动下,单位时间内经过滤过膜滤过的液体量。一般认为,K_f 值主要由滤过膜的有效通透系数 k 和滤过膜的面积 s 决定,即 $K_f=k×s$。

(五)影响肾小球滤过的因素

肾小球滤过的过程类似于液体通过毛细血管壁的过程。血浆在肾小球毛细血管处的超滤过受许多因素的影响,如有效滤过压、滤过系数和肾血浆流量等。

1. **有效滤过压的改变**

(1)肾小球毛细血管血压:肾小球毛细血管血压较高(约 60mmHg),血液流经肾小球毛细血管全程时血压下降不超过 3~4mmHg。肾小球毛细血管血压是生理状态下决定与影响 GFR 的主要因素。它通常受三种因素的影响:①动脉血压。当动脉血压在 80~180mmHg 范围内变化时,由于肾的自身调节,肾小球毛细血管血压保持稳定,GFR 不受显著影响。若超出此范围,则肾小球毛细血管血压、有效滤过压都出现相应变化,GFR 也随之变化。当动脉血压降至 40~50mmHg 以下时,有效滤过压则降为零,GFR 也降为零,临床上出现无尿。②入球动脉的阻力。该阻力增加,则使肾小球毛细血管血压下降,GFR 亦下降;相反,阻力减少则 GFR 升高。但在循环血量减少、剧烈运动或情绪激动时,交感神经系统兴奋,入球动脉强烈收缩,可使肾血流量和肾小球毛细血管的血压都下降,此时 GFR 也可下降。③出球动脉的阻力。该阻力增加,则使肾小球毛细血管血压升高,在肾血流量影响不大的情况下,GFR 轻度升高。若出球动脉强烈收缩,则肾血流量下降,肾小球毛细血管内血液的胶体渗透压升高,其程度会超过升高的毛细血管的血压,由此引起 GFR 降低(图 1-3-6)。

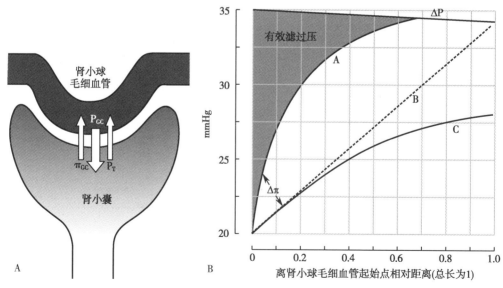

图 1-3-6　入球和出球小动脉阻力变化对肾小球滤过率和肾血流的影响

A. 肾小球有效滤过压示意图;B. 肾小球毛细血管压、血浆胶体渗透压和囊内压对有效滤过压的影响(曲线 A 为从毛细血管起始端至末端,有效滤过压逐渐减小,出现滤过平衡;曲线 B 和 C 为肾血浆流量增大时的情况)。

（2）囊内压：正常情况下囊内压一般比较稳定，约为 18mmHg。当肾盂或输尿管结石、肿瘤压迫或其他原因引起输尿管梗阻时，小管液或终尿不能排出，可引起逆行性压力升高，最终导致囊内压升高，从而使有效滤过压和肾小球滤过率降低。

（3）血浆胶体渗透压：是影响肾小球滤过率的较小变量，在正常情况下不会发生大幅度波动。由于血浆蛋白不能通过肾小球的滤过膜，所以肾小囊内的胶体渗透压基本为零。当从静脉快速输入大量的生理盐水使血浆蛋白被稀释，或在病理情况下肝功能严重受损，血浆蛋白合成减少，或因肾病变使毛细血管的通透性增大，大量血浆蛋白通过尿液丢失，均可导致血浆蛋白减少，使血浆胶体渗透压降低，所以有效滤过压和肾小球滤过率增加。但在临床上观察到，血浆蛋白浓度显著降低时尿量并不明显增多，可能是因为此时肾小球滤过膜的通透性也有所降低，且体循环毛细血管床组织液的生成增多，所以在肝、肾疾病引起低蛋白血症的患者，常出现腹水（如肝硬化）和组织水肿（如肾病）。

2. **肾小球毛细血管的滤过系数** 正常的滤过系数并不能直接测量出来，但可以通过公式计算，即 $K_f=GFR/P_{NF}$。对于两肾，总的 GFR 约为 125ml/min，而有效滤过压 P_{NF} 为 10mmHg，所以正常的 K_f 为 12.5ml/（min·mmHg）。这个数值比身体其他毛细血管的滤过系数高出一两个数量级。由此可以看出，如此高的滤过系数对于肾小球的快速滤过有着重要作用。生理情况下，滤过系数对肾小球滤过率不会造成很大影响；在疾病条件下，K_f 的增减会对 GFR 产生重要影响。如未能控制的慢性高血压和糖尿病会增加肾小球毛细血管壁的厚度，急性肾小球肾炎会严重影响滤过膜的面积，这都会使 K_f 减小，导致 GFR 下降。另外，系膜细胞在活性因子的影响下，也会通过其收缩影响滤过膜面积和滤过系数。如抗利尿激素、去甲肾上腺素、内皮素、腺苷等都会引起系膜细胞收缩，降低 GFR；前列腺素、心房钠尿肽和 NO 均可使系膜细胞舒张，从而升高 GFR。

3. **肾血浆流量的变化** 肾血浆流量对肾小球滤过率的影响是通过改变滤过平衡点而非有效滤过压实现的。如图 1-3-5 所示，当肾血浆流量增大时，肾小球毛细血管中血浆胶体渗透压上升的速度减缓，滤过平衡点向出球动脉端移动，甚至不出现滤过平衡的情况，即有效滤过面积增大，故肾小球的滤过率增加；反之，当肾血浆流量减少时，滤过平衡点则靠近入球动脉端，即有效滤过面积减小，故肾小球的滤过率减少。当肾交感神经强烈兴奋（如剧烈运动、大失血、缺氧和中毒性休克等）引起入球动脉收缩使其阻力明显增加时，肾血流量和肾血浆流量则明显减少，肾小球的滤过率也显著降低。肾小球滤过膜的通透性增大不会引起肾小球滤过率的上升，这是因为在一般情况下，肾小球对于水及相关溶质的通透性已经达到了最大。肾小球滤过膜的通透性增大可引起大分子物质（如白蛋白）滤过率增加；肾小球滤过膜的通透性降低、滤过膜面积的减少均可导致 GFR 降低。

（六）肾小球滤过的调节

肾小球滤过率受许多因素的调节。但在生理情况下，尽管全身血压和肾的血流量会不断发生变化，GFR 却总是维持在一个相对稳定的水平。这一结果主要通过自身调节和球-管反馈两种机制实现。

1. **自身调节** 当平均动脉压升高时，入球动脉收缩，从而抑制了肾小球毛细血管内血压的升高。当平均动脉压降低时，入球动脉发生舒张，增加肾小球毛细血管内的血流，维持肾小球毛细血管的血压，从而维持肾小球滤过率。肾小球毛细血管血压自身调节的有效值是平均动脉压 70mmHg，当平均动脉压小于该值时，GFR 会伴随平均动脉压的降低而降低。当平均动脉压小于 40mmHg 时，肾小球滤过会停止。自身调节的机制目前尚不清楚，可能是由于入球动脉壁上的肌牵张感受器受到牵张刺激的结果，可能由 ATP 介导，但血管紧张素Ⅱ也可能与该过程有关。

2. **球-管反馈** 肾小管内超滤液流量受致密斑细胞监控，当单个肾单位肾小球滤过率增加时，到达远端肾小管的钠离子和氯离子就会相应增加，氯离子的增加会激发致密斑反应，最终引起入球动脉收缩，从而使肾血浆流量减少，这样单个肾单位的肾小球滤过率就会恢复到正常值。球-管反馈机制可以通过调节肾小球滤过率来减少盐和水分的丢失。尽管这一过程的传导介质尚不清楚，但血管紧张素Ⅱ可能在其中发挥了重要作用。腺嘌呤核苷和血栓素均可引起入球动脉收缩，该反应也被认为与球-管反馈机制有关。在氯化钠摄入增加时，NO 对降低球-管反馈可能起重要作用。

在异常情况下,神经激素的调控也发挥着重要作用。在机体有效循环血量不足时,去甲肾上腺素和血管紧张素Ⅱ使肾的小动脉收缩以维持肾小球滤过率,但这是以减少肾血浆流量为代价的。值得注意的是,肾内前列腺素和NO抵消了入球动脉的收缩作用,因此,血管的状态是由引起血管收缩与血管舒张的各种激素或活性物质综合作用的结果。应用非甾体抗炎药抑制前列腺素的合成,特别是在血管紧张素Ⅱ水平较高的情况下,容易引起严重的血管收缩和肾小球滤过率的急剧降低。相反,在血容量增加时,去甲肾上腺素和血管紧张素Ⅱ的水平降低,同时,多巴胺和心房钠尿肽水平的升高,则可引起肾血浆流量和尿钠的排泄量增加,使血容量恢复正常。

四、肾小管、集合管的泌尿功能

肾小囊内形成的超滤液(原尿)与最终经膀胱、尿道排出的终尿相比,其质和量都显著不同。超滤液离开肾小囊进入肾小管后称为小管液(tubular fluid),从肾小管至集合管,超滤液经历了重吸收、分泌或排泄。重吸收(reabsorption)是指小管液中的成分被肾小管上皮细胞重新转运回血液的过程。分泌(secretion)指肾小管上皮细胞经过自身的代谢活动将其产物转运或分泌到小管液中的过程。排泄(excretion)是指血液中的代谢产物、过剩的物质以及进入体内的异物、药物或毒物经由肾小管上皮细胞排出到小管液中的过程。一般不对分泌与排泄进行严格区分,常统称为分泌。

(一)肾小管重吸收的特点及方式

1. 肾小管重吸收的特点

(1)重吸收量大。当血浆经过肾小球时,会形成大量的超滤液,即原尿,但是进入肾盂的终尿量与之相比却很少。由此可知,小管液在肾小管和集合管被大量重吸收。正常人两肾总的GFR为125ml/min,24h原尿量为180L;而正常终尿量约为1ml/min,24h约1.5L,可见滤过液的99%以上(包括水、氯化钠、葡萄糖和氨基酸等物质)都被重吸收入血了,而尿排量不足1%。由此可知重吸收对尿量的影响极大,如水的重吸收率减少1%,尿量就会增加1倍。

(2)重吸收具有选择性。与血浆相比,原尿除了蛋白质的含量外,其余成分的含量均相近,但原尿的重吸收却是具有高度选择性的,呈以下三种情况:①正常情况下葡萄糖和氨基酸被肾小管全部重吸收,在尿液中几乎不存在;②水、Na^+、HCO_3^-、Cl^-等都是高度重吸收的,而尿素很少被重吸收;③肌酐(或肌酸酐)则完全不被重吸收,却有分泌。肌酐的产生量是一定的,而且不会在滤过后被肾小管重吸收。因此,临床上常用测定血和尿肌酐浓度(即排泄量)来反映血液中的肌酐含量和GFR,也就是肾的功能。

2. 肾小管重吸收的方式　小管液中物质的重吸收需要跨过肾小管进入管周毛细血管,这一过程可通过跨细胞途径(transcellular pathway),也可通过细胞旁途径(paracellular pathway)进行。前者是指小管液中的物质通过肾小管上皮细胞的顶端膜进入胞内,而后通过特定的转运体系跨过基膜出胞,进入组织间隙液;后者指小管液中的物质通过肾小管上皮细胞之间的紧密连接(tight junction),然后进入细胞间隙。两者最后都是通过扩散作用进入血液。

(1)主动转运(active transport):是指需要消耗代谢能量、逆电化学梯度的转运过程。直接与钠泵偶联并利用水解ATP释放能量的重吸收为原发性主动转运,如Na^+-H^+泵、Na^+-K^+泵和钙泵的转运。借助于离子梯度间接利用能量的重吸收为继发性主动转运,如Na^+-葡萄糖同向转运、Na^+-氨基酸同向转运、K^+-Na^+-2Cl^-同向转运。另外,肾小管的上皮细胞通过胞吞形式对蛋白质的重吸收也属于主动转运的过程。

(2)被动转运(passive transport):是一种顺电化学梯度、不需要消耗代谢能量的转运过程。这种转运方式的动力是浓度差或者电势差。脂溶性物质可直接扩散(diffusion)跨膜转运。水是通过逆着渗透压差进行跨膜扩散的。同时,一些溶质分子,如尿素在水被重吸收时形成了尿素的浓度梯度,也被重吸收了,该过程被称为溶剂拖曳(solvent drag)。而一些离子(如HCO_3^-、Cl^-)则经离子通道或转运体介导的易化扩散(facilitated diffusion)转运。

3. 重吸收的限度 肾小管对物质的重吸收具有最大限度。当小管内溶质的量超过了载体蛋白的数量,即当所有载体蛋白的结合位点都被结合(即达到饱和)时,通过这种方式的物质重吸收就达到了极限。此时,还有未被吸收的溶质将从尿中排出。例如正常人葡萄糖的运转限度是(340 ± 18.2)mg/$(\text{min} \cdot 1.73\text{m}^2)$[男性300~450mg/$(\text{min} \cdot 1.73\text{m}^2)$,女性250~350mg/$(\text{min} \cdot 1.73\text{m}^2)$],肾小球滤过的葡萄糖正常为125mg/min,而在未控制血糖的糖尿病患者中,血糖浓度可以达到很高的值,肾小球滤出的葡萄糖浓度常超过340mg/min,此时全部肾小管对葡萄糖的转运达到极限,多余的葡萄糖将从尿中排出,检测会出现"尿糖"阳性。

(二)近端小管的重吸收与分泌

对近端小管微观结构的研究发现,其顶端膜上有大量的刷状缘,这极大地扩大了与小管液的接触面积,并且存在大量的转运体和离子通道。细胞内各种细胞器的代谢都较活跃,线粒体众多。结构决定功能,近端小管的结构说明其在重吸收上将会发挥巨大作用。事实上,小管液中约65%~70%的Na^+、Cl^-和水,约70%的Ca^{2+},约80%的HCO_3^-,约65%~70%的K^+,以及近100%的葡萄糖和氨基酸,都是在近端小管内被重吸收的。

1. Na^+、Cl^-和水的重吸收 近端小管是Na^+、Cl^-和水重吸收的主要部位,按照重吸收功能的不同可分为前半段和后半段(图1-3-7)。近端小管的前半段主要通过跨细胞途径进行重吸收,约2/3的Na^+、Cl^-和水在此被重吸收;而近端小管的后半段主要通过细胞旁途径进行重吸收,约1/3的上述物质经此途径被重吸收。

近端小管的前半段在Na^+偶联协同转运体的帮助下,使Na^+与葡萄糖、氨基酸、有机酸等一起被重吸收。进入细胞后,葡萄糖等将通过易化扩散跨过小管上皮细胞的基侧膜进入血液。另外,顶端膜上存在的Na^+-H^+交换转运体可以将细胞内的H^+分泌到小管液中,使Na^+进入胞内。而基侧膜上的Na^+-K^+泵则将胞内的Na^+转运出胞外,使细胞内的Na^+浓度保持在较低水平,细胞间隙的Na^+浓度较高,同时渗透压升高,水就顺着渗透梯度流向细胞间隙。Na^+和水不断进入细胞间隙使其静水压升高,从而提供驱动力使它们通过细胞间隙液进入管周毛细血管,完成重吸收的过程。

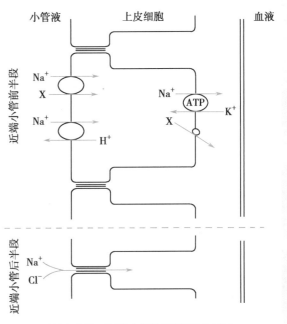

图1-3-7 近端小管物质转运示意图
X代表葡萄糖、氨基酸、碳酸盐和Cl^-。

在近端小管的后半段,主要是对Na^+和Cl^-的重吸收。Na^+的重吸收是通过Na^+-H^+交换的方式进行的,而Cl^-的重吸收则是通过与阴离子(如HCO_3^-)的反向转运进行的。细胞内的Cl^-通过基侧膜上的K^+-Cl^-同向转运体或者Cl^-通道被运送至细胞间隙,随后入血吸收。另外近端小管的前半段还吸收了大量的水,使得Cl^-浓度比细胞间隙高出20%~40%,这样Cl^-就能顺浓度梯度跨过紧密连接进入细胞间隙(细胞旁途径)入血。

近端小管对水的重吸收是通过渗透梯度进行的,不论在其前半段还是后半段,肾小管的上皮细胞对Na^+、Cl^-、HCO_3^-、葡萄糖、氨基酸等物质主动重吸收后,造成小管液处于轻度的低张环境,基侧膜外则形成了轻度的高张环境,尽管净渗透梯度相当小(约3~4mOsm/kg),但这对水的重吸收提供了足够的动力。因此,近端小管内的重吸收是等渗性的重吸收。另外,在近端小管上皮细胞的顶端膜和基侧膜的水孔蛋白-1(aquaporin-1,AQP1)对水的重吸收与体液平衡的调节也起着重要作用。

2. HCO_3^-的重吸收和H^+的分泌 HCO_3^-的重吸收与其他离子有所不同,它是以CO_2的形式被吸收的(图1-3-8)。血浆中的CO_2以$NaHCO_3$滤入小管液后,离解为Na^+和HCO_3^-,Na^+则通过前述的

Na^+-H^+ 交换被吸收,H^+ 被分泌到小管液中,再与 HCO_3^- 结合生成 H_2CO_3。刚生成的 H_2CO_3 很快离解为 CO_2 和 H_2O,CO_2 为脂溶性物质,极易扩散入细胞,在碳酸酐酶(carbonic anhydrase,CA)的作用下,CO_2 和 H_2O 又生成 H_2CO_3,并再次离解为 H^+ 和 HCO_3^-,H^+ 补充到 Na^+-H^+ 交换中,HCO_3^- 大部分则随着 Na^+ 等阳离子同向转运跨基侧膜进入细胞间隙,小部分则以 Cl^--HCO_3^- 交换出胞。在这个过程中,肾小管细胞刷状缘上的碳酸酐酶起到了重要作用,碳酸酐酶的抑制剂乙酰唑胺可抑制 H^+ 的分泌。

3. K^+ 的重吸收   肾小球滤过的 K^+ 有 65%~70% 是在近端小管内被重吸收的,但具体的重吸收机制尚不清楚。K^+ 在肾小球内可以被自由地滤过,因此血浆和原尿中的 K^+ 浓度相当。肾小管的上皮细胞内是呈高 K^+ 状态的,小管液中的 K^+ 是逆浓度差被主动转运入胞,随后因胞内 K^+ 远高于细胞间隙,K^+ 顺浓度梯度跨过基侧膜,被再吸收入血。机体发生代谢性酸中毒时,细胞膜上的 H^+-K^+ 交换作用增强,血 K^+ 浓度升高,而近端小管的顶端膜上存在着 Na^+-H^+ 交换和 Na^+-K^+ 交换,并有竞争性抑制关系。此时 Na^+-K^+ 交换占优势,Na^+-H^+ 交换受抑制,使肾小管泌 H^+ 作用减弱,因此尿液呈碱性,称反常性碱性尿。反之,代谢性碱中毒常伴随低 K^+ 血症,会出现反常性酸性尿。

4. 葡萄糖的重吸收   前已述及葡萄糖是通过顶端膜上的 Na^+- 葡萄糖同向转运体,靠 Na^+ 浓度梯度提供能量,以继发性主动转运方式进入细胞的(见图 1-3-7)。胞内的葡萄糖则经过基侧膜上的葡萄糖转运蛋白 -2(glucose transporter-2)转运出细胞而进入细胞间隙。正常人血浆中滤出的葡萄糖在流经肾小管时将会被全部重吸收,因此尿中并不出现葡萄糖。肾小管对葡萄糖的重吸收是有限度的,尿中不出现葡萄糖的最高血糖浓度称为肾糖阈(renal glucose threshold),通常为 160~180mg/100ml 血液。当血糖浓度超过肾糖阈时,部分肾小管重吸收葡萄糖的能力已达到饱和,尿中开始出现葡萄糖。若血糖浓度进一步升高,则使全部肾小管的重吸收都达到极限,此时每分钟滤出的葡萄糖量与尿中排出的葡萄糖量的差值保持不变,这时血浆或滤液的糖含量为肾小管重吸收葡萄糖的运转极限量(transport maximum)。

5. Ca^{2+} 的重吸收   近端小管重吸收了约 70% 的 Ca^{2+},其中约 80% 是通过溶剂拖曳经细胞旁途径被重吸收,剩下的 20% 经跨细胞途径被重吸收。上皮细胞内 Ca^{2+} 浓度远低于小管液,且细胞内电位相对为正,因此 Ca^{2+} 顺着电化学梯度进入细胞内,随后通过基侧膜的 Na^+-Ca^{2+} 交换转运体逆化学梯度进入细胞间隙。

6. NH_3 和 NH_4^+ 的分泌   如图 1-3-9 所示,细胞内谷氨酰胺在谷氨酰胺酶的作用下脱氨,生成谷氨酸根和 NH_3,前者在谷氨酸脱氢酶的作用下生成 α- 酮戊二酸和 NH_4^+,α- 酮戊二酸生成两分子的 HCO_3^-。细胞内的 NH_4^+ 通过上皮细胞顶端膜逆向转运体进入小管液。NH_3 呈脂溶性,可通过单纯扩散进入管腔,再与 H^+ 结合生成 NH_4^+,并进一步与强酸盐(如 $NaCl$)的负离子结合为铵盐随尿排出,上述反应生成的 HCO_3^- 则伴随着 Na^+ 跨基侧膜重吸收入血。

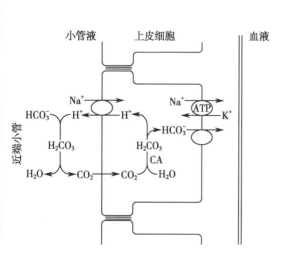

图 1-3-8   近端小管对 HCO_3^- 的重吸收

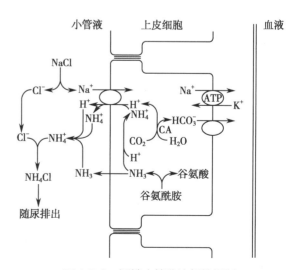

图 1-3-9   近端小管分泌氨的机制

7. **其他物质的重吸收与分泌** 氨基酸、HPO_4^{2-}、SO_4^{2-}的重吸收机制与葡萄糖类似,都是与Na^+协同转运有关,只是载体不同。另外,在正常情况下,会有微量的蛋白质被滤出到原尿中,它们通过胞吞的方式进入肾小管上皮细胞,并在细胞内被分解为氨基酸,再被吸收入血。

近端小管可以分泌许多有机酸、碱、代谢终产物、某些药物等。如青霉素、水杨酸和大多数利尿剂可与血浆蛋白结合而不被肾小球滤过,但是可以被近端小管主动分泌到小管液中,然后排泄。酚红是一种酸性指示剂,静脉注射后可与血浆蛋白结合,约94%的酚红会被近端小管分泌到小管液中,并从尿中排出,其排出量可以反映近端小管的排泄功能,因此可作为临床判断的粗略指标。而对氨基马尿酸(para-aminohippuric acid, PAH)是一种有机酸,体内不能产生,只能从体外注入,其流经肾后约90%被排泄到尿中,其中包括了肾小球滤过的量和肾小管分泌的量。所以临床上测定PAH的清除率可用以评估肾的血流量。

(三) 髓袢的重吸收与分泌

髓袢主要由3个功能不同的节段组成,包括降支细段、升支细段和升支粗段。从结构上看,降支细段和升支细段的管壁很薄,上皮细胞内线粒体较少,代谢低,且无刷状缘;而升支粗段管壁较厚,代谢活性很高。

1. **髓袢细段的重吸收** 从功能上看,降支细段对溶质的通透性很低,对水的通透性却很高,小管液流经此处时,管内的渗透压低而管外的渗透压高,水跨降支的细胞间隙进行扩散,小管液中的水被重吸收,小管液的渗透压逐渐升高。到升支细段时,管壁对水的通透性很低,对Na^+、Cl^-却易通透,因此NaCl不断扩散至组织间隙,其小管液的渗透压也不断降低。

2. **髓袢升支粗段的重吸收与分泌** 升支粗段是髓袢内的主要重吸收部位,滤过的Na^+、K^+、Cl^-约25%是在此处被重吸收的,除此之外Ca^{2+}、Mg^{2+}等也是在此处被重吸收的。HCO_3^-也在此处被重吸收,其机制与近端小管相同。升支粗段的基侧膜上有Na^+-K^+泵(图1-3-10),其不断转运Na^+出胞,使细胞内保持低Na^+,这有助于小管液中Na^+的重吸收。顶端膜上存在着Na^+-K^+-$2Cl^-$协同转运体,小管液中的Na^+可顺浓度梯度扩散至细胞内,其为转运体提供的势能驱动了K^+和Cl^-的逆浓度梯度重吸收。胞内的Na^+被钠泵运至细胞间隙,Cl^-顺浓度梯度由Cl^-通道进入细胞间隙,K^+则顺浓度梯度经顶端膜返回小管液中。由于K^+的泄漏造成一个大约+8mV的正电位,促使了小管液中的Na^+、K^+、Ca^{2+}、Mg^{2+}等阳离子顺着电位差经细胞旁途径进入组织间隙。另外,管壁对Ca^{2+}也具有通透性,因此也可能存在主动重吸收或者被动重吸收。呋塞米和依他尼酸可抑制Na^+-K^+-$2Cl^-$协同转运体,所以能抑制髓袢对Na^+和Cl^-的重吸收,从而起到利尿作用。升支粗段对水是不通透的,所以在溶质逐渐被重吸收后,其小管液的渗透压逐渐降低,管外的渗透压逐渐升高。

(四) 远端小管和集合管的重吸收和分泌

1. **Na^+和Cl^-的重吸收和分泌** 远端小管从功能上可分为前段和后段。前段管壁的上皮细胞与升支细段类似,对水不通透,但是可以主动重吸收NaCl(图1-3-11)。基侧膜的Na^+-K^+泵保持着胞内的低Na^+水平,为重吸收NaCl提供驱动力。借助于顶端膜上的Na^+-Cl^-同向转运体可跨膜转运小管液中的NaCl,而噻嗪类利尿剂(如氢氯噻嗪)可以抑制此处的Na^+-Cl^-同向转运体而产生利尿作用。由于只有溶质继续被重吸收,所以小管液的渗透压出现进一步下降。

远端小管后半段的细胞形态和管壁的通透性特征与集合管类似,故而习惯上把这两部分合称为"远端肾单位"(图1-3-12),上皮细胞包括90%的主细胞(principal cell)和10%的闰细胞(intercalated cell)。主细胞基侧膜中的Na^+-K^+泵可维持细胞内低Na^+,小管液中的Na^+经顶端膜上的Na^+选择性离子通道进行易化扩散从而进入主细胞。Na^+的重吸收可造成小管液呈负电位,既可以驱使小管液中的Cl^-经细胞旁途径被重吸收,又可以促使主细胞分泌K^+。某些利尿剂,如阿米洛利(amiloride)、氨苯蝶啶(triamterene)可抑制远端小管和集合管上皮细胞顶端膜上的Na^+通道,从而产生利尿作用。

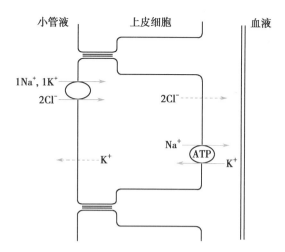

图 1-3-10　髓袢升支粗段对 Na^+ 和 Cl^- 的重吸收机制

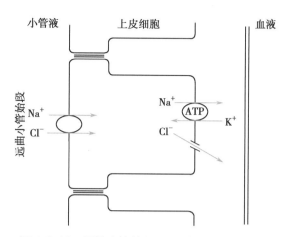

图 1-3-11　远端小管前段 NaCl 的重吸收机制图

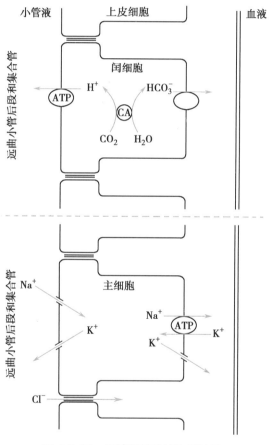

图 1-3-12　远端肾单位的物质转运

集合管对水的重吸收受其通透性的影响。集合管主细胞的顶端膜上有水孔蛋白 -2（aquaporin-2，AQP2），对水的通透性取决于 AQP2 的数量，这受到抗利尿激素的影响。

此处的重吸收可根据机体的水盐平衡状况通过激素精细调节。盐皮质激素，如醛固酮主要作用于皮质集合管，刺激 Na^+ 的重吸收；而神经垂体激素，如 ADH 则作用于远端肾单位，其作用是使全程重吸收水分得到加强。

2. HCO_3^- 的重吸收与 H^+ 的分泌　远端肾单位的闰细胞可以主动分泌 H^+（见图 1-3-12），顶端膜上存在两种质子泵：H^+-ATP 酶和 H^+-K^+-ATP 酶，其中 H^+-ATP 酶可以逆着 1 000 倍的 H^+ 浓度差主动分泌 H^+。泵入小管液中的 H^+ 与 HCO_3^- 结合生成 H_2CO_3，随后分解为 H_2O 和 CO_2。另外小管液中

的 HPO_4^{2-} 和 NH_3 也可以中和 H^+,生成 $H_2PO_4^-$ 和 NH_4^+。细胞内的 H_2O 和 CO_2 经碳酸酐酶的作用生成 H_2CO_3,随后分解为 H^+ 与 HCO_3^-,H^+ 可结合到上述 H^+ 泵中,HCO_3^- 则在基侧膜通过 Cl^--HCO_3^- 反向交换被重吸收。闰细胞的分泌量与小管液的 pH 相关,pH 降低时,H^+ 分泌减少,pH 降到 4.5 时闰细胞则停止分泌 H^+。这对肾"排 H^+ 保碱"有重要作用,同时也是机体调节酸碱平衡的重要途径。

3. K^+ 的重吸收与分泌以及 Ca^{2+} 的重吸收 远端小管和集合管上皮细胞的基侧膜中 Na^+-K^+ 泵运转使细胞内高 K^+ 低 Na^+,顶端膜对 K^+ 具有通透性,故而 K^+ 顺浓度梯度分泌至管腔中。另外,Na^+ 的重吸收造成小管液呈负电位,这也为 K^+ 的分泌提供电位梯度。远端肾单位的主细胞可分泌 K^+,而闰细胞可通过 H^+-K^+-ATP 酶重吸收 K^+,随后入血。肾小球滤过量、肾小管重吸收和分泌的总和为肾排出 K^+ 的总量,其主要受主细胞分泌量影响。当血容量增加或应用利尿剂时,小管液的流量增大,主细胞分泌入小管液中的 K^+ 可被快速带走,K^+ 浓度下降,管内、外的浓度差增大,从而引起 K^+ 的分泌增多。上文中提到的阿米洛利可抑制远端肾单位的 Na^+ 通道,Na^+ 重吸收的减少可使小管液的负电位下降,K^+ 分泌减弱,故称此类利尿剂为保钾利尿剂(potassium-sparing diuretic)。约 9% 的 Ca^{2+} 在远端小管和集合管内被重吸收,小于 1% 的 Ca^{2+} 从尿中排出。由于小管液呈负电位,所以 Ca^{2+} 的重吸收是跨细胞的主动转运。

4. NH_3 的分泌 集合管上皮细胞对 NH_3 高度通透,NH_4^+ 却不能通过。NH_3 进入管腔后与闰细胞分泌的 H^+ 结合生成 NH_4^+,后者不能扩散出管腔,这个机制称之为诱陷性扩散(diffusion trapping),NH_3 不断地转变为 NH_4^+,后者被诱陷在管腔内,随尿排出。机体慢性酸中毒时可刺激肾小管和集合管上皮细胞的谷氨酰胺代谢,其增加可生成更多的 NH_3、NH_4^+ 和 HCO_3^-,该过程需要酶的参与,故而过程缓慢,但却是机体调节酸碱平衡的重要组成部分。

五、尿液的浓缩与稀释

尿液的浓缩和稀释是指尿液渗透浓度和血浆渗透浓度相比而言(注:渗透浓度指溶液中产生渗透效应的粒子物质的量除以溶液体积,被用来比较溶液之间渗透压的大小,单位 mOsm/L),如尿的渗透浓度高于血浆渗透浓度,表示尿液被浓缩,终尿为高渗尿;如尿的渗透浓度低于血浆渗透浓度,表示尿液被稀释,则终尿为低渗尿;如果尿的渗透浓度和血浆的渗透浓度相等则为等渗尿。尿液渗透浓度的高低与水和溶质的重吸收有密切关系。小管液在流经肾小管的各段时,其渗透浓度的变化各不相同。上一节中已经阐述过小管液在近端小管中是等渗被重吸收的,所以小管液在近端小管的末端其渗透浓度与血浆的渗透浓度相当(图 1-3-13)。小管液进入髓袢后,在降支的细段,管壁对溶质不通透,但是对水却高度通透,因此随着水的重吸收,小管液的渗透浓度逐渐升高;到了髓袢升支,其细段对水不通透,溶质因此较易进入细胞间隙,而且髓袢的升支粗段可以主动重吸收溶质,所以小管液的渗透浓度逐渐降低。水只能顺着渗透梯度的物理原理被动重吸收。而髓袢的结构在尿的浓缩与稀释中起了决定性的作用,它在肾中构建出了一个高渗环境,将水分从小管液中移出来而将溶质保留下来。到了髓袢的末端,小管液呈低渗状态。到了远端小管和集合管,由于激素的作用不同而导致尿的高渗和低渗。

综上所述,肾髓质部渗透浓度的高低,成为水被重吸收的动力;远端小管末端和集合管的上皮对水的通透性决定了水能否被吸收。总而言之,尿液的稀释和浓缩,取决于肾髓质部渗透浓度的高低和集合管对水的通透性。

(一)肾对尿液浓缩与稀释的原理

1. 逆流倍增模型 逆流交换(countercurrent exchange)现象可用图 1-3-14A 中的模型解释。两个分开的 U 形管的升支与降支间不能进行热量交换,液体从一管(降支)流入,经 U 形管的返折处流向另一管(升支)并流出,液体流经 U 形管的返折处经过热源。可以看出,降支中的液体经过 U 形管的弯曲部时,可从热源带走一定的热量。而在图 1-3-14B 中,升、降两支之间可进行热量交换,升支中的液体在流动过程中将热量不断传导给降支而逐渐降温,而降支中的液体因不断从升支获得热量而致温度逐渐升高,因此液体在流经热源时带走的热量就少,热源的温度不易降低而得以保持。

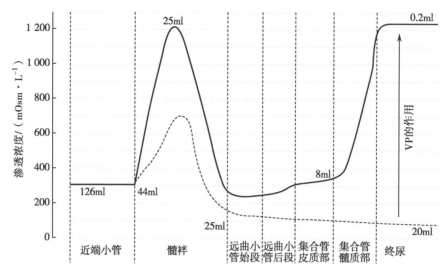

图 1-3-13　肾小管各段渗透浓度和流量的变化

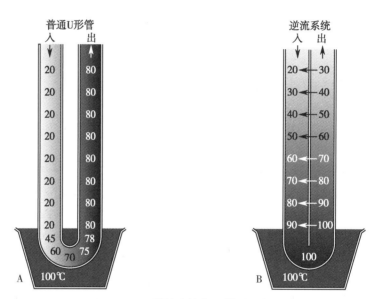

图 1-3-14　逆流交换物理模型示意图

图 1-3-15 模拟了肾髓袢结构和集合管,髓袢降支的细段类似于甲管,髓袢升支的粗段类似于乙管,集合管相当于丙管,M_1 膜为髓袢升支粗段管壁的上皮细胞,M_2 膜为集合管的上皮细胞。含有溶质的液体从甲管的上端进入,通过底端的弯管,流入乙管后从上端流出,M_1 膜对水的通透性很低,却能不断地主动将溶质从乙管泵入甲管,这样从上到下甲管内溶质的浓度不断升高,在甲管的最下端达到最高。液体流入乙管时,其最下端的浓度最高,由于 M_1 膜的作用,其浓度逐渐降低,流出乙管时的浓度最低,这样从上到下乙管的浓度也是逐渐在升高的。这种由于逆流交换形成顶端和底端较大浓度梯度的现象称之为逆流倍增(counter-current multiplication)。M_2 膜对水通透,却对溶质不通透,当渗透的浓度较乙管低的溶液从丙管向下流动时,水由于渗透梯度不断地从丙管扩散入乙管,这样丙管中的溶质浓度也是从上到下逐渐升高。丙管中流出溶液的浓度取决于乙管液的渗透浓度和 M_2 膜对水通透性的大小。

　　2. 肾髓质渗透浓度梯度的形成　通过上述逆流倍增模型就可以较为容易地理解肾髓质渗透浓度梯度的形成过程。实验证明,肾髓质间隙液溶质的主要成分是 NaCl 和尿素,它们在髓质的分布是不均匀的(图 1-3-16)。皮质与外髓连接部的渗透浓度与血浆的渗透浓度相当[约 300mOsm/(kg·H_2O)],溶质主要是 NaCl。从外髓到内髓其渗透浓度逐渐升高,至肾乳头处达到最高,其为血浆渗透浓度的 4 倍[约 1 200mOsm/(kg·H_2O)],通常认为此处的溶质 NaCl 与尿素各占一半,约 600mOsm/(kg·H_2O)。

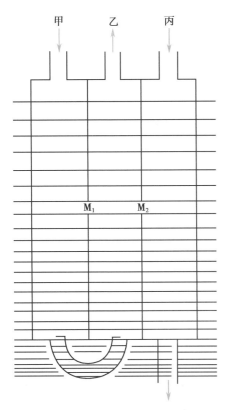

图 1-3-15　逆流倍增模型

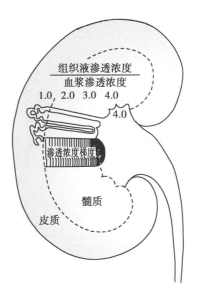

图 1-3-16　肾髓质渗透浓度梯度示意图
线条越密表示渗透浓度越高。

下面详细介绍肾髓质渗透梯度形成的机制(图 1-3-17)。

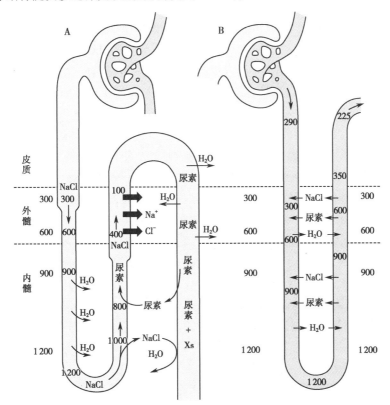

图 1-3-17　肾单位不同节段在尿液浓缩与稀释中的作用及直小血管的作用
粗箭头表示髓袢升支粗段主动重吸收 Na^+ 和 Cl^-；Xs 表示未被重吸收的溶质；
图中各个数字表示该处的渗透浓度[单位：$mOsm(kg \cdot H_2O)$]。

(1) 近端小管:由于近端小管的管壁对水的通透性较高,所以在重吸收溶质的过程中将水等比例重吸收,故近端小管末端小管液的渗透浓度与血浆的渗透浓度相当[约 300mOsm/(kg·H$_2$O)]。

(2) 髓袢降支细段:此处管壁对水是高度通透的,但是对溶质却很少通透,当小管液流到深部髓质时,水不断地被重吸收,小管液的渗透浓度不断升高,到髓袢返折处其渗透浓度达到峰值[约 1 200mOsm/(kg·H$_2$O)]。虽然小管的内、外渗透浓度相当,但溶质却不同,小管液内 NaCl 的浓度较高而尿素的浓度却较低,髓质间隙液内的 NaCl 浓度较低而尿素的浓度较高。

(3) 髓袢升支细段:此处管壁对水不通透,而对 NaCl 通透,对尿素则呈中等通透。这样小管液从髓质的深部向皮质流动时,NaCl 不断进入组织间隙,尿素则进入小管液。由于被上皮细胞吸收的 NaCl 较进入小管液的尿素多,所以此过程的净效应是小管液被稀释。

(4) 髓袢升支粗段:此处管壁上皮细胞对水依旧是不通透,但却可以主动重吸收 NaCl。所以小管液被进一步稀释,却使肾髓质的间隙呈高渗状态。当小管液离开髓袢时,已成低渗状态[约 100mOsm/(kg·H$_2$O)]。呋塞米可抑制髓袢升支粗段的 K$^+$-Na$^+$-2Cl$^-$ 同向转运,故而可以降低外髓的高渗程度,从而降低管内、外的渗透浓度梯度,使水的重吸收减少而产生利尿效应。

(5) ADH 的调节:ADH 存在时,集合管对水的通透性大大提高,并且对尿素的通透性也提高,这样水被大量地重吸收,尿素浓度被大大提高,尿素就从小管液中向肾组织的间隙内扩散,使髓质的间隙形成高渗状态。

(6) 尿素再循环(urea recycling):尿素作为蛋白质的代谢产物由肝脏合成,而后进入血液循环,在肾小球处被滤出并进入原尿。从近端小管到髓袢降支细段管壁的上皮细胞对尿素的通透性都比较低,所以尿素大部分都被留在小管液中,但是小管液中尿素的浓度比髓质间隙内尿素的浓度要低得多。髓袢升支细段对尿素具有中等通透性,故肾髓质间隙中的尿素进入小管液中,之后尿素随小管液流入升支粗段、远端小管和皮质部以及外髓部的集合管。到了内髓部的集合管后,此处管壁对尿素具有很大的通透性,小管液中的尿素向组织间隙扩散,尿素与 NaCl 一起维持了内髓的高渗状态。这样尿素就完成了从肾组织间隙到肾单位,再返回到肾组织间隙的循环,因此称之为尿素再循环。

(7) 直小血管:肾髓质的高渗状态是由 NaCl 和尿素所维持的,这些溶质存在于肾髓质的组织间隙内而没有被血液循环所带走,这是离不开直小血管帮助的。肾髓质内的直小血管的升、降支平行走行,与髓袢类似,呈 U 形排列,因而也具有逆流交换作用。但是直小血管的血管壁对水和电解质不具有选择性。直小血管的降支在进入髓质前,其血浆的渗透浓度约为 300mOsm/(kg·H$_2$O);当进入髓质后在任一水平面内其组织间隙液的渗透浓度均大于直小血管内血浆的渗透浓度,因此溶质是顺浓度差进入直小血管的,而水则依靠渗透浓度差渗出到髓质间隙,使直小血管内、外的渗透浓度逐渐趋向平衡。在直小血管的返折处,其血浆渗透浓度达到峰值[约 1 200mOsm/(kg·H$_2$O)]。在直小血管的升支中,血液向皮质方向流动,肾髓质间隙内的渗透浓度逐渐降低,在任意平面内直小血管内的血浆渗透浓度均高于组织间隙的渗透浓度,这样溶质就再次回到组织间隙内,水从间隙内流向直小血管。直小血管的逆流交换过程仅将髓质中多余的溶质和水带回血液循环,这样 NaCl 和尿素就可以连续在直小血管升、降支内循环,从而维持了肾髓质的高渗状态。正常情况下肾髓质内血流量较少、流速较慢,这有利于 NaCl 和尿素在直小血管升、降支之间循环。如果直小血管内的血流量增加或者流速加快,将会导致肾髓质渗透梯度降低,从而影响尿液的浓缩。

3. 尿液的稀释   小管液在到达髓袢升支粗段的末端时为低渗尿,在缺乏抗利尿激素的情况下,远曲小管和集合管对水的通透性很低,而小管液中的 NaCl 继续被主动重吸收,从而更加稀释了小管液,致使小管液的渗透浓度进一步下降,尿液的渗透浓度可低至 50mOsm/(kg·H$_2$O)。若抗利尿激素的释放被完全抑制,或者当远曲小管和集合管缺乏抗利尿激素受体时,将会发生尿崩症(diabetes insipidus),此时患者每天可排出高达 20L 的低渗尿。

4. 尿液的浓缩   与尿液的稀释相同,小管液到达髓袢升支粗段的末端时为低渗状态,不同的是在抗利尿激素的作用下,集合管对水的通透性大大增加,使水顺渗透梯度扩散至组织间隙,小管液内的渗透压升高,形成高渗尿。其渗透浓度可高达 1 200mOsm/(kg·H₂O),此时每日尿量可低至 0.5L。

（二）影响尿液浓缩与稀释的因素

1. 肾髓质的高渗状态 肾髓质间隙的浓度梯度在尿液的浓缩与稀释中起到了决定性的作用,它为水的重吸收提供了驱动力。所以,能够影响肾髓质间隙高渗状态的因素都会影响尿液的浓缩与稀释。

（1）髓袢结构与功能的完整性是髓质高渗梯度的基础。在病理情况下,髓袢发生钙化、坏死、纤维化等,髓袢的逆流倍增效应减弱或消失,尿浓缩功能将被大大削弱。

（2）髓袢的逆流倍增形成了髓质的高渗状态。髓袢越长,从皮质到髓质的浓度梯度就越大,浓缩的效率也就越高。儿童的髓袢较成人短,渗透梯度小,因此其尿量多。

（3）NaCl 对于维持髓质的高渗具有重要作用。一些利尿剂（如呋塞米）能抑制髓袢升支粗段上的 K^+-Na^+-$2Cl^-$ 同向转运体,使得 Na^+ 和 Cl^- 的主动重吸收受阻,以及髓质渗透梯度降低,进而影响远端肾单位对水的重吸收,从而导致尿浓缩受阻。

（4）尿素亦是维持髓质高渗状态的重要溶质。若蛋白质摄入过低,肝脏的尿素合成受阻,则髓质内尿素的浓度下降,从而降低了尿浓缩的功能。ADH 能提高髓质集合管对尿素的通透性,使尿素易于扩散至髓质间隙,这有助于髓质高渗状态的维持,并增强尿浓缩的功能。

2. 集合管的通透性 远端小管和集合管对水的通透性取决于血液中 ADH 的浓度。ADH 浓度升高时,远端小管和集合管上皮细胞内的 AQP2 插入到顶端膜上,极大地增加了水的通透性,水的重吸收量大大增多,使得尿液被高度浓缩。ADH 下降时,AQP2 回到细胞内,水的重吸收减少,因此排出大量的稀释尿。

3. 直小血管的血流 前面已经提及,直小血管的逆流交换作用对维持肾髓质高渗状态的能力具有流量依赖性。当直小血管的血流增多、流速增快时,将会从髓质间隙液中带走较多的溶质,从而使髓质的渗透梯度下降;但是若直小血管的血流量明显减少,将会发生供氧不足、功能障碍,同样不能维持肾髓质的高渗状态。

（陈 斌）

第二节 肾脏泌尿功能的调节及肾功能的评价

肾的泌尿功能受到多方面调控,以求精细控制肾排出水和电解质的量,从而维持机体的内环境稳定。总体来说,肾的泌尿功能受三方面影响,一是肾内的自身调节,二是神经调节,三是体液调节。肾内的自身调节可影响肾的血流量,进而影响肾小球的滤过率和尿量。本节主要讨论神经和体液调节。

一、肾泌尿功能的调节及其在水、电解质平衡中的作用

（一）神经调节

肾具有丰富的神经支配,一般认为这些神经都属于交感神经而副交感神经缺如。交感神经纤维分布于肾动脉及其分支,入、出球动脉,以及球旁细胞。另外交感神经也支配近端小管、髓袢的升支粗段和远端小管。

全身血压在一定范围内波动时,肾可通过肾内的自身调节维持肾小球滤过率的稳定。但当发生应激情况时,如较严重的出血、剧烈运动、精神高度紧张等,都会使交感神经的活动增强,释放去甲肾

上腺素增多,产生以下效应:①激活血管平滑肌上的 α 肾上腺素受体,由于入球动脉比出球动脉收缩得更加明显,使得肾小球的血流量降低,血压下降,肾小球的滤过率下降;②激活 β 肾上腺素受体,使球旁细胞释放肾素,激活肾素 - 血管紧张素 - 醛固酮系统;③去甲肾上腺素与近端小管和髓袢细胞膜上的 α_1 肾上腺素受体相结合,增加 Na^+、Cl^- 和水的重吸收。这一效应能被 α_1 肾上腺素受体阻滞剂哌唑嗪(prazosin)所阻断。

(二)体液调节

1. 抗利尿激素(ADH)

(1)ADH 的合成、分泌与生理学作用:ADH 又称血管升压素(vasopressin,VP),是由 9 个氨基酸组成的小肽。ADH 是由下丘脑视上核和室旁核的神经内分泌细胞合成,随后被包裹在神经分泌的囊泡中,沿着下丘脑 - 垂体束的轴突被运输到神经垂体储存,在适当的情况下,被释放入血。

抗利尿激素存在两种受体,即 V1 和 V2 受体。前者分布在血管平滑肌上(图 1-3-18),被激活后可引起平滑肌收缩,血流阻力增大,血压升高。后者分布在远端小管和集合管上皮细胞基侧膜上,属于 G 蛋白偶联受体,信号转导是通过 V2 受体 -Gs-AC-cAMP-PKA 通路。其效应是使 AQP2 镶嵌到上皮细胞的顶端膜上,许多 AQP2 聚集在一起并与细胞膜融合形成水通道,表现为管壁上皮对水的通透性大大增加,在渗透梯度的牵引下,水快速进入上皮细胞,细胞内的水再通过基侧膜上的 AQP3 和 AQP4 进入细胞间隙液,然后被重吸收入血。ADH 浓度升高促进 AQP2 的合成;ADH 浓度下降时,AQP2 返回胞质,管壁对水通透性下降。所以 ADH 通过控制 AQP2 的合成和膜转位,调控远端小管和集合管管壁上皮细胞对水的通透性,进而影响水的重吸收。如果 ADH 合成、释放受阻或者 ADH 受体缺陷,例如由创伤手术引起的下丘脑损伤、X 染色体连锁的肾性尿崩症(X-linked nephrogenic diabetes insipidus),均可使 ADH 不能发挥生理学作用,导致肾排出大量的稀释尿,临床上称为尿崩症。

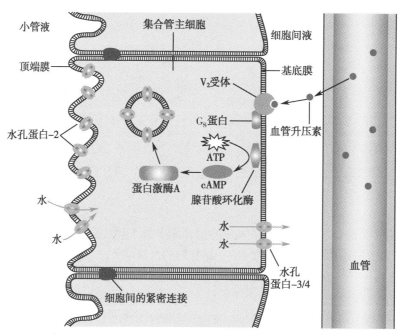

图 1-3-18   抗利尿激素的作用机制

(2)影响 ADH 释放的因素:ADH 的释放受多种因素的调节,其中最重要的是血浆晶体渗透压、循环血量和动脉血压。

1)血浆晶体渗透压:细胞外液渗透压是调节 ADH 分泌的最重要因素。正常人血浆渗透压为 280~290mOsm/(kg·H$_2$O)。血浆渗透压在 275~290mOsm/(kg·H$_2$O)范围时,刺激 ADH 分泌,低于此范围时,血浆中 ADH 浓度几乎为 0。血浆渗透压每升高 1%,ADH 浓度可升高 1pg/ml。血浆晶体渗透压升高时,刺激下丘脑第三脑室前腹侧(anteroventral region of the third ventricle)的渗透压感受器(osmoreceptor),导致抗利尿激素释放。渗透压感受器对不同溶质的敏感性是不相同的,其中 Na^+ 和 Cl^- 是最强刺激,甘露糖和蔗糖次之,葡萄糖和尿素最弱。严重的呕吐、腹泻、过度出汗会使机体失水比失盐多,血浆渗透压升高,ADH 释放增多,肾小管重吸收水增多,尿液浓缩,尿量减少。相反,大量饮用清水,血液被稀释,血浆渗透压下降,抗利尿激素分泌减少,肾小管重吸收水减少,尿液被稀释,尿量增多。正常人一次饮用清水 1L,通常 0.5h 后尿量即开始增加,1h 末尿量可达到最高,随后尿量减少,2~3h 后可恢复原有水平(图 1-3-19)。这种情况称之为水利尿(water diuresis)。若饮用等渗生理盐水,血浆渗透压保持不变,则不引起饮用清水后出现的尿量显著增加。

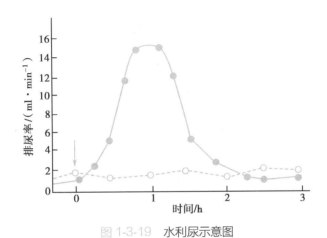

图 1-3-19　水利尿示意图

2)循环血量:当循环血量增多时,静脉回心血量亦增多,左心房和肺血管被扩张,然后刺激容量感受器,使迷走神经传入的冲动增多,冲动到达下丘脑 - 神经垂体系统,抑制了 ADH 的释放,使肾小管重吸收水量减少,肾可将体内多余的水分排出体外,使血量恢复正常。相反,当循环血量减少时,迷走神经的传入冲动减少,ADH 释放,肾小管重吸收水的能力增加,使尿浓缩,这有利于循环血量的恢复。

3)动脉血压:当动脉血压升高时,可刺激主动脉弓和颈动脉窦的压力感受器,传入的冲动经迷走神经和舌咽神经上传至延髓及更高位中枢,继而抑制 ADH 的释放,使尿量增多,这有利于动脉血压的恢复。当血压降低时呈相反变化。

值得注意的一点是,压力感受器比渗透压感受器的敏感度低很多。实验表明,一般需要循环血量或动脉血压降低 5%~10% 以上时才能刺激 ADH 的释放。但当循环血量和动脉血压降低时,可引起刺激 ADH 释放的晶体渗透压的阈值降低,也就是使渗透压感受器的敏感性提高,反之亦成立。循环血量和动脉血压与渗透压感受器的敏感性呈相反变化。

4)其他因素:疼痛、窒息、应激、低血糖、恶心等均可刺激 ADH 的分泌,某些药物如烟碱、吗啡、血管紧张素Ⅱ(angiotensinⅡ,AngⅡ)也具有刺激 ADH 分泌的作用。

2. 肾素 - 血管紧张素 - 醛固酮系统

(1)肾素(renin):是一种酶,由球旁器中的球旁细胞合成、贮存和分泌,释放到血液中将会剪切血管紧张素原,从而启动肾素 - 血管紧张素 - 醛固酮系统。以下因素会调节球旁细胞释放肾素:①交感神经活动增强,释放去甲肾上腺素,作用于 β_1 肾上腺素受体,从而刺激肾素的分泌。②肾动脉压下降,入球动脉的压力亦下降,此时小动脉的牵张感受器兴奋,导致肾素的分泌量增加。另外动脉压下降时,小管液的流速减慢,肾小管对 Na^+ 重吸收的量增加,使得小管液中 Na^+ 的浓度下降,流经球旁器的 Na^+ 浓度也下降,这就刺激了致密斑的感受器,使致密斑释放前列环素,进而刺激肾素分泌增多。低盐饮食同样使流经致密斑的 Na^+ 浓度下降,产生同样的效应。③循环中的肾上腺素、去甲肾上腺素、PGE_2、PGI_2 均可以刺激球旁细胞产生肾素,而 AngⅡ、ADH、心房钠尿肽、内皮素、NO 等可抑制肾素的释放。

(2) 血管紧张素：血管紧张素原（angiotensinogen）由肝脏合成并释放入血，存在于血液循环中；在血浆中，肾素可催化血管紧张素原转变为血管紧张素 I（angiotensin I，Ang I），在血管紧张素转换酶（angiotensin converting enzyme，ACE）的催化下，血管紧张素 I 可转变为血管紧张素 II，在氨基肽酶和中性内切酶的作用下转变为血管紧张素 III（angiotensin III，Ang III）。ACE 存在于血管的内皮细胞中，而肺中存在更大面积的内皮细胞，故体循环中的血管紧张素 II 多是在肺中形成的。但肾也产生 Ang II，其在肾内的浓度高于体循环 10 倍。

血管紧张素通过与细胞膜表面高度特异的血管紧张素受体（angiotensin receptor，AT receptor）结合而发挥重要的生理作用：① Ang II 的浓度较低时，出球动脉的敏感性则高于入球动脉，使肾血流量减少，肾小球毛细血管的动脉压升高，但 GFR 可不变。Ang II 浓度较高时，入球动脉出现强烈收缩，肾血流量减少，GFR 降低。另外，Ang II 可使系膜细胞收缩，K_f 值降低，GFR 减少。② Ang II 可直接刺激近端小管上皮细胞的 AT 受体，促进对 Na^+ 的重吸收，同时伴随 Cl^- 和水的重吸收。③ Ang II 和 Ang III 均可刺激肾上腺皮质的球状带合成和释放醛固酮。④ Ang II 可刺激神经垂体释放 ADH。⑤ Ang II 可刺激脑部产生渴觉。⑥ Ang II 对球旁细胞分泌的肾素具有负反馈作用。⑦ Ang II 可刺激入球动脉的平滑肌产生 PGI_2 和 NO，这些物质均能够拮抗 Ang II 的作用。

(3) 醛固酮（aldosterone）：由肾上腺皮质的球状带细胞合成和分泌。引起醛固酮分泌增加的因素主要是血液 K^+ 浓度和 Ang II 浓度的升高。醛固酮主要作用于肾远曲小管和集合管的上皮细胞，促进其重吸收 Na^+ 和水，并分泌 K^+。醛固酮进入远曲小管和集合管的上皮细胞后（图 1-3-20），与胞质内的受体相结合形成醛固酮 - 受体复合物，后者可进入细胞核内，通过基因调控产生许多醛固酮诱导蛋白。这些蛋白主要增加了顶端膜中的 Na^+ 和 K^+ 通道以及基侧膜上 Na^+-K^+-ATP 酶的活性，使得重吸收的 Na^+ 增加，小管液呈负电位，有利于 K^+ 的分泌及 Cl^- 和水的重吸收。

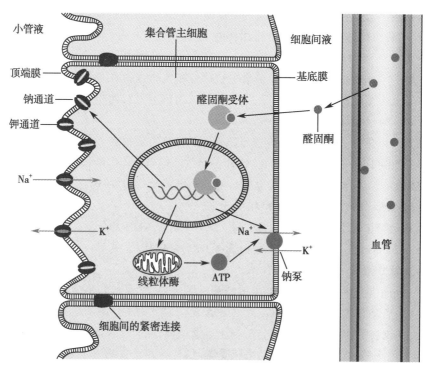

图 1-3-20　醛固酮作用示意图

3. 心房钠尿肽（atrial natriuretic peptide，ANP）　是心房肌细胞合成与释放的肽类激素。以下因素可以刺激心肌细胞释放 ANP，如循环血量过多、中心静脉压升高、身体浸入水中、倒立、乙酰胆碱、去甲肾上腺素、降钙素基因相关肽、ADH 和高血钾等。

ANP 通常具有与肾素-血管紧张素-醛固酮系统相反的生理学作用：① ANP 使入球动脉舒张、系膜细胞舒张，滤过分数增加，GFR 增加；② ANP 能使集合管上皮细胞顶端膜上的 Na^+ 通道关闭，抑制 Na^+、Cl^- 和水的重吸收，使排 Na^+、排水增加；③ ANP 可抑制球旁细胞分泌肾素，可抑制肾上腺皮质分泌醛固酮，还可抑制 ADH 的释放。

4. **前列腺素（prostaglandin，PG）** 是一类由细胞膜磷脂水解产生的花生四烯酸（arachidonic acid）的衍生物。肾的交感神经活动增强时，除了刺激肾素等释放外，还会刺激 PG 的产生以拮抗 Ang II 对肾血管的缩血管效应，并防止因过度的肾血流量降低而引起的功能障碍。临床上，许多关节炎的患者需要服用非固醇类抗炎药，这些药物具有抑制 PG 合成的效应，这可使患者的肾血流量明显下降，GFR 显著降低，产生一系列水盐代谢紊乱问题。所以，服用此类药物时需要加服 PG，以减少其对肾的不良作用。

5. **其他因素** 甲状旁腺素（parathyroid hormone，PTH）可刺激远端小管和髓袢升支的粗段对 Ca^{2+} 的重吸收，并抑制近端小管对磷酸盐的重吸收。此外，PTH 还能抑制肾小管对 HCO_3^-、Na^+、K^+ 和氨基酸的吸收。肾局部产生的缓激肽（bradykinin）可使肾小动脉扩张，抑制集合管的重吸收。NO 可拮抗 Ang II 和去甲肾上腺素的缩血管作用。内皮素（endothelin，ET）可使肾小球的滤过率降低。肾上腺素和去甲肾上腺素均可促进肾小管对钠和水的重吸收。

二、肾功能评价

（一）血浆清除率的概念和计算方法

两肾在单位时间内能将多少毫升血浆中的某物质完全清除，这个完全被清除了某物质的血浆的毫升数就被称为该物质的清除率（clearance rate，C），即单位时间内肾所清除某物质的血浆毫升数。从定义可知，如果要测定某物质（X）的清除率（C_x）需要以下 3 个数据，方可算出：①尿中该物质的浓度（U_x，mg/100ml）；②每分钟尿量（V，ml/min）；③血浆中该物质的浓度（P_x，mg/100ml）。由物质守恒定律可得出以下公式

$$U_x \times V = P_x \times C_x$$

即

$$C_x = (U_x \times V)/P_x$$

其中，U_x、V 和 P_x 均容易测出。举例计算 K^+ 的清除率，血浆中 K^+ 的浓度为 5mg/ml，尿中 K^+ 的浓度为 60mg/ml，尿量为 1ml/min，则 K^+ 的清除率为

$$C_{K^+} = (60mg/ml \times 1ml/min)/(5mg/ml) = 12ml/min$$

即肾每分钟能够清除 12ml 血浆中的 K^+。不同物质的清除率不相同，表 1-3-1 列出了几种物质的清除率。

表 1-3-1 肾对不同物质的清除率

物质	清除率 /(ml/min)
葡萄糖	0
钠	0.9
氯	1.3
钾	12.0
磷酸盐	25.0
菊粉	125.0
肌酐	140.0

清除率能反映肾对不同物质的清除能力。但是,从前面几节的内容中可知,肾不可能将某一部分血浆中的特定物质完全清除,故而血浆清除率只是一个反映肾功能的推算数值。

(二)测定清除率的意义

1. 测定肾小球的滤过率

(1)GFR 的计算公式:每分钟某物质(X)从血浆中经肾小球滤出的量为肾小球的滤过率(GFR)与该物质在血浆中的浓度(P_x)的乘积,随后 X 在肾小管内经过重吸收(R_x)与分泌(S_x),最后排出体外的量为尿中 X 的浓度(U_x)和尿量(V)的乘积。根据物质守恒定律,可得出以下公式

$$U_x \times V = GFR \times P_x - R_x + S_x$$

$$GFR = (U_x \times V - S_x + R_x)/P_x$$

如果某物质能够自由地被肾小球滤过,并且在肾小管中既不被重吸收也不被分泌,则上述公式可以简化为

$$GFR = (U_x \times V)/P_x = Cx$$

(2)菊粉的清除率:菊粉(inulin)是符合上述标准的物质。菊粉是一种存在于植物根茎中的多糖分子,相对分子量约为 6 179Da,它不能在体内产生,只能通过静脉注射才能出现在人体内,能够自由地被肾小球滤过,并且在肾小管中既不被重吸收也不被分泌,可用于测定 GFR。如果将血浆中的菊粉浓度维持在 1mg/100ml,尿量为 1ml/min,尿中菊粉浓度为 125mg/100ml,则菊粉的清除率(C_{in})为

$$C_{in} = (125mg/100ml \times 1ml/min)/(1mg/100ml) = 125ml/min$$

根据上面的计算可以推测出 GFR 为 125ml/min。

(3)内生肌酐清除率:应用菊粉测定 GFR 的结果准确可靠,但需静脉注射,因而操作不便。临床上常用的还有内生肌酐(endogenous creatinine)清除率。内生肌酐是骨骼肌的代谢产物,以恒定的浓度存在于血浆中,因此不需要给患者注射该物质。但是食用肉食和剧烈运动后,则内生肌酐的生成量增多,故而检测前应注意禁食肉类,避免剧烈运动。内生肌酐清除率的计算公式为

$$内生肌酐的清除率 = [尿肌酐浓度(mg/L) \times 尿量(L/24h)]/血浆肌酐浓度(mg/L)$$

肾小管和集合管既能分泌少量的内生肌酐,也能重吸收少量的内生肌酐,故而内生肌酐不是一个测定 GFR 的准确指标。但是由于其分泌和重吸收的量很少,因此当粗略计算时可以忽略不计,其测定值与菊粉相比略高,在临床上被广泛应用。正常成年人估算出的内生肌酐的清除率约为 128L/d。

2. 测定肾血浆流量、肾血流量和滤过分数 如果某物质随血浆流经肾循环一周后,能够被肾完全清除,即肾静脉中该物质的浓度为 0,则该物质每分钟从尿中的排出量($U_x \times V$)应该等于每分钟通过肾血浆(renal plasma flow,RPF)中的该物质的量。因此其计算公式如下

$$RPF = (U_x \times V)/P_x$$

目前还没发现能够完全从肾中被清除的物质,但对氨基马尿酸(PAH)非常接近该要求,它在体内不能产生,只能从体外注入,其流经肾后约 90% 被排泄到尿中,其中包括了肾小球滤过的量和肾小管分泌的量。所以临床上测定 PAH 的清除率可用来评估肾血浆的流量。假设尿中 PAH 的浓度(U_{PAH})为 594mg/100ml,尿量(V)为 1ml/min,血中 PAH 的浓度(P_{PAH})为 1mg/100ml,则 PAH 的清除率(C_{PAH})为

$$C_{PAH} = (594mg/100ml \times 1ml/min)/(1mg/100ml) = 594ml/min$$

假设肾动脉中的 PAH 被清除了 90%,那么肾血浆流量可计算为

$$RPF = 594ml/min \div 90\% = 660ml/min$$

因为血浆占全血量的 55%,那么肾血流量可计算为

$$RBF = 660ml/min \div 55\% = 1\ 200ml/min$$

已知 GFR 为 125ml/min,则可计算滤过分数为

$$FF = GFR/RPF = 125ml/min \div 660ml/min \times 100\% = 19\%$$

3. 评估肾小管功能的方式 通过对各种物质清除率的测定,可以用来推测肾小管对某物质是

净重吸收(net tubular reabsorption)还是净分泌(net tubular secretion)。如果某物质的清除率小于其滤过率,则必然存在肾小管的重吸收,也可能存在肾小管的分泌,只是重吸收的量一定大于分泌的量,因而可判定为有净重吸收。相反,如果某物质的清除率大于其滤过率,则必然存在着肾小管的分泌,也可能存在重吸收,只是分泌量大于重吸收量,因而可判定为有净分泌。

例如,假设测得某人尿量为 1ml/min,尿中的 Na^+ 浓度为 70μmol/ml,血浆 Na^+ 浓度为 140μmol/ml,GFR 为 100ml/min,由此得出:

肾小球滤出的钠离子量为 100ml/min × 140μmol/ml=14 000μmol/min。

尿中钠离子排泄量为 70μmol/ml × 1ml/min=70μmol/min。

钠离子的净重吸收量为 14 000μmol/min-70μmol/min=13 930μmol/min。

4. **自由水清除率**(free-water clearance,C_{H_2O}) 是采用清除率的方法来定量测定肾排水情况的一项指标。自由水是指尿液在浓缩或稀释过程中,被肾移入或移出小管液的那一部分水。在计算之前,需要得知肾对血浆全部溶质的清除率(clearance of total solute)。如果分别测定血浆中各个溶质清除率将会使分析相当烦琐,而全部溶质在血浆中形成了晶体渗透压,故可以用渗透单位清除率(osmolar clearance,C_{osm})来反映血浆全部溶质的清除率。分别测定血浆渗透压(P_{osm}),尿液渗透压(U_{osm})和单位时间尿量(V),这样 C_{osm} 可用下面的公式计算得出

$$C_{osm}=U_{osm} × V/P_{osm}$$

其中单位时间尿量(V)是渗透单位清除率(C_{osm})和自由水清除率(C_{H_2O})之和,即

$$V=C_{osm}+C_{H_2O}$$

$$C_{H_2O}=V-C_{osm}=V-U_{osm} × V/P_{osm}=(1-U_{osm}/P_{osm}) × V$$

由上式可见,当尿的渗透压低于血浆的渗透压时,C_{H_2O} 为正值;相反,当尿的渗透压高于血浆的渗透压时,C_{H_2O} 为负值,C_{H_2O} 此时被称为自由水重吸收量(free-water reabsorption),用 Tc_{H_2O} 来表示,它是肾小管保留水分的能力的指标之一。肾在 ADH 和多方面因素的调节下,精密地控制着水和电解质的重吸收与分泌。当 ADH 发挥最大效应时,C_{H_2O} 值可低至 -1.3ml/min(或 -1.9L/d),尿崩症患者中 C_{H_2O} 可高达 14.3ml/min(或 20.9L/d)。

(陈 斌)

第三节 肾脏在维持内环境稳态中的作用

一、在维持酸碱平衡中的作用

细胞外液的正常 pH 为 7.35~7.45。保持机体内环境的酸碱平衡是正常生命活动的必要条件。正常人在一般饮食情况下,机体在代谢活动中不断产生酸性和碱性物质,且酸性物质的产生量远多于碱性物质。通常情况下,细胞外液中的缓冲系统(如血浆中的缓冲对)首先发挥作用,缓冲过多的酸性物质或碱性物质,这是较强的即时性效应。肺主要通过排出挥发性酸(如 CO_2)来缓冲体内的酸性产物,也只能起部分作用。体内缓冲酸碱最重要且作用时间最持久的是肾。它可将体内除 CO_2 外的所有酸性物质(即固定酸)排出体外,从而保持细胞外液中的 pH 在正常范围内。

前文已述,肾小管和集合管通过 Na^+-H^+ 交换和质子泵将 H^+ 主动分泌到小管液中,且泌 H^+ 与 HCO_3^- 的重吸收相偶联。此外,肾还能分泌 NH_3 和 NH_4^+,这一过程不仅能使小管液中的 H^+ 浓度降低,使泌 H^+ 源源不断地进行,也能促进 HCO_3^- 的重吸收。小管上皮细胞的顶端膜和胞质中的碳酸酐酶在

上述过程中发挥着重要的作用。肾小管和集合管对 H^+ 的分泌随体内酸碱平衡的状态而改变。酸中毒时,肾小管和集合管上皮细胞中的碳酸酐酶的活性增高,催化生成更多的 H^+,以加速 Na^+-H^+ 交换和质子泵分泌 H^+。酸中毒也能刺激谷氨酰胺酶的活性,使上皮细胞生成更多的 NH_3 和 NH_4^+,从而起到保持酸碱平衡的作用。此外,慢性循环血量减少可刺激 Na^+-H^+ 交换而增加对 H^+ 的分泌,但其机制尚不清楚。

二、在水盐代谢中的作用

人体内的细胞必须在理化性质相对稳定的体液环境中才能正常活动。因此,维持细胞外液的稳态对于正常的机体生理功能至关重要。细胞外液主要包括血浆和组织间液,由于它们之间相对自由的液体转移,所以可视作一个整体。如图 1-3-21 所示,细胞外液与消化道、肾、细胞和细胞外结缔组织之间可进行液体转移。此外,人体还可通过出汗、呼吸、出血等使细胞外液丢失。细胞外液的增量(输入和产生)与减量(输出和利用)之间必须达到动态平衡,才能维持细胞外液量的相对稳定。在上述过程中,经消化道摄入的水是细胞外液的重要来源。人体通过消化道仅排出少量的液体,这受摄食量的影响。细胞和细胞外结缔组织的代谢活动是人体对水利用和产生的主要方面,受人体代谢活动的影响。出汗、呼吸等途径排出的液体量随人体活动的差异而有所变动。这些液体的转移受人体所处的环境和代谢活动的影响而处于大幅度的变动之中。为了维持细胞外液量的稳定,肾与细胞外液间的液体转移,即尿生成过程中的肾小球滤过、肾小管和集合管的重吸收与分泌等活动,处于机体精密的调控之中。调控机制包括肾自身调节、神经调节和体液调节等,这些调节的结果使机体内的液体容量处于动态平衡中。因此,机体内液体容量的调节主要是通过对尿生成的调节来实现的。

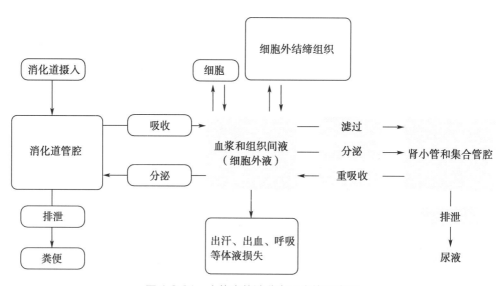

图 1-3-21　人体内体液分布和交换示意图

在诸多调节机制中,抗利尿激素在调节肾排水中起的作用最为重要,而抗利尿激素的分泌又受到体液渗透压、循环血量、血压以及许多体液因素调节,这些调节实际上都属于负反馈控制,因而能达到精确控制肾排水的作用。此外,其他体液因子也参与机体水平衡的调节,如心房钠尿肽的作用基本上与抗利尿激素的作用相反,它能促进肾排 Na^+ 和排水,与抗利尿激素相互拮抗,共同发挥调节作用。醛固酮在促进肾重吸收 Na^+ 的过程中也促进了水的重吸收,因而也影响机体的水平衡。肾交感神经和肾素 - 血管紧张素 - 醛固酮系统则通过多方面的影响来调节肾的尿生成。所以,肾通过尿生成来维持机体的水平衡是通过多种因素共同调节的结果。

三、在保持机体电解质平衡中的作用

(一) Na^+ 和 K^+ 的平衡

体内重要的盐类均以电解质的形式存在于体液中,其中最重要的是 Na^+ 和 K^+。在尿生成的调节中,醛固酮是肾调节 Na^+ 和 K^+ 排出量最重要的体液因素。醛固酮的合成和分泌除受 Ang Ⅱ 和 Ang Ⅲ 作用外,还受血 Na^+ 和血 K^+ 浓度的负反馈控制。当血 K^+ 浓度升高和 / 或血 Na^+ 浓度降低时,可直接刺激肾上腺皮质的球状带细胞分泌醛固酮。当血 K^+ 浓度降低和 / 或血 Na^+ 浓度升高时,醛固酮分泌则减少。醛固酮的分泌对血 K^+ 浓度的变化更为敏感。可见,醛固酮通过促进肾保 Na^+ 和排 K^+ 可对血 Na^+ 和血 K^+ 的浓度起到精确调控。饮食中 Na^+ 和 K^+ 摄入量的增加或减少,在尿中 Na^+ 和 K^+ 的排出也相应地增加或减少,这主要依靠醛固酮的调节作用。

除醛固酮外,心房钠尿肽可抑制肾重吸收 Na^+、Cl^-,使尿中 Na^+、Cl^- 排出增多,与醛固酮的作用相抗衡。此外,肾小球滤过率的改变可通过球 - 管平衡使尿钠和尿量保持稳定。

(二) Ca^{2+} 的平衡

超滤液中的 Ca^{2+} 绝大部分被重吸收,随尿排出的 Ca^{2+} 不足 1%。肾对 Ca^{2+} 的排泄受多种因素的影响,最主要的因素是甲状旁腺素,而甲状旁腺素的分泌又受血 Ca^{2+} 浓度的调控。因为这也是一种负反馈调节,所以能达到精确的调控效果。细胞外液中 Ca^{2+} 浓度的升高,一方面可增加肾小球的滤过,使 Ca^{2+} 的排泄增加,同时又抑制甲状旁腺素的分泌,使 Ca^{2+} 的重吸收减少。血浆磷浓度的升高可刺激甲状旁腺素的分泌,使肾小管对 Ca^{2+} 的重吸收增加,并减少 Ca^{2+} 的排泄。细胞外液量的增加或动脉血压的升高均可减少近端小管对 Na^+ 和水的重吸收,也能减少 Ca^{2+} 的重吸收,这是因为 80% 的 Ca^{2+} 是由于溶剂拖曳而被重吸收的。此外,血浆 pH 的改变能影响远端小管对 Ca^{2+} 的重吸收,代谢性酸中毒时 Ca^{2+} 的重吸收可增加,而代谢性碱中毒时 Ca^{2+} 的重吸收可减少。除甲状旁腺素外,肾对 Ca^{2+} 的重吸收和排泄还受降钙素和维生素 D_3 调控。

四、排泄其他代谢产物、外来化合物或药物和激素的代谢物

肾可生成多种局部激素,影响肾自身的血流动力学和肾小管的功能,如缓激肽可使肾的小动脉舒张,从而抑制集合管对 Na^+ 和水的重吸收;NO 可对抗 Ang Ⅱ 和去甲肾上腺素的缩血管作用;PGE_2 和 PGI_2 能舒张肾的小动脉,增加肾的血流量,抑制近端小管和髓袢升支粗段对 Na^+ 的重吸收,从而导致尿钠排出量的增加,还可对抗 ADH,使尿量增加并刺激球旁细胞释放肾素。

五、其他的调节作用

(一) 调节红细胞的生成

1. 红细胞的生成 这是一个受到严密调控的过程。正常成年人每天生成约 2×10^{11} 个红细胞,但是当存在贫血或者低氧血症时,红细胞生成的速率会大大加快。肾是这个过程中的主要参与器官,起着监测红细胞水平和产生促红细胞生成素以促进红细胞生成的作用。

2. 红系祖细胞 成熟红细胞是由一小部分具有多种分化功能的红系祖细胞产生的,这部分原始细胞来源于胎儿肝脏。最早的红系祖细胞是红系爆式形成单位(burst forming unit erythroid,BFU-E),这些细胞在适当的刺激下分化为红系集落形成单位(colony forming unit erythroid,CFU-E)并进一步生成原红细胞、网织红细胞,最终成为成熟红细胞。全部过程大约需要 2 周。

3. 促红细胞生成素(erythropoietin,EPO) BFU-E 和 CFU-E 的成熟过程需要适当的生长因子作用,而 EPO 则是最重要的生长因子。90% 的 EPO 由肾产生,大约 10% 的 EPO 由肝脏产生。肾源

性 EPO 主要由肾皮质肾小管周围的间质细胞和近端小管的细胞产生,该过程在氧分压降低时被激活。

4. EPO 和红细胞生成的调控　二者的调控与循环中的氧分压密切相关。在缺氧的情况下,调节蛋白低氧诱导因子 1α 亚单位(hypoxia-inducible factor 1α,HIF-1α)就会暴露。HIF-1α 亚单位与 HIF-1β 亚单位、肝核因子 4 和转录共激活因子 p300 的结合能启动 EPO 的表达。当低氧血症被纠正后,HIF-1α 亚单位被封闭且很快被蛋白酶分解,EPO 的产生停止。也有体外实验证明,在低氧情况下,HIF-1 可引起自分泌运动因子的产生增加,使红细胞生成增多和细胞凋亡减少。

在慢性炎症状态时,红细胞的生成减少。因为在炎症条件下,巨噬细胞产生的肿瘤相关抗原(receptor-binding cancer antigen expressed on SiSo cells 1,RCAS1)能促使红系祖细胞的凋亡。此外,红细胞生成的减少在肾衰竭的患者中较为常见,在肾衰竭的晚期,贫血较为普遍。这源自肾组织中产生 EPO 的细胞数量减少,从而导致 EPO 水平降低,重组人促红细胞生成素是治疗这种贫血的有效药物。

(二)调节 1,25- 二羟维生素 D_3 的生成

肾在调节维生素 D 的活性方面发挥着重要的作用。维生素 D 的主要来源是皮肤合成的前体复合物维生素 D_3 和从食物中摄取的维生素 D_3。维生素 D_3 的生物活性很低,需经两次羟基化作用才能变成活性形式。第一次羟基化发生在肝脏,由 25- 羟化酶催化生成 25- 羟维生素 D_3(calcidiol)。25- 羟基维生素 D_3 分子与维生素结合蛋白结合并转运到肾,滤过的 25- 羟基维生素 D_3 被肾小管上皮细胞重吸收,并在肾小管的上皮细胞内发生第二次羟基化。由于肾小管上皮细胞中同时存在 1α- 羟化酶和 24α- 羟化酶,25- 羟基维生素 D_3 发生羟基化可产生两种产物,即 24,25- 羟基维生素 D_3 和 1,25- 羟基维生素 D_3,后者的生物活性比前者强 100 倍。1,25- 二羟维生素 D_3(1,25-dihydroxycholecalciferol,1,25-$(OH)_2D_3$)的产生受到体内 25- 羟基维生素 D_3 的水平和 1α- 羟化酶水平的调节。而后两者取决于甲状旁腺素和血浆中磷的水平(或 1α- 羟化酶活性的增加)以及血清中 1,25- 二羟维生素 D_3 的水平(或 1α- 羟化酶活性的降低)。

(三)调节动脉血压

肾对动脉血压的调节主要通过两个方面来实现。

1. 肾 - 体液机制　肾通过对水、钠排出量的调节改变循环血量和心输出量,以达到调节血压的目标。

2. 肾素 - 血管紧张素 - 醛固酮系统　在生理状况下,该系统通过缩血管效应直接对动脉血压进行调节。通过影响醛固酮的分泌,使钠与体液量保持平衡,使血压保持相对稳定。

(陈　斌)

第四节　排尿反射与调节

尿由肾不断产生,尿从肾排出后经输尿管的不断蠕动进入膀胱,在膀胱储存达到一定量后,才通过尿道进行排放。尿的贮存是一个无意识的过程,通常进行得很缓慢,而排尿却是随意而快速的。这是个反射过程,需要高级神经中枢及神经、肌肉的协调配合才能完成。

一、输尿管、膀胱与尿道的结构特征

肾形成的尿液从肾盂离开,经输尿管流入膀胱。输尿管是一长约 20~30cm 的肌性管道,全程分为腹部、盆部和壁内部。输尿管的壁内部(长约 1.5cm)在膀胱的后下部斜行穿过膀胱壁,经输尿管口开口于膀胱。该段输尿管平时受膀胱壁平滑肌的压迫而关闭,仅在输尿管蠕动波到达时才开放。输尿

管开口处的膀胱黏膜呈活瓣状,覆盖着输尿管口;另外输尿管又是斜行插入膀胱壁的,当膀胱的内压升高时,就构成了一个生理性的阀门,从而防止尿液倒流入输尿管。膀胱的肌层由平滑肌构成,根据肌纤维的走向可以分为三层,内纵、中环、外纵层,它们交织在一起构成了复杂的网络,排尿时它们一起收缩,可产生很高的压力驱动尿液排出,故又称为逼尿肌(detrusor muscle)。整个膀胱的平滑肌构成了功能合胞体,当某一部位的平滑肌发生动作电位时,平滑肌的兴奋可以迅速传播至全部逼尿肌,从而导致整个膀胱的收缩。三层逼尿肌最后汇聚于膀胱的颈部,形成尿道内括约肌(internal sphincter)。尿道内括约肌不是随意肌,平时呈收缩状态,所以在平时膀胱颈和尿道内没有尿液。尿道穿过尿生殖膈的部分称为膜部,长约 1.5cm,其周围有括约肌环绕,该肌为横纹肌,有控制排尿的作用,又称尿道外括约肌(external sphincter),它受意识的支配。在女性,后尿道是尿道的终点;在男性,尿液由后尿道(前列腺部和膜部)进入前尿道(海绵体部),再通过阴茎,最后由尿道外口排出体外。膀胱、输尿管和尿道结构上都具有显著的皱褶,称之为嵴皱(rugae),所以很容易扩张。当膀胱充满尿时,嵴皱展平,其容量可增加很多,使膀胱内压变化的幅度较小。膀胱容积可由 10ml 增加到 400~500ml,而膀胱内压只有 5cmH$_2$O(1cmH$_2$O=0.098kPa),说明膀胱具有很大的顺应性。

二、输尿管、膀胱和尿道的神经支配

输尿管的平滑肌受交感和副交感神经双重支配。副交感神经释放的乙酰胆碱(acetylcholine,Ach)结合并兴奋毒蕈碱受体,使输尿管平滑肌的收缩加强。交感神经释放的去甲肾上腺素通过 α$_1$ 肾上腺素受体使输尿管的收缩加强,通过 β 肾上腺素受体能减弱输尿管的收缩。输尿管还有感觉神经末梢分布,输尿管结石可引起肾绞痛(renal colic),其典型的表现为疼痛剧烈难忍,阵发性发作于腰部或上腹部,并沿输尿管行经或放射至同侧的腹股沟,还可累及同侧的睾丸或大阴唇。

膀胱逼尿肌和尿道内括约肌均受这两种神经的支配(图 1-3-22)。交感神经的纤维由腰段脊髓发出,经腹下神经到达膀胱,其神经末梢释放去甲肾上腺素,通过 β 肾上腺素受体使膀胱逼尿肌松弛,膀胱的容量增大,使其内压降低;通过 α$_1$ 肾上腺素受体使尿道内括约肌收缩,以阻止尿液排放。副交感神经起自骶髓 2~4 节段,行走在盆神经中。副交感神经的节后纤维释放 Ach,兴奋毒蕈碱受体,使逼尿肌收缩、尿道内括约肌舒张,并促进排尿。腹下神经中含有传导膀胱痛觉的传入纤维,盆神经的感觉纤维分布在膀胱的底部,传入信息经脊髓的上行纤维到达脑。

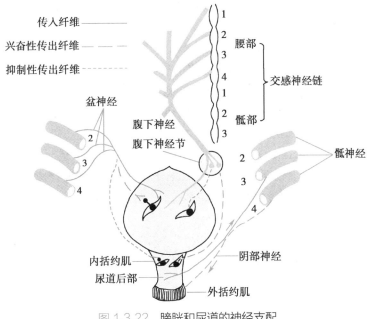

图 1-3-22　膀胱和尿道的神经支配

尿道外括约肌属于横纹肌,由脊髓前角发出的躯体神经纤维支配,走行在阴部神经内,其活动可受意识的控制。排尿时,阴部神经的活动受到抑制,尿道外括约肌松弛,排尿停止后,神经纤维重新兴奋,尿道外括约肌收缩。

三、排尿反射

排尿是膀胱排空的过程。正常情况下,膀胱没有尿液时的内压力约为零。当尿液贮存至30~50ml时,膀胱的内压力仅增高5~10cmH$_2$O。当尿量增加到200~300ml时,膀胱的内压也只有很小的增加,这是由于膀胱具有较大的伸展性。当尿量增加到400~500ml时,膀胱的内压才会超过10cmH$_2$O,此时逼尿肌会出现节律性的收缩,呈上冲的尖峰波(图1-3-23)。当膀胱的内压达到70cmH$_2$O以上时,便会出现明显的痛感以至于不得不排尿。

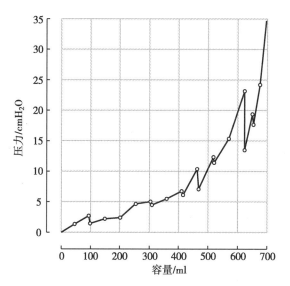

图 1-3-23　人膀胱充盈过程中膀胱容量与膀胱内压力的关系

排尿反射(micturition reflex)是人与生俱来的反应(图1-3-24),其基本过程在脊髓的初级中枢参与下就可完成。但在正常情况下,排尿反射受高级中枢控制,可有意识地抑制或加强其反射过程。这也使正常人体的排尿过程变得比较复杂。当膀胱充盈达到400~500ml时,膀胱壁的牵张感受器因受到刺激而兴奋。冲动沿盆神经传入到达脊髓的排尿反射初级中枢,同时上传到脑干和大脑皮质的排尿反射高级中枢,而后引起充胀的感觉和尿意。当情况允许时,高级中枢易化初级中枢的活动,初级中枢发出冲动沿盆神经的副交感神经纤维到达膀胱,引起逼尿肌收缩、尿道内括约肌松弛,从而使尿液进入后尿道。尿液刺激尿道的感受器后产生传入冲动,经初级中枢处理后,使膀胱进一步加强收缩。大脑皮质抑制阴部神经的活动,使得尿道外括约肌舒张,尿液此时受到强大的膀胱内压(高达150cmH$_2$O)驱动而排出体外。尿液经过尿道时可反射性地加强排尿中枢的活动,这是机体内为数不多的正反馈之一,其目的是使膀胱将尿液排净。在排尿期末,尿道海绵体肌收缩可将尿道中剩余的尿液排出体外。排尿时,腹肌和膈肌也协调收缩,以增加腹内压,协助克服排尿阻力。

正常的排尿活动受到高级中枢的控制,它可以易化或抑制初级中枢的活动,但通常是以抑制为主。若排尿反射弧中任何一个部位受损,或者高位中枢不能控制低位中枢时将会导致排尿异常。

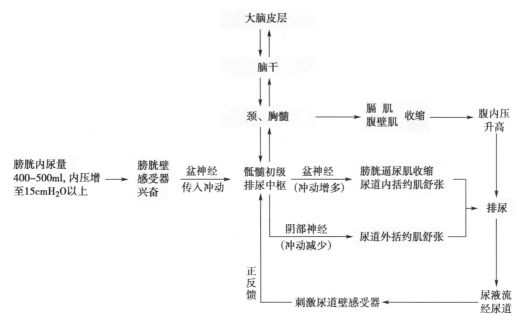

图 1-3-24　排尿反射示意图

 思考题

1. 尿液生成的过程有哪些基本环节?

2. 肾的泌尿功能受哪些方面的调节?

3. 人类排尿反射的意义是什么?

4. 大量出汗(从这些方面来考虑: 血浆晶体渗透压、血容量、血浆胶体渗透压变化)或大量
   失血(肾小球毛细血管压、血液循环量、醛固酮分泌)对尿量有何影响? 其机制如何?

(陈　斌)

第四章
泌尿系统病理学

泌尿系统疾病分为肾和尿路疾病,其病变类型包括炎症、肿瘤、代谢性疾病、尿路梗阻、血管疾病和先天性畸形等。根据病变累及的主要组织,肾疾病可分为肾小球疾病、肾小管疾病、肾间质疾病和血管性疾病。不同组织病变的早期临床表现常有区别;不同组织对损伤因子的易感性也不尽相同,如肾小球病变主要系免疫性损伤,而肾小管和肾间质的病变常由中毒、药物、过敏、感染等引起。同一损伤因素可造成多种组织的损伤。由于肾内不同组织在结构和功能上相互关联、相互依赖,一种组织的病变常可累及其他组织。因此,各种原因引起的慢性肾疾病最终可累及肾的各种组织,进而导致肾功能严重受损,出现慢性肾功能不全。本章主要介绍肾小球疾病、肾小管间质性肾炎及泌尿系统常见肿瘤的病理学知识。

第一节 肾小球疾病

一、概述

肾小球疾病(glomerular diseases)是以肾小球损伤和病变为主的一组疾病,可分为原发性肾小球疾病(primary glomerular diseases)、继发性肾小球疾病(secondary glomerular diseases)和遗传性疾病(hereditary disorders)。

原发性肾小球疾病是原发于肾的独立性疾病,肾作为唯一或主要受累器官,是最常见的肾小球疾病。某些类型的原发性肾小球疾病的病变过程中,炎细胞渗出等炎性改变不明显,故称肾小球病(glomerulopathy)。继发性肾小球疾病的肾病变为系统性疾病的组成部分,可由代谢性疾病、血管性疾病及自身免疫性疾病等全身性疾病引起。遗传性肾小球疾病是基因异常导致的以肾小球改变为主的一组家族性疾病,如 Alport 综合征(Alport syndrome)、薄基底膜肾病和 Fabry 病(法布里病)等。

表 1-4-1 列出了常见的肾小球疾病。本节重点讨论原发性肾小球疾病。

二、病因和发病机制

肾小球疾病的病因和发病机制尚未被完全阐明,但目前已明确大多数原发性和许多继发性肾小球疾病是由免疫损伤机制引起。其中,体液免疫介导的损伤是引起肾小球病变的主要机制,细胞免疫和其他机制介导的损伤也发挥了重要的作用。

表 1-4-1　常见的肾小球疾病

分类	疾病种类
原发性肾小球疾病	急性弥漫性增生性肾小球肾炎
	急进性(新月体性)肾小球肾炎
	膜性肾小球病(膜性肾病)
	微小病变性肾小球病
	局灶性节段性肾小球硬化
	膜增生性肾小球肾炎
	系膜增生性肾小球肾炎
	IgA 肾病(Berger 病)
	慢性肾小球肾炎
继发性肾小球疾病	狼疮肾炎
	糖尿病性肾病
	乙型肝炎病毒相关性肾炎
	过敏性紫癜性肾炎
	原发性小血管炎肾损害
	肾淀粉样变性病
	肺出血 - 肾炎综合征
	细菌性心内膜炎相关性肾炎
	结节性多动脉炎
遗传性疾病	Alport 综合征
	Fabry 病
	薄基底膜肾病

（一）与肾小球疾病有关的抗原

有关的抗原种类繁多,大致可分为内源性和外源性两大类。内源性抗原包括肾小球性抗原(肾小球基膜抗原,足细胞、内皮细胞和系膜细胞的细胞膜抗原等)和非肾小球性抗原(DNA、核抗原、免疫球蛋白和肿瘤抗原等);外源性抗原包括细菌、病毒、寄生虫、真菌和螺旋体等生物源性抗原,以及药物、外源性凝集素和异种血清等。

（二）肾小球疾病的免疫学发病机制

抗原 - 抗体反应是引起肾小球损伤的主要机制,其形成的抗原 - 抗体复合物,即免疫复合物(immune complex,IC),可通过透射电镜和免疫荧光检查得以证实。与抗体有关的损伤机制主要包括:①血液循环中的可溶性 IC 在肾小球内沉积;②抗体与肾小球内固有的或植入的抗原在原位形成 IC;③针对肾小球细胞成分的细胞毒抗体引起的肾小球损伤。各种免疫损伤途径可协同作用引发肾小球病变。

1. **循环免疫复合物性肾炎（nephritis caused by circulating immune complex）**　在血液循环中,抗体与非肾小球性抗原结合,形成可溶性抗原 - 抗体复合物,即循环免疫复合物(circulating immune complex,CIC),随血液流经肾时沉积于肾小球内,常与补体结合,继而引起肾小球损伤(图 1-4-1),属Ⅲ型超敏反应。

沉积于肾小球内的 IC 可被局部浸润的中性粒细胞、巨噬细胞或系膜细胞吞噬清除。因此,若抗原作用为一过性,炎症可很快消退;若抗原持续存在,IC 不断形成和沉积,最终将导致肾小球的慢性炎症。

CIC 引起的肾小球病变常表现为中性粒细胞浸润、内皮细胞和系膜细胞增生以及足细胞病变。透射电镜下,IC 表现为电子致密物,可沉积于肾小球的不同部位(图 1-4-1):①系膜区;②内皮细胞与血管球基膜(GBM)之间形成内皮下沉积物(subendothelial deposits);③ GBM 与足细胞之间形成上皮下沉积物（subepithelial deposits）。免疫荧光检查可显示沉积物中的免疫球蛋白或补体。荧光标记的抗免疫球蛋白或抗补体抗体检测显示在肾小球病变部位有颗粒状沉积物（图1-4-2、图1-4-3）。

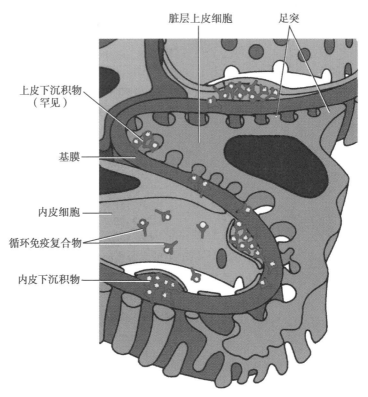

图 1-4-1　循环免疫复合物性肾炎及免疫复合物沉积部位示意图

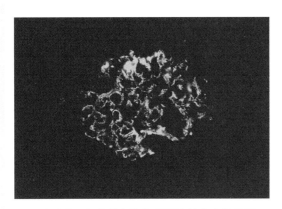

图 1-4-2　免疫荧光染色示颗粒状荧光沉积于
毛细血管壁和系膜区

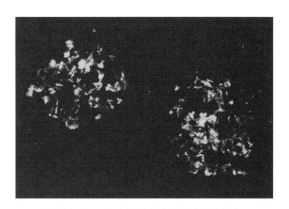

图 1-4-3　免疫荧光染色示颗粒状荧光
沉积于系膜区

　　CIC是否在肾小球内沉积以及沉积的部位和数量受多种因素的影响，其中两个最重要的影响因素是IC分子大小和其所携带的电荷。大分子CIC易被血液中单核巨噬细胞系统清除，小分子CIC易通过GBM，两者均不易在肾小球内沉积，只有中等大小的CIC易沉积于肾小球内。肾小球滤过膜尤其是GBM携带负电荷，使含阳离子的IC易穿过GBM，沉积于GBM与足细胞之间；含阴离子的IC不易穿过GBM，则较易沉积于内皮细胞与GBM之间；电荷中性的IC易沉积于系膜区。其他影响因素包括肾小球血流动力学、系膜细胞的功能和滤过膜的电荷状况等。

　　2. **原位免疫复合物性肾炎**（nephritis caused by in situ immune complex）　抗体直接与肾小球固有的抗原成分或经血液循环植入肾小球内的抗原发生反应，在肾小球内形成原位IC，引起肾小球损伤。

(1)抗肾小球基膜抗体引起的肾炎(anti-GBM antibody-induced nephritis):是抗体与 GBM 本身的抗原成分反应引起的肾炎(图 1-4-4)。此类肾炎的经典动物模型称为 Masuqi 肾炎或肾毒血清性肾炎,即用大鼠肾皮质匀浆免疫兔,将获取的兔抗大鼠肾组织抗体注入健康大鼠,该抗体与大鼠 GBM 成分结合,进而引起肾小球肾炎(glomerulonephritis,GN)。抗体沿着 GBM 沉积,免疫荧光检查显示特征性的、连续的线状荧光(图 1-4-5)。与上述肾炎动物模型中注入的外源性抗体不同,人类抗 GBM 肾炎由抗 GBM 自身抗体引起,是一种自身免疫性疾病,有关的抗原是基膜Ⅳ型胶原 α_3 链羧基端的非胶原区,即 α_3(Ⅳ)NC1 结构域。人类 Ⅰ 型新月体性肾小球肾炎属于抗 GBM 肾炎,表现为肾小球的严重损伤和急进性肾炎综合征。部分患者因抗 GBM 抗体与肺泡基膜发生交叉反应引起肺出血,此类病变称为肺出血 - 肾炎综合征或 Goodpasture 综合征(Goodpasture syndrome)。

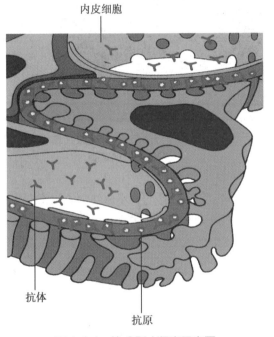

图 1-4-4　抗 GBM 肾炎示意图

内皮细胞

抗体

抗原

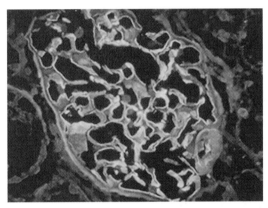

图 1-4-5　免疫荧光染色示连续的线状荧光沉积于毛细血管壁

(2)Heymann 肾炎(Heymann nephritis):是研究人类原发性膜性肾小球病的经典动物模型。该模型用大鼠肾近曲小管上皮刷状缘抗原免疫大鼠,使大鼠产生抗体,引起的大鼠肾病变与人类膜性肾小球病的肾病变相似。大鼠的 Heymann 抗原是存在于肾近曲小管刷状缘的一种分子量为 330kD 的糖蛋白,又称 megalin,属低密度脂蛋白受体同源物,与 44kD 受体相关蛋白(receptor-associated protein,RAP)构成抗原复合物。抗近曲小管刷状缘抗体与位于足细胞基膜侧小凹膜外表面的抗原复合物具有交叉反应,能与其结合形成原位 IC,激活补体,形成典型的上皮下沉积物(图 1-4-6)。人类膜性肾小球病属自身免疫性疾病,与其相关的抗原尚未被确定。免疫荧光检查显示沿肾小球毛细血管壁弥漫不连续的颗粒状免疫球蛋白和 / 或补体沉积(图 1-4-7)。电镜检查显示 GBM 与足细胞之间有许多小块状电子致密物沉积。

(3)抗体与植入抗原的反应(antibodies against planted antigens):非肾小球性抗原随血液流经肾小球时,通过与肾小球固有成分的反应定位于肾小球,这些抗原则被称为植入性抗原。之后,体内产生的抗体与植入性抗原在肾小球原位形成 IC,继而引起肾小球损伤。免疫荧光检查显示肾小球内多部位有散在的颗粒状荧光。

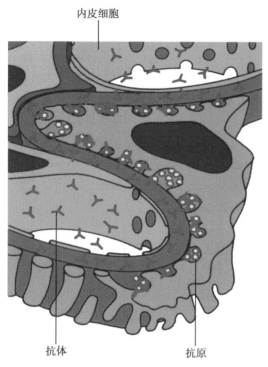

内皮细胞

抗体   抗原

图 1-4-6   Heymann 肾炎示意图

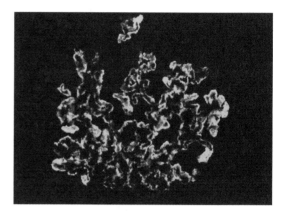

图 1-4-7   免疫荧光染色示不连续的颗粒状荧光
沉积于毛细血管壁

3. **抗肾小球细胞抗体**（antibodies against glomerular cells）   可直接与肾小球细胞的抗原成分反应,通过抗体依赖的细胞毒反应引发肾小球损伤,病变肾小球内无 IC 沉积,属 Ⅱ 型超敏反应。抗系膜细胞抗原的抗体可引起系膜溶解,诱发系膜细胞增生;抗内皮细胞抗原的抗体可引起内皮细胞损伤和血栓形成;抗足细胞成分的抗体引起的损伤可导致蛋白尿。

4. **细胞免疫性肾小球肾炎**（cell-mediated immunity GN）   研究表明,致敏 T 淋巴细胞可引起肾小球损伤。在人体和肾炎动物模型的病变肾组织中,均可见活化的巨噬细胞、T 淋巴细胞和细胞因子。目前认为,在未见 IC 沉积的肾小球肾炎(如微小病变性肾小球病)或 IC 沉积与肾组织损伤程度无明显相关性的某些肾小球肾炎中,细胞免疫反应可能是肾组织损伤的主要原因。而且,即便是 IC 沉积的肾小球肾炎,细胞免疫性损伤在其发病中的作用也不能完全排除。

5. **补体替代途径的激活**（activation of alternative complement pathway）   IgA 肾病和部分膜增生性肾小球肾炎的发病与补体替代途径的激活有关。由补体替代途径激活引起的肾炎肾组织内可见补体 C3 的沉积,但不会出现经典补体途径激活过程出现的早期补体成分 C1q 和 C4。

6. **肾小球损伤的介质**（mediators of glomerular injury）   肾小球内出现的 IC 或致敏 T 淋巴细胞需有各种相关介质的参与才能引起肾小球损伤。这些介质包括细胞和大分子可溶性生物活性物质。

(1)细胞成分:包括各种炎细胞、血小板和肾小球内的固有细胞。

1)中性粒细胞和单核细胞:C5a 等趋化因子的激活和 Fc 受体介导的黏附,可引起中性粒细胞和单核细胞浸润。浸润的中性粒细胞释放的蛋白酶可降解 GBM,氧自由基可引起细胞损伤,花生四烯酸代谢产物可使肾小球滤过率降低。

2)巨噬细胞、T 淋巴细胞和 NK 细胞（natural killer cell,自然杀伤细胞）:这些细胞活化后可产生大量生物活性物质,导致肾小球损伤。

3)血小板:肾小球内聚集、活化的血小板可释放前列腺素和生长因子,加重肾炎的发生。

4)系膜细胞、内皮细胞和上皮细胞等肾小球固有细胞:免疫损伤产生的多种细胞因子、系膜基质和 GBM 降解产物可激活肾小球固有细胞,并释放各种炎性介质如氧自由基、趋化因子、IL-1(interleukin-1,

白细胞介素 -1)、花生四烯酸代谢产物、生长因子、NO 和内皮素等,进而引起或加重肾小球损伤。

(2)可溶性生物活性物质:几乎所有的炎症介质均可引起肾小球损伤。参与肾小球损伤的可溶性介质主要有以下几种。

1)补体成分:补体 - 白细胞介导的反应是引起肾小球肾炎的一个重要途径。C5a 等趋化因子可促进中性粒细胞和单核细胞浸润,引起肾小球损伤。某些肾小球肾炎病变中很少有炎细胞浸润,病变主要通过补体依赖性损伤机制引起。由补体 C5~C9 构成的膜攻击复合物不仅可促使上皮细胞脱落并刺激系膜细胞和上皮细胞分泌损伤性化学介质,还可上调上皮细胞表面的转化因子受体的表达,促使细胞外基质合成过度和肾小球 GBM 增厚。

2)花生四烯酸衍生物、NO、血管紧张素和内皮素:与肾炎时血流动力学的改变有关。

3)细胞因子:尤其是 IL-1 和肿瘤坏死因子(tumor necrosis factor,TNF),可促进白细胞黏附和其他细胞因子产生。

4)趋化因子和生长因子:如血小板源性生长因子(platelet-derived growth factor,PDGF)可引起系膜细胞增生;单核细胞趋化蛋白 -1(monocyte chemoattractant protein 1,MCP-1)能趋化单核细胞和淋巴细胞;转化生长因子 -β(transform growth factor-β,TGF-β)和成纤维细胞生长因子(fibroblast growth factor,FGF)可引起细胞外基质沉积和肾小球硬化;血管内皮生长因子(vascular endothelial growth factor,VEGF)参与调节毛细血管的通透性和维持内皮细胞的完整性。

5)凝血系统成分:纤维蛋白相关产物能引起白细胞浸润和肾小球细胞增生。肾小囊内渗出的纤维素可刺激球囊壁层上皮细胞增生,形成新月体结构。纤溶酶原激活物抑制因子 -1(plasminogen activator inhibitor-1,PAI-1)可抑制纤维蛋白的降解,促进血栓形成和纤维化。

(三)肾小球损伤的非免疫学机制

1. **上皮细胞损伤** 毒素(如嘌呤霉素)、某些细胞因子或未知的循环因子(如局灶节段硬化性肾小球硬化患者血液循环中的因子)可引起足细胞损伤,表现为足突消失、空泡化、皱缩和脱落,引起蛋白尿。目前认为,足细胞脱落引起的蛋白尿与构成足细胞滤过隙膜的主要成分 nephrin 及其相关骨架蛋白的改变有关。

2. **残存肾单位的损伤** 当有效肾单位显著减少(肾小球滤过率低于正常 30%~50%)时,残存肾单位将出现进行性损伤,表现为广泛肾小球硬化,最终导致肾衰竭。这种肾小球损伤主要由残存的每个肾单位的血浆流量增高(高灌注)、毛细血管跨膜压增高(高跨膜压)和肾小球滤过率增高(高滤过),即所谓的"三高"引起。

总之,在肾小球疾病发病过程中,肾小球损伤可由抗原 - 抗体反应、细胞免疫、补体替代途径和抗体依赖的细胞毒作用等多种机制引起。大多数肾小球疾病由抗原 - 抗体反应引起。肾小球内出现的 IC、抗体或致敏 T 淋巴细胞是免疫介导的肾小球损伤的直接证据,肾小球局部出现的渗出、变质和增生性病变则主要是上述细胞成分和可溶性生物活性物质共同作用的结果。

三、基本病理变化

经皮肤肾穿刺进行的肾组织病理学检查,即肾穿刺活检(renal biopsy),已成为临床诊断肾小球疾病的常规手段。同时,肾穿刺活检对观察肾组织的形态及病变程度以便指导临床治疗和评估预后也具有不可替代的作用。

肾穿刺活检组织需要进行普通光镜、免疫荧光和透射电镜三项检查。

普通光镜:石蜡包埋肾组织切片,行苏木精 - 伊红(hematoxylin eosin,HE)染色以及过碘酸希夫(periodic acid Schiff,PAS)、过碘酸六胺银(periodic acid-silver methenamine,PASM)、Masson 三色染色(Masson's trichrome stain)等特殊组织化学染色。与普通 HE 染色不同,这些特殊染色有助于观察肾小球内各种细胞成分、GBM、肾小管基膜和肾间质的变化。如 PAS 染色将细胞胞质、GBM 和系膜基质染成紫红色,可清楚地显示肾小球内各种细胞、GBM 和系膜基质的形态变化;PASM 染色将 GBM、系膜基质和Ⅳ型胶原染成黑色,可更好地显示基膜的结构;Masson 三色染色将 GBM、胶原纤维染成蓝色或绿色,细胞核和 IC 染成红色,可显示各部位存在的 IC(或嗜复红蛋白)和增生的结缔组织。此外,还可用 Fibrin染色显示血栓和纤维素样坏死;刚果红和 / 或氧化刚果红染色显示肾组织内淀粉样物质沉积状况。

免疫荧光:冰冻肾组织切片,用免疫荧光检查方法观察肾组织内免疫球蛋白(IgA、IgM 和 IgG)和补体成分(C3、C1q 和 C4)的沉积状况。此外,也可通过免疫组织化学方法检测肾组织内某些特殊成分的沉积,如免疫球蛋白 κ 链和 λ 链或乙型肝炎病毒抗原等。

透射电镜:观察肾组织超微结构变化及 IC 和其他特殊物质的沉积状况和部位。

与炎症的渗出、变质和增生三大基本病变相似,肾小球疾病的基本病理变化包括以下几个方面。

(一) 细胞增多(hypercellularity)

肾小球内细胞数量增多,是系膜细胞和内皮细胞增生及中性粒细胞、单核细胞和淋巴细胞浸润所致。内皮细胞和系膜细胞的增生称为肾小球毛细血管内增生,增生严重时可致毛细血管管腔狭窄,甚至闭塞。球囊壁层上皮细胞增生称为肾小球毛细血管外增生,增生明显并呈多层排列时常呈新月形,称为新月体。

(二) 基膜增厚和系膜基质增多

光镜下表现为肾小球毛细血管壁的增厚和系膜区的增宽,在 PAS 和 PASM 染色切片上,可见GBM 增厚、钉突或双轨形成。透射电镜可见 GBM 增厚或系膜区的增宽,可伴不同部位(内皮下、上皮下、基膜内或系膜区)电子致密物或特殊成分(淀粉样蛋白等)沉积。

(三) 炎性渗出和变质

渗出主要表现为肾小球内中性粒细胞、淋巴细胞或单核巨噬细胞浸润。变质病变包括肾小球内固有细胞变性坏死、基膜断裂、毛细血管壁纤维素样坏死和系膜基质溶解等。红细胞也可被动漏出,主要是滤过膜严重损伤所致。

(四) 玻璃样变(hyalinization)和硬化(sclerosis)

肾小球玻璃样变是指光镜下 HE 染色显示肾小球内出现玻璃样均质红染(嗜酸性)物质,而肾小球硬化是指肾小球系膜区和 / 或毛细血管外基质胶原的显著增多。肾小球玻璃样变可使肾小球毛细血管腔狭窄和闭塞,肾小球内固有细胞减少甚至消失,形成以系膜区和 / 或毛细血管外基质胶原显著增加为特征的肾小球硬化。如硬化累及肾小球的部分毛细血管袢称为节段性硬化(segmental sclerosis),累及肾小球的大部分或全部毛细血管袢则称为球性硬化(global sclerosis)。电镜下,病变区出现血浆蛋白沉积、基膜增厚、系膜基质明显增多和胶原纤维等。肾小球玻璃样变和硬化是各种肾小球病变发展的最终结果。

(五) 肾小管和间质的改变

由于肾小球结构、血流状态和滤过性的改变,常引起肾小管上皮细胞水肿、脂变,管腔内可见由蛋白质、细胞或细胞碎片浓集形成的管型(cast)。肾间质可发生充血、水肿和炎细胞浸润。间质细、小动脉血管壁可发生纤维素样坏死和增生性或沉积性增厚或玻璃样变。当肾小球玻璃样变或硬化时,肾小管相应地萎缩甚至消失,肾间质伴发纤维化。

根据病变累及肾小球的数量和比例,肾小球疾病可分为弥漫性和局灶性两大类。弥漫性(diffuse)指病变累及全部或多数(≥ 50%)肾小球;局灶性(focal)指病变仅累及部分(<50%)肾小球。根据病变累及肾小球毛细血管袢的范围,肾小球疾病又分为球性和节段性两大类。球性(global)指病变累及肾小球的全部或大部分(≥ 50%)毛细血管袢;而节段性(segmental)指病变仅累及肾小球的部分毛细血管袢(<50% 毛细血管袢)。

四、临床表现

肾小球疾病可引起不同的临床表现,包括尿量的改变(如少尿、无尿、多尿或夜尿增多)、尿成分的改变(蛋白尿、血尿和管型尿)、水肿、高血压、贫血和肾衰竭等。24h 尿量少于 400ml 为少尿,少于100ml 为无尿。24h 尿量超过 2 500ml 为多尿。夜尿增多是指夜尿量超过白天尿量或者夜尿持续超过750ml。24h 尿中蛋白含量超过 150mg 为蛋白尿(proteinuria),达到或超过 3.5g/24h 为大量蛋白尿。

　　肾小球病变使肾小球滤过率下降和大量肾单位功能受损,可使体内代谢废物严重蓄积及水、电解质和酸碱平衡紊乱等,引起血尿素氮(blood urea nitrogen,BUN)和血浆肌酐(creatinine,Cr)水平升高,形成氮质血症(azotemia)。除氮质血症的表现外,当机体出现毒性物质蓄积引起的一系列中毒症状和体征时,如尿毒症性胃肠炎、周围神经病变和纤维素性心外膜炎等,称为尿毒症(uremia)。

　　肾小球疾病临床上常表现为结构和功能相联系的症状组合,即综合征(syndrome)。不同的综合征在一定程度上可反映肾小球疾病的病理类型。

(一)急性肾炎综合征(acute nephritic syndrome)

　　急性肾炎综合征起病急,患者出现血尿、轻至中度蛋白尿,常有水肿和高血压,严重者可出现氮质血症。常见于急性弥漫性增生性肾小球肾炎。

(二)急进性肾炎综合征(rapidly progressive nephritic syndrome)

　　急进性肾炎综合征起病急、进展快,患者出现血尿、轻至中度蛋白尿和水肿后迅速发展为少尿或无尿,出现氮质血症和急性肾衰竭。常见于急进性肾小球肾炎。

(三)肾病综合征(nephrotic syndrome)

　　肾病综合征临床主要表现为:①大量蛋白尿(尿中蛋白含量 ≥ 3.5g/24h);②低白蛋白血症(hypoalbuminemia),即血浆白蛋白含量 <30g/L;③高度水肿;④高脂血症(hyperlipidemia)和脂尿(lipiduria)。多种原发性肾小球疾病和系统性疾病可引起肾病综合征。

　　肾病综合征主要由肾小球毛细血管壁的损伤引起,使血浆蛋白的滤过增加,形成大量蛋白尿。如果滤过膜的损伤较轻,尿中的蛋白主要为低分子量的白蛋白和转铁蛋白,表现为选择性蛋白尿;如果滤过膜的损伤严重,尿中同时也出现大分子量的蛋白,表现为非选择性蛋白尿。长期大量蛋白尿将导致血浆蛋白含量降低,形成低白蛋白血症。而低白蛋白血症会引起血液胶体渗透压降低,最终导致水肿。组织间液增多、血容量下降、肾小球滤过减少及醛固酮和抗利尿激素分泌增加,使体内钠、水潴留及水肿加重。高脂血症的发生机制尚不明确,一般认为低白蛋白血症可刺激肝细胞合成脂蛋白增多,还可能与血液循环中脂质颗粒运送和外周脂蛋白的分解障碍有关。脂尿表明脂蛋白滤过增加。

(四)无症状性血尿或蛋白尿(asymptomatic hematuria or proteinuria)

　　无症状性血尿或蛋白尿表现为持续或反复发作的镜下或肉眼血尿,或轻度蛋白尿,或两者同时出现。常见的病理类型为 IgA 肾病。

(五)慢性肾炎综合征(chronic nephritic syndrome)

　　慢性肾炎综合征为慢性病程,主要表现为多尿、夜尿、尿比重降低、高血压、贫血、氮质血症乃至尿毒症。见于各型肾炎的终末阶段。

五、原发性肾小球疾病的病理类型

(一)急性弥漫性增生性肾小球肾炎

　　1. **概述**　急性弥漫性增生性肾小球肾炎(acute diffuse proliferative glomerulonephritis),简称急性肾炎,其病变特点是弥漫性肾小球系膜细胞和内皮细胞增生,肾小球体积增大,伴中性粒细胞和巨噬细胞浸润,又称为毛细血管内增生性肾小球肾炎(endocapillary proliferative glomerulonephritis)。病变由 IC 引起。临床表现为急性肾炎综合征。多见于儿童,预后好。

　　2. **病因和发病机制**　感染是引发本型肾炎的主要原因。A 族乙型溶血性链球菌中的致肾炎菌株(12、13、49、4 和 1 型)是最常见的病原体,其他病原体有肺炎球菌和葡萄球菌等细菌以及腮腺炎、麻疹、水痘、肝炎等病毒。因此，本型肾炎又称为感染后性肾小球肾炎（postinfectious GN）。根据病原体的类型，又分为链球菌感染后性肾炎和非链球菌感染后性肾炎。大多数患者于发病前1~4周有咽部或皮肤链球菌感染病史，血清抗链球菌溶血素"O"和抗链球菌其他抗原的抗体滴度增高；患者常伴低补体血症，且补体 C3 的沉积早于 IgG，提示最初的肾小球损伤与补体激活有关；患者肾小球内有颗粒状免疫球蛋白 IgG 和补体 C3 沉积，提示损伤由 IC 介导。与免疫反应有关的抗原主要为链球菌蛋白（如链球菌外毒素 B 和链球菌甘油醛 -3- 磷酸脱氢酶）。究竟是 CIC 沉积，还是链球菌抗原植入肾小球后形成的原位 IC 介导的肾小球损伤，目前尚不清楚。

3. 病理变化　双肾弥漫性、对称性轻至中度肿大，被膜光滑、紧张、易剥离。肾充血呈暗红色，故称"大红肾"。有的肾表面有散在的粟粒大小的出血点，如蚤咬状，也称"蚤咬肾"（图 1-4-8）。切面见肾皮质增厚，与髓质分界清楚。

光镜下，病变呈弥漫性、球性，累及双肾的大多数肾小球。肾小球体积增大，系膜细胞和内皮细胞增生，内皮细胞肿胀，中性粒细胞和巨噬细胞浸润（图 1-4-9）。肾小球毛细血管腔狭窄或闭塞，使肾小球呈缺血状。若损伤严重，毛细血管壁可有纤维素样坏死或血管腔内微血栓形成。部分病例可见球囊壁层上皮细胞增生。肾小管上皮细胞水肿，管腔内可见蛋白、红细胞或其他类型的管型。肾间质充血、水肿，可伴有少量炎细胞浸润。

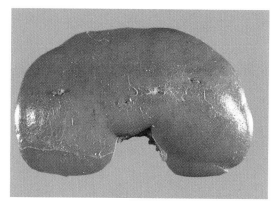

图 1-4-8　急性弥漫性增生性肾小球肾炎
肾体积增大，表面光滑，颜色暗红。

免疫荧光检查显示肾小球内高荧光强度颗粒状 IgG 和 C3 沉积。早期荧光呈粗颗粒状沉积于毛细血管壁，后期或恢复期呈团块状沉积于系膜区。

透射电镜检查显示，除内皮细胞、系膜细胞增生外，可见脏层上皮细胞与 GBM 之间呈小丘状或驼峰状的电子致密物沉积（图 1-4-10）。有时也可见沉积于内皮下、系膜区和 GBM 内。

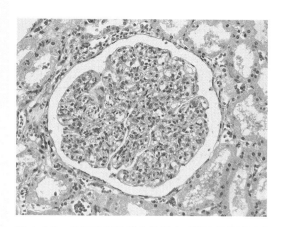

图 1-4-9　急性弥漫性增生性肾小球肾炎（HE 染色）
肾小球内细胞数量增多，毛细血管腔狭窄，
较多中性粒细胞浸润。

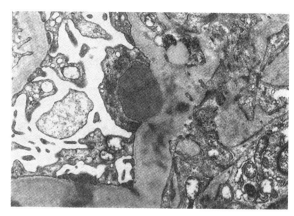

图 1-4-10　急性弥漫性增生性肾小球肾炎（透射电镜）
GBM 表面驼峰状电子致密物沉积。

4. 临床 - 病理联系　多见于儿童，临床主要表现为急性肾炎综合征。患者多于咽部等处感染后10d 左右出现血尿、蛋白尿或管型尿，这是由渗出的中性粒细胞和激活的补体等释放的各种炎症介质损伤 GBM 使其通透性增大所致。由于细胞增生、毛细血管腔狭窄或缺血使肾小球滤过减少，而肾小管病变轻微、重吸收功能基本正常，导致球、管功能失衡，使尿量减少，患者出现少尿。尿量减少，钠、水潴留和全身毛细血管的通透性增加，均可引起水肿。高血压与钠、水潴留引起的血容量增加有关,患者血浆肾素水平一般不增高。成人患者的症状不典型,可表现为高血压和水肿,常伴血尿素氮升高。

大多数患儿预后良好;不到1%的患儿会转变为急进性肾小球肾炎;少数患儿会发展为慢性肾小球肾炎。成人患者预后较差。

(二)急进性肾小球肾炎

1. **概述** 急进性肾小球肾炎(rapidly progressive glomerulonephritis,RPGN)主要表现为急进性肾炎综合征,患者起病急、进展快,由血尿、蛋白尿等症状迅速发展为少尿和无尿。若不及时治疗,患者常在数周或数月内死于急性肾衰竭。其特征性病理变化为大量新月体(crescent)形成,也称新月体性肾小球肾炎(crescentic glomerulonephritis,CrGN)或毛细血管外增生性肾小球肾炎(extracapillary proliferative glomerulonephritis)。本型肾炎可发生于各个年龄阶段,发病率较低,预后差。但及时诊断和治疗可有效改善患者的预后,应引起临床高度重视。

2. **病因和发病机制** RPGN可由多种原因引起。部分病例病因不明,为原发性疾病;其他病例有肾外表现或明确的始发病因(如过敏性紫癜、系统性红斑狼疮等),为继发性疾病。本型肾炎的发病机制复杂,大部分由免疫机制引起。根据免疫学和病理学检查结果,RPGN分为三个类型。

(1)Ⅰ型:为抗GBM抗体引起的肾炎。免疫荧光检查显示特征性的线状荧光,主要为IgG沉积,部分病例伴有C3沉积。部分患者表现为Goodpasture综合征。患者血清中可检出抗自身GBM抗体,血浆置换疗法(plasmapheresis)可清除循环血液中的抗体。

(2)Ⅱ型:为免疫复合物性肾炎,我国较多见。可由链球菌感染后肾炎、系统性红斑狼疮、IgA肾病和过敏性紫癜等形成的IC引起。免疫荧光检查可见肾小球不同部位有颗粒状IgG、IgM、IgA和C3沉积。电镜检查显示肾小球不同部位有电子致密物沉积。血浆置换疗法通常无效,应针对IC成因进行治疗。

(3)Ⅲ型:为免疫反应缺乏性肾炎。免疫荧光和透射电镜检查肾小球内均无免疫球蛋白和补体或电子致密物沉积。大部分患者血清中常可检测到抗中性粒细胞胞质抗体(antineutrophil cytoplasmic antibody,ANCA),故这部分Ⅲ型RPGN属于ANCA相关性肾小球肾炎。该抗体与Wegener肉芽肿或显微型多动脉炎等系统性血管炎的发生有关。

三种类型的RPGN均可导致严重的肾小球损伤,包括GBM缺损、球囊腔内纤维素渗出等。研究表明,渗出的纤维素是刺激新月体形成的主要因素。

3. **病理变化** 双肾增大,颜色苍白。肾表面常见点、片状出血灶。切面肾皮质增厚。

光镜下,多数(>50%)肾小球球囊内有新月体形成(图1-4-11)。新月体主要由增生的肾小囊壁层上皮细胞和渗出的单核巨噬细胞构成,可有渗出的纤维素、浸润的中性粒细胞和淋巴细胞等成分。这些成分附着于球囊壁层,切面上呈新月形或环状,因多数形似新月而得名。早期新月体以细胞成分为主,称为细胞性新月体,之后新月体内细胞减少而胶原纤维增多,逐渐演变为纤维-细胞性及纤维性新月体。新月体使肾小球球囊腔变窄或闭塞,并压迫毛细血管丛,使肾小球毛细血管袢呈节段性纤维素样坏死、基膜断裂,最终导致整个肾小球硬化。部分病例(Ⅱ型)肾小球内细胞明显增生,球丛内可见炎性细胞浸润。肾小管上皮细胞重度变性。肾间质水肿和较多炎细胞浸润。后期肾小管萎缩,间质纤维化。间质小动脉管壁偶见纤维素样坏死,尤易见于Ⅲ型RPGN。

免疫荧光检查结果与RPGN的类型有关。Ⅰ型表现为IgG和C3沿毛细血管壁的特征性线状沉积。Ⅱ型表现为IgG、IgM、IgA和C3的不同组合或全部呈颗粒状沉积于肾小球不同部位。Ⅲ型免疫荧光检查为阴性。

透射电镜检查可见各型肾小球内均有新月体和不同程度GBM缺损或断裂,Ⅱ型病例还可见肾小球内不同部位电子致密物沉积。

4. **临床-病理联系** 临床主要表现为急进性肾炎综合征。由于GBM损伤严重,发病时患者常出现血尿、蛋白尿和管型尿。因大量新月体快速形成,所以球囊腔狭窄或闭塞、球囊腔内压升高和毛细细血管受压缺血,患者迅速进展为少尿、无尿、氮质血症和急性肾衰竭。肾小球缺血,肾素分泌增多和钠、水潴留,使患者出现水肿和高血压。Goodpasture 综合征患者可反复咯血,严重者甚至死亡。检测血清抗 GBM 抗体和 ANCA 等有助于部分类型 RPGN 的诊断。

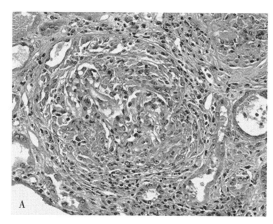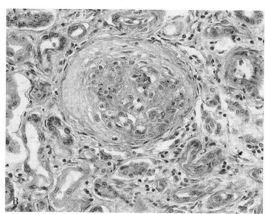

图 1-4-11　新月体性肾小球肾炎(HE 染色)
A. 细胞性新月体;B. 纤维性新月体。

RPGN 的预后较差。患者的预后与形成新月体的肾小球的比例有关。具有新月体的肾小球比例低于 80% 的患者预后略好于比例更高者。

（三）膜性肾小球病

1. **概述**　膜性肾小球病(membranous glomerulopathy)是引起成人肾病综合征最常见的病理类型,以中老年男性多见。因早期光镜下肾小球内炎性渗出不明显,又称膜性肾病(membranous nephropathy,MN)。病变特征是肾小球毛细血管壁弥漫性增厚,GBM 与上皮细胞间出现含免疫球蛋白的电子致密物沉积。

2. **病因和发病机制**　膜性肾小球病是慢性 IC 沉积引起的疾病。约 85% 病例病因不明,为原发性膜性肾小球病。

目前认为,人类膜性肾小球病的病变与大鼠 Heymann 肾炎的病变相似,二者的易感性均与 MHC (major histocompatibility complex,主要组织相容性复合体)位点有关,相关位点与抗肾组织自身抗体的产生有关。推测,原发性膜性肾小球病可能是由抗肾组织自身抗体引起的自身免疫性疾病,但其确切抗原尚不明确。自身抗体与肾小球上皮细胞抗原反应,在 GBM 与上皮细胞之间形成 IC。新近研究发现,大多数原发性膜性肾小球病患者体内可检测到抗足细胞抗原磷脂酶 A_2 受体抗体,但其致病性尚未明确。

病变部位常无中性粒细胞或单核细胞浸润及血小板沉积,但常有补体存在,故病变可能与补体的直接作用有关。研究证实,补体 C5b~C9 组成的膜攻击复合体可激活肾小球上皮细胞和系膜细胞,使其释放蛋白酶和氧化剂,引起毛细血管壁损伤和蛋白漏出。

3. **病理变化**　双肾肿胀,颜色苍白。光镜下见早期肾小球充血、体积增大,毛细血管扩张、管壁僵硬。随病变进展,毛细血管壁呈弥漫性显著增厚(图 1-4-12)。电镜下见 GBM 与上皮细胞之间有大量电子致密物沉积,足细胞肿胀及足突消失。沉积物之间基膜样物质增多,形成钉状突起,PASM 染色显示钉突为 GBM 向外伸出的突起,与 GBM 垂直,形如梳齿(图 1-4-13)。之后,钉突向沉积物表面延伸并将其覆盖,GBM 明显增厚,其中的沉积物逐渐被溶解吸收,使 GBM 形成光镜下的双轨状或链条状和电镜下的虫蚀状改变。免疫荧光检查显示 IgG 和 C3 沿毛细血管壁呈细颗粒状沉积。严重病例可出现肾小球硬化、肾小管萎缩、间质纤维化、炎细胞浸润和小动脉管壁增厚等病变。

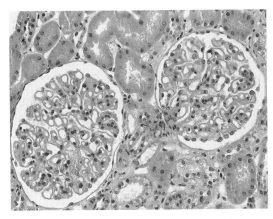

图 1-4-12 膜性肾小球病（HE 染色）
肾小球毛细血管壁呈弥漫性显著增厚。

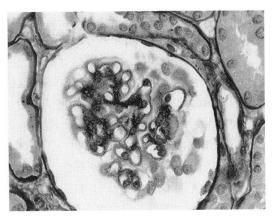

图 1-4-13 膜性肾小球病（PASM 染色）
GBM 增厚、钉突形成。

4. 临床 - 病理联系 临床主要表现为肾病综合征。由于 GBM 结构损伤严重，滤过膜通透性明显增高，常表现为重度非选择性蛋白尿。少数患者表现为非肾病综合征性蛋白尿或伴有血尿和高血压。常起病隐匿，慢性病程，对肾上腺皮质激素治疗不敏感。因此，多数患者蛋白尿等症状持续存在，约有40% 患者发展为慢性肾衰竭。

（四）微小病变性肾小球病

1. 概述 微小病变性肾小球病（minimal change glomerulopathy），又称微小病变性肾小球肾炎（minimal change GN）或微小病变性肾病（minimal change nephrosis），是引起儿童肾病综合征最常见的原因。光镜下肾小球无明显病变或病变轻微，可见肾小管上皮细胞内有脂质沉积，故又称脂性肾病（lipoid nephrosis）。病变特点是弥漫性肾小球脏层上皮细胞足突变扁平或融合消失。

2. 病因和发病机制 许多证据支持此型肾炎与免疫功能异常有关。研究发现，患者体内释放的多种细胞因子可减少肾小球滤过膜表面的阴离子数量及损伤足细胞和足突裂隙膜蛋白，导致滤过膜电荷屏障功能被破坏，形成大量小分子蛋白尿。此外，编码 nephrin 等肾小球蛋白基因的突变与轻微病变性肾小球肾炎的肾小球病变有关。

3. 病理变化 双肾肿胀，颜色苍白。切面肾皮质因肾小管上皮细胞内脂质沉积而出现黄白色条纹。

光镜下，肾小球无明显病变或病变轻微，呈节段性系膜细胞轻度增生和基质增多。肾近曲小管上皮细胞内见大量脂滴和蛋白小滴或水变性。免疫荧光检查见肾小球内无免疫球蛋白或补体沉积。电镜观察见足细胞肿胀，足突弥漫性变扁平、融合消失或呈微绒毛化改变，又称足突病（图 1-4-14）。

4. 临床 - 病理联系 以 1~7 岁的儿童最为常见。临床主要表现为肾病综合征，通常不出现高血压或血尿。本病主要为滤过膜电荷屏障功能损伤，患者常表现为选择性蛋白尿。类固醇皮质激素治疗对 90% 以上的患儿疗效显著，少数患儿病情反复，呈现激素依赖性。

（五）局灶性节段性肾小球硬化

1. 概述 局灶性节段性肾小球硬化（focal segmental glomerulosclerosis，FSGS）是引起成人和儿童肾病综合征的常见原因。病理特征为部分肾小球的部分小叶或节段发生硬化。

2. 病因和发病机制 尚不清楚。目前认为足

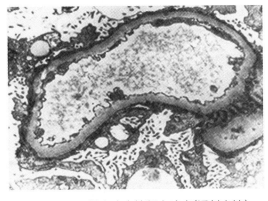

图 1-4-14 微小病变性肾小球病（透射电镜）
肾小球足细胞足突消失。

细胞损伤是本病发生的始动环节。足细胞损伤和剥脱使 GBM 裸露,可促进局部毛细血管丛与球囊粘连,且足细胞表型改变、增生并分泌多种生长因子和纤维化因子,促进系膜细胞增生和细胞外基质增多,引起肾小球硬化。此外,淋巴细胞产生的导致滤过膜通透性增高的循环因子也参与本病的发生,其不仅可引起足细胞损伤,亦可损伤内皮细胞,引起肾小球滤过膜通透性增加,使血浆蛋白和脂质在细胞基质内沉积,进而激活系膜细胞引起肾小球硬化。编码足细胞滤过隙膜 nephrin 和 podocin 相关蛋白的基因突变参与本病的病变形成,提示原发性 FSGS 的发病与遗传因素有关。

3. 病理变化 早期肾病变不明显,与微小病变性肾小球病相似。晚期肾体积缩小、质地变韧,表面呈颗粒状,切面皮质、髓质分界不清。

光镜下,病变呈局灶性分布,病变的肾小球呈节段性及球性硬化。早期仅累及皮质、髓质交界处的肾小球,以后可累及皮质全层。病变肾小球的部分毛细血管袢内系膜基质增多、毛细血管塌陷和管腔闭塞,导致肾小球节段性硬化或玻璃样变,并与球囊壁粘连,伴足细胞和内皮细胞增生、肿大或泡沫样变。肾小球系膜可出现不同程度增生,肾小管上皮细胞泡沫样变。随病变进展,受累肾小球增多。晚期,肾小球球性硬化,肾小管灶状萎缩,间质灶状或弥漫性淋巴细胞、单核细胞浸润伴结缔组织增生,细、小动脉壁增厚或玻璃样变。

免疫荧光检查见肾小球硬化区高强度团块状 IgM 和 C3 沉积。

电镜检查显示硬化区肾小球 GBM 塌陷、皱缩,系膜基质增多或血浆蛋白沉积。足细胞足突广泛融合消失和微绒毛化,足细胞空泡样变或剥脱。

4. 临床 - 病理联系 临床主要表现为大量非选择性蛋白尿和肾病综合征,常伴高血压、血尿和肾小球滤过率降低,对激素治疗不敏感,预后差。多数发展为慢性硬化性肾小球肾炎。

(六) 膜增生性肾小球肾炎

1. 概述 膜增生性肾小球肾炎(membranoproliferative glomerulonephritis,MPGN)的病变特点是 GBM 增厚和系膜增生,也称为系膜毛细血管性肾小球肾炎(mesangial capillary glomerulonephritis)。

2. 病因和发病机制 MPGN 分为原发性和继发性(如病毒性肝炎、系统性红斑狼疮和慢性细菌感染等)两种类型。根据超微结构和免疫荧光的特征,原发性 MPGN 分为两个类型(图 1-4-15)。

Ⅰ型 MPGN 最常见,是由 IC 介导的肾小球损伤。

Ⅱ型 MPGN 又称致密物沉积病(dense deposit disease),较少见,是由补体替代途径异常激活所致,50%~60% 的患者常伴血清补体 C3 水平显著降低,但 C1 和 C4 等补体早期激活成分水平正常或轻度降低。70% 以上患者血清中可检出 C3 肾炎因子(C3 nephritic factor)。该因子为 C3 转化酶自身抗体,可稳定 C3 转化酶,使 C3 持续被分解,导致补体替代途径异常激活。部分患者出现编码补体调节蛋白 H 因子的基因突变,使血清 H 因子缺乏或功能缺陷导致补体过量激活。H 因子功能缺陷也可由自身抗体或与 H 因子相互作用的 C3 蛋白异常所致。由于 C3 过度消耗,患者出现低补体血症。

3. 病理变化 早期双肾肿大。晚期双肾缩小,甚至发展为颗粒性固缩肾。

光镜下两个类型的病变相似。肾小球体积增大,血管丛呈分叶状。系膜细胞和内皮细胞增生,伴系膜基质增多和中性粒细胞浸润。毛细血管壁弥漫增厚,管腔狭小或闭塞。可有新月体形成。PAS 和 PASM 染色见增厚的 GBM 呈双轨状或多轨状(主要由增生的系膜细胞和内皮细胞或白细胞突起插入所致)(图 1-4-16)。严重病例可见肾小球硬化、肾小管萎缩、间质纤维化、炎细胞浸润和小动脉管壁增厚等病变。

免疫荧光检查显示,Ⅰ型 MPGN 肾小球系膜区团块状和沿毛细血管壁颗粒状 IgG 和 C3 沉积,常伴 C1q 和 C4;致密物沉积病仅见肾小球系膜区团块状和沿毛细血管壁颗粒状 C3 沉积,通常无 IgG、C1q 和 C4。

电镜观察电子致密物沉积的部位有助于对本病的分型。可见系膜细胞增生和系膜基质增多并向内皮下间隙长入,系膜区可见电子致密物,若仅伴有内皮细胞下电子致密物沉积者为Ⅰ型,若 GBM 致密层内有带状高电子致密物沉积者为Ⅱ型。

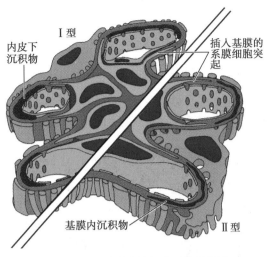

图 1-4-15　膜增生性肾小球肾炎示意

内皮下沉积物

Ⅰ型

插入基膜的系膜细胞突起

基膜内沉积物

Ⅱ型

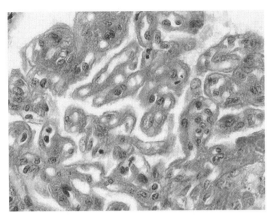

图 1-4-16　膜增生性肾小球肾炎(PAS 染色)
GBM 增厚,双轨形成。

4. **临 - 床病理联系**　多见于青壮年,临床主要表现为肾病综合征,常伴镜下血尿,部分患者出现持续性的低补体血症。慢性病程,激素和免疫抑制剂的疗效常不明显,预后较差,尤以致密物沉积病为甚。

(七) 系膜增生性肾小球肾炎

1. **概述**　系膜增生性肾小球肾炎(mesangial proliferative glomerulonephritis,MsPGN)是我国和亚太地区一种很常见的肾小球疾病,可发生于各年龄阶段。病变特点是弥漫性系膜细胞增生和系膜基质增多。临床表现多样,可表现为血尿、蛋白尿和肾病综合征。

2. **病因和发病机制**　尚未明确,可能通过 CIC 沉积或原位 IC 形成等多种途径致病。系膜细胞是肾小球内反应能力最强的固有细胞。多种理化和生物免疫因子均可刺激系膜细胞活化、增生,并分泌多种生物活性物质,促使肾小球病变形成和进展。

3. **病理变化**　光镜下,肾小球体积增大,弥漫性系膜细胞增生和系膜基质增多,系膜区不同程度增宽。严重者晚期出现肾小球硬化等改变。免疫荧光检查见肾小球系膜区有颗粒状或团块状、强弱不等的免疫球蛋白或补体沉积。在我国,IgG 和 C3 的沉积最常见。有的病例表现为高强度 IgM 伴或不伴 C3 沉积(称为 IgM 肾病),或高强度 C1q 沉积(称为 C1q 肾病),或仅出现 C3 沉积,或均为阴性。电镜检查见肾小球系膜细胞增生和系膜基质增多,部分病例系膜区有电子致密物沉积。

4. **临床 - 病理联系**　临床表现多样,可表现为无症状性血尿和 / 或蛋白尿,也可表现为肾病综合征。病变程度不同的患者,预后不同。

(八) IgA 肾病(Berger 病)

1. **概述**　IgA 肾病(IgA nephropathy,IgAN)是以免疫荧光检查显示系膜区高强度 IgA 沉积为主的肾小球疾病,常伴 C3 沉积。临床表现复杂,几乎所有肾小球疾病的临床类型均可出现,但以反复发作的镜下或肉眼血尿为主。IgA 肾病也是全球肾活检中最常见的原发性 GN 类型。

本病最初于 1968 年由 Berger 和 Hinglais 报道,又称 Berger 病。IgA 肾病有明显的地域分布特征,不同地区的发病率差别较大。亚洲高发,占肾活检诊断的肾小球肾炎病例的 30%~40%;欧洲次之,占 20%;北美发病最低,仅占 10%。

2. **病因和发病机制**　IgA 肾病可为原发的独立性疾病,也可继发于慢性肝病、系统性红斑狼疮、慢性肠炎和过敏性紫癜等疾病。研究表明,IgA 肾病主要是 IgA(IgA1 亚型)或含 IgA 的 IC 沉积于肾小球系膜区,并由其激活补体替代途径引起肾小球损伤。IgA 肾病患者常见血清 IgA 水平增高,有些患者血液中还出现含 IgA 的 IC。

另外,IgA 肾病的发生也与某些 HLA(human leucocyte antigen,人类白细胞抗原)表型相关,提示遗传因素在 IgA 肾病发病中具有重要作用。

3. **病理变化**　光镜下,肾小球的病变多种多样,但以系膜增生性病变最常见,表现为弥漫性系膜细胞增生和系膜基质增多。Masson 染色见在肾小球系膜区出现大块状、凸向肾小球囊腔的嗜复红蛋白沉积。肾小管和间质出现与肾小球病变相吻合的形态改变。

免疫荧光检查对诊断 IgA 肾病是必需的。主要特征为肾小球系膜区或伴毛细血管壁的高强度、粗大颗粒状或团块状 IgA 沉积(图 1-4-17),常合并 C3 和备解素(P 因子),而缺乏补体早期成分 C1q 和 C4。也可合并出现少量 IgG 和 IgM 沉积。

电镜检查常见肾小球系膜细胞增生、系膜基质增多和系膜区团块状电子致密物沉积。

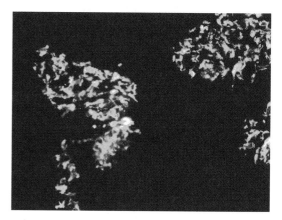

图 1-4-17　IgA 肾病(免疫荧光)
肾小球系膜区团块状 IgA 沉积。

4. **临床 - 病理联系**　IgA 肾病可见于各年龄阶段,以儿童和青年最多见。由于病变多样,本病的临床表现也颇为多样。多数表现为上呼吸道或消化道、尿路感染后出现的反复发作性肉眼或镜下血尿,部分伴蛋白尿,少数表现为急性肾炎综合征。本病预后差异较大,与患者的年龄、性别、蛋白尿的程度和肾损伤的程度等因素有关。

(九)慢性肾小球肾炎

1. **概述**　慢性肾小球肾炎(chronic glomerulonephritis)简称慢性肾炎,常以蛋白尿、血尿、高血压、水肿为基本临床表现,病变迁延、缓慢进展,如进入终末阶段,又称终期肾(end-stage kidney)。病变特点为大量肾小球玻璃样变和硬化、肾小管萎缩、间质纤维化和慢性炎细胞浸润,也称为慢性硬化性肾小球肾炎(chronic sclerosing glomerulonephritis)。慢性肾小球肾炎多发生于青壮年,随着病变迁延,患者可出现不同程度肾功能减退,最终发展为慢性肾功能不全,是引起临床慢性肾功能不全的主要原因。

2. **病因和发病机制**　慢性肾小球肾炎由不同类型肾小球肾炎发展而来。因此,其病因与硬化前的肾小球肾炎相同,发病也主要由相应免疫损伤机制引起。此外,由于肾小球肾炎迁延不愈,最终也可通过非免疫损伤机制参与肾小球硬化的发展。

3. **病理变化**　进入终期肾阶段,肉眼观察可见双侧肾呈颗粒性固缩肾改变,表现为双肾对称性缩小,表面呈弥漫性细颗粒状,质地变硬(图 1-4-18)。切面皮质变薄,皮质、髓质分界不清,肾盂周围脂肪组织增多。慢性肾小球肾炎的大体病变称为继发性颗粒性固缩肾。

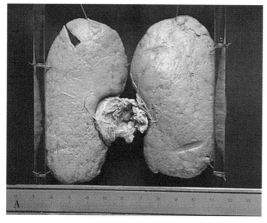 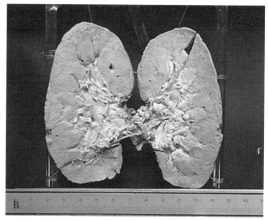

图 1-4-18　慢性肾小球肾炎(固定后大体标本)
A. 肾表面呈弥漫细颗粒状;B. 切面示皮质变薄,皮髓分界不清,肾盂周围脂肪组织增多。

　　光学显微镜下,早期或未硬化肾小球具有相应类型肾小球肾炎的病理变化。随病变进展,大部分肾小球玻璃样变、硬化(图 1-4-19),其所属肾小管萎缩甚至消失,肾间质重度弥漫性淋巴细胞和单核细胞浸润伴结缔组织明显增生。间质纤维化收缩使硬化肾小球相互靠拢。部分病变较轻的肾小球出现代偿性肥大,表现为肾小球体积增大和相应的肾小管扩张,肾小管腔内可见各种管型。肾间质小动脉壁增厚、细动脉玻璃样变,管腔狭窄。因硬化、纤维化而收缩的肾单位与代偿变大的肾单位相互交错,使肾肉眼呈颗粒状。

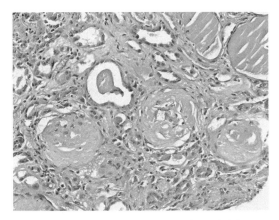

图 1-4-19　慢性肾小球肾炎(HE 染色)

　　由于大部分肾小球硬化,免疫荧光检查常呈阴性。有时病变较轻的肾小球内可见免疫球蛋白和补体沉积。

　　电子显微镜检查时,硬化肾小球内可见系膜基质大量增多和增生的胶原纤维,病变较轻的肾小球内偶见电子致密物沉积。

　　4. 临床 - 病理联系　　部分患者起病隐匿,部分有明确的肾炎病史。临床主要表现为慢性肾炎综合征。早期可出现蛋白尿、水肿和高血压等症状。晚期由于大量肾单位的结构破坏、功能丧失,而代偿的肾单位很少,使肾小球滤过压升高、滤过速度加快和滤液在肾小管的流速加快,影响了肾对尿液的重吸收和浓缩功能,出现夜尿增多和低比重尿。肾小球硬化和肾缺血,促使肾素分泌增加和其他血管活性物质的释放,使入球动脉玻璃样变和管壁增生、增厚,管腔狭小和阻力增加,最终导致血压持续性升高,出现肾性高血压。大量肾单位的破坏使代谢产物不能及时排出,出现食欲减退、呕吐、乏力等,也会引起水、电解质和酸碱平衡紊乱,导致氮质血症甚至尿毒症。同时,促红细胞生成素(EPO)减少和代谢产物潴留对骨髓造血功能的抑制,导致患者出现贫血,也称肾性贫血(renal anemia)。

　　慢性肾小球肾炎病程进展速度差异较大,但预后均较差。慢性肾功能不全患者如不能及时进行透析或肾移植治疗,最终多因尿毒症或由高血压引起的心力衰竭或脑出血而死亡。

　　肾小球疾病的病理诊断和鉴别诊断必须结合病史、临床表现、实验室检查和病理学检查进行全面分析。表 1-4-2 总结了常见原发性肾小球疾病的特点。

表 1-4-2　原发性肾小球疾病特点

类型	主要临床表现	发病机制	病理特点		
			光学显微镜	免疫荧光	电子显微镜
急性弥漫性增生性 GN	急性肾炎综合征	免疫复合物,循环或植入的抗原	弥漫性系膜细胞和内皮细胞增生	GBM 和系膜区颗粒状 IgG 和 C3 沉积	上皮下驼峰状沉积物
急进性 GN	急进性肾炎综合征	抗 GBM 型;免疫复合物型;免疫反应缺乏型	新月体形成	线性 IgG 和 C3 颗粒状沉积阴性	抗 GBM 型:无沉积物;免疫复合物型:有沉积物;免疫反应缺乏型:无沉积物
膜性肾小球病	肾病综合征	原位免疫复合物形成,抗原常不明确	弥漫性 GBM 增厚,钉突形成	GBM 颗粒状 IgG 和 C3 沉积	上皮下沉积物,GBM 增厚

续表

类型	主要临床表现	发病机制	病理特点		
			光学显微镜	免疫荧光	电子显微镜
微小病变性肾小球病	肾病综合征	发病机制不清,肾小球阴离子丧失、足细胞损伤	肾小球基本正常,肾小管脂质沉积	阴性	足细胞足突消失,无沉积物
局灶性节段性肾小球硬化	肾病综合征或蛋白尿	发病机制不清,足细胞损伤	局灶节段性肾小球硬化和玻璃样变	局灶性,IgM 和 C3 沉积	足细胞足突消失、足细胞剥脱
膜增生性 GN	肾病综合征或血尿、蛋白尿	Ⅰ型:免疫复合物;Ⅱ型:自身抗体、补体替代途径激活	系膜细胞增生、插入,GBM 增厚、双轨状	Ⅰ型:IgG+C3;C1q+C4;Ⅱ型:C3,无IgG、C1q 或 C4	Ⅰ型:内皮下沉积物;Ⅱ型:GBM 致密沉积物
系膜增生性 GN	蛋白尿、血尿或肾病综合征	免疫复合物	系膜细胞增生、系膜基质增多	系膜区 IgG、IgM 和 C3 沉积	系膜区沉积物
IgA 肾病	反复发作的血尿或蛋白尿	免疫复合物	系膜增宽	系膜区 IgA 和 C3 沉积,可有 IgG 和 IgM	系膜区沉积物
慢性肾小球肾炎	慢性肾炎综合征,慢性肾衰竭	具有原疾病类型特点	肾小球硬化、玻璃样变	因原疾病类型而异	因原疾病类型而异

（任淑婷）

第二节　肾小管间质性肾炎

　　肾小管间质性肾炎(tubulointerstitial nephritis)是一组累及肾小管和肾间质的炎性疾病。由细菌感染引起的肾小管间质性肾炎因常累及肾盂,称为肾盂肾炎(pyelonephritis)。由药物、代谢紊乱(如低钾血症)、物理损伤(如辐射)、病毒感染和免疫损伤等引起的肾小管间质性肾炎,称为间质性肾炎(interstitial nephritis)。根据临床和病理特征,肾小管间质性肾炎分为急性和慢性两种类型。急性主要表现为间质水肿、中性粒细胞浸润和不同程度的肾小管坏死。慢性表现为肾小管萎缩、间质炎细胞(淋巴细胞、浆细胞为主)浸润以及纤维组织增生等病变。

　　本节主要介绍肾盂肾炎和药物性间质性肾炎。

一、肾盂肾炎

(一) 概述

　　尿路感染(urinary tract infection)是泌尿系统最常见的疾病之一。临床上,根据病变累及的部位分为上尿路感染和下尿路感染。上尿路感染主要指肾盂肾炎,下尿路感染指膀胱炎和尿道炎。

　　肾盂肾炎是肾盂、肾间质和肾小管的炎性疾病,是肾最常见的疾病之一,分为急性和慢性两种类型。急性肾盂肾炎多由下尿路细菌感染引起。慢性肾盂肾炎的发生较为复杂,除细菌感染发挥重要作用外,膀胱输尿管反流(vesicoureteral reflux)和尿路阻塞等因素也参与其发生。肾盂肾炎最常发生于女性,男女发病率比例约为 1 : 9。

(二)病因和发病机制

尿路感染主要由革兰氏阴性菌引起,以大肠埃希菌最为多见,也可由变形杆菌、克雷伯菌、肠杆菌和假单胞菌等感染引起,亦可由葡萄球菌、粪链球菌等其他细菌和真菌引起。在免疫功能低下时,多瘤病毒、巨细胞病毒和腺病毒等也可引起尿路感染。细菌可通过上行性感染(ascending infection)和血源性或下行性感染(hematogenous or descending infection)等途径入肾,引发肾盂肾炎。

1. 血源性感染　较少见。常见于败血症或感染性心内膜炎,细菌随血流入肾,引起局部组织炎症。病原菌以金黄色葡萄球菌最为多见,常累及双侧肾。

2. 上行性感染　是引起肾盂肾炎的主要途径,细菌常由下尿路(尿道和膀胱)沿输尿管上行至肾盂、肾盏和肾间质。病原菌以大肠埃希菌为主,可累及单侧或双侧肾。下尿路感染或导尿、膀胱镜检和逆行肾盂造影等医源性操作或膀胱输尿管反流易引起上行性感染,最终导致肾盂肾炎。

3. 直接感染　少见。泌尿系统周围器官、组织发生感染时,病原菌偶然可直接侵入到泌尿系统导致感染发生。

4. 淋巴道感染　盆腔和下腹部的器官感染时,病原菌可从淋巴道感染泌尿系统,但罕见。

细菌通过自身的黏附分子与尿路上皮细胞受体结合,在尿道末端或女性阴道口黏膜附着并进行性生长。女性尿道短、尿道括约肌弱及女性激素水平的变化有利于细菌在尿道黏膜的黏附等因素,使女性下尿路感染和肾盂肾炎的发生概率远高于男性。导尿管插入、膀胱镜检和逆行肾盂造影等医源性操作可导致尿道黏膜损伤、尿道感染,并使细菌从尿道进入膀胱,引起膀胱炎(cystitis)。留置导尿管也使尿路感染的概率显著升高。当前列腺肥大、肿瘤或结石等原因导致尿液排出受阻时,膀胱内尿液的容留时间延长,进入膀胱尿液的细菌可繁殖,并侵袭膀胱壁,引起膀胱炎,继而引起肾盂肾炎。

膀胱输尿管反流是引起肾盂肾炎的重要易感因素。膀胱输尿管瓣关闭不全或由脊髓损伤或糖尿病性神经病变引起的膀胱功能障碍,排尿时膀胱的输尿管管口不能完全关闭,可引起膀胱输尿管反流,使排尿后残留尿量增加,有利于细菌繁殖,最终使含菌的尿液通过反流进入肾盂和肾盏。引起肾盂肾炎的另一个易感因素是肾内反流(intrarenal reflux),指肾盂内的尿液经肾乳头孔逆行进入肾实质的现象。由于肾上极或下极的肾乳头为扁平凹面状,而肾中部的肾乳头开口为凸面状,故肾内反流易发生于肾上极或下极。

综上所述,肾盂肾炎是细菌在多种易感因素作用下侵入肾盂、肾盏导致感染的结果。这些易感因素包括尿道黏膜损伤、尿路梗阻、膀胱输尿管反流或肾内反流。慢性消耗性疾病、长期使用激素和免疫抑制剂等使机体抵抗力低下,也利于肾盂肾炎的发生。

(三)急性肾盂肾炎

急性肾盂肾炎(acute pyelonephritis)是肾盂、肾间质和肾小管的急性化脓性炎。

1. 病理变化　上行性感染引起的病变可为单侧性或双侧性。血源性感染引起的病变则多为双侧性。肉眼见受累肾体积增大,表面充血呈暗红色,有散在、稍隆起的黄白色脓肿病灶,呈弥漫分布或局限于肾的某一区域。切面肾髓质内可见黄色条纹,并向皮质内延伸。肾盂黏膜充血、水肿,表面有脓性渗出物覆盖。

组织学特征为肾间质的灶状化脓性炎或脓肿形成。上行性感染引起的病变首先累及肾盂,表现为肾盂黏膜充血、水肿伴大量中性粒细胞浸润,之后病变逐渐向肾髓质和皮质内延伸。早期,中性粒细胞主要浸润于肾间质,随后波及肾小管,引起肾小管坏死和脓肿形成(图1-4-20)。肾间质充血、水肿,部分肾小管腔内可见中性粒细胞管型。血源性感染引起的病变常先累及肾皮质,形成以肾小球为中心的栓塞性小脓肿,之后病变逐渐向周围扩散,最后扩展至肾髓质和肾盂。

急性期过后,肾组织内中性粒细胞浸润减少,淋巴细胞、浆细胞和单核细胞增多,病变局部组织内胶原纤维增生,瘢痕形成。

2. 临床 - 病理联系　起病急,患者出现发热、寒战和外周血白细胞增多等炎症的全身症状,常伴腰部酸痛和肾区叩击痛及尿频、尿急、尿痛等尿道和膀胱的刺激症状。尿液检查显示有脓尿(或白细胞尿)、蛋白尿、管型尿和菌尿,其中白细胞(或脓细胞)管型对急性肾盂肾炎的临床诊断具有重要价值。

3. 结局和并发症　大多数患者经合理的抗菌治疗后症状于数天内消失,预后良好。某些患者由于易感因素持续存在,急性肾盂肾炎可反复发作。急性肾盂肾炎可出现以下并发症,导致败血症或急性肾衰竭。

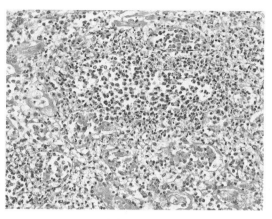

图 1-4-20　急性肾盂肾炎(HE 染色)
肾小管坏死和脓肿形成。

(1)肾乳头坏死(renal papillary necrosis):表现为单个或多个肾锥体乳头侧 2/3 区域内境界清楚的灰白或灰黄色梗死灶形成,由肾乳头缺血和化脓引起。光学显微镜下见病变肾乳头凝固性坏死,在正常组织与坏死组织交界处可见中性粒细胞浸润。常见于糖尿病或尿路阻塞患者,临床表现为急性肾衰竭。

(2)肾盂积脓(pyonephrosis):尿路严重阻塞导致脓性渗出物潴留于肾盂和肾盏内。

(3)肾周脓肿(perinephric abscess):病变严重时,肾内化脓性病变可穿破肾包膜,在肾周组织形成脓肿。

(四) 慢性肾盂肾炎

1. 概述　慢性肾盂肾炎(chronic pyelonephritis)是肾盂、肾间质和肾小管的慢性炎症。病变特点是肾间质慢性炎症、纤维化和瘢痕形成,常伴肾盂和肾盏的纤维化和变形。慢性肾盂肾炎是引起慢性肾衰竭的常见原因之一。

根据发病机制分为反流性肾病(reflux nephropathy)和慢性阻塞性肾盂肾炎(chronic obstructive pyelonephritis)两种类型。反流性肾病为常见类型,又称慢性反流性肾盂肾炎(chronic reflux-associated pyelonephritis),多见于先天性膀胱输尿管反流或肾内反流的患者,儿童期发病,感染反复发生,可累及单侧或双侧肾。慢性阻塞性肾盂肾炎是尿路阻塞引起尿液潴留,使感染反复发生,可累及单侧或双侧肾。

2. 病理变化　单侧或双侧肾体积缩小,出现不规则瘢痕。双侧病变时,两肾病变程度常不对称。病变肾被膜局部增厚、粘连。切面肾实质变薄,皮质、髓质分界不清,肾乳头萎缩,肾盏和肾盂变形、黏膜增厚(图 1-4-21)。肾瘢痕分布不均,多见于肾的上、下极。

组织学表现为肾盂、肾盏黏膜和肾间质灶状淋巴细胞、浆细胞浸润和纤维化。部分区域肾小管萎缩和消失,部分区域肾小管扩张。扩张的肾小管管腔内可见均质红染的胶样管型,形似甲状腺滤泡(图 1-4-22)。有时可见厚壁脓肿形成。早期肾小球很少受累,可发生肾小球球囊周围纤维化。后期部分肾小球玻璃样变和硬化,其他肾小球则可呈代偿性改变。肾内细、小动脉壁因继发性高血压发生玻璃样变和硬化。慢性肾盂肾炎急性发作时,间质出现大量中性粒细胞浸润,伴脓肿形成。

3. 临床 - 病理联系　起病缓慢,也可表现为急性肾盂肾炎反复发作。由于肾小管损害严重,尿浓缩和重吸收功能明显下降或丧失,患者常表现为多尿、夜尿增多及低钠、低钾和代谢性酸中毒。肾组织不断破坏和肾小球硬化,使肾素水平增高和肾功能进行性减退,最终导致高血压、氮质血症和尿毒症。肾盂造影、B 超或 CT 检查显示双肾不对称性缩小,伴不规则瘢痕形成和肾盂肾盏变形。

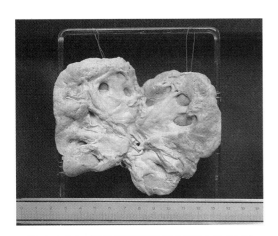

图 1-4-21 慢性肾盂肾炎(固定后大体标本)
肾实质变薄,皮质、髓质分界不清,肾乳头萎缩,
肾盏和肾盂变形、黏膜增厚。

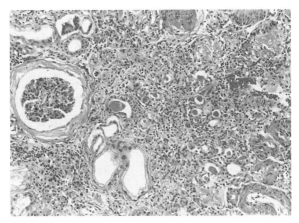

图 1-4-22 慢性肾盂肾炎(HE 染色)
部分肾小球球囊壁增厚、纤维化;部分肾小管萎缩;部分小管
扩张,腔内有胶样管型;间质纤维组织增生,伴炎细胞浸润。

4. 结局 如能及时消除诱因,慢性肾盂肾炎可被控制。病变严重者最终可因尿毒症或高血压引起的心力衰竭危及生命。

二、药物性间质性肾炎

抗生素和镇痛药的广泛应用已使药物成为引起肾损伤的主要原因之一。由药物引起的以肾小管和间质损伤为主的炎性疾病,称为药物性间质性肾炎(drug-induced interstitial nephritis),可表现为急性或慢性炎症病变。

(一)急性药物性间质性肾炎

1. 概述 急性药物性间质性肾炎(acute drug-induced interstitial nephritis)可由抗生素、利尿药、镇痛药、非甾体抗炎药、中草药等引起,且其种类和数量仍在不断增加。主要表现为用药 2~40d 后出现全身过敏反应(发热、皮疹和血嗜酸性粒细胞数增高等),故急性药物性间质性肾炎又称为急性过敏性间质性肾炎(acute hypersensitive interstitial nephritis)。

2. 病因和发病机制 主要由抗生素、噻嗪类利尿药、非甾体抗炎药(non-steroidal anti-inflammatory drugs,NSAIDs)和其他药物(如苯茚二酮、西咪替丁)等引起。本病主要由免疫机制引起。药物可作为半抗原与肾小管上皮细胞或细胞外成分结合,产生抗原性,引起 IgE 形成和 / 或细胞免疫反应,导致肾小管和基膜受到免疫损伤和炎症反应攻击。

3. 病理变化 双肾肿大、充血。光镜下见肾间质弥漫性充血、水肿,弥漫或多灶状淋巴细胞和巨噬细胞浸润,伴多量嗜酸性粒细胞和中性粒细胞,可有少量浆细胞和嗜碱性粒细胞。甲氧西林、噻嗪类利尿药和利福平可引起肾间质的炎性肉芽肿病变。肾间质浸润的淋巴细胞以 T 淋巴细胞为主。肾小管上皮细胞出现不同程度的变性和坏死。肾小球通常不受累,但由 NSAIDs 引起的部分急性药物性间质性肾炎可引起类似于微小病变性肾小球病的足细胞病变。

4. 临床 - 病理联系 典型的临床表现为发热、皮疹及血嗜酸性粒细胞数和 IgE 水平的增高。部分患者出现血尿,伴或不伴轻度蛋白尿和脓尿。50% 的患者(特别是老年患者)出现血清肌酐水平增高和少尿等急性肾功能损伤的表现。及时停药后绝大多数患者病情可缓解,但常需数月时间肾功能才能完全恢复。

(二)镇痛药性肾炎

1. 概述 镇痛药性肾炎(analgesic nephritis)是长期大量混合服用镇痛药物引起的以肾小管和间质损伤为主的慢性炎性疾病,属慢性药物性间质性肾炎(chronic drug-induced interstitial nephritis),是引起慢性肾衰竭的重要原因之一。

2. 病因和发病机制　大多数镇痛药性肾炎常由至少两种镇痛药物混合大量服用引起。最常见引起镇痛药性肾炎的药物是阿司匹林和非那西汀。研究表明,阿司匹林和非那西汀联用可引起肾乳头坏死,导致尿液排出受阻,进而引起皮质小管间质性肾炎。非那西汀的代谢产物对乙酰氨基酚可消耗细胞内的谷胱甘肽,产生氧化代谢产物引起细胞损伤。阿司匹林可通过抑制前列腺素的血管扩张作用而导致肾乳头缺血。目前认为,肾乳头损伤是药物的直接毒性和缺血共同作用的结果。

3. 病理变化　双侧肾体积正常或缩小。切面肾皮质厚薄不一,坏死乳头表面的皮质下陷,坏死乳头呈灰黄色、钙化和脱失。光镜下见肾乳头凝固性坏死、剥脱、钙化等改变。皮质肾小管弥漫性萎缩,肾间质弥漫分布淋巴细胞和单核细胞浸润,并伴多灶状或弥漫性结缔组织增生。肾小球缺血性萎缩及小球周围组织纤维化。

4. 临床表现　患者常有长期服用镇痛药病史。早期多无症状,起病隐匿。随病变进展,患者出现多尿、夜尿增多、高血压和贫血,最终发展为慢性肾衰竭。肾乳头坏死组织脱落引起急性梗阻时患者出现肾绞痛和肉眼血尿,严重时出现急性肾衰竭。停用镇痛药可使病情趋于稳定,部分患者的肾功能可恢复正常。

（三）马兜铃酸肾病

1. 概述　马兜铃酸肾病(aristolochic acid nephropathy)是服用马兜铃类植物所致的肾疾病。研究提示,这类植物中含有的马兜铃酸是一种较强的肾小管毒性物质,可导致肾小管上皮细胞变性、坏死并抑制细胞的再生和修复,可能是引起马兜铃酸肾病的主要毒性物质。患者常因服用含马兜铃类植物的中草药而致病,故又称中草药肾病(chinese herbs nephropathy)。马兜铃类植物广泛分布于热带和亚热带地区,在我国有40余种。常用于中草药的马兜铃类植物有马兜铃、青木香、天仙藤、广防己、汉中防己和关木通等。

马兜铃酸肾病分为急性和慢性两种类型。急性马兜铃酸肾病少见,临床常表现为急性肾衰竭。绝大多数表现为慢性马兜铃酸肾病,起病隐匿,服药数年后出现慢性肾功能不全表现。

2. 病理变化　急性马兜铃酸肾病的病理特征为急性肾小管坏死。肉眼可见肾体积增大、苍白,切面可见肾皮质增厚。光镜下见肾小管上皮变性坏死,上皮细胞崩解、脱落,基膜裸露和数量不等的细胞碎屑填充于肾小管腔内,肾间质水肿。

慢性马兜铃酸肾病的病理特征为慢性小管间质性肾病。肉眼可见肾体积缩小,质地硬韧,切面苍白,皮质、髓质分界不清。光镜下见肾小管萎缩和消失,肾小管上皮刷状缘脱落、管腔扩张或细胞完全脱落和基膜裸露。肾间质呈多灶状或弥漫性纤维化,炎细胞浸润不明显。小动脉管壁增厚、管腔狭窄。肾小球呈缺血性皱缩或缺血性硬化。

（任淑婷）

第三节　肾脏常见肿瘤

一、肾细胞癌

（一）概述

肾细胞癌(renal cell carcinoma,RCC)简称肾癌,起源于肾小管上皮细胞,是成人肾最常见的恶性肿瘤。多发于40岁以后,男性发病多于女性。

（二）病因和发病机制

肾细胞癌的发生与吸烟、肥胖、高血压、晚期肾病以及接触石棉、石油产品、重金属等因素有关。分为散发性和遗传性两类。散发性肾癌占绝大多数，发病年龄大，多发生于单侧肾。遗传性或家族性肾癌约占肾细胞癌的 3%~5%，属常染色体显性遗传，发病年龄小，肿瘤常为双侧并呈多灶性。遗传性肾癌的细胞和分子遗传学改变为探索肾细胞癌发生的分子机制提供了重要线索。

（三）分类、病理学和遗传学

基于对肾细胞癌的遗传学和组织病理学的综合研究，对其分类进行了修订，新分类的主要类型如下。

1. **肾透明细胞癌**（renal clear cell carcinoma，RCCC）　约占肾细胞癌的 70%~80%。

光镜下，癌细胞体积较大，圆形或多边形，胞质丰富、透明或颗粒状；间质少，间质内血管丰富（图 1-4-23）。95% 的病例为散发性。遗传性病例见于冯·希佩尔·林道综合征（Von-Hippel-Lindau syndrome，VHL syndrome）和家族性肾透明细胞癌患者。散发性和遗传性病例均有染色体 3p 的缺失。缺失区域含 *VHL* 基因（3p25.3），具有抑癌基因的特性。

2. **乳头状肾细胞癌**（papillary renal cell carcinoma，PRCC）　约占肾细胞癌的 10%~15%。

光镜下，癌细胞为立方或矮柱状，胞质呈粉红色，排列成乳头状。乳头中轴间质水肿，其内常见砂粒体和泡沫细胞。乳头状肾细胞癌无染色体 3p 缺失、无 *VHL* 基因改变。遗传性乳头状肾细胞癌的细胞遗传学改变主要是 7 号染色体三体性，其发生与编码酪氨酸激酶受体的原癌基因 *MET* 的突变有关。散发性乳头状肾细胞癌的细胞遗传学改变主要是 7、16 和 17 号染色体三体性及男性患者的 Y 染色体丢失，有关的基因是 *PRCC* 基因。

3. **嫌色性肾细胞癌**（chromophobe renal cell carcinoma，CRCC）　约占肾细胞癌的 5%，预后较好。

光镜下，癌细胞大小不一，胞膜清楚，胞质淡染或略嗜酸性，核周常有空晕。细胞遗传学检查可见 1、2、6、10、13、17 和 21 号染色体缺失，因而形成亚二倍体。

其他类型的肾细胞癌少见，包括集合管癌（collecting duct carcinoma）和未分类的肾细胞癌（renal cell carcinoma，unclassified）。前者占肾细胞癌的比例不到 1%。后者难以归类，约占肾细胞癌的 3%~5%。

肾细胞癌多发于肾上、下极，上极更常见。常表现为单个圆形肿物，直径 3~15cm。切面呈黄色或灰白色，常伴灶状出血、坏死、软化或钙化等，呈红、黄、灰、白等颜色交错的多彩特征（图 1-4-24）。肿瘤包块界限清楚，可见假包膜形成。乳头状癌的发生倾向于双侧并呈多灶性。肿瘤较大时常伴坏死、出血和囊变。肿瘤可蔓延到肾盏、肾盂和输尿管，并常侵犯肾静脉。静脉内的柱状瘤栓可伸达下腔静脉甚至右心。

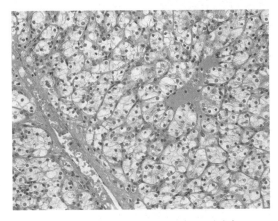

图 1-4-23　肾透明细胞癌（HE 染色）
肾癌细胞呈圆形或立方形，胞质透明。间质少，
间质内血管丰富。

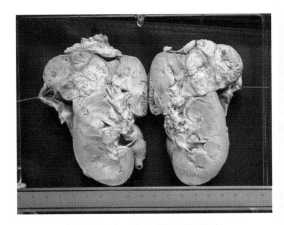

图 1-4-24　肾上极透明细胞癌
（固定后大体标本）

（四）临床 - 病理联系

肾细胞癌早期症状不明显，发现时肿瘤体积常较大。临床主要症状是间歇性无痛血尿，早期可仅表现为镜下血尿。血尿、腰痛和肾区包块为肾细胞癌具有诊断意义的三个典型症状，但三者同时出现的比例很小。

肿瘤可产生异位激素和激素样物质，使患者出现副肿瘤综合征（paraneoplastic syndrome），如红细胞增多症（5%~10% 肾癌患者）、高钙血症、高血压、库欣综合征（Cushing syndrome）和男性女性化或女性男性化等表现。

肾细胞癌易转移。转移最常发生于肺和骨，也可转移至局部淋巴结、肝、肾上腺和脑。

早期肾细胞癌患者的预后较好。近年来，随着影像检查的进展，早期肾癌的检出率明显增加，其手术治疗的效果明显提高。发现较晚的患者预后较差，5 年生存率约为 45%，无转移者可达 70%。若肿瘤侵及肾静脉和肾周组织，5 年生存率可降至 15%~20%。

二、肾母细胞瘤

（一）概述

肾母细胞瘤（nephroblastoma）由德国医生 Max Wilms 于 1899 年详细描述，故称 Wilms 瘤（Wilms tumor）。肿瘤起源于后肾胚基组织，为儿童期肾最常见的恶性肿瘤（约占儿童恶性肿瘤的 6%），多发于 2~5 岁儿童，偶见于成人。多为散发性，也有家族性病例的报道（占 1%~2.4%），为常染色体显性遗传，伴不完全外显性。部分患者伴有不同的先天畸形。

（二）细胞、分子遗传学和发病机制

三种先天畸形综合征患者易发生肾母细胞瘤，包括 11p 缺失综合征（WAGR 综合征）、德尼 - 德拉什综合征（Denys-Drash syndrome）和贝 - 维综合征（Beckwith-Wiedemann syndrome）。肾母细胞瘤由分化障碍的胚肾组织进展而来。其发生与定位于染色体 11p13 的抑癌基因 *WT-1* 的缺失、突变有关，或与染色体 11p15 的缺失有关。新近发现，在哺乳类动物，*Lin28* 基因的过表达可阻断胚肾组织分化，导致 Wilms 瘤的发生。

（三）病理变化

肾母细胞瘤多表现为单个实性包块，体积较大，边界清楚，可有假包膜形成。少数病例为双侧并呈多灶性。肿瘤质软，切面鱼肉状，灰白或灰红色，可有灶状出血、坏死或囊变（图 1-4-25）。

光学显微镜下可见不同发育阶段肾的组织学结构，细胞成分包括上皮样细胞、间叶组织的细胞和胚基幼稚细胞三种。上皮样细胞体积小，圆形、多边形或立方形，可形成肾小管或肾小球样结构，可见鳞状上皮分化。间叶细胞多为纤维性或黏液性，细胞较小，梭形或星状，可见横纹肌、软骨、骨或脂肪等分化。胚基幼稚细胞为小圆形或卵圆形原始细胞，胞质少。

（四）临床 - 病理联系

Wilms 瘤具有儿童肿瘤的特点，即：肿瘤发生与先天性畸形有关；肿瘤组织结构与起源组织胚胎期结构相似；临床治疗效果较好。

临床主要表现是腹部包块。部分病例可有发热、腹痛、血尿、肠梗阻和高血压等表现。肿瘤可侵

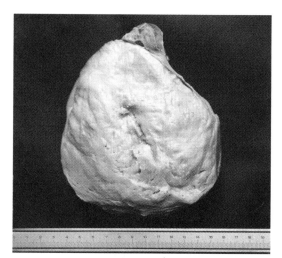

图 1-4-25　肾母细胞瘤（固定后大体标本）

及肾周脂肪组织或肾静脉，可出现肺等器官的转移。有的病例在诊断时已发生肺转移。

手术切除与化疗、放疗联用疗效良好。

（任淑婷）

第四节　尿路上皮性肿瘤

一、概述

尿路肿瘤可发生于肾盂、输尿管、膀胱和尿道,但以膀胱最为多见。绝大多数尿路肿瘤来源于上皮组织,称为尿路上皮性肿瘤,其中以尿路上皮(urothelium)即变移上皮来源形成的尿路上皮肿瘤(urothelial tumor)最多见,而尿路鳞状细胞癌和腺癌均少见。膀胱尿路上皮癌是泌尿系统最常见的恶性肿瘤,多发生于 50~70 岁,男女之比约为 3:1。

二、病因和发病机制

膀胱癌的发生与吸烟、接触芳香胺、埃及血吸虫感染和膀胱黏膜的慢性刺激等因素有关。吸烟可明显增加膀胱癌发病率,是最重要的危险因素。香烟中的芳香胺类被认为是主要的致癌物质。

尿路上皮肿瘤的细胞遗传学和分子改变具有异质性。研究表明,30%~60% 的病例 9 号染色体为单体或发生 9p 或 9q 缺失,其他改变包括 17p、13q、11p 和 14q 缺失。9 号染色体改变主要见于浅表乳头状肿瘤,偶见于非侵袭性的扁平肿瘤。9p 缺失累及 *p16* 等抑癌基因。许多侵袭性尿路上皮癌发生 17p(含 *p53* 基因)缺失或 *p53* 基因突变。*p53* 基因的改变与尿路上皮癌的进展有关。13q 缺失累及 *Rb* 基因,见于浸润性肿瘤。

三、病理变化

世界卫生组织(World Health Organnization,WHO)和国际泌尿病理学会(International Society of Urological Pathology,ISUP)将尿路上皮肿瘤分为四类。

1. **尿路上皮乳头状瘤**(urothelial papilloma)　占膀胱肿瘤的 1% 或更少。多见于青年。肿瘤呈乳头状,瘤细胞分化良好。

2. **低恶性潜能尿路上皮乳头状肿瘤**(papillary urothelial neoplasm of low malignant potential)　组织学特征与尿路上皮乳头状瘤相似,但上皮更厚,乳头粗大或瘤细胞核普遍较大。

3. **低级别尿路上皮乳头状癌**(papillary urothelial carcinoma,low grade)　癌细胞排列紧密、极性正常,但可见明显的小灶状核异型区,表现为轻度核多形性、核深染和少量核分裂象(多见于基底部)。本型肿瘤术后可复发,少数可发生浸润。

4. **高级别尿路上皮乳头状癌**(papillary urothelial carcinoma,high grade)　癌细胞排列紊乱,极性消失;癌细胞胞核深染,部分癌细胞异型性明显,核分裂象多见,可见病理性核分裂象(图 1-4-26)。本型肿瘤多为浸润性,易发生转移。

膀胱尿路上皮肿瘤好发于膀胱侧壁和膀胱三角区近输尿管开口处,呈单个或多灶性。肿瘤大小不等,可呈乳头状、菜花状(图 1-4-27)、蘑菇状、或扁平斑块状。肿瘤可为非浸润性,亦可为浸润性。

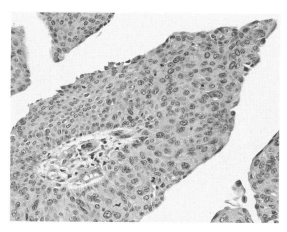

图 1-4-26   膀胱高级别尿路上皮乳头状癌（HE 染色）
癌细胞排列紊乱，异型性明显，病理性核分裂象多见。

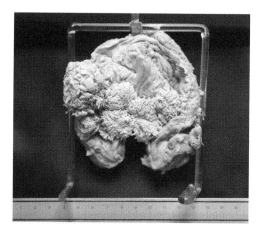

图 1-4-27   膀胱尿路上皮癌（固定后大体标本）

膀胱低级别尿路上皮乳头状癌发生浸润的比例不到 10%，但高级别发生浸润的比例可高达 80%。侵袭性强的肿瘤可累及邻近的前列腺、精囊和输尿管等。有的可形成与阴道或直肠相通的瘘管。约40% 的浸润性肿瘤可发生局部淋巴结转移，常侵犯子宫旁、髂动脉旁和主动脉旁淋巴结。高度间变的肿瘤晚期可发生血行转移，常累及肝、肺和骨髓等处。

四、临床 - 病理联系

膀胱尿路上皮肿瘤最常见的临床表现是无痛性血尿。肿瘤乳头断裂、肿瘤表面坏死和溃疡均可引起血尿。部分病例因肿瘤侵犯膀胱壁，刺激膀胱黏膜或并发感染，出现尿频、尿急和尿痛等膀胱刺激症状。肿瘤阻塞输尿管开口时可引起肾盂积水、肾盂肾炎甚至肾盂积脓。

膀胱尿路上皮肿瘤手术后易复发，一些复发肿瘤的分化可能变差。

思考题

1. 如何确诊肾小球疾病及其病理类型？
2. 哪些原发性肾小球疾病病理类型常引起肾病综合征？
3. 引起无痛性血尿最常见的原因有哪些？

（任淑婷）

第二篇
泌尿系统疾病导论

第一章　泌尿系统疾病的临床表现、病史采集和体格检查

第二章　泌尿系统疾病的辅助检查

第三章　水、电解质、酸碱平衡与紊乱

第一章
泌尿系统疾病的临床表现、病史采集和体格检查

本章主要介绍泌尿系统疾病常见临床表现（如水肿、血尿、蛋白尿、高血压等）的定义、常见病因及鉴别要点；泌尿系统疾病常见综合征的定义、表现和可能病因；泌尿系统疾病问诊及体格检查的要点和重点；以及经过上述内容的学习，如何对泌尿系统疾病进行综合分析诊断的原则和思路。

第一节 泌尿系统疾病常见临床表现

一、血尿

离心后尿沉渣镜检红细胞超过 3 个 / 高倍视野即为血尿（hematuria），如尿外观颜色正常称为镜下血尿，如尿外观为血色或洗肉水样称为肉眼血尿。一般 1L 尿液中含 1ml 血液即可呈现肉眼血尿。血尿绝大多数由泌尿系统疾病引起，包括肾小球疾病、肾小管间质疾病及泌尿系统结石、外伤、感染、畸形和肿瘤等；少数为全身性疾病（如血液系统疾病）或邻近器官疾病等引起，但首先需排除阴道或肠道出血污染尿液引起的假性血尿。

尿三杯试验（一次排尿，分前、中、后三段留尿，检测尿红细胞数量）有助于寻找血尿产生部位。初始血尿为排尿开始时血尿，常因尿道或膀胱颈病变所致；终末血尿为排尿终末段血尿，其病变部位可能在膀胱三角区、膀胱颈或前列腺部尿道；全程血尿最为常见，为排尿开始至终末尿液均有血尿，一般来源于膀胱三角区以上的尿路或肾脏病变。

二、蛋白尿

正常状态下，24h 尿蛋白排泄量一般不超过 150mg。蛋白尿（proteinuria）定义为 24h 尿蛋白排泄量持续超过 150mg，或尿蛋白与肌酐比值>200mg/g。蛋白尿的分类和常见病因见表 2-1-1。

表 2-1-1 尿蛋白分类和常见病因

分类	病因	机制和特点
功能性蛋白尿	剧烈运动、高热、直立位、精神因素等刺激后出现	尿蛋白排泄量一般不超过 0.5g/d
肾小球性蛋白尿	原发性或继发性肾小球疾病	肾小球滤过膜损伤导致的蛋白尿，尿蛋白量多，尿蛋白分子量较大

续表

分类	病因	机制和特点
肾小管性蛋白尿	肾小管间质疾病	肾小管重吸收蛋白减少导致的蛋白尿,尿蛋白量少,尿蛋白分子量较小
溢出性蛋白尿	浆细胞病、溶血、横纹肌溶解症等	循环中某些蛋白(如轻链、血红蛋白、肌红蛋白等)异常增多,从肾小球滤过增多,超过肾小管重吸收阈值所致
分泌性蛋白尿	感染、炎症、中毒	由肾小管髓袢升支分泌的 T-H 蛋白(Tamm-Horsefall protein)、尿道黏膜分泌的 IgA 等所致

三、水肿

肾脏疾病引起水肿(edema)的主要机制包括水钠潴留、血管通透性增加、低蛋白血症导致血浆胶体渗透压降低等。肾源性水肿应与其他病因引起的水肿相鉴别(表 2-1-2)。

表 2-1-2　水肿鉴别诊断

分类	临床特点
肾源性水肿	迅速发生,水肿出现顺序:眼睑→颜面→全身,水肿质软、易移动,有肾脏病其他表现,如蛋白尿、血尿、管型尿、高血压等
心源性水肿	逐渐形成,水肿出现顺序:下肢→全身,水肿较坚实,移动性较小,伴心衰体征
肝源性水肿	缓慢发生,水肿出现顺序:下肢→腹部→全身,腹水较明显,有肝病史和肝病体征
内分泌性水肿	发生较缓,有内分泌疾病表现
结缔组织疾病水肿	可有血管炎表现、雷诺现象、多器官损害等
营养不良性水肿	与低白蛋白血症有关
特发性水肿	病因不明,多见于女性,往往与月经周期性有关,又称"周期性水肿"

四、高血压

美国心脏病学会在 2017 年发布的指南中更新了高血压(hypertension)的诊断标准为 ≥130/80mmHg,取代了以前 140/90mmHg 的高血压标准。高血压是肾脏疾病常见的临床表现,可由肾实质或肾血管病变引起,因此分为肾实质性高血压和肾血管性高血压,应与高血压引起的肾损害相鉴别。

1. **肾实质性高血压**　见于原发性肾小球疾病(如 IgA 肾病)、继发性肾小球疾病(如糖尿病肾病)、肾小管间质性肾病(如梗阻性肾病)。

2. **肾血管性高血压**　主要见于肾动脉狭窄阻塞(先天性畸形、动脉粥样硬化、炎症、血栓、肾蒂扭转),临床特点为病情进展较快,突然发生恶性高血压而无其他病因可解释,约 80% 以上患者可在脐上部位闻及高调收缩期及舒张期血管性杂音。

五、多尿

24h 内尿量超过 2 500ml 称多尿(polyuria),超过 4 000ml 称尿崩症。多尿的病因包括:①精神性多饮、多尿;②中枢性尿崩症;③肾性尿崩症;④药物等所致肾小管间质性肾炎;⑤慢性小管间质性肾病（如反流性肾病、梗阻性肾病等）；⑥急性肾小管坏死多尿期；⑦多发性骨髓瘤肾损害；⑧淀粉样变性病；⑨低钾性肾病；⑩其他如高钙性肾病、镰状细胞贫血、特发性多尿综合征、脑炎后、渗透性利尿等。

六、少尿或无尿

24h 内尿量少于 400ml 或每小时尿量少于 17ml 称少尿。24h 尿量少于 100ml 称无尿（anuria）。其病因分为肾前性、肾性和肾后性。肾前性常见病因有脱水、心力衰竭、休克、肾动脉栓塞或血栓形成。肾性由肾脏本身疾病引起，如肾小球肾炎、急性肾小管坏死和慢性肾衰竭。肾后性多由于双侧输尿管梗阻导致，或一侧肾无功能、另一侧输尿管梗阻，或下尿路梗阻所致。

七、疼痛

泌尿生殖系统疼痛常常与梗阻和炎症有关。肾区疼痛多表现为钝痛、胀痛，常见于肾盂积水、反流性肾病、肾盂肾炎、多囊肾及肾脏其他囊性疾病、肾炎活动期、肾结核、肾结石、肾肿瘤、移植肾排斥等。急性肾盂肾炎、肾乳头坏死、血管病变（如静脉血栓形成或动脉栓塞）、肾小管内结晶阻塞、肾肿瘤晚期时疼痛可较剧烈。结石或血块等引起输尿管梗阻时可发生肾绞痛（renal colic），多表现为梗阻部位剧烈疼痛，可向会阴部放射。阴囊或阴囊内容物病变可引起阴囊疼痛。急性附睾炎、急性睾丸炎、睾丸及其附件扭转可引起急性剧痛，鞘膜积液、精索静脉曲张等可引起慢性疼痛。

八、排尿困难

膀胱内尿液排出障碍称为排尿困难（dysuria），首先应排除精神紧张性排尿困难，特别是肾活检、腹膜透析置管术、其他泌尿系统检查和手术之后发生的排尿困难。排尿困难可表现为排尿踌躇、排尿中断、尿后滴沥及排尿费力。排尿踌躇是指排尿开始出现延迟的表现。膀胱出口梗阻，需要延长时间增加膀胱压力，这样就会出现排尿延迟的症状。排尿中断是排尿过程中，排尿的开始及停止为无抑制性，多是前列腺增生及膀胱结石的表现。尿后滴沥是指排尿结束后的滴尿现象，是少量停留在球部尿道或前列腺部尿道的尿液不能被挤压回膀胱的结果。排尿费力是指排尿需借助腹部肌肉来完成，常伴有尿线变细或分叉，射程短及尿不尽感，是膀胱出口梗阻的一个重要表现。

九、尿潴留

尿潴留（uroschesis）是指膀胱内充盈尿液而不能自主排出。下尿路有梗阻时膀胱测压可超过7kPa（正常 5kPa 以下）。急性尿潴留发病突然，膀胱胀满，患者异常痛苦。慢性尿潴留有长期排尿困难表现。两者均可在耻骨上扪及一球形包块，叩诊呈浊音，膀胱导尿术或耻骨上膀胱穿刺术可引出大量尿液。常见病因包括尿道梗阻、前列腺疾病、神经源性膀胱等。

十、尿频、尿急

正常人排尿次数白天为 4~6 次，夜间 0 次或 1 次。成人每次尿量为 300~500ml。排尿次数增多，每次尿量减少，而 24h 尿量正常称为尿频（frequent micturition）。尿频的原因可以是尿液产生过多、功能性膀胱容量降低或膀胱不能完全排空。尿急（urgent micturition）是指突然出现的强烈、不可抑制的排尿愿望，常见病因包括精神紧张、尿路刺激因素（尿路感染、血尿、高钙尿症等）、膀胱容量减少、神经源性膀胱等。

十一、尿痛

排尿时或排尿后尿道内疼痛称为尿痛,常与尿频、尿急合并存在,称为尿路刺激症状。炎症性尿痛常见病因为泌尿系感染、泌尿系结核、盆腔炎症和脓肿,非炎症性尿痛常见病因为泌尿系结石、膀胱或尿道异物、膀胱或尿道憩室、泌尿系统肿瘤、盆腔或直肠肿瘤。

十二、尿失禁

由于膀胱逼尿肌异常或神经功能障碍而丧失自主排尿能力,导致尿液不能控制而自行排出称为尿失禁(urinary incontinence)。真性尿失禁系指因膀胱括约肌受到损伤,或因神经功能障碍,膀胱括约肌丧失了控制尿液的能力,无论患者处在何种体位,尿液不自主持续地由尿道流出。病因包括中枢神经疾病所致的神经源性膀胱、括约肌损伤等。压力性尿失禁是由于尿道括约肌张力减低、盆底肌肉或韧带松弛,在咳嗽、跑、跳等腹压增高时,尿液溢出。在经产妇或绝经后妇女常见,病因包括多次妊娠、盆腔肿瘤、子宫脱垂等。充盈性尿失禁又称假性尿失禁,由于潴留在膀胱的尿液过多所致。下尿路梗阻或神经源性膀胱导致尿潴留、膀胱过度膨胀,膀胱内压升高,尿液溢出,这种现象多发生在夜间。急迫性尿失禁是指在有急迫的排尿感觉后,尿液快速溢出。常发生于有膀胱炎、神经源性膀胱或严重的膀胱出口梗阻导致膀胱顺应性降低的患者。

十三、漏尿

漏尿(urine leak)是指尿液不经尿道外口,而是绕过尿道括约肌由瘘口流出,常与尿失禁相混淆。原因有外伤、产伤、手术、感染、局部放疗、肿瘤等,常见的有膀胱阴道瘘、尿道阴道瘘、尿道直肠瘘等。先天性输尿管异位开口也是漏尿的一个主要原因。

十四、遗尿

尿失禁发生在睡眠时,属不自主行为,每夜一两次,也可几日发生一次,多见于儿童,多可自愈。6岁以上儿童仍有遗尿(enuresis),需注意排除泌尿系统疾病。

十五、肿块

肿块(mass)是泌尿系统疾病的一个重要临床表现,常见于泌尿系统任何器官的肿瘤、结核、炎症、囊肿、积水(液)。

(陈江华　田　炯)

第二节　泌尿系统疾病常见综合征

泌尿系统疾病的临床表现或综合征是诊断疾病的重要线索,通过病史采集、体格检查和辅助检查,进行分别归类,提示了重要的诊断思路。

一、肾炎综合征

肾炎综合征(nephritic syndrome)以红细胞尿(血尿)伴蛋白尿为基本表现,伴或不伴水肿(和少尿)、高血压、氮质血症。分为急性肾炎综合征和慢性肾炎综合征,病因包括肾小球疾病、肾小管间质肾炎等。

二、肾病综合征

各种肾炎或肾病,当尿蛋白定量达到或超过 3.5g/d 或 3.5g/($1.73m^2 \cdot d$),同时血浆白蛋白浓度低于 30g/L 时,即称为肾病综合征(nephrotic syndrome,NS),可伴或不伴明显水肿和高脂血症。

三、单纯性血尿

单纯性血尿(isolated hematuria)指患者有肉眼或镜下血尿,但无肾脏病的其他表现。多数因泌尿系结石、畸形、感染、损伤等疾病引起,也常是感染后肾小球肾炎或 IgA 肾病起病的临床表现。

四、无症状性蛋白尿

无症状性蛋白尿(asymptomatic proteinuria)指患者有蛋白尿,但无肾脏病的其他表现。主要病因是隐匿起病的慢性肾小球肾炎和部分肾小管间质性肾病。

五、小管综合征

小管综合征(tubular syndrome)是指由于肾小管病变引起的多种临床综合征。根据病变部位和临床特征可分为近端小管功能障碍、远端小管功能障碍和混合性小管功能障碍。常见疾病包括范科尼综合征、巴特综合征、肾小管酸中毒等。

六、尿路疾病

常见尿路疾病(urinary tract diseases)包括尿路感染、结石、梗阻、先天性畸形、损伤。膀胱 - 输尿管反流所引起的慢性肾盂肾炎在国际上通常被称为反流性肾病,其发病机制和病理生理特点不同于细菌感染引起的肾盂肾炎。泌尿系结石既可与尿路感染互为因果,也可继发于其他病因。急性梗阻可引起急性肾损伤,长期慢性梗阻可引起梗阻性肾病,导致慢性肾衰竭。

七、急性肾损伤

急性肾损伤(acute kidney injury,AKI)是指数日至数周内发生肾小球滤过率(GFR)迅速下降,不能有效清除含氮代谢废物(如尿素、肌酐)以及其他代谢废物与体液的临床综合征。

八、慢性肾脏病

2012 年改善全球肾脏病预后国际组织(Kidney Disease:Improving Global Outcomes,KDIGO)

定义慢性肾脏病（chronic kidney disease,CKD）为：①肾脏损伤（肾脏结构或功能异常）≥3个月,具体包括白蛋白尿、尿沉渣异常、肾小管功能紊乱导致的电解质及其他异常、组织学检测异常、影像学检查结构异常、肾移植病史、伴或不伴 GFR 下降；②GFR<60ml/（min·1.73m²）≥3个月,伴或不伴肾损伤证据。

九、下尿路症状群

下尿路症状（lower urinary tract symptoms,LUTS）的临床症状包括储尿期症状、排尿期症状及排尿后遗症。储尿期症状包括尿频、尿急、尿失禁以及夜尿增多等；排尿期症状包括排尿踌躇、排尿困难以及间断排尿等；排尿后症状包括排尿不尽、尿后滴沥等。膀胱、膀胱颈、前列腺、尿道外括约肌以及尿道出现结构性或功能性的异常都会引起 LUTS,如前列腺增生、膀胱过度活动症、尿路感染等。

（陈江华　田　炯）

第三节　泌尿系统疾病的病史采集

一、现病史采集要点

1. **发病年龄**　幼年或青少年起病需注意泌尿系统先天畸形或遗传性疾病可能,老年患者需注意前列腺增生或泌尿系统肿瘤、代谢性疾病、高血压肾损害、膜性肾病等。

2. **起病急缓**　慢性肾小球肾炎、多囊肾、慢性肾小管间质性肾病等起病隐匿,缓慢进展,后期可因出现慢性肾衰竭及相关并发症而被发现。感染、损伤、结石引起尿路急性梗阻等通常起病较急,进展较快。

3. **疾病特点**　①慢性肾炎起病隐匿,表现以血尿、蛋白尿为主,合并大量蛋白尿、肾小球滤过率下降者可有明显水肿、高血压等；②尿路感染引起尿频、尿急、尿痛、混浊尿及气味异常尿,上尿路感染时可有患侧腰痛及发热等全身表现；③尿路结石引起尿路急性梗阻时表现为绞痛,可伴有血尿、无尿或少尿；④全程无痛性肉眼血尿是肾、输尿管及膀胱肿瘤的主要表现；⑤水钠潴留可表现为高血压、水肿、头痛、视力障碍,发生肺水肿时表现为端坐呼吸、阵发性夜间呼吸困难；⑥终末期肾病时可有恶心和 / 或呕吐、皮肤瘙痒、贫血、骨痛等。

4. **诊治经过**　包括已有的诊断及依据、治疗方法、疗程和效果。

5. **伴随症状**　当肾脏病变累及多系统或由多系统疾病引起时,会有明显的肾外表现,包括关节肿痛、皮疹、头痛、抽搐、腹痛、腹泻、胸闷、气促、咳嗽、咯血、骨痛等。

二、既往史采集要点

可能累及肾脏的疾病有：①糖尿病；②结缔组织疾病如系统性红斑狼疮、干燥综合征、系统性血管炎、系统性硬化症等；③血液系统疾病如淋巴瘤、多发性骨髓瘤、系统性淀粉样变等；④慢性肝病如乙型病毒性肝炎、丙型病毒性肝炎、肝硬化等；⑤其他疾病如恶性肿瘤、感染性心内膜炎、结核、疟疾等。

三、个人史采集要点

1. **职业与接触史**　①热带气候下易患肾脏结石；②静脉内吸毒易引起乙型肝炎病毒（hepatitis B virus，HBV）和人类免疫缺陷病毒（human immunodeficiency virus，HIV）感染、感染性心内膜炎以及相关肾损害；③接触重金属汞、铅、镉可引起间质性肾炎；④接触有机溶剂和化学物质与尿道上皮恶性肿瘤有关；⑤丝虫病流行区居住史者可有乳糜血尿。

2. **家族史**　询问家族成员有无泌尿系统疾病的相关症状，对诊断泌尿系统遗传性疾病和家族聚集性疾病有意义。

四、药物史和治疗史采集要点

1. **药物史**　询问用过何种药物、用药时间多长、剂量多少、有无不良反应。与肾损害关系密切的药物有镇痛剂、非甾体抗炎药、青霉胺、金制剂、汞盐、锂和氨基糖苷类抗生素等。与泌尿系结石发病相关的药物有过量维生素 D、钙剂和大剂量维生素 C 等。

2. **治疗史**　询问过去有无手术史或住院史。

五、饮食习惯采集要点

需要了解患者详细的饮食习惯。某些饮食习惯与泌尿系统疾病有一定关系，如高嘌呤饮食易导致痛风性肾病，钙或草酸盐过量摄入易导致泌尿系结石，钠盐摄入过多易加重高血压从而引起高血压肾损害等。

（陈江华　田　炯）

第四节　泌尿系统疾病的体格检查

全面和详细的体格检查是诊治泌尿系统疾病的重要组成部分。虽然已有不少实验室和影像学诊断方法，但体格检查依然是医生取得最直接的第一手资料的重要步骤，应完整、仔细、认真完成。

一、体液状态的评估

体液增加的临床体征有血压升高、脉搏洪大、肢体水肿、心脏奔马律、肺水肿相关体征。体液量减少的体征有脉搏细弱、四肢末梢发冷、低血压或直立性低血压。

二、原发性肾脏疾病的体征

原发性肾脏疾病的体征有：①多囊肾时可触及腹部肿块；②肾血管性疾病时可闻及杂音；③系膜毛细血管性（Ⅱ型）肾小球肾炎患者部分存在脂肪代谢障碍；④髓质海绵肾患者部分存在偏身肥大（如

单侧手脚增大）；⑤法布里病（Fabry disease）时可存在皮肤血管角质瘤。

三、系统性疾病的体征

系统性疾病的体征有：①糖尿病肾病患者有糖尿病周围神经病变或视网膜病变；②系统性血管炎患者有典型皮疹、间质性或肉芽肿性肺炎、出血性结膜炎或葡萄膜炎、中枢神经系统累及的表现；③高尿酸血症肾病或类风湿性关节炎患者可见痛风石或关节畸形；④感染性疾病有相应部位的感染表现；⑤肿瘤相关性肾病有原发肿瘤或转移肿瘤的表现。

四、慢性病程的体征

提示肾脏病慢性病程的体征有：①慢性病容和/或贫血；②儿童生长延迟；③肾性骨病表现；④长期高血压表现（如高血压视网膜病变和心脏肥大等）。

五、泌尿系统体格检查重点

泌尿系统体格检查的重点见表 2-1-3。

表 2-1-3　泌尿系统体格检查重点

部位	检查重点
皮肤	有无皮疹、紫癜、黄疸、贫血、白斑、血管纤维瘤、部分性脂肪代谢障碍（如局限性皮下脂肪过多或缺乏）
水肿	检查颜面、躯干及四肢有无水肿，水肿的部位和程度，水肿的性质是凹陷性还是非凹陷性
口和咽部	有无溃疡和念珠菌感染
心血管系统	四肢脉搏的性质；测量血压；听诊有无血管杂音（股、颈、腹部动脉）、心包摩擦音，有无新出现的心脏杂音及杂音的变化
呼吸系统	测量呼吸频率；评估呼吸类型，是否有呼吸困难或过速呼吸；听诊有无肺底捻发音；检查有无局灶性实变；平躺时患者是否气喘加重
网状内皮系统	有无淋巴结肿大，检查其大小、硬度、活动度、有无压痛；检查有无肝、脾大
腹部及腰背部	腹部有无包块、压痛，有无肾脏肿大（注意其大小和形状）；检查耻骨上有无充盈的膀胱；有无其他内脏肿大或肿块；检查肾区有无叩痛
外生殖器	有无先天性异常（如尿道下裂、阴道闭锁）、睾丸炎症或肿瘤
关节	有无关节炎或畸形的表现
眼、耳	有无出血性结膜炎、葡萄膜炎、白内障，有无视网膜病变（有无出血和渗出），有无神经性耳聋
神经系统检查	有无扑翼样震颤，有无末梢神经病变、局灶性神经缺损的表现，有无意识障碍

（陈江华　田　炯）

第五节   泌尿系统疾病的诊断思路

泌尿系统由肾脏、输尿管、膀胱、尿道及相关的血管、神经等组成,其主要功能包括生成和排泄尿液,排出人体多余的水和代谢废物,调节机体内环境稳态,保持水、电解质及酸碱平衡。同时,肾脏也是一个内分泌器官,主要作用是调节血压及促进红细胞生成和骨骼的生长。泌尿系统的生理特点以及解剖结构决定了泌尿系统疾病临床表现的纷繁复杂。泌尿系统疾病既具有一般疾病的普遍性,又具有独特性,同时与全身其他器官和系统疾病相关联,相同的临床表现其病因可能不同,而同一疾病其临床表现也不尽相同。这就需要临床医生除了掌握扎实的泌尿系统专科知识以外,还需要具有较丰富的大内科、大外科以及其他相关医学知识,应具有综合分析的诊断思路。

第一步:要想正确诊断泌尿系统疾病,详细而全面地采集病史是第一步。询问病史包括现病史、既往史、个人史以及家族史四个部分。现病史采集要注意患者的发病年龄、起病急缓、有无明确的诱因、疾病发生发展的伴随症状、诊治经过等。既往史采集要注意有无合并可能累及肾脏的疾病,包括①自身免疫相关性疾病如系统性红斑狼疮、干燥综合征、系统性血管炎、系统性硬化症等;②代谢性疾病如糖尿病、痛风等;③慢性肝病如乙型病毒性肝炎、丙型病毒性肝炎、肝硬化等;④其他疾病如恶性肿瘤、结核等。个人史采集需特别注意职业与接触史,如有无重金属汞、铅、镉接触史,有无溶剂和化学物质职业暴露病史。家族史采集要留意家族成员有无泌尿系统疾病的相关症状,对诊断泌尿系统遗传性疾病和家族聚集性疾病有意义。

第二步:全面和详细的体格检查是诊治泌尿系统疾病的重要组成部分。虽然已有不少实验室和影像学诊断方法,全面和详细的体格检查仍是诊治泌尿系统疾病的重要组成部分,查体应系统、全面,而不是仅仅关注专科体征。

第三步:掌握泌尿系统常规检查项目的阳性及阴性意义。只有紧密结合病史,结合必要的实验室检查,运用严密的逻辑推理方法,进行周密的思考,最后才能推导出初步的临床诊断。

第四步:建设正确的诊断思路。一个正确的诊断,必须要有一个正确的思维。没有临床实践,就没有临床思维。临床思维的建立一定源于临床实践。

血尿是泌尿系统疾病常见的临床表现,下面我们重点以血尿为例,阐述泌尿系统疾病的诊断思路。

血尿是泌尿系统疾病最常见的临床表现之一。血尿可分为肉眼血尿和镜下血尿,有症状性血尿和无症状血尿,可一过性出现,也可持续存在。引起血尿的主要病因为泌尿系统疾病,占血尿病因的95%~98%,包括各种肾实质疾病、尿路感染、结石、肿瘤、畸形、外伤等。少数还可由凝血功能障碍等全身性疾病引起,但临床上仍有一些血尿病因不明,尤其是孤立性无症状性镜下血尿。因此,提高对血尿的警惕,进行有针对性的检查,对尽早明确病因、治疗和判断预后甚为重要。

一、血尿的概念

正常人尿中无红细胞或偶见红细胞。离心尿沉渣涂片红细胞>3 个 / 高倍视野,或尿沉渣 Addis 计数每小时红细胞数 ≥10 万个或 12h 尿红细胞数 ≥50 万个,称为血尿。

二、血尿的分类

(一) 定量分类

根据血尿程度分为肉眼血尿和镜下血尿。肉眼血尿的颜色因出血量大小和尿液酸碱度的不同而有差异,可能呈洗肉水样或鲜红色,有时会有凝血块,也可以呈棕色、酱油色或浓茶色。一般 1L 尿液中含 1ml 血液即可呈现肉眼血尿。镜下血尿通常尿液外观正常,但离心尿沉渣镜检红细胞>3 个 / 高倍视野。

(二) 定位分类

1. **初段血尿**　指排尿开始尿内有血,以后尿液逐渐转清。病变部位多在尿道或膀胱颈部。

2. **终末血尿**　指排尿结束前的尿液中有血或在排尿完全终止后仍有血液从尿道口滴出。病变部位多在膀胱颈部、膀胱三角区或前列腺部尿道。

3. **全程血尿**　指整个排尿过程中均有血尿。病变部位发生在膀胱颈部以上的泌尿道,如膀胱、输尿管或肾脏。分为肾小球源性血尿和非肾小球源性血尿,后者包括全身性疾病引起的尿路出血。

(1) 肾小球源性血尿:各种原发性和继发性肾小球疾病引起的血尿,统称为肾小球源性血尿。部分肾小管、肾间质疾病可能引起轻度的血尿,具有类似的特点。多为镜下血尿。

(2) 非肾小球源性血尿:泌尿系统非肾小球疾病引起的血尿,如结石、肿瘤、尿路感染、多囊肾等。还包括全身性疾病如抗凝药物过量、血液病等引起的血尿,可为肉眼血尿或镜下血尿。

三、血尿的诊断思路

(一) 是否真性血尿

1. **红色尿**　不一定都是血尿。红色尿可见于:①接触或服用某些食物(如甜菜、番茄叶、红心火龙果等)和某些药物及其代谢产物(如去铁胺、硫唑嘌呤、利福平、苯妥英钠等);②挤压伤、溶血性贫血或有机物中毒导致的血红蛋白尿或肌红蛋白尿;③某些疾病如卟啉病等。

2. **假性血尿**　月经、痔疮出血及阴道或尿道口附近疾病引起出血,污染尿液所致。

只有排除某些原因引起的红色尿和假性血尿,才能确定真性血尿。

(二) 是否血尿假阴性

在酸性和低渗的环境中,红细胞极易溶解。如果尿比重在 1.007 以下时,红细胞极易出现裂解、破碎,此时即使存在真性血尿,但在显微镜下只见到少量红细胞甚至缺如,可造成血尿假阴性。尿隐血试验阳性可提示有血尿可能,需仔细复查。

(三) 一过性血尿

剧烈运动损伤、病毒感染、过敏等可出现一过性血尿。对首次尿检发现血尿者,应在 2~3 周内重复两三次尿常规检查。持续性尿检红细胞阳性提示存在泌尿系统疾病可能,应做进一步检查。

(四) 血尿的定位

血尿由于病因不同,其伴随的症状、体征和实验室检查结果也不相同。认真询问病史、全面仔细查体以及必要的辅助检查对查找血尿原因具有重要意义。肾小球源性血尿为红细胞通过肾单位而形成的血尿,其特点为红细胞变形,呈多形性改变,常由肾实质疾病引起。非肾小球源性血尿为肾单位以外泌尿系统血管破裂,引起红细胞漏出而形成的血尿,其特点为红细胞外形均匀一致。常见于肿瘤、结石、感染、先天畸形等。

(五) 血尿的鉴别诊断

对血尿的患者应仔细询问起病时情况,包括是否有泌尿系统感染、结石、肾炎、全身出血性疾病等表现。仔细查阅起病时的尿检化验结果,必要时进行重复检查。对青少年患者应询问家族史和筛查眼、耳等肾外累及的体征,必要时请父母做尿常规检查,排除遗传性肾炎。注意询问药物治疗史。

1. **肾小球疾病**　肾小球源性血尿常伴有蛋白尿,有水肿及高血压等表现。询问病史时不要忽略继发性肾小球疾病可能。

2. **疼痛**　多数肾小球源性血尿患者无尿痛,仅少数患者可能由于血尿刺激膀胱产生轻微的尿痛。当泌尿系统有炎症或梗阻时,血尿可同时伴随疼痛症状。膀胱炎患者可表现为尿频、尿急及终末血尿。各种原因引起输尿管梗阻可引起肾绞痛,同时可伴有血尿。形成梗阻最常见的原因是结石和血块,其次有脱落的肿瘤组织、息肉、坏死的肾乳头、乳糜块等。

3. **血丝和血块**　多数肾小球源性血尿患者,尿中没有血丝、血块,在非肾小球源性血尿患者中常出现血丝及血块。血块表明病灶局部有大量的出血,多可以找到出血部位,血块的形态对于了解出血部位也有一定的意义。如出血来源于膀胱和前列腺,血块无一定的形状。如血块呈蚯蚓状,说明出血来自上尿路。

4. **时程**　肾小球源性血尿一定是全程血尿,而非肾小球源性血尿可能表现为初始血尿、终末血尿或全程血尿。

5. **下尿路症状**　急性膀胱炎表现为血尿时常伴有尿频、尿急、尿痛等下尿路症状,急性前列腺炎还可发生尿潴留,膀胱结石还可发生排尿困难及尿线中断。

6. **其他系统疾病**　血液病是引起全身出血倾向最常见的病因,白血病、血友病、再生障碍性贫血、血小板减少性紫癜等都可伴发血尿。精囊囊肿、精囊恶性肿瘤等生殖系统疾病也可出现血尿。其他器官疾病如侵及或刺激邻近的尿路也可引发血尿,如急性阑尾炎、急性和慢性盆腔炎、结肠炎症或肿瘤等。

7. **其他辅助检查**

(1)新鲜尿沉渣相差显微镜检查:应用相差显微镜对尿红细胞形态进行辨认分析,肾小球源性血尿多为变形红细胞尿,而非肾小球源性血尿多为正常形态红细胞尿。机制是红细胞在挤压通过病变的肾小球基膜时受损和/或通过肾小管时受到管腔内渗透压等作用而发生形态及体积的多样性改变。

临床中多用尿中棘红细胞(G1细胞)作为肾小球源性血尿的判断指标,在显微镜下见细胞膜突出形成囊泡的面包圈样改变,对肾小球源性血尿诊断有高度的特异性。G1细胞≥5%为肾小球源性血尿,G1细胞<5%为非肾小球源性血尿,敏感性为98%,特异性为100%。

(2)尿红细胞容积分布曲线:肾小球源性血尿常呈非对称曲线,其峰值红细胞容积小于静脉峰值红细胞容积;非肾小球源性血尿常呈对称性曲线,其峰值红细胞容积大于静脉峰值红细胞容积。

(3)尿三杯试验:目前临床应用已较少。对于诊断或排除下尿路病变引起的血尿有一定意义。初段血尿病变部位多在尿道或膀胱颈部;终末血尿病变部位多在膀胱基底部、前列腺以及后尿道;全程血尿病变部位发生在膀胱颈部以上的泌尿道。

(4)泌尿系B超、泌尿系造影检查、各种腔内器械检查以及尿液细胞学等检查:对于查找非肾小球源性血尿的病因,比如肾脏实质性占位、结石引起的血尿均有非常重要的意义。免疫学检查(自身抗体、血清补体、免疫球蛋白、抗中性粒细胞胞质抗体以及抗肾小球基膜抗体等)、肾穿刺病理检查等有助于肾小球源性血尿的病因诊断。

对肾小球源性血尿应进行肾小球疾病的病因、程度和预后的综合评估,鉴别常见的原发性和继发性肾小球疾病等。必要时建议行肾穿刺活检明确病理诊断,指导治疗,评估预后。而对非肾小球源性血尿的进一步检查,可以明确疾病性质是泌尿系统感染、占位还是畸形等病变,尤其有助于在老年高危人群中筛查出隐匿的泌尿系统肿瘤。

图2-1-1显示了无症状血尿的诊断思路和临床处理流程。

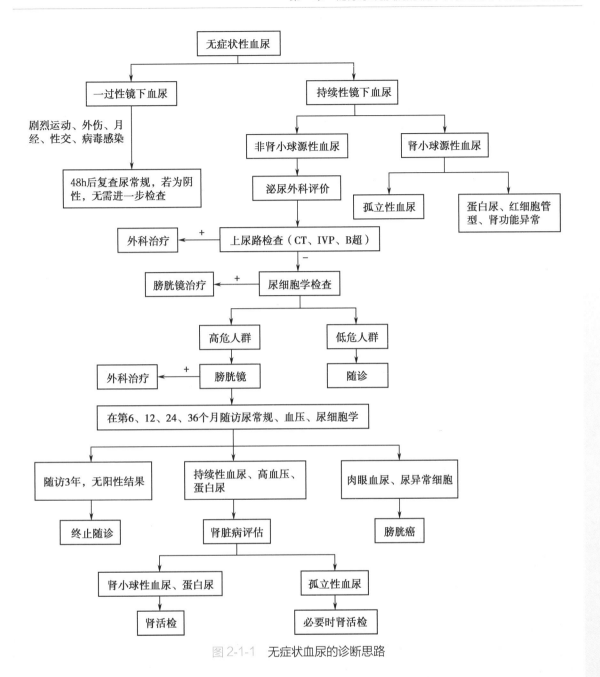

图 2-1-1　无症状血尿的诊断思路

思考题

1. 泌尿系统疾病的常见临床表现有哪些？
2. 简述蛋白尿的定义与分类。
3. 泌尿系统疾病的常见综合征有哪些？
4. 简述血尿的诊断思路。

（陈孟华）

第二章
泌尿系统疾病的辅助检查

多种辅助检查是泌尿系统疾病诊断、治疗效果判断及随访的重要手段,本章主要介绍体液(包括尿液、前列腺液等)分析、泌尿系统功能(肾脏功能、尿流动力学)检查、肾病相关免疫学检查、泌尿系统组织活检、内镜检查以及影像学检查的方法、临床应用和意义。

第一节 体 液 检 查

一、尿液分析

(一)尿液标本的采集和处理

要求尿液检查前24h应避免体育运动,防止运动性蛋白尿和/或血尿或管型尿对尿液分析结果造成影响。一般采用新鲜晨尿,留取中段尿,使用清洁、干燥的容器。所留尿液应尽快送实验室检查,最长不能超过2h。如确实不能及时送检,应将标本置4℃下冷藏保存,并不得超过6h。女性留取尿标本时应避开月经期,清洁外阴。

(二)尿液外观

尿液混浊状常见于:①尿路感染时尿中有很多白细胞;②女性尿液被阴道分泌物污染;③磷酸盐结晶在碱性尿中沉淀等。尿色变红可见于:①血尿、血红蛋白尿、肌红蛋白尿;②尿中卟啉增多;③食物色素所致;④药物色素如酚红、利福平等所致。

(三)尿液干化学检查

1. **蛋白尿**　尿液干化学检查蛋白阴性可能漏检本周蛋白和微量白蛋白。尿蛋白试纸检测蛋白的低限是150mg/L,正常尿液中所含的白蛋白高限是20mg/L。所以,尿蛋白(白蛋白)含量在20~150mg/L时会漏检。在尿液为强碱性时尿蛋白可能呈假阳性。

2. **糖尿**

(1)高血糖糖尿:正常人肾糖阈为8.9~10.0mmol/L,滤出至尿液中的少量葡萄糖也可被肾小管重吸收。当血糖水平高于肾糖阈时,糖尿出现,为高血糖糖尿。

(2)肾性糖尿:由于肾小管重吸收功能障碍导致肾糖阈降低,血糖浓度正常时也有尿糖出现,此为肾性糖尿。

(四)尿沉渣检查

1. **血尿**　离心后尿沉渣镜检红细胞超过3个/高倍视野(HP)即为血尿。

2. **尿相差显微镜检查**　用相差显微镜观察尿沉渣,肾小球源性血尿时见多数变形红细胞,而在非肾小球源性血尿时红细胞形态正常均一。变形红细胞尿(变形红细胞占70%以上)为肾小球源性,均一形态正常红细胞尿为非肾小球源性,其中尿棘形红细胞对肾小球源性血尿的诊断特异性最高。

3. **脓尿**　新鲜清洁尿标本尿沉渣白细胞≥5个/高倍视野,或3h白细胞计数超过40万个/h(或12h超过100万个)为脓尿。脓尿最常见于尿路特异性或非特异性感染,也可见于小管间质性肾炎,偶见于个别伴有血尿的肾小球肾炎。尿中嗜酸性细胞增多提示过敏性间质性肾炎可能。

4. **细菌尿**　正常尿液是无菌的,如尿中有细菌出现称为细菌尿。通过相差显微镜很容易观察到细菌,呈黑色点状或杆状,并以布朗运动的方式移动。细菌尿可以是有症状的,也可以是无症状的。细菌尿定义本身包括了尿标本被污染的可能,临床应根据标本采集方式不同而应用不同的"有意义的细菌尿"计数来诊断或排除尿路感染。

5. **管型尿**　由肾小管、集合管内蛋白质、细胞和碎片沉淀而形成。①透明管型:由T-H蛋白所形成,正常人可见少量透明管型;②红细胞管型:提示肾小球疾病;③白细胞管型:常见于急性肾盂肾炎;④细胞管型或颗粒管型:细胞管型或较多的颗粒管型提示肾脏疾病;⑤蜡样管型:是肾衰竭的特征管型;⑥脂肪尿时可见脂肪管型。

（五）尿蛋白分析

1. **尿蛋白定量**　正常情况下肾小球每天滤出约7g蛋白,其中绝大部分被肾小管上皮细胞重吸收并分解,从尿中排出的蛋白每天不足150mg。

（1）蛋白尿:定义为24h尿蛋白排出量持续超过150mg,或尿蛋白/肌酐比值>200mg/g。

（2）白蛋白尿(albuminuria):定义为尿蛋白/肌酐比值>250mg/g(男性)和>355mg/g(女性)。

（3）微量白蛋白尿(microalbuminuria,MAU):定义为24h尿白蛋白排泄30~299mg,或尿白蛋白排泄20~199μg/min,或尿白蛋白/肌酐比值17~250mg/g(男性)和25~355mg/g(女性)。

2. **尿蛋白成分分析**　正常情况下只有小分子血浆蛋白能够通过肾小球滤过膜。尿蛋白中以中、小分子(白蛋白及更小的蛋白质)为主,没有或仅有极少量大分子蛋白,这种蛋白尿叫做选择性蛋白尿,常见于肾小管、间质病变为主的疾病,如高血压肾病;若血浆中蛋白质不论分子大小均能从肾小球滤过膜通过,尿中大、中、小分子蛋白质均有,并且有相当大量的大分子蛋白质,称为非选择性蛋白尿,常见于肾小球病变为主的疾病,如慢性肾小球肾炎。

（六）尿电解质检测

尿钠检测有助于明确低钠血症的原因,鉴别肾前性少尿、急性肾小管坏死、肾上腺功能减退、慢性小管间质肾病。肾前性急性肾损伤时尿钠排出减少。无急性肾损伤且非利尿剂引起的尿钠丢失是肾上腺功能减退和慢性肾小管间质损害的特征。

尿钾检测有助于明确是否肾性失钾。

（七）尿液细菌学检查

1. **细菌培养**　中段尿细菌定量培养是对培养的中段尿标本进行含菌量计数。一般取清洁中段尿做细菌培养。膀胱穿刺尿做细菌定性培养是诊断尿路感染的金标准。中段尿培养细菌数≥10^5/ml为真性细菌尿;膀胱穿刺尿培养有细菌生长即为真性细菌尿。

上述结果的判断还要除外假阳性和假阴性,假阳性见于:①中段尿收集不规范,尿标本受到不洁外阴或白带等的污染;②尿标本检测前在室温下放置时间超过1h;③检测技术有误。假阴性见于:①患者近7d内用过抗菌药物;②尿液在膀胱内停留不足6h;③消毒剂混入尿标本。

2. **尿沉渣镜检**　在光学显微镜下观察革兰氏染色的非离心尿,尿路感染时每个油镜视野见到1至多个细菌。

（八）尿细胞学检查(urine cytology test)

无痛性血尿时应该对尿液进行细胞学检查,有助于泌尿系统肿瘤的诊断和鉴别诊断,新鲜尿液中易发现脱落的肿瘤细胞,为增加检查阳性率,可收集24h尿,离心后检测沉渣中的脱落细胞,尿细胞学检查是膀胱癌诊断和术后随诊的主要方法之一。

二、前列腺液检查

前列腺液（prostatic fluid）是由前列腺上皮细胞分泌的不透明淡乳白色液体，是精液的重要组成部分，约占精液的 30%。其主要成分包括酶类、无机离子、免疫物质和一些有形成分等。前列腺液能够维持精液的 pH、参与精子能量代谢、抑制细菌生长、促使精液液化。前列腺液检查主要用于前列腺炎的诊断和疗效观察，也可用于性传播性疾病的诊断，并可了解前列腺功能。

（一）标本采集和转运

前列腺液标本采集一般要求受检者禁欲 3d 以上，由临床医师通过前列腺按摩采集。患者排尿后取胸膝卧位，按摩时手法适中，从前列腺两侧向正中按压，再沿中央沟自上而下按压，使腺液自尿道口滴出。标本量少时可直接涂在载玻片上，量多时弃去第 1 滴前列腺液后收集在洁净、干燥的试管内，应立即送检。若按摩不出前列腺液，也可检查按摩后的尿液。若标本用于细菌培养，需无菌采集并立即送检。疑为急性前列腺炎或前列腺脓肿、生殖系统结核、肿瘤的患者禁忌行前列腺按摩。前列腺有许多小房，一次按摩结果有局限性，常需重复检查，间隔时间 3~5d。

（二）一般性状检查

健康成年男性前列腺按摩一次可采集数滴至 2ml 左右的前列腺液。前列腺液减少，提示前列腺分泌功能不足，可见于某些性功能低下和前列腺炎患者。前列腺液增多见于前列腺慢性充血、过度性兴奋。前列腺液的量与按摩手法也有关。前列腺液呈红色提示出血，见于精囊炎、前列腺炎、前列腺结核及恶性肿瘤等，也可由按摩过重引起。前列腺液呈黄色浑浊、脓性黏稠，见于化脓性前列腺炎或精囊炎。健康成人前列腺液呈弱酸性，pH 约为 6.3~6.5。前列腺炎时 pH 可增高至 7.7~8.4，有助于临床诊断。

（三）显微镜检查

正常前列腺按摩液无或偶见红细胞和上皮细胞，精囊炎时常出现红细胞增多，但按摩不当也可出现。白细胞一般<5 个 / 高倍视野，当白细胞>10 个 / 高倍视野或成堆出现，提示前列腺炎症。卵磷脂小体分布于整个视野，前列腺炎症时分布不均或减少。巨噬细胞脂质内有吞噬的卵磷脂小体或细胞碎片，是前列腺炎特有的表现。涂片还可检出细菌、真菌、滴虫等病原体。前列腺脱落细胞包括前列腺上皮、精囊腺上皮、尿路变移上皮细胞及精子。前列腺癌时可见到各种形态的癌细胞。收集前列腺按摩前、后的尿液进行检查，有助于尿路炎症或前列腺炎症的定位诊断。

（四）细菌学检查

前列腺炎常见病菌包括大肠埃希菌、链球菌和金黄色葡萄球菌。分段尿和前列腺按摩液细菌培养检查可鉴别尿路感染还是前列腺感染，并有助于前列腺炎的分型。前列腺按摩液或按摩后尿液菌落计数大于初段和中段尿 10 倍，可诊断细菌性前列腺炎。

（陈江华　徐万海）

第二节　功能学检查

一、肾脏功能检查

（一）肾小球滤过功能

1. **血清肌酐**（serum creatinine，Scr）　肌酐的分子量为 113Da，可自由通过肾小球滤过膜，不被肾小管重吸收,血清肌酐无异常增高时不被肾小管排泌。正常人肌酐的排泄主要通过肾小球的滤过作用,因此血清肌酐水平可用于评价肾小球的滤过功能。

血清肌酐的正常值范围大致是 60~110μmol/L,根据具体检测的试剂盒不同而有所不同。血清肌酐与肌酐清除率或肾小球滤过率(GFR)之间的关系呈平方双曲线,大多数患者直到 GFR 减少约 50% 时,血清肌酐才超过正常值上限。故血清肌酐测定并不是肾小球滤过功能的敏感指标。

2. 肾小球滤过率 可准确反映肾小球滤过功能的水平。GFR 定义为单位时间(min)内从双肾滤过的血浆毫升数。血浆中某些物质通过肾小球滤过和肾小管处理,被清除出体外,称为肾对血浆中某一物质的清除。肾清除率常用毫升 / 分(ml/min)表示。GFR 计算公式如下

$$GFR(ml/min) = 某物质每分钟在尿中排出量 / 某物质的血浆浓度 = U \cdot V/P$$

U 代表尿中某物质的浓度,V 代表每分钟尿量(ml/min),P 为血浆中某物质的浓度。

(1)内生肌酐清除率(endogenous creatinine clearance rate,Ccr):临床工作中采用 Ccr 代替 GFR。当血清肌酐增高程度严重时,有部分肌酐从肾小管排泌,所以测得的 Ccr 大于真正的 GFR。传统测定 Ccr 的方法是素食 3d 后收集 24h 全部尿液,测定血、尿肌酐水平,按公式

$$Ucr \cdot V/Pcr$$

计算 Ccr,并采用标准体表面积纠正。其中,Ucr 为肌酐在尿中的浓度;V 为单位时间内的尿量;Pcr 为肌酐在血浆中的浓度;Ccr 正常值为 80~120ml/(min·1.73m^2)。

(2)根据血清肌酐值估算的 GFR(estimated GFR,eGFR):流行病学调查需要选择简单实用的研究方法,目前较多采用以血清肌酐值推算 GFR 的公式计算 eGFR。1976 年 Cockcroft 和 Gault 提出 Cockcroft-Gault 公式,该公式对老年人、儿童及过度肥胖者不适用;肾脏病饮食修正(modification diet in renal disease,MDRD)公式针对慢性肾脏病(CKD)患者设计,因此会低估 GFR>60ml/(min·1.73m^2) 人群的 GFR;北京大学肾脏病研究所发现 MDRD 公式不适应中国人群,因此通过添加种族系数提出适用中国人群的改良 MDRD 公式(C-MDRD);CKD-EPI(CKD epidemiology collaboration,肾脏病流行病学合作研究)公式针对 CKD 和非 CKD 人群,对于健康体检人群偏倚小,特别在高 GFR 区间。

1)MDRD 简化公式

eGFR $[ml/(min \cdot 1.73m^2)]$=186× 血清肌酐(mg/dl)-1.154×(年龄,岁)-0.203(女性 ×0.742)

2)CKD-EPI 公式:见表 2-2-1。

表 2-2-1　CKD-EPI 公式

种族	性别	血浆肌酐水平 /(mg/dl)	公式
黑种人	女性	≤0.7	GFR=166×(Scr/0.7)$^{-0.329}$×(0.993)^{年龄}
		>0.7	GFR=166×(Scr/0.7)$^{-1.209}$×(0.993)^{年龄}
	男性	≤0.9	GFR=163×(Scr/0.9)$^{-0.411}$×(0.993)^{年龄}
		>0.9	GFR=163×(Scr/0.9)$^{-1.209}$×(0.993)^{年龄}
白种人或其他人种	女性	≤0.7	GFR=144×(Scr/0.7)$^{-0.329}$×(0.993)^{年龄}
		>0.7	GFR=144×(Scr/0.7)$^{-1.209}$×(0.993)^{年龄}
	男性	≤0.9	GFR=141×(Scr/0.9)$^{-0.411}$×(0.993)^{年龄}
		>0.9	GFR=141×(Scr/0.9)$^{-1.209}$×(0.993)^{年龄}

(3)放射性核素评价 GFR

1)^{131}I- 邻碘马尿酸肾图:检查前 30min 饮水 300ml,临检查前先排尿,由肾图仪描记,记录基线后经肘静脉"弹丸"式注射示踪剂并立即启动扫描,记录 20min。正常肾图曲线分为三段:①示踪剂出现段(a 段)。陡然上升的放射性增加段,反映进入肾周血管床、肾内血管床和早期肾实质摄取的放射性物质量。②聚集段(b 段)。紧接 a 段曲线斜形上升,其斜率反映肾小管上皮细胞摄取示踪剂的量与

速度。③排泄段（c 段）。曲线下降部分，其快慢主要反映示踪剂排出肾脏的速度，反映有无尿路梗阻。

2）^{99m}Tc-DTPA 肾功能动态显像：能反映肾脏血流灌注及功能状况，并能清晰显示上尿路情况。静脉"弹丸"式注射 ^{99m}Tc-DTPA 肾脏显像剂后，用显像仪连续采集放射性核素经过腹主动脉和肾脏的一系列影像。经过计算机处理可得到肾脏血流灌注图像、功能动态图像及双肾时间 - 放射性活动曲线，从而提供有关肾脏血流和排泄功能的信息。肾动态显像和从中获得的肾有效血浆流量（effective renal plasma flow，ERPF）和 GFR 测定结果，可精确地确定总肾和左、右两个分肾的功能。

（二）肾小管功能检查

1. 近端小管功能检查

（1）肾糖阈测定：正常人血中葡萄糖从肾小球全部滤过后，在近曲小管全部被主动重吸收。随着血中葡萄糖浓度增加，当原尿中葡萄糖浓度超过肾小管的最大吸收极限时，尿中将有葡萄糖排出，这一数值称肾糖阈。肾糖阈降低是由于近端小管重吸收葡萄糖的功能减退所致，因此肾糖阈测定能反映近端小管重吸收葡萄糖的功能。

（2）尿氨基酸测定：可用氨基酸分析仪做尿中各种氨基酸的定量检查。血中氨基酸经肾小球滤过，在近端小管绝大部分被重吸收。如患者在同样饮食情况下尿中氨基酸排出异常增多，则考虑为近端小管重吸收功能减退。

（3）尿中溶菌酶及 β2 微球蛋白测定：溶菌酶、β2 微球蛋白均为小分子蛋白质，二者均经肾小球自由滤过，绝大部分在近端小管被重吸收，故尿中含量极微。正常人尿溶菌酶<3μg/ml，尿 β2 微球蛋白<0.2μg/ml。如两者血中含量正常，而尿中含量增多，则可说明近端小管重吸收功能受损。

2. 远端肾小管功能检查

（1）尿比重：反映的是单位容积尿中溶质的质量，用于判断肾小管浓缩功能。正常人 24 小时总尿比重为 1.015~1.030。如果每次尿比重均在 1.010 左右，称为固定低比重尿，说明肾小管浓缩功能差。

（2）尿浓缩试验：试验前一日晚 6 时饭后禁食、水。睡前排尿、夜尿应弃去。试验日晨 6、7、8 时各留尿一次，检测各次尿标本比重，观察机体缺水情况下远端小管浓缩尿液的功能。正常人前述三次尿标本中至少有一次比重在 1.026（老年人可为 1.020）以上。尿比重小于 1.020 表示肾浓缩功能差。

（3）尿渗透压测定：尿渗透压反映尿内溶质分子和离子的颗粒总数，通常采用冰点降低法测定。成人普通膳食时每日大约从尿排出 600~700mOsm 的溶质，由于正常人每日尿量基本在 1 500~2 500ml 之间，尿渗透压均应高于血渗透压，禁水 8h 后晨尿渗透压应>700mOsm/（kg·H$_2$O）。

3. 肾小管酸化功能检测

（1）尿 pH：代谢性酸中毒导致血 pH 下降到<7.35 时，尿 pH 应代偿性下降，肾小管泌 H$^+$ 增多，有机酸排出亦增多，结果尿 pH<5.5。而在Ⅰ型肾小管酸中毒时，当血 pH 降低时，由于尿中排氢离子减少，尿 pH 常>6.2。Ⅱ型肾小管酸中毒时，近端小管重吸收碳酸氢钠减少，但远端肾小管酸化功能正常，尿 pH 仍可降至 5.5 以下。

（2）尿中碳酸氢根离子、可滴定酸及尿铵测定：正常情况下尿中几乎无碳酸氢根离子（HCO$_3^-$）排出，尿中 HCO$_3^-$ 的直接测定可了解近端小管重吸收 HCO$_3^-$ 的情况。可滴定酸及尿铵的测定可直接了解远端小管泌氢、产氨的功能状态。尿中可滴定酸及铵的减少，或 HCO$_3^-$ 的增加，均可造成代谢性酸中毒。

二、尿流动力学检查

尿流动力学（urodynamics）是一门借助流体力学及电生理学方法，研究尿路输送、贮存、排出尿液功能的新学科，是现代泌尿外科领域的一个重要组成部分。研究范围包括正常排尿生理学、泌尿系统梗阻性疾病、神经源性膀胱尿道功能障碍和尿失禁等。尿流动力学检查可为排尿功能异常患者的诊断、治疗方法的选择及疗效评定提供客观依据。主要包括尿流率测定、压力测定、肌电图测定、膀胱尿道造影、同步联合测定等。尿流动力学又分为上尿路及下尿路尿流动力学两部分。前者主要研究肾盏、肾盂及输尿管内尿液的输送过程,后者则主要研究膀胱、尿道贮存及排出尿液的过程。当前用于下尿路尿流动力学研究的检查技术较成熟,已成为泌尿外科常规的检查技术之一。

(一)尿流率测定

尿流率测定是指单位时间内膀胱逼尿肌收缩所排出的尿量,单位为毫升/秒(ml/s)。尿流率代表了膀胱的整个排尿过程,反映了排尿期膀胱、膀胱颈、尿道和尿道括约肌的功能及相互关系。尿流率测定是一种简单、非侵入性的检查方法,可以客观反映下尿路的排尿过程,常用作下尿路症状患者的一线筛查,但尿流率测定不能准确定位下尿路病变的部位,在临床实际应用时需注意。尿流率测定受物理、生理、病理、患者的配合程度等诸多因素影响,多需配合其他检查作出综合诊断。

尿流率测定的重要参数包括:最大尿流率(maximum flow rate,Q_{max})、平均尿流率(average flow rate,Q_{ave})、排尿时间及最大尿流率时间、尿量及尿流曲线等,其中 Q_{max} 是区别排尿异常最灵敏、最有意义的参数。但 Q_{max} 可受年龄、性别、体位、心理因素、尿量等因素影响。Q_{max} 的大小一般取决于尿量多少,通常随尿量增加而增加。男性 Q_{max} 随年龄增长有降低倾向,50 岁以后 Q_{max} 正常值明显减低。在尿量达到 200ml 以上时,正常青壮年男性的 Q_{max} 应 ≥ 20ml/s,女性 ≥ 25ml/s。当 $Q_{max} \leq 15$ml/s 时,则应怀疑有下尿路排尿异常存在,而 $Q_{max} \leq 10$ml/s,则是排尿异常的明确证据。尿流率曲线是尿流率测定时尿流计描记出来可反映瞬时尿流率变化的曲线。正常尿流率曲线的形状多与年龄、尿量有关,异常曲线常与疾病性质有关。

(二)压力测定

1. 膀胱压力测定(cystometry) 是测量膀胱充盈过程中膀胱内压力与容积之间变化的关系,是反映膀胱功能的重要方法之一。它将膀胱充盈(贮尿功能)及收缩(排尿功能)过程描记成膀胱压力容积曲线(cystometrogram,CMG),评价膀胱在充盈过程中的容量及顺应性,膀胱的稳定性,膀胱的感觉、运动神经支配,骶神经反射弧的完整性等情况。主要用于神经源性膀胱的诊断与分类。

正常 CMG 表现主要包括无残余尿量,膀胱充盈期顺应性良好、内压稳定、没有无抑制收缩,膀胱容量一般为 300~400ml,能主动收缩逼尿肌,增加膀胱内压,排尿过程中停止排尿时膀胱内压迅速降低。膀胱感觉功能丧失或下运动神经元损害可表现为大容量低压膀胱。炎症、膀胱容量减少时可表现为充盈期膀胱内压迅速上升。神经源性膀胱或上运动神经元损害可表现为膀胱无抑制收缩。运动神经麻痹性膀胱可表现为排尿时无逼尿肌收缩。

2. 尿道内压力测定 正常储尿除了膀胱应具有储存尿液的功能外,尿道还必须具备控制排尿的功能。尿道内压力测定(urethral pressure profile,UPP)是在膀胱无收缩的情况下,沿尿道全长各点连续测定、记录其腔内压力变化图像的一种方法,主要用以了解尿道功能。对女性测定全尿道压力,男性主要测定后尿道压力。UPP 有非排尿状态时的静态测定及排尿时的动态测定。前者主要反映膀胱处于闭合状态下尿道控制排尿的能力,后者则反映排尿时尿道压力发生相应变化的能力。

尿道压力分布曲线主要参数有最大尿道压、尿道闭合压、功能性尿道长度、排尿控制区长度等。UPP 主要用于了解下尿路梗阻的部位、分析尿失禁的原因、指导尿道修复或人工括约肌植入手术等。

(三)肌电图

肌电图检查(electromyography,EMG)是描记尿道外括约肌和肛门括约肌在相关神经末梢冲动传导下,引起肌细胞膜去极化过程中所产生的生物电流的一种方法。主要用于了解盆底横纹肌、尿道外括约肌的功能及其在逼尿肌收缩时的协调性活动。由于肛门外括约肌与尿道外括约肌同受阴部神经支配,一般用肛门外括约肌肌电图来反映尿道外括约肌的活动情况。正常情况下,尿道外括约肌维持一定张力,参与控制排尿,肌电图可见持续肌电活动。在咳嗽用力时为对抗膀胱内压增高,可见肌电活动增强。排尿时由于尿道外括约肌松弛,肌电图呈电静止。一旦排尿完毕,肌电活动重新恢复。本项检查很少单独进行,常与前述某些检查联合使用。排尿时肌电活动持续增强时,为逼尿肌 - 尿道外括约肌协同失调的重要诊断依据。

（四）膀胱尿道造影

膀胱尿道造影常作为下尿路尿流动力学联合同步检查的内容之一。检查时需先向患者膀胱内注入造影剂，在患者排尿时通过屏幕直接观察膀胱颈、尿道外括约肌相应的动态变化。影像尿流动力学检查是在尿流动力学检查过程中同时显示和记录膀胱尿道形态的动态变化，能更准确地了解下尿路潜在的病理生理改变，更准确地揭示膀胱尿道功能和形态变化的关系。

（五）同步联合检查

尿流动力学各项检查分别侧重反映下尿路某个方面的功能，为全面了解下尿路功能，需结合患者的具体情况有选择地将这些检查技术联合使用。目前较先进的尿流动力学检查仪器常为组合式，除可分别进行上述各项检查外，还可根据需要选择几项或全部项目做同步联合检查。检查资料同时用记录纸、电视录像、电影摄影等方式记录下来。新近推出的某些检查仪器实现了对数据、曲线和图像进行智能化分析处理，使检查结果更为精确。临床上较常用的同步联合检查技术有尿流率/压力/肌电图检查，膀胱压力容积/肌电图检查，尿道压力分布/压力/肌电图检查，影像尿流动力学检查等。

尿流动力学检查技术的出现是泌尿外科的一个重要进展。但是尿流动力学检查本身也干扰着尿路的正常生理活动，并影响着受检查者的精神和心理，检查结果并不一定反映患者的实际情况。详细的病史、全面的查体和必要的其他检查依然十分重要。

（陈江华　徐万海）

第三节　肾病相关的免疫学检查

一、循环免疫复合物

由于心输出量的 20% 流经肾脏，肾小球毛细血管压力是其他组织毛细血管压力的 4 倍，蛋白质从毛细血管内至少要经五层薄膜滤过才进入肾小囊，因此肾脏受可溶性循环免疫复合物的影响较其他器官大。

急性链球菌感染后肾小球肾炎、狼疮肾炎等患者的血清中都有循环免疫复合物（circulating immune complex，CIC）存在。CIC 水平有助于判断免疫性肾脏疾病的活动程度，如狼疮肾炎患者 CIC 含量与病变活动有关。但 CIC 的存在并非肾病所特有，其他免疫相关疾病如硬皮病、皮肌炎等及某些感染性疾病如慢性活动性肝炎时 CIC 阳性率亦较高。

二、免疫球蛋白与补体

（一）免疫球蛋白（immunoglobulin，Ig）

1. **多克隆性增高**　血中 IgG、IgA、IgM 等增高，血清蛋白电泳 α_1、α_2、β、γ 各种球蛋白均可增高，常见于系统性红斑狼疮、类风湿关节炎、慢性肝病、慢性感染、肿瘤等引起的肾病。IgA 肾病时约 30%~50% 患者的血清 IgA 增高，过敏性紫癜性肾炎也常有血清 IgA 增高。狼疮肾炎以 IgG 增高最常见，狼疮肾炎和肝硬化肾损害时血清免疫球蛋白既可为多克隆增高，也可为单克隆增高。

2. **单克隆性增高**　显著的单克隆球蛋白增高应考虑浆细胞病肾损害，如多发性骨髓瘤肾病、华氏巨球蛋白血症肾病及良性原发性单克隆球蛋白血症肾病等。

3. **免疫球蛋白降低**　见于各种先天性和获得性体液免疫缺陷病、长期应用免疫抑制剂患者。肾病时由于肾小球通透性增加,导致 Ig 从肾丢失及尿毒症毒素抑制 Ig 的合成,也可导致 Ig 含量减少。狼疮肾炎活动、肾小球滤过膜屏障损害严重时,大量免疫球蛋白随尿排出,血清免疫球蛋白也可因此而降低。

(二)补体(complement)

血清补体的活化动态是机体免疫反应常用的指标。测定肾病患者血清补体成分,可以了解补体在免疫反应中被消耗的情况,进而推测免疫反应类型和疾病活动程度。

急性链球菌感染后肾小球肾炎早期血清补体多明显下降,CH50 和 C3 下降最显著,如无并发症则 C3 约在 6~8 周后恢复正常。膜增生性肾小球肾炎由于患者血清内存在 C3 肾炎因子,增加 C3 的裂解而使 C3 持续降低。狼疮肾炎活动期 C3、C4 和 CH50 通常降低,病情缓解后则恢复正常。

三、自身抗体

(一)抗核抗体(anti-nuclear antibody,ANA)

抗核抗体是针对细胞核内 DNA、RNA、碱性组蛋白、非组蛋白等抗原成分的自身抗体的总称。可分为:①抗组蛋白抗体(anti-histone antibody,AHA)和抗组蛋白亚单位抗体(H1、H2A、H2B、H3、H4 和 H2A-H2B 复合物);②抗 ENA(extractable nuclear antigen,可提取性核抗原)抗体:包括抗 Scl-70 抗体、抗 Jo1 抗体、抗 Sm 抗体、抗 nRNP 抗体、抗 SSA 抗体、抗 SSB 抗体;③抗着丝粒抗体;④抗 DNA 抗体(如抗双链 DNA 抗体)等。

抗核抗体在系统性红斑狼疮、皮肌炎、硬皮病、干燥综合征等多种结缔组织疾病均可阳性。其中抗 Scl-70 抗体是系统性硬化症标记抗体;抗 Jo1 抗体常见于多发性肌炎 / 皮肌炎;抗 Sm 抗体、抗双链 DNA 抗体是系统性红斑狼疮的标记抗体;抗 nRNP 抗体提示混合性结缔组织病;抗 SSA 抗体常出现于干燥综合征和系统性红斑狼疮患者;系统性硬化症患者血清中抗着丝粒抗体阳性有较高的特异性。

(二)抗心磷脂抗体(anticardiolipin antibody,ACLA)

抗心磷脂抗体是一种以血小板和内皮细胞膜上的心磷脂为靶抗原的自身抗体,为抗磷脂抗体的一种,也是抗磷脂抗体综合征的标志性抗体,常见于系统性红斑狼疮及其他自身免疫性疾病。

(三)抗细胞质抗体

抗细胞质抗体包括:①抗中性粒细胞胞质抗体(ANCA);②抗平滑肌抗体;③抗甲状腺过氧化物酶(thyroid peroxidase,TPO)抗体。ANCA 针对的抗原物质包括中性粒细胞胞质中的髓过氧化物酶(myeloperoxidase,MPO)、蛋白酶 3(proteinase 3,PR3)、弹性蛋白酶和组织蛋白酶 G 等。ANCA 主要见于显微镜下多血管炎、肉芽肿性多血管炎和嗜酸性肉芽肿性多血管炎(统称为 ANCA 相关小血管炎),常引起急进性肾炎综合征和急性肾损伤。抗甲状腺 TPO 抗体主要见于自身免疫性甲状腺炎,有此抗体的患者常合并肾炎。

四、抗肾抗体

针对肾小球基膜(GBM)抗原的抗体(抗 GBM 抗体)沉积在肾脏可诱发抗 GBM 肾炎,临床常表现为急进性肾炎综合征,血清中检测到抗 GBM 抗体可作为诊断抗 GBM 肾炎的有力证据。其他抗肾抗体(anti-kidney antibodies)还有抗肾小管基膜抗体、抗 T-H 蛋白抗体、抗肾小管刷状缘抗体等。

(陈江华　田　炯)

第四节　组织活检

一、肾活检

肾脏疾病诊断水平和治疗效果的显著提高很大程度上得益于经皮穿刺肾组织活体检查的推广，对肾组织标本进行病理检查可指导治疗和判断预后。

（一）肾活检（renal biopsy）的临床意义

1. 肾活检指征

（1）单纯血尿 6 个月以上，临床和实验室检查提示为肾小球疾病。

（2）尿蛋白持续超过 1g/24h，临床和实验室检查提示肾小球疾病。

（3）肾炎综合征或肾病综合征患者，临床和实验室检查考虑为肾小球疾病。

（4）糖尿病患者突然出现大量蛋白尿、血尿或肾病综合征，或肾功能比预期恶化快。

（5）急性肾损伤治疗效果不好，病因不明，但已排除尿路梗阻、肾灌注减少等。

（6）系统性血管炎、系统性红斑狼疮等系统性疾病引起的肾损害，有疾病活动的临床证据。

（7）不明原因移植肾功能恶化，但不伴有尿路梗阻、尿路感染、肾动脉狭窄等。

（8）有明确肾脏病家族史，并有肾脏受累表现。

2. 对治疗和预后的指导作用

（1）病变类型：严重的肾小球硬化、小动脉硬化和间质纤维化多为不可逆病变，提示肾脏预后较差，对治疗反应不佳；细胞增生和渗出性病变通常是可治疗和可逆的；大新月体多数不可能消退，逐渐转变为纤维化新月体进而引起肾小球硬化。

（2）病变部位：病变可分为肾小球、肾小管、肾间质、肾小动脉等部位，不同性质疾病具有相应部位损伤的病理表现。

（3）病变活动性：肾小球内明显的细胞增生、肾间质炎症细胞浸润、肾小血管纤维素样坏死及免疫复合物沉积常提示活动性病变。

3. 肾活检并发症　主要是出血。肾功能不全、高血压、肾脏瘢痕形成和淀粉样变增加肾活检出血风险。由技术熟练的人员在二维超声或 CT 引导下进行肾活检操作，可以把大出血的风险减少到最低限度。其他并发症包括活检局部肿胀和疼痛、血尿、感染、误穿其他器官等。

（二）肾组织病理检查

1. 光镜检查

（1）一般染色

1）苏木精 - 伊红（HE）染色法：先后以苏木精和伊红进行染色，细胞核呈紫蓝色，细胞胞质、基膜、胶原纤维呈粉红色。

2）六胺银法（PASM）：肾小囊基膜、肾小球毛细血管袢基膜、弹力纤维及网状纤维呈黑色，细胞核呈蓝褐色，细胞胞质呈浅红色。

3）Masson 三色染色法：肾小球及小管基膜、基质胶原纤维呈绿色，胞质、肌纤维、红细胞、免疫复合物呈红色，细胞核呈蓝褐色，主要用于观察肾脏纤维化程度。

4）过碘酸希夫（PAS）反应：肾小囊基膜、肾小管基膜和肾小球毛细血管袢基膜均呈红色，细胞核呈蓝色。

(2)特殊染色

1)刚果红染色:主要用于观察肾脏淀粉样变性,淀粉样蛋白呈红棕色,偏光镜下可呈现特征性的苹果绿色双折光。

2)免疫组织化学染色方法:用于检查淀粉样蛋白成分(κ链和λ链)、乙型肝炎病毒抗原等的沉积。光镜下观察阳性部位呈棕黄色。

采用免疫组织化学方法检查肾脏活检组织中免疫球蛋白、补体成分及纤维蛋白原等成分,操作复杂,易出现假阳性和假阴性,现多应用免疫荧光方法进行检测。

2. 免疫荧光检查　主要检查肾组织中免疫球蛋白(IgG、IgA、IgM)、补体成分(C3、C4、C1q 等)及纤维蛋白原的沉积等。在荧光显微镜下观察见阳性部位呈黄绿色荧光。

3. 电镜检查　可观察肾小球基膜结构并测量其厚度,对免疫复合物进行准确定位。可观察到特征性病变,如急性肾炎时内皮下驼峰状电子致密物沉积、膜性肾病肾小球基膜钉突样改变、狼疮肾炎时的指纹状结构、冷球蛋白沉积时微管团块状结构、淀粉样蛋白原纤维的典型特征等。

(三)常见原发性肾小球疾病的病理表现

常见原发性肾小球疾病的病理表现见表 1-4-2 所示。

二、膀胱活检

膀胱镜下的膀胱组织活检是诊断膀胱癌最可靠的方法,也是监测膀胱癌术后复发的主要手段之一。此外膀胱活检对膀胱结核、腺性膀胱炎、膀胱内翻性乳头状瘤等病变有诊断价值。尿路上皮细胞癌是最常见的膀胱肿瘤,但膀胱也可能发生腺癌、非上皮细胞性肿瘤、继发肿瘤,可通过膀胱活检加以鉴别。

对于常规影像学方法难以诊断的膀胱病变,膀胱组织活检有助于确定诊断。当尿脱落细胞学检查阳性或膀胱黏膜表现异常时,建议行选择性活检,以明确诊断和了解肿瘤范围。尿脱落细胞学阳性而膀胱黏膜正常、怀疑有原位癌存在时,应考虑行随机活检。原位癌、多发性癌或肿瘤位于膀胱三角区或颈部时,尿道前列腺部癌的危险性增加,建议行前列腺部尿道组织活检。由于发现原位癌的可能性较低(<2%),不建议对非肌层浸润性膀胱癌的正常膀胱黏膜进行常规的随机活检。单纯膀胱镜下组织活检不能对膀胱癌进行分期指导。膀胱尿路上皮癌组织学分为 4 级,分别是乳头状瘤、低恶性潜能尿路上皮乳头状肿瘤、低级别乳头状尿路上皮癌和高级别乳头状尿路上皮癌。

膀胱组织活检与膀胱镜检查的适应证和禁忌证相似。膀胱组织活检的并发症主要包括感染、尿道及膀胱出血、尿道损伤等。活检后可出现短暂的血尿,一般不需处理。

三、前列腺穿刺活检

前列腺穿刺活检(prostate biopsy)是诊断前列腺癌最可靠的检查,经直肠 B 超引导下的前列腺系统穿刺是诊断前列腺癌的"金标准"。前列腺癌穿刺活检指征:直肠指诊发现前列腺可疑结节,前列腺特异性抗原(prostate-specific antigen,PSA)>10ng/ml,或 PSA 4~10ng/ml 或游离 PSA/ 总 PSA 异常值;B 超、CT 或 MRI 发现可疑病灶。急性感染、发热者,严重出血倾向者,严重的肛周或直肠病变者,严重的心肺功能障碍者,不能耐受操作者,是前列腺穿刺活检的禁忌证。前列腺穿刺活检并发症主要有感染和出血。致病菌主要是大肠埃希菌,可出现下尿路刺激症状和低热。术前应重视肠道准备,术后应用抗生素 3~5d。血尿患者可大量饮水,大部分在 1~3d 内逐渐消失,持续加重者可加用止血药。检查后 1~2d 大便可带少量鲜血,无需特殊处理。如出血量较大,应进流食,防止便秘,并可加用止血药和抗生素。

前列腺癌的病理分级推荐使用 Gleason 评分系统。前列腺癌组织分为主要分级区和次要分级区,每区的 Gleason 分值为 1~5,Gleason 评分是把主要分级区和次要分级区的数值加在一起,形成癌组织分级常数标准(表 2-2-2)。

表 2-2-2 前列腺癌 Gleason 分级的病理形态

Gleason 分级	病理形态
1	单个的腺体大小相对一致,形成边界清晰的结节,该级别罕见
2	单个的腺体大小相对一致,但是形成的结节周围稍微不规则,肿瘤性腺体轻度浸润到周围的非肿瘤性前列腺组织。这个级别少见,主要见于移行区的腺癌
3	肿瘤细胞形成单个腺体,肿瘤性腺体浸润和穿插在正常的腺体之间。腺体的大小和形状变化大,一般腺体比 1 级和 2 级的要小
4	小的腺体融合;腺腔形成差的腺体;筛状结构的腺体;肾小球样腺体;肿瘤细胞超肾样结构;前列腺导管腺癌
5	单个的肿瘤细胞或形成肿瘤细胞呈条索状生长;不形成腺腔而是成片生长的肿瘤细胞;筛状结构伴有粉刺样坏死

(陈江华 徐万海)

第五节 内 镜 检 查

内镜是泌尿外科最常用的检查设备之一,距今已有 100 多年的历史,主要用于下尿路疾病的诊断和治疗,也可用于某些上尿路疾病的诊断和治疗。

一、尿道膀胱镜检查

尿道膀胱镜有硬性和软性两种类型。前者具有较好的视野和较大的工作通道,方便医生进行操作和定位,临床应用广泛。软性尿道膀胱镜的特点是管径较细,检查时对尿道的刺激较小,患者较易接受。通过末端的操作把柄控制,向上可弯曲 220°,向下可弯曲 90°。尿道膀胱镜对一些下尿路疾病的诊断有决定性意义。

(一) 适应证

尿道膀胱镜检查的适应证包括:需要在直视下发现一些 B 超、CT 等影像学检查难以发现的微小病变;通过获得活检标本进行组织病理学检查;通过输尿管插管对上尿路病变进行检查。

1. 诊断 发现外科血尿的出血部位和原因。诊断膀胱尿道肿瘤,包括肿瘤的部位、数量、大小、形状,并取活检。膀胱尿路变移上皮肿瘤保留膀胱手术后定期复查。诊断膀胱尿道结石、异物、畸形、尿道狭窄、膀胱瘘等。了解膀胱周围器官病变对膀胱的影响。通过逆行造影诊断上尿路肿瘤、结石,了解梗阻的部位和程度。获取上尿路尿样进行尿常规、细胞学、细菌培养等检查。

2. 治疗 取出异物,粉碎并取出较小的结石。通过输尿管导管向肾盂灌注药物,如治疗乳糜尿。放置输尿管导管或支架管引流尿液,预防和治疗输尿管狭窄等。

(二) 禁忌证

泌尿系统及男生殖系统急性感染如急性膀胱炎、尿道炎、前列腺炎、附睾炎等是绝对禁忌证。痉挛膀胱容量小于50~100ml时观察效果不佳,且存在膀胱穿孔的危险,是绝对禁忌证。未控制的全身出血性疾病、女性月经期、某些原因不能耐受检查者是禁忌证。尿道狭窄是造成尿道膀胱镜检查失败的主要原因,并可造成尿道损伤、假性尿道、直肠损伤等,需格外注意。

(三)检查方法

采取截石位,尿道内局部麻醉,在尿道镜鞘涂抹适量润滑油。女性受检者在镜鞘进入尿道外口后,将镜鞘后端略向下压绕过耻骨联合,即可进入膀胱。男性受检者镜鞘至尿道球部时受阻,将镜鞘后端向下压至水平,使镜鞘克服尿道的耻骨下弯曲滑入后尿道和膀胱。

镜鞘进入膀胱后,撤出闭孔器,测定残余尿、观察尿液性状、留取尿样培养等。根据观察镜的视角,通过内镜的进退、旋转等进行观察。首先找到膀胱三角区和其远侧的输尿管间嵴,在输尿管间嵴两旁1~2cm处分别寻找两侧输尿管开口。再将膀胱镜后退至近膀胱颈部,整体观察膀胱。一般顺序为:三角区、右侧壁、前壁和气泡、左侧壁、后壁。然后重点观察病变部位及输尿管开口喷尿的性质。观察尿道时需使用0°或5°内镜,边退镜边观察。

二、输尿管镜检查

输尿管镜是膀胱镜技术在上尿路的延伸,是泌尿外科内镜检查方面的一个重要突破,为诊断和治疗输尿管和肾脏疾病提供了新的手段。输尿管镜可分为硬镜和软镜两种。硬镜视野较大,定向较好,适合对中、下段输尿管的观察与治疗。但较难插入上段输尿管和肾盂,且插入后受到观察角度的限制,无法对肾盂全貌进行观察。软镜的管腔较细,可弯曲,易插入上段输尿管,且可在肾盂内弯曲,直视肾大盏和各个肾小盏。但软镜管腔较细,不能快速冲洗,出血较多时操作较为困难,视野狭窄,定向相对困难。

(一)适应证

1. **诊断** 输尿管镜适用于对排泄尿路造影或逆行造影,发现肾盂、输尿管内有充盈缺损的病变并进行诊断,如阴性结石、乳头状瘤,并对可疑病灶进行活检;查明输尿管狭窄或梗阻的部位、原因,以及上尿路血尿的原因;肾盂或输尿管肿瘤局部非根治性切除术后复查。

2. **治疗** 通过输尿管镜取石或碎石,取出肾盂、输尿管异物;输尿管狭窄扩张;微创手术治疗如止血、切除肿瘤等。

(二)禁忌证

输尿管镜禁忌证包括因尿路感染急性期,膀胱容量过小,严重尿道狭窄或前列腺增生,输尿管固定、纤维化可能造成输尿管穿孔,全身出血性疾病等原因导致不能耐受者。

(三)并发症

输尿管镜的并发症包括:输尿管黏膜损伤,尤其易在取石或碎石过程中发生;在输尿管本身有病变时容易发生输尿管壁穿孔;输尿管狭窄多为输尿管损伤后的远期并发症;感染多见于伴有明显尿路梗阻者。

(四)检查方法

输尿管镜检查是一项精细操作,操作者必须具有尿路解剖知识和熟练的内镜操作技术。检查前要明确尿路有无畸形或其他病变,必要时可行逆行尿路造影检查。明确是否有尿路感染,尿培养细菌阳性者应用敏感抗生素,待尿培养转阴性后再行检查。需通过血液检查明确有无出血性疾病。

由于输尿管口和壁间段较狭小,常需要做输尿管扩张。输尿管扩张后插入输尿管镜,同时旋转180°,使内镜末端斜面向上便于插入。进入输尿管后再将内镜反转180°,恢复至原位,在直视下沿输尿管壁或者输尿管导丝缓慢前进,边灌注水边插入,切记不能暴力操作以防损伤输尿管。

输尿管镜操作的注意事项:①管镜靠近输尿管口时适当增加注水压力,使输尿管口轻度扩张,有助于内镜的置入。②视野清晰度是输尿管镜操作成功的关键,只有看清楚管腔后才能将镜体推进,否则易造成输尿管穿孔等严重并发症。看不清管腔时可将镜体稍向后退并转换方向,或将镜端小范围移动再次找到管腔,或提前置入导丝,沿导丝进镜。③操作过程中常因出血、血块或结石等影响视野,可利用生理盐水冲洗,但注射压力不宜过高,以免将结石碎片等冲入肾盂内。④当遇到输尿管狭窄时,切忌强行进镜,以免造成输尿管撕脱或断裂穿孔,此时最好利用气囊导管或金属橄榄头进行扩张后再进行检查。

(徐万海)

第六节　影像学检查

泌尿系统影像学检查主要包括 X 线检查(X-ray examination)、超声检查(ultrasonography)、计算机体层成像(computed tomography,CT)、磁共振成像(magnetic resonance imaging,MRI)及放射性核素成像(nuclear imaging)等,是诊断泌尿系统疾病的重要手段。各种检查手段成像原理不同,又有许多多的成像方法,既有鲜明的优势,也存在着各种弊端。只有掌握了各种影像学检查方法的优缺点,结合患者的实际具体情况,合理选择,才能发挥好各种影像学检查的作用,有助于疾病的诊断。

一、X 线检查

X 线在通过人体不同组织结构时被吸收的程度不同,到达荧光屏或胶片上的 X 线量出现差异,从而形成黑白对比不同的影像。X 线成像原理是通过影像的密度变化观察人体组织结构的解剖和病理状态。X 线造影是通过不同途径向体内器官或间隙内引入高密度或低密度对比剂,形成人工密度对比。计算机 X 线摄影(computed radiography,CR)特别是数字 X 线摄影(digital radiography,DR)实现了从传统模拟图像转变为数字化成像的革命,使影像更加清晰,更便于分析。X 线检查是影像学检查的基础,是诊断泌尿系统结石、肿瘤、感染、梗阻、畸形等疾病的重要手段。

(一)尿路平片(kidney-ureter-bladder radiography,KUB radiography)

KUB 平片是泌尿系统 X 线检查的一个重要的、不可缺少的检查方法。检查前应进行肠道准备,观察的范围包括肾脏上极至膀胱底部。尿路平片可以显示两侧腰大肌阴影,肾脏的轮廓、形态、大小及位置,泌尿系统不透 X 线的结石或钙化阴影,腰椎、骶椎的病变等。必要时可加拍腹部侧位片,确定病变与肾脏、脊柱的关系及病变的前后位置。

肿瘤侵犯骨骼可见骨质破坏,腰大肌影消失提示腹膜后炎症或肾周围感染。肾脏大小、形态、位置改变,常提示先天性畸形、肿瘤、肾积水等病变。肾区致密阴影需注意鉴别是结石还是钙化影。肾结核钙化形态多不规则,可呈云朵状或斑点状,肾自截者可见大部分或整个肾脏呈弥漫性钙化。肾脏肿块中心斑点状钙化多为恶性。肾囊肿和肾动脉瘤钙化呈弧线状。尿路平片可以诊断泌尿系统异物,判断输尿管导管、支架及引流管的位置。

(二)静脉尿路造影(intravenous urography,IVU)

多年来,IVU 一直是泌尿系统影像学检查的一种重要方法,随着 CT 应用的增多,其应用相对减少。IVU 应用原理是将造影剂注入静脉内,利用泌尿系统的生理排泄功能,显示肾脏、肾盏、肾盂、输尿管、膀胱的形态学改变(图 2-2-1),并可提供肾脏生理功能情况。静脉尿路造影的优点是不受年龄限制,无膀胱镜检查的不适与痛苦。主要缺点是检查结果受肾功能影响,造影剂有肾毒性,对局限于肾实质内病变的发现和定性作用有限。

适应证包括泌尿系统先天畸形、结核、损伤、肿瘤、积水、炎症、原因不明的血尿和脓尿以及需要了解肾功能者。需做一侧肾切除术者,静脉尿路造影可了解对侧肾脏的情况和功能。碘过敏、总肾功能严重受损、妊娠3个月内及多器官衰竭者是其禁忌证。肝功能及心功能不全、甲状腺功能亢进者慎用。

静脉尿路造影前需进行造影剂过敏试验、肠道准备及禁水 3~6h。注射造影剂后 5min 肾实质显影,10min 后肾盂、输尿管、膀胱显影,根据尿路显影情况可酌量增加摄片次数或延长摄片时间。立位摄片可明确有无肾下垂。常规法显影不够满意时,可选用静脉滴注或大剂量静脉尿路造影。

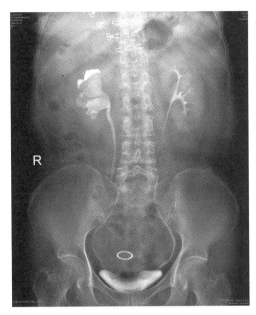
图 2-2-1　静脉尿路造影

(三) 逆行尿路造影(retrograde urography)

逆行尿路造影是经膀胱镜通过输尿管开口处插入输尿管导管,将造影剂直接注入肾盂、输尿管腔内。优点是肾盂、肾盏及输尿管各部位显影更清晰,且不受肾功能及造影剂过敏的影响。缺点是不能显示肾脏实质且为有创检查,多被 CT 尿路成像,MR 尿路成像取代。急性泌尿系统感染、膀胱容量少于 50ml、心血管功能严重不全及多器官衰竭是绝对禁忌证。尿道狭窄等导致膀胱镜插入困难者是相对禁忌证。

(四) 顺行尿路造影

顺行尿路造影也称肾盂穿刺造影,在超声引导下穿刺针经皮直接刺入肾盂或肾盏内注射造影剂,使肾盏、肾盂、输尿管显影。在静脉尿路造影和逆行尿路造影禁忌或失败时,该方法对一些泌尿系统疾病具有重要的诊断价值。全身情况极差、严重出血倾向、穿刺局部皮肤感染者为禁忌证。

尿路平片结合各种尿路造影可显示泌尿系结石,阴性结石表现为充盈缺损。肾盏、肾盂的牵拉和变形常见于肾内占位性病变,包括肾囊肿、肾肿瘤等。肾盏、肾盂破坏表现为边缘不整,见于肾结核、肾盂癌和侵犯肾盏、肾盂的肾癌。肾盏、肾盂、输尿管和膀胱内充盈缺损,常见于结石、肿瘤、血块。肾积水、输尿管积水表现为肾盏、肾盂、输尿管明显扩张,常见于肿瘤、结石、狭窄引起的尿路梗阻。尿路先天性疾病如马蹄肾、腔静脉后输尿管也可通过尿路造影显示。肾实质显影程度可反映肾脏功能情况,肾脏不显影表明肾功能严重受损,显影浅淡表明肾功能减退。

(五) 膀胱造影(cystography)

膀胱造影通过尿道插入膀胱内导管或耻骨上膀胱造瘘管注入 200~300ml 造影剂,膀胱前、后位及左、右后斜位摄片,特别适用于膀胱损伤及膀胱输尿管反流的诊断。膀胱大出血、严重尿道狭窄、尿道损伤等是膀胱造影的禁忌证。

(六) 尿道造影(urethrography)

由尿道外口向尿道内注入造影剂为尿道逆行造影,造影剂进入膀胱后在排尿过程摄片为尿道顺行造影,临床上两种方法常配合使用。尿道造影常用于尿道憩室、狭窄、损伤、结石、肿瘤、畸形等疾病的诊断。

(七) 血管造影

尽管 CT 血管成像技术凭借无创优势被广泛应用于临床,但泌尿系统血管造影对某些疾病仍有独特的诊断优势,特别是其还具有血管扩张、置入支架、血管栓塞等治疗作用。血管造影有动脉造影(包括选择性动脉造影)、静脉造影及数字减影血管造影等方法。肾动脉造影可诊断肾血管性高血压,鉴别肾区肿块的良、恶性,发现其他影像学方法不能明确的肾外伤出血原因。可对动脉瘤,动、静脉畸形及动、静脉瘘进行栓塞治疗。肾静脉及下腔静脉造影可显示瘤栓,抽取肾静脉血测定肾素确定有无肾动脉狭窄,诊断肾病综合征并发肾静脉血栓有较高的特异性。睾丸静脉造影可以了解隐睾的位置及精索静脉瓣膜情况,进行精索静脉栓塞治疗。阴茎海绵体造影可用来诊断静脉瘘引起的勃起功能障碍,阴茎动脉造影可以用来诊断动脉缺血引起的勃起功能障碍(图2-2-2)。

二、超声检查

超声检查是利用超声产生的波在人体内传播时,通过示波屏显示体内各种器官和组织对超声的反射和减弱规律来诊断疾病的一种方法。超声波具有良好的方向性,当在人体内传播过程中,遇到密度不同的组织和器官,即有反射、折射和吸收等现象产生。根据示波屏上显示回波的距离、强弱和多少,以及衰减是否明显,可以显示体内某些器官的活动功能,并能确切地鉴别出组织器官是否含有液体或气体,或为实质性组织。

泌尿系统超声检查可以用于检查双肾、双侧输尿管和膀胱。男性还可以检查前列腺、阴囊、睾丸、附睾以及精索静脉(图2-2-3)。

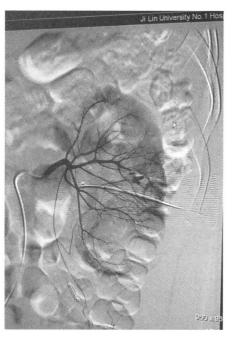

图 2-2-2   肾动脉造影

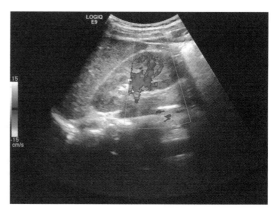

图 2-2-3   肾脏彩色多普勒超声声像图

超声诊断的优点包括:①无放射性损伤,为无创性检查技术;②取得的信息量丰富,具有灰阶的切面图像,层次清楚,接近于真实解剖结构;③对活动介面能进行动态实时显示,便于观察;④能发挥管腔造影功能,无需任何造影剂即可显示管腔结构;⑤对小病灶有良好的显示能力;⑥能取得各种方位的切面图像,并能根据图像显示的结构和特点,准确定位病灶和测量其大小。以上优点决定了超声检查是泌尿系统首选的影像学检查方法。

随着超声技术的不断发展,介入性超声、超声造影等技术逐步应用于泌尿系统疾病的诊断及治疗工作。

(一)超声在肾脏、输尿管、膀胱检查中的应用

超声检查被广泛应用于双肾、双侧输尿管及膀胱疾病的诊断。

超声诊断肾积水敏感而准确,国内外文献研究显示,临床符合率高达98.9%。X线肾盂造影不显影最常见的原因即肾积水,此时超声用于诊断和鉴别诊断极有帮助。超声引导下肾盂穿刺造瘘可排出积水,是目前临床手术前恢复肾脏功能的常用手段之一。超声诊断肾囊肿具有肯定的实用价值,

可靠性高达 95% 以上。多数体积不大、小于 5cm 的无症状而具典型单纯囊肿表现的患者,经过超声筛选可免除穿刺、肾动脉造影等损伤性检查或手术探查。对于那些具有囊壁钙化、可疑有实性成分的"非典型囊肿"患者,尚应根据临床需要做进一步检查以明确囊肿性质。超声引导下穿刺细胞学检查也值得推荐。此外,超声引导下肾囊肿穿刺注射无水酒精治疗已作为肾囊肿治疗的常用手术方式之一。

超声诊断多囊肾具有高度准确性,不仅适用于多囊肾的诊断和鉴别诊断,还可作为一种有效的筛选检查手段,对患者的家族成员进行普查。超声诊断肾肿瘤具有重要价值,并已成为首选的影像诊断方法。超声显像不仅能检查肾肿瘤,还可对肾静脉、下腔静脉、肾门淋巴结进行扫查,帮助临床确定处理方案。另外,超声引导下肾脏肿物的穿刺活检,有助于术前明确肿物病理诊断,为手术方案的制订提供重要信息。超声检查对肾结石检出的敏感性略高于 X 线检查,它有助于发现 0.5cm 甚至更小的肾结石,并能检出透光结石,故弥补了 X 线平片检查的不足。超声检查对肾结核的早期诊断未必有很大帮助,一般可根据 X 线尿路造影和尿细菌学检验等作出诊断。但是超声对于中、重度肾结核和 X 线不显影的重型肾结核颇有诊断价值,还可协助探测对侧肾脏有无受累或合并肾积水。肾缺如、肾发育不全、异位肾、马蹄肾在超声检查中可表现为肾脏数目、大小、形态或位置等异常。一般情况下超声检查可做出明确诊断,但有时受肠道气体影响,需结合其他影像学检查共同明确诊断。超声诊断有助于迅速诊断肾外伤,初步了解肾损伤的类型和严重程度,确定有无其他内脏损伤、血胸、腹腔内出血等。对于 CT 和临床确定肾外伤而需保守观察时,超声可作为很好的随诊工具,监视病变的动态变化。超声诊断肾周脓肿可与急性化脓性肾盂肾炎、肾脓肿等其他肾脏化脓性疾病进行鉴别。此外,超声引导下穿刺抽液及置管也是肾周脓肿的治疗手段之一。灰阶和彩色超声对移植肾多种并发症的诊断和鉴别诊断有很大帮助,超声引导下穿刺抽吸,对于检验移植肾合并周围液体积聚的性质(血肿、脓肿、尿性囊肿或淋巴囊肿)以及做进一步引流、治疗,均有重要的意义。

输尿管扩张或输尿管积水常是多种疾病造成泌尿系梗阻的一种继发征象。比较少见的是先天性巨输尿管,超声一旦发现,应进一步寻找梗阻原因。超声诊断输尿管结石具有较高的符合率,特别对透光结石和小结石,X 线平片不能检出时,超声探测更有价值。但超声未检出结石者,不能完全否定输尿管结石的存在,因输尿管积水不明显者,探测结石较困难,所以与 X 线平片和尿路造影相结合是必要的。

在无创性筛查手段中,超声检查可以作为膀胱肿瘤影像诊断的首选方法。对于直径大于 0.5cm 的肿物,检出率高达 90% 以上,还有助于膀胱肿瘤的分期。超声检查对膀胱内 3mm 以上的结石几乎都能显示,确诊率高于 X 线平片、CT 和 X 线膀胱造影。虽然 3mm 以下的细小结石容易漏诊,但上述其他检查方法亦难以发现此类结石,故超声被公认为诊断膀胱结石的首选方法。膀胱炎超声声像图常表现为膀胱壁弥漫性增厚,膀胱壁回声减低且腔内有较多点状回声;膀胱壁回声不均匀、表面不光滑、膀胱容量减少是慢性膀胱炎表现。膀胱憩室患者行超声检查可在膀胱壁外周发现囊性无回声区,多呈圆形或椭圆形,壁薄且光滑,与膀胱相通,囊性回声在膀胱充盈时增大,排尿后缩小。膀胱异物多数由患者本人经尿道逆行放入,因异物种类较多,形态不一,声像图表现有所不同,造成诊断困难,需结合病史和其他检查。因出血时期不同,血块声像图也呈多种回声,但血块一般漂浮于膀胱尿液中,且可随体位改变而变换位置。

(二) 超声检查在男生殖系统的应用

超声检查是男生殖系统疾病的首选影像诊断方法。

对于前列腺增生的典型病例,经腹超声即可诊断;对于因肥胖、难以充盈膀胱等检查困难者,经会阴超声检查极有帮助。在具有设备的条件下,采用经直肠超声可以作出更准确的判断,后者对于不典型病例或需与前列腺癌等病鉴别时很有帮助。在前列腺癌影像诊断中,超声检查占有最重要的地位,尤其是经直肠超声,其组织分辨力甚至超过 CT 和 MR;经直肠超声引导组织学活检更可为临床可疑早期癌的患者提供病理诊断和鉴别诊断依据。

采用超声检查易于区别疝和鞘膜积液,对于临床透光试验阴性而诊断有困难的阴囊肿大患者很有帮助。

超声有助于发现睾丸小肿瘤,包括已有明显腹膜后转移肿瘤的局部隐匿性原发癌。超声还有助于检查睾丸肿瘤患者有无肾门和腹膜后淋巴结转移瘤,以利于临床分期。睾丸和附睾炎症常表现为睾丸或附睾肿大,常继发少量鞘膜积液,彩色超声显示睾丸或附睾内血流信号明显增加。睾丸和附睾囊肿经声像图检查易于识别,故可用于和睾丸实性肿瘤结节(多数为恶性病变)进行鉴别。超声检查结合彩色多普勒超声有助于睾丸扭转确诊,并与其他阴囊急症,特别是对急性附睾 - 睾丸炎进行鉴别。

超声诊断精索静脉曲张敏感而准确,彩色多普勒血流成像总敏感度可达 100%,瓦尔萨尔瓦动作后若静脉反流持续时间超过 1s,其敏感性为 97%,特异性可达 91%。彩超在绝大多数情况下可以替代 X 线静脉造影。

隐睾在青少年和小儿比较多见。超声检查方法简便,比较准确且无放射性损伤,故作为首选检查方法。超声敏感性较 X 线和 CT 差,隐睾位于腹膜后者常遇困难。超声若未能发现隐睾,不可贸然诊断"睾丸缺如",CT、MR 或手术探查仍然有必要。

三、计算机体层成像

计算机体层成像是用 X 线束对人体检查部位一定厚度的层面进行扫描。CT 图像是真正的断面图像,它显示的是人体某个断面的组织密度分布图。CT 图像清晰、密度分辨率高、无断面以外组织结构干扰,显著扩大了人体的检查范围,提高了病变的检出率和诊断准确率,大大促进了医学影像学的发展。CT 扫描速度快,大多数检查可在患者一次屏气时间内完成,可有效减少呼吸运动伪影,方便危重患者及婴幼儿的检查。注射对比剂后完成器官的多期扫描,有利于病灶的检出和定性,容积数据可避免小病灶的遗漏。CT 还可进行高质量的任意层面的多平面重建、最大强度投影、表面遮盖显示和容积显示、CT 血管造影、CT 灌注成像和 CT 仿真内镜成像等后处理,丰富并拓展了 CT 的应用范围,诊断准确性也有很大提高。

CT 检查仍有一定的局限性。CT 检查的 X 线辐射剂量显著高于传统 X 线检查。CT 检查虽能发现大多数病变,准确地显示病灶的部位和范围,但对疾病的定性诊断仍然存在一定的困难。CT 检查对于某些肾脏病变如早期肾结核、急性肾盂肾炎的诊断价值有限。

CT 空间分辨率高,扫描时间快,可以提供肾脏及集合系统的精细解剖信息(图 2-2-4),在肾脏疾病的诊断中占有越来越重要的地位,是大多数肾脏病变包括肿瘤、囊肿、外伤、血管畸形、结石、梗阻、术后并发症、先天畸形以及一些代谢性疾病的主要形态学检查手段。对于结石,CT 的检出比腹部平片更敏感,定位更准确。CT 不仅能作出准确诊断,且能明确病变范围、对肿瘤进行临床分期、对肾外伤进行评估等,为疾病治疗方案的制订提供依据。多平面重组还能清楚显示病变与邻近结构的关系。

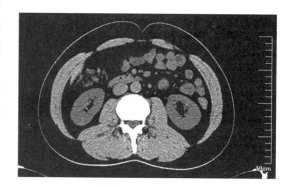

图 2-2-4　肾脏 CT

CT 尿路成像是将泌尿系统增强的横轴扫描图像和冠状位图像联合形成了一种新的尿路图像,已逐渐取代静脉尿路造影,应用越来越广泛。肾实质肿瘤 CT 成像能准确鉴别其良、恶性。CT 膀胱造影能够准确地对膀胱损伤进行分类,为及时和有效的治疗提供依据。计算机体层血管成像(computed tomography angiography,CTA)为无创性显示血管病变的方法,对肾血管及相关血管结构的显示能力接近传统的血管造影,同时可以发挥各种多组处理的优势,已成为肾性高血压的主要筛查方法。

四、磁共振成像

MRI 无 X 线电离辐射,对人体安全无创。MRI 具有多方位、多参数成像的特点,便于显示体内解剖结构和病变的空间位置及相互关系。MRI 对脑和软组织分辨率极佳,解剖结构和病变形态显示清晰。MRI 除可显示形态变化外,还能进行功能成像和生化代谢分析。3T 场强磁共振临床应用、各种新的 MR 硬件和软件的开发、新的扫描序列特别是各种快速序列的发展,使 MRI 的成像时间越来越短,图像质量大大提高,成像技术更为成熟,扩大了其临床应用范围。

需要监护设备的危重患者或体内有铁磁性物质的患者不适合进行 MRI 检查。MRI 对钙化的显示远不如 CT,难以对以病理性钙化为特征的病变作出诊断。对质子密度低的结构如肺和骨皮质显示不佳。另外 MRI 因设备昂贵导致其普及受到了限制。

MRI 检查用于泌尿系统病变的诊断已日趋广泛。主要优势是具有较高的组织分辨力,能够清楚显示病变的内部结构和组成成分,常用于其他影像检查难以确定的诊断和鉴别诊断,例如对复杂性肾囊肿的诊断。MRI 技术空间分辨率和组织分辨率均较高,可以进行多平面、多参数成像,显示肾实质及肾血管病变有明显优势。随着多种功能成像技术在肾脏的应用,MRI 对肾脏功能的评价越来越重要。对肾恶性肿瘤(如肾细胞癌)可通过弥散加权成像检查明确诊断,且可较为准确地显示病变范围、血管有无侵犯及瘤栓。MRI 对膀胱肿瘤分期的准确性优于超声和 CT 检查。MRI 在前列腺疾病,尤其在前列腺癌诊断中已成为最主要的检查手段之一。磁共振水成像(magnetic resonance urography,MRU)原理是含尿液的肾盂、肾盏、输尿管和膀胱为高信号,周围软组织等背景结构皆为极低信号,犹如 X 线静脉性尿路造影成像所见,并可进行多个角度观察。MRU 具有非侵袭性,无放射线,不用对比剂,图像清晰、直观等特点,在显示泌尿系统疾病方面具有独特的优势。MRU 对肾功能损害者检查明显优于 IVU。腔内梗阻表现为梗阻部位完全或部分充盈缺损,腔外梗阻可看到鼠尾状逐渐变细的输尿管。MRU 不直接显示梗阻原因,应在局部再行常规的 T_1、T_2 平扫进行定性诊断。MRI 由于软组织分辨率高,是诊断膀胱病变的一种可选择的方法。MRI 可显示膀胱肿瘤的范围及与周围组织的关系,对肿瘤分期优于超声和 CT。MRI 对肾血管病变的显示有明显优势,且对肾脏功能的评价越来越重要。肾功能受损患者使用对比剂——钆喷替酸葡甲胺有引起肾源性系统性纤维化的危险,因此 MRI 较少被用于泌尿系统结石的检查。磁共振血管成像(magnetic resonance angiography,MRA)可显示类似 X 线肾动脉造影的图像(图 2-2-5)。

五、放射性核素显像

放射性核素显像是根据放射性核素示踪原理,利用放射性核素或其标记化合物在体内代谢的特殊规律,从体外获得器官和组织功能结构影像的一种技术。目前常用的显像仪器包括 γ 相机(如肾图仪)、单光子发射型计算机断层扫描仪(single photon emission computed tomography,SPECT)、SPECT/CT、正电子发射型断层扫描仪(positron emission tomography,PET)同机配置 CT 即 PET/CT 等,其中 SPECT/CT、PET/CT 将功能代谢显像与解剖结构影像有机地结合,更有利于病变的精确定位和准确定性。

(一) 肾动态显像

肾动态显像的原理为经肘静脉"弹丸"式注射经肾小球滤过(^{99m}Tc-DTPA)或肾小管上皮细胞摄取、分泌,而不被再吸收的显像剂(^{131}I-OIH)后,启动 γ 相机或 SPECT 进行连续动态采集,可获得显像剂经腹主动脉、肾动脉灌注,迅速浓聚于肾实质,然后经尿液流经肾盏、肾盂、输尿管并进入膀胱的全过程的系列影像。显像时间一般为 15~30min,包括肾血流灌注显像和肾实质动态功能显像两部分,具有无创、安全、操作简便和提供信息全面等优点。该检查还可测定肾小球滤过率(GFR)和肾有效血浆流量(ERPF),为临床提供有关双肾血供、实质功能和上尿路通畅性等方面的定性、定量信息,特别在判断分肾功能方面具有敏感性高、准确性好的优点,是泌尿系统的主要核医学检查方法。

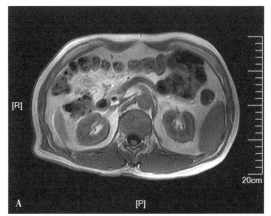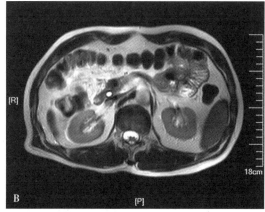
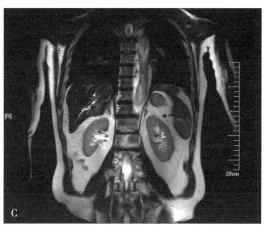

图 2-2-5　肾脏 MRI
A. T_1WI 轴位像;B. T_2WI 轴位像;C. T_2WI 冠状位。

利尿剂介入试验可有效地鉴别上尿路机械性梗阻与非梗阻性尿路扩张,使用利尿剂后,短时间内由于尿量明显增多,尿流速率加快,可迅速排出滞留在扩张尿路中的示踪剂,提示非梗阻性尿路扩张;而机械性梗阻所致的尿路扩张,应用利尿剂后虽然尿流速率增加,但由于梗阻并未解除,示踪剂仍不能有效排出。

血管紧张素转换酶抑制剂如卡托普利介入试验能够有效地诊断和鉴别肾血管性高血压,为该病的早期诊治提供依据。

（二）肾静态显像

肾静态显像是利用缓慢通过肾的显像剂,随血液流经肾后分别由肾小管分泌(^{99m}Tc-DMSA)或肾小球滤过(^{99m}Tc-GH),其中部分被近曲小管上皮细胞重吸收并与胞质内巯基结合,从而较长时间滞留于皮质内,通过平面显像或断层显像清晰显示肾皮质影像,了解肾的位置、大小、形态与实质功能,也可显示肾占位。

（三）PET/CT 显像

PET 显像是将发射正电子的核素引入机体后,其发射的正电子经湮灭辐射转换成能量相同、方向相反的两个 γ 光子,被 PET 机器采集并重建形成断层影像。PET/CT 融合图像能够同时显示解剖结构和功能代谢信息,对疾病的诊断更加全面、准确。最常用的显像剂是 ^{18}F-2- 氟 -2- 脱氧 -D- 葡萄糖(2-fluorine-18-fluoro-2-deoxy-D-glucose,^{18}F-FDG),属于葡萄糖的类似物,可以反映机体器官、组织和细胞摄取葡萄糖的水平,有助于从分子水平了解体内生理、生化、病理过程。能量代谢失调是恶性肿瘤的特征性表征之一,其中最普遍的一个表型是瓦尔堡效应(Warburg effect):肿瘤细胞相对于正常细胞,具有较高的糖酵解和乳酸分泌水平。因此,肿瘤细胞需要大量摄取葡萄糖。^{18}F-FDG PET/CT可灵敏显示机体中具有较高糖酵解水平的肿瘤组织,对恶性肿瘤进行诊断、鉴别诊断、分期、疗效评估和预后评估等。同时还可以反映肿瘤细胞的分化程度,如分化较差的前列腺癌多呈现^{18}F-FDG高摄取,分化较好的则呈现低代谢甚至是无代谢。这时可以用反映前列腺特异性膜抗原(prostate specific membrane antigen,PSMA)表达的PET显像剂如^{18}F-PSMA或^{68}Ga-PSMA来评估前列腺癌及其转移灶,尤其在复发的前列腺癌患者前列腺特异性抗原(PSA)水平较低时,^{18}F-PSMA或^{68}Ga-PSMA PET/CT显像均较其他检查(如CT、MRI或^{18}F-FDG PET/CT)更灵敏、更准确、更全面。

六、常见泌尿系统疾病的影像学应用

近年来随着X线、超声、CT、MRI、放射性核素成像等硬件设备的不断更新,检查方法不断增加,技术水平不断提高,实现了从形态学诊断向分子功能学诊断的跨越。一种成像技术的一种检查方法可能对某种疾病作出诊断,另一些疾病也可能需要两种或两种以上成像技术的多种方法联合运用才能作出诊断。泌尿系统的疾病大多采用超声作为初步检查,当超声显示不佳或难以明确诊断时,则进一步选择CT检查,这两种检查基本能够确诊绝大多数泌尿系统疾病,而且经常被用于疾病疗效的评估。MRI作为前两者的重要补充检查,对不典型的病变有重要的鉴别诊断意义。X线常作为泌尿系统结石的首选检查,对其他疾病意义不大。放射性核素成像对肾功能的评价有意义。临床医生需要熟悉和掌握不同成像技术及方法在不同泌尿系统疾病中的表现、各自的优势和缺陷,以及适用范围和诊断价值。需要提高综合运用及对比分析的能力,对影像学检查的选择及结果作出全面、准确的判断。

(一)泌尿系统先天性异常

KUB可发现合并阳性结石的海绵肾,对肾缺如(renal agenesis)、异位肾(ectopic kidney)及马蹄肾(horseshoe kidney)有一定提示价值,但不能准确定性及定位,其他泌尿系统先天异常不宜选择该检查。静脉尿路造影对肾脏数目、位置及形态的先天异常可以清楚地显示,对肾先天性旋转不良、肾盏憩室等病变的显示也有很好的作用。各种尿路造影均能显示输尿管全貌,对肾盂输尿管重复畸形,即重复肾(duplication of kidney)及输尿管膨出(ureterocele)有诊断价值。膀胱造影及尿道造影是诊断膀胱及尿道先天性异常的主要方法。超声常用于一些泌尿系统先天异常疾病的初步检查和筛查。CT及MRI可以完全显示病变的全貌及其与周围结构的关系,是诊断肾先天畸形的最好方法。特别是对肾功能不良或对比剂过敏者,MRU及平扫CTU(computed tomography urography,计算机体层摄影尿路摄影)对确诊肾先天性畸形有很大意义,同时能显示输尿管和膀胱。CTA及MRA为无创性血管成像,能确诊肾血管的畸形,已成为血管成像的主要检查方法。

(二)肾囊肿与多囊肾

随着超声、CT及MRI检查的精细度越来越高,囊性肾病检出率也越来越高,目前超声仍为首选检查,诊断不明确者可以选择CT或MRI检查。单纯性肾囊肿(simple renal cyst)X线检查不易诊断,而超声、CT及MRI都因有典型的表现而容易诊断。超声表现为单发或多发类圆形液性无回声区,边界清楚,后方回声增强;CT和MRI病变呈均一水样密度及信号强度,增强扫描无强化,能起到鉴别诊断的作用。

成人多囊肾(adult polycystic kidney)表现为双侧肾脏增大,边缘呈分叶状,静脉尿路造影显示双侧肾盂、肾盏拉长呈蜘蛛足样改变,超声、CT、MRI可见肾内布满大小不一的圆形或类圆形液性区,回声、密度及信号与单纯肾囊肿相似,囊壁及囊内无增强,残存的正常肾实质较少。需注意肝脏、胰腺等器官是否存在多发囊性改变。

(三)泌尿系统结核

泌尿系统结核的病理变化是影像学改变的基础,病理上的多样性也反映在影像学所见的多样性。

泌尿系结核通常开始于肾,常继发于肺结核,由血源性感染引起,为肺外结核的一种,表现为肾内钙化阴影,肾小盏的虫蚀样改变,肾盂、肾盏出现狭窄、变形、扩张,多发空洞,肾脏无功能,输尿管狭窄,膀胱挛缩,对侧肾积水等。结核灶内常发生钙盐沉积,甚至全部肾脏弥漫钙化,肾功能完全丧失,称为肾自截(autonephrectomy)。8.4%的肾结核患者可在X线腹部平片上出现钙化影,弥漫性钙化或云朵状钙化是肾脏严重破坏的征象。尿路造影出现肾小盏的扩张及虫蚀样边缘不整是早期肾结核表现,进一步发展到干酪样坏死灶与肾小盏相通时,肾盂、肾盏可出现狭窄、变形、扩张及干酪样空洞。肾盂、肾盏显影时间延缓,密度降低,甚至不显影,表明肾功能受损或无功能。输尿管结核表现为管壁不光滑,管腔见多发不规则狭窄或扩张。膀胱结核表现为膀胱体积缩小,壁增厚。CT检查在肾结核早期即可显示肾实质内低密度灶,增强排泄期可见对比剂进入结核空洞内,病变进展可发现肾脏体积缩小,肾盂、肾盏出现狭窄、变形、扩张及干酪样坏死呈低密度灶,空洞腔内CT值略高于水密度,腔壁可见不规则的钙斑或弧形影(图2-2-6)。CT检查是常用的肾结核诊断方法。肾结核合并输尿管积水,特别是肾功能严重受损时,应选择MRU检查,表现与CT相似。超声检查对早期肾结核诊断意义不大,重度肾结核出现积水、脓肿、空洞钙化、肾积脓时超声检查可明确诊断。

(四)泌尿系统损伤

肾区损伤后,CT和超声为主要检查方法,CT是首选检查方法,能迅速、准确地判断损伤的程度及范围。超声对肾周血肿及被膜下血肿可明确显示,表现为液性无回声区,肾实质挫伤和撕裂伤还需要CT平扫或增强来明确诊断,肾挫伤表现为肾实质内不均匀低密度区,撕裂伤可见肾实质边缘不连续,常合并肾周血肿。静脉尿路造影可显示较明显的肾损伤,并对肾功能作出评价,检查方法以大剂量静脉滴注对比剂加断层扫描为佳。血管造影或MRI诊断肾损伤效果与CT相似,但因有创检查、设备条件等缺陷,其应用受到限制。输尿管损伤者行尿路造影检查可发现造影剂外溢,输尿管变细、变形、梗阻,判断输尿管破裂、断裂、中断或狭窄。MRI水成像对了解输尿管损伤及尿外渗有明显优势。MRI通过矢状、冠状成像更能准确判定膀胱破裂尿外渗的性质和范围,并能区分腹膜内、腹膜外破裂。尿道造影是尿道损伤首选的影像学检查方法,能准确判断损伤的程度、断裂的部位等信息。图2-2-7显示了肾损伤的CT影像。

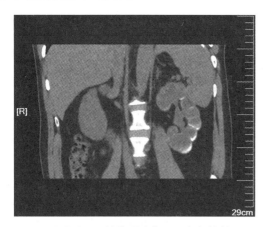

图2-2-6　冠状位重建像显示左肾结核

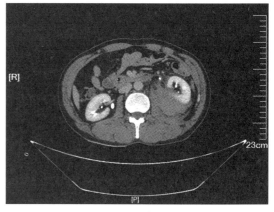

图2-2-7　CT增强图像显示左肾损伤及肾周血肿

(五)泌尿系统结石

KUB平片(图2-2-8A)可作为泌尿系统结石检查的初查方法,KUB平片能发现90%以上的阳性结石。肾结石表现为肾窦区圆形、卵圆形、桑葚状或鹿角状高密度影,侧位片肾结石与脊柱影重叠,可与胆囊结石、淋巴结钙化相鉴别。输尿管结石常发现于输尿管的三个生理狭窄处,长轴与输尿管走行一致。膀胱结石表现为耻骨联合上方卵圆形高密度影。当检查难以确诊或未发现结石者,可行尿路造影,静脉尿路造影(IVU)应在腹部平片基础上进行,可对结石进一步定位,鉴别泌尿系统以外的腹盆部钙化灶,显示X线阴性结石、肾积水及先天性异常,同时了解肾脏功能情况。超声检查可作为泌尿系统结石特别是肾结石、膀胱结石的常规诊断方法,显示 X 线透光和不透光结石,表现为结节状强回声或稍强回声,后方伴声影,但对<0.5cm 的结石及输尿管结石敏感性较低。CT 扫描(图 2-2-8B)可以发现 0.3cm 以下结石,并明确结石的位置、形态、大小、数量,同时诊断输尿管积水等并发症及先天性异常等并发症。能谱 CT 可根据不同单能量上结石的 X 线吸收率不同判断结石成分。CT 对尿路造影发现的充盈缺损、阴性结石、血凝块或肾盂及输尿管肿瘤具有重要的鉴别意义,所以 CTU 在临床上应用非常广泛。MRI 诊断结石效果较差,MRI 水成像对结石造成的梗阻诊断价值较高,表现为结石上方肾盂、肾盏及输尿管积水、扩张。

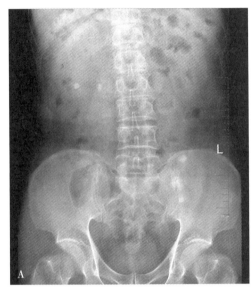
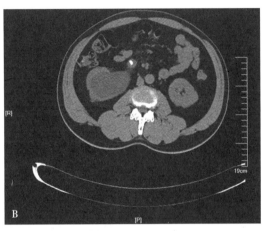

图 2-2-8　泌尿系结石的 KUB 及 CT 影像

A. 腹部平片示右肾区及右侧输尿管走行区结石;B. 腹部 CT 示右输尿管结石及右肾积水。

(六)泌尿系统肿瘤

肾细胞癌是最常见的肾脏恶性肿瘤,血供丰富的透明细胞癌多见(占 70% 以上)。X 线检查的意义不大。超声对肾细胞癌的普查有重要作用,对实性或囊性病变的辨别准确性很高;彩色多普勒超声对显示肿瘤内部和周边的血流情况、判断瘤内有无坏死液化有重要意义,对血管的侵犯、瘤栓的判断及肿瘤的分期也有重要的作用。一般来说肾细胞癌 CT 平扫密度较正常肾实质低,增强后多有明显的不均匀强化,随着周围肾实质强化而表现为相对低密度的肿块,并能更清晰地显示肾细胞癌内囊变、出血、坏死、钙化等结构,清楚显示肾癌的界限及侵犯情况(图 2-2-9),观察肾静脉及下腔静脉瘤栓,肾门区及主动脉周围转移淋巴结,为肾细胞癌诊断所必需。CT 检查可对肾细胞癌进行临床分期。MRI 诊断肾细胞癌的准确性同 CT,但对诊断淋巴结及血管病变的准确性稍高于 CT,对小肾癌假包膜的显示远优于 CT。血管造影对肾内占位病变的鉴别诊断有重要意义,判断肾细胞癌对血管的侵犯(如动静脉瘘、肾静脉及下肢静脉瘤栓)具有权威性,并可进行栓塞治疗。

肾盂癌(renal pelvic carcinoma)80%~90% 为移行细胞癌,可向下种植至输尿管和膀胱,静脉尿路造影是首选的检查方法,可显示肾盂内充盈缺损的大小、形态和位置,比较全面地反映肾积水的程度和

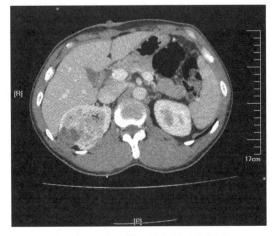

图 2-2-9　CT 增强图像显示右肾癌

肾功能情况,表现为肾盂内不规则充盈缺损,肾盂、肾盏受压、变形,引起梗阻可出现肾盂、肾盏积水,扩张。静脉尿路造影不满意时可做逆行肾盂造影。超声检查可见肾窦内低回声肿块,肾窦回声分离,超声诊断肾盂肿瘤敏感性较尿路造影及 CT 差,特别是对较小肿瘤容易漏诊。CT 平扫、增强扫描及CTU 对肾盂癌的诊断、鉴别诊断和分期有很高的敏感性,并可了解肿瘤对肾实质、肾周的侵犯和有无其他器官的转移,表现为低于肾实质而高于尿液的肿块,增强后可见轻度强化,排泄期肾盂内可见明显的充盈缺损。MRI 对软组织的分辨能力高于其他影像学检查,在鉴别肾盂内充盈缺损病变性质方面有优势。MRU 尿路水成像更适合肾功能损害及对碘对比剂过敏者。

肾血管平滑肌脂肪瘤(renal angiomyolipoma,AML)是肾脏最常见的良性肿瘤,由不同比例的平滑肌、血管和脂肪组织构成。KUB 平片和尿路造影检查不能明确诊断。超声检查表现为肾实质内类圆形高回声肿块,边界清楚,回声不均;彩色多普勒超声检查在较大肿瘤内可见少量彩色动脉血流信号。CT 平扫表现为肾实质内类圆形混杂密度肿块影,边界清楚,内含低密度的脂肪及软组织密度的血管和平滑肌组织,增强呈不均匀强化,脂肪成分无强化,血管及平滑肌组织表现较明显强化。MRI 对含脂肪成分的病变有特殊的检查序列,利用水 - 脂肪分离技术,即使含少量脂肪也能被发现,所以它是更敏感的检查手段。

膀胱癌(bladder carcinoma)是膀胱肿瘤中最常见的类型,主要为移行细胞癌。尿路造影、超声、CT及 MRI 均能发现由膀胱壁突向腔内的结节状或菜花状肿块,CT 和 MRI 能显示肿瘤侵犯情况及盆腔淋巴结转移等,CT 由于扫描层薄,能发现体积较小的肿瘤,增强后肿瘤呈明显强化,排泄期可见膀胱内附壁充盈缺损。

(七)男生殖系统疾病

临床上男生殖系统的病变也属于泌尿外科的诊疗范畴,所以把该系统的一些常见病也归纳在一起介绍。

良性前列腺增生(benign prostatic hyperplasia,BPH)是老年男性常见疾病,PSA 水平可略增高。病理上,前列腺增生主要发生在移行带,压迫邻近的尿道和膀胱出口,导致不同程度的膀胱梗阻。超声表现为前列腺对称性增大,以移行带增大为主,并突向膀胱,边界清楚,被膜连续,内部因增生结节而回声不均,其内常可见强回声的钙化影,双侧周围带受压变薄。CT 检查提示前列腺对称性增大,横径大于 5cm,对内部伴发的钙化灶显示明确,内、外腺体分界及内部细节显示不清。MRI 同样显示前列腺均匀对称性增大,T_1WI 示增大的前列腺呈均一低信号,T_2WI 示内腺体积明显增大,增生结节呈略高信号,周围带信号无改变,呈高信号,显示受压变薄改变。磁共振波谱成像(magnetic resonance spectroscopy,MRS)提示增生的移行带由于腺体增生 Cit 峰明显升高,Cho 峰和 Cr 峰变化不明显。

前列腺癌(prostate cancer,PCa)多发生于老年男性,95% 为腺癌,PSA 增高。前列腺癌病灶多位于前列腺的周围带(约占 70%),可侵犯相邻区域,并可突破前列腺被膜,进而侵犯周围脂肪、精囊和邻近结构,还可发生淋巴转移和血行转移,后者以骨转移多见且常为成骨性转移。因为前列腺癌多合并前列腺增生,所以早期临床表现与前列腺增生类似,进展期可出现膀胱和会阴部疼痛和转移体征。前列腺癌的影像学检查可应用经直肠超声、CT 及 MRI 方法,MRI 为首选检查方法。超声发现前列腺被膜不完整,周围带见低回声结节是前列腺癌主要表现,但特异性不高,超声引导下前列腺穿刺活检最具诊断意义。CT 平扫检查价值不大,很难对早期前列腺癌与前列腺增生进行鉴别,CT 增强检查可显示前列腺癌有早期强化的特点。MRI(图 2-2-10)检查主要表现在 T_2 加权像,周围带内见低信号结节影,与

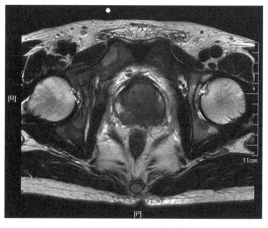

图 2-2-10   前列腺癌 MRI(T_2WI 像)

周围正常的高信号有明显差异,DWI(diffusion weighted imaging,弥散加权成像)病灶信号增高,ADC (apparent diffusion coeffecient,表观弥散系数)值减低;MRS 显示病灶区 Cit 峰下降或消失,Cho 峰升高,(Cho+Cr)/Cit 的比值显著增高;MRI 动态增强显示前列腺癌有早期强化特点,能更好地显示周围结构受累情况。放射性核素扫描被广泛用于前列腺癌骨转移的诊断,敏感性高,但特异性较差。

睾丸肿瘤(testicular tumor)可为原发性和继发性,绝大多数为原发性,原发睾丸肿瘤多为恶性,分为生殖细胞肿瘤和非生殖细胞肿瘤,前者占 90%~95%,又以精原细胞瘤最常见。睾丸肿瘤多发生在青年和中年,表现为一侧睾丸肿块,质地坚硬,实验室检查可有甲胎蛋白或绒毛膜促性腺激素水平升高。对于睾丸肿块,多用超声和 MRI 检查,观察转移情况可选择 CT 检查。超声检查见一侧睾丸增大,多无正常睾丸回声。不同类型肿瘤还有一定特征:精原细胞瘤肿块边界清楚,回声不均,彩色多普勒超声显示血流丰富、呈动脉血流频谱;胚胎癌肿瘤一般较大,内部回声不均;畸胎瘤和畸胎癌内部回声极其不均匀,有液性无回声和钙化强回声。MRI 成像发现睾丸肿块,不同类型睾丸肿瘤信号特征不同。精原细胞瘤信号均匀,T_2WI 信号稍低于正常睾丸组织,T_1WI 呈等信号;其他非精原细胞类的肿瘤常含有不同组织成分,易有出血、坏死导致信号不均,典型表现为 T_2WI 呈等信号及略高信号肿块,T_1WI 呈等信号及略低信号,成熟畸胎瘤有长 T_2 短 T_1 高信号的脂肪成分,并压脂序列信号减低。

思考题

1. 简述肾脏活检的适应证和临床意义。
2. 简述各项肾病相关免疫学检查的临床意义。
3. 简述膀胱肿瘤病理活检的适应证。
4. 简述前列腺穿刺活检诊断前列腺癌的适应证。
5. 泌尿系统常用的影像学检查方法都有哪些? 各自有什么优缺点?

(张惠茅 徐万海)

第三章
水、电解质、酸碱平衡与紊乱

　　水是机体最大的组成部分。健康成人水分约占体重的 50%~60%，女性略低。其中 2/3 分布于细胞内，称为细胞内液，1/3 分布于细胞外，称之为细胞外液。细胞外液又分为血浆和组织间液，其比例为 1:3。体液中的溶质分为电解质和非电解质两类。细胞外液的主要电解质有 Na^+、Cl^-、HCO_3^-；细胞内液的主要电解质有 K^+、HPO_4^{2-}。人体内主要有三个系统参与调节酸碱平衡：细胞和细胞外的缓冲系统、肺及肾脏。肾脏是维持人体内环境稳定和水、电解质、酸碱平衡的重要器官。肾脏通过肾小球的滤过、肾小管的重吸收及分泌，完成水、电解质、酸碱物质的跨细胞转运，进而维持细胞外液的容量与组成在一个较窄的正常范围之内。水、电解质和酸碱平衡紊乱是临床实践中十分常见的一组病理生理状态，可与多种疾病合并存在并相互影响。而水、电解质和酸碱平衡紊乱发生的速度、严重程度以及治疗是否及时有效和患者预后密切相关。

第一节　水、电解质、酸碱平衡的病理生理学基础

　　体液由水和溶解于其中的电解质、低分子有机化合物及蛋白质等物质组成，分布于细胞内和细胞外。机体体液总量及分布因年龄、性别、胖瘦而不同。成年男性体液总量约占体重 60%，而老年男性这一比值降至 50% 左右。脂肪组织含水量远低于肌肉组织，因此体液总量与体重比值随脂肪的增加而减少。成年女性体液总量与体重比值低于成年男性，约为 50%。新生儿体液总量可高达体重的 80%，其中一半以上分布于细胞外。由于细胞外液相对细胞内液可较快被排出体外，故新生儿较儿童及成人更易发生体液缺失。成年男性细胞内液（intracellular fluid，ICF）约占体重的 40%，细胞外液（extracellular fluid，ECF）约占体重的 20%。细胞外液中，血浆约占体重的 5%，其余 15% 为组织间液（interstitial fluid）和极少量的跨细胞液（transcellular fluid）。跨细胞液包括脑脊液和分布于胸膜腔、腹膜腔、心包腔、关节囊、胃肠道等密闭腔隙中的液体，也称第三间隙液（third-space fluid）。

　　细胞内液和细胞外液电解质成分有很大的区别。细胞内液中，主要的阳离子是 K^+；主要的阴离子是 HPO_4^{2-} 和蛋白质。细胞外液中，主要的阳离子是 Na^+，其次是 K^+；主要的阴离子是 Cl^-，其次是 HCO_3^-。溶液的渗透压取决于溶质的微粒数目，体液内起渗透作用的溶质主要是电解质。细胞内液渗透压主要来自 K^+ 和 HPO_4^{2-}，而细胞外液的渗透压则主要来自 Na^+、Cl^- 和 HCO_3^-。细胞内液与细胞外液的渗透压基本相等。血浆蛋白产生的胶体渗透压仅占血浆总渗透压的 1/200，但正常情况下血浆蛋白不能通过血管壁，因此血浆胶体渗透压对于维持血管内、外液体交换和血容量十分重要。血浆渗透压通常在 290~310mmol/L 之间，低于 290mmol/L 称为低渗，高于 310mmol/L 称为高渗。

　　人体正常的代谢和生理功能需要体液环境维持适宜的酸碱度。溶液的酸碱度取决于所含 H^+ 的浓度。动脉血中 H^+ 浓度很低，因此采用其负对数，即 pH 表示酸碱度，正常值为 7.35~7.45。根据

Henderson-Hasselbalch 方程式,动脉血 pH 取决于 HCO_3^- 浓度与二氧化碳分压(PCO_2)比值。HCO_3^- 是受肾脏调节的代谢性因素,血浆浓度为 22~27mmol/L。PCO_2 是受肺调节的呼吸性因素,正常范围为 33~46mmHg。肺通气功能障碍时,PCO_2 升高;肺通气过度时,$PaCO_2$ 降低。动脉血 pH 受代谢性和呼吸性两方面因素的影响。

正常情况下,机体通过肾脏及肾外机制将体液的容量、电解质浓度及酸碱度维持在一个相对恒定的范围内。然而在疾病或其他应激条件下,水、电解质及酸碱平衡可发生紊乱,如没及时得到纠正,常会直接引起严重后果,同时加重原发疾病并使病情复杂化。

一、水平衡

水是机体的重要组成成分和生命活动的必需物质,广泛参与物质代谢过程。水为一切生化反应提供场所,本身也参与水解、水化、加氢脱氧反应等重要反应;作为良好的溶剂,水能使物质溶解,便于营养物质的消化和吸收;水参与了气体、营养物质及代谢产物的运输过程。水还具有调节体温、润滑作用。此外,水与蛋白质、黏多糖和磷脂等物质结合后,发挥各种生理功能。

(一) 水的摄入和排出

正常情况下,机体水的摄入和排出处于动态平衡之中,每天总量均为 2 000~2 500ml 左右。水的主要摄入渠道是消化道,包括饮水和食物含水,每天约为 1 700~2 200ml;此外,约有 300ml 水来自于糖、脂肪、蛋白质等营养物质在体内的氧化。水的主要排出途径是肾脏,每天以尿液的形式排出水 1 000~1 500ml;此外,约 850ml 水以蒸发的方式通过皮肤和肺排出体外;另有约 150ml 水随粪便排出。正常成人每日尿量必须达到 500ml 才能清除体内的代谢废物,因此水每日最低排出量约为 1 500ml。要维持水出入量平衡,每日需水约 1 500~2 000ml,称日需要量。

(二) 水平衡的调节机制

机体水平衡主要依赖渴感和 ADH 两方面机制进行调节,其中渴感调节水的摄入,而 ADH 则通过肾脏调节水的排出。细胞外液容量及渗透压的变化是这两个机制的主要刺激因素(图 2-3-1)。

1. **渴感**　渴感中枢感觉神经元,即渗透压感受器,通过膨胀和皱缩感知细胞外液渗透压变化。通常情况下,细胞外液渗透压升高 1%~2% 即可引起渴感,随后机体可通过饮水使细胞外液渗透压恢复正常。非渗透性刺激,如血容量减少及血压下降,可通过容量感受器(位于左心房和胸腔大静脉)和压力感受器(位于颈动脉窦和主动脉弓)刺激渴感。此外,血管紧张素Ⅱ与一些特殊情况下的渴感产生有关,如慢性肾衰竭和充血性心力衰竭。

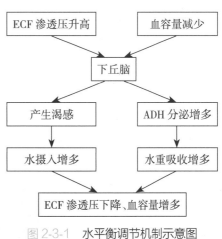

图 2-3-1　水平衡调节机制示意图

2. **抗利尿激素(ADH)**　又名血管升压素,主要由下丘脑视上核和室旁核的神经元产生。如同渴感,ADH 的主要影响因素为细胞外液渗透压和血容量变化。下丘脑渗透压感受器可感受细胞外液微小的渗透压变化,细胞外液渗透压升高 1% 即足以诱导 ADH 的产生和释放。血容量减少及血压下降通过心房和大血管上的容量感受器和压力感受器,刺激 ADH 合成。血容量减少 5%~10%,ADH 产生即可达到峰值。其他因素,如血管紧张素Ⅱ、剧烈疼痛、恶心、严重创伤、外科手术以及某些药物也能诱使 ADH 分泌。ADH 产生的抑制因素主要为细胞外液渗透压降低、血容量增多及血压升高。

ADH 与不同受体结合发挥不同作用,与分布在血管平滑肌上 V1 受体结合可引起血管收缩;而与分布在肾远曲小管和集合管上皮细胞基侧膜上 V2 受体结合则发挥抗利尿作用。ADH 与 V2 受体结合后,激活环磷酸腺苷 - 蛋白激酶 A 信号通路,使上皮细胞胞质中的 AQP2 发生磷酸化,后者继而转移并融合嵌入上皮细胞管腔膜,增加管腔膜对水的通透性,导致管腔中的水顺着浓度梯度进入上皮细胞(图 2-3-2)。此外,ADH 还能刺激 *AQP2* 基因转录,导致 AQP2 分子数量增加。进入上皮细胞中的水再通过基侧膜上的 AQP3 或 AQP4 进入细胞外液。

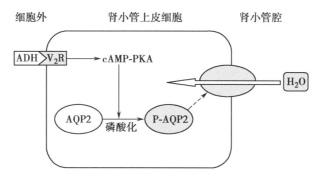

图 2-3-2　ADH 调节肾小管上皮细胞对水进行重吸收示意图

　　体液容量和渗透压改变可以通过调控 ADH 产生进行代偿;反之,ADH 产生异常可以导致体液容量和渗透压改变。ADH 产生减少可引起中枢性尿崩症(central diabetes insipidus),肾小管对 ADH 反应性降低可引起肾性尿崩症(nephrogenic diabetes insipidus),两种尿崩症均可因肾小管对水重吸收减少导致高渗性脱水。恶性肿瘤、肺部及中枢神经系统疾病可引起抗利尿激素分泌失调综合征(syndrome of inappropriate ADH secretion,SIADH)。由于肾排水减少,患者体内出现稀释性低钠血症,即水中毒。药物、大手术、外伤、疼痛、恐惧等也能引起 ADH 分泌过多。SIADH 在获得性免疫缺陷综合征患者中较为常见,其机制与肺孢子菌肺炎、恶性肿瘤及中枢神经系统感染等多种因素有关。

　　(三) 血管内、外液体交换

　　正常情况下,组织液的生成和回流保持着动态平衡,而这种平衡的维持依赖于血管和组织间隙之间正常的液体交换以及正常的淋巴回流。血管和组织间隙之间的液体交换受血管内、外多种力量调控,包括毛细血管静水压(也被称为毛细血管滤过压)、血浆胶体渗透压、组织液静压和组织液胶体渗透压。毛细血管静水压受动、静脉压,毛细血管前、后阻力及重力影响。动脉压或静脉压升高、毛细血管前阻力降低或后阻力升高,均能增加毛细血管静水压。此外,重力可导致身体低垂部位毛细血管静水压升高。血浆胶体渗透压由血浆蛋白产生。血浆蛋白体积较大,难以穿过毛细血管孔进入组织间隙,故血浆蛋白浓度远远高于组织液蛋白浓度,血浆胶体渗透压也远远大于组织液胶体渗透压。

　　毛细血管静水压和组织液胶体渗透压促进血管内液体向组织间隙内转移;血浆胶体渗透压则促进组织液向血管内转移。组织液静压情况不同,其在皮下组织中为负值(低于大气压),有促进组织液生成的作用;而在肌肉等组织中,其为正值,起到阻碍组织液生成的作用。由于毛细血管静水压从动脉端向静脉端逐渐降低,在毛细血管动脉端,驱使液体进入组织间隙的力量大于吸引液体回流毛细血管的力量,导致组织液生成。相反,在静脉端,由于毛细血管静水压较低,促进液体向血管内移动的力量占优势,组织液回流入血。通常情况下,组织液在动脉端的生成略大于静脉端的回流,剩余的组织液进入淋巴系统形成淋巴液,最终被送回循环系统内,以维持组织液生成与回流之间的平衡(图 2-3-3)。

　　上述调控血管内、外液体交换力量的改变及淋巴回流障碍可导致组织液生成过多,潴留在组织间隙内形成水肿。通常情况下,发生在一些体腔的水肿,如胸腔、腹腔、脑室、心包等,又被称为积水(hydrops)。临床上引起水肿的常见原因和机制包括:①毛细血管静水压增高。如肾脏疾病、心力衰竭、肝脏疾病等引

毛细血管动脉端	毛细血管静脉端
Fpush>Fpull	Fpull>Fpush

淋巴管

Fpush:驱使液体离开血管的力量
Fpull:吸引液体进入血管的力量

液体量及流动方向

图 2-3-3　组织液的生成与回流示意图

起水钠潴留,使毛细血管内血容量增多。②血浆胶体渗透压降低。如肾病时由于肾小球滤过膜受损,大量血浆白蛋白随尿液丧失。③微血管壁通透性增强。炎症、外伤、烧伤、过敏反应时,血浆蛋白从毛细血管壁和微静脉壁滤出,进入组织间隙,使组织液胶体渗透压升高,导致组织液回流受阻。④淋巴回流受阻。恶性肿瘤淋巴结手术切除可导致相关部位组织液无法被送回循环系统。如乳腺癌患者腋窝淋巴结清除可引起上肢水肿。

二、钠平衡

Na^+ 是机体含量最丰富的阳离子。成人体内钠含量约为 40~50mmol/kg 体重,其中大部分位于细胞外液(135~145mmol/L),小部分位于细胞内液(10~14mmol/L)。钠和氯共同维持细胞外液的容量和渗透压平衡;作为碳酸氢钠分子的一部分,钠参与酸碱平衡的调节过程;此外,钠参与神经、肌肉和心肌细胞的静息电位及动作电位形成,对于这些组织、器官功能的维持具有重要意义。

（一）钠的摄入和排出

正常情况下,钠的摄入途径是消化道,主要排泄途径是肾脏,少量的钠可通过消化道和皮肤排出体外。饮食中的钠主要来自食盐,几乎全部由小肠吸收,摄入量多少与饮食习惯相关,成人每天为 100~200mmol(2.3~4.6g)。其实每天摄入约 500mg 的钠即可满足机体的生理需要。钠主要经肾脏随尿液排出体外。肾脏对钠的排出具有强大的调节作用,在缺钠情况下,肾小管几乎可完全重吸收肾小球滤过的钠;相反,在摄入钠较多的情况下,肾脏排出的钠也相应增加,以维持钠摄入和排出之间的平衡。

（二）钠平衡的调节机制

机体钠平衡主要依赖肾脏进行调节,相关机制包括肾素-血管紧张素-醛固酮系统(renin-angiotensin-aldosterone system,RAAS)、交感神经系统和心房钠尿肽(ANP),其中 ANP 对前两方面机制发挥负性调控作用(图 2-3-4)。

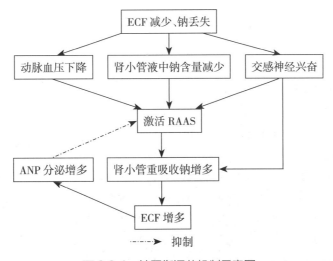

图 2-3-4 钠平衡调节机制示意图

1. **肾素-血管紧张素-醛固酮系统** 动脉血压下降、肾小管液中钠含量减少及交感神经兴奋等因素首先刺激肾小球球旁细胞产生肾素。肾素入血后,促进血管紧张素原转换成血管紧张素Ⅰ,后者经血管紧张素转换酶作用,在肺部被转换成血管紧张素Ⅱ。血管紧张素Ⅱ刺激肾上腺皮质产生醛固酮,后者促进肾远端小管和集合管对钠进行重吸收。

2. **心房钠尿肽(ANP)** 当血容量增加、心房扩展时,心房肌细胞合成并释放 ANP。ANP 可作用于肾小管多个部位促进水钠排泄,发挥调节血容量及血压等功能。ANP 调控水钠排泄的可能机制包括增加肾小球滤过分数和滤过率、抑制肾素和醛固酮分泌、拮抗血管紧张素Ⅱ功能、抑制ADH释放等,因此ANP和肾素-血管紧张素-醛固酮系统共同参与机体钠平衡维持。

醛固酮产生改变可反过来引起水钠代谢异常。原发性慢性肾上腺皮质功能减退症(Addison病)时,醛固酮分泌不足,肾小管对钠、水的重吸收减少。原发性醛固酮增多症、肝功能障碍引起醛固酮灭活、减少等情况下,醛固酮增多,可引起水钠潴留。Cushing综合征时,由于糖皮质激素有弱的盐皮质激素作用,也可导致肾小管重吸收钠、水增多。

三、钾平衡

K^+是机体含量第二丰富的阳离子,也是细胞内主要的阳离子。成人体内的含钾量约为50~55mmol/kg体重,其中约65%~75%分布在肌肉组织中,约90%位于细胞内,因而细胞内液钾浓度(140~150mmol/L)远远高于血清(3.5~5.5mmol/L)。钾的生理功能与机体新陈代谢,细胞静息膜电位形成,细胞内、外渗透压维持及酸碱平衡调控等有关。

(一)钾的摄入和排出

正常情况下,钾的摄入和排出处于动态平衡之中。钾主要来源于日常饮食,成人每天随饮食摄入50~100mmol钾即可维持钾平衡。钾的主要排出途径为肾脏,约90%的钾随尿液排出,其余少量的钾随粪便和汗液排出。

(二)钾平衡的调节机制

细胞外液钾浓度被控制在一个狭窄范围内,其轻微变化即可影响细胞的功能。当血钾浓度升高0.3~0.4mmol/L时,机体可出现严重的心律失常,甚至死亡。机体钾平衡依赖肾的调节和钾跨细胞转移进行维持,主要受醛固酮和胰岛素等激素调控(图2-3-5)。

1. 肾的调节   肾脏是钾的主要排出器官。钾的排出主要决定于肾远端小管和集合管上皮细胞的泌钾。

(1)醛固酮:在肾脏排钾过程中发挥重要作用。通过位于肾远端小管和集合管的钠-钾交换系统,醛固酮促进肾小管上皮细胞重吸收钠及分泌钾。肾上腺皮质分泌醛固酮受血钾浓度影响,血钾升高时,醛固酮分泌显著增加。原发性醛固酮增多症和Cushing综合征时,肾排钾增多,可导致低钾血症。Addison病及应用

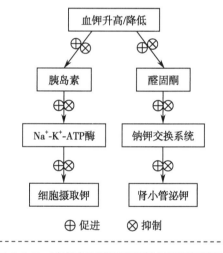

图2-3-5   胰岛素和醛固酮调控钾平衡示意图

血管紧张素转换酶抑制剂(angiotensin converting enzyme inhibitor,ACEI)和血管紧张素受体阻滞剂(angiotensin receptor blockers,ARB)类药物时,醛固酮产生减少,则可引起高钾血症。

(2)氢、钾竞争分泌:H^+和K^+在肾远端小管和集合管存在竞争分泌机制。血钾升高时,钾转移至细胞内,肾小管上皮细胞与管腔间钾浓度梯度增大,肾小管泌钾增多,此时,肾小管泌氢减少,可引起代谢性酸中毒;血钾降低时,肾小管泌钾减少,泌氢增多,可引起代谢性碱中毒。反之,肾脏泌钾受血液酸碱度影响。酸中毒时,血液H^+浓度升高,肾小管泌氢增多,泌钾减少;碱中毒时,肾小管泌钾增多。

(3)远端小管液流速:如使用呋塞米等利尿剂时,远端小管液流速增加;同时到达远端小管钠增多,钾-钠交换增强,肾小管泌钾增多。

2. 跨细胞转移   钾的跨细胞转移主要受细胞膜Na^+-K^+-ATP酶活性、细胞外液渗透压和酸碱度及运动等因素影响。

(1)Na^+-K^+-ATP酶活性:胰岛素、肾上腺素等可激活Na^+-K^+-ATP酶,促进细胞摄取钾。血钾和胰

岛素之间存在反馈调节机制,血钾升高直接刺激胰岛素分泌,相反,血钾降低则抑制胰岛素分泌。

(2)细胞外液渗透压:细胞外液渗透压变化可引起钾的跨细胞转移。细胞外液渗透压升高时,水离开细胞,导致细胞内钾浓度升高,钾转移到细胞外,血钾浓度升高。但细胞外液渗透压降低对血钾浓度没有明显影响。

(3)酸碱度:代谢性酸中毒时,H^+向细胞内转移,为了维持电中性,细胞内钾移至细胞外;代谢性碱中毒时,细胞外液钾则进入细胞内。反之,钾的跨细胞转移也可引起 H^+ 的跨细胞移动,进而影响细胞外液的酸碱平衡。

(4)运动:可引起细胞内钾转移至细胞外,运动强度越大,移出的钾越多。运动时血钾升高可引起骨骼肌血管扩张,增加骨骼肌供血。

四、钙、磷平衡

钙是人体内含量最丰富的无机元素。成人体内含钙量约为 700~1 400g,其中约 99% 的钙存在于骨骼和牙齿中。血清钙的浓度为 2.25~2.75mmol/L(9~11mg/dl),以三种形式存在:与血浆蛋白结合的钙(40%)、游离钙(45%)及少量与柠檬酸根等形成的不解离钙(15%)。与钙结合的血浆蛋白主要为白蛋白,以致这部分钙不易透过毛细血管壁;相反,游离钙则可以自由离开血管,参与各种细胞功能。钙的生理功能包括①骨骼中的钙:为骨骼系统提供强度和稳定性;作为可交换的钙库,维持细胞外液钙水平。②游离钙:具有多种功能,如调节酶的活性(可激活磷脂酶和多种蛋白酶);影响神经肌肉兴奋性;参与心肌、骨骼肌及平滑肌的舒缩过程;调节激素、神经递质及其他化学物质的释放;影响心肌的自律性;参与凝血过程等。

磷是人体内含量仅次于钙的无机元素,也是继 C、N、Ca 之后含量第四丰富的元素。成人体内磷总量约为 400~800g,其中约 85% 位于骨骼和牙齿。细胞内磷绝大多数(约 90%)以有机磷形式存在,包括核酸、ATP、磷蛋白等,少数磷以 HPO_4^{2-} 形式存在。血液中的磷包括有机磷(磷脂等)和无机磷两种形式。血磷通常是指血液中的无机磷,其中 80%~85% 为 HPO_4^{2-},正常人血清无机磷水平为 0.8~1.6mmol/L(2.5~5.0mg/dl)。磷具有多种生理功能:①同钙一起在骨骼形成过程中发挥重要作用;②参与了 ATP 及其他一些物质代谢所需酶的形成过程;③是核酸、磷脂、磷蛋白等物质必需的组成部分;④ $HPO_4^{2-}/H_2PO_4^-$ 是细胞外液和肾小管液中酸碱平衡的缓冲物质;⑤参与红细胞氧运输过程,维持白细胞及血小板的正常功能,参与凝血过程。

正常情况下,血浆中钙、磷浓度(mg/dl)的乘积维持在 30~40 之间。当两者乘积升高时,钙、磷则以骨盐形式沉积于骨组织。钙、磷浓度乘积的相对恒定对于避免 $CaPO_4$ 沉积于软组织,损害肾脏、心脏、肺等器官及血管具有重要意义。

(一) 钙、磷的摄入和排出

钙主要来自于牛奶和乳制品,食物中的钙须转变为游离钙才能被十二指肠和空肠吸收,吸收率约为 30%~50%,其余的钙随粪便排出体外。肠道对钙的吸收受肠道 pH 影响,pH 升高妨碍钙的吸收,pH降低促进钙的吸收。肠道每天分泌钙约 150mg,因此肠道对钙的净吸收量等于从食物中摄取的钙量与分泌钙量的差值。一般情况下,如果肠道每天从食物中摄取的钙量少于 400mg,机体可能出现负钙平衡。由肠道净吸收的钙主要由肾脏排出体外。肾小球滤过的钙约 80% 在肾近端小管和髓袢升支粗段被重吸收,只有约 5%~10% 的钙在远端小管被重吸收。远端小管是钙平衡的重要调节部位。

磷来源于多种饮食,如牛奶、肉类等。食物中的有机磷酸酯,在肠管内被磷酸酶分解为无机磷酸盐后被吸收。同时摄入一些能够结合磷酸盐的物质,如钙、镁、铝等,可妨碍肠道对磷的吸收。肾脏是排磷的主要器官,肾小球滤过的磷大部分在近端小管被重吸收。

(二) 钙、磷平衡的调节机制

甲状旁腺素、1,25-(OH)$_2$D$_3$ 和降钙素参与了机体钙(图 2-3-6)、磷平衡的调节过程。

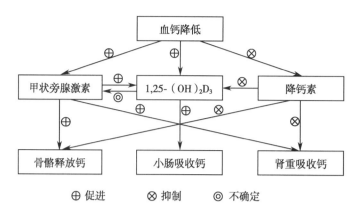

图 2-3-6　甲状旁腺激素、1,25-(OH)$_2$D$_3$ 和降钙素调控钙平衡示意图

1. 甲状旁腺素（parathyroid hormone，PTH）　由甲状旁腺产生，在调节血浆钙、磷平衡中发挥重要作用。血钙浓度是影响 PTH 的主要因素，甲状旁腺细胞膜上存在独特的钙受体，能迅速对血钙浓度变化作出反应。血钙水平升高时，PTH 释放受抑制，钙沉积于骨骼；反之，血钙水平下降时，PTH 释放增加，钙从骨骼移出。磷对 PTH 释放没有直接作用，但磷酸盐可通过与钙结合，引起血钙水平变化，进而影响 PTH 释放。镁也影响 PTH 合成、分泌及活性。血镁升高时，PTH 水平增加，活性增强；血镁降低时则相反。

PTH 调控钙磷平衡的机制包括：①促进骨骼释放钙磷。PTH 作用于骨骼首先引起一个快速反应，钙从骨骼中迅速转移至细胞外液。接下来则是一个慢反应过程，PTH 增加破骨细胞的数量和活性，后者分泌各种水解酶和胶原酶，产生大量酸性物质，促进钙、磷从骨骼中释出。PTH 对骨骼的作用依赖于正常的血浆 1,25-(OH)$_2$D$_3$ 和镁水平；②促进肾脏保钙排磷。PTH 增强肾小管对钙的重吸收，但同时抑制肾小管对磷的重吸收，促进磷的排泄。磷排出增加可避免高磷血症及磷酸钙沉积于软组织。③促进小肠吸收钙、磷。PTH 通过激活肾脏 1α- 羟化酶，促进 1,25-(OH)$_2$D$_3$ 合成，间接促进小肠吸收钙、磷。

2. 1,25-(OH)$_2$D$_3$　1,25-(OH)$_2$D$_3$ 来自于维生素 D$_3$ 的两次羟化。皮肤中的 7- 脱氢胆固醇经紫外线照射后可转变为缺乏生物活性的维生素 D$_3$。此外，人体也可从食物中摄取维生素 D$_3$。皮肤或肠道中的维生素 D$_3$ 入血后，在肝脏经 25- 羟化酶催化转变为 25-(OH)D$_3$，后者在肾脏经 1α- 羟化酶进一步羟化，转变成具有生物活性的 1,25-(OH)$_2$D$_3$。

1,25-(OH)$_2$D$_3$ 作用于小肠、骨骼和肾脏，调控钙磷平衡：①促进小肠对钙磷的吸收和转运。1,25-(OH)$_2$D$_3$ 与肠黏膜上皮细胞特异受体结合，增加钙的通透性并促进与钙转运相关蛋白质的合成。②调节成骨和溶骨。血钙浓度升高时，1,25-(OH)$_2$D$_3$ 刺激成骨细胞分泌胶原，同时抑制 PTH 分泌，促进钙、磷沉积和骨骼形成；血钙降低时，1,25-(OH)$_2$D$_3$ 可能通过增加骨对 PTH 的敏感性等机制刺激破骨细胞的生成和活性，促进溶骨，使血钙升高。③促进肾小管上皮细胞对钙磷重吸收。此作用较弱，通常发生在骨骼生长、修复或钙、磷供应不足时。1,25-(OH)$_2$D$_3$ 激活受血钙、血磷反馈调节，血钙降低及血磷降低均能促进 1,25-(OH)$_2$D$_3$ 激活。

3. 降钙素（calcitonin）　由甲状腺滤泡旁细胞产生，主要功能为降低血钙浓度。血钙升高可刺激降钙素的分泌；反之，血钙降低则抑制其分泌。

降钙素可通过以下几个途径降低血钙：①一方面抑制破骨细胞的生成和活性，减少骨骼释放钙，另一方面促进成骨细胞生成，增强成骨作用；②抑制肾脏对钙、磷的重吸收；③通过抑制肾脏 1α- 羟化酶激活，减少 1,25-(OH)$_2$D$_3$ 的合成，间接抑制小肠吸收钙、磷。

五、镁平衡

镁是细胞内继钾之后含量第二丰富的阳离子。成人体内镁总量约 21~28g，其中 50%~60% 位于骨

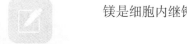

骼,其余镁主要位于细胞内,仅约 1% 的镁位于细胞外液。正常情况下血清镁浓度为 0.75~1.25mmol/L。镁是骨盐的组成成分,具有多种生理功能:①参与体内众多的生化反应;②参与 DNA 的复制、转录和 mRNA 的翻译过程;③参与调节 Na^+-K^+-ATP 酶功能、神经肌肉细胞兴奋性、离子转运及钙通道活性等。镁可和钙竞争性与钙受体或钙结合位点结合,干扰钙的功能;通过影响钙的转运而改变细胞内、外钙的分布。

(一)镁的摄入和排出

正常情况下,机体镁的摄入和排出处于动态平衡。镁主要来自饮食,所有的绿色蔬菜均含有镁,谷类、肉类、海洋食物等也含有镁。镁主要由小肠吸收,吸收率波动较大,在 25%~60% 之间。肾脏是镁的主要排泄器官。

(二)镁平衡的调节机制

机体镁平衡主要依赖肾脏进行调节。通过肾小球滤过的镁中大约 30% 在近端小管被重吸收,约 50%~70% 在髓袢升支粗段被重吸收。尽管只有少量的镁在远端小管被重吸收,但远端小管却是镁平衡的主要调节部位。血钙升高、血镁升高均能抑制镁的重吸收;相反,PTH 则能促进镁的重吸收。

六、酸碱平衡

化学反应中,能释出 H^+ 的化学物质称为酸,如 H_2CO_3、$H_2PO_4^-$、NH_4^+、HCl、H_2SO_4 等;反之,能接受 H^+ 的化学物质称为碱,如 HCO_3^-、HPO_4^{2-}、NH_3、OH^- 等。

(一)酸的来源

1. 挥发酸 H_2CO_3 是体内唯一的挥发酸,也是机体在代谢过程中产生最多的酸。糖、脂肪和蛋白质氧化产生的 CO_2 和 H_2O 反应生成 H_2CO_3。在肾小管上皮细胞、红细胞、胃黏膜上皮细胞等部位,该反应在碳酸酐酶(carbonic anhydrase,CA)催化下速度显著提高。在安静状态下成人每天可代谢产生 300~400L CO_2,如果全部与 H_2O 结合生成 H_2CO_3,可释出 13~15mol H^+。H_2CO_3 可分解出气体 CO_2,经肺排出体外,通常将肺对挥发酸的调节称为酸碱平衡的呼吸性调节。

2. 固定酸 体内固定酸主要由代谢产生。含硫氨基酸分解代谢生成硫酸;含氯氨基酸分解代谢生成盐酸;含磷有机物(磷蛋白、核苷酸、磷脂等)分解代谢生成磷酸;糖酵解生成甘油酸、丙酮酸和乳酸;糖氧化过程生成三羧酸;脂肪分解代谢产生 β- 羟丁酸和乙酰乙酸。体内固定酸也可来源于摄入的酸性食物或药物,如水杨酸、氯化铵等。成人每日由固定酸释出的 H^+ 为 50~100mmol。固定酸需经肾脏排出体外,通常将肾脏对固定酸的调节称为酸碱平衡的肾性调节或代谢性调节。

(二)碱的来源

体内碱性物质主要来自食物。蔬菜、水果中所含的有机酸盐,如柠檬酸盐、苹果酸盐和草酸盐,在体内代谢可生成 HCO_3^-。体内部分氨基酸代谢也可产生碱性物质,如谷氨酸和天门冬氨酸。人体内碱的生成远少于酸的生成。

(三)酸碱平衡的调节机制

尽管不断生成和摄取酸性或碱性物质,但由于机体对酸碱负荷有强大的缓冲和调节能力,正常情况下血液 pH 不会发生明显变化。机体对酸碱平衡的调节主要通过体液的缓冲、肺及肾的调节来维持。

1. 血液的缓冲作用 缓冲系统由弱酸和其共轭的碱组成。血液缓冲系统主要包括碳酸氢盐缓冲系统(H_2CO_3/HCO_3^-)、磷酸盐缓冲系统($H_2PO_4^-$/HPO_4^{2-})、血浆蛋白缓冲系统(HPr/Pr^-)、血红蛋白缓冲系统(HHb/Hb^-)和氧合血红蛋白缓冲系统($HHbO_2$/HbO_2^-)。当血液中 H^+ 增多或减少时,这些缓冲系统通过缓冲碱接受 H^+ 或缓冲酸释出 H^+,以减轻体液 pH 变化程度。上述缓冲系统能缓冲所有固定酸和碱,其中以碳酸氢盐缓冲系统最为重要。碳酸氢盐缓冲系统的特点包括:①含量最高,缓冲能力强。该系统含量占血液缓冲总量的 50% 以上。②是开放性缓冲系统。H_2CO_3 释放出的 CO_2 经肺调节;

HCO_3^- 经肾脏调节。③不能缓冲挥发酸。挥发酸的缓冲主要靠其他非碳酸氢盐缓冲系统,如血红蛋白及氧合血红蛋白缓冲系统。血液缓冲系统的调节特点是即刻发挥作用。

2. 细胞内液的缓冲作用　细胞内液磷酸盐缓冲系统和蛋白质缓冲系统也可对酸碱平衡进行调节。酸中毒时,H^+ 进入细胞内被上述系统缓冲;碱中毒时这些缓冲系统释出 H^+ 并转移到细胞外。细胞内液缓冲依赖细胞内、外的离子交换。当细胞外液 H^+ 增加时,H^+ 进入细胞内,K^+ 从细胞内移出;反之,当细胞外液 H^+ 减少时,H^+ 从细胞内移出,细胞外 K^+ 则进入细胞内。所以,酸中毒往往会伴有高血钾,而碱中毒时则常伴有低血钾。细胞内液缓冲比血液缓冲慢,约 3~4h 后才发挥作用。

3. 肺的调节作用　肺通过改变通气量来控制 CO_2 的排出,调节 H_2CO_3 和 HCO_3^- 比值,维持体液 pH 的相对稳定。肺通气量受呼吸中枢控制,呼吸中枢则接受外周化学感受器和中枢化学感受器的刺激。外周化学感受器位于颈动脉体和主动脉体,直接感受外周血 H^+ 浓度和 $PaCO_2$ 变化。H^+ 浓度和 / 或 $PaCO_2$ 升高时,外周化学感受器兴奋呼吸中枢,肺通气量增加;反之,肺通气量减少。中枢化学感受器位于延髓,仅感受脑脊液 H^+ 的刺激。外周血 H^+ 不易通过血 - 脑屏障,但 CO_2 能够迅速通过血 - 脑屏障,进入脑脊液与 H_2O 反应生成 H_2CO_3,H_2CO_3 进而解离出 H^+ 刺激延髓中枢化学感受器。由于脑脊液中缺乏碳酸酐酶,该反应进行较慢,所以中枢化学感受器发挥作用有一定的延迟。

4. 肾的调节作用　机体在代谢过程中产生的固定酸需消耗碱性物质来中和,因此肾脏不断排出多余 H^+,并及时补充碱性物质,维持体液酸碱平衡。肾的调节作用包括肾小管上皮细胞排 H^+、排 NH_4^+、重新吸收和生成 HCO_3^-(图 2-3-7、图 2-3-8)。

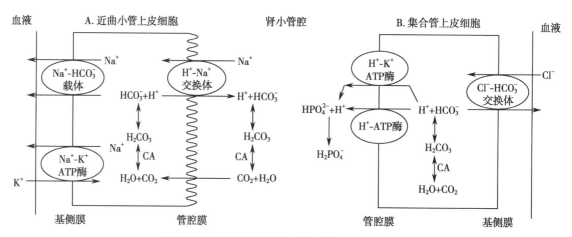

图 2-3-7　肾小管泌 H^+ 和重吸收 HCO_3^- 示意图

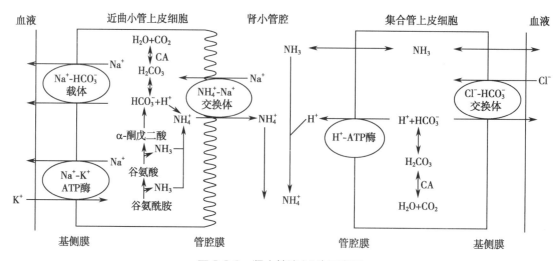

图 2-3-8　肾小管泌 NH_4^+ 示意图

(1)近曲小管泌 H^+ 和重吸收 HCO_3^-：肾小球滤过的 HCO_3^- 几乎全部经肾小管重吸收，其中近曲小管重吸收 85%~90%，其余在远曲小管和集合管重吸收。近曲小管重吸收 HCO_3^- 依赖 Na^+-H^+ 交换。近曲小管上皮细胞内富含 CA，催化 CO_2 和 H_2O 反应生成 H_2CO_3，H_2CO_3 进而解离为 H^+ 和 HCO_3^-。H^+ 经上皮细胞管腔膜的 Na^+-H^+ 交换体分泌到小管液中，同时小管液中的 Na^+ 进入近曲小管上皮细胞内。Na^+ 进而与细胞内 H_2CO_3 解离出的 HCO_3^- 通过基侧膜的 Na^+-HCO_3^- 协同转运体同向转运至血液。进入小管液的 H^+ 与肾小球滤过的 HCO_3^- 结合生成 H_2CO_3。近曲小管刷状缘也富含 CA，因此 H_2CO_3 在 CA 的作用下迅速分解为 CO_2 和 H_2O。CO_2 弥散回近曲小管上皮细胞内，完成一个泌 H^+ 和重吸收 HCO_3^- 循环。近曲小管上皮细胞每分泌 1 个 H^+，可使肾小管液中 1 个 Na^+ 和 1 个 HCO_3^- 重吸收入血。

(2)远曲小管和集合管泌 H^+ 和重吸收 HCO_3^-：远曲小管及集合管泌 H^+ 主要由闰细胞完成，该过程并不依赖 Na^+。闰细胞内 CO_2 与 H_2O 在 CA 催化下结合生成 H_2CO_3，H_2CO_3 进而解离出 H^+ 与 HCO_3^-。H^+ 通过 H^+-ATP 酶(质子泵)或 H^+-K^+-ATP 酶向管腔分泌。HCO_3^- 在基侧膜通过 Cl^--HCO_3^- 交换体入血。分泌到管腔中的 H^+ 可与小管液中剩余的 HCO_3^- 结合，完成对 HCO_3^- 间接重吸收；也可与小管液中 HPO_4^{2-} 结合，形成 $H_2PO_4^-$，导致尿液酸化，此时血液中增加的 HCO_3^- 为肾脏重新生成的。

(3)NH_4^+ 的生成与排出：近曲小管、远曲小管和集合管均能产 NH_3，其中近曲小管是产 NH_3 的主要场所。近曲小管上皮细胞谷氨酰胺酶可水解谷氨酰胺，生成 NH_3 和谷氨酸；谷氨酸在谷氨酸脱氢酶的作用下生成 NH_3 和 α- 酮戊二酸；α- 酮戊二酸进一步代谢，最终生成 NH_4^+ 和 HCO_3^-。NH_4^+ 以与 Na^+ 交换方式被分泌到肾小管腔中。HCO_3^- 则与 Na^+ 一起通过基侧膜的协同转运体入血。少量 NH_3 可自由弥散入小管液中，与 H^+ 结合生成 NH_4^+。远曲小管和集合管上皮细胞膜对 NH_4^+ 的通透性较低，NH_3 弥散入小管液中，与小管液中的 H^+ 结合生成 NH_4^+。肾小管液中每增加 1 个 NH_4^+，血液中就增加 1 个 HCO_3^-。

肾的调节启动相对较慢，但作用持久，因此主要针对慢性酸碱平衡紊乱进行代偿调节。酸中毒时，CA 和谷氨酰胺酶活性增强，肾小管上皮细胞泌 H^+、泌 NH_4^+ 增多，完成对肾小管液中 HCO_3^- 重吸收，并生成新的 HCO_3^- 入血，维持 HCO_3^- 浓度与 $PaCO_2$ 比值和 pH 恒定。酸中毒严重时，分泌到管腔液中的 H^+ 可将几乎全部的 HPO_4^{2-} 转变成 $H_2PO_4^-$。管腔液中的 H^+ 可与 NH_3 反应生成 NH_4^+，最后以 NH_4Cl 的形式排出体外。碱中毒时，CA 和谷氨酰胺酶活性下降，肾小管上皮细胞泌 H^+、泌 NH_4^+ 减少，对肾小管液中 HCO_3^- 重吸收减少。

(赵成海)

第二节　水、电解质、酸碱平衡紊乱

一、水、电解质紊乱

(一) 失水

失水(water loss)是指体液丢失所造成的循环容量不足。根据钠和水丢失的比例，临床上将失水分为高渗性失水、等渗性失水和低渗性失水。

1. 病因

(1)高渗性失水：特点为水丢失大于钠丢失，血浆渗透压 >320mmol/(kg·H_2O)。可见于①摄水不足：吞咽困难、各种自然灾害导致的淡水供应不足以及颅脑损伤引起的渴感中枢迟钝或渗透压感受器不敏感等；②失水过多(包括经肾丢失、肾外丢失、水向细胞内转移等)。

（2）等渗性失水：水和电解质以正常比例丢失，血浆渗透压在正常范围。可见于消化道丢失、皮肤丢失、组织间液贮积等。

（3）低渗性失水：钠丢失大于水丢失，血浆渗透压<280mmol/（kg·H$_2$O）。可见于补充水分过多、肾丢失等。

2. 临床表现

（1）高渗性失水轻者出现尿量减少、尿比重增高等，重者出现口渴严重、皮肤弹性下降、心率加快，更严重者可出现神经系统症状，甚至出现高渗性昏迷、低血容量性休克等。

（2）等渗性失水及低渗性失水时，可出现少尿、口渴、血压下降，但渗透压基本正常。低渗性脱水早期即发生有效循环血容量不足和尿量减少，但无口渴；重者导致细胞内低渗和细胞水肿。

3. 诊断与鉴别诊断　根据病史（钠摄入不足、呕吐、腹泻、多尿、大量出汗等）可推测失水的类型和程度，但应进行必要的实验室检查。

4. 治疗　积极治疗原发病，避免不适当的脱水、利尿等。已发生失水时，应依据失水的类型、程度和机体情况，决定补液方案。补液总量应包括已丢失液体量及继续丢失的液体量。

补液量计算可根据失水程度、血钠浓度、体重及血细胞比容估算。失水包括失钠和失水，只是程度不一，治疗既需补水也需补钠。高渗性失水应以补水为主，等肾性失水以等渗溶液为主，低渗性失水则以高渗液为主。尽量以口服或鼻饲为主，中、重度失水者需静脉补充。补液速度应先快后慢。补液过程中要注意心肺功能。

（二）水过多和水中毒

水过多（water excess）是指机体摄入或输入液体过多，以致水在体内潴留，引起血液渗透压下降和循环血量增多的一种病理状态。若过多的水进入细胞内，导致细胞内水过多则称为水中毒（water intoxication）。

1. 病因和发病机制　多因水调节机制障碍，而又未限制饮水或不恰当补液引起。病因为：①抗利尿激素代偿性分泌增多；②抗利尿激素分泌失调综合征（SIADH）；③肾排泄水障碍；④肾上腺皮质功能减退症；⑤渗透阈重建；⑥抗利尿激素用量过多。

2. 临床表现

（1）急性水过多和水中毒：起病急，神经精神症状突出，也可呈颅内高压表现。

（2）慢性水过多和水中毒：轻度水过多仅有体重增加；血浆渗透压低于260mosm/L（血钠125mmol/L）时，有表情淡漠、食欲减退等表现；血浆渗透压降至240~250mosm/L（血钠115~120mmol/L）时，出现神经精神症状；血浆渗透压降至230mosm/L（血钠110mmol/L）时，可发生抽搐或昏迷。

3. 诊断与鉴别诊断　根据病史，结合临床表现及必要的实验室检查，一般可作出诊断，并应判断：①水过多的病因和程度（体重变化、出入水量、血钠浓度等）；②有效循环血容量和心、肺、肾功能状态；③血浆渗透压。

4. 治疗　积极治疗原发病，控制水的摄入量和避免补液过多。容量过多可给予利尿剂加速钠、水排泄。严重时可给予连续性血液净化治疗。治疗中应同时注意纠正钾代谢失常及酸中毒。

（三）低钠血症

钠是细胞外液的主要阳离子。钠平衡的调节与摄入量、非肾性丢失和肾排泄有关，而肾脏排泄是其决定性因素。而影响肾脏排泄钠的因素主要有血容量和压力感受器，钠滤过负荷以及肾小管钠转运。正常血清钠浓度为135~145mmol/L。

低钠血症（hyponatremia）是指血清钠<135mmol/L的一种病理生理状态。根据血容量状况可分为：①缺钠性低钠血症：即低渗性失水；②稀释性低钠血症：即水过多；③等容量性低钠血症：抗利尿激素分泌失调综合征等造成ADH释放增加。

1. 病因及发病机制

（1）低容量性低钠血症：特点是体内钠丢失大于水丢失，又可分为肾性和肾外性失水。主要机制是容量减少,刺激 ADH 分泌,经口或胃肠外摄入大量低渗液。

1)胃肠道丢失:常见于腹泻或呕吐,胃肠道丢失钠离子过多,容量减少,刺激肾脏潴留钠离子,尿钠明显降低。也可见于烧伤、挤压伤、腹水及肠梗阻等情况,体液进入第三间隙所致。

2)利尿剂的使用:常见于噻嗪类利尿剂,抑制肾单位稀释段自由水的产生,限制水排泄。老年消瘦女性容易发生。

3)失盐性肾病:多见于某些慢性肾小管间质病。由于肾小管对钠的重吸收障碍,导致尿钠大量排泄,从而导致低钠血症和容量不足。

4)盐皮质激素缺乏:各种原因导致的盐皮质激素缺乏,造成肾脏排钠增加,可引起低钠血症伴细胞外液容量减少。

5)脑性盐消耗综合征:机制不明,多见于颅脑损伤、大脑肿瘤及蛛网膜下腔出血等患者。可能原因系大脑损伤后心房钠尿肽释放增多所致。

(2)高容量性低钠血症:体内总钠量增多,但是体内水增多大于钠增多。主要见于①充血性心力衰竭:可导致向远端肾单位运送的液体减少和 ADH 释放增多;②肝硬化、肝衰竭:常合并有效动脉血容量不足,可通过压力感受器刺激 ADH 释放,引起水排泄障碍;③肾病综合征:由于低蛋白血症,导致血管内容量不足,血浆 ADH 水平增高,水排泄障碍。

(3)等容量性低钠血症:尽管存在低钠血症,但是体内总钠量正常。主要机制是 ADH 释放过多,肾小管重吸收水增加,血钠稀释性降低,尿钠浓度却增高。

1)抗利尿激素分泌失调综合征:各种原因影响下丘脑 - 垂体功能,引起 ADH 异常增多,导致水潴留和尿钠排泄增多。

2)糖皮质激素缺乏:可引起 ADH 释放增加。同时糖皮质激素还可以影响肾脏血流动力学和尿稀释功能。

3)术后低钠血症:常与输入低张液体有关。

2. 临床表现 主要取决于低钠血症的发生速度和严重程度。大多数慢性轻度低钠血症的患者无明显自觉症状。急性低钠血症患者轻者厌食、恶心、呕吐、乏力、记忆力减退;严重者会出现神志改变,反应迟钝,幻觉,嗜睡,大小便失禁,呼吸困难,甚至脑疝、死亡。临床评估时要特别注意年龄、性别、缺氧状态等危险因素。

3. 诊断 主要依据生化检测。应尽可能根据病史、临床表现和体检评估容量状态,并进一步明确低钠血症的病因和病理生理特点以指导治疗。一般情况下,尿钠<20mmol/L,提示有效循环血容量不足,而尿钠>25mmol/L,提示肾小管功能障碍、利尿剂或抗利尿激素分泌失调综合征。但是影响尿钠排泄因素很多,因此,对尿钠的临床意义判断要谨慎。

4. 治疗 必须充分了解其病因,做到个体化治疗。对于胃肠道疾病以及大量出汗引起的低容量性低钠血症大多是对症治疗,一般无需使用高张盐水。高容量性低钠血症主要措施是限水。等容量性低钠血症严重时需要输入 3% 氯化钠溶液,纠正时切忌速度太快。抗利尿激素受体拮抗剂目前在临床上的应用也取得了一些进展。此外,近年来应用连续性血液净化技术在纠正严重低钠血症方面发挥了重要的作用。

(四)高钠血症

高钠血症(hypernatremia)指血清钠大于 145mmol/L,机体总钠量可增高、正常或减少。

1. 病因和发病机制

(1)低容量性高钠血症:临床较常见。主要特点为水和钠持续丢失,失水多于失钠。又分为肾外失水和肾性失水两大类。前者主要见于腹泻、大量出汗等,尿钠<10mmol/L。后者常见于糖尿病、使用渗透性利尿剂等,尿钠浓度>20mmol/L。

(2)高容量性高钠血症:伴体内总水量增加的高钠血症,临床上少见,如输入大量高张盐水、高钾血症、心肺复苏时输入大量碳酸氢钠所致。

(3)等容量性高钠血症:体内总钠量正常而水分丢失时可发生。主要原因是水丢失和水摄入减少。常见于发热或高代谢状态导致的非显性失水、中枢性或肾性尿崩症等。

2. 临床表现　高钠血症的临床表现取决于血钠升高的速度和程度,与年龄、基础疾病有关。多尿、多饮是高钠血症患者的常见症状。低容量时可发生直立性低血压、心率增快等;高容量时可出现肺水肿、高血压等临床表现。神经系统异常是高钠血症的主要表现。急性高钠血症的症状与脑细胞脱水有关,患者会出现烦躁不安、易兴奋、嗜睡,严重时可以癫痫发作、昏迷,甚至死亡。

3. 诊断　主要依据生化检测。对明确有高钠血症者,根据病史、临床表现和体检评估容量状态,并进一步明确高钠血症的病因和病理生理特点以指导治疗。

4. 治疗　高钠血症的治疗目标是恢复血浆渗透压。治疗时,应注意以下问题:机体容量状态,高钠血症的发生速度和程度,溶液的选择和血钠下降的速度,病因治疗。

(1)纠正容量紊乱:①低容量性高钠血症。先给予等张盐水以纠正容量。血容量稳定后给予低渗性盐水或者 5% 葡萄糖液纠正渗透压。②高容量性高钠血症。治疗目的是清除过多的钠,可使用利尿剂减少容量负荷。③等容量性高钠血症。给予 5% 葡萄糖液口服或者静脉推注。

(2)血钠下降的速度:急性高钠血症需要在数小时内迅速纠正电解质紊乱。慢性高钠血症的纠正应缓慢,以防止脑水肿的发生。对高钠血症超过 24h 的患者,钠的纠正速度不应超过 0.5mmol/(L·h) 和 10~12 mmol/(L·d)。

(3)连续性血液净化用于危重病患者伴高钠血症:国内已有学者报道了采用此法可成功使血钠、血浆渗透压明显下降,治疗过程安全。

(五)低钾血症

正常人体内钾含量约为 50mmol/kg,女性略低。钾离子主要分布于细胞内,约占体内总钾的 98%,是细胞内含量最丰富的阳离子,其主要生理作用是维持细胞的新陈代谢、调节渗透压与酸碱平衡、保持神经肌肉的应激性和心肌的正常功能。正常血钾浓度为 3.5~5.5mmol/L。

低钾血症(hypokalemia)是指血清钾 <3.5mmol/L 的一种病理生理状态。

1. 病因和发病机制

(1)摄入不足:正常饮食一般不会引起低钾血症。仅见于长期厌食、禁食或饥饿。

(2)排出过多:可分为肾外失钾和肾性失钾。肾外失钾常见于腹泻、呕吐等消化道疾病及烧伤。肾性失钾常见于不合理应用利尿剂、碱中毒以及一些肾脏疾病,如醛固酮增多症、Bartter 综合征、肾小管酸中毒等。

(3)钾向细胞内转移:见于低钾性周期性麻痹,大剂量应用胰岛素和葡萄糖等。

2. 临床表现

(1)循环系统表现:低钾血症可导致心肌细胞兴奋性增高,容易发生异位节律。特别是有器质性心脏病和应用地高辛或抗心律失常药物者,更易出现心律失常。心电图可表现为 T 波低平,U 波升高,Q-T 间期延长,重者 ST 段下移,QRS 波群增宽,P-R 间期延长,出现室上性或室性异位节律,更甚者出现心室扑动、心室颤动、心搏骤停。

(2)肌肉症状表现:骨骼肌和平滑肌收缩能力下降。患者可表现为肌肉乏力、疲劳、不安腿综合征,严重低钾血症者可导致麻痹和横纹肌溶解。消化道平滑肌受累时可出现腹胀、恶心、呕吐、便秘,甚至麻痹性肠梗阻。泌尿道平滑肌受累时可出现膀胱收缩无力、尿潴留等。

(3)泌尿系统表现:长期或严重失钾可致肾小管上皮细胞变性坏死,尿浓缩功能下降,出现口渴、多饮和夜尿多,进而发生低钾性肾病。

(4)其他系统症状:低钾血症患者可出现神经精神症状,低钾可引起胰岛素、醛固酮分泌减少,肾素分泌增多等内分泌系统变化。

3. 诊断与鉴别诊断　一般根据病史,结合血清钾测定可作出诊断。特异的心电图表现有助于诊断。

4. 治疗 最重要的是防止出现致命性心脏和肌肉并发症,如心搏骤停、呼吸肌麻痹、横纹肌溶解等。其次,查找病因进行预防和治疗。

(1)紧急处理:对于严重低钾血症(<2.5mmol/L)以及出现严重症状的患者应迅速将患者血钾提高至较为安全的范围(3.0mmol/L 左右),然后逐渐将血钾提升至正常范围。

(2)补钾药物:常用的药物包括氯化钾、柠檬酸钾、醋酸钾、碳酸氢钾、磷酸钾等。口服补钾安全有效。氯化钾是治疗低钾血症的首选药物。磷酸钾可用于糖尿病酮症酸中毒低钾血症患者。对于轻度低钾,可选择饮食补钾。一旦有致命性症状或体征,应迅速静脉补钾,但需要注意,静脉补钾速度不应过快。

(六) 高钾血症

高钾血症(hyperkalemia)是指血清钾浓度>5.5mmol/L 的一种病理生理状态。

1. 病因和发病机制

(1)摄入或输入钾过多、多快:短期内输入大量库存血、某些高危人群短期内大量摄入高钾食物等。

(2)排出减少:常见于肾功能不全、肾上腺皮质功能减退等。

(3)钾向细胞外转移:多见于酸中毒、组织破坏、溶血等情况。

(4)药物因素:保钾利尿药、血管紧张素转换酶抑制剂/血管紧张素受体拮抗剂、环孢素及补钾药等。

2. 临床表现 高钾血症主要累及心肌和骨骼肌,其临床表现取决于原发疾病、血钾升高程度及速度等。

(1)心血管系统:血钾升高对心肌有抑制作用。患者可出现心率减慢、心音减弱、心律不齐、心脏停搏等。心电图可表现为 T 波高尖、P 波扁平、QRS 波群增宽、心律失常(传导阻滞、室性心动过速、心室颤动),甚至心搏骤停。如果合并低钠、低钙、高镁血症,可加剧高钾对心肌的毒性作用。

(2)神经肌肉症状:高钾血症可引起骨骼肌软弱和麻痹,患者早期可出现四肢及口周感觉麻木、疲乏无力、嗜睡、肌肉酸痛,偶可引起肌麻痹、肌强直、弛缓性瘫痪等。

(3)内分泌系统:可能引起醛固酮和胰岛素分泌增加。

3. 诊断与鉴别诊断 目前临床医师仍以血清钾结合心电图、病史等来判断是否存在高钾血症。若有导致血钾增高和/或肾排钾减少的基础疾病,血清钾>5.5mmol/L 即可确诊。心电图可作为诊断、病情判定和疗效观察的重要指标。如果心电图有高钾血症典型表现(T 波高尖,发展至房性停搏和 QRS 波群增宽融合,提示将发生室性停搏),需要紧急治疗。

4. 治疗

(1)明确及去除病因:去除引发高钾血症的致病因素、避免摄入高钾食物等。

(2)对抗钾的心脏抑制作用:应用 10% 葡萄糖酸钙注射液。钙能减轻严重高钾血症细胞膜的去极化,用法如下:10% 葡萄糖酸钙 10ml 静脉注射(2~3min 以上推完),如有可能监测心电图上反应。可能需要在 30~60min 后重复注射。

(3)将钾离子转移入细胞内:可采用葡萄糖加胰岛素、β_2 肾上腺素受体激动剂、碳酸氢钠等进行治疗。方法:静脉滴注 10% 葡萄糖液 500ml,内加普通胰岛素 10 单位,约 1h 滴完。紧急情况下可先采用 50% 葡萄糖液 50ml 加适量胰岛素静脉推注治疗。应用葡萄糖加胰岛素治疗的患者应动态监测血糖,警惕低血糖发生。碳酸氢钠用于合并代谢性酸中毒的高钾患者。

(4)促进排钾:可选择利尿剂(保钾利尿剂除外)、离子交换树脂、血液净化治疗(血液透析、腹膜透析)。

二、酸碱平衡紊乱

人体内主要有三个系统参与调节酸碱平衡:细胞及细胞外的缓冲系统、肺、肾脏。体液缓冲系统最为敏感,它包括碳酸氢盐系统、磷酸盐系统、血红蛋白及血浆蛋白系统。其中,碳酸氢盐系统最重要,正常时,HCO_3^-/H_2CO_3 为 20:1。

正常人体动脉血 pH 为 7.35~7.45,细胞内液 pH 为 7.0~7.3,机体处于酸碱平衡状态。如果体内产生或摄入的酸性或碱性物质超越了其缓冲、中和与排出的速度和能力并在体内蓄积,即发生酸碱平衡紊乱。

常用的反映血液酸碱平衡状况的指标有 pH、动脉血二氧化碳分压(arterial partial pressure of carbon dioxide,$PaCO_2$)、二氧化碳结合力(carbon dioxide combining power,CO_2CP)、标准碳酸氢盐(standard bicarbonate,SB)、实际碳酸氢盐(actual bicarbonate,AB)、缓冲碱(buffer base,BB)、碱剩余(base excess,BE)、动脉血氧分压(arterial partial pressure of oxygen,PaO_2)、血氧饱和度(saturation of blood oxygen,SaO_2)、阴离子隙(anion gap,AG)。

(一) 代谢性酸中毒

代谢性酸中毒是由于原发性固定酸增多或 HCO_3^- 原发性减少导致的酸中毒,是临床上最常见的一种酸碱平衡失调。根据阴离子隙的改变可分为阴离子隙正常(高血氯型)和增大(血氯正常型)两类。

1. 病因与发病机制

(1)阴离子隙正常的代谢性酸中毒:①碳酸氢盐丢失,包括肾丢失和肾外丢失(腹泻、小肠及胆道瘘等);②肾脏排泄酸障碍,多见于急、慢性肾衰竭或肾小管功能障碍。

(2)阴离子隙增大的代谢性酸中毒:常见于乳酸性酸中毒,酮症酸中毒,急、慢性肾衰竭,过量服用水杨酸类药物或大量酒精摄入等情况。

2. 临床表现　代谢性酸中毒多有明确的原发病或者诱因,因此多以原发病表现为主。代谢性酸中毒对呼吸、心血管系统和中枢神经系统有明显影响。对心血管的影响包括心肌收缩力下降、出现心律失常等。对中枢神经系统的影响表现为反应迟钝、头痛、嗜睡等,严重者可出现昏迷。对呼吸系统的影响比较特征性的表现是呼吸加深、加快,称为酸中毒大呼吸(Kussmaul 呼吸),主要是潮气量增加。对消化系统的影响有食欲缺乏、恶心、呕吐、腹泻等。

3. 诊断与鉴别诊断　根据动脉血气分析和电解质的变化可以诊断。其特点是 pH<7.35,HCO_3^- 降低。AB>SB,SB<正常值,BE 为负值,经机体各种代偿调节,如 HCO_3^-/H_2CO_3 接近 20:1,血 pH 可在正常范围内;若不能完全代偿,则 pH<7.35。酸中毒可使血钾、血磷浓度升高;氯正常或升高。CO_2CP>15mmol/L 为轻度酸中毒,CO_2CP 为 8~15mmol/L 为中度酸中毒,CO_2CP<8mmol/L 为重度酸中毒。

4. 治疗

(1)治疗原发病:查找酸中毒的原发病。如糖尿病酮症酸中毒应纠正失水并给予小剂量胰岛素,乳酸性酸中毒应纠正休克、缺氧。

(2)碱性药物:$NaHCO_3$ 是临床最常用的用于纠正酸中毒的碱性药物。补碱量计算公式:所需补碱量 = [欲达到的目标 CO_2CP(mmol/L) − 实测 CO_2CP(mmol/L)] × 0.3 × 体重(kg)。可结合临床情况分次补充。对心力衰竭患者用药应慎重。

(3)血液净化治疗:连续性肾替代治疗纠正代谢性酸中毒安全、有效。

(二) 代谢性碱中毒

代谢性碱中毒是以原发性血浆 HCO_3^- 浓度升高为特征的酸碱平衡紊乱,PCO_2(二氧化碳分压,partial pressure of carbon dioxide)可代偿性升高,失代偿时 pH 升高。通常按给予盐水后代谢性碱中毒能否得到纠正分为氯反应性碱中毒和氯抵抗性碱中毒。

1. 病因和发病机制

(1)氢离子丢失过多

1)胃液丢失:主要见于剧烈呕吐、胃引流和幽门梗阻导致大量 HCl 经胃液丢失,胃液中重吸收回

血的 HCO_3^- 未能被中和导致碱中毒。

2）经肾丢失：①低氯性碱中毒，使用某些利尿剂，如噻嗪类、袢利尿剂；②原发或者继发性醛固酮增多；③缺钾性碱中毒。

（2）高碳酸血症性碱中毒：慢性呼吸性酸中毒时，肾 HCO_3^- 重吸收增多所致。

2. 临床表现　多以原发病表现为主。代谢性碱中毒严重者呼吸浅慢，神经肌肉兴奋性增高，常有面部及四肢肌肉抽动，手足搐搦，口周及手足麻木。脑组织缺氧，出现头昏、躁动、谵妄、神志模糊乃至昏迷。伴低钾血症时，可表现为软瘫。

3. 诊断与鉴别诊断　根据动脉血气分析和电解质变化可以诊断。其特点是：$HCO_3^- > SB >$ 正常，BE 为正值；$PaCO_2 > 6.0kPa(45mmHg)$，$PH > 7.45$。

4. 治疗　避免碱摄入过多，应用排钾性利尿药或罹患盐皮质激素增多性疾病时注意补钾，积极处理原发病，如纠正呕吐、血容量不足时应积极扩容，合并低钾血症时积极纠正低钾。

药物治疗：①氯反应性碱中毒。只要口服或静注等张或半张的盐水即可恢复 HCO_3^- 浓度。②氯抵抗性碱中毒。可给予醛固酮拮抗剂和碳酸酐酶抑制剂乙酰唑胺。③补酸。当严重代谢性碱中毒，对氯化钠和补钾治疗反应不佳时，应考虑补酸。

（三）呼吸性酸中毒

呼吸性酸中毒是指以原发性血浆 $PaCO_2$ 升高（或原发性 H_2CO_3 浓度增高）为特征，失代偿时伴 pH 下降。

1. 病因与发病机制　各种原因导致的肺通气、弥散和肺循环功能障碍，致肺泡换气减少，血 $PaCO_2$ 增高，血 H_2CO_3 浓度增高，pH 下降，H^+ 浓度升高。

（1）急性呼吸性酸中毒可见于呼吸中枢抑制、呼吸肌麻痹、喉痉挛、急性气道阻塞、急性广泛性肺组织病变、心力衰竭等。

（2）慢性呼吸性酸中毒可见于慢性弥漫性肺病变、慢性阻塞性肺疾病、间质纤维化、胸廓病变等。

2. 临床表现　呼吸性酸中毒主要影响心血管系统、中枢神经系统和呼吸系统。对中枢神经系统的影响取决于 CO_2 潴留的程度、速度、酸血症的严重程度以及伴发的低氧血症程度。急性呼吸性酸中毒者，中度高碳酸血症时即可出现腱反射亢进和扑翼样震颤。$PaCO_2$ 急剧升高时会出现头痛、焦虑、神志异常。

3. 诊断与鉴别诊断

（1）急性呼吸性酸中毒其血气分析特点和电解质的变化为：$PaCO_2 > 6.0kPa(45mmHg)$，$pH < 7.35$，$AB > SB$，SB、BE 正常，多有低氧血症。

（2）慢性呼吸性酸中毒其血气分析特点和电解质的变化为：$PaCO_2 > 6.0kPa(45mmHg)$，pH 为 7.35~7.45，或稍低于 7.35；$AB > SB >$ 正常，BE 为正值，存在低氧血症。

4. 治疗　视病情程度和起病缓急决定治疗方案。急性呼吸性酸中毒患者，主要是治疗原发病和给予呼吸支持，一般不用补碱。慢性呼吸性酸中毒患者，主要是采取各种措施改善肺功能。对于 pH 明显降低的呼吸性酸中毒患者可适当给予碱性药物。

（四）呼吸性碱中毒

呼吸性碱中毒是以因过度换气致 CO_2 排出速度高于 CO_2 生成速度，$PaCO_2$ 降低，$HCO_3^-/PaCO_2$ 比值增加为特征的酸碱平衡紊乱，根据疾病的缓急，pH 可以升高或正常。

1. 病因和发病机制

（1）中枢神经系统受刺激：①癔症、焦虑等换气过度综合征；②颅脑损伤或脑血管意外；③药物因素，如水杨酸盐、尼可刹米等。

（2）肺部疾病和低氧血症：①高空、高原、剧烈运动等；②慢性阻塞性肺疾病、肺间质纤维化、胸膜及胸廓疾病；③严重贫血、休克等。

2. 临床表现　主要表现为换气过度和呼吸加快。呼吸性碱中毒主要影响神经肌肉系统、心血管系统和呼吸系统,其持续时间和严重程度影响其临床表现。急性呼吸性碱中毒轻者可有口唇、四肢发麻、刺痛,肌肉颤动;重者有眩晕、昏厥、视力模糊、抽搐,可伴胸闷、胸痛、口干、腹胀等,也可伴有脑电图和肝功能异常。呼吸性碱中毒是危重患者最常见的酸碱失调,并发严重呼吸性碱中毒者预后不良。

3. 诊断与鉴别诊断　确诊依赖于实验室检查:①$PaCO_2$降低,除外代谢因素影响的CO_2结合力降低,AB<SB;②失代偿期pH升高。

4. 治疗　各种原因所致呼吸性碱中毒的共同特点是换气过度,探查其原因尤为重要,主要针对原发病进行治疗。应用人工呼吸机时,注意调整呼吸机的潮气量和呼吸频率等。对通气过度综合征,可通过纸筒呼吸以增加气道无效腔,进行心理治疗,必要时给予小剂量镇静剂。如属高原反应,可提前2d给予乙酰唑胺500mg/d进行预防。

（五）混合型酸碱平衡紊乱

混合性酸碱平衡紊乱是指同时发生两种或两种以上的原发性酸碱失调。在临床实践中,酸碱平衡紊乱几乎均为混合性,且随病情变化和治疗干预而不断改变。因此,必须正确识别和判断患者酸碱平衡失常的实际状况。

 思考题

1. 急性肾衰竭可引起哪些水、电解质及酸碱平衡紊乱?

2. 慢性酸碱紊乱时肾脏如何进行调节?

3. 简述高钾血症的心电图改变。

4. 简述代谢性酸中毒的临床表现。

5. 以急性肾损伤为例,试述其少尿期的水、电解质、酸碱平衡紊乱的临床表现。

（陈孟华）

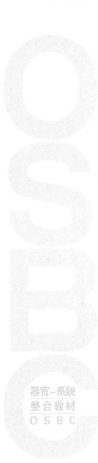

第三篇
泌尿生殖系统畸形和遗传性疾病

第一章　肾和输尿管先天性畸形

第二章　肾脏囊肿性疾病

第三章　膀胱和尿道先天性畸形

第四章　隐睾

第五章　包茎和包皮过长

第六章　鞘膜积液

第七章　精索静脉曲张

第八章　遗传性肾小球疾病

　　泌尿生殖系统畸形是因胚胎期遗传物质（基因或染色体）变化或受到获得性因素（如药物、毒物、辐射等）影响，使泌尿生殖系统器官发育异常而导致的形态或功能异常，发生率约为1‰~8‰。泌尿生殖系统畸形的各种疾病具有不同的表现形式，但是两个系统及器官之间存在密切联系，任何一个系统的病变可能并发或导致另一个系统病变，任何一个器官的病变可导致整个系统功能紊乱。泌尿生殖系统畸形还可同时合并其他系统器官的异常，如异位肾常可合并心血管异常、肛门闭锁及骨畸形。临床诊断及治疗过程中需系统认识、全面分析、综合判断。

第一章
肾和输尿管先天性畸形

肾和输尿管先天性畸形包括肾结构及肾单位数量异常,肾发育异常,肾旋转、位置及形态异常,肾集合系统异常,输尿管芽发育异常。多数无明显临床表现,常在成年后疾病发生进展或体检时发现。合并梗阻、感染、结石多需外科手术干预,同时处理各种相关畸形。应注意随访,观察病情变化及治疗效果。

第一节 肾缺如和肾发育不良

单侧肾缺如(unilateral renal agenesis,URA)又称单侧肾脏不发育或孤立肾,是输尿管芽缺如或早期退化,不能诱导后肾发生所致,发育不充分则造成肾发育不良。肾缺如者一般合并有输尿管缺如,少数患者伴同侧肾上腺缺如。合并生殖系统畸形率高,女性常见单角子宫,男性常伴附睾、输精管缺如等,但性腺发育多正常。单侧肾缺如者对侧肾脏可代偿性增大,故无明显临床表现,多在体检时经影像学检查发现。肾发育不良者可能出现腹痛和高血压表现,肾脏体积小且功能差。临床拟行肾切除术时,须仔细评估对侧肾脏的功能。

(孔垂泽)

第二节 异 位 肾

成熟的肾脏未能达到正常肾窝的位置称为异位肾(ectopic kidney)。正常情况下胎儿第 8 周末两肾已达第 2 腰椎水平。肾脏上升过程中,由于输尿管芽发育不成熟、生长障碍、血供异常或中肾管生长过速等,使肾脏上升受阻、过速或误升向对侧,导致肾异位或旋转不良。男女发病无差异,多为单侧,左侧发病率略高,双侧罕见。肾下垂与异位肾不同的是前者肾脏最初位于正常位置,后因后天性因素下垂而致。异位肾可位于同侧盆腔、髂窝、腹部、胸腔或交叉异位到对侧的上述部位。异位肾的动脉供应可来自腹主动脉的末端或分叉处,也可来自髂总、髂外动脉。异位肾常伴有泌尿生殖系统其他畸形,女性可见双角子宫、单角子宫、子宫缺如、阴道缺如或重复阴道。男性可见隐睾、重复尿道或尿道下裂等。

异位肾大多无明显临床症状,最常见的是梗阻引起的肾绞痛,由于肾位置异常,可能被误诊为阑尾炎或盆腔、附件炎等。也有患者因尿路感染或腹部包块就诊。异位肾常比正常肾脏小,半数以上可出现肾积水,可由肾盂输尿管连接部狭窄、膀胱输尿管反流或肾旋转不良引起。异位肾失去了肋骨保护,易受外伤。

　　静脉尿路造影、超声及 CT 等影像学检查可明确诊断,动脉造影可以了解异位肾的血供情况。需根据异位肾合并的畸形、肾积水及结石等情况采取相应的外科手术治疗。由于异位肾位置特殊,应避免将其误诊为盆腔肿瘤而切除。

(孔垂泽)

第三节　融　合　肾

【概述】

　　肾脏在发育的旋转和上升过程中,受遗传或致畸因子影响,导致原本位于脊柱两侧的肾脏逐渐靠近,某些部位肾组织相互融合,形成融合肾(fused kidney)。肾融合畸形包括肾单侧融合伴向下移位、S形融合、团块肾、L 形融合肾、盘状肾及肾单侧融合伴向上移位。其中肾脏单侧融合伴向下移位发病率最高,左向右移位者居多。马蹄肾(horseshoe kidney)是最常见的肾融合畸形(图 3-1-1),两侧肾脏下极在脊柱或腹部大血管之前通过肾实质或纤维组织形成峡部相连。两侧肾脏在绕长轴旋转以前便相互连接发生融合,影响肾脏正常旋转,因此马蹄肾的肾盂多朝向前方。输尿管越过峡部向下走行,使尿液流出不畅,易并发积水、结石或感染。肾血管有较大的变异。

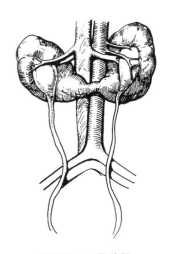

【临床表现】

　　马蹄肾患者可无明显临床症状,很多情况下是在超声检查或尸检时被偶然发现。并发肾盂积水、尿路感染及结石时出现腹痛及胃肠道症状。当峡部压迫后方的神经时会出现 Rovsing 征,即在脊椎过度伸展时出现腹痛、恶心、呕吐。体格检查常为阴性,但可能在低位腰椎前触及包块。

图 3-1-1　马蹄肾

【诊断】

　　影像学检查对于明确融合肾的类型、指导治疗和判断预后具有重要的价值。马蹄肾行静脉尿路造影时可见双肾位置偏低且更靠近脊柱,肾轴方向由正常的内上至外下改变为外上至内下或垂直,双肾下极在中线处相连,肾盂位于肾脏的前面,肾下盏比输尿管更靠近中线。CT 诊断融合肾畸形的敏感性和特异性均优于超声检查和静脉尿路造影检查,主要表现为双肾下极在脊柱前方融合,且由于旋转不良,肾盏位于肾前方,输尿管越过峡部两侧前方下行。

【治疗】

　　马蹄肾患者合并肾盂输尿管连接部狭窄、肾积水、肾结石等可进行相应手术治疗,腹腔镜下马蹄肾峡部离断及肾盂成形术已成为常规手术。若伴发结石者,可行体外冲击波碎石(extracorporeal shock wave lithotripsy,ESWL)、经皮肾镜取石术(percutaneous nephrostolithotomy,PCNL)等治疗。

(孔垂泽)

第四节　重复肾和重复输尿管畸形

【概述】

肾和输尿管重复畸形是泌尿系统常见的先天畸形,是由胚胎发育过程中输尿管芽发育异常所致(图 3-1-2)。同侧重复肾的上位肾及下位肾由包膜包绕合为一体,表面有一浅沟将两肾分开,但有本身的肾盂、输尿管及血管,且都各自分开。重复肾畸形一般同时合并重复输尿管畸形,重复输尿管畸形分完全型和不完全型。肾和输尿管在胚胎发育过程中输尿管芽顶端膨大发育成肾盂,主干成为输尿管,分支形成肾盏、集合管。若输尿管芽与生肾组织汇合前过早发出分支,则形成不完全性重复肾输尿管畸形。若中肾管多发出一支输尿管芽,与正常输尿管平行走行,则形成完全性重复肾输尿管畸形。决定输尿管芽异常的遗传因素可能与 *PAX-2* 和 *RET* 基因有关,重复肾和重复输尿管畸形有一定的遗传倾向。重复肾和重复输尿管畸形可以是单侧也可以是双侧出现,单侧多见,女性多于男性。完全性重复肾输尿管畸形者双输尿管均有各自的开口,下位肾的输尿管开口于正常的位置进入膀胱,上位肾的输尿管开口异位于下位肾输尿管开口下方,可开口于膀胱。在男性异位开口也可位于前列腺部尿道,精阜等处,因异位开口位于括约肌以上,不发生尿失禁。在女性异位开口可位于括约肌远端的尿道、阴道或前庭,可出现"滴沥性尿失禁"。不完全性重复肾输尿管畸形者上位肾的输尿管呈 Y 形注入下位肾输尿管。

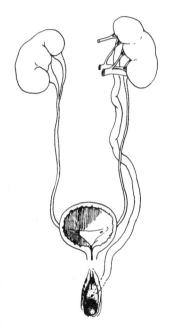

图 3-1-2　重复肾盂、输尿管

【临床表现】

大部分患者无特异临床表现,常在体检或因其他疾病行影像检查偶然发现。常见的临床表现包括尿路感染、腰腹痛、肾积水、排尿困难、尿失禁等。严重的肾积水患者可出现腰部或腹部包块。女性输尿管异位开口于膀胱颈或阴道壁、尿道壁、会阴等处,均在尿道括约肌远端,表现为既有正常排尿又有尿失禁现象,是本病的特点。输尿管异位开口可致反复、顽固性泌尿系统感染。男性异位输尿管开口多位于尿道外括约肌上方,少见尿失禁,常表现为梗阻和尿路感染症状,还可出现反复的前列腺炎、附睾炎等表现。

【诊断】

大部分重复肾输尿管畸形无明确临床表现,只在泌尿系统检查时被发现。完全性肾输尿管重复畸形者,若输尿管异位开口于括约肌以外,既有正常排尿,又合并有漏尿,有时可在外阴处发现异位输尿管开口喷尿现象。重复肾输尿管畸形合并肾积水、结石,多于检查时被发现。B 超检查经济、简便,能明确畸形肾脏的形态、肾积水程度及输尿管有无扩张或囊肿,可作为首选检查方法。静脉尿路造影能较准确地显示出重复的肾脏功能状态、输尿管走行以及异位开口位置等。CTU 敏感性优于前两者,能够清晰地显示泌尿系全程图像以及畸形形态,并有助于确定重复输尿管的开口位置。MRU 可清晰地显示扩张、积水的上位肾,输尿管以及输尿管膨出。真性尿失禁为尿道括约肌功能障碍,常有神经系统病变或前列腺手术史,持续漏尿且无正常的分次排尿,输尿管走行无异常,膀胱以外找不到输尿管异位开口。

【治疗】

无症状及肾功能良好者无需治疗。重复肾输尿管畸形合并漏尿、肾积水、肾结石者,可根据情况进行手术治疗。若重复的上位肾功能已严重受损,可行手术切除。

(孔垂泽)

第五节　腔静脉后输尿管

【概述】

腔静脉后输尿管(retrocaval ureter)也称输尿管前下腔静脉或环绕腔静脉输尿管,是由下腔静脉胚胎发育异常引起的一种少见疾病,并非输尿管发育异常。正常情况下,后主静脉萎缩,下腔静脉位于输尿管后方。若位于输尿管前方的后主静脉不萎缩,则下腔静脉位于输尿管前方。腔静脉后输尿管的特点是右侧输尿管绕过下腔静脉的后侧走向中线,再从内向外沿正常途径至膀胱。有内脏转位时也可出现在左侧。男性发病率约为女性的 4 倍。

【诊断】

腔静脉后输尿管患者早期一般没有症状,多数患者临床表现出现在 30~40 岁之间,因并发尿路感染、肾积水、结石或血尿而就诊。患者可有右腰部酸胀、疼痛,输尿管梗阻积水常继发感染和结石,可有膀胱刺激症状、发热、肾绞痛、血尿。部分患者经体检发现。

常用超声、CTU 或 MRU 确诊,CTU 不仅能明确血管畸形,还可显示输尿管有无扩张,更能直观地呈现输尿管的走行。可选择使用静脉尿路造影,显示梗阻的位置及水平。

【治疗】

轻度肾积水的患者可随诊观察。出现明显肾积水或严重的肾功能损害以及合并结石、感染等并发症的患者,需要手术治疗。可选择输尿管离断复位术。

(孔垂泽)

第六节　先天性肾盂输尿管连接部梗阻

【概述】

先天性肾盂输尿管连接部梗阻(ureteropelvic junction obstruction,UPJO)是较常见的泌尿系统畸形之一,是各种先天因素导致肾盂输尿管连接部狭窄,肾盂内尿液向输尿管排泄受阻,伴随肾脏集合系统扩张并继发肾脏损害的一类疾病。先天性 UPJO 是小儿肾积水的主要原因,男性多于女性,左侧多于右侧,双侧发病率约为 10%~15%。该病可见于同一家庭中的数位成员,但遗传倾向尚待进一步证实。

【病因与发病机制】

UPJO 准确的发病原因仍不清楚,肾盂输尿管连接部发育停滞或再腔化不完全可能是主要原因。

(一)肾盂输尿管连接处狭窄

肾盂输尿管连接处狭窄是最常见原因,约占 85% 以上。多因肾盂输尿管连接处或输尿管起始部肌层增厚或纤维组织增生,引起狭窄。

（二）输尿管瓣膜或息肉

输尿管存在一个内在活瓣样结构,或因输尿管内生长息肉,引起尿液排出受阻,导致肾积水。

（三）肾盂输尿管高位连接

正常情况下输尿管起始于肾盂最低位,形成漏斗状,有利于尿液排出。若因先天畸形所致连接部位偏高,造成折角或形成活瓣样作用,则尿液流出受阻,最终导致肾积水,常伴有肾旋转不良。连接异常可能不是梗阻的根本原因,但在 UPJO 的进展中具有重要意义。

（四）输尿管外压迫和粘连

肾下极的副肾动脉或迷走血管在肾盂输尿管连接部前方穿过,导致外源性梗阻。长时间的压迫、缺血、纤维化、粘连等进一步加重梗阻,最终导致狭窄。纤维索带压迫或粘连等也可致肾盂输尿管连接部扭曲。

（五）动力性梗阻

动力性梗阻主要为肾盂、输尿管交界部神经分布或平滑肌发育异常,引起输尿管蠕动传导障碍。肾盂输尿管连接部无管腔受压或狭窄。

【临床表现】

大多数患者没有临床症状,常常被偶然发现,较大儿童或成人常因间歇性腹部或腰部疼痛伴恶心、呕吐被发现。婴儿和新生儿最常见的表现是腰腹部包块,包块多呈囊性感,表面光滑,无压痛。大量饮水后出现腰腹痛是本病特点,由利尿引起肾盂突然扩张所致。部分患者还可因合并肾结石或血块堵塞而引起肾绞痛。胃肠道功能紊乱是肾盂肾盏扩张引起的反射作用,出现恶心、呕吐、厌食等。因肾盂内压力增高、结石、感染等原因可出现血尿,严重者可表现为肉眼血尿。泌尿系感染多见于儿童,病情重、不易控制,常伴全身中毒症状,如寒战、高热等。扩张的集合系统压迫肾内血管引起肾脏缺血,肾素分泌增加,导致高血压。双侧肾积水严重者可有肾功能不全表现,严重者可发展为尿毒症。患儿出现生长缓慢、发育迟缓、厌食等表现。

【诊断】

（一）超声

超声是诊断肾积水的首选方法,能观察到肾盂、肾盏扩大程度及肾实质厚度,同时发现有无其他泌尿系畸形等。可发现多数早期胎儿的肾积水,对评估胎儿期泌尿系统异常有重要作用。B 超发现肾盂增大不伴有输尿管扩张时应想到本病可能性。

（二）静脉尿路造影

当超声发现肾积水或肾积水伴输尿管扩张时应行静脉尿路造影检查。可发现患侧肾盂肾盏扩张,造影剂排泄延缓,梗阻部位在肾盂输尿管连接部,也可显示肾盂输尿管高位连接。梗阻比较严重,肾功能受损,导致肾盂、肾盏不显影时可行逆行尿路造影,能够明确梗阻部位。

（三）CTU、MRU

CTU 及 MRU 能明确诊断,特别是 MRU 不用注入造影剂即可显示尿路梗阻的部位和程度,避免损伤,减少感染。

（四）肾图

肾图是最常用的评价肾脏排泄功能受损严重程度的无创性检查,不仅可以了解上尿路梗阻情况,还能对肾功能进行定量测定。

【治疗】

胎儿肾积水在产前若能明确诊断,应充分告知患儿的病情及预后,胎儿期肾积水程度的定量评估有助于预测出生后是否需要干预治疗。治疗的目的是尽早解除梗阻,最大程度地保留和恢复肾功能,并维持肾脏的生长发育。

多数轻、中度肾积水患儿不需手术治疗,可自行好转。重度肾积水患儿应及时手术治疗,成人患者中度以上肾积水或出现临床症状者应积极手术。肾盂成形术为最常用术式,其基本要点是去除连接部梗阻的组织,切除多余的扩张肾盂以提高肾盂内张力,形成漏斗状肾盂,并确保吻合口无张力、无渗漏。Anderson-Hynes 离断性肾盂成形术是 UPJO 开放性修复手术的金标准。现多采用腹腔镜肾盂成形术或机器人辅助的腹腔镜手术治疗 UPJO。离断性肾盂成形术成功率可达 90%。定期随访需注意肾功能有无好转,影像学检查有无吻合口漏尿、吻合口狭窄或闭锁以及尿液排空情况。患儿肾功能恢复能力强,原则上尽量保留肾脏。但当单侧巨大肾积水伴肾功能丧失,肾积水继发感染形成肾积脓,或发育不良的肾脏合并肾积水,且对侧肾功能正常者,可酌情考虑行肾切除术。

(孔垂泽)

第七节　输尿管口囊肿

【概述】

输尿管口囊肿(ureterocele)又称为输尿管末端囊肿、输尿管膨出、输尿管下段囊性扩张,是指膀胱黏膜下输尿管末端组织的囊性扩张病变。也可因重复输尿管畸形异位开口于膀胱颈部或其他部位(图 3-1-3)。囊肿外层为膀胱黏膜,内层为输尿管黏膜,大小不一,小的 1~2cm,大的可充盈膀胱。发病原因尚不十分清楚,可能与胚胎发育过程中 Chwalle 膜的不完全溶解或膀胱内输尿管肌层发育异常相关。约 80% 患者同时伴有重复输尿管畸形,男女发病率为 1:(4~7)。

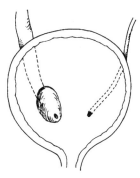

图 3-1-3　输尿管口囊肿

【临床表现】

根据输尿管口囊肿位置可分为单纯型和异位型。单纯型囊肿位于膀胱内,体积较小,症状轻,多见于成人。异位型囊肿位于膀胱颈或后尿道,绝大多数伴有重复肾输尿管畸形,多见于儿童。临床表现为排尿困难、尿路感染、上尿路梗阻、尿失禁或伴发结石等。膨出的囊肿位于膀胱颈或后尿道时可出现排尿困难,尿线变细,排尿中断甚至尿潴留。70%~80% 的患者可继发反复尿路感染,出现发热、尿频、尿急、尿痛等症状。女性异位输尿管口囊肿可经尿道口脱出,呈光滑、充血且有黏膜覆盖的囊性肿物。肿物反复脱出可引起尿道括约肌松弛,控尿能力下降,引起尿失禁。输尿管口囊肿易引起膀胱输尿管反流,较大囊肿本身也可压迫输尿管,导致上尿路梗阻,肾脏积水。临床上患者常以腰部胀痛和腰部肿块表现就诊。

【诊断】

B 超检查可作为初步筛选的方法,了解囊肿在膀胱内的位置、大小及形态。典型表现为膀胱三角区侧方圆形或椭圆形无回声囊性肿物。静脉尿路造影可发现输尿管末端圆形或椭圆形影,周围绕以透明环,呈眼镜蛇头状或球状阴影。膀胱镜检查可见一侧或双侧输尿管口有圆形或椭圆形囊性肿物,囊壁光滑,有节律性充盈和萎陷。MRU 可清晰显示输尿管口囊肿及重复肾输尿管畸形,对选择手术有重要意义。

【治疗】

单纯型输尿管囊肿多无临床表现,可定期复查。若囊肿较大或重复肾畸形异位输尿管口囊肿,并发泌尿系感染、梗阻者,应行经尿道输尿管囊肿切开术或囊壁部分切除术。术后复查发现有膀胱输尿管反流者,应行抗反流输尿管膀胱吻合术。异位输尿管口囊肿同侧上半肾发育不良或肾功能严重损害者,可行上半肾切除加输尿管切除手术。

思考题

1. CT 显示一侧肾窝空虚应考虑哪些疾病？如何进行诊断？

2. 女性患者持续性漏尿应考虑哪些疾病？如何鉴别诊断？

3. 结合 UPJO 发病机制阐述肾盂成形术要点。

（孔垂泽）

第二章
肾脏囊肿性疾病

肾脏囊肿性疾病（cystic kidney disease）是指肾脏出现单个或多个囊肿的一组疾病。其中单纯性肾囊肿临床最常见，通常无症状，体积过大者需手术治疗。常染色体显性遗传多囊肾病是最常见的单基因遗传肾病，主要致病基因为 *PKD1/PKD2*，男女患病概率均等，子代发病率为 50%；患者多在成年后双侧肾脏出现多发囊肿；诊断主要通过家族史和影像学，确诊依赖基因诊断；囊肿快速进展的患者可使用托伐普坦干预；胚胎植入前遗传学检测技术可阻断其遗传。常染色体隐性遗传多囊肾病致病基因为 *PKHD1*，父母均为致病基因的携带者，子代发病率为 25%。髓质海绵肾为先天性肾发育异常，无家族史，大部分累及双侧肾脏，可见肾髓质和乳头集合管扩张。

第一节 概　　述

肾脏囊肿性疾病根据遗传与否分为遗传性和非遗传性两大类。前者根据遗传方式分为常染色体显性、隐性和 X 连锁遗传三种；后者根据发病机制分为先天发育异常和后天获得性肾囊肿，见表 3-2-1。

表 3-2-1　肾脏囊肿性疾病分类

分类	疾病	发病率/患病率	遗传方式	致病基因
遗传性肾脏囊肿性疾病	常染色体显性遗传多囊肾病	1/2 500~1/1 000	常显	*PKD1/PKD2*
	常染色体隐性遗传多囊肾病	1/26 500	常隐	*PKHD1*
	结节硬化症	1/15 000~1/6 800	常显	*TSC1/TSC2*
	Von-Hippel-Lindau 病	1/36 000	常显	*VHL*
	髓质囊性肾病	未知	常显	*MCKD1*, *UMOD*
	肾消耗病	1.3/100 000	常隐	*NPHP1*, *NPHP2*, *NPHP3*
非遗传性肾脏囊肿性疾病	单纯性肾囊肿	30~49 岁 1.7%		
		50~70 岁 11%		
		>70 岁 22%~30%		
	髓质海绵肾	1/5 000		
	获得性囊性肾病	5%~20%		

不同的肾脏囊肿性疾病有不同的发病时间，见图 3-2-1。本章主要讨论单纯性肾囊肿、多囊肾病和髓质海绵肾。

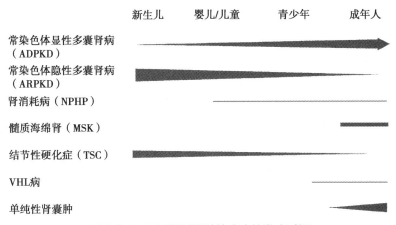

	新生儿	婴儿/儿童	青少年	成年人
常染色体显性多囊肾病（ADPKD）				
常染色体隐性多囊肾病（ARPKD）				
肾消耗病（NPHP）				
髓质海绵肾（MSK）				
结节性硬化症（TSC）				
VHL病				
单纯性肾囊肿				

图 3-2-1 不同肾脏囊肿性疾病的发病时间

目前基因检测已被广泛用于诊断肾脏囊肿性疾病,尤其是单基因病如多囊肾病。基因检测利用分子生物学和分子遗传学方法,检测受检者的基因结构或者功能是否异常,从而对肾脏囊肿性疾病进行诊断。目前主要基因检测方法包括 Sanger 测序、PCR 扩增及 DNA 测序仪测序等。基因检测建议在高度怀疑有遗传性家族史但无法确诊的患者中进行。对于病因不明的囊肿性肾脏疾病,特别是家族史中有终末期肾病(end-stage renal disease,ESRD)早发风险的,同样推荐进行基因检测。

（梅长林）

第二节 单纯性肾囊肿

单纯性肾囊肿(simple renal cysts)是人类最常见的肾脏囊肿性疾病。男性发病率是女性的 2 倍。单纯性肾囊肿通常是单侧单发,少有单侧多发,双侧发生则更少见。一侧或两侧有数个囊肿,又称多发性单纯性肾囊肿。儿童单纯性肾囊肿很少见,但随着年龄增长,单纯性肾囊肿越来越常见。一项大型超声调查研究显示,在 30~49 岁患者中,单侧肾囊肿发生率为 1.7%;50~70 岁上升至 11%;超过 70 岁,患病率为 22%~30%。

【发病机制】

目前认为肾小管梗阻和肾实质缺血是引起肾囊肿异常增生的主要病因。单纯性肾囊肿通常出现在肾皮质中,随着年龄增长,肾小球滤过率下降,患肾囊肿的概率会随之增加。

【临床表现】

单纯性肾囊肿通常无症状。多数患者是由于其他原因行影像学检查偶然发现。部分患者因肾囊肿较大,腹部可触及包块而就诊;有的患者因腹部外伤后出现血尿而就诊。最常见的症状是腰腹疼痛,可能是由于囊肿增大牵拉肾包膜或压迫肾实质,或囊肿破裂出血、并发感染等引起。此外,增大的囊肿还可能压迫输尿管,引起输尿管梗阻和继发性感染。单纯性肾囊肿一般较少引起癌变,据统计,囊壁癌变率约为 1%。当囊肿压迫邻近血管时,可导致肾脏局部缺血,激活肾素 - 血管紧张素系统,引起血压升高。

【诊断与鉴别诊断】

单纯性肾囊肿大部分是做腹部影像学检查时偶然发现。一般肾脏超声可明确诊断。如果肾脏超声诊断仍不明确,可以通过 CT 检查进一步明确诊断。

临床上,单纯性肾囊肿的主要问题是与多囊肾病、肾恶性肿瘤相鉴别。与多囊肾病鉴别:单纯性肾囊肿在声像图上显示囊肿呈圆形无回声区,壁薄而光滑,后壁组织回声增强,可有边侧声影出现。多囊肾病有家族遗传史,往往双肾受累,肾实质内充满无数囊肿,肾体积显著增大。

CT检查鉴别单纯性肾囊肿与肾恶性囊肿性肿瘤:前者呈圆形低密度区,可有囊周钙化线,囊肿与肾实质界面光滑,边界清楚锐利;后者如有钙化,多呈中央区钙化,常不具备单纯性肾囊肿CT表现。囊液化验时良性囊肿呈透明草黄色,无红细胞、白细胞和非典型细胞;恶性囊肿液的外观呈血性或黑色,胆固醇、脂肪和乳酸脱氢酶含量升高,可发现恶性肿瘤细胞。

【治疗】

单纯性肾囊肿进展缓慢,对肾功能影响小,恶变概率小,所以对于无症状和无并发症的单纯性肾囊肿患者不需特别治疗,每半年或一年定期复查即可。

由于囊肿体积过大(直径6~8cm)或合并感染、囊肿破裂等,约2%~4%单纯性肾囊肿患者合并腹部疼痛、血尿。因此,对于直径超过5cm的较大囊肿合并上述症状者,需密切随访,排除癌变可能。部分较大囊肿可通过超声引导下进行囊肿穿刺抽液,并将无水乙醇等硬化剂注入囊腔内,以防止囊肿复发。对于体积超过100ml的囊肿可行腹腔镜或后腹膜腹腔镜行囊肿去顶术。

(梅长林)

第三节　多囊肾病

多囊肾病根据遗传方式分为常染色体显性遗传多囊肾病(autosomal dominant polycystic kidney disease,ADPKD)和常染色体隐性遗传多囊肾病(autosomal recessive polycystic kidney disease,ARPKD)两种。ADPKD是最常见的遗传性囊肿性肾病,发病率为1/2 500~1/1 000,男女发病率相同,子代遗传患病概率为50%。引起ADPKD的致病基因主要有两个,*PKD1*和*PKD2*,其突变导致疾病分别占78%和15%;其他基因致病突变也可引起ADPKD。患者多在成年后双侧肾脏出现囊肿,随年龄增长,囊肿进行性增大,压迫周围正常肾组织,损害肾功能,约50%患者在60岁前进入ESRD。临床表现为腹部肿块、腰痛、镜下或肉眼血尿、蛋白尿、肾结石、泌尿道和囊肿感染、高血压、肾功能不全等;ADPKD除引起肾脏病变外,还累及多个其他器官,如肝、胰、精囊、脾及蛛网膜囊肿,心脏瓣膜异常和颅内动脉瘤等;因此,ADPKD是一种系统性疾病。

ARPKD在新生儿发病率为1/26 500,主要致病基因为*PKHD1*。该家系ARPKD患儿出生的概率为25%。病理改变主要为肾集合管囊肿形成和肝纤维化。患儿多在新生儿期死亡,肺功能发育不全导致30%~40%新生儿死亡。新生儿期可存活的患儿,1年及10年生存率分别为85%和82%;随年龄增长,肾功能进行性恶化,并伴有肝纤维化进行性加重而导致门脉高压,预后差。

由于ADPKD是最常见的遗传性肾病,ARPKD是罕见病,因此本节重点阐述ADPKD的临床表现及诊治。

【致病基因】

*PKD1*位于第16染色体短臂(16p13.3)上,基因长度52kb,有46个外显子,mRNA为12.9kb,蛋白表达产物称为多囊蛋白1(polycystin 1,PC1)。PC1是一种细胞膜上的糖蛋白,由4 303个氨基酸组成,相对分子量为462kD,主要分布于肾小管上皮细胞腔膜侧的纤毛上、细胞连接和基膜局灶黏附部位,参与细胞-细胞/细胞-细胞外基质相互作用。*PKD2*位于第4染色体长臂(4q21)上,基因长度68kb,有15个外显子,mRNA约2.9kb,编码多囊蛋白2(polycystin 2,PC2)。PC2也是一种膜蛋白,由

968 个氨基酸组成,相对分子量 110kD,在细胞膜上分布部位与 PC1 相似。生物结构学研究表明,PC1 与 PC2 形成独特的 1:3 复合体。*PKD1* 或 *PKD2* 突变可引起 PC1-PC2 复合体结构和功能异常,进而导致肾小管细胞内信号转导异常,细胞极性发生改变,分泌液体增加,形成肾囊肿。*PKD1* 突变形式与 ADPKD 预后密切相关,与非截短突变患者相比,截短突变患者进展到 ESRD 风险增加 2.7 倍。与 *PKD1* 相比,*PKD2* 突变患者疾病进程缓慢,进入 ESRD 的中位年龄约晚 20~25 岁。10% 的 ADPKD 家系未检出 *PKD1* 和 *PKD2* 突变,由此推测可能存在其他致病基因。2016 年在 9 个多囊肾病合并多囊肝家系中发现了一种新致病基因 *GANAB*。*GANAB* 突变可影响 PC1 的成熟和转运,进而引起肾囊肿的形成和长大。2018 年在 7 个伴 ADPKD 非典型表现的家族中发现一个新基因 *DNAJB11*,该基因产物是内质网中最丰富的辅因子之一,伴侣蛋白结合免疫球蛋白,负责在内质网中控制跨膜和分泌蛋白的折叠和合成。*DNAJB11* 同样也可影响 PC1 的成熟和转运,进而导致肾或肝囊肿发生。

【发病机制】

PKD1 和 *PKD2* 等位基因在感染、毒素和环境的作用下,易发生"二次打击",产生突变,使多囊蛋白失去功能,引起肾小管细胞周期调控和代谢异常,小管上皮细胞增殖,形成微小囊肿,阻塞肾小管,使液体聚积。多条信号通路如 mTOR、ERK、Jak-STAT、NF-κB 和环磷酸腺苷通路异常活化在囊肿发生发展中发挥了重要的促进作用。同时,多囊蛋白复合体结构和功能异常可引起钙离子内流减弱,导致小管细胞表面纤毛极性和迁移改变,使 Na^+-K^+-ATP 酶异位于小管细胞腔内膜,向囊腔分泌液体,导致肾囊肿增大。

【病理和临床表现】

ADPKD 是一种累及多个器官的全身性疾病,其临床表现包括肾脏表现、肾外表现及并发症。还有许多患者可能终身无明显临床症状,最后通过尸检而诊断。

(一)肾脏表现

1. **肾脏结构异常**　肾脏皮质、髓质形成多发性液性囊肿,直径从数毫米至数厘米不等,囊肿的大小、数量随病程进展而逐渐增加。囊液黄色、澄清,出血或合并感染时可为巧克力色。随着囊肿的不断增多、增大,肾脏体积也逐渐增大,年增长率约为 5%;双侧肾脏大小可不对称。肾脏体积大小与肾功能及并发症显著相关,每侧肾脏超过 500ml 可出现临床症状,超过 1 000ml 出现肾功能不全。肾脏长径>15cm,易发生血尿和高血压。

2. **腹部肿块**　当肾脏增大到一定程度,即可在腹部扣及。触诊肾脏质地较坚实,表面可呈结节状,随呼吸移动,合并感染时可伴压痛。

3. **疼痛**　背部或季肋部疼痛是 ADPKD 常见的早期症状之一,见于 60% 患者,发生率随年龄及囊肿增大而增加。

4. **出血**　30%~50% 的患者有肉眼血尿或镜下血尿。多为自发性,也可发生在剧烈运动或创伤后。引起血尿的原因有囊肿壁血管破裂、结石、感染或癌变等。血尿发生率随高血压程度加重,随囊肿增大而增加,且与肾功能恶化速度成正比,一般血尿有自限性。

5. **感染**　泌尿道和囊肿感染是 ADPKD 患者发热的首要病因。致病菌多为大肠埃希菌、克雷伯菌、金黄色葡萄球菌和其他肠球菌,逆行感染为主要途径。

6. **结石**　20% 的 ADPKD 患者合并肾结石,其中大多数结石成分是尿酸和 / 或草酸钙。尿 pH、柠檬酸盐浓度降低可诱发结石。

7. **蛋白尿**　见于 14%~34% 的非尿毒症患者,在合并肾衰竭患者中达 80%,男性多于女性。一般为持续性,定量多<1g/d。

8. **贫血**　未发展至 ESRD 的 ADPKD 患者通常无贫血。有持续性肉眼血尿患者可有不同程度的贫血。另有 5% 的患者因缺血刺激肾间质细胞产生促红细胞生成素增加而引起红细胞增多症。当病程进展至 ESRD,ADPKD 患者较其他病因引起的肾衰竭患者贫血出现晚且程度轻。

9. **高血压**　是 ADPKD 最常见的早期表现之一,见于 30% 的儿童患者、60% 的合并肾功能不全的成年患者,在 ESRD 患者中高达 80%。高血压程度与肾脏体积、囊肿多少成正比,随年龄增大不断升高。

高血压是促进肾功能恶化的危险因素之一。合并高血压 ADPKD 患者肾功能失代偿平均年龄为 47 岁，而血压正常患者为 66 岁。早期监测、治疗高血压对 ADPKD 患者保护肾功能、改善预后至关重要。

10. 慢性肾衰竭　为 ADPKD 的主要死亡原因。其发病年龄从 2~80 岁不等，60 岁以上 ADPKD 患者有 50% 进展至 ESRD。一旦肾小球滤过率（GFR）<50ml/min，其下降速度每年为 5.0~6.4ml/min，从肾功能受损发展到 ESRD 时间约为 10 年，其中存在较大的个体差异。早期肾功能损害表现为肾脏浓缩功能下降。血清肌酐正常的成年 ADPKD 患者最大尿渗透压较其正常家庭成员低 16%，并随年龄增长逐渐下降。

（二）肾脏病理表现

ADPKD 的肾脏病理表现为双侧肾脏增大，肉眼可见皮髓质许多个囊肿形成，累及部分或全部肾实质。与 ARPKD 不同，整个肾单位均可出现囊性扩张，包括肾小囊和所有肾小管节段（图 3-2-2）。

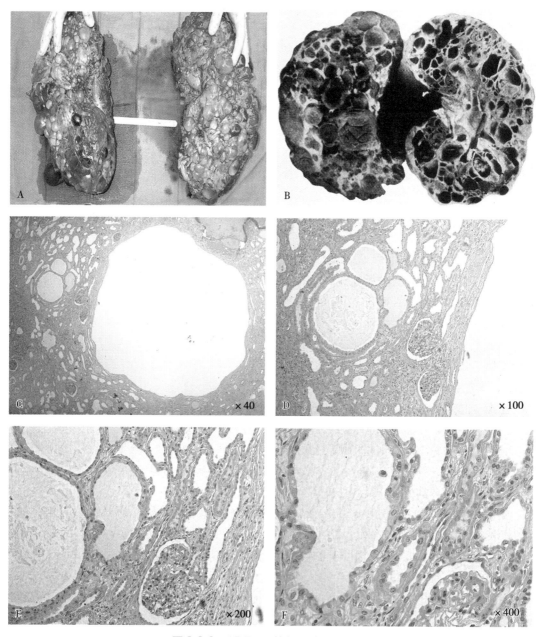

图 3-2-2　ADPKD 的肾脏外观及病理
A. ADPKD 患者的典型肾脏外观；B. ADPKD 患者肾脏纵切面；
C~F. 不同放大倍数下的 ADPKD 肾脏的 HE 染色，可见异常扩张的囊泡。

（三）肾外表现

ADPKD 除影响肾脏外，还累及消化系统、心血管系统、中枢神经系统以及生殖系统等多个器官。ADPKD 肾外病变可分为囊性和非囊性两种。囊肿可累及肝、胰、脾、卵巢、蛛网膜及松果体等器官，其中以肝囊肿发生率最高。肝囊肿随年龄增大而逐渐增多，在成人 ADPKD 患者中发生率可达 80%。肝囊肿极少影响肝功能，也没有明显症状，但囊肿体积过大可引起疼痛及囊肿感染，肿瘤较少见。非囊性病变包括心脏瓣膜异常、结肠憩室、颅内动脉瘤等。二尖瓣脱垂见于 26% 的 ADPKD 患者，可出现心悸和胸痛。合并结肠憩室的患者结肠穿孔发生率明显高于其他 ADPKD 患者。在 ADPKD 肾外表现中，颅内动脉瘤危害最大，是导致患者早期死亡的主要病因之一，在 ADPKD 患者中发病率为 9%~12%，是普通人群的 4 倍。多数患者无症状，少数患者出现血管痉挛性头痛，随着动脉瘤增大，动脉瘤破裂危险增加。

【诊断与鉴别诊断】

ADPKD 诊断标准如下：①ADPKD 家族遗传病史，大约 80% 患者有家族遗传病史；②影像学检查发现双肾体积增大，有多个大小不一的囊肿，超声和 MRI 的诊断及排除标准见表 3-2-2。同时具备此两项即可确诊 ADPKD。若无家族遗传史或影像学检查不典型，需进行 *PKD1/PKD2* 基因突变检测，主要采用长片段 PCR 联合二代测序技术进行检测，突变检出率约为 90%。需要注意的是，尽管基因检测为诊断 ADPKD 金标准，但除 *PKD1/PKD2* 外约 10% 的突变不能检出。基因检测的适应证包括：①ADPKD 家族史阴性但符合影像学诊断标准的患者；②ADPKD 家族史阳性的患者但其是潜在的肾脏供体，而超声检查不能确诊 ADPKD，ADPKD 患者不适宜供肾；③怀疑为 ADPKD 的特殊类型（例如早期或严重型，明显的肾囊肿不对称，不典型影像学表现，无明显肾肿大的肾衰竭，以及家族成员之间的疾病状况显著不同）；④需要生殖咨询或植入前基因检测。

表 3-2-2　ADPKD 超声和 MRI 的诊断及排除标准

	超声			MRI
	15~39 岁	40~59 岁	≥60 岁	
诊断标准	单 / 双侧肾囊肿 ≥3 个	每侧肾囊肿 ≥2 个	每侧肾囊肿 ≥4 个	肾囊肿总数 ≥10 个
排除标准	无	每侧肾囊肿 <2 个	每侧肾囊肿 <2 个	肾囊肿总数 <5 个

ADPKD 需要与其他肾脏囊肿性疾病进行鉴别诊断：①ARPKD。发病率为 1/20 000，子代 25% 发病，胎儿及新生儿期可表现为双侧肾脏增大，远端小管和集合管多个微小囊肿形成，30% 患者新生儿死亡。随年龄增长，肾功能进行性恶化，并伴有肝纤维化进行性加重而导致门脉高压，预后差。②结节硬化症（tuberous sclerosis complex，TSC）。为常染色体显性遗传，致病基因有 *TSC1*、*TSC2*，存活婴儿中发病率为 1/10 000。90% 以上患者出现皮损（面部血管纤维瘤、甲周纤维瘤、脱色斑、鲨革斑），90% 的患者存在头颅病变（皮质结节、室管膜下巨细胞星形细胞瘤），50%~70% 的患者存在肾脏病变（肾脏多发囊肿、血管平滑肌脂肪瘤），50% 的患者出现视网膜错构瘤、淋巴管平滑肌瘤。③Von-Hippel-Lindau（VHL）病。发病率为 1/36 000。双肾多发囊肿，常合并肾脏实体瘤，视神经和中枢神经肿瘤。不伴实体瘤的 VHL 病与 ADPKD 相似，需要检测突变基因进行鉴别。④髓质海绵肾。髓质集合管扩张形成囊肿，伴髓质钙质沉积、肾结石，排泄性尿路造影的典型表现为肾盏前有刷状条纹或小囊肿。

【治疗】

（一）一般治疗

1. **饮食**　低盐饮食，每日摄入钠离子 <100mmol 或 2.3g（6g 食盐）。推荐中等量 [0.75~1.0g/（kg·d）] 蛋白饮食。每日保证足量饮水，保持尿量 2.5~3L/d，尿液渗透压 ≤280mOsm/（kg·H$_2$O）。限制磷摄入 ≤800mg/d。

2. **调整生活方式**　戒烟，限制饮酒。保持 BMI 20~25kg/m^2。谨慎参与剧烈运动。

3. 控制高血压　血压控制目标值为 130/80mmHg。优先使用 RAAS 阻滞剂，ACEI/ARB 药物作为一线药物。

4. 控制高脂血症　高血脂患者应接受降血脂治疗，优先使用他汀类药物，不耐受者可换用依折麦布。

5. 控制高尿酸血症　伴有高尿酸血症患者除改善饮食外，必要时给予碳酸氢钠片或非布司他治疗。

（二）延缓快速进展型 ADPKD 患者的治疗

通过肾脏总体积（total kidney volume，TKV）和估算肾小球滤过率（eGFR）监测疾病进展。利用超声、CT 或 MRI 测定肾脏体积，计算身高校正总肾脏体积（height-adjusted total kidney volume，HtTKV，单位为 ml/m）=π/6×[肾脏长度（cm）×宽度（cm）×厚度（cm）]/身高（m），根据梅奥分型，1A 型 HtTKV 年增长率<1.5%；1B 型 1.5%~3.0%；1C 型 3.0%~4.5%；1D 型 4.5%~6.0%；1E 型>6.0%。建议分型 1C~1E 且 eGFR>30ml/（min·m²）的 ADPKD 患者使用抗利尿激素 V2 受体拮抗剂托伐普坦抑制肾囊肿生长，延缓肾功能恶化。1A 和 1B 患者不需要使用托伐普坦治疗。

（三）并发症的防治

肉眼血尿和囊肿出血是 ADPKD 患者的常见并发症。多为自限性，轻症患者绝对卧床休息，多饮水，使尿量达到 2~3L/d，大部分出血可在 2~7d 内自行停止。卧床休息不能止血时，给予抗纤溶药物（如氨甲环酸）治疗。出现发热、腹痛、红细胞沉降率增快、C 反应蛋白升高应考虑囊肿感染。[18]F-FDG 的 PET 检查有助于囊肿感染的诊断。致病菌以大肠埃希菌最为常见。囊肿感染的标准治疗是根据血、尿培养结果选用脂溶性抗生素（喹诺酮类、复方磺胺甲噁唑及甲硝唑等）。培养阴性时可抽血或囊液进行病原微生物基因诊断。伴肾结石患者应使用 CT 进行诊断，鼓励患者多饮水，根据结石大小和部位可口服排石药物或选用输尿管镜钬激光碎石术。腰痛评估应包括病史、心理和体检；非阿片类镇痛剂（如对乙酰氨基酚）可作为一线止痛药，手术治疗包括囊肿穿刺硬化治疗、腹腔镜去顶减压术或肾脏切除术，需根据囊肿大小、数量、位置选用。

（四）ESRD 治疗

ADPKD 进入 ESRD 患者需要肾脏替代治疗，其方式包括血液透析、腹膜透析和肾移植。优先考虑肾移植，血液透析使用最为普及，腹膜透析与血液透析生存率无显著差异。

【生育遗传】

采用胚胎植入前遗传学检测技术（preimplantation genetic test，PGT）结合试管婴儿技术可阻断 ADPKD 致病基因遗传，降低患儿出生率，对优生优育、提高人口素质具有重大意义。首先自体外受精胚胎中通过退火环状循环扩增技术筛选出不携带致病突变、无染色体异常的胚胎，再将胚胎移植入母体子宫发育，在孕 18 周时羊水穿刺检测胎儿是否携带致病基因，如没有携带致病基因则继续妊娠，直至成功分娩。但该方法只能排除家系中明确的致病突变基因遗传，无法避免 PKD 基因自发突变致病；其次，尽管现有基因检测技术快速发展，但仍有约 10% 的 ADPKD 患者及家系无法检出明确致病基因突变，也不能实施 PGT 阻断疾病遗传。是否选择利用 PGT 阻断 ADPKD 遗传，由患者或家属自行决定。

（梅长林）

第四节　髓质海绵肾

【病理和临床表现】

髓质海绵肾（medullary sponge kidney，MSK）是一种较为常见的良性肾脏疾病，目前病因不明，表现为单侧或双侧肾脏乳头处集合管扩张。尿液潴留于扩张的集合管内、低柠檬酸尿、偶发非完全性远端肾小管酸中毒等因素会导致含钙小结石的形成。大多数病例无症状,或者仅由于无症状血尿而被检查出。大多数有症状的患者为年轻成人,表现为肾绞痛伴肾结石或反复尿路感染;然而,MSK 也会发生于儿童。大部分 MSK 为散发病例,只有少部分与先天性尿路发育异常及先天性肝内胆管扩张(Caroli 综合征)相关。

【诊断】

在超声或腹部平片中见到高密度肾乳头影和成串的小结石是 MSK 的特征。在静脉肾盂造影中,扩张的集合管可以显像,表现为 MSK 经典的画笔样特征。然而目前逐渐被增强 CT 及数字三维重建取代。

【治疗】

除了多饮水以预防肾结石外,无症状患者并不需要治疗。对于反复发作肾结石的患者,需要在结石再次形成前进行代谢评估并治疗。对于低柠檬酸尿和非完全性远端肾小管酸中毒患者来说,应用柠檬酸钾治疗可预防新结石生成。

思考题

1. 肾脏囊肿性疾病的分类包括哪几个方面?
2. 简述常染色体显性遗传多囊肾病和常染色体隐性遗传多囊肾病的遗传特点。
3. 常染色体显性遗传多囊肾病有哪些临床特点?
4. 简述常染色体显性遗传多囊肾病的临床治疗方法。

(梅长林)

第三章
膀胱和尿道先天性畸形

　　膀胱和尿道先天性畸形主要是由于泄殖腔膜发育异常引起,典型的畸形外观在出生时很容易辨认,但应注意是否合并其他系统的缺陷及并发症。修复手术的种类很多,应根据病情及术者经验进行选择,术后定期随访观察。

第一节　膀胱外翻和尿道上裂

【概述】

　　膀胱外翻(bladder exstrophy)和尿道上裂(epispadias)是外翻-尿道上裂综合征的主要表现,是比较少见而又治疗困难的泌尿生殖系统先天性畸形(图 3-3-1)。表现为下腹部和膀胱前壁缺损,膀胱后壁部分或者全部外露,常伴有耻骨联合分离和尿道上裂。在新生儿中的发病率约为 3.3/100 000,男女患病比例为(3~6):1。该病的发病机制目前还不清楚,可能为泄殖腔膜发育异常,阻碍间叶组织的移行,影响下腹壁发育,有一定的遗传倾向。

【临床表现】

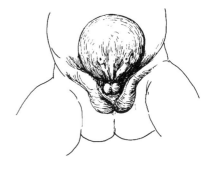

图 3-3-1　膀胱外翻合并尿道上裂

　　膀胱外翻畸形者在生后即发现下腹壁正中有不同程度的腹壁缺损,膀胱自内翻出,常合并直肠、肛门、生殖系统、尿道及肌肉、骨骼系统缺陷。严重者膀胱全部外翻,两侧输尿管口外露,耻骨联合分离,常合并有尿道上裂。男性表现为包皮堆积于阴茎腹侧,阴茎短而上翘,阴茎头扁平,尿道口位于阴茎背侧,常伴有隐睾和腹股沟疝。女性表现为阴蒂向两侧分裂,阴唇间距变宽,有耻骨联合分离者往往伴有尿失禁。

【诊断】

　　膀胱外翻和尿道上裂的产前诊断较困难,常被忽略或被误诊。应用三维超声和胎儿 MRI 有助于诊断膀胱外翻。典型的膀胱外翻和尿道上裂在出生时很容易辨认,凭畸形外观即可诊断。应进行常规肾功能检查及肾放射性核素扫描,评估肾功能。骨盆 X 线平片可观察耻骨间距离,泌尿系统彩超及尿路造影可确定是否伴发上尿路畸形,为手术方案提供参考。

【治疗】

　　一般治疗包括:患儿出生后应用丝线结扎脐带,避免脐带夹损伤膀胱黏膜;膀胱黏膜应以非黏性的塑料薄膜覆盖,并经常更换、清洗;生后应即刻开始预防性应用抗生素,直到膀胱闭合手术之前。膀胱外翻的修复是小儿泌尿科的一大难题,手术的关键目标是保护肾功能,控制排尿,保留美观和有功能的外生殖器。主要包括膀胱闭合,尿道上裂修复及膀胱颈的重建和抗反流手术,可分阶段进行,也可一期完成。术后长期的尿流控制率存在相当大的争议,可能需要多次手术。大部分男性术后性欲正常,可维持正常的勃起和射精功能,女性术后可有正常生育能力,但可能需对阴道口进行手术才能性交。患者需要定期随访肾功能及泌尿系统超声,观察有无尿路结石、肾积水等并发症。

(孔垂泽)

第二节　尿 道 下 裂

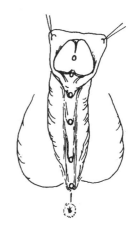

图3-3-2　尿道下裂分型

尿道下裂(hypospadias)是常见的男性外生殖器畸形,表现为尿道异位开口于尿道腹侧任何部位,伴有不同程度的阴茎向腹侧屈曲畸形,以及阴茎腹侧海绵体和皮肤缺损。新生男婴中发病率约3.2‰,近年来发病率有升高趋势。导致尿道下裂的病因不清,危险因素主要包括遗传、环境、内分泌干扰、酶或局部组织异常以及发育不良等。

患儿出生后发现尿道口异位于正常尿道口和会阴部之间,多合并阴茎下弯。尿道下裂的诊断并不困难,根据外观表现就可确诊。根据尿道口位置尿道下裂分为阴茎头型、阴茎体型、阴茎阴囊型、会阴型(图3-3-2)。诊断时需注意是否合并其他先天畸形。

手术修复是治疗尿道下裂主要手段,手术方式都应达到以下治愈标准:①阴茎下弯完全矫正;②尿道口位于阴茎头正位;③阴茎外观满意,可站立排尿,成年后能进行正常性生活。

思考题

1. 膀胱外翻和尿道上裂的典型外观表现有哪些?
2. 尿道下裂的典型外观表现有哪些?

(孔垂泽)

第四章

隐　睾

隐睾是足月胎儿出生时最常见的男性生殖器官先天畸形,包括睾丸下降不全、睾丸异位和睾丸缺如。隐睾可引起精子发育异常,是男性不育的主要原因,也可引起恶变,早期诊断及早期治疗至关重要。通过体检和影像学检查多能对隐睾作出正确诊断。内分泌治疗和睾丸下降固定术是传统的治疗方法,腹腔镜手术可确定隐睾的位置并同时进行下降固定。

【概述】

隐睾症(cryptorchidism)也称为睾丸下降不全(undescended tests,UDT),确切病因还不十分明确,内分泌调节异常和／或多基因缺失可能是主要原因,包括睾丸下降不全、睾丸异位和睾丸缺如。睾丸下降不全是指睾丸未能通过腹股沟管并沿腹膜鞘突下降至阴囊,而停留在其行经的任何部位,可以是腹膜后、腹股沟管或阴囊入口处。睾丸异位是睾丸离开正常下降途径,可位于腹部、股部、会阴部、耻骨上及对侧阴囊。睾丸缺如是指一侧或双侧无睾丸。约3%左右足月男性新生儿发生隐睾,早产儿患病率高达30%。约80%的隐睾位于腹股沟部,是胎儿出生时最常见的男性生殖器先天畸形。单侧发病率高于双侧,约为5∶1,右侧多于左侧,约为2.5∶1。睾丸下降到阴囊内是精子正常发育的必要条件。睾丸若未降至正常位置,从2岁开始生精小管直径变细,周围有胶原纤维组织增生,间质细胞数量减少。年龄越大及睾丸位置越高,病变越严重。3岁时生殖小管出现大量黏多糖沉积,生殖细胞易出现空泡。双侧隐睾不育率可大于70%,未治疗的单侧隐睾可多达50%。未降至阴囊内的睾丸因局部温度高于阴囊内温度,是引起睾丸恶变的最重要因素。隐睾的危害还包括心理障碍,易发生睾丸扭转,易受外伤,易并发腹股沟斜疝。青春期一些隐睾患者的睾丸间质细胞可继续发育并分泌雄激素,保持第二性征。睾丸缺如可合并附睾、输精管及肾、输尿管缺如,泌尿系统也可正常。

【临床表现】

隐睾患儿多无自觉症状。临床上多表现为单侧或双侧阴囊发育差,阴囊空虚,右侧多于左侧。双侧阴囊空虚者,阴囊扁平,占隐睾的10%~20%。多数隐睾可在腹股沟部扪及,但无法推入阴囊内。因鞘状突未闭可发生腹股沟斜疝,可有生育能力下降或不育,易发生隐睾扭转、恶变及损伤。隐睾应与回缩睾丸相鉴别,后者多发生于5~6岁,因提睾肌过度敏感,睾丸可从阴囊内回缩至腹股沟部。检查时取坐位,两大腿外展外旋,避免提睾肌反射。轻轻夹住睾丸,将睾丸牵入阴囊内,松开后睾丸仍停留在阴囊内。回缩睾丸青春期后一般趋于正常,多不需要手术治疗。双侧睾丸无法触及,合并小阴茎、尿道下裂时应想到两性畸形可能性。

【诊断】

B超检查无创、价廉、简便,作为诊断隐睾的首选检查,可发现隐睾的大小、位置及有无并发症。对腹股沟部位隐睾诊断的准确性极高,对腹腔内隐睾的诊断有一定难度。CT检查不能提高腹腔内隐睾的诊断率。MRI对不可触及隐睾有重要的诊断价值,但因小儿不易配合而受到影响。隐睾定位困难时,可采用睾丸动静脉造影或精索内静脉造影,诊断率极高,但它是一种侵入性检查,可应用于年龄大的儿童。腹腔镜探查在定位的同时可进行治疗。对于双侧无法触及睾丸者可进行激素试验,了解是否存在功能性睾丸。染色体检查可鉴别两性畸形。

【治疗】

隐睾者有效保留生育能力的理想年龄是在出生后 12 个月内,最晚不超过 18 个月。出生后睾丸自行下降可发生于 6 个月内,1 岁后无自行下降可能,因此隐睾症的治疗应从出生后 6 个月开始。

(一) 激素治疗

激素治疗是隐睾的保守疗法,目的是改善睾丸间质细胞和支持细胞功能,促进睾丸发育,增加睾酮分泌,促使睾丸下降。常采用人绒毛膜促性腺激素或促黄体激素释放激素或两种合用,刺激下丘脑 - 垂体 - 性腺轴生成更多的睾酮。药物剂量及使用周期根据具体情况确定。如果内分泌治疗失败,须于 1 周岁后采用手术治疗。

(二) 睾丸下降固定术

手术要点为充分游离松解精索,修复并存的疝囊,将睾丸固定于阴囊内。手术时除注意睾丸本身情况外,也应检查附睾有无异常,如附睾与睾丸分离、附睾缺如等。术中充分游离松解精索非常重要,如果精索血管非常短,睾丸不能无张力固定于阴囊内,应固定于最低位,6 个月后再次行睾丸固定术。

(三) 腹腔镜手术

腹腔镜手术是对无法触摸到或影像学未检查到的隐睾者最有效的方法,诊断准确性大于 95%,同时可行腹腔镜下睾丸下降固定术。

(四) 自体睾丸移植

对于高位隐睾者可考虑采用自体睾丸移植术。

【预后】

隐睾是男性不育的重要因素,睾丸癌的发生率也明显增加。隐睾引发不育和癌变与隐睾为单侧或双侧、位置、治疗时机有关,双侧隐睾、高位隐睾以及隐睾治疗较晚或不治疗者更易发生不育或癌变。随访时应测量睾丸体积,检测血清卵泡刺激素、黄体生成素、睾酮及抑制素 B 浓度,并且在成年后进行精液分析。

思考题

1. 简述隐睾症的诊断要点。
2. 为什么说选择隐睾症的治疗时机至关重要?

(孔垂泽)

第五章
包茎和包皮过长

包皮过长和包茎是泌尿外科常见疾病,容易诊断,但常被忽视。生理性包茎多采用保守治疗,加强健康宣教和护理。病理性包茎可采用包皮环切术或包皮成形术(posthioplasty)。包茎嵌顿是泌尿外科急症,应及时手法复位或行包皮背侧切开术。

【概述】

包皮覆盖于全部阴茎头与尿道外口,包皮能向上翻转而露出阴茎头称为包皮过长(redundant prepuce)。包皮口狭窄或包皮与阴茎头粘连,使包皮不能上翻外露阴茎头称为包茎(phimosis)。在成年男性包皮过长发病率约为21%,包茎为4%~7%,而小儿较多存在包皮过长和包茎。

【病因与发病机制】

包茎分为生理性(先天性)和病理性(继发性)两种。胚胎早期包皮内板与阴茎头相互融合,约96%新生儿存在先天性包茎。随着阴茎的生长发育,在雄激素作用下包皮内板与阴茎头间出现上皮层角化,包皮和阴茎头逐渐分离。4岁后约90%的小儿包茎可以自愈。病理性包茎多继发于阴茎头和包皮的炎症及损伤,包皮口有环状瘢痕挛缩,皮肤硬化失去弹性,包皮不能上翻显露阴茎头,常伴有尿道口狭窄,多不能自愈。

【临床表现】

包茎表现为包皮口狭小,排尿时包皮膨起,甚至可出现排尿困难。包皮不能翻起清洗,包皮囊内上皮细胞脱落积聚形成包皮垢。包皮垢可从包皮口排出,亦可呈小块状存留于阴茎头冠状沟部,甚至形成包皮结石。容易发生包皮阴茎头炎,包皮口红肿、痒痛,排出脓性分泌物。包皮垢及炎症长期刺激,有诱发癌变的可能性。包皮上翻至阴茎头上方不能复位,出现包茎嵌顿,表现为静脉及淋巴回流受阻,疼痛剧烈,包皮水肿,在其上缘可见到狭窄环,阴茎头呈暗紫色。包茎导致阴茎头无法暴露,敏感性降低,易出现射精延迟或不射精。出现勃起疼痛或性交疼痛,导致性欲减低。

【诊断】

包皮过长和包茎仅凭体格检查即可明确诊断。

【治疗】

婴幼儿期的生理性包茎,可经常牵拉包皮口,使包皮口逐渐扩大,也可联合局部类固醇膏涂抹。操作时手法要轻柔,强行翻转包皮有可能造成包皮撕裂,瘢痕形成,引起病理性包茎或包茎嵌顿。包茎患者可行包皮环切术或包皮成形术。包皮环切的术式主要包括传统内、外板全层包皮环切术、袖套式包皮环切术、包皮环扎器环切术及改良包皮环切术等,切除适量包皮,充分暴露阴茎头。包皮成形术是通过手术方式使包皮口增宽,既能使包皮翻起显露阴茎头,又能最大限度地保留包皮组织。嵌顿性包茎是泌尿外科急症,应及时手法复位(图3-5-1),若手法复位失败或嵌顿时间过长者,应及时行包皮背侧切开术。

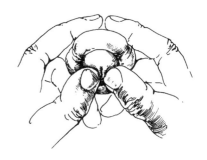

图3-5-1 嵌顿性包茎的手法复位

思考题

1. 生理性和病理性包茎的病因有何不同？
2. 简述包茎嵌顿的表现及治疗。

（孔垂泽）

第六章

鞘 膜 积 液

鞘膜积液是因鞘膜腔内积聚液体增多所致。因鞘状突在不同部位闭合或闭合不全,可形成不同类型的鞘膜积液。根据临床表现结合超声等检查不难诊断。积液量少、无症状者可随诊观察,积液较多、临床症状明显者可手术治疗。

【概述】

鞘膜腔内积聚的液体增多而形成囊性肿块称为鞘膜积液(hydrocele),临床按鞘膜积液所在部位及鞘膜突闭锁程度分为睾丸鞘膜积液(testicular hydrocele)、精索鞘膜积液(funicular hydrocele)、睾丸-精索鞘膜积液(testicular and funicular hydrocele)和交通性鞘膜积液(communicating hydrocele),临床上最常见睾丸鞘膜积液(图3-6-1)。

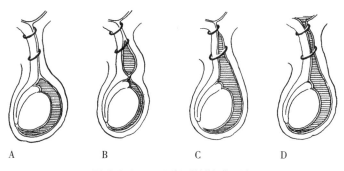

图3-6-1 不同类型的鞘膜积液

A. 睾丸鞘膜积液;B. 精索鞘膜积液;C. 睾丸-精索鞘膜积液;D. 交通性鞘膜积液(先天性)。

【病因与分类】

在胚胎早期,睾丸位于腹膜后第2至第3腰椎旁,以后逐渐下降,7~9个月时经腹股沟管下降至阴囊。在睾丸下降过程中,前端有一个腹膜膨出的鞘状突。出生前、后精索部鞘状突自行闭合,包绕在睾丸和附睾周围的鞘状突形成睾丸鞘膜腔。正常情况下鞘膜腔内有少量浆液,当鞘膜液分泌多过或吸收过少,都可形成鞘膜积液。因鞘状突在不同部位闭合或闭合不全,可形成不同类型的鞘膜积液:①睾丸鞘膜积液。鞘状突闭合正常,睾丸鞘膜囊内液体生成过多,多由炎症、外伤、肿瘤和丝虫病等引起。②精索鞘膜积液又称精索囊肿。鞘状突的两端闭合,而中间的精索鞘膜腔未闭合,积液与腹腔、睾丸鞘膜腔都不相通。③睾丸-精索鞘膜积液。睾丸鞘膜积液和精索鞘膜积液同时存在,但互不相通。④交通性鞘膜积液。鞘状突未闭合,睾丸鞘膜腔与腹腔相通。可有肠管或大网膜进入鞘膜囊,形成腹股沟斜疝。

【临床表现】

一侧鞘膜积液多见,表现为阴囊或腹股沟囊性肿块,呈慢性、无痛性逐渐增大。积液量少时无不适,积液量多时有阴囊下坠、胀痛和牵扯感。巨大丸鞘膜积液可使阴茎内陷,影响排尿、性生活,也可导致行动不便。交通性鞘膜积液立位时肿块增大,平卧后可缩小或消失。体检发现阴囊内或腹股沟区球形或卵圆形肿块,表面光滑,有弹性和囊性感,无压痛,一般触不到睾丸和附睾,透光试验阳性。

精索鞘膜积液可表现为一个或多个囊肿,呈椭圆形、梭形或哑铃形,沿精索生长,其下方可扪及正常睾丸、附睾。牵拉同侧睾丸,可见囊肿随之上下移动。

【诊断与鉴别诊断】

有典型的临床表现和体征者,诊断较为容易。超声检查肿块呈液性暗区,对鞘膜积液具有良好的诊断作用。睾丸鞘膜积液应与睾丸肿瘤和腹股沟斜疝相鉴别。睾丸肿瘤为实性肿块,质地坚硬,有沉重感,透光试验呈阴性。腹股沟斜疝者肠管和大网膜可疝入阴囊内,可见肠型或闻及肠鸣音,平卧位时阴囊内容物可回纳,咳嗽时内环处有冲击感,透光试验呈阴性。

【治疗】

2 岁以下儿童鞘膜积液可自行吸收,随诊观察。成人鞘膜积液量少、无症状者不需要手术治疗。积液量多、体积大且伴有明显症状者,可行睾丸鞘膜翻转术。鞘膜积液需将鞘膜囊全部切除。交通性鞘膜积液应阻断通道,在内环处高位结扎鞘状突。继发性睾丸鞘膜积液者首先积极治疗原发疾病,鞘膜积液往往可自行吸收。

思考题

1. 鞘膜积液的类型有哪些?
2. 简述鞘膜积液的临床表现及诊断。

(孔垂泽)

第七章

精索静脉曲张

精索静脉曲张是引起男性不育的常见病因。原发性精索静脉曲张多由解剖及生理因素引起,继发性精索静脉曲张多为肿瘤压迫静脉引起。病情较轻者可采用观察治疗,病情重者应采取手术治疗,改善患者生育能力是手术治疗的主要目的。

【概述】

精索静脉曲张(varicocele,VC)是指精索内静脉的蔓状静脉丛异常伸长、扩张和扭曲。精索静脉曲张是引起男性不育的常见因素。在男性不育患者中,精索静脉曲张的发病率显著高于一般人群。青春期后发病率随年龄增长而增加。精索静脉曲张可分原发性和继发性,前者多见。原发性精索静脉曲张多见于青壮年,发病率约占男性人群的 10%~15%,是男性不育症中最宜手术矫正的病因。

【病因】

原发性精索静脉曲张是由于精索内静脉的静脉瓣发育不全,静脉丛的平滑肌或弹力纤维薄弱等原因所致。原发性精索静脉曲张约 90% 发生于左侧。其原因包括:左侧精索静脉比右侧长 8~10cm,左侧精索静脉压大于右侧;左侧精索内静脉成直角注入左肾静脉,回流阻力增大,易反流;左肾静脉位于主动脉和肠系膜上动脉之间,引起同侧静脉压力升高;左侧精索内静脉下段位于乙状结肠后面,易受肠道压迫;左侧精索静脉瓣膜缺乏等(图 3-7-1)。继发性精索静脉曲张则多因为腹膜后肿瘤、肾肿瘤等压迫精索内静脉或下腔静脉,肾静脉癌栓,静脉回流受阻。

【病理生理】

精索静脉曲张可导致 15%~40% 男性不育,原因至今未完全阐明。精索静脉扩张淤血,局部温度升高,生精小管变性,影响精子发生。睾丸组织内 CO_2 蓄积,影响精子形成。血液内肾上腺代谢产物可引起血管收缩,造成精子过早脱落。双侧睾丸的静脉系统间有丰富的交通支,健侧睾丸的生精功能往往也受影响。

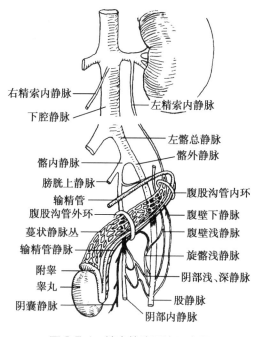

右精索内静脉
左精索内静脉
下腔静脉
左髂总静脉
髂外静脉
髂内静脉
膀胱上静脉
输精管
腹股沟管内环
腹壁下静脉
腹股沟管外环
蔓状静脉丛
腹壁浅静脉
输精管静脉
旋髂浅静脉
附睾
阴部浅、深静脉
睾丸
股静脉
阴囊静脉
阴部内静脉

图 3-7-1　精索静脉回流示意图

【临床表现】

原发性精索静脉曲张一般多无症状,常在体检时发现。主要为患侧阴囊肿大,局部坠胀、隐痛,可向下腹部、腹股沟或腰部放射。症状多于劳累或久立后加重,平卧后缓解或消失。体检立位时可见一侧阴囊胀大,睾丸下垂,可见或触及蚯蚓状曲张静脉团,卧位或托起阴囊时可缩小。患者用力屏气增加腹压时血液回流受阻,曲张静脉显现,这一检查方法称 Valsalva 试验。继发性精索静脉曲张者在平卧位时曲张的静脉团不能缩小。

【诊断】

明显的精索静脉曲张容易作出诊断。临床上按精索静脉曲张的程度可分为四级。亚临床型：无症状，体检不能发现，Valsalva 试验阴性，通过超声检查发现。Ⅰ度：触诊不明显，Valsalva 试验阳性。Ⅱ度：外观无明显异常，可触及曲张的静脉。Ⅲ度：曲张静脉如蚯蚓团状，视诊和触诊均明显。超声检查、放射性核素 ^{99m}Tc 阴囊显像、精索内静脉造影等可以帮助明确诊断。建议进行精液分析检查。怀疑继发性精索静脉曲张时，须仔细检查同侧腰腹部，并做超声、静脉尿路造影、CT、MRI 检查，明确诊断。

【治疗】

无症状或症状较轻者，建议采用观察治疗，阴囊托带、局部冷敷等。每 1~2 年进行一次精液常规分析及睾丸超声检查。药物治疗包括口服复合肉碱、氯米芬等，轻度患者可有一定疗效。症状较重，静脉曲张明显，合并男性不育，以及青少年期精索静脉曲张伴有睾丸体积缩小者，应行手术治疗。可采用经腹股沟管精索内静脉高位结扎术或经腹膜后精索内静脉高位结扎术、腹腔镜手术、显微镜下手术、精索静脉介入栓塞术。

 思考题

1. 原发性和继发性精索静脉曲张的原因有哪些不同？
2. 简述精索静脉曲张手术治疗的适应证。

（孔垂泽）

第八章
遗传性肾小球疾病

Alport 综合征是编码Ⅳ型胶原不同 α 链基因突变导致的一种遗传性基膜病,常累及肾、眼、耳等多器官,遗传方式多样。薄基底膜肾病以肾小球基膜弥漫变薄和较为良好的预后为主要特征,肾脏超微结构检查、Ⅳ型胶原不同 α 链检测及基因突变检测有助于鉴别薄基底膜肾病和 Alport 综合征。Fabry 病是编码 α- 半乳糖苷酶 A 的 *GLA* 基因突变导致 X 染色体伴性遗传的一种溶酶体贮积病,临床表现为多器官受累,基因检测可以确诊,酶替代治疗有效。

第一节 Alport 综合征

Alport 综合征(Alport syndrome,AS),称家族性出血性肾炎,又称眼 - 耳 - 肾综合征,是一种并不少见,遗传方式多样,以血尿、进行性肾衰竭伴感音神经性耳聋、眼部病变为主要临床表现的遗传性肾小球基膜(GBM)病。既往报道指出,Alport 综合征属于一种"Ⅳ型胶原相关肾病"。也有专家组共识建议,把Ⅳ型胶原 α3、α4、α5 链分子异常导致的所有疾病统称为 Alport 综合征。

【病因与发病机制】

AS 的发病机制为 GBM 的重要组成成分之一——Ⅳ型胶原亚单位 α3、α4、α5 链编码基因 *COL4A3~COL4A5* 发生突变,导致所在部位 GBM 的完整性受损,从而致病。其中,*COL4A3*、*COL4A4* 位于 2 号常染色体(2q36),*COL4A5* 位于 X 染色体(Xq22)。因此,AS 遗传方式有 3 种:X 伴性遗传(X-linked AS,XLAS)、常染色体显性遗传(autosomal dominant AS,ADAS)和常染色体隐性遗传(autosomal recessive AS,ARAS)。80%~85% 的 AS 以 X 伴性遗传,ARAS 发生率约 15%,而 ADAS 少见。部分家族为双基因遗传型,其病因是 *COL4A3*、*COL4A4*、*COL4A5* 中任意 2 种基因突变。

【病理】

(一)肾组织常规病理检查

1. **光镜无特异性** 疾病早期或 5 岁之前,肾小球和肾血管基本正常,5 岁以上患者可出现系膜和毛细血管袢改变,光镜下表现为轻微病变、局灶节段肾小球透明变性和 / 或硬化、弥漫系膜增生等。约 40% 的肾组织标本可有间质泡沫细胞,此改变不具诊断意义,但若发现间质泡沫细胞,应注意有无 AS 可能,尤其临床无肾病综合征表现者。

2. **免疫荧光(immunofluorescence,IF)多为阴性** 少数标本系膜区、毛细血管壁可有 IgA、IgG、IgM、C3、C4 等局灶节段或弥漫沉积。极少数患者可有 IgA 在系膜区弥漫沉积,甚至被误诊为 IgA 肾病。

3. **电镜改变多种多样** 典型呈弥漫肾小球 GBM 厚薄不均、分层、网篮样改变,极少数可见 GBM 断裂,多数 XLAS 男性、ARAS 患者及少数 XLAS 女性表现为典型改变,部分儿童、XLAS 女性和

ADAS 患者表现为弥漫 GBM 变薄。

（二）肾组织及皮肤Ⅳ型胶原不同 α 链间接免疫荧光检测

正常情况下，抗 α3、4（Ⅳ）链抗体在 GBM、远端肾小管基膜（distal tubular basement membrane，dTBM），抗 α5（Ⅳ）链抗体在 GBM、肾小囊、远端肾小管基膜、表皮基膜（epidermal basement membrane，EBM）上沉积，免疫荧光呈连续线样。而 α3~5（Ⅳ）链在 XLAS、ARAS 患者肾组织和皮肤沉积见表 3-8-1，约 75% 的 XLAS 男性和 50% 的 XLAS 女性及部分 ARAS 患者可发现以上改变。该检测方法具有重要诊断意义，且有助于 AS 遗传方式的确定。

表 3-8-1　Ⅳ型胶原不同 α 链在正常肾组织及 AS 患者中免疫荧光检测结果

标本来源	α 链名称	检测部位			
		GBM	BC	dTBM	EBM
正常组织	α3（Ⅳ）链	阳性	阴性	阳性	阴性
	α4（Ⅳ）链	阳性	阴性	阳性	阴性
	α5（Ⅳ）链	阳性	阳性	阳性	阳性
XLAS 男性	α3（Ⅳ）链	阴性	–	阴性	–
	α4（Ⅳ）链	阴性	–	阴性	–
	α5（Ⅳ）链	阴性	阴性	阴性	阴性
XLAS 女性	α3（Ⅳ）链	阳性，不连续	–	阳性，不连续	–
	α4（Ⅳ）链	阳性，不连续	–	阳性，不连续	–
	α5（Ⅳ）链	阳性，不连续	阳性，不连续	阳性，不连续	阳性，不连续
ARAS 患者	α3（Ⅳ）链	阴性	–	阴性	–
	α4（Ⅳ）链	阴性	–	阴性	–
	α5（Ⅳ）链	阴性	阳性	阳性	阳性

注：GBM 为肾小球基膜；BC 为鲍曼囊，即肾小囊；dTBM 为远端肾小管基膜；EBM 为表皮基膜。

【临床表现】

AS 临床表现多样，有的以肾脏受累为主，也有的以多器官受累为起病表现。其中，XLAS 男性患者和 ARAS 患者发病多较早、病情较重，而 XLAS 女性患者和 ADAS 患者发病相对更晚，病情更轻。

1. **肾脏表现**　肾小球源性血尿常为首发症状，是最常见的临床表现。几乎所有 XLAS 男性和 ARAS 患者可见镜下血尿，且多呈持续性，约 30%~70% 的患者可伴反复肉眼血尿，部分出现在感染或劳累后。蛋白尿在发病初可无或少量，随病程进展可加重，肾病综合征少见。XLAS 男性患者在 40 岁之前进展至终末期肾病（ESRD）的比例高达 90%，而绝大多数的 ARAS 患者在 25 岁前便发生 ESRD。仅部分 XLAS 女性和 ADAS 患者可出现肾功能受累。

2. **听力改变**　患者主要表现为感音神经性耳聋，常累及 2~8kHz，需进行纯音听阈测定以明确。XLAS 男性、ARAS 患者及少数病情严重的 XLAS 女性可累及其他频率范围，逐渐累及全音域，表现为听力进行性下降。XLAS 男性、ARAS 患者伴发耳聋者较 XLAS 女性多，出现亦早。

3. **眼部病变**　前锥形晶状体是有诊断意义的特征性眼病变，表现为进行性近视度数加深，见于约 60%~70% 的 XLAS 男性、10% 的 XLAS 女性及约 70% 的 ARAS 患者，其他晶状体改变有球形晶状体、后锥形晶状体等。晶状体屈光度改变可导致近视、斜视、眼球震颤等。黄斑周围视网膜色素改变是最常见的眼部病变，病变并不影响视力。这一改变出现较前锥形晶状体早，因此报道的发生率高于或接近前锥形晶状体。其他改变有角膜内皮大泡、反复角膜溃疡等。

4. **平滑肌瘤**   在部分 XLAS 患者中合并存在,可见于食管、气管支气管、生殖系统等。

5. **其他**   包括肌发育不良、甲状腺疾病、AMME 综合征(AS 伴精神发育迟缓、面中部发育不良及椭圆形红细胞增多症等,Alport syndrome,mental retardation,midface hypoplasia,and elliptocytosis)等。

【诊断与鉴别诊断】

AS 诊断必须结合临床表现、电镜、家系调查、Ⅳ型胶原检测结果等综合判断。基于 Alport 综合征中新发突变比例大于 10%,即使没有肾脏相关的家族史,疑似患者仍不能排除 AS 诊断,需做基因检测明确。

AS 需要与导致持续性家族性血尿的疾病鉴别,尤其需要与导致肾小球源性血尿的病因鉴别,包括薄基底膜肾病、家族性 IgA 肾病、肌性肌球蛋白重链 9 基因相关疾病、致密物沉积病、家族性溶血尿毒症综合征等。而 GBM 超微结构特征性改变和皮肤、肾组织Ⅳ型胶原不同 α 链检测有助于鉴别。

【治疗】

以控制尿蛋白,预防肾小管上皮细胞损伤,抑制肾间质纤维化,减慢进展至肾衰竭的速度,维持肾功能为治疗目的。目前仍无特别有效的治疗,可依据出现的症状给予相应的对症治疗。

目前一线治疗应用血管紧张素转换酶抑制剂(如雷米普利、依那普利等),二线治疗应用血管紧张素受体阻滞剂(如氯沙坦、厄贝沙坦等)和醛固酮受体拮抗剂(螺内酯),可减少蛋白尿、延缓进入肾脏替代治疗的时间。进展至 ESRD 的 AS 患者需要进行肾脏替代治疗(透析或肾移植)。AS 患者的肾移植效果明显优于其他肾脏疾病,其中约 3%~4% 的患者可并发移植后抗 GBM 肾炎,此类患者再移植效果差。需要注意的是,激素和免疫抑制剂治疗对 AS 进程有弊无利。而动物模型上发现的潜在治疗方法如血管肽酶抑制剂、促炎因子抑制剂等尚在研发过程中。

【预后】

一旦诊断 Alport 综合征,要对患者严密随访,进行合理的遗传咨询和饮食指导。随着肾功能进行性减退,患者会出现高血压、肾性骨病、贫血等慢性肾脏病并发症,最终发展至 ESRD,后可采用透析和肾移植等肾脏替代治疗延长生命。

(陈   楠)

第二节   薄基底膜肾病

薄基底膜肾病(thin basement membrane nephropathy,TBMN),既往又称"家族性良性血尿",因肾小球 GBM 超微结构呈弥漫性变薄而得名,在普通人群中发病率高达 1%,占肾活检的 3%~10% 不等。本病以镜下血尿、伴/不伴少量蛋白尿、正常的肾功能和血压、GBM 变薄为主要特征。

【病因与发病机制】

在有家族史的 TBMN 患者中,绝大多数表现为常染色体显性遗传方式,但也有少数患者表现为常染色体隐性遗传或 X 伴性遗传。目前认为,TBMN 的发病是由位于 2 号染色体 *COL4A3* 或 *COL4A4* 基因的杂合突变所致,而上述基因的纯合突变或复合杂合突变将导致常染色体隐性遗传的 Alport 综合征。另外,X 染色体上编码Ⅳ型胶原 α5 链的 *COL4A5* 基因某些位点如果发生突变,临床上也可以表现为 TBMN,而非 Alport 综合征,故而目前常把 TBMN 和 Alport 综合征归为相关疾病。

【病理】

肾脏组织光镜下大多表现为正常肾小球。电镜对本病的诊断至关重要,弥漫性 GBM 变薄为本病最为重要并且是唯一的病理特征。正常 GBM 厚度为 300~400nm,而在本病 GBM 厚度仅为 <250nm。

【临床表现】

一般来说,本病任何年龄均可发病,男女比例约为 1:(2~3)。几乎所有患者有血尿,多数呈持续镜下血尿,尿红细胞位相显微镜检查显示为肾小球源性血尿,部分患者在上呼吸道感染或剧烈运动后可出现肉眼血尿。蛋白尿少见,一旦出现,提示疾病进展可能,需引起重视。小于 30% 的成人患者合并高血压,但儿童合并高血压者少见。TBMN 患者肾功能可长期维持在正常范围,近年有报道称少数患者可出现肾衰竭。本病患者通常无眼、耳等其他肾外异常表现。患者可伴有血尿家族史,但一般来说其家系成员没有肾功能不全的表现。

【诊断与鉴别诊断】

COL4A3、*COL4A4* 和 *COL4A5* 基因突变检测对于鉴别 TBMN 和 Alport 综合征意义非常重大。相对而言,在基因突变筛查中,*COL4A5* 基因突变筛查对排除 X 伴性遗传 Alport 综合征具有更高的临床价值。因此,皮肤和肾组织免疫组化及电镜检查,结合基因突变分析有助于与 Alport 综合征早期阶段进行鉴别。

【治疗】

本病无特殊治疗方法。当出现尿蛋白量增多、高血压或肾功能受损时,可给予 ACEI 类药物治疗。极少数薄基底膜肾病患者表现为大量蛋白尿或肾病综合征,可用糖皮质激素治疗。

【预后】

虽然大部分 TBMN 患者呈良性进展,预后较好,但仍有少数患者可进入肾衰竭阶段,故对 TBMN 患者应长期随访。避免上呼吸道感染、过度劳累,控制高血压,避免肾毒性药物,对控制疾病是有益的。

(陈　楠)

第三节　Fabry 病

Fabry 病(法布里病)又称 Anderson-Fabry 病(Anderson-Fabry disease,AFD),是一种罕见的 X 连锁遗传的溶酶体贮积病。Fabry 病在国外报道的成人发病率约为 1/476 000~1/117 000,而新生儿发病率在 1/1 500~1/3 100,提示成人发病率存在一定的低估。约 50% 的患者在 35 岁前出现肾脏表现,其发病率随着年龄增长显著升高。相当一部分的患者进展至 ESRD,国内报道的终末期肾病透析患者中 Fabry 病的患病率为 0.12%。

【病因与发病机制】

由于编码 α- 半乳糖苷酶 A(α-galactosidase A,α-Gal A)的 *GLA* 基因(位于 Xq22)发生突变,导致该酶活性部分或全部丧失,造成其代谢底物三己糖酰基鞘脂醇(globotriaosylceramide,GL3)和相关的鞘糖脂在人体各器官大量贮积,最终引起一系列器官病变及临床表现。

【病理】

可行肾脏、皮肤、心肌或神经组织的病理检测。以肾组织为例,光镜下可见肾小球脏层上皮细胞高度肿胀和空泡化,甲苯胺蓝染色足细胞、肾小管上皮细胞和肾血管内皮细胞胞质内可见嗜甲苯胺蓝的颗粒状物质,电镜下可见肾小球上皮、内皮及系膜细胞胞质内堆积大量致密、不规则的嗜锇性髓样小体,明暗相间呈板层状。

【临床表现】

临床表现为多系统、多器官受累,病变可累及皮肤、眼、耳、心脏、肾脏、神经系统及胃肠道等,异质性大,容易漏、误诊。男性(半合子)临床表型多重于女性(杂合子)。

1. **神经系统**　疼痛在儿童时期作为最常见的症状之一出现,多数患者青春期后疼痛程度可能会减轻,主要表现为肢端疼痛。少汗或无汗为男性患者常见。中枢神经系统病变多见于 40 岁以后,表现为颅内血管受累或继发血栓栓塞等。

2. **皮肤**　血管角质瘤常见于典型患者,表现为小而凸起的暗红色斑点,多分布于臀部、大腿内侧、背部和口周,皮损范围可随着病程进展而扩大。

3. **眼**　多数患者可有眼部受累,角膜涡状混浊具有诊断意义。

4. **肾脏**　早期表现为尿浓缩功能障碍、脂肪尿,随病程进展出现血尿、蛋白尿甚至肾病综合征、肾功能受累。ESRD 的发病年龄,男性患者通常在 20 岁或以后,而女性患者一般更晚或不发生。

5. **心脏**　常见心室肥厚、左心房扩大、心脏瓣膜病变、心律失常和传导异常。在一些半合子男性中心脏受累可能是唯一症状。

【诊断与鉴别诊断】

根据相关家族史和临床表现,病理和实验室检查,特异性标志物检查如粒细胞或血清、血浆 α-Gal A 酶活性检测和血、尿底物 GL3 检测,以及 *GLA* 基因突变检测,可明确本病诊断。

【治疗】

目前对 Fabry 病的治疗主要包括疾病特异性治疗和非特异性治疗。非特异性治疗主要为对症治疗,蛋白尿或者慢性肾功能不全的患者可应用血管紧张素转换酶抑制剂和血管紧张素受体阻滞剂,苯妥英钠、卡马西平和 / 或加巴喷丁常被用来缓解疼痛。特异性治疗以酶替代及酶增强治疗为主。其中,酶替代治疗可减少细胞、组织内的 GL3 沉积,有效减轻症状,大大改善患者的生活质量和预后。2019 年 12 月 18 日,中国首个 Fabry 病特异性治疗药物——阿加糖酶 β(法布赞 ®)正式获批,从而解决中国 Fabry 病患者无药可医的问题。一些新的治疗方法如底物降解、蛋白稳定性调节、基因治疗等正在研发中。

【预后】

酶替代治疗能在 Fabry 病的早期改善心脏功能和稳定肾功能,减轻疼痛以及改善患者的生活质量,但未接受治疗的男性患者常在中、青年时期死于严重器官损害,如终末期肾病或心脑血管并发症,男性半合子平均生存期较对照人群短 20 年,女性杂合子平均生存期则缩短约 10 年。

思考题

1. 简述 Alport 综合征的发病机制及遗传方式。

2. 薄基底膜肾病有哪些临床病理特点?

3. 简述 Fabry 病的治疗方法及新进展。

(陈　楠)

器官-系统
整合教材
OSBC

第四篇
泌尿、男生殖系统感染

第一章　概述

第二章　泌尿系统感染

第三章　男生殖系统感染

第四章　泌尿、男生殖系统结核

第一章

概　述

　　泌尿、男生殖系统感染是病原微生物侵入泌尿、男生殖系统引起的局部组织器官和全身性炎症反应。泌尿系统和男生殖系统共同通过尿道与外界相通,逆行感染是病原微生物入侵的最主要途径,大肠埃希菌等革兰氏阴性(G⁻)杆菌为主要病原菌,感染在泌尿系统和生殖系统可同时存在或相互传播。细菌入侵、机体防御、危险因素在疾病发生、发展中相互影响,起主要作用。泌尿道感染的发病率仅次于呼吸道感染,女性发病率远高于男性。合理选择、合理使用抗生素至关重要,同时应积极消除危险因素。

第一节　病　因　学

一、病原微生物

　　尿路病原菌(uropathogens)是导致泌尿、男生殖系统感染(infections of urogenital system)最常见、最重要的病原微生物,主要为来源于肠道和肛周、会阴区的革兰氏阴性杆菌。大肠埃希菌约占60%~80%,其他为副大肠埃希杆菌、变形杆菌、克雷伯菌、产气杆菌、铜绿假单胞菌等,多经逆行途径引起尿路感染。革兰氏阳性球菌也可引起泌尿男生殖系统感染,如金黄色葡萄球菌、溶血性链球菌、粪链球菌等,多为血行感染。结核分枝杆菌为革兰氏阳性杆菌,通过血行途径入侵泌尿、男生殖系统,泌尿生殖系统结核为全身结核的一部分,属于慢性特异性感染。

　　其他可引起泌尿、男生殖系统感染的病原微生物包括病毒、真菌、衣原体、支原体以及寄生虫。如腮腺炎病毒引起病毒性睾丸炎,单纯疱疹病毒引起生殖器疱疹,衣原体和支原体引起非淋菌性尿道炎,阴道毛滴虫引起滴虫性尿道炎等,但都不属于一般的由病原菌引起的泌尿、男生殖系统感染。真菌如白念珠菌和新型隐球菌感染,则多见于糖尿病、严重营养不良、免疫低下、使用糖皮质激素和免疫抑制剂的患者。

二、感染途径

(一)逆行感染

　　逆行感染是最常见的感染途径。病原菌经尿道外口逆行进入膀胱,还可沿输尿管向上进一步播散至肾盂,多见于女性。约50%的下尿路感染会导致上尿路感染。若存在输尿管口先天异常或其他病变时,膀胱尿液更易反流到输尿管和肾盂,引起上尿路感染。病原菌也可沿男性生殖管道逆行感染,引起细菌性前列腺炎、附睾睾丸炎。

（二）血行感染

血行感染较逆行感染少见。病原菌多为金黄色葡萄球菌、溶血性链球菌等革兰氏阳性菌。感染首发部位为皮肤疖、痈、扁桃体炎、中耳炎、龋齿等，当细菌侵袭力和毒力强或存在机体免疫受损时，病原菌可经血液途径入侵泌尿、男生殖系统血供丰富的器官，包括肾脏、前列腺和附睾等，常为化脓性感染。

（三）淋巴途径

病原菌从邻近器官的感染灶经淋巴系统传播至泌尿、男生殖系统器官，可见于肠道的严重感染或腹膜后脓肿等。

（四）直接蔓延

泌尿、男生殖系统感染是由邻近器官的感染灶直接蔓延所致，如阑尾脓肿、盆腔化脓性炎症等，外伤或肾区瘘管也可直接引入病原菌导致感染。

（李 响）

第二节 发 病 机 制

泌尿、男生殖系统感染是病原微生物入侵与机体防御之间相互作用的结果。当机体和泌尿、男生殖系统的正常防御机制受到破坏，侵入的病原菌增多到一定数量并具备较强的侵袭力和毒力时，即可导致感染。机体存在各种危险因素时，容易诱发感染。

一、细菌入侵

（一）细菌的黏附

细菌的黏附是细菌入侵的第一步。逆行进入泌尿道的病原菌，首先需黏附于尿路上皮并在局部繁殖。如细菌数量少，或不能牢固黏附于尿路上皮，尿流冲刷很容易将其清除。绝大多数病原菌拥有菌毛，菌毛能产生黏附素，使细菌黏附于尿路上皮，继而引起感染。菌毛越多，黏附力越强。菌毛可分为Ⅰ型和P型两种。Ⅰ型菌毛可与膀胱黏膜上的甘露醇受体结合，引起下尿路感染。P型菌毛能与肾盂黏膜上的糖脂受体结合，引起肾盂肾炎。

（二）细菌的数量、侵袭力和毒力

感染的发生取决于细菌的数量、侵袭力和毒力。一般认为，膀胱尿液中的细菌浓度如超过10^5/ml即可引起感染。病原菌的侵袭力与其产生的透明质酸、血浆凝固酶、链激酶等密切相关，毒力则由其产生的外毒素和内毒素决定。

（三）细菌的适应性

病原菌黏附于尿路上皮表面，可呈菌落状繁殖，并分泌多糖蛋白将多个菌体包裹为高度组织化的膜状物，称为细菌生物膜（bacterial biofilm）。细菌生物膜可包含不同的细菌，常见的有大肠埃希菌、表皮葡萄球菌、铜绿假单胞菌等，也可在无生命物体如结石、异物或导尿管、输尿管支架等医用材料表面形成。形成生物膜的细菌不容易清除，并具有很强的耐药性和抵抗机体免疫的能力。为适应尿液的高渗透压环境，病原菌可突变形成遗传稳定的细胞壁缺损菌株，即L型细菌，其胞壁肽聚糖合成受到抑制、细胞壁缺损，能在高渗条件下生存。

二、机体防御

(一) 排尿活动

膀胱有规律的排尿活动,可将进入膀胱和尿道的细菌通过尿流的机械性冲刷而排出体外。正常生理条件下,尿道远端可存在少量细菌,膀胱及上尿路没有细菌。如果排尿间隔时间过长,入侵细菌就有机会繁殖,增加感染风险。

(二) 尿液单向流动

肾脏持续产生的尿液由肾盏、肾盂收集,经输尿管蠕动输送入膀胱贮存,再经尿道排出体外。保证尿流自肾盂向下单向排出体外的尿路结构和功能包括:输尿管自上而下的节段性单向蠕动,输尿管膀胱壁内段和输尿管开口的抗反流结构和机制,正常的膀胱储尿和排尿功能等。膀胱储尿和排尿受大脑皮质、皮质下和脊髓排尿中枢调节。储尿过程中膀胱逼尿肌松弛,保持良好的顺应性,维持膀胱内低压,输尿管通过蠕动将尿液顺利输送入膀胱。排尿过程中膀胱逼尿肌收缩,尿道括约肌舒张,膀胱内压显著高于尿道内压。输尿管开口存在抗反流机制,排尿时尿液不会反流进入上尿路,只会单向经尿道排出体外。任何破坏尿液单向流动的尿路结构和功能异常,均可引起尿路梗阻、尿流淤滞及尿液反流,增加尿路感染的风险。

(三) 尿路上皮防御

尿路上皮分泌的黏液像一层屏障覆盖于尿路黏膜表面,黏液中的主要成分为抗细菌黏附的黏蛋白,细菌进入后附着于黏蛋白之上,在尿液的冲刷下黏蛋白脱落,细菌被排出。尿路上皮还可产生具有抗菌活性的天然小分子多肽,杀伤病原菌,并可诱导后续的抗感染免疫。

(四) 免疫应答

病原菌入侵尿路上皮后,机体就会产生抗感染的免疫反应,包括局部及全身免疫反应。早期以非特异性免疫为主,尿内常能检测出 IgG 和 IgA。IgG 由膀胱尿道壁的浆细胞分泌,可使细菌光滑族群转变为毒力较低的粗糙型,补体激活可溶解细菌。感染时间较长时,可出现特异性免疫反应。

(五) 其他

正常尿液 pH、高渗透压、高浓度尿素均能抑制细菌生长,但尿液也有较丰富的病原菌生长所需的营养成分。正常人尿道口和远端尿道常有少量乳酸杆菌、葡萄球菌等,为正常菌群,可对病原菌起抑制作用,但这些细菌也可成为条件致病菌。

三、危险因素

(一) 尿路梗阻

任何原因所致的尿路梗阻都会发生不同程度的尿液淤滞,致使细菌滞留,增加尿路感染风险。梗阻还可加重原本轻微的尿路感染。常见的尿路梗阻的原因有泌尿系先天发育畸形、结石、肿瘤、前列腺增生、尿道狭窄、神经源性膀胱等。

(二) 尿路结石

结石、梗阻、感染三者常相互促发,互为因果。结石可致尿路梗阻,也易附着、聚集细菌。感染的病原菌可作为结石形成的核心或组分,分解尿素的细菌可形成感染性结石。结石包裹的细菌不容易被机体免疫和抗生素清除,且往往具有较强的侵袭力和毒力。

(三) 机体抵抗力下降

引起全身免疫功能和局部抗感染能力下降的各种病理状态都易诱发泌尿系统感染,包括糖尿病、慢性肝病、慢性肾病、贫血、营养不良、创伤、肿瘤及先天性免疫缺陷或长期应用免疫抑制剂治疗等。

(四) 女性易感因素

女性在经期、性生活后易发生尿路感染。绝经后女性雌激素水平显著下降,阴道和尿道黏膜萎缩,黏液分泌减少,细菌易于入侵。妊娠时孕激素作用使输尿管蠕动减弱,增大的子宫可压迫膀胱和输尿管,引起输尿管甚至肾脏积水,尿液不易排空,均可增加尿路感染的风险。

(五) 医源性因素

任何泌尿道的腔内操作和手术,如尿道扩张、膀胱镜检查、输尿管镜检查、经尿道手术、输尿管镜手术等,都可能不同程度损害尿路上皮的完整性,增加感染的风险。尿路留置导尿管、输尿管支架等,虽改善了尿液引流,但导管作为异物也增加了病原菌入侵的风险,长时间留置更容易诱发感染、结石。导管相关性尿路感染已成为医院内感染的一个重要问题。

(李　响)

第三节　临 床 类 型

尿路感染除传统上以感染部位分为上尿路感染和下尿路感染外,还可根据是否合并泌尿系统异常和全身疾病等危险因素分为单纯性感染、复杂性感染和尿脓毒血症,也可根据是否首次发生分为初发性感染和复发性感染。

一、上尿路感染和下尿路感染

上尿路感染以急、慢性肾盂肾炎为主。肾实质和肾周感染也属于上尿路感染,可继发于严重的肾盂肾炎,也可由化脓性病菌血行感染引起。肾实质感染可引起广泛的化脓性病变,或在肾脏积水基础上感染、化脓,形成肾积脓(pyonephrosis)。肾皮质感染可形成多发性肾脓肿(renal abscess),并可融合扩大。肾周围组织的化脓性炎症称肾周围炎(perinephritis),若形成脓肿称肾脏周围脓肿(perirenal abscess)。

下尿路感染以细菌性膀胱炎为主,多合并尿道炎症。单纯的尿道炎以淋菌性尿道炎和非淋菌性尿道炎常见,通过性接触传播,属特异性感染。

二、单纯性尿路感染和复杂性尿路感染

按感染发生的尿路状态,尿路感染分为单纯性尿路感染、复杂性尿路感染和尿脓毒血症。

单纯性尿路感染(simple urinary tract infection)指在泌尿道结构和功能正常且不存在诱发尿路感染的危险因素情况下所发生的尿路感染,可以是单纯性下尿路感染或单纯性上尿路感染,短期抗菌药物治疗即可治愈,一般不会对肾功能造成影响。

复杂性尿路感染(complicated urinary tract infection)是指患者合并泌尿道结构或功能异常、存在诱发或加重感染的危险因素,多数病情较重且病程迁延,可引起肾功能损害等严重后果。复杂性尿路感染仅用抗感染治疗往往效果不佳,伴发因素不除,感染难以控制和治愈。对于合并尿路异常和梗阻者,需外科治疗解除梗阻,恢复通畅的尿液引流,才能达到最终治疗目的。

尿脓毒血症(urosepsis)为尿路感染引发的脓毒血症,是严重的全身性感染,可发展为败血症和感染性休克,处理不及时或不恰当可威胁患者生命。

三、初发性感染和复发性感染

初发性感染又称孤立性或散发性感染（sporadic infection），多为首次发生，少数虽以前发生过尿路感染，但两次间隔时间很长且新感染与之前无关。复发性感染（recurrent infection）指尿路感染虽已表现为临床治愈但随后不久又再发生，包括再感染（reinfection）和复发（relapse）。再感染是前次感染的病原菌已被清除，此次感染为相同或不同病原菌再次入侵引起。复发又称细菌持续存在（bacterial persistence），是指前次感染的病原菌未被彻底清除，持续存在于泌尿系统中并再次引发新的感染。

复发性感染的发生与病原菌的侵袭力、适应性、耐药性等有关，也与机体防御机制受损有关。有些患者合并有易感的危险因素，本就属于复杂性尿路感染。有些虽为单纯性感染，但反复复发可致尿路结构和功能异常，继发结石、尿路炎性狭窄、梗阻、肾功能受损等并发症，发展为复杂性尿路感染。出现复发性感染，需分析其原因和危险因素并加以处理，在此基础上进行规范、彻底的抗菌治疗才能获得满意疗效，避免病情迁延和并发症的发生。

（李　响）

第四节　抗生素及使用原则

抗生素是治疗泌尿、男生殖系统感染的主要药物，应遵循合理使用的原则。使用不合理或滥用，不仅增加药物不良反应和治疗费用，还会诱导细菌耐药，引发混合感染及条件致病菌感染。使用抗生素的原则是明确感染的诊断，选择敏感抗生素，避免盲目滥用。根据病情合理选择和使用抗生素，充分发挥其抗感染的作用。在保证疗效的前提下慎用和少用，最大限度避免不良反应和细菌耐药的发生。

一、临床常用抗生素

抗生素杀菌或抑菌作用的机制主要包括：抑制细菌胞壁合成，增强细菌胞膜通透性，干扰细菌蛋白质合成，抑制细菌核酸复制或转录。临床常用抗生素包括微生物培养液中获得的天然提取物以及用化学方法合成或半合成的化合物。

（一）β内酰胺类抗生素

通过抑制细菌胞壁黏肽合成酶即青霉素结合蛋白，阻碍细胞壁黏肽合成，导致细菌胞壁缺损，菌体膨胀裂解，起到杀菌的作用。而细菌可通过产生β内酰胺酶来获得耐药。

1. **青霉素类**　天然青霉素 G 对革兰氏阳性菌有强效，但抗菌谱窄，不耐酸，无法口服，不耐酶，易被分解失活。半合成青霉素通过改变青霉素 G 的侧链克服这些缺点，形成了广谱、耐酸、耐酶、抗铜绿假单胞菌及抗革兰氏阴性菌等多个亚类。广谱青霉素如氨苄西林、羧苄西林对大肠埃希菌、变形杆菌和肠球菌等革兰氏阴性菌有较强作用。阿莫西林抗菌谱及活性与氨苄西林基本相同，杀菌作用更强而迅速，耐酸不耐酶，常与酶抑制剂克拉维酸钾合用口服。哌拉西林主要用于铜绿假单胞菌及其他敏感的革兰氏阴性杆菌所致的感染，与酶抑制剂舒巴坦、他唑巴坦合用，配成复合制剂用于耐药菌所致的中、重度感染。

2. 头孢菌素类　是经改造头孢菌素 C 侧链而获得的一系列半合成抗生素。第一代有头孢拉定、头孢唑啉等,主要作用于革兰氏阳性菌,包括对青霉素敏感或耐药的金黄色葡萄球菌,有一定肾毒性。第二代有头孢呋辛、头孢克洛等,对革兰氏阳性菌作用与第一代相仿,对多数革兰氏阴性菌作用明显增强,但对铜绿假单孢菌无效,肾毒性有所降低。第三代有头孢他啶、头孢哌酮等,对革兰氏阳性菌不及第一、二代,对革兰氏阴性菌包括肠杆菌属和铜绿假单胞菌及厌氧菌有较强作用,对肾脏基本无毒性。第四代有头孢吡肟、头孢匹罗等,与第三代相比抗菌谱更广,血药半衰期延长,无肾毒性。

3. 碳青霉烯类　主要有亚胺培南、美洛培南、帕尼培南等。对多种 β 内酰胺酶及头孢菌素酶都高度稳定,具有超广谱、极强的抗菌活性,对革兰氏阳性菌、革兰氏阴性菌和厌氧菌都有强效杀菌作用,且不易产生交叉耐药,但可被金属 β 内酰胺酶水解灭活而形成耐药,是治疗严重细菌感染、多重耐药菌感染等最主要的药物。在病原菌明确前,常作为严重感染的经验性治疗的首选,以尽量覆盖可能的致病菌,迅速强效杀菌。病原菌明确后,可根据药敏谱及感染控制情况,降阶梯换用其他敏感抗生素或继续使用。特别适用于难治性院内感染、免疫缺陷者的肾盂肾炎、进展的尿脓毒血症等。

(二) 氨基糖苷类抗生素

氨基糖苷类抗生素通过与细菌核糖体结合,阻碍其蛋白质合成。主要作用于静止期细菌,对多种革兰氏阴性菌和一些革兰氏阳性菌包括结核分枝杆菌有很强的杀菌作用。天然的有链霉素、卡那霉素、新霉素及庆大霉素等。半合成的阿米卡星(丁胺卡那霉素)、妥布霉素、奈替米星等对铜绿假单孢菌效果较好。主要用于敏感需氧革兰氏阴性杆菌所致的全身感染,但严重感染需与 β 内酰胺类和氟喹诺酮类联用。主要毒副作用是肾毒性、耳毒性及前庭功能失调,妊娠期应禁用,避免新生儿听力损害。

(三) 喹诺酮类药物

喹诺酮类药物为人工合成的广谱抗生素,通过抑制细菌 DNA 回旋酶及拓扑异构酶,造成细菌染色体损害,对静止期和繁殖期细菌均有明显作用。对需氧的革兰氏阴性杆菌包括铜绿假单胞菌有强大的杀菌作用,对金黄色葡萄球菌及产酶金黄色葡萄球菌也有良好作用。有些还能杀灭结核分枝杆菌、支原体、衣原体及厌氧菌。大多数可口服且吸收良好,体内分布广,半衰期较长,不良反应较少。细菌对喹诺酮类药物的天然耐药率极低,但获得性耐药却发展很快。第一代和第二代因疗效欠佳现已少用。第三代氟喹诺酮类有诺氟沙星、氧氟沙星、环丙沙星等,第四代有加替沙星、莫西沙星等,不易产生耐药并对常见耐药菌包括铜绿假单胞菌、肠球菌和金黄色葡萄球菌等有效。多数喹诺酮类药物以原型经肾排泄,尿药浓度高,常在泌尿系统感染治疗时选用。该类药可影响软骨发育,不宜用于孕妇、儿童和 18 岁以下青少年。长期大量使用可致肝损害,肾功能不全者也须慎用。

(四) 人工合成抗生素

人工合成抗生素包括两类。一类为磺胺类药物,干扰细菌核酸合成,对除铜绿假单孢菌外的革兰氏阳性菌和革兰氏阴性菌有效,作用为抑菌而非杀菌,易产生耐药,尤其在用量或疗程不足时更易出现,常与增效剂甲氧苄啶合用口服。其代谢产物易在尿中析出形成结晶,使用时应严格掌握剂量,同时服用碳酸氢钠并多饮水,老人和肾功能不全者应慎用。另一类为呋喃类药,干扰细菌糖代谢而起抑菌作用。其中的呋喃妥因抗菌谱较广,对多种革兰氏阳性和革兰氏阴性菌有抑制作用,且不易产生耐药,但对铜绿假单孢菌无效。口服吸收后由尿排泄,故常用于治疗尿路感染。常见副作用为周围神经炎,肾功能不全者慎用。

(五) 大环内酯类抗生素

大环内酯类抗生素为广谱抗生素,抑制细菌蛋白质合成,属快速抑菌剂。除对革兰氏阳性菌和革兰氏阴性菌有效外,还对支原体、衣原体、军团菌、螺旋体和立克次体等有较强作用,主要用于这些微生物的轻、中度感染。多数对胃酸稳定,口服生物利用度高。有红霉素、罗红霉素、阿奇霉素、克拉霉素、泰利霉素等。

（六）其他针对耐药革兰氏阳性菌的抗生素

万古霉素、去甲万古霉素等对革兰氏阳性菌的细胞壁、细胞膜和 RNA 有三重杀菌机制，为繁殖期杀菌剂，对 L 型细菌也有效，且不易诱导耐药。适用于产酶或耐甲氧西林的葡萄球菌、多重耐药的肠球菌所致的严重感染，以及因患者过敏不能用青霉素类和头孢菌素类的革兰氏阳性球菌感染。

二、抗生素的合理选择

（一）根据药敏试验选用和调整抗生素

原则上均应通过尿液的细菌培养和药物敏感试验来明确病原菌，选用敏感抗生素。初发的单纯性下尿路感染，经验性选择对革兰氏阴性杆菌敏感的抗生素多数有效，无效时需完善尿培养和药敏试验。其余感染应在使用抗生素之前先做细菌培养和药敏试验，以获得准确的病原学证据。抗生素使用之后进行尿培养，可能影响对病原学结果的判断。出现明显全身性感染症状的患者，还应做血液培养及药敏试验。细菌培养至少需要 48h 才能获得结果，如初步诊断为泌尿、男生殖系统感染，可根据感染的类型和最有可能的病原菌，经验性选择相应的抗生素，之后再根据细菌培养的结果和药物敏感度及时调整。

（二）使用肾组织和尿液中浓度高的抗生素

泌尿系感染的治疗目的是达到尿液无菌。对尿路病原菌而言，血清和尿中的最低抑菌浓度（minimum inhibitory concentration，MIC）应超过 MIC90。如感染主要局限在泌尿道，特别是下尿路的感染，使用尿液中浓度高的抗生素如呋喃类药物、氟喹诺酮类药物等，可提高疗效，减少对其他器官系统的副作用。上尿路感染多伴不同程度肾实质感染和全身性炎症反应，需选用在尿和血中都有较高浓度的抗生素，最好选用杀菌剂而非抑菌剂，迅速杀灭和清除病原菌，保护肾实质。

三、抗生素的合理使用

（一）使用时间

不同类型尿路感染使用抗生素的时间有较大的差别，充分的使用时间能保证抗感染治疗效果，但时间过长又容易诱导耐药细菌的产生。抗生素的使用至少应持续到症状消失、尿常规结果恢复正常。对于非单纯性感染者，应持续使用到尿培养转阴后 2 周，可有效清除泌尿系统内致病菌，避免细菌残留及反复复发。初发的急性单纯性下尿路感染患者，宜选用短程口服敏感抗生素，通常为 3~5d。急性肾盂肾炎伴明显全身症状的患者宜选用静脉给药，体温恢复正常后改为口服给药，疗程至少 14d，一般为 2~4 周。反复发作性肾盂肾炎患者疗程需更长，常需 4~6 周。

（二）联合用药

尿路感染应首选抗生素单药治疗。联合用药的指征包括：①单药治疗失败；②多重感染；③耐药菌株；④严重感染。大肠埃希菌感染可选用氨基糖苷类与第三代头孢菌素合用，变形杆菌感染可选用半合成广谱青霉素类与氨基糖苷类合用，铜绿假单胞菌感染选用半合成广谱青霉素或第三代头孢菌素加氨基糖苷类治疗。对于需长时间治疗的复杂性尿路感染，合理的联合用药可通过药物协同作用增加疗效，减轻副作用，并减少耐药菌的产生。

（三）慎用肾毒性药物

复杂性尿路感染的患者如已存在肾功能不全，应尽可能避免使用肾毒性抗生素。已有肾功能不全的患者，应考虑抗生素的毒性、半衰期、血浆蛋白结合率、在体内的代谢和排泄情况以及患者的肾功能状况，选用无肾毒性或肾毒性低的抗生素，或调整给药剂量及方法，如确需用肾毒性抗生素时应进行药物浓度监测。氨基糖苷类药物在肾功能不全患者的尿中不能达到有效浓度且有肾毒性，应避免使用。

思考题

1. 简述泌尿系统感染的临床类型及定义。
2. 不同泌尿系统感染途径致病菌有什么不同？
3. 引起泌尿系统感染的危险因素有哪些？为临床诊断、治疗、预防提供哪些思路？
4. 针对泌尿系统感染的常用抗生素有哪些特点？
5. 泌尿系统感染抗生素使用原则有哪些？

（魏　强）

第二章
泌尿系统感染

泌尿系统感染的临床表现以排尿及受累器官异常为基础,重者出现全身感染表现。根据病史、症状和体征,结合尿常规、血常规及尿培养等实验室检查,多能作出正确诊断。影像学检查多用于复发、复杂及特殊类型尿路感染的诊断。主要治疗方法是应用敏感抗生素,需注意合理选择及合理使用。复杂性尿路感染还需寻找和处理诱发或加重感染的危险因素。

第一节 概 述

泌尿系统感染一般指非特异性病原菌入侵泌尿系统引起的尿路感染(urinary tract infections,UTI),常伴菌尿(bacteriuria)和脓尿(pyuria)。菌尿指尿液中出现细菌,脓尿是尿中存在异常增多的白细胞和脓细胞。严重泌尿系统感染可引发全身性感染,主要为尿脓毒血症。

单纯性尿路感染好发于女性,尤其是性生活活跃期及绝经后女性。多由单一病原菌引起,初发或散发性感染主要为大肠埃希菌,复发性尿路感染可由不同病原菌引起,肠道革兰氏阴性杆菌属仍为主要病原菌,并可同时存在多种病原菌感染,常见的有变形杆菌、产气杆菌、肺炎克雷伯菌、铜绿假单胞菌、粪链球菌等。常合并有尿路结石、尿路梗阻、长期留置导尿管及其他危险因素。

医院内获得性尿路感染(hospital acquired UTI)属特殊类型的复杂性尿路感染,是发生率仅次于呼吸道的院内感染,其中约80%为导管相关尿路感染(catheter associated UTI,CAUTI)。病原菌种类复杂且常具多重耐药性。随着微创腔内泌尿外科技术的广泛应用,对于已有尿路感染或潜在风险的泌尿系统疾病患者,腔道内的操作有导致尿脓毒血症的风险,若诊治不当,后果严重。需要高度警惕,积极防治。

(李 响)

第二节 临床表现

临床表现以排尿及受累器官异常为基础,重者出现全身感染表现。无论上、下尿路感染,膀胱刺激症状(vesical irritability)是最常见的表现。急性感染起病突然,症状明显,多伴阳性体征。慢性感染病程迁延,症状时好时坏。畏寒、发热等全身症状主要出现在肾脏、前列腺等血供丰富器官的感染,尤其是急性感染如急性肾盂肾炎、肾和肾周化脓性炎症、急性细菌性前列腺炎等。老年、免疫功能下降、营养不良患者的临床表现可不明显，甚至不出现任何症状，症状的轻重不能完全说明感染的程度。

一、细菌性膀胱炎

急性细菌性膀胱炎（acute bacterial cystitis）多突然起病，为病原菌入侵膀胱后引起，常伴尿道炎症，故又称膀胱尿道炎或下尿路感染。膀胱黏膜弥漫性充血、水肿，可有黏膜下出血，严重时可见溃疡形成，黏膜表面有脓液和坏死组织附着。炎症一般比较表浅，仅累及黏膜及黏膜下层。显微镜下可见毛细血管扩张和白细胞浸润。炎症往往以膀胱三角区最为明显。

膀胱刺激症状又称尿路刺激症状（urinary irritation symptoms），为下尿路感染最常见的表现，包括尿频、尿急和尿痛，由膀胱颈和膀胱三角区炎症刺激所致。炎症程度越重，症状越明显，甚至出现急迫性尿失禁。膀胱刺激征合并血尿是膀胱炎症的典型症状。血尿可为镜下或肉眼血尿，炎症多发生于膀胱三角区，常为终末血尿。炎症重者可导致膀胱排尿功能紊乱，出现排尿困难。膀胱区疼痛往往不严重，表现为下腹部、耻骨上区不适。重者可有局部压痛。全身症状多不明显，体温正常或仅有低热，当并发急性肾盂肾炎或前列腺炎、附睾炎时可有高热。

细菌性膀胱炎如反复发作、病程迁延，可发展为慢性细菌性膀胱炎。膀胱黏膜苍白、粗糙、肥厚，黏膜固有层内有较多浆细胞、淋巴细胞浸润和结缔组织增生。如肌层受累可致膀胱壁纤维化，严重时膀胱容量减少、膀胱输尿管反流和肾积水。男性常继发于下尿路梗阻性疾病，如前列腺增生、尿道狭窄、膀胱结石等，女性多有尿道开口异常或其他危险因素。反复发作或持续存在尿频、尿急、尿痛，并有耻骨上膀胱区不适，膀胱充盈时症状较明显。

二、急性肾盂肾炎

急性肾盂肾炎（acute pyelonephritis）是肾盂和肾实质的急性感染，致病菌主要为大肠埃希菌、其他肠杆菌及革兰氏阳性球菌。病原菌多经尿道和膀胱进入输尿管逆行感染肾盂，再经肾盂感染肾实质。肾盂、肾盏黏膜充血、水肿，多量中性粒细胞浸润，可有散在小出血点。肾实质散布大小不等的小脓灶，多集中于一个和多个楔形区。早期肾小球多不受影响，病变严重时可见肾小管、肾小球破坏。化脓灶愈合后可形成微小的纤维化瘢痕，一般不损害肾功能。病灶广泛而严重者，可使部分肾单位功能丧失。

上尿路含病原菌的感染性尿液经输尿管进入膀胱，可引起膀胱刺激症状，膀胱黏膜炎症程度与症状相关。患侧甚至双侧腰痛，多呈胀痛。急性期患侧肾区压痛、叩痛往往较为明显，可出现肌紧张。如继发肾脓肿、肾周脓肿，症状更为剧烈。可出现不同程度的脓尿，血尿多为镜下血尿。急性肾盂肾炎多出现明显全身症状，可突发寒战、高热，体温可达39℃以上，可伴头痛、全身痛及恶心、呕吐。热型类似脓毒血症，大汗后体温下降，反复发作。

三、慢性肾盂肾炎

急性肾盂肾炎病原菌及感染诱因未被彻底消除，病程迁延或反复发作而转为慢性。肾盂、肾盏瘢痕形成、变形、积水，肾实质纤维化。随着炎症的发展和肾实质损害的不断加重，纤维组织不断增多，肾脏变形、质地变硬，表面凹凸不平或体积缩小等，造成肾功能损害甚至完全失去功能。

慢性肾盂肾炎（chronic pyelonephritis）临床表现复杂，容易反复发作，症状较急性期轻，有时可表现为无症状性菌尿和脓尿。静止期常有患侧肾区隐痛不适，尿路刺激症状往往较轻，可伴乏力、低热、厌食等症状。急性发作时出现急性肾盂肾炎临床表现。随病情的发展，肾小球和肾小管的功能均受损害，患者出现颜面、眼睑水肿，高血压，贫血，低渗、低比重尿，夜尿增多，晚期可出现氮质血症甚至尿毒症。

四、肾及肾周化脓性炎症

(一) 肾脓肿

肾脓肿多由金黄色葡萄球菌经血行感染肾实质,形成肾皮质多发脓肿。原发灶可为皮肤疖肿、肺部感染、骨髓炎、扁桃体炎或外伤后感染等。多个小脓肿融合形成肾痈,穿破肾被膜,积聚在肾周形成肾周脓肿。少数由肾盂肾炎引起,往往是革兰氏阴性杆菌经肾内淋巴系统感染肾皮质。糖尿病患者是高危人群。

患者可先有较为明显的原发病灶症状,突发畏寒、发热、腰痛,肾区压痛,肌紧张和肋脊角叩击痛。血白细胞升高,中性粒细胞增加,血培养有细菌生长。部分病例肾脓肿与集合系统相通,出现脓尿和菌尿。

(二) 肾周围炎和肾周脓肿

肾周围炎是肾周组织的化脓性炎症,多由肾盂、肾实质感染波及,或继发于肾外伤血肿、尿外渗感染,少数由肾外感染病灶血行播散引起。肾周围炎形成脓肿则称肾周脓肿。病原菌以金黄色葡萄球菌及大肠埃希菌多见。

临床表现主要为腰痛、肾区压痛、叩击痛和肌紧张,在腰部或腹部扪及肿块,形成脓肿后可有畏寒、发热等全身中毒症状。若脓肿破溃,感染沿腰大肌蔓延扩展,可出现明显的腰大肌刺激症状。如脓肿位于肾上方,累及膈肌,可有胸膜炎性反应,同侧膈肌抬高,活动受限。

(三) 肾积脓

肾积脓是肾严重感染所致的广泛化脓性病变,多继发于上尿路结石、狭窄等梗阻性疾病所致的肾积水,肾实质全部破坏形成一个积聚脓液的囊腔,病原菌多为革兰氏阴性杆菌。肾积脓如急性起病则症状较重,可出现畏寒、高热等全身感染症状,腰部疼痛、肿块及肋脊角叩击痛等。血白细胞计数升高,中性粒细胞增多明显,红细胞沉降率加快。肾内的积脓排入膀胱可出现膀胱刺激症状。慢性肾积脓病程较长,患者可有消瘦、贫血、反复尿路感染,通常合并尿路畸形、结石、梗阻、泌尿系感染或手术史。

(李　响)

第三节　诊　　断

根据患者的临床表现,结合尿液分析、尿细菌培养等,泌尿系统感染的诊断并不困难。但在诊断过程中还需进一步明确:感染的部位和途径,感染为初发还是复发,是否合并尿路异常和其他基础疾病,是否引起了全身感染,以及病原菌的种类和药物敏感性,利于不同类型的尿路感染患者获得合理、有效的治疗。

一、病史采集

下尿路感染最常见主诉为膀胱刺激症状,严重的急性膀胱炎可有脓尿、血尿、膀胱痛等,全身症状一般不明显,体温正常或低热。上尿路感染则以尿路刺激症状和腰痛常见,经膀胱逆行感染可先有尿路刺激症状,再出现腰痛。重者可出现寒战、发热、头痛等全身症状及恶心、呕吐等胃肠道症状。

既往史的采集需注意:了解尿路感染和其他感染病史,药物史特别是抗生素的使用情况,泌尿系统疾病如先天畸形、结石、梗阻和其他基础疾病如糖尿病、贫血及营养不良等。了解有无不洁性交史有助于鉴别性传播疾病引起的尿道炎。

二、体格检查

下尿路感染患者可有耻骨上压痛。上尿路感染患者可有上输尿管点(腹直肌外缘与脐平线交叉点)或肋腰点(腰大肌外缘与十二肋交叉点)压痛,肾区(肋脊角)叩痛,感染严重时患侧腰部肌紧张。慢性感染者的体征可不典型。

对男性患者应行外生殖器检查和直肠指诊。观察尿道口有无红肿、分泌物,阴茎有无畸形,阴囊内容物性状、质地及有无红肿、触痛,直肠指诊了解前列腺情况,排除尿道结石、生殖系统炎症。女性应检查尿道口位置与处女膜伞和阴道的关系,必要时行妇科检查以排除阴道炎、宫颈炎等。体格检查可发现一部分潜在的泌尿生殖系统解剖异常,以及引起或增加感染风险的危险因素。

下尿路感染的患者发现上尿路体征,提示进展为上尿路感染。上尿路感染也要注意下尿路以及全身其他部位是否存在感染灶。当出现高热、低血压、心率加快等全身炎症反应征象时,要警惕尿脓毒血症。

三、辅助检查

通过尿液、血液的实验室检查,能够明确有无尿路感染,获得病原学证据,并协助判断病情的严重程度。这些对于单纯性尿路感染的临床诊治多已足够。对于严重感染、反复复发的感染、慢性感染以及复杂性尿路感染者,还需进行必要的影像学检查甚至侵入性检查,以助于分析原因和诱因,判断病情,指导治疗。

(一)尿液检查

1. 尿液标本收集 因初段尿液可能被尿道口、包皮或阴道前庭的细菌污染,应留取中段尿用于尿液分析。用于细菌培养和药敏试验的尿液标本,宜在清洁外阴和尿道口后留取,但不应使用消毒液,以免造成结果假阴性。女性患者还可通过导尿管导尿留取尿液,但应注意导尿具有创伤性,且导尿操作本身就可能造成尿路感染。耻骨上膀胱穿刺所取的尿液标本准确性最高,因其有创,仅用于不能按要求排尿和导尿者,如截瘫或新生儿等。尿液标本采集后应在 2h 内送检,以避免污染。

2. 尿液分析 包括尿常规检查、尿生化检查和尿沉渣检查。尿路感染时尿白细胞数增多,每高倍镜视野白细胞数量超过 5 个即为脓尿。如查见白细胞管型,提示为肾小管内炎性细胞聚集,见于肾盂肾炎,是鉴别上、下尿路感染的重要指标。值得注意的是有些泌尿道疾病如结核可出现无菌性脓尿。40%~60% 的膀胱炎患者出现镜下血尿。脓尿和血尿是诊断泌尿道炎症的重要指标。尿沉渣涂片检查有无革兰氏阴性杆菌或革兰氏阳性球菌。

3. 尿培养和药敏试验 清洁中段尿培养菌落计数是诊断尿路感染的主要依据,同时还应进行药物敏感试验。尿培养菌落计数 ≥ 10^5 cfu/ml 证明有尿路感染;< 10^3 cfu/ml 可能为标本污染,应重复培养;10^3~10^5 cfu/ml 之间为可疑感染。进一步细化尿路感染细菌培养标准为:急性非复杂性膀胱炎中段尿培养 ≥ 10^3 cfu/ml;急性非复杂性肾盂肾炎中段尿培养 ≥ 10^4 cfu/ml;女性中段尿培养 ≥ 10^5 cfu/ml;男性中段尿培养或女性复杂性尿路感染导尿标本 ≥ 10^4 cfu/ml。对于已经应用抗菌药物治疗的患者,尿培养菌落计数结果往往难以判断。尿道口有分泌物时应涂片进行细菌学检查。

(二)血液检查

上尿路感染多出现白细胞计数和中性粒细胞比值升高。当患者出现寒战、高热等脓毒血症表现时,应进行血培养和药敏试验。血液检查还可发现其他潜在性基础疾病如糖尿病,肝、肾功能不全,免疫缺陷等。

(三) 影像学检查

超声检查无创、简便,可作为首选,对尿路梗阻、肾积水、肾积脓、肾周脓肿、结石等病变较为敏感。CT 检查有助于确定感染的诱因、部位以及范围,能发现泌尿系统各器官解剖结构的异常,对肾实质和肾周感染的诊断准确性高。尿路平片有助于发现尿路结石,静脉尿路造影可发现尿路梗阻和畸形,确定病变部位和范围。放射性核素肾图检查可了解两侧分肾功能、尿路梗阻等情况。影像学检查在慢性泌尿系感染和久治不愈的患者中有重要意义。

(四) 侵入性检查

不明原因的尿路刺激症状,出现明显肉眼血尿,尤其 B 超提示膀胱肿物、膀胱壁异常时,膀胱镜检查可发现可能存在的膀胱肿瘤、前列腺增生、结核等,同时还可了解双侧输尿管开口有无异常。下尿路急性感染期禁忌行膀胱镜检查。尿流动力学检查可了解膀胱逼尿肌和尿道括约肌功能状态。

四、诊断和鉴别诊断

尿路感染根据病史、临床表现和实验室检查多能作出正确诊断。影像学检查多用于复发、复杂及特殊类型尿路感染的诊断。

泌尿系统非特异性感染需与泌尿系统结核相鉴别,尤其是反复出现尿路感染症状者。泌尿系统结核为慢性、特异性感染,首发于肾脏,再向下顺行感染输尿管和膀胱,起病缓慢,膀胱刺激症状时有时无,或轻或重,但随病程迁延逐渐加重。一般抗生素治疗效果不佳,脓尿持续存在,普通尿培养结果阴性,表现为"无菌性脓尿",需高度怀疑泌尿系统结核。尿结核菌检查和结核菌培养可为阳性,血常规检查可见淋巴细胞比例异常升高。静脉尿路造影、CT 等影像学检查可发现肾脏、输尿管、膀胱结核的特征性改变。膀胱镜检查可发现膀胱黏膜表面的结核结节、溃疡等典型征象。

细菌性膀胱炎可继发于膀胱结石、膀胱癌、前列腺增生症等下尿路疾病,这些疾病本身也可出现膀胱刺激症状。排尿时尿流中断并伴放射至阴茎头的疼痛为膀胱结石的典型表现,B 超检查易于诊断。膀胱癌主要表现为无痛性肉眼血尿,膀胱镜检及活检可确诊。前列腺增生症发生于老年男性,以膀胱出口梗阻的下尿路症状为主要表现,如尿频、尿急、排尿困难等,通过直肠指诊、B 超检查常可明确诊断。

急性肾盂肾炎如发热、疼痛明显,需与腹腔器官的炎症病变如胃肠炎、胰腺炎、胆囊炎、阑尾炎、女性附件炎等相鉴别。慢性肾盂肾炎出现肾功能不全,需与慢性肾小球肾炎、肾病综合征、糖尿病肾病、高血压肾病等相鉴别。肾实质和肾周感染,尤其病变广泛、脓肿形成者,需与肾癌、肾淋巴瘤等肿瘤性病变相鉴别。

五、特殊类型尿路感染的诊断

(一) 无症状性菌尿

无症状性菌尿(asymptomatic bacteriuria)又称隐匿型菌尿,患者有真性细菌尿而无任何尿路感染的症状,是一种隐匿型尿路感染。病原学诊断依据是清洁中段尿细菌定量培养连续 2 次大于 10^5cfu/ml,且 2 次菌种相同,并确切排除了假阳性结果。大多数的无症状菌尿不推荐使用抗菌药物治疗。

(二) 复杂性尿路感染

复杂性尿路感染诊断标准为尿细菌培养阳性,并同时存在下列 1 个或以上的因素:①留置导尿管、支架管或间歇性膀胱导尿;②残余尿>100ml;③任何原因引起的梗阻性尿路疾病;④膀胱输尿管反流或排尿功能异常;⑤尿流改道;⑥化疗或放疗损伤尿路上皮;⑦围术期和术后尿路感染;⑧肾功能不全、移植肾、糖尿病或免疫缺陷。

(三) 尿脓毒血症

尿脓毒血症是由尿路感染引发的脓毒血症,当患者出现临床感染症状并伴有全身炎症反应综合征（systemic inflammatory response syndrome，SIRS）时可以诊断。判断 SIRS 需具备以下 2 个或 2 个以上条件：①体温>38℃或<36℃；②心率>90 次 /min；③呼吸频率>20 次 /min 或 $PaCO_2$<32mmHg；④外周血白细胞计数>12×10^9/L 或<4×10^9/L，或幼粒细胞>10%。严重尿脓毒血症导致器官功能障碍、血流灌注不足及低血压，迅速发展为感染性休克。感染性休克持续时间超过 1h 以及对抗休克治疗无反应，则为难治性感染性休克，常导致患者死亡。尿脓毒血症的早期诊断和及时干预，是阻止疾病进展和降低死亡风险的关键。

（四）导管相关尿路感染

导管相关尿路感染指患者留置导尿管后，或者拔除导尿管 48h 内发生的泌尿系统感染，是医院感染中常见的感染类型。对无症状的留置导尿管患者不需常规进行尿培养。如患者出现膀胱刺激症状、下腹压痛、肾区叩痛、发热等临床表现，尿检白细胞男性 ≥5 个 / 高倍视野，女性 ≥10 个 / 高倍视野，临床上可诊断为导管相关尿路感染。病原学诊断标准为：清洁中段尿或导尿留取尿液培养，革兰氏阳性球菌菌落数 ≥10^4cfu/ml，革兰氏阴性杆菌菌落数 ≥10^5cfu/ml；或耻骨联合上膀胱穿刺留取尿液培养，细菌菌落数 ≥10^3cfu/ml；或新鲜尿液标本离心后相差显微镜检查，每 30 个视野中有半数视野见到细菌。经手术、病理学或影像学检查有尿路感染证据者也可诊断。

（李　晌）

第四节　治　　疗

泌尿系统感染治疗的目的是及时、有效地清除和消灭病原菌，促进感染痊愈，避免感染扩散或迁延，保护泌尿系统各器官尤其是肾脏的功能。单纯性尿路感染通过合理的抗生素治疗可获满意疗效。对于病情严重、病程迁延或反复复发者，需积极查找原因，发现潜在的泌尿系统解剖功能异常和其他基础疾病，进行综合治疗。

一、治疗原则

（一）一般治疗

治疗期间注意休息、营养，避免性生活。多饮水，保持每日尿量在 2 000ml 以上，有助于感染尿液及尿中细菌的排出。

（二）抗感染治疗

根据细菌培养和药物敏感试验结果选用抗生素。经验性选择对革兰氏阴性杆菌敏感的抗生素，可用于散发性单纯下尿路感染的短程治疗。单纯性尿路感染者应持续使用敏感抗生素至症状消失，尿常规检查正常，尿细菌培养转阴。严重感染、复发感染、复杂性感染者在尿培养结果转阴后还需维持抗感染治疗数天至 2 周。需长期使用抗生素治疗的慢性尿路感染者，为避免耐药菌株的产生，可联合应用两种或两种以上的抗生素。

（三）对症治疗

使用解热镇痛药缓解高热、疼痛，碱性药物如碳酸氢钠降低尿液酸性，黄酮哌酯、抗胆碱能药物松弛膀胱逼尿肌，缓解膀胱刺激症状。

（四）纠正全身基础疾病

需积极控制和纠正引起局部和全身免疫功能下降的疾病，如糖尿病、营养不良、免疫缺陷等。

（五）去除诱发因素

复杂性尿路感染需针对合并的危险因素采取相应治疗措施。诱发因素不除，感染往往难以彻底治愈。引起泌尿系统解剖和功能异常的疾病如先天畸形、尿路狭窄、结石、前列腺增生等，应在感染控制后选择适当的时机手术治疗。合并尿路梗阻的严重感染，不具备同时治疗梗阻性疾病的条件时，上尿路梗阻者可行肾穿刺造瘘、输尿管支架管置入，下尿路梗阻者可留置导尿管或行耻骨上膀胱造瘘，解除梗阻、改善引流，使感染得到有效控制。如肾实质和肾周感染形成明显脓肿和积脓，需外科引流。

二、治疗要点

（一）细菌性膀胱炎

1. **急性单纯性膀胱炎**　采用口服单一抗菌药物，单剂或 3d 短程治疗。可经验性选用呋喃妥因、氟喹诺酮类等在尿液中浓度高的抗生素，也可选用半合成青霉素如匹美西林、阿莫西林以及第二或第三代头孢类抗生素。在大肠埃希菌对磺胺类抗生素耐药率低的地区，还可选用磺胺甲噁唑与甲氧苄啶的复方制剂。对首次发生者，给予单剂疗法，对有多次发作史者，给予 3d 疗法，以降低再发率。大多数患者治疗后菌尿可转阴，单剂或 3d 短程治疗后如效果不佳，应根据药敏试验更换抗生素，治疗 1~2 周。

2. **慢性膀胱炎**　应根据细菌培养和药敏试验选择敏感抗生素，足量、足疗程使用，可交替使用两三种抗生素，应用 2 周或更长时间。治疗期间保持排尿通畅，积极处理诱发因素，如前列腺增生、膀胱结石、尿道狭窄等。女性如有尿道开口异常，可行尿道外口成形矫正。

3. **复发性单纯下尿路感染**　多见于女性。预防再感染用低剂量、长疗程抑菌疗法，方案为每晚睡前或性交排尿后口服单剂抗生素，如复方磺胺甲噁唑半片或一片、呋喃妥因 50mg 或左氧氟沙星 100mg 等。通常使用半年，如停药后仍反复再发，则需预防治疗 1~2 年。为防止长期使用磺胺类和呋喃类药物对肾功能的损害，应适当增加液体摄入量。多次复发者，需根据药敏试验结果选择敏感抗生素治疗，采用最大允许剂量治疗 6 周，如不奏效可考虑延长疗程或改为注射用药。

绝经后女性除使用抗生素外，可应用雌激素替代治疗。通过口服雌激素或阴道局部使用雌激素霜剂，可使绝经后女性萎缩的泌尿生殖道黏膜得以修复，并增加阴道内乳酸杆菌、降低阴道 pH，有助于防止再发生尿路感染。但长期过量使用可能会增加女性肿瘤的发生风险，应排除乳腺癌和妇科肿瘤，在妇科医师指导下应用。

（二）急性肾盂肾炎

急性肾盂肾炎常累及肾实质，有引发菌血症、脓毒血症风险。治疗原则包括迅速消灭侵入的致病菌，预防或控制全身脓毒血症，预防再发。需选用在尿液和血液中浓度均较高的敏感抗生素。轻、中症患者可口服给药，重症出现全身感染表现者应先静脉或肌内注射给药，病情缓解后改为口服，治疗 1~2 周。

在病原菌和药敏结果尚不清楚的早期治疗中，经验性用药不推荐氨苄西林和第一、二代头孢菌素，因现有超过一半的大肠埃希菌已对之耐药。可选氟喹诺酮类药物作为一线治疗，用药 7~10d，增加单次使用剂量也可将疗程缩短到 5d。有喹诺酮类禁忌证的患者，第三代头孢菌素可作为首选。如尿沉渣涂片提示革兰氏阳性菌感染，可选用半合成青霉素氨苄西林加 β 内酰胺酶抑制剂。用药 48~72h 后效果不佳，应根据药敏试验更换敏感抗生素，治疗时间至少 2 周。出现全身症状的患者应选择静脉给药或肌内注射，退热 72h 后再更换为口服抗生素，完成 2 周疗程。治疗 14d 后仍有菌尿，需根据药敏试验结果，调整抗生素再治疗 4~6 周。

（三）慢性肾盂肾炎

慢性肾盂肾炎应用抗生素的目的是彻底控制菌尿以及抑制细菌生长。应根据病原菌种类和药敏试验结果选择敏感且肾毒性小的抗生素，至少应用 2~3 周，以后需长时间、小剂量口服抗生素维持血药浓度,抑制细菌生长。用药时间可持续数月,治疗过程中应多次复查尿常规和尿培养,调整用药方案,尿培养结果转阴后停药。慢性肾盂肾炎多在停药后 2 个月内复发,在 2 个月内每月复查尿常规和尿培养。

(四) 肾实质和肾周感染

肾实质和肾周感染早期应及时使用敏感抗生素治疗,并加强全身支持治疗。须依据尿液和血液的细菌培养结果选择抗生素,继发于其他感染病灶者的经验性用药可先选用主要针对革兰氏阳性球菌的抗生素,否则选用在血液和肾组织中浓度高的广谱抗生素。抗感染治疗 6~8 周,部分患者可以痊愈。若形成大的肾脓肿、肾周围脓肿,需在 B 超引导下穿刺引流或切开引流,同时做脓液的细菌培养和药敏试验。患肾功能受损严重或功能丧失,可行肾切除术。

肾积脓患者需应用广谱抗生素积极抗感染,同时注意加强营养,纠正水、电解质紊乱。合并上尿路梗阻者可行输尿管逆行插管或 B 超引导下肾穿刺造瘘术,改善引流,减轻症状,控制感染和保护肾功能。在感染控制后,患肾尚有功能时,积极寻找致病原因,治疗原发病。如患肾功能已丧失,可行患肾切除术。

三、特殊类型尿路感染的治疗

(一) 复杂性尿路感染

复杂性尿路感染的治疗方案取决于疾病的严重程度。除了抗菌药物治疗外,还需要同时纠正泌尿系的解剖或功能异常,治疗其他潜在的基础疾病。抗生素应根据尿培养和药敏试验结果选用。经验性用药需重视多种病原菌和耐药菌感染,可选氟喹诺酮类、半合成青霉素类加 β 内酰胺酶抑制剂、第二代或第三代头孢菌素,或氨基糖苷类抗生素。初始治疗无效或感染严重、迅速进展时,可直接换用第三、四代头孢菌素或碳青霉烯类抗生素。治疗时间 1~2 周,疗程与潜在疾病的治疗密切相关。伴下尿路症状的患者疗程至少 1 周,有上尿路症状或尿脓毒血症患者疗程至少 2 周。根据感染控制情况,有时需延长至 3 周。治疗结束后 1 周及 1 个月行尿培养,明确感染是否有效控制。

(二) 尿脓毒血症

尿脓毒血症需在发生的早期及时诊断、积极救治。特别在合并感染的腔内碎石及手术操作、严重的复杂性尿路感染等情形下,如发现和处理不及时,可迅速进展为感染性休克,发生多器官功能衰竭,直接威胁患者生命。诊断一旦成立,应按危重症抢救流程,建立静脉通道,监测患者的生命体征、氧饱和度、中心静脉压及尿量等,立即救治。

1. 复苏及生命支持治疗 扩充循环容量、应用血管活性药物,及时纠正休克,维持循环和呼吸稳定。应使中心静脉压达到 8~12mmHg,尿量在 0.5ml/(kg·h) 以上。保障氧输送以改善氧饱和度,使中心静脉血氧饱和度维持在 ≥70%,否则需输红细胞悬液使血细胞比容 ≥30%。

2. 抗菌药物治疗 在脓毒血症诱发低血压 1h 内,尽快静脉途径使用强效抗生素。用药前先留取尿液和血液标本用作细菌培养和药敏试验,结果出来前先经验性选用抗生素。严重者可先直接使用碳青霉烯类,待病情缓解后再根据药敏试验结果,决定是否维持或降阶梯使用其他敏感抗生素。以大肠埃希菌和其他肠杆菌科为主要病原菌的社区性感染,可用第三代头孢菌素、哌拉西林 / 他唑巴坦等。在携带超广谱 β 内酰胺酶肠杆菌科和耐氟喹诺酮大肠埃希菌的高发地区,还需联合氨基糖苷类或碳青霉烯类抗生素。医院内获得性尿路感染引起的尿脓毒血症,应选用抗铜绿假单胞菌的 β 内酰胺类抗生素,并联合氨基糖苷类或碳青霉烯类药物,以覆盖包括多重耐药菌株在内的大部分细菌。治疗反应不佳时,需根据药敏试验结果及时换用敏感抗生素。

3. 控制和去除合并因素 采用简便、快捷的微创方法如肾穿刺造瘘、留置导管等,及时解除尿路梗阻、改善引流,降低泌尿道内压力,减少细菌及其毒素进入血液循环。导致梗阻的基础疾病则待感染有效控制后再予治疗。

4. 尿脓毒血症的特殊治疗　肾上腺皮质功能相对不足的患者可应用氢化可的松,严重尿脓毒血症者可应用重组激活蛋白 C。

（三）导管相关尿路感染

预防导管相关尿路感染十分重要。应严格掌握导管引流的适应证,减少尿管使用,尽早拔除尿管。置管时严格无菌操作,常规使用封闭引流。留置尿管后应充分饮水,确保足够尿流。一般不需膀胱冲洗,也不需预防性使用抗生素。

患者出现感染症状,在使用抗生素之前进行尿培养。可先经验性选择广谱抗生素,待药敏试验结果出来后再调整。症状迅速缓解者疗程为 7d,反应延迟者疗程为 14d。需长期导尿的可更换新的导管,病情允许的可拔除导管。拔除尿管后如出现尿路感染,口服氟喹诺酮类药物治疗 3~5d 多可奏效。长期留置导尿管或输尿管支架的患者,在感染控制前提下应尽量缩短抗生素使用时间,不能以预防导管相关感染为由持续使用,以避免细菌耐药的发生。

（四）妊娠期尿路感染

女性妊娠期更容易发生尿路感染,其诱因包括孕激素致输尿管平滑肌松弛,引起输尿管扩张、积水;妊娠中、后期子宫明显长大、右旋,压迫膀胱及右侧输尿管;肾血流量及肾小球滤过率增加,膀胱残余尿增多等解剖和生理变化。妊娠期尿路感染可增加低出生体重儿、早产和新生儿死亡的发生率,需加以重视、予以有效治疗。

治疗前、后均需做尿培养检查,抗生素的选用应考虑对母体和胎儿两方面的影响,避免使用有致畸或明显毒性作用的药物。急性膀胱炎用 3~5d 抗生素治疗,可经验性选用呋喃妥因、阿莫西林、第二或第三代头孢菌素等单药口服治疗,不宜用氟喹诺酮类、氨基糖苷类。反复发作者可每日睡前口服呋喃妥因或头孢呋辛,维持至产褥期,预防复发。急性肾盂肾炎多发生于妊娠后期,经验性用药可选择半合成青霉素类加酶抑制剂如哌拉西林＋他唑巴坦,或头孢曲松、头孢吡肟等三、四代头孢菌素。开始宜静脉给药,症状明显改善后改为口服,总疗程至少 2 周,治疗结束后再行尿培养,以明确感染是否已治愈。

思考题

1. 分析影像学检查诊断复杂性尿路感染的价值。
2. 简述单纯性尿路感染和复杂性尿路感染治疗的相同点及不同点。
3. 简述尿脓毒血症的诊断和治疗要点。
4. 简述妊娠期妇女及肾功能不全并尿路感染者选用抗生素的原则。

（李　响）

第三章
男生殖系统感染

　　男生殖系统感染一般指非特异性感染,与特异性感染(如结核、淋病)有本质区别。前列腺炎是成年男性最常见的生殖系统疾病,其中Ⅲ型前列腺炎占90%以上。前列腺炎给患者生活质量和健康状况带来严重的影响,给公共卫生事业造成巨大的经济负担,给临床诊疗带来诸多的困难。临床上正确认识前列腺炎的病因和发病机制,判断病情轻重,选择治疗方法,评价疗效,更显得十分重要。应重视急性附睾炎与睾丸扭转相鉴别,慢性附睾炎与附睾结核相鉴别。

第一节　前列腺炎概述

　　前列腺炎是成年男性常见的疾病,50岁以下患病率较高,非细菌感染占90%以上。前列腺炎患者占泌尿外科门诊患者的8%~25%。采用不同的流行病学方法调查以及调查的人群结构不同,前列腺炎患病率差异较大。在美洲和亚洲不同国家,20~79岁男性前列腺炎患病率分别是2.2%~16%及2.7%~8.7%。我国15~60岁男性存在前列腺炎症状的比例为8.4%。50%的男性在一生中会受前列腺炎的影响,部分可能严重影响生活质量,对公共卫生事业造成巨大的经济负担。

　　前列腺组织学炎症研究发现,良性前列腺增生的穿刺或手术标本中组织学炎症的检出率达49.5%~100%。尸检报告前列腺组织炎症的患病率为24.3%~44%。前列腺炎症状与组织学前列腺炎症程度之间缺乏有临床意义的相关性。

　　美国国立卫生研究院(National Institutes of Health,NIH)提出新的前列腺炎分类方法。Ⅰ型:为前列腺的急性感染,相当于传统分类方法中的急性细菌性前列腺炎(acute bacterial prostatitis,ABP)。Ⅱ型:为前列腺的慢性感染,相当于传统分类方法中的慢性细菌性前列腺炎(chronic bacterial prostatitis,CBP),约占慢性前列腺炎的5%~8%。Ⅲ型:又称慢性前列腺炎(chronic prostatitis,CP)/慢性骨盆疼痛综合征(chronic pelvic pain syndromes,CPPS),相当于传统分类方法中的慢性非细菌性前列腺炎(chronic nonbacterial prostatitis,CNP)和前列腺痛(prostatodynia,PD),是前列腺炎中最常见的类型。主要表现为骨盆区域的慢性疼痛和不适,持续时间超过3个月,可伴有不同程度的下尿路症状,前列腺按摩液(expressed prostatic secretion,EPS)或前列腺按摩后尿液(voided bladder three,VB3)或精液细菌培养阴性。Ⅲ型前列腺炎又分为ⅢA型(炎症性CPPS)和ⅢB型(非炎症性CPPS),前者在EPS/VB3/精液中白细胞数量升高,后者白细胞在正常范围。ⅢA和ⅢB亚型各占50%。Ⅳ型:为无症状性前列腺炎,仅在EPS、VB3、精液或前列腺组织病理检查中发现炎症证据,一般无需治疗。前列腺炎分类有助于对疾病全面、系统地认识,有助于统一研究标准,有助于准确诊断和治疗。

　　Ⅰ型和Ⅱ型前列腺炎是定位于前列腺的感染性疾病,病因、病理、临床表现及转归明确,是独立的疾病。Ⅲ型前列腺炎通常与前列腺区域的慢性疼痛关联,又称为CPPS。广义的CPPS为:男性或女性骨盆区域疼痛持续或反复发作至少 3~6 个月,疼痛与消极的认知、行为、性活动及情感有关,伴随有下尿路症状以及胃肠道、骨盆底、妇科异常或性功能障碍,没有明显盆腔局部器官、组织感染或其他病理改变。CPPS 除与前列腺有关外,还与中枢神经系统及全身(含盆腔)多个系统、器官有关,涉及多学科、多领域,进一步扩展了 CPPS 的概念。分类中增加了Ⅳ型,有助于男性不育、血清 PSA 升高患者的鉴别诊断。

(王子明)

第二节　细菌性前列腺炎

细菌性前列腺炎分为Ⅰ型(急性细菌性前列腺炎)和Ⅱ型(慢性细菌性前列腺炎),均以前列腺感染为特征。

【病因与发病机制】

病原体感染为细菌性前列腺炎的主要致病因素。Ⅰ型前列腺炎多由血行感染和经尿道逆行感染引起,致病菌主要为大肠埃希菌,占 65%~85%,其次为肺炎克雷伯菌、变形杆菌、铜绿假单胞菌及金黄色葡萄球菌等,占 10%~15%。如先前有下尿路操作史,前列腺炎的细菌毒力及耐药性与自发感染者不同。Ⅱ型前列腺炎以经尿道逆行感染为主,也可由急性转变而来,病原体主要为葡萄球菌属,其次为大肠埃希菌、棒状杆菌及肠球菌属等。细菌毒力在发病中占有重要地位,细菌也可潜伏在前列腺导管深处,即使经过抗菌治疗也能持续存活。前列腺导管尿液反流、尿路感染、急性附睾炎、留置导尿及经尿道手术等是致病菌定居或引起前列腺潜在感染的危险因素。

【临床表现】

Ⅰ型前列腺炎常急性发病。典型症状为显著的会阴部及耻骨上疼痛伴生殖器不适或疼痛,尿频、尿急、尿痛,痛性排尿困难甚至出现急性尿潴留。全身表现有发热、寒战、恶心及呕吐,严重时出现低血压。体检可发现耻骨上压痛,有尿潴留者可触及耻骨上膨隆的膀胱。常规进行直肠指诊检查,可发现前列腺肿胀,压痛明显,局部温度升高。形成前列腺脓肿则有波动感。禁忌进行前列腺按摩。

Ⅱ型前列腺炎主要症状是泌尿生殖系统疼痛,持续时间超过 3 个月,包括会阴、阴茎、睾丸、腹股沟区、耻骨上区疼痛及射精疼痛。常伴有下尿路症状,如尿频、尿急、尿踌躇、尿流缓慢、尿不尽、排尿困难。可有射精后疼痛、血精、早泄和勃起功能障碍。有时可急性发作。直肠指诊可发现肛门外括约肌及盆底肌肉张力增加,盆壁压痛,前列腺有压痛,前列腺按摩获取前列腺液。应在直肠指诊前留取尿液进行常规分析和尿液细菌培养。

【检查方法】

(一)实验室检查

1. **尿液检查**　尿常规分析及尿沉渣检查是排除尿路感染、诊断前列腺炎的辅助方法。

2. **分段尿取样**　检查前充分饮水,取初次尿(voided bladder one,VB1)10ml,再排尿 200ml 后取中段尿(voided bladder two,VB2)10ml,然后做前列腺按摩,收集 EPS,完毕后排前列腺按摩后尿液(voided bladder three,VB3)10ml。

3. **EPS 常规检查**　正常 EPS 中白细胞<10 个 / 高倍视野,卵磷脂小体均匀分布于整个视野。当白细胞>10 个 / 高倍视野,卵磷脂小体减少,有诊断意义,但应注意白细胞的多少与症状的严重程度不相关。巨噬细胞内吞噬有较多的卵磷脂小体也是前列腺炎的特有表现。

4. **细菌学检查**　Ⅰ型前列腺炎应行中段尿的染色镜检、细菌培养和药敏试验,进行血培养和药敏试验。Ⅱ型和Ⅲ型前列腺炎应行"四杯法"或"两杯法"病原体定位试验（表 4-3-1）。依次收集患者的分段尿液和 EPS 进行细菌分离培养，区分男性尿道、膀胱和前列腺感染。"两杯法"仅对前列腺按摩前、后的尿液进行白细胞镜检和细菌培养，敏感性和特异性与"四杯法"相当，推荐在临床实际工作中运用。

表 4-3-1 "四杯法"诊断前列腺炎结果分析

类型	检查方法	不同标本检查结果			
		VB1	VB2	EPS	VB3
Ⅱ型	WBC 镜检	−	+/−	+	+
	细菌培养	−	+/−	+	+
ⅢA 型	WBC 镜检	−	−	+	+
	细菌培养	−	−	−	−
ⅢB 型	WBC 镜检	−	−	−	−
	细菌培养	−	−	−	−

注：WBC，白细胞；VB1，初次尿；VB2，中段尿；EPS，前列腺按摩液；VB3，前列腺按摩后尿液。

5. 其他病原体检查 前列腺炎可能的病原体有沙眼衣原体、解脲支原体、人型支原体、真菌及病毒，采取相应的办法检测。

（二）器械检查

1. 尿流率 了解患者排尿情况，有助于前列腺炎与排尿障碍相关疾病进行鉴别。

2. 尿流动力学检查 可以发现膀胱出口梗阻、功能性尿道梗阻、膀胱逼尿肌收缩力减退和逼尿肌不稳定等膀胱尿道功能障碍。

3. 膀胱尿道镜 主要用于鉴别膀胱尿道器质性病变。

（三）超声检查

超声诊断前列腺炎的意义有限，可发现前列腺稍增大、内部光点增多、回声不均匀、前列腺结石或钙化。超声可以准确了解患者肾脏、膀胱及残余尿情况，对于排除尿路器质性病变有一定帮助。可在超声引导下引流前列腺脓肿。

【诊断】

Ⅰ型前列腺炎诊断主要依靠病史、体格检查以及血和尿的细菌培养结果。经 36h 规范处理，患者病情仍未改善时，应进行经直肠 B 超等检查，全面评估下尿路病变，明确有无前列腺脓肿。

Ⅱ型前列腺炎诊断须详细询问病史，包括反复下尿路感染病史，骨盆区域疼痛及持续时间，伴随的排尿异常情况。进行直肠指诊及骨盆区域的全面体格检查。尿液和前列腺液常规检查。采用"两杯法"或"四杯法"进行前列腺炎诊断。VB1 为最初的 10ml 尿液，代表尿道标本；VB2 为中段尿，代表膀胱标本；EPS 为按摩出的前列腺液；VB3 为前列腺按摩后立即排出的 10ml 尿液。EPS 或 VB3 菌落计数较 VB1 和 VB2 增加 10 倍，可诊断Ⅱ型前列腺炎。VB1 及 VB2 细菌培养阴性，EPS 和 VB3 细菌培养阳性，即可确定Ⅱ型前列腺炎的诊断。Ⅲ型前列腺炎 EPS/ 精液 /VB3 细菌培养结果阴性，与Ⅱ型前列腺炎相区别。

【治疗】

Ⅰ型前列腺炎治疗主要包括应用广谱抗生素、对症治疗和支持治疗。抗生素应早期应用，且推荐静脉给药。使用抗生素前应留取血、尿标本进行细菌培养，根据培养结果和药物敏感试验调整抗生素。氟喹诺酮类药物在前列腺组织中的浓度高于血浆浓度，为一线用药，其他包括广谱青霉素类、第三代头孢菌素、氨基糖苷类等。静脉用药待患者发热等症状改善后，至少口服用药 4 周。症状较轻的患者也应该使用抗生素 2~4 周。伴急性尿潴留者可采用耻骨上膀胱穿刺造瘘等方法引流尿液。伴前列腺脓肿者可采取经直肠超声引导下细针穿刺引流，或经尿道切开前列腺脓肿引流，或经会阴穿刺引流。

Ⅱ型前列腺炎治疗应根据细菌培养结果和药物穿透前列腺能力选择抗生素。氟喹诺酮类抗生素对大肠埃希菌及其他肠杆菌有效，能改善治疗效果，包括诺氟沙星、环丙沙星、左氧氟沙星、洛美沙星和莫西沙星等。其他推荐使用的抗生素有大环内酯类、四环素类及磺胺类等。抗生素治疗时间一般为 4~6 周。应用 α 受体阻滞剂等其他治疗方法同Ⅲ型前列腺炎。

（王子明）

第三节　Ⅲ型前列腺炎

Ⅲ型前列腺炎占慢性前列腺炎的 90% 左右，其发病机制、病理生理学变化还不十分清楚，可能是在病原体或 / 和某些非感染因素作用下，以患者出现骨盆区域疼痛或不适、排尿异常等症状为特征，具有各自独特病因、临床特点和结局的一组疾病。

【病因与发病机制】

Ⅲ型前列腺炎的病因学十分复杂，发病机制未明，存在广泛争议。可能是由一个始动因素或多因素引起，其中一种或几种因素起关键作用并相互影响；也可能是许多难以鉴别的不同疾病，但具有相同或相似的临床表现；甚至这些疾病已经愈合，而它造成的损害与病理改变仍持续独立起作用。主要原因可能是病原体感染、炎症，异常的盆底神经肌肉活动，免疫、心理、神经内分泌异常等共同作用的结果。

（一）病原体感染

本型患者虽然常规细菌检查阴性，但不能完全排除病原体致病的可能。用于病原微生物诊断的培养技术存在许多局限性，大部分与环境有关的细菌鉴定困难。厌氧菌、L 型变形菌、纳米细菌、沙眼衣原体、支原体等特殊病原体可能与感染有关。此外寄生虫、真菌、病毒、毛滴虫属等微生物与前列腺炎的致病关系仍不清楚。

（二）排尿功能障碍

某些因素引起尿道括约肌过度收缩，导致膀胱出口梗阻，尿液反流可能使细菌进入前列腺，也可能使尿液中有毒物质进入前列腺，是慢性细菌性和非细菌性前列腺炎症的最主要致病原因。"化学性前列腺炎"可引起排尿功能紊乱，过度刺激会阴及盆腔神经引起慢性神经性疼痛。

（三）免疫反应异常

免疫因素在Ⅲ型前列腺炎的发生发展过程中发挥着非常重要的作用，患者的前列腺组织、按摩液和血清中的免疫球蛋白和细胞因子水平发生变化。前列腺产生的某些精浆蛋白抗原（如前列腺特异性抗原、病原体的残余碎片及坏死组织）均可作为抗原，诱发机体产生抗体和促炎性细胞因子，前列腺局部发生免疫反应。CPPS 可能是继发于一些抗原诱导的免疫性炎症，也可能是一种自身免疫性疾病。无论最初的诱发因素是什么，前列腺免疫级联反应在前列腺炎的形成中起着重要的作用。

（四）神经内分泌因素

CPPS 早期可能有炎症或感染，外周组织改变导致感受器敏感性增加，放大了伤害信号的传入。CPPS 发病机制以中枢神经系统为基础，中枢致敏是主要原因。外周刺激（如感觉）可能是疼痛的触发点，但疼痛的持续存在不再依赖上述触发点，轻微的躯体（触摸）或内脏（膀胱贮尿）刺激便可产生较严重的前列腺及以外区域疼痛或牵涉痛。

（五）精神心理因素

经久不愈的前列腺炎患者中一半以上存在明显的精神心理因素和人格特征改变,如焦虑、抑郁,甚至出现自杀倾向。这些精神、心理因素的变化可引起自主神经功能紊乱,造成后尿道神经肌肉功能失调,导致骨盆区域疼痛及排尿功能障碍,或引起性腺轴功能变化而影响性功能。CPPS被认为是一种身心疾病,消除精神紧张可使症状缓解或治愈。目前还不清楚精神心理改变是CPPS的原因还是结果。

（六）盆底功能异常

盆底由肌肉和筋膜构成,具有支持、收缩和舒张三种功能。盆底肌功能异常特别是盆底肌过度活动与盆腔疼痛关系密切,互为因果关系。骶骨、尾骨、坐骨结节、耻骨支及盆底筋膜是盆底肌的附着点,毗邻前列腺和膀胱,是应激过度或肌筋膜疼痛的触发点。中枢神经系统病变可导致盆底功能失调,触发点压力增加,引起或加重骨盆区域疼痛。

（七）诱发因素

吸烟、饮酒、嗜辛辣食品、不适当的性活动及久坐,引起前列腺长时间充血和盆底肌肉长期慢性挤压、疲劳,是前列腺炎的诱发因素。

【临床表现】

Ⅲ型前列腺炎的临床表现与Ⅱ型相似。

（一）症状

Ⅲ型前列腺炎的主要症状是骨盆区域疼痛,持续时间超过3个月,应注意疼痛的类型和定位。除前列腺外,疼痛常见于会阴、耻骨上和阴茎,也可见于睾丸、腹股沟或腰部。有时射精过程中或射精后疼痛是许多患者主要和最忧虑的症状。常伴有下尿路症状（lower urinary tract symptoms,LUTS）,如尿频、尿急等膀胱刺激症状,排尿踌躇、排尿间断、排尿困难等下尿路梗阻症状。可能有性欲减退、勃起功能障碍、早泄、血精等表现。可出现浑身不适、疲乏、失眠、焦虑及抑郁等精神症状。慢性前列腺炎与勃起功能障碍的关系尚不肯定,精神心理改变可能是重要的影响因素。应仔细询问患者病史,了解发病原因和诱因。应了解疾病的严重程度、进展和对既往治疗的反应。NIH-慢性前列腺炎症状指数（NIH chronic prostatitis symptom index,NIH-CPSI）涉及疼痛、排尿功能障碍和对生活质量影响三个主要方面,被广泛应用于症状和疗效评估。

（二）体格检查

体格检查重点包括直肠指诊在内的泌尿、男生殖系统检查和局部肌肉神经系统检查。直肠指诊可了解前列腺大小、质地、有无结节、有无压痛,盆底肌肉的紧张度,盆壁有无压痛。直肠指诊有助于鉴别会阴、直肠、前列腺及其他病变。按摩前列腺获取前列腺液进行相关实验室检查。于按摩后收集尿液进行检查,有助于诊断和鉴别。检查骶骨、尾骨、坐骨结节、耻骨支等盆底肌肉触发点有无压痛。检查睾丸、附睾、精索、阴茎、尿道外口有无异常,排除相关特异性疾病。

【诊断与鉴别诊断】

（一）诊断

必须仔细询问病史,进行全面体格检查,特别是泌尿生殖系统检查,尿常规检查和前列腺按摩液常规检查,采用"两杯法"或"四杯法"进行前列腺炎诊断。EPS及VB3细菌培养阴性,但EPS白细胞>10个/高倍视野,巨噬细胞含有大量卵磷脂小体或细胞碎片,可诊断为ⅢA型前列腺炎。ⅢB型前列腺炎EPS、VB3白细胞数和细菌培养均正常。Ⅳ型前列腺炎检查结果可同ⅢB型,但无临床表现。可用NIH-CPSI、心理健康问卷、国际勃起功能指数等量表了解疾病程度和对生活质量的影响程度。可选择进行沙眼衣原体、支原体、淋病奈瑟菌、真菌等病原体检测,除外可能的感染病原体。可选择尿流率测定和尿流动力学检查,了解下尿路功能状况。

CPPS是一组综合征,不同患者临床表现不一致,将综合征进行表型分类,有助于对疾病的认识和治疗。CPPS 主要有泌尿系统（urinary）、社会心理（psychosocial）、器官特异（organ specific）、感染（infection）、神经系统（neurologic systemic）及骨骼肌疼痛（tenderness of skeletal muscles）6 组综合征，即 UPOINT。UPOINT 临床表现分型见表 4-3-2。

表 4-3-2　CPPS 的 UPOINT 临床表现分型

症状类型	主要表现	治疗选择
泌尿系统症状（U）	CPSI 评分中排尿症状评分>4；尿急、尿频或夜尿；残余尿大于 100ml	α 肾上腺素受体阻滞剂、M 胆碱能受体阻滞剂等
社会心理症状（P）	抑郁；感觉无助、无希望	转诊到精神、心理专科
器官（前列腺和 / 或膀胱）特异症状（O）	前列腺触痛；前列腺按摩液白细胞增加；血精；前列腺内广泛钙化灶	植物药等
感染症状（I）	除外 I 型和 II 型前列腺炎；前列腺按摩液培养有革兰氏阴性菌、肠球菌等	选择敏感抗生素
神经系统或全身症状（N）	腹部和盆腔外的疼痛；肠易激综合征；纤维肌痛；慢性疲劳综合征等	镇静、止痛等
骨骼肌触痛症状（T）	会阴、盆底、腹部肌肉痉挛或触发点触痛等	盆底肌肉训练、康复疗法

（二）鉴别诊断

III 型前列腺炎缺乏客观及特异性的诊断依据，诊断时需要排除引起盆腔疼痛和下尿路症状的其他泌尿生殖系统特异性疾病，如感染、肿瘤等，鉴别诊断尤为重要。血清 PSA 测定用于 50 岁以上前列腺癌高危人群的排除诊断，疑有前列腺癌时应进行前列腺穿刺活检。膀胱尿道镜检查主要用于下尿路肿瘤、结石、尿道狭窄等疾病的鉴别诊断。前列腺结核症状与慢性前列腺炎相似，但直肠指诊前列腺呈不规则结节状，合并生殖系统结核时附睾肿大变硬，输精管呈串珠状改变，必要时需进行组织病理检查。前列腺结石与前列腺慢性炎症有关并出现类似症状，但直肠指诊前列腺有结石摩擦感，X 线和 B 超检查可确定诊断。

【治疗】

慢性前列腺炎的临床进展不明确，不足以威胁患者的生命和重要器官功能，并非所有患者均需治疗。治疗目标主要是缓解疼痛、改善排尿症状和提高生活质量，疗效评价应以症状改善为主。

III 型前列腺炎具有多种病因，不同进展途径，症状多样，对治疗反应不一，根据循证医学研究结果来选择治疗方法具有重要意义。单一治疗措施难以使所有患者取得满意效果，应依据患者临床表现 UPOINT 分型，采用个体化综合治疗的多模式疗法。UPOINT 表型建议治疗方法见表 4-3-2。

（一）基础治疗

健康教育、心理疏导、调整饮食和良好的行为有积极作用。患者应戒酒，忌辛辣、刺激食物，避免憋尿、久坐和劳累，加强体育锻炼，规律性生活，有助于改善症状。

（二）药物治疗

1. **抗生素**　III 型前列腺炎患者大多采用了抗生素治疗，可改善疼痛、排尿、生活质量。抗生素治疗缺乏充分证据，可能的原因是抗生素抑制了难以培养的病原微生物，某些抗生素具有抗炎作用，也可能是安慰剂效果。对于病程<1 年且治疗经历简单的患者推荐使用单一抗生素，包括氟喹诺酮类、大环内酯类（如阿奇霉素、克拉霉素）、四环素类（如米诺环素）。抗生素使用的疗程为 4~6 周，超过 6 周无效的患者应选择其他治疗方法。III B 型不推荐使用抗生素治疗。

2. **α 受体阻滞剂**　能松弛前列腺和膀胱等部位平滑肌，改善下尿路症状和疼痛，是治疗 II 型和 III 型前列腺炎的基本药物。α 受体阻滞剂对新近发生或未经治疗的患者效果更优，改善排尿、疼痛、生活质量及症状评分，至少用药 12 周以上。慢性、难治性患者用药 12~24 周。常用的 α 受体阻滞剂有坦索罗辛、特拉唑嗪、阿夫唑嗪、多沙唑嗪等。α受体阻滞剂可与抗生素联合使用,治疗ⅢA型前列腺炎。

3. 植物制剂 指花粉与植物提取物,其药理作用主要为非特异性抗炎、抗水肿,促进膀胱逼尿肌收缩及尿道平滑肌松弛等。推荐使用普适泰、沙巴棕治疗Ⅱ型和Ⅲ型前列腺炎,用法及用量需根据患者具体情况确定,通常疗程以月为单位。

4. 非甾体抗炎镇痛药 是治疗Ⅲ型前列腺炎相关症状的经验性用药。塞来昔布对改善ⅢA型前列腺炎患者的疼痛症状有效。

5. 抗抑郁和抗焦虑 关心患者,耐心解释,传递信念和信心,是减轻焦虑的一种有效方法。心理干预、认知行为治疗(催眠疗法、自我训练)可减轻疼痛、改善情绪并提高患者生活质量。心理干预取决于介入的内容和关注点。抗抑郁药和抗焦虑药应在精神科医生指导下使用,可选择5-羟色氨再摄取抑制剂(度洛西汀、文拉法辛)、三环类抗抑郁药和苯二氮䓬类等药物,可改善患者心理障碍症状还可缓解排尿异常与疼痛等躯体症状。

（三）物理治疗

前列腺按摩有利于已堵塞的前列腺导管引流,改善前列腺的血液循环,增加抗生素的穿透能力,缓解患者症状。盆底治疗包括盆底肌功能锻炼、会阴部或骨盆底按摩。生物反馈治疗合并电刺激可使盆底肌肉松弛,同时松弛外括约肌,缓解会阴部不适及排尿症状。微波、射频、激光等多利用热效应增加局部血液循环,加速新陈代谢,有利于消炎和消除局部组织水肿,缓解盆底肌肉痉挛。

（四）手术治疗

经尿道前列腺切除等手术对慢性前列腺炎很难起到治疗作用,需严格掌握手术适应证。

（王子明）

第四节 附 睾 炎

附睾炎是附睾的炎性疾病,分为急性附睾炎和慢性附睾炎两类,多由细菌等感染引起。附睾的非特异性感染是阴囊内最常见的感染性疾病。

【病因与发病机制】

附睾炎最常见的病原微生物为大肠埃希菌、变形杆菌、葡萄球菌感染,性活跃的男性可由淋病奈瑟菌或沙眼衣原体感染引起,肛交的同性恋男子最主要的致病菌是大肠埃希菌和流感嗜血杆菌。病毒、真菌和寄生微生物可能诱发附睾炎。膀胱、尿道或前列腺的病原微生物经射精管和输精管反流进入附睾,是附睾炎的主要原因。泌尿男生殖道先天性异常、尿潴留、尿路感染、留置导尿等容易诱发附睾感染。感染也可通过淋巴管或血行播散引起。绝大多数急性附睾炎累及睾丸,称为附睾睾丸炎。急性附睾炎如治疗不彻底或复发可转为慢性附睾炎,症状持续时间超过6周。部分慢性附睾炎患者无急性炎症过程,可合并有慢性前列腺炎。

【临床表现】

附睾炎多见于中、青年。急性附睾炎发病突然,主要临床表现为阴囊疼痛和肿胀,立位时加重,可放射到腹股沟、下腹部等部位,伴有精索的疼痛和肿胀。伴有发热、寒战等全身症状。可存在尿路感染等原发病。体检发现阴囊皮肤红肿,附睾肿大,压痛明显。如有脓肿形成,可出现波动感,脓肿破溃形成阴囊皮肤窦道。病变扩散到睾丸,肿胀的附睾很难与睾丸区分,并伴有鞘膜积液。慢性附睾炎除了急性发作之外常无特异性症状,主要临床表现是附睾长期疼痛,可加重、轻微或不变,影响患者的生活质量。体检可发现附睾肥厚增大,有硬结,输精管增粗。

【诊断与鉴别诊断】

急性附睾炎根据症状和体征多能作出诊断。血常规检查可见白细胞和中性粒细胞增加。尿道拭子和中段尿培养可以了解尿路感染及病原菌,有助于附睾炎的诊断和治疗。B 超检查了解附睾、睾丸病变,诊断附睾脓肿。急性附睾炎需与睾丸扭转(testicular torsion)相鉴别。睾丸扭转是泌尿外科急症,如不及时处理可发生睾丸坏死。睾丸扭转者 Prehn 征阳性,即阴囊抬高到耻骨联合处时疼痛不减轻反而加重。多普勒超声血流图显示睾丸血流灌注降低。临床鉴别诊断困难时须进行手术探查。慢性附睾炎多无特征性表现,附睾疼痛、肿大,需与附睾结核相鉴别。附睾结核有结核病史,附睾有硬结且表面不平,浸润阴囊组织形成脓肿、窦道,输精管增粗、变硬、有串珠样改变。尿液或前列腺液培养可找到结核分枝杆菌。排泄性尿路造影、膀胱镜检查可协助诊断泌尿道潜在疾病。

【治疗】

急性附睾炎治疗应根据细菌培养和药敏试验结果选择抗生素,根据病变的严重程度静脉或口服给药,选择口服给药疗程需 4 周。附睾脓肿需切开引流。抗炎药物、镇痛药、抬高阴囊及 1% 利多卡因精索封闭为推荐的经验性治疗。

慢性附睾炎具有自限性,可以愈合。慢性附睾炎急性发作时可按急性附睾炎治疗方法处理。慢性附睾炎发生附睾脓肿需行附睾切除术。慢性附睾炎疼痛症状剧烈、持久,反复发作,可选择附睾切除术。

思考题

1. 简述前列腺炎分型的变迁及意义。
2. 简述各型前列腺炎的诊断依据。
3. 简述 Ⅱ 型及 Ⅲ 型前列腺炎的治疗方法异同。
4. 简述慢性附睾炎与附睾结核在病史、病因、临床表现、辅助检查、预后等方面的异同。

(王子明)

第四章
泌尿、男生殖系统结核

肾结核是全身结核的一部分,可通过尿流感染泌尿系统其他器官,包括对侧肾脏,也可感染男生殖系统。泌尿系统结核和男生殖系统结核常同时存在,既有全身结核的共同点,又有自身的特性,全面认识这些共同点和特性非常重要。结核结节、坏死空洞及纤维化钙化交织出现,是患者临床表现、诊断和治疗的基础。泌尿、男生殖系统结核典型的临床表现并不多见,致使早期诊断困难,常有漏诊、误诊发生。只有通过详细地询问病史和体格检查,详细了解疾病的演变过程及诊疗经过、身体其他部位结核,密切结合实验室检查和影像学检查结果,综合分析,才能作出正确诊断和鉴别诊断。抗结核化学药物治疗是基础,正确选择手术适应证是取得满意效果的关键。

第一节 概 述

结核病是一个非常古老而迄今仍然威胁人类健康的重要疾病和重大公共卫生问题。通过使用控制结核战略和直接督导下短程化疗方案(directly observed treatment short-course,DOTS),2012 年起结核病发病率不断小幅下降,死亡率下降了 45%。我国结核患者数居世界第二位,2011 年发病率为 75/10 万人,患病率为 104/10 万人,死亡率为 3.5/10 万人,防控形势仍非常严峻。

肺外结核占所有结核病例数的 10%,泌尿生殖系统结核是最常见的肺外结核病之一,其中肾结核最为多见。肾结核仅次于周围淋巴结核,占肺外结核的 30%~40%。在发展中国家这一比例显著增高,肺结核患者尿结核分枝杆菌阳性率高达 15%~20%。

贫困及对公共卫生健康忽视,肾移植等使用免疫抑制剂,糖尿病、血液透析增多,移民的迁入等是结核病增多的主要原因。人类免疫缺陷病毒(HIV)感染和结核分枝杆菌感染之间的相互影响已成为控制结核的主要障碍,结核是获得性免疫缺陷综合征(acquired immuno-deficiency syndrome,AIDS)最常见的机会感染。临床表现不典型造成漏诊、误诊,治疗不当易产生继发性多药耐药,这些都为结核病的防治带来了新的挑战。

(王子明)

第二节　发病机制及病理

一、病原生物学

结核分枝杆菌属分枝杆菌属,结核病主要由人型结核分枝杆菌感染引起。结核分枝杆菌培养的营养要求较高,生长缓慢,人型结核分枝杆菌的增殖周期约15~20h,至少需要2~4周才有可见菌落。结核病灶中存在4种不同代谢状态的菌群:A群处于生长繁殖、代谢旺盛期,B群在酸性环境中处于半休眠状态,C群处于半休眠状态但偶有突发性或短期内生长旺盛,D群完全处于休眠状态。结核分枝杆菌代谢状态及其同药物的相互作用是影响化疗的重要因素,如药物对D菌群不起作用。

二、发病机制

人感染结核分枝杆菌后的转归取决于细菌的数量及毒力,更取决于机体获得性细胞免疫及迟发型变态反应的程度。血行播散是肾结核的最主要感染方式。结核分枝杆菌进入肾脏,先到达血供丰富的双侧肾脏皮质肾小球的毛细血管丛中,形成微结核病灶。结核分枝杆菌在3~4周建立起来的特异性细胞免疫作用下被杀死。皮质血供充足,抵抗力和修复力强,病灶相继吸收愈合。感染者除出现结核菌尿外无临床症状,肾脏肉芽肿性结核结节病变仅在病理检查(如尸检)时被发现,称为病理性肾结核(pathological renal tuberculosis)。尸检发现病理性肾结核相当普遍,且80%出现在双侧肾脏。附睾也是结核分枝杆菌血行播散的主要部位。

如结核分枝杆菌量多、毒性强,可经肾小球到达肾脏髓质。当机体抵抗力低下时,残留的结核分枝杆菌繁殖,在髓质和肾乳头形成结核病灶。迟发性变态反应引起结核性组织破坏,病灶发生干酪样坏死、破溃,大量细菌和坏死物排入集合系统,引起尿路刺激症状和脓尿等临床表现,称为临床肾结核(clinical renal tuberculosis)。90%临床肾结核发生于一侧肾脏。肾结核从原发感染到原发后感染潜伏期不等,可以是2~20年。

肾结核含有结核分枝杆菌的尿液流经输尿管、膀胱及尿道,是这些器官感染结核分枝杆菌的主要原因。感染结核分枝杆菌的尿液反流,可引起对侧输尿管及肾脏结核。前列腺结核可由血行播散引起,但多由携带结核分枝杆菌的尿液沿前列腺导管及射精管反流入腺体引起,是男生殖系统结核的主要部位,可通过生殖道逆行感染双侧输精管、附睾、睾丸。肾结核约有50%~70%合并有男生殖系统结核,附睾结核可能在肾结核症状发生之前出现。临床上泌尿或男生殖系统任何器官感染结核,要注意该系统其他器官感染结核可能,还要注意另一系统及全身(肺、骨、淋巴)感染结核可能。

三、病理学

(一)病理类型

结核病主要病理类型有①结核结节:由朗格汉斯细胞、上皮样细胞、淋巴细胞、浆细胞组成;②坏死空洞:结核结节彼此融合,中心出现坏死,形成干酪样病变,坏死组织排出,形成空洞;③纤维化、钙化:纤维化是细胞免疫的表现,是机体对干酪样病变损害的修复性反应。钙化的机制还不十分清楚,钙化灶内仍有存活的结核分枝杆菌。结核病为慢性感染,受累器官多出现破坏和增殖病变相互交织的情况。

(二)病理表现

1. **肾结核** 肾脏原发性结核感染部位在肾小球,表现为粟粒性结核结节,也可形成肾髓质及肾乳头结核结节,多个结核结节融合形成干酪样坏死,干酪样物质溃入肾盂形成空洞。病变可经直接蔓延、淋巴、血行等途径扩散到肾脏其余部分,形成多发性空洞或肾脓肿。血管周围纤维化导致肾内动脉狭窄,肾皮质缺血、萎缩,称为梗阻性肾皮质萎缩(obstructive atrophy of the cortex),也是肾结核的一个主要病理改变。肾盏、肾盂纤维化,肾盏变形,盏颈狭窄,管壁增厚,梗阻进一步加重肾实质破坏。钙化可呈斑点状,逐渐扩展及全肾形成贝壳样钙化。抗结核药对钙化灶内结核分枝杆菌很难奏效。肾积脓及广泛肾钙化导致肾功能完全丧失,输尿管狭窄甚至完全闭塞,含有结核分枝杆菌的尿液不能排入膀胱,膀胱结核可逐渐好转或愈合,膀胱刺激症状等临床表现逐渐减轻或消失,称为肾自截(autonephrectomy)。肾自截的肾脏内仍有大量存活的结核菌,需要进行治疗。肾结核并发结核性肾周围炎或肾周围寒性脓肿,向皮肤破溃形成经久不愈的结核性窦道。临床上肾结核各种病理表现往往混合存在,有助于认识病变的发展过程、诊断和治疗。

2. **输尿管结核** 早期黏膜充血、水肿,出现散在的结核结节。结核结节融合,干酪样坏死,形成溃疡。肉芽组织和纤维组织增生导致输尿管增粗、僵硬,输尿管狭窄甚至管腔闭塞,输尿管梗阻近端及肾盂扩张、积水。输尿管狭窄最多见于输尿管膀胱连接部,其次是肾盂输尿管连接部。输尿管狭窄梗阻是结核病肾脏功能丧失的主要原因。

3. **膀胱结核** 结核菌尿起初感染膀胱三角区,患侧输尿管口周围病变较重,随病情的进展可累及整个膀胱。膀胱黏膜水肿、结核结节、溃疡。膀胱壁纤维化,膀胱收缩功能障碍,膀胱容量变小,当膀胱容量小于 50ml 时称为挛缩膀胱(contracted bladder)。输尿管开口纤维化使输尿管口狭窄或闭合不全,膀胱挛缩使膀胱内压增高,导致患侧和对侧输尿管、肾盂扩张和积水。挛缩膀胱和对侧肾积水是肾结核常见的晚期并发症。对侧输尿管开口关闭不全,尿液反流可引起该侧肾脏感染结核。膀胱病变严重,溃疡可穿透膀胱壁,形成膀胱阴道瘘或膀胱直肠瘘。

4. **尿道结核** 由泌尿系结核或生殖道结核播散引起。虽然尿道常与感染的尿液接触,但尿道结核非常罕见,原因不明。结核结节、干酪样坏死,出现尿道脓性分泌物,后期纤维化可出现尿道狭窄。

5. **前列腺结核** 可表现为结核结节、干酪样坏死、纤维化。结核纤维化可形成质地坚硬的肿块。病变偶可破溃到前列腺周围,形成会阴部窦道。前列腺结核临床诊断率低,许多病例是在病理检查或尸检时被发现。

6. **附睾睾丸结核** 结核性肉芽肿及纤维化使附睾肿大,变硬。附睾结核可直接蔓延到睾丸,形成干酪样改变、空洞、纤维化。睾丸因有鞘膜可阻止结核侵犯,是睾丸结核少见的原因。附睾结核若形成寒性脓肿,与阴囊粘连,破溃后形成经久不愈合的阴囊窦道。附睾结核可合并输精管结核,管壁增厚,变硬、变粗,典型的串珠样改变为结核结节所致。

7. **阴茎结核** 非常少见。阴茎头部可有结核结节、溃疡、干酪样坏死。海绵体结核多表现为结节性增生,纤维组织可使阴茎变形、弯曲,有时可形成瘘管。

泌尿、男生殖系统结核的病理特征是组织破坏和修复。溃疡和脓肿是破坏的表现,纤维化和钙化则是修复的过程,但这种修复常产生一系列的负面作用。泌尿、男生殖系统结核患者各种病理类型往往交替、混合存在,错综复杂。个案病理分析对认识疾病的发展过程极为有益。

(王子明)

第三节　临床表现

　　泌尿、男生殖系统结核好发于青壮年,大多数患者发病年龄在 20~40 岁之间,男女发病的比例为 2 : 1,这种发病状况多年来未发生改变。儿童在初次感染结核后的 3~10 年或更长时间,结核分枝杆菌处于潜伏状态,这一时期泌尿系统结核极为少见。

　　泌尿、男生殖系统结核的症状和体征在严重程度及持续时间上存在很大的差异。起病缓慢,早期往往无任何症状,临床表现间断出现并进行性加重。泌尿系统结核首发部位在肾脏,但主要临床表现为排尿、储尿异常。

　　尿频往往是患者最初和最主要的临床表现,排尿时有灼热感并伴有尿急、尿痛。早期尿频由含有结核分枝杆菌及脓细胞的尿液刺激膀胱引起,结核性膀胱炎使症状进一步加重。膀胱黏膜广泛溃疡刺激膀胱,膀胱挛缩引起膀胱容量显著减少,可导致严重尿频。

　　血尿主要由膀胱结核溃疡出血引起,是泌尿系统结核的另一重要症状,多在尿频、尿急、尿痛后出现。膀胱收缩引起出血,以终末血尿为主。部分患者血尿是最初症状,肾脏血管破裂可引起无痛性血尿。10% 的患者为肉眼血尿,多达 50% 的患者出现镜下血尿。

　　脓尿由泌尿系统炎症及干酪样物质排出引起,程度不等,严重时呈米汤样,也可出现脓血尿。

　　窦道(瘘管)是结核浸润周围组织、寒性脓肿向皮肤(腔道)破溃形成的病理性管道,有肾脏、膀胱、附睾及尿道窦道(瘘管),可有豆腐渣样物质经窦道排出。尿道结核还可出现尿道脓性分泌物及排尿困难。

　　全身症状多不明显。只有当肾结核破坏严重、肾积脓、对侧肾积水病情加重时,患者可出现消瘦、乏力、发热、盗汗等症状。一侧肾结核时对侧肾脏改变多为肾积水,是我国泌尿外科先驱吴阶平的重要发现,丰富了人们对肾结核病理生理变化的认识。

　　前列腺结核发病率较高,因无特异性临床表现,诊断率较低。尿频、尿急、会阴不适及睾丸疼痛易与前列腺炎相混淆。直肠指诊前列腺增大、质硬、表面结节状,需与前列腺癌相鉴别。前列腺结核严重时会出现会阴部窦道。

　　附睾结核是临床上最常见的男生殖系统结核。附睾结核发病缓慢,附睾肿大多先出现在附睾尾部,无明显疼痛和压痛。附睾变硬,形成大小不等的结节,严重时可形成阴囊窦道。合并睾丸结核时可在睾丸内触及硬结,附睾与睾丸分界不清,有少量鞘膜积液。输精管可增粗、变硬,呈串珠样改变。附睾结核可在肾结核发生之前出现,需注意泌尿系统检查。

(王子明)

第四节　诊断与鉴别诊断

一、检查方法

　　泌尿、男生殖系统结核检查方法主要是实验室检查和影像学检查。疾病严重程度不同,病程长短不一,检查结果差异很大。不同的检查方法具有不同的优势和缺陷,应根据病情合理选择,根据结果综合分析。

(一)尿检查

尿检查对泌尿系统结核诊断有决定意义。

1. **尿液检查** 尿常规检查尿中出现红细胞、白细胞、少量蛋白,尿呈酸性。

尿沉渣抗酸染色抗酸杆菌阳性检出率 5.8%~42.7%,多需连续行 3~5 次新鲜晨尿检查。包皮垢杆菌、草分枝杆菌亦呈抗酸染色阳性,检查前需清洁外阴。检查前 1 周停用所有抗结核药物及抗菌药物。应注意该检查不具特异性,连续 3 次检查阳性具有临床意义。

尿培养出现"无菌性脓尿",是典型的泌尿系统结核尿液检查和尿培养的结果,但 20% 的患者可有继发性细菌感染。

2. **尿结核分枝杆菌培养** 尿结核分枝杆菌培养是泌尿系统结核最有价值的诊断方法。培养出的结核分枝杆菌需同时做药物敏感试验,推荐行结核分枝杆菌的耐药诊断。结核分枝杆菌生长缓慢,培养时间需要 6~8 周,且阳性检出率较低,是该检查方法的主要缺点。由于结核分枝杆菌是间断地由体内排出,应连续留取晨尿培养 3~5 次。

3. **尿结核菌 DNA 检测** 对结核分枝杆菌具有较高特异性及敏感性,但同时易出现假阳性或阴性结果,目前只作为一种补充检查手段。

(二)结核菌素试验

结核菌素试验可在感染结核 3~4 周后出现阳性。结核菌素试验阳性,说明患者感染了结核,但并不等于患者处于结核活动期,并不等于患者的临床症状是由结核感染引起。非结核感染引起结核菌素试验阳性反应比较少见。恶性肿瘤、营养不良、放疗、应用肾上腺皮质激素等免疫抑制药物及AIDS 患者结核菌素试验结果可减弱,试验阴性不能完全排除结核菌感染。结核菌素试验可协助结核诊断。

(三)影像学检查

1. **泌尿系 X 线平片** 可以显示肾区及下尿路的钙化灶,还可以了解肾脏轮廓和大小、腰大肌影及脊柱情况,是重要的检查方法。肾结核钙化灶位于肾实质,可表现为不规则、无定形的散在或比较局限的斑点状钙化,或可表现为遍及肾脏大部或全肾的致密钙化,也可表现为似空中朵朵浮云状的钙化。输尿管结核钙化少见,呈与输尿管走行一致的线状钙化,常与肾结核一起存在。膀胱结核钙化少见,可呈线状钙化影。

2. **静脉尿路造影** 肾结核最早出现的征象是肾小盏扩张,边缘出现不整的虫蚀样改变。肾结核灶结缔组织增生和形成瘢痕,肾盂和肾盏牵拉移位、变形或聚拢缩小、狭窄、扩张甚至消失。干酪空洞表现为肾影内有多数与肾盂相连的密度不均、形态不规则的囊腔。肾脏病变严重,肾功能严重损害,可使肾脏不显影。输尿管结核可表现为粗细不均、僵硬,输尿管狭窄引起近段输尿管和肾盂扩张、积水。膀胱结核外形不规则或不对称,膀胱容量小或挛缩。静脉尿路造影还可了解对侧肾脏情况(如肾积水),评估分肾功能。

3. **逆行肾盂造影** 目前已很少采用逆行肾盂造影诊断泌尿系统结核。逆行造影可了解输尿管狭窄部位、长度及狭窄段以上情况。收集分侧肾脏来源的尿液可确定结核部位。

4. **经皮肾穿刺造影** 多在超声引导下进行,对静脉尿路造影不显影或为了解梗阻以上尿路情况更为适用。还可抽取肾盂内容物进行诊断性检查,或抽取结核空洞内容物评价结核药物敏感性。

5. **CT 检查** 对肾实质及肾盂、肾盏的形态结构显示良好,且有很高的密度分辨率。对发现钙化和伴随的淋巴结病变更敏感,突出优点是能清晰显示肾内异常空洞。三维 CT 影像重建模拟静脉尿路造影,可以清晰显示整个泌尿系轮廓,准确判断肾、输尿管、膀胱及周围组织结构变化。CT 还可发现前列腺、精囊腺干酪样坏死,用于诊断和鉴别诊断。CT 被认为是诊断肾结核的"金标准"。三维 CT 影像重建可发现肾盏外形不规则和扩张,漏斗部狭窄、闭塞,肾盏外有造影剂进入,干酪样坏死空洞被造影剂充盈,呈大而不规则的破坏灶。输尿管结核表现为管壁增厚、变粗、僵硬,管腔狭窄或狭窄与扩张交替出现。膀胱结核的典型表现为膀胱皱缩、壁厚,出现"小膀胱征"。

6. B超检查　很少能发现特异性肾结核表现,特别是早期可无变化,但对脓肿及散在钙化灶有较高的诊断价值。肾结核可能出现以下表现:①原因不明肾积水、肾盏扩张,集合系统不规整,合并强回声钙化灶;②肾实质形态异常的无回声区,难以用肾囊肿解释;③输尿管增粗,管壁回声增强,内径轻度扩大,与肾积水不成比例;④膀胱体积缩小,壁厚、毛糙,常伴有对侧肾积水。附睾结核表现为单发或多发低回声结节,外形不规则,边缘不清晰,内部回声不均匀。附睾脓肿、窦道形成、散在小钙化灶伴声影,是附睾结核特征性图像改变。

7. 磁共振检查　当静脉尿路造影不显影或不能行CT增强扫描等情况时,磁共振尿路成像是一种可选择的检查方法。磁共振成像可以清晰显示生殖系统结核病变位置,又能显示附睾结核的浸润范围,可用于早期诊断。

(四)膀胱镜检查

膀胱镜检查是诊断泌尿系统结核的重要手段。早期膀胱黏膜的充血、水肿多位于输尿管口附近及三角区。浅黄色粟粒样结核结节、溃疡、输尿管开口呈"洞穴"状及输尿管喷出混浊尿液等是典型改变。行输尿管插管收集两侧肾盂尿液进行检查,行逆行肾盂造影检查了解两侧上尿路情况。膀胱组织病理检查可明确诊断并排除膀胱肿瘤等病变。当膀胱挛缩容量小于100ml或有严重的膀胱刺激症状时,不宜行膀胱镜检查。

二、诊断与鉴别诊断

越来越多泌尿系统结核患者没有典型的临床表现,仅表现轻微尿频或以血尿、疼痛为主要症状,甚至无任何临床表现,致使早期诊断困难,误诊、漏诊常有发生。长期反复尿频、尿急、尿痛按非特异性尿路感染进行治疗,是泌尿系结核诊疗中最易犯的错误,也是首诊误诊率相当高的主要原因。只有通过临床表现、实验室检查、影像学检查相结合,综合分析,才能作出正确判断。详细了解患者症状的演变过程、诊疗经过、其他部位结核如肺结核,是诊断的重要步骤。

泌尿系结核出现尿频、尿急、尿痛与非特异性膀胱炎相同,但膀胱刺激征伴有终末血尿,症状进行性加重,无菌性脓尿,抗生素治疗无效是泌尿系统结核的特点。尤其是男性青壮年出现上述情况更应考虑有泌尿系统结核的可能,通过相关检查作出正确诊断。诊断了泌尿系统结核,还需了解有无身体其他部位结核,有无男生殖系统结核。

附睾结核多发生在附睾尾部,疼痛不明显,常无急性发作及反复发作病史。附睾有局限性硬结、输精管串珠样改变,附睾阴囊窦道形成,是附睾结核的特征。慢性附睾炎可表现为附睾疼痛、附睾较硬,需与附睾结核相鉴别。慢性附睾炎常有急性发作及反复发作病史,附睾硬结多为结节状,输精管增粗但无串珠样改变,少有阴囊皮肤窦道。诊断附睾结核应注意有无前列腺结核和对侧附睾结核,还应注意可能存在的泌尿系统结核。

前列腺结核有时很难与前列腺癌相鉴别。前列腺癌多见于50岁以上男性,前列腺特异性抗原(PSA)测定、直肠指检及MRI检查有助于诊断,往往需要组织(如前列腺穿刺组织)病理检查确诊。前列腺结核患者约10%出现血精,血精患者没有其他临床症状时要考虑结核的可能。

(王子明)

第五节 治 疗

泌尿、男生殖系统结核治疗主要包括抗结核药物化学治疗和手术治疗两部分。药物治疗是结核治疗的基础及主要的治疗方法,手术是药物治疗的辅助手段,两者互为补充。

一、药物治疗

结核化疗的原则是早期、联合、规则、适量、全程,其中以联合和规则用药最为重要。联合用药不仅防止耐药,而且有希望达到灭菌和彻底治愈。同时必须长时间维持相对稳定的血药浓度,使未被杀灭的静止菌重新转为生长繁殖菌时即暴露在有效药物控制下,这就需要规则用药并完成全疗程。早期用药有利于药物渗透,有利于组织修复,有利于抑制或杀死处于代谢旺盛时期的结核菌。足够的血药浓度能充分发挥疗效,延缓和减少耐药菌株的发生,采用一日药物睡前一次顿服。

单纯抗结核药物治疗适用于男生殖系统结核、早期肾结核、肾结核已发生空洞破溃,但病变不超过 1~2 个肾盏,且无输尿管梗阻。外科手术前必须用抗结核药 2~4 周,手术后继续用抗结核药化疗 6~9 个月。用于泌尿、男生殖系统结核的抗菌化疗药物(成人常用量)主要有异烟肼(300mg/d)、利福平(450~600mg/d)、吡嗪酰胺(20~30mg/kg)、链霉素(12~18mg/kg)及乙胺丁醇(15~25mg/kg)。所有这些药物在肾脏、输尿管、膀胱及前列腺均可达到足够浓度,尿液中异烟肼、利福平和链霉素浓度高,异烟肼、利福平可以进入肾结核空洞并达到较高浓度。

目前推荐的抗结核化学治疗 6 个月短程标准化方案对大多数结核都有效,更适合泌尿、男生殖系统结核。其中 2 个月强化阶段使用异烟肼、利福平、吡嗪酰胺和乙胺丁醇,4 个月巩固阶段使用异烟肼和利福平,或加乙胺丁醇。对病情严重或复发结核者,巩固阶段根据病情为 12~18 个月。

抗结核化学药物治疗日益复杂,了解药物的剂量、毒性及副作用,药物相互作用,特殊情况下如何用药非常重要。异烟肼、利福平、吡嗪酰胺均有肝毒性作用,须注意肝功能变化并调整剂量或药物。链霉素具有耳毒性,不宜用于孕妇及哺乳期妇女。

泌尿生殖系统结核药物治疗需加强疗效评估,化疗后第 3 个月、6 个月和 12 个月进行尿常规、尿结核分枝杆菌培养及耐药试验和静脉尿路造影检查,调整治疗方案。停药后仍需长期随访 3~5 年。

二、手术治疗

泌尿、男生殖系统结核手术治疗包括病损器官或组织切除、修复重建及并发症治疗三大类,手术前和手术后均需应用足够的抗结核药物,同时应注意全身有无活动性结核存在。

(一) 肾切除手术

肾切除适用于:伴有或不伴有钙化的无功能肾;肾实质破坏 2/3 或超过 2 个大盏;肾结核并发难以控制高血压;肾结核合并输尿管严重梗阻,尤其是肾盂输尿管连接部狭窄;同时存在肾癌。肾切除术一般选用开放手术方式,腹腔镜技术熟练者也可选用微创手术方式。肾切除前须了解对侧肾脏结核、积水及功能等情况。对侧肾积水时,如何保留和恢复积水肾的功能是处理疾病的核心,治疗的先后顺序应根据积水肾的功能情况来决定。

（二）肾部分切除手术

抗结核药物能治愈局灶性肾结核病变,肾部分切除术已很少应用。肾部分切除术适用于:①局限性钙化病灶,经 6 周药物治疗无明显改善;②钙化灶逐渐扩大,并有破坏整个肾脏的危险。没有证据表明无钙化的肾结核需要做肾部分切除术。术后需继续应用抗结核治疗 6~9 个月。

（三）肾病灶清除术

肾病灶清除术适用于与集合系统不相通的肾内局灶性脓肿,有无钙化均可手术。病例选择恰当,是取得良好疗效的关键。

（四）附睾切除术

附睾切除术适用于药物治疗效果不明显,或病变较大且有脓肿形成,或局部干酪样病变严重者,合并睾丸病变者应同时切除睾丸。输精管需做高位切除。

（五）输尿管狭窄手术治疗

输尿管狭窄修复的手术方式需根据狭窄的部位和程度进行选择。狭窄段相对较短的病例可选择输尿管扩张或输尿管内切开,留置双 J 管,但成功率较开放手术低。出现肾盂输尿管交界处狭窄时,大部分肾脏已被破坏,往往需要行肾切除术。输尿管膀胱连接部狭窄,经 6 周抗结核治疗病情无改善或进一步恶化,需行输尿管狭窄段切除、输尿管膀胱再植术。输尿管狭窄手术治疗后可出现复发,术后应长期进行影像学检查随访。

（六）膀胱挛缩手术治疗

膀胱挛缩影响膀胱弹性和顺应性,膀胱容量明显下降,可小于 100ml,需要行膀胱扩大成形术。手术的目的是增加膀胱容量并尽可能多地保留膀胱。膀胱扩大术一般在结核肾切除并抗结核治疗 3~6 个月后进行。可采用结肠、回肠扩大储尿囊。不宜行膀胱扩大手术者应行尿流改道术。

（七）肾积水手术治疗

一侧肾结核、对侧肾积水是对侧肾脏的主要并发症。对侧肾积水的处理需根据积水程度及肾功能变化情况确定。肾积水较轻,肾功能良好,可在抗结核药物治疗下先做结核肾切除,待膀胱结核好转后再处理对侧肾积水。肾积水严重,肾功能不全或继发感染时,则应先行肾穿刺造瘘解除梗阻,挽救肾功能。待肾功能及一般情况好转后,再行结核肾切除。

思考题

1. 简述泌尿、男生殖系统结核的病理改变与临床表现的关系。
2. 评价影像学检查在诊断泌尿系统结核中的意义。
3. 简述肾结核行肾切除术的适应证。
4. 简述前列腺结核与前列腺癌的鉴别诊断要点。

（王子明）

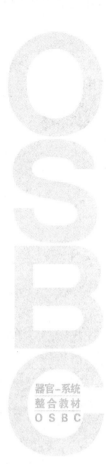

第五篇
原发性肾小球疾病

第一章　概述
第二章　肾小球肾炎
第三章　肾病综合征
第四章　IgA 肾病

第一章
概　　述

肾小球疾病的主要临床表现是血尿、蛋白尿、水肿和高血压，伴或者不伴肾功能损害。原发性肾小球肾炎是我国终末期肾病患者的重要病因。体液免疫和细胞免疫功能紊乱所介导的炎症反应是原发性肾小球肾炎的主要发病机制，非免疫、非炎症因素如遗传、血流动力学改变、高血脂、蛋白尿等也在疾病进展中起重要作用。原发性肾小球疾病可根据病因、临床表现和病理改变进行分类。肾活检是明确肾小球疾病病理类型、指导治疗和判断预后的重要手段，病理诊断必须与临床密切结合。免疫抑制治疗和非免疫抑制治疗是原发性肾小球肾炎的主要治疗方法。

肾小球疾病是临床表现相似，具有蛋白尿和/或肾小球源性血尿，但病因、病理、发病机制、病程和预后存在明显差异，病变累及双侧肾脏的一组疾病。根据病因可分为原发性、继发性和遗传性三大类型。原发性肾小球疾病是指临床上病因不明的肾小球疾病；继发性肾小球疾病是指继发于其他全身性疾病的肾脏损害，如狼疮肾炎、糖尿病肾病、高血压肾病等；遗传性肾小球疾病是指遗传基因变异所致的肾小球疾病，如 Alport 综合征等。本篇主要讨论原发性肾小球疾病。

原发性肾小球疾病是我国终末期肾病的重要病因。原发性肾小球疾病发病率与年龄、种族、性别及地域有关，不同病理类型的肾小球肾炎发病率也存在差异。由于部分患者呈亚临床表现，且不同国家、地区的社会经济及医疗条件、肾脏活检病理指征等存在差异，对发病率的统计也存在一定的影响。西方发达国家中，糖尿病肾病是导致终末期肾病的最常见病因。虽然原发性肾小球疾病仍然是我国终末期肾病的首要病因，但随着我国经济发展及大众生活方式的改变，近年来糖尿病肾病的比例已明显升高。

【发病机制】

原发性肾小球疾病的发病机制尚未完全阐明。目前认为，免疫反应介导的炎症损伤是原发性肾小球疾病的重要发病机制。在疾病条件下，体液免疫和细胞免疫异常，在此基础上炎症细胞和炎症介质（如补体、白细胞介素、趋化因子等）共同参与并导致肾小球损伤。在疾病慢性进展过程中，非免疫、非炎症机制（遗传、血流动力学、蛋白尿、高血脂、高血压等）也参与了肾小球损伤的发病过程。

体液免疫异常对肾小球的损伤机制包括产生针对肾小球成分的自身抗体、循环免疫复合物在肾小球沉积以及肾小球原位免疫复合物形成所导致的肾小球免疫炎症损伤。血液循环中的免疫复合物在某些情况下，如单核巨噬细胞系统吞噬功能和/或肾小球系膜细胞清除功能降低，以及补体成分减少或功能缺陷等，在肾小球沉积或被肾小球所捕捉并介导炎症介质活化引起肾小球损伤而致病。血液循环中游离抗体（或抗原）与肾小球固有抗原或已种植于肾小球的外源性抗原（或抗体）相结合，可在肾脏局部形成免疫复合物并导致肾小球损伤。

肾小球炎症损伤也可由细胞免疫介导，且常伴有小管间质损伤。致敏性效应 T 淋巴细胞与抗原相互作用后，在局部产生两种类型的免疫效应：由抗原特异性 T 淋巴细胞与巨噬细胞介导的迟发型过敏反应所导致的组织损伤以及由细胞毒性 T 淋巴细胞介导的组织损伤；此外，由淋巴细胞和巨噬细胞所产生和释放的细胞因子在细胞免疫介导的肾小球损伤中也起着重要作用。近年在肾炎实验动物模型中发现了细胞免疫在肾炎发病中起作用的部分证据，细胞免疫在某些类型肾炎发病机制中的作用逐步得到认可。

除免疫异常外,在疾病慢性进展过程中同时存在着非免疫机制参与。肾脏健存肾单位发生的适应性血流动力学改变,可促进肾小球硬化;尿液中漏出的蛋白质也是独立的致病因素,参与肾脏的病变过程;高血压、高脂血症均是加重肾小球损伤的重要因素。

遗传因素在肾小球肾炎易感性、疾病严重性和治疗反应中起着重要作用,如近年研究发现家族性及部分散发性局灶节段性硬化性肾病由足突细胞裂孔隔膜蛋白基因突变所致,基因变异蛋白包括足突素(podocin)、α-肌动蛋白4(α-actin 4),CD2相关蛋白(CD2-associated protein)和瞬时受体电位阳离子通道蛋白6(transient receptor potential cation channel 6)。

【分类】

原发性肾小球疾病的分型及分类一直是存在争议的领域,原发性肾小球疾病可根据临床特点及病理特点进行分型,但临床分型和病理分型间的相关性较差,从而导致不同临床分型肾小球疾病在病理表现上呈现重叠现象,临床分型相同的患者其肾脏病理表现可以不同,反之亦然。因此,肾活检是明确肾小球疾病病理类型、指导治疗和判断预后的重要手段,病理诊断必须与临床密切结合。

(一)原发性肾小球疾病的临床分型

1. 急性肾小球肾炎(acute glomerulonephritis,AGN)。

2. 急进性肾小球肾炎(rapidly progressive glomerulonephritis,RPGN)。

3. 慢性肾小球肾炎(chronic glomerulonephritis)。

4. 肾病综合征(nephrotic syndrome,NS)。

5. 无症状性血尿或/和蛋白尿(asymptomatic hematuria or/and proteinuria)又称为隐匿性肾炎(latent glomerulonephritis)。

(二)原发性肾小球疾病的病理分型

根据世界卫生组织(WHO)1995年肾小球病病理学分类标准,原发性肾小球疾病分为以下四类。

1. 轻微性肾小球病变(minimal glomerular abnormalities)。

2. 灶性节段性病变(focal segmental lesions)包括局灶性肾小球肾炎(focal glomerulonephritis)。

3. 弥漫性肾小球肾炎(diffuse glomerulonephritis)

(1)膜性肾病(membranous nephropathy,MN)。

(2)增生性肾炎(proliferative glomerulonephritis):①系膜增生性肾小球肾炎(mesangial proliferative glomerulonephritis);②毛细血管内增生性肾小球肾炎(endocapillary proliferative glomerulonephritis);③系膜毛细血管性肾小球肾炎(mesangial capillary glomerulonephritis);④新月体和坏死性肾小球肾炎(crescentic and necrotizing glomerulonephritis)。

(3)硬化性肾小球肾炎(sclerosing glomerulonephritis)。

4. 未分类的肾小球肾炎(unclassified glomerulonephritis)。

【临床表现】

原发性肾小球疾病的主要临床表现包括蛋白尿、血尿、水肿和高血压,伴或者不伴肾功能损害。不同临床分型由上述不同程度的临床表现构成。

(一)蛋白尿

尿蛋白定量超过150mg/d和/或尿蛋白定性阳性称为蛋白尿。如果尿蛋白含量≥3.5g/d,则称为大量蛋白尿。根据肾小球滤过膜损伤程度和尿蛋白的组成,分为选择性蛋白尿和非选择性蛋白尿,前者尿蛋白以白蛋白为主,并有少量小分子蛋白如β_2微球蛋白,不含大分子蛋白如免疫球蛋白;后者尿蛋白除含有白蛋白、部分小分子蛋白外,还出现大分子的血浆蛋白,如免疫球蛋白、补体C3和α巨球蛋白等,常提示肾小球滤过膜结构损伤严重、治疗效果差及预后不良。目前认为,蛋白尿是提示原发性肾小球疾病患者预后的重要临床指标,尿蛋白定量同时也是决定临床治疗措施的重要参考。

(二)血尿

离心后新鲜尿沉渣镜检每高倍视野红细胞超过3个,称为镜下血尿。尿外观表现为尿色加深、尿色发红或呈洗肉水样,称为肉眼血尿。肾小球源性血尿可为镜下或肉眼血尿,持续性或间歇性,通常为无痛性全程血尿,伴蛋白尿、管型尿等。尿液中红细胞形态多变形、失常,是肾小球源性血尿的镜检重要特征。因此,临床上可通过尿沉渣相差显微镜检查来协助诊断血尿的来源。肾小球源性血尿中,多形性、大小不等的变形红细胞计数常占尿液红细胞总数的 75% 以上或棘形红细胞>5%。

（三）水肿

水钠潴留是肾性水肿的基本病理生理改变。肾小球疾病时水肿一般分为两大类:肾病性水肿和肾炎性水肿。肾病性水肿主要由于低蛋白血症,血浆胶体渗透压降低,血液中液体渗入组织间隙而产生,多首先见于低垂部位;此外,有效血容量减少导致肾素-血管紧张素-醛固酮活性增加和抗利尿激素分泌增加等因素可进一步加重水钠潴留和水肿。肾炎性水肿主要由机体水钠潴留所致,由于肾小球滤过率下降而肾小管重吸收功能基本正常,造成"管球失衡"以及肾小球滤过分数下降导致机体水钠潴留,多首先出现于颜面部;同时血容量扩张、毛细血管通透性增加等因素使水肿持续和加重。

（四）高血压

部分肾小球疾病患者常有高血压,慢性肾衰竭患者 90% 以上表现为高血压。高血压是肾功能恶化的重要危险因素。肾小球疾病高血压的发生与水钠潴留导致的血容量增加以及肾素分泌增多有关,同时与肾实质损害后肾内降压物质分泌减少、升压物质分泌增多有关。肾小球疾病中多数为两型高血压同时存在。

（五）肾功能损害

急进性肾炎常导致急性肾损伤。急性肾小球肾炎患者可有一过性肾功能损害。慢性肾小球肾炎常伴肾功能损害并缓慢进展。肾小球肾炎随着病程进展,最终发展为终末期肾病。

（六）各型原发性肾小球疾病的临床分型

如前所述,根据原发性肾小球疾病的不同临床表现,可分为急性肾小球肾炎、急进性肾小球肾炎、慢性肾小球肾炎、肾病综合征和无症状性血尿和/或蛋白尿 5 个临床类型。这 5 种临床综合征并不是独立的疾病,而是多种肾小球疾病的临床表现综合征。随着疾病的进展和缓解,可能会出现相互类型的转化。

1. 急性肾小球肾炎 简称急性肾炎,一般起病较急,部分患者在前驱感染 1~4 周后发病,病情轻重不一,表现为水肿,不同程度血尿、蛋白尿及管型尿,常伴高血压及一过性肾功能下降,大多数患者预后良好,数月内趋向痊愈。

2. 急进性肾小球肾炎 起病急、病情重,临床表现类似急性肾小球肾炎,但疾病进展迅速,肾功能损害进行性加重,于数周至数月内出现少尿、无尿和肾衰竭,多需要进行肾脏替代治疗以维持生命。

3. 慢性肾小球肾炎 简称慢性肾炎,临床起病缓慢,病情迁延,表现为不同程度水肿、高血压、蛋白尿、血尿及管型尿,可伴有肾功能减退、贫血、电解质和矿物质代谢紊乱等,病程中常因感染等诱因呈急性发作表现,病情缓解和加重可交替出现。

4. 肾病综合征 临床主要表现为大量蛋白尿、低白蛋白血症、水肿和高脂血症,其中大量蛋白尿和低白蛋白血症是临床诊断的必要条件。

5. 无症状性血尿或/和蛋白尿 又称为隐匿性肾炎,患者无急、慢性肾炎或其他肾脏病史,肾功能正常,无高血压及其他明显的临床症状、体征,单纯表现为蛋白尿和/或肾小球源性血尿。

【治疗】

（一）非免疫抑制治疗

非免疫抑制治疗是原发性肾小球疾病的基础治疗方法。肾小球疾病发生与发展过程中正常肾单位逐渐丧失,健存肾单位代偿性高滤过常导致慢性肾脏病的持续性进展。因此,使用降压药物严格控制高血压,选用血管紧张素转换酶抑制剂及血管紧张素受体阻滞剂(angiotensin converting enzyme inhibitors/angiotensin receptor blockers,ACEI/ARB),在降低血压的同时改善肾单位高滤过状态、减少尿蛋白是延缓肾脏病进展的重要治疗措施。大量研究证实,ACEI/ARB 类药物除具有降低血压的作用外,还有减少尿蛋白和延缓肾功能恶化的肾脏保护作用。这两种作用是通过血流动力学效应和非血流动力学效应发挥的。通常要达到减少尿蛋白的目的,应用剂量需高于常规的降压剂量。应用 ACEI 或 ARB 时可有血压降低、血钾增高和血清肌酐升高的副作用,少数患者应用 ACEI 有持续性干咳的副作用。双侧肾动脉狭窄者禁用 ACEI/ARB,当患者存在脱水、低血压或肾病综合征致有效血容量不足时暂不宜使用。用药前血肌酐大于 264μmol/L(3mg/dl)者应在严密观察下谨慎使用,同时密切监测血压、血肌酐、血钾的变化。使用 ACEI 或 ARB 后血肌酐上升大于基础值的 30%,需暂时停用药物,并查找可能存在的原因。

调脂治疗、控制血糖、控制尿酸也是非免疫抑制治疗的重要综合措施。与此同时,结合饮食治疗、改善贫血及纠正骨及矿物质代谢异常治疗,防治心脑血管并发症的出现,共同构成延缓肾脏病进展的综合治疗体系。

(二) 免疫抑制治疗

免疫抑制治疗是原发性肾小球疾病的重要治疗手段。20 世纪 50 年代开始使用肾上腺糖皮质激素,20 世纪 60 年代至 70 年代逐渐采用环磷酰胺、氮芥和硫唑嘌呤治疗肾小球疾病,其后,钙调磷酸酶抑制剂(环孢素 A、他克莫司)及吗替麦考酚酯被广泛用于肾小球肾炎的治疗,上述药物的临床应用明显提高了肾小球疾病的治疗效果,改善了患者的预后。近年来,新型生物制剂的临床应用已取得了令人鼓舞的疗效,其中包括嵌合型抗 CD20 单克隆抗体等。

思考题

1. 简述原发性肾小球肾炎的临床分型。
2. 简述原发性肾小球肾炎的病理分型。
3. 简述原发性肾小球肾炎的治疗。

(陈 崴)

第二章
肾小球肾炎

　　免疫抑制治疗在肾小球肾炎的治疗中发挥着不可替代的作用,依据不同作用机制,目前临床常用的免疫抑制剂可分为肾上腺皮质激素、烷化剂、抗代谢药物和钙调磷酸酶抑制剂等七大类。多数免疫抑制剂的选择性不高,需要联合应用,并严密监测相关不良反应。利尿药是治疗肾小球肾炎的常用药物,能促进电解质(主要是钠离子)和水分排出而增加尿量,缓解水分在体内的潴留。

　　急性肾小球肾炎是以急性肾炎综合征为主要表现的一组疾病,多发生于儿童和青少年。预后较好,通常不需要激素和免疫抑制剂治疗;急进性肾小球肾炎病理表现为新月体性肾小球肾炎,临床进展迅速,应尽早给予积极、强化的免疫抑制甚至血液净化治疗,总体预后差;慢性肾小球肾炎起病和进展较缓慢,可由多种病理类型引起,病情迁延,如不积极治疗多数将发展为终末期肾病,应给予综合的治疗措施,以延缓肾功能恶化和心脑血管并发症的进展。

第一节　肾小球肾炎中的常用药物及应用原则

一、免疫抑制剂

　　免疫抑制剂(immunosuppressant)是一类通过抑制特异性或非特异性免疫反应而使组织损伤得以减轻的化学或生物物质,主要应用于自身免疫性疾病和器官移植抗排斥反应。按照作用机制及靶点,可分为①肾上腺皮质激素(adrenocortical hormones):代表药物有泼尼松(prednisone,Pred)、泼尼松龙;②烷化剂:如环磷酰胺(cyclophosphamide,CTX)、苯丁酸氮芥;③抗代谢药物:如吗替麦考酚酯(mycophenolate mofetil,MMF)、氨甲蝶呤、硫唑嘌呤(azathioprine,AZA)等;④钙调磷酸酶抑制剂:如环孢素 A(cyclosporin A,CsA)、他克莫司(tacrolimus,Tac,FK506);⑤核苷酸还原酶或酪氨酸激酶抑制剂:如来氟米特等;⑥具有免疫抑制作用的植物药:如雷公藤;⑦生物药品和单克隆抗体:如抗 CD20单克隆抗体。

(一)肾上腺皮质激素

　　肾上腺皮质激素主要包括糖皮质激素、盐皮质激素及性激素。糖皮质激素因具有免疫抑制作用被广泛应用于肾小球疾病治疗,根据生物半衰期不同,可分为短效(可的松、氢化可的松)、中效(泼尼松、甲泼尼龙)和长效(地塞米松、倍他米松)糖皮质激素。中效糖皮质激素具有与受体亲和力大、抗炎作用强、对下丘脑-垂体-肾上腺轴抑制作用弱等优点,适用于肾小球疾病的治疗。

　　1. 作用机制　糖皮质激素作用于免疫反应各期,包括基因效应和非基因效应。糖皮质激素进入细胞核后与特异性 DNA 位点结合,抑制 *IL-2* 等基因转录,从而抑制 T 细胞克隆、增殖;另外,糖皮质激素还可抑制 INF-γ、TNF-α、IL-1 等免疫因子的基因表达。非基因效应主要通过 cAMP(环腺苷酸)

依赖的蛋白酶 A 信号转导途径及细胞膜的生化效应,产生抗炎性蛋白及改变细胞膜离子通透性,产生快速抗炎作用,这一作用反应迅速,通常几分钟之内可实现。

2. **应用原则**　糖皮质激素在治疗肾小球疾病中的总原则及方案可总结为九字方针,即始量足、减药缓、长维持:①始量足。泼尼松成人起始量 $1mg/(kg \cdot d)$,晨起顿服 8 周,必要时延长至 12 周。②减药缓。足量治疗后约每 2 周减原用量的 10%,减至 20mg/d 时减量速度应更缓。③长维持。减至 10mg 左右时依据病情可再维持半年。

3. **不良反应**　糖皮质激素的不良反应呈现剂量和时间依赖特性,即使小剂量,长期使用也会有严重不良反应。

(1)诱发或加重感染:由于糖皮质激素降低机体防御功能,所以可导致条件致病菌及病毒、真菌感染。

(2)诱发眼病:可诱发青光眼、白内障、眼色素层炎症及角膜变厚。

(3)皮肤软组织病:可表现为皮肤萎缩、毛细血管扩张及痤疮样丘疹、脱发、日光性紫癜、Cushing 外貌。

(4)类固醇糖尿病:糖皮质激素能促进糖原异生,对抗胰岛素作用,故糖尿病患者应用糖皮质激素易出现血糖升高,需调整胰岛素用量。

(5)骨质疏松:与糖皮质激素促进蛋白分解、抑制蛋白合成及增加钙、磷排泄有关,严重者可导致无菌性股骨头坏死。故在使用中应注意补充钙剂及维生素 D_3,以减缓骨钙丢失。

(6)其他不良反应:包括中枢神经系统、消化系统、生殖系统等不良反应。应在使用中密切监测,及时调整用药。

(二)环磷酰胺

环磷酰胺(CTX)是烷化剂代表药物,其免疫抑制作用强,抗炎作用较弱,在肾脏疾病中应用广泛。

1. **作用机制**　环磷酰胺是细胞周期非特异性药物,进入体内后转化为磷酸酰胺氮芥和苯乙酸氮芥,与 DNA 及 RNA 交联后抑制细胞蛋白质转录与翻译过程,不仅杀伤增殖期淋巴细胞,而且也可以影响静止期细胞。

2. **应用原则**　环磷酰胺对系统性红斑狼疮肾损害、ANCA 相关性血管炎肾损害及肾病综合征复发、激素依赖和激素抵抗性肾病综合征有重要治疗价值。CTX 可以单独用药,但与糖皮质激素联合应用疗效会更好,且不良反应相对较少。

3. **不良反应**　CTX 早期的不良反应包括严重的骨髓抑制、感染、肝脏损害、造血系统损害及消化系统症状。远期副作用包括暂时性脱发、出血性膀胱炎及性腺的抑制、发生恶性肿瘤等。静脉使用 CTX,应在使用前、后进行充分水化,以减少出血性膀胱炎的发生概率。对于肾功能不全的患者,应依据肾功能调整 CTX 用量。用药期间禁止妊娠及哺乳。

(三)硫唑嘌呤

硫唑嘌呤为抗代谢药,既往主要用于类风湿关节炎的治疗,目前已被应用于部分肾小球疾病的治疗。

1. **作用机制**　硫唑嘌呤在细胞内转变成 6-巯基嘌呤,其可干扰嘌呤从头合成途径,从而通过干扰 RNA 代谢而减少 T、B 淋巴细胞数量及抑制抗体产生。小剂量硫唑嘌呤可抑制致敏淋巴细胞在体外杀伤靶细胞的作用。

2. **应用原则**　硫唑嘌呤可口服、静脉滴注,目前主要应用于肾移植患者、狼疮肾炎、ANCA 相关性小血管炎肾损害及部分激素抵抗或依赖的微小病变型肾病综合征患者。肾功能受损患者应用硫唑嘌呤需依据肾小球滤过率(GFR)调整用量。

3. **不良反应**　包括骨髓抑制、感染及胃肠道反应。骨髓抑制包括白细胞、血小板减少、贫血等,呈剂量依赖性,减量或停药后多可恢复。硫唑嘌呤可增加细菌、真菌和病毒感染机会。消化系统不良反应有恶心、呕吐、中毒性肝炎和胰腺炎,长期使用可增加肿瘤发生机会。故此,应定期进行血常规及肝功能监测,第 1 个月每 2 周监测 1 次,以后每 4 周监测 1 次,如出现白细胞减少或肝功能损害应及时停药。值得注意的是硫唑嘌呤作用不如环磷酰胺强和持久,且不良反应较多而严重,在免疫抑制剂中不作为首选药物使用。

(四)吗替麦考酚酯

吗替麦考酚酯(mycophenolate mofetil,MMF)是一种抗代谢免疫抑制剂,是多种青霉菌的发酵产物,于1995年开始被应用于临床。

1. 作用机制　MMF经肝脏水解成具有活性的霉酚酸(mycophenolic acid,MPA)。MPA能特异性地抑制淋巴细胞嘌呤从头合成途径中次黄嘌呤核苷酸脱氢酶的生物活性,因而具有强大的抑制淋巴细胞增殖的作用;同时MPA可抑制巨噬细胞增殖,减轻炎症反应。

2. 应用原则　依据中国专家共识,推荐MMF成人起始剂量为1.5g/d,个别体重超重或病情严重者可予2.0g/d,分两次空腹服用;诱导治疗期3~6个月,以后逐渐减量,维持剂量不应小于0.75g/d,维持治疗时间大于6个月。慢性肾功能不全患者应依据GFR减少每日剂量。单用MMF的疗效尚不肯定,一般需与激素合用。MMF不能与硫唑嘌呤合用,但MMF停药后可继续以硫唑嘌呤维持治疗。

3. 不良反应　MMF具有较好的耐受性,少数患者可有一过性肝酶升高,但轻度肝功能损害者不需调整剂量。其他不良反应有胃肠道反应、骨髓抑制及感染。以上不良反应具有时间及剂量依赖性,减量或停药后可缓解,用药初时应每2周监测血常规、肝功能。

(五)钙调磷酸酶抑制剂

目前临床常用的钙调磷酸酶抑制剂(calcineurin inhibitors,CNIs)主要是环孢素和他克莫司,近年在肾小球疾病中得到广泛应用。

1. 环孢素A(CsA)

(1)作用机制　CsA可与T淋巴细胞内环孢素结合蛋白结合,进而与钙调磷酸酶形成复合体,阻断钙调磷酸酶对IL-2、IL-3、IL-4、TNF-α等相关转录因子的活化作用,从而选择性抑制T细胞活化,并降低辅助性T细胞/抑制性T细胞比例。

(2)应用原则　CsA是治疗原发性肾病综合征免疫抑制剂中的二线用药,主要用于难治性肾病综合征或不能耐受糖皮质激素不良反应的患者。中国专家共识推荐,对于肾病综合征,成人起始剂量一般为4~5mg/(kg·d),总疗程为3~6个月,少数患者可用小剂量CsA长期维持。肾功能受损患者慎用,但若必须使用时,起始治疗剂量应为2.5mg/(kg·d)或更低,若使用后血清肌酐较基础值升高30%,则应减量或停药。单用CsA治疗后复发率高,临床常与肾上腺皮质激素或其他免疫抑制剂联合使用。

(3)不良反应　CsA不良反应发生率高,呈剂量及时间依赖性。长期应用CsA可导致肾间质纤维化、血管钙化、肾小球硬化,故其具有肾毒性,发生率约为70%左右。同时,CsA亦可引起急性肾损伤,与肾血流量的下降有关,通常停药后可恢复。CsA具有肝毒性,致肝损害的发生率约为5%~10%。因此,长期使用CsA应注意监测肝、肾功能和血药浓度,使血药谷浓度维持在100~200ng/ml为宜。其他不良反应包括CsA相关性高血压、胃肠道不适、高尿酸血症、血糖升高、多毛、齿龈增生、感染等,长期使用有引起肿瘤的报道。

2. 他克莫司

(1)作用机制　他克莫司与CsA有类似的免疫抑制作用,但效力更强。其主要通过与细胞胞质内FK-506结合蛋白12(FK-506 binding protein 12,FKBP-12)形成复合物,竞争性抑制钙调磷酸酶,从而抑制 *IL-2* 基因转录及 Ca^{2+} 依赖性T细胞活化。

(2)应用原则　他克莫司常用口服起始剂量为0.15mg/(kg·d),维持药物谷浓度在4~6ng/ml,但需严密监测肾功能情况,以便及时调整治疗方案。对于肾小球疾病,目前认为他克莫司在狼疮肾炎、系膜增生性肾小球肾炎等的治疗中有效,可以明显减少尿蛋白,尤其以FK506联合MMF可取得良好效果。

(3)不良反应　他克莫司主要不良反应为肾毒性及肝毒性,有剂量及时间依赖特性,但较CsA发病率少,程度较轻。其他的常见不良反应包括高血压、糖代谢紊乱、牙龈增生、高血钾、低镁血症等。他克莫司还可引起神经毒性,表现为震颤及感觉异常,多数情况下可自愈,但极少数情况下可出现失语、共济失调、癫痫发作,在使用中应注意。

（六）来氟米特

来氟米特是一个具有抗增殖活性的异噁唑类免疫抑制剂,目前主要被应用于类风湿关节炎及部分肾小球疾病治疗。

1. 作用机制　来氟米特在肠道和肝脏内转化为活性代谢产物,能够选择性抑制二氢乳清酸脱氢酶的活性,抑制嘧啶的从头合成途径,影响细胞 DNA 及 RNA 合成。此外,来氟米特通过抑制炎性细胞附壁以及向毛细血管外游走,产生抗炎作用。

2. 应用原则　目前常用方案中来氟米特的负荷剂量为 50~100mg/d,连续 3d 后给予维持剂量 20~30mg/d。中国专家共识推荐根据病情选择适当剂量:①狼疮肾炎。诱导治疗 20~40mg/d,维持治疗 20mg/d,若病情控制较好,可酌情减量至 10mg/d 维持。②原发性小血管炎肾损害。起始剂量为 20mg/d,维持剂量为 10~20mg/d。③ IgA 肾病。起始剂量为 20mg/d,临床缓解后 10mg/d 维持治疗。④难治性肾病综合征。起始剂量为 20mg/d,疗效不佳者可增加剂量至 30mg/d,维持剂量为 10mg/d。⑤紫癜性肾炎:起始剂量为 20mg/d,临床完全缓解后,可改为 5~10mg/d 维持治疗。

3. 不良反应　来氟米特的不良反应包括感染、腹泻、瘙痒、一过性肝酶升高、脱发、皮疹及白细胞减少等。感染最常见的类型是呼吸道感染,包括卡氏肺孢菌、巨细胞病毒、真菌感染等,一旦明确诊断应及时进行抗感染治疗。来氟米特对肝功能的影响呈一过性,应每 2~4 周监测肝功能,如果肝酶升高 2~3 倍,减半量服用,超过 3 倍,立即停药。同时要密切监测血常规变化。应严密关注来氟米特引起的间质性肺损害,若诊断明确,立即停药。

二、利尿剂

利尿剂(diuretics)是指作用于肾脏,能促进电解质和水的排泄,从而使尿量增多的药物,是肾小球肾炎中常用的药物。它主要通过影响肾小球滤过、肾小管重吸收、分泌以及浓缩功能而实现利尿作用,其中最主要的是影响肾小管的重吸收。以下为肾小球肾炎中常用的几种利尿剂及使用方法。

（一）噻嗪类利尿剂

噻嗪类利尿剂主要作用于髓袢升支厚壁段和远曲小管前段,通过抑制钠和氯的重吸收,增加钾的排泄而利尿。常用氢氯噻嗪 25mg,每日 3 次口服。长期服用应防止低钾、低钠血症。

（二）袢利尿剂

袢利尿剂主要作用于髓袢升支,对钠、氯和钾的重吸收具有强力的抑制作用。常用呋塞米 20~120mg/d,分次口服或静脉注射。在渗透性利尿剂应用后随即给药效果更好。应用袢利尿剂时需谨防低钠血症及低钾、低氯性碱中毒。

（三）潴钾利尿剂

潴钾利尿剂主要作用于远曲小管后段,排钠、排氯,但潴钾,适用于低钾血症的患者。单独使用时利尿作用不显著,可与噻嗪类利尿剂合用。常用的醛固酮拮抗剂为螺内酯,长期服用需防止高钾血症,对肾功能不全患者应慎用。

（四）渗透性利尿剂

渗透性利尿剂通过提高血浆胶体渗透压,使组织中的水分重吸收入血,同时在肾小管腔内形成高渗状态,减少水、钠的重吸收而达到利尿目的。可选择低分子右旋糖酐等。但对尿量<400ml/d 的患者应慎用,因为此类药物易与 T-H 糖蛋白和尿中的白蛋白在肾小管管腔内形成管型而堵塞肾小管,并由于其高渗作用导致肾小管上皮细胞变性、坏死,导致急性肾损伤。

（五）提高血浆胶体渗透压

血浆或白蛋白等静脉输注可提高血浆胶体渗透压,促进组织中的水分回吸收并利尿,如继而用呋塞米 60~120mg 加于葡萄糖溶液中缓慢静脉滴注,通常能获得良好的利尿效果。多用于低血容量或利尿剂抵抗、严重低蛋白血症的患者。由于输入的白蛋白可引起肾小球高滤过及肾小管高代谢,造成肾小球脏层及肾小管上皮细胞损伤,现多数学者认为,非必要时不宜多使用。

（陈　崴）

第二节　急性肾小球肾炎

急性肾小球肾炎(AGN)简称急性肾炎,多发生于儿童和青少年,一般于感染后 1~3 周急性起病,以血尿、蛋白尿、水肿、高血压为主要临床表现,可伴有一过性少尿、氮质血症等肾功能下降表现。可见于各种病原体感染后,多见于链球菌感染。本节主要介绍急性链球菌感染后肾小球肾炎(post-streptococcal glomerulonephritis,PSGN)。

【病因与发病机制】

绝大多数急性肾炎与 β- 溶血性链球菌(常为 A 组链球菌)感染有关,常见于上呼吸道感染(多为扁桃体炎)、猩红热、皮肤感染(多为脓疱疮)等链球菌感染后。本病属于免疫复合物性肾炎,链球菌致病成分诱发免疫反应后可通过循环免疫复合物沉积于肾小球而致病,或种植于肾小球的抗原与循环中的特异性抗体形成原位免疫复合物(in situ immune complex)致病。急性肾炎的发病中,自身免疫的作用一直被人们关注,但有待进一步的研究明确。补体激活是本病发病的中心环节,补体激活后引起一系列免疫病理改变,特别是上皮下免疫复合物激活补体后形成的膜攻击复合物,在急性肾炎的发病中起着重要作用。

【病理】

肾脏病理改变为毛细血管内增生性肾小球肾炎。光镜下可见以内皮细胞和系膜细胞弥漫性增生为主的肾小球病变(图 5-2-1),急性期可伴中性粒细胞和单核细胞浸润。增生和浸润的细胞可压迫毛细血管袢导致管腔狭窄或闭塞。免疫荧光检查可见 IgG 和 C3 呈粗颗粒状沿肾小球毛细血管壁或 / 和系膜区沉积。电镜检查可见肾小球上皮细胞下有驼峰样大块电子致密物沉积。

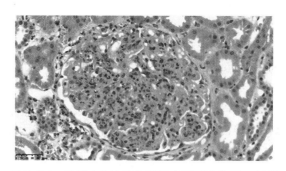

图 5-2-1　毛细血管内增生性肾小球肾炎(HE×400)

【临床表现和实验室检查】

急性肾炎多见于儿童,男性多于女性。通常于起病前 1~3 周有咽部感染或皮肤感染史。起病较急,病情轻重不一。几乎所有患者都有血尿,约 40% 有肉眼血尿,可伴有不同程度的蛋白尿(少数患者可呈肾病综合征范围蛋白尿)。大多数患者均有水肿,典型表现为晨起眼睑水肿或伴双下肢水肿。可有一过性轻、中度高血压,这与水钠潴留有关。重症者可出现以下并发症。

1. 急性肾损伤(acute kidney injury)　表现为一过性少尿或无尿、血尿素氮及血肌酐水平升高等,可有高钾血症或代谢性酸中毒。

2. **心力衰竭**(heart failure) 表现为心悸、气促、颈静脉怒张、奔马律和肺水肿等。

3. **高血压脑病**(hypertensive encephalopathy) 指血压急骤升高(舒张压为主)伴中枢神经系统功能障碍。可表现为剧烈头痛、恶心、呕吐、视力障碍、嗜睡或烦躁,甚至昏迷。部分患者出现暂时性偏瘫、失语,严重时可发生脑疝。眼底检查可有视网膜小动脉痉挛、出血、渗出及视乳头水肿。主要为水钠潴留所致。

PSGN临床上常存在链球菌感染的证据:①病灶或咽拭子细菌培养,阳性可提示A组链球菌感染,但阳性率仅20%~30%;②抗链球菌溶血素O抗体(antistreptolysin O,ASO)阳性,阳性率为50%~80%;③抗DNA酶B及抗透明质酸酶阳性。

另外,PSGN患者血清补体动态呈特异性改变:起病早期血清总补体及C3均明显下降,6~8周恢复正常。血清补体动态改变对诊断本病意义很大。

【诊断与鉴别诊断】

感染后1~3周急性起病,以血尿、蛋白尿、水肿和高血压,甚至少尿及肾衰竭等急性肾炎综合征表现为特点,应考虑急性感染后肾小球肾炎的可能。若存在链球菌感染的证据、血清补体动态改变,即可临床诊断为急性肾炎。对于以下情况:①少尿1周以上或进行性尿量减少伴肾功能恶化者;②病程超过8周并且未见好转者;③持续超过3个月低补体血症者;④急性肾炎综合征伴肾病综合征者,都应及时行肾活检,以明确诊断。

AGN应与以下疾病鉴别。

1. **以急性肾炎综合征起病的其他原发性肾小球疾病** 如IgA肾病、系膜毛细血管性肾小球肾炎、急进性肾小球肾炎等。

2. **以急性肾炎综合征为表现的系统性疾病及遗传性疾病** 如狼疮肾炎、紫癜性肾炎、系统性血管炎、结节性多动脉炎、溶血尿毒症综合征、肺出血肾炎综合征(Goodpasture综合征)、Alport综合征等。

3. 若急性期有大量蛋白尿、低蛋白血症者,还须与原发性肾病综合征鉴别。

【治疗】

(一)治疗原则

急性肾炎为自限性疾病,主要为对症及支持治疗,不宜使用糖皮质激素及细胞毒性药物治疗。积极控制感染、防治并发症、保护肾功能并促进肾脏功能恢复为治疗的主要环节。

(二)具体措施

1. **一般治疗** 急性期应注意休息,饮食应予低盐(钠摄入≤3g/d)、优质蛋白饮食;食物应含丰富维生素并易于消化;氮质血症时应限制蛋白质摄入;严重水肿和尿量减少者须限制液体摄入。

2. **感染灶的治疗** 存在明确的活动性感染者,可选用青霉素或链球菌敏感的抗菌药物治疗。如急性肾炎发生时感染灶已经得到控制,而链球菌感染后免疫复合物介导的肾小球损伤已经确立,这时使用抗生素治疗对于急性肾炎的治疗并无帮助。

3. **对症治疗** 少尿、水肿患者可适当使用利尿剂,慎用渗透性利尿剂和保钾利尿剂。有高血压者可选用降压药物治疗。同时应积极防治心力衰竭、高血压脑病和急性肾损伤等严重并发症。有透析指征者应及时给予透析治疗。

【预后】

急性肾炎的近期预后较好,绝大多数患者在1~4周内出现尿量增多、水肿消失、血压下降,随之蛋白尿和血尿改善,血清C3多在8周内恢复正常。但少数患者的血尿及微量蛋白尿有时可迁延半年至一年才消失。

对于急性肾炎的远期预后报道不一,但多数患者预后良好,可完全治愈,仅部分患者遗留尿检异常和/或高血压。一般认为老年患者及存在严重而持续的高血压、大量蛋白尿或肾功能损害者预后可能较差;肾活检病理较多新月体形成者预后差。

(陈崴)

第三节　急进性肾小球肾炎

急进性肾小球肾炎(RPGN)是一组快速进展的肾小球疾病,以急性肾炎综合征、肾功能急剧恶化、早期出现少尿型急性肾损伤为主要临床特点,病理类型为新月体性肾小球肾炎(crescentic glomerulonephritis,CrGN)。

【分型和发病机制】

根据肾脏免疫病理,将 RPGN 分为三型:①Ⅰ型即抗肾小球基膜(anti-glomerular basement membrane)型,由于抗 GBM 抗体与 GBM 抗原相结合激活补体致病,但是目前发现约有 1/3 患者合并有血清抗中性粒细胞胞质抗体(anti-neutrophil cytoplasmic antibody,ANCA)阳性;②Ⅱ型即免疫复合物型,因肾小球内循环免疫复合物沉积或原位免疫复合物形成,激活补体而致病;③Ⅲ型即寡免疫复合物型,肾小球内无或仅微量免疫复合物沉积,现已证明大多数Ⅲ型新月体肾炎为原发性小血管炎肾损害,患者血清中 ANCA 常为阳性。

【病理】

肾脏病理改变为新月体性肾小球肾炎,即绝大多数(>50%)的肾小球囊腔内有大新月体(占肾小球囊腔 50% 以上)形成为主要特征,早期为细胞性新月体(图 5-2-2),晚期为纤维性新月体。免疫荧光检查见:Ⅰ型 RPGN,IgG 及 C3 沿肾小球毛细血管壁呈线状沉积;Ⅱ型 RPGN,IgG(或 IgA、IgM)、C3、C1q 等呈颗粒状或团块状沉积于肾小球系膜区及毛细血管壁;Ⅲ型 RPGN,肾小球内无或仅有微量免疫沉积物。电镜检查,Ⅱ型 RPGN 可见电子致密物在系膜区和内皮下沉积,Ⅰ型和Ⅲ型 RPGN 无电子致密物沉积。

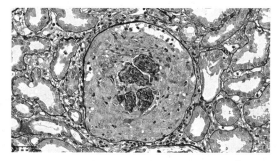

图 5-2-2　细胞性新月体(PASM,×400)

由于肾小球毛细血管严重损伤、管壁断裂,血液流入肾小囊并导致肾小囊壁层上皮细胞增生、足细胞增生、单核巨噬细胞浸润,多种促纤维化细胞因子产生,从而促使壁层上皮细胞向肌成纤维细胞转分化,成纤维细胞增生、纤维化,形成各种新月体(crescent)。因此,新月体是肾小囊腔内出现细胞或其他有形成分并挤压毛细血管袢而呈现出的一种病理改变。根据新月体大小,分为大新月体(新月体体积占肾小球囊的 50% 以上)和节段性新月体(新月体的体积占肾小球囊的 50% 以下)。根据新月体的组成成分,分为细胞性新月体(cellular crescents)(以增生的上皮细胞和浸润的炎细胞等细胞成分为主)、细胞纤维性新月体(cellulofibrous crescents)(细胞性新月体出现胶原纤维)、纤维性新月体(fibrous crescents)(以胶原纤维为主)。

【临床表现和实验室检查】

Ⅰ型 RPGN 有两个发病年龄高峰:20~40 岁和 60~80 岁。多数患者有接触碳氢化合物(如汽油)、氧化剂、有机溶剂或呼吸道感染病史。该型一般起病急骤,部分患者可有上呼吸道感染或流感样症状。患者多表现为急进性肾炎综合征。

Ⅱ、Ⅲ型 RPGN 常见于中老年患者,除急进性肾炎综合征外,Ⅱ型 RPGN 患者约半数合并肾病综合征;Ⅲ型 RPGN 患者常有不明原因的发热、乏力、关节痛等系统性血管炎的表现。

Ⅰ型 RPGN 患者血清抗 GBM 抗体阳性,约 1/3 同时合并 ANCA 抗体阳性(双阳性)。Ⅱ型 RPGN

患者的循环免疫复合物及冷球蛋白可呈阳性,并可伴血清 C3 降低。多数Ⅲ型 RPGN 患者血清 ANCA 呈阳性,但也有约 1/3 患者为阴性。

【诊断与鉴别诊断】

表现为血尿、蛋白尿的患者,若有少尿和肾功能急剧恶化,应注意急进性肾小球肾炎可能,并尽早肾活检确诊。如病理证实为新月体性肾小球肾炎,且能除外系统性疾病,诊断原发性急进性肾小球肾炎可成立。

应注意与以下疾病鉴别。

1. 引起少尿性急性肾损伤的非肾小球疾病　包括急性肾小管坏死、急性过敏性间质性肾炎、梗阻性肾病。依据临床表现、实验室检查和肾脏病理,鉴别诊断不难。

2. 表现为急进性肾炎综合征的其他肾小球疾病　包括继发性肾小球疾病如狼疮肾炎、过敏性紫癜性肾炎;原发性肾小球疾病如重症毛细血管内增生性肾小球肾炎或重症系膜毛细血管性肾小球肾炎。临床上鉴别诊断较困难,常需依靠肾活检确诊。

【治疗】

(一)治疗原则

RPGN 进展迅速,一旦确诊应尽早给予积极治疗。应根据病因和免疫病理分型,制订合理的治疗方案。治疗过程中,应密切观察疗效,同时注意药物副作用。

(二)具体措施

1. 强化治疗

(1)血浆置换(plasmapheresis)治疗:是通过血液体外循环方式分离并去除血液中的血浆成分,同时补充相同容量的新鲜冰冻血浆、白蛋白溶液和/或生理盐水的治疗方式。

通过该治疗手段主要能清除致病的自身抗体,适用于各型急进性肾小球肾炎,对于Ⅰ型急进性肾小球肾炎、Goodpasture 综合征和Ⅲ型急进性肾小球肾炎伴肺出血症的疗效较为肯定,可作为首选治疗。通常每日或隔日 1 次,每次置换血浆 2~4L,直至血清抗体或免疫复合物转阴、病情好转,一般需治疗 10 次左右。

为防止血浆置换后致病性抗体大量合成而造成病情"反弹",该疗法需配合糖皮质激素及细胞毒性药物治疗,如口服泼尼松 1mg/(kg·d)(2~3 个月后渐减量)及环磷酰胺 2~3mg/(kg·d)(累积量不超过 8g)。

(2)甲泼尼龙冲击联合细胞毒药物:主要作用机制为抑制自身免疫反应,适用于Ⅱ、Ⅲ型 RPGN,对Ⅰ型 RPGN 疗效较差。冲击方案:甲泼尼龙 0.5~1.0g 溶于 5% 葡萄糖溶液中静脉点滴,每日或隔日 1 次,3 次为 1 个疗程。必要时间隔 3~5d 可重复 1 个疗程,一般不超过 3 个疗程。

该疗法需配合口服泼尼松及环磷酰胺治疗,方法同前。用甲泼尼龙及环磷酰胺冲击治疗时,应注意感染、骨髓抑制、水钠潴留、高血压、高血糖等药物副作用。

(3)大剂量免疫球蛋白冲击治疗:主要作用机制为封闭自身抗体。适用于细胞毒性药物及糖皮质激素使用存在禁忌证或出现严重副作用的患者。对部分急进性肾小球肾炎患者有效。具体方案:丙种球蛋白 0.4g/(kg·d)静脉滴注,疗程为 3~5d。

2. 维持治疗　取决于原发病及病情控制情况。Ⅰ型 RPGN 一经有效治疗,较少复发。对于Ⅱ型和Ⅲ型 RPGN 的疗程则取决于其基础疾病。对于原发性免疫复合物性急进性肾小球肾炎,常需维持 6~12 个月。对于Ⅲ型 RPGN,常需要 12~18 个月的维持治疗,细胞毒性药物的剂量取决于血管炎控制的效果。

3. 对症治疗

(1)肾脏替代治疗:凡病情已达透析治疗指征者,应及时透析。强化治疗无效的晚期患者或肾功能已无法逆转者,则予长期透析治疗。

(2)积极防治感染、控制高血压及纠正水、电解质、酸碱平衡紊乱。

（三）随访与监测

每3~6个月复查一次相关抗体，并结合其他临床或病理指标判断是否有复发，及时调整治疗措施。

【预后】

如患者能及早明确诊断和早期强化治疗，预后可得到显著改善；若诊断及治疗不及时，患者多于数周至半年内进展至不可逆的终末期肾病。

影响预后的因素主要包括①免疫病理类型：Ⅲ型 RPGN 较好，及时治疗可能摆脱透析；Ⅰ型 RPGN 最差，多依赖维持性肾脏替代治疗；Ⅱ型 RPGN 居中。②强化治疗是否及时：开始强化治疗时临床无少尿、血肌酐<600μmol/L、病理尚未显示广泛不可逆病变者预后较好，否则预后差。③老年患者预后差。

（陈　崴）

第四节　慢性肾小球肾炎

慢性肾小球肾炎简称慢性肾炎，是指以蛋白尿、血尿、高血压、水肿为基本临床表现，起病方式各有不同，病情迁延，病变缓慢进展，可伴有不同程度的肾功能减退，最终将发展为终末期肾病的一组肾小球疾病。由于肾脏损害表现与许多疾病相似，临床上需排除继发性肾小球肾炎和遗传性肾小球肾炎后，方可诊断为慢性肾炎。由于其病理类型及病期不同，主要临床表现呈多样化。

【病因与发病机制】

慢性肾炎仅是一种临床综合征，其病理类型多样，而相关病因和发病机制也不尽相同。仅有少数慢性肾炎是由急性肾炎发展所致（直接迁延或临床缓解后若干年后再出现）。目前观念认为其起始因素多为免疫介导，包括体液免疫和细胞免疫，在引起肾脏损伤时二者往往相互作用，相互依赖。这种免疫反应造成的肾损害还受到遗传背景的影响。此外，导致病程慢性化过程中除免疫因素外，非免疫、非炎症因素也起到重要作用（详见本篇第一章"概述"）。

【病理】

慢性肾炎可由多种病理类型引起，常见的类型包括 IgA 和非 IgA 系膜增生性肾小球肾炎、膜增生性肾小球肾炎、局灶节段性肾小球硬化及膜性肾病等，其中少数非 IgA 系膜增生性肾小球肾炎可由毛细血管内增生性肾小球肾炎转化而来。病变进展至后期，所有上述病理类型均可出现程度不等的肾小球硬化，伴相应肾单位的肾小管萎缩、纤维化。疾病晚期肾皮质变薄、肾脏体积缩小，病理类型均转化为硬化性肾小球肾炎。

【临床表现和实验室检查】

慢性肾炎可发生于任何年龄，但以中、青年为主，男性多见。多数患者起病缓慢、隐袭。部分患者因感染、劳累后呈急性发作就诊方被发现。慢性肾炎的临床表现呈多样性，蛋白尿、血尿、高血压、水肿为其基本临床表现，可有不同程度肾功能减退，病情时轻时重、迁延，渐进性发展为终末期肾病。

早期患者可无任何症状，或有乏力、疲倦、腰部酸痛、食欲缺乏等表现；水肿可有可无，一般为轻度。血压可正常或轻度升高，或起病后随病程进展逐渐升高。部分患者血压（尤其舒张压）呈中等程度以上持续升高，可伴眼底出血、渗出，甚至视乳头水肿。血压控制不好的患者肾功能恶化进展较快，预后通常较差。慢性肾炎患者起病时肾功能可完全正常，但由于其起病隐匿，诊断时多已伴不同程度的肾功能减退。而且其肾功能损害通常呈缓慢渐进性加重，病理类型是影响其疾病进展速度的重要因素（如膜增生性肾小球肾炎进展较快，膜性肾病进展常较慢），但也与是否合理控制饮食和适当药物治疗等因素相关。部分患者因感染、劳累、妊娠、手术或使用肾毒性药物呈急性发作或肾功能急骤恶化,及时去除诱因和适当治疗后病情可一定程度地缓解,但也可能从此进入不可逆的慢性肾衰竭。随着患者肾功能逐渐恶化,可出现慢性肾衰竭的相关并发症,如贫血,钙、磷代谢异常,继发性甲状旁腺功能亢进等。

慢性肾炎临床表现呈多样性,个体差异很大,需注意因某一方面表现突出而造成误诊。例如慢性肾炎以高血压及相关症状为突出表现,易被误诊为原发性高血压,慢性肾炎在感染后急性加重或发作时易被误诊为急性肾炎,应予以注意并鉴别。

实验室检查多为轻度尿液异常,尿蛋白多在 1~3g/d 之间,尿沉渣镜检红细胞可增多,可见管型。肾功能正常或轻度受损(血肌酐和尿素氮升高)。尿蛋白较多者可有血白蛋白降低,有些患者可伴随明显高脂血症和高尿酸血症。随着肾功能逐渐恶化,血肌酐和尿素氮进一步升高,可出现贫血(常见为小细胞低色素性贫血),钙、磷代谢异常和继发性甲状旁腺功能亢进等表现。

【诊断与鉴别诊断】

凡尿液检查异常(蛋白尿、血尿、管型尿),伴或不伴水肿和高血压,病史达 3 个月以上,无论有无肾功能异常均应考虑本病。在排除继发性肾小球肾炎和遗传性肾小球肾炎后,临床上可诊断为慢性肾炎。

【治疗】

1. **一般治疗** 注意休息,适度运动,预防感染,防治可能导致肾脏疾病加重的因素,如感染、劳累、妊娠及肾毒性药物(如氨基糖苷类抗生素、含马兜铃酸中药或中成药等)等。非甾体抗炎药亦应避免,如必须使用,不应超过每周 2 次的剂量。尤需注意查找潜在的慢性感染,如慢性扁桃体炎、慢性鼻窦炎、龋齿、慢性牙龈炎及呼吸、消化、生殖等系统的慢性炎症。如有,应及早治疗。

2. **饮食治疗** 肾功能异常患者应给予优质低蛋白和足够热量的饮食,并同时补充必需氨基酸(如 α- 酮酸)治疗,限制磷的摄入(详见第十三篇 "慢性肾脏病")。

3. **减少尿蛋白** 蛋白尿是慢性肾炎患者肾小球硬化、肾功能恶化的重要独立危险因素。尿蛋白的治疗目标是<1.0g/d。首选 ACEI/ARB 药物,血压正常者亦可使用此类药物,但需注意监测用药后血压的变化。

慢性肾炎的病因、病理类型、临床表现和肾功能等变异较大,一般不主张积极应用糖皮质激素和细胞毒药物,但对肾功能正常或轻度受损、肾脏体积正常、病理类型有明显活动性病变(如病理类型为轻度系膜增生性肾炎、膜性肾病,或伴有细胞性新月体、祥坏死等)、尿蛋白较多者可试用。

4. **积极控制高血压** 高血压是加速肾小球硬化、促进肾功能恶化的重要环节。高血压控制的靶目标为<130/80mmHg。

慢性肾炎常伴随水钠潴留,引起容量依赖性高血压。因此低盐饮食和适当控制液体量是基础疗法;如效果欠佳可使用利尿剂辅助治疗,可选用噻嗪类利尿剂,如氢氯噻嗪 12.5~25mg/d。GFR<30ml/min 时,噻嗪类利尿剂无利尿效果,应改用袢利尿剂,但不宜过多或长期使用。降压药物可首选 ACEI 或 ARB 药物,但对肾功能不全患者应注意血清钾及血肌酐水平。也可选用 β 受体阻滞剂、二氢吡啶类钙通道阻断剂、α 受体阻滞剂,或联合应用多种降压药物治疗。

5. **调脂治疗** 血脂异常既是慢性肾脏病常见的临床表现,又是肾脏病进展的独立危险因素。尽管调脂治疗在肾脏保护方面的作用还有待进一步的临床观察明确,但其对心血管的保护作用已被肯定。对饮食运动治疗无效的血脂异常患者,可选用他汀类降脂药物,但需注意肝功能损害及肌溶解等副作用。

6. **其他并发症的治疗** 如肾功能继续恶化,出现了肾性贫血、继发性甲状旁腺功能亢进等并发症,应根据相应指南进行干预。

【预后】

慢性肾炎病情迁延,逐渐进展,但最终将发展至终末期肾病。病变进展速度个体差异大,病理类型是决定预后的重要因素,同时与是否重视肾脏保护、是否注意避免恶化因素和治疗是否恰当、及时有关。

思考题

1. 简述急性链球菌感染后肾小球肾炎的临床和病理特点。

2. 简述 RPGN 的病理分型及临床表现特点。

3. 简述不同分型 RPGN 的主要治疗措施及预后。

(陈　崴)

第三章
肾病综合征

　　肾病综合征(NS)是肾小球疾病的重要临床综合征。主要临床表现是大量蛋白尿、低白蛋白血症、水肿和高脂血症。需排除继发性或遗传性 NS 后才能诊断原发性 NS,肾活检能明确病理类型,指导治疗和预后;原发性 NS 的常见病理类型包括:微小病变型肾病、局灶性节段性肾小球硬化(FSGS)、膜性肾病(MN)、系膜增生性肾小球肾炎、系膜毛细血管性肾小球肾炎。感染、血栓形成、蛋白质和脂肪代谢紊乱以及急性肾损伤是 NS 常见的并发症。激素和免疫抑制剂是 NS 最主要的治疗药物;微小病变型 NS 常见于儿童,大多数对激素敏感,预后较好,但易复发;FSGS 肾功能损害和高血压多见,需要激素联合免疫抑制剂治疗,预后较差;MN 是成人 NS 最主要的病理类型,易出现血栓、栓塞并发症,单用糖皮质激素效果不佳,需同时联用免疫抑制剂治疗。

第一节　概　　述

　　肾病综合征(NS)的临床表现是大量蛋白尿($\geqslant 3.5g/d$)、低白蛋白血症($\leqslant 30g/L$)、水肿以及高脂血症,其中前两项为诊断 NS 的必要条件。

　　肾病综合征的病因多种多样,组织病理学也表现不一。按病因学分为原发性、继发性及遗传性,大部分肾病综合征由原发性肾小球疾病引起。临床上应先排除继发性或遗传性病因才能诊断为原发性肾病综合征。一旦确定为原发性肾病综合征,应积极明确病理类型。

　　【病因】

　　肾病综合征的分类及常见病因如表 5-3-1 所示。

表 5-3-1　肾病综合征的分类和常见病因

分类	儿童	青少年	中老年
原发性	微小病变型肾病	系膜增生性肾小球肾炎 微小病变型肾病 局灶性节段性肾小球硬化 系膜毛细血管性肾小球肾炎	膜性肾病
继发性	过敏性紫癜性肾炎 乙型肝炎病毒相关性肾炎 系统性红斑狼疮肾炎	系统性红斑狼疮肾炎 过敏性紫癜肾炎 乙型肝炎病毒相关性肾炎	糖尿病肾病 肾淀粉样变性 骨髓瘤性肾病 淋巴瘤或实体肿瘤性肾病

【病理生理】

1. 大量蛋白尿　在正常生理情况下,肾小球滤过膜具有分子屏障及电荷屏障作用,这些屏障作用受损致使原尿中蛋白含量增多,当其增多明显超过近端肾小管重吸收量时,形成大量蛋白尿。在此基础上,凡是增加肾小球内压力及导致高灌注、高滤过的因素(如高血压、高蛋白饮食或大量输注血浆蛋白)均可加重尿蛋白的排出。尿液中主要含白蛋白和与白蛋白有近似分子量的蛋白。大分子蛋白如纤维蛋白原、α1 巨球蛋白和 α2 巨球蛋白等,因其无法通过肾小球滤过膜,从而在血浆中的浓度保持不变。

2. 低白蛋白血症　肾病综合征时大量白蛋白从尿中丢失,促进肝脏代偿性合成白蛋白增加,同时由于近端肾小管摄取滤过蛋白增多,也使肾小管分解蛋白增加。当肝脏白蛋白合成增加不足以克服丢失和分解时,则出现低白蛋白血症。此外,肾病综合征患者因胃肠道黏膜水肿导致食欲减退,蛋白质摄入不足,吸收不良或丢失,进一步加重低白蛋白血症。长期大量的蛋白丢失会导致患者营养不良和生长发育迟缓。

除血浆白蛋白减少外,血浆的某些免疫球蛋白(如 IgG)和补体成分、抗凝及纤溶因子、金属结合蛋白、内分泌激素结合蛋白也可减少,尤其是在肾小球病理改变严重,大量蛋白尿和非选择性蛋白尿时更为显著。少数患者在临床上表现为甲状腺功能减退,但会随着肾病综合征的缓解而恢复。患者易发生感染、高凝状态、微量元素缺乏、内分泌紊乱和免疫功能减退等并发症。

3. 水肿　低白蛋白血症引起血浆胶体渗透压下降,使水分从血管腔内进入组织间隙,是造成肾病综合征水肿的主要原因。此外,部分患者有效循环血容量不足,激活肾素 - 血管紧张素 - 醛固酮系统,促进水钠潴留。而在静水压正常、渗透压减低的末梢毛细血管,发生跨毛细血管性液体渗漏和水肿。也有研究发现,部分 NS 患者的血容量并不减少,甚或增加,血浆肾素水平正常或下降,提示 NS 患者的水钠潴留并不依赖于肾素 - 血管紧张素 - 醛固酮系统的激活,而是肾脏原发水钠潴留的结果。

4. 高脂血症　患者表现为高胆固醇血症和 / 或高甘油三酯血症,并可伴有低密度脂蛋白(low density lipoprotein,LDL)、极低密度脂蛋白(very low density lipoprotein,VLDL)及脂蛋白 a 升高,高密度脂蛋白(high density lipoprotein,HDL)正常或降低。高脂血症发生的主要原因是肝脏脂蛋白合成增加和外周组织的利用及分解减少。高胆固醇血症的发生与肝脏合成过多富含胆固醇和载脂蛋白 B 的 LDL 及 LDL 受体缺陷致 LDL 清除减少有关。高甘油三酯血症在 NS 中也很常见,其产生的原因更多是由于分解减少而非合成增多。

【临床表现】

肾病综合征的主要临床表现包括"三高一低","三高"即大量蛋白尿(≥3.5g/d)、水肿和高脂血症,"一低"即低白蛋白血症(<30g/L)。其中,大量蛋白尿和低白蛋白血症为必备的临床表现。临床上有少数患者虽然血浆白蛋白很低,但无明显水肿,部分患者亦可无高脂血症。需要注意的是,随着患者尿蛋白流失,血浆白蛋白逐渐降低,后期尿蛋白定量可能会减少而达不到 3.5g/d,此时早期 24h 尿蛋白定量结果更有诊断价值。

当出现大量蛋白尿时,尿液表面张力增高而产生泡沫,因此泡沫尿和水肿常常是患者就诊时的主诉。正常人的尿中也可有少许泡沫,特别是清晨第一次尿,但一般几分钟就可消散。肾病综合征的水肿常以活动后下肢水肿最明显,也可出现晨起时颜面部水肿,以眼眶周围较明显。且水肿可表现为"游走性",如活动后下肢水肿加重,平卧时腰骶部出现水肿,侧卧时一侧肢体水肿加重等;低白蛋白血症明显时常伴有胸腔、腹腔积液,甚至心包积液和肺水肿。需要注意的是,排除长期侧卧等体位因素,如出现一侧下肢水肿较对侧明显,甚至胀痛,应高度怀疑该侧肢体有无深静脉血栓形成,此时行血管彩色多普勒超声等检查有助于明确诊断。部分水肿明显的患者可伴有尿量减少,主要原因是血浆胶体渗透压下降后存在有效血容量不足,导致肾灌注减少,且进一步激活肾素 - 血管紧张素 - 醛固酮系统,导致水钠潴留。

此外,临床需要重视的危重情况是,当患者出现气促、气喘并伴有胸痛等表现时,应积极排除有无肺动脉栓塞,此时肺动造影检查有助于明确诊断。

【实验室检查】

1. **尿常规**　尿蛋白定性常为(+++)~(++++)。可伴不同程度的镜下血尿,尿红细胞及尿潜血波动于(+)~(+++),尿中可出现透明管型和颗粒管型。尿红细胞位相检查以肾小球源性红细胞为主。

2. **24h尿蛋白定量**　成人≥3.5g/d,儿童尿蛋白定量一般≥50mg/(kg·d)。

3. **血生化检查**　血浆白蛋白<30g/L。血总胆固醇、甘油三酯、低密度脂蛋白胆固醇和极低密度脂蛋白胆固醇水平常升高。应常规检测血肌酐、尿素氮等肾功能指标,胱抑素C早于肌酐变化,对早期诊断肾功能损害有一定价值。

4. **免疫学检查**　自身免疫疾病相关指标检查,如抗核抗体(ANA)、抗双链DNA抗体(ds-DNA)、补体C3和C4检测等;各型肝炎血清学指标检测;消化系统肿瘤、肺癌等肿瘤学标志物检测;血清和尿免疫固定电泳等以鉴别继发性NS。

5. **影像学检查**　双肾B型超声检查,以明确双肾大小、形态、结构及皮质厚度等,既可了解病变程度,也可指导肾穿刺活检。

6. **肾穿刺病理组织学检查**　为明确病因、病理类型、病变程度等,常依赖于肾穿刺检查。

【并发症】

1. **感染**　是肾病综合征患者常见并发症,与蛋白质营养不良、免疫功能紊乱及应用糖皮质激素治疗有关。常见感染部位为呼吸道、泌尿道及皮肤等。由于使用糖皮质激素,其感染的临床症状如发热等常不明显;感染是导致肾病综合征复发和疗效不佳的主要原因,应予以高度重视。

2. **血栓和栓塞**　由于血液浓缩(有效血容量减少)及高脂血症造成血液黏稠度增加。此外,因某些蛋白质从尿中丢失,肝代偿性合成蛋白增加,引起机体凝血、抗凝和纤溶系统失衡;加之肾病综合征时血小板过度激活、应用利尿剂和糖皮质激素等进一步加重高凝状态。因此,肾病综合征容易发生血栓、栓塞等并发症,其中以肾静脉血栓最为常见,发生率为10%~50%,其中3/4的病例因慢性形成,临床并无症状;此外,肺血管、下肢静脉、下腔静脉、冠状血管和脑血管血栓或栓塞并不少见,是直接影响肾病综合征治疗效果和预后的重要原因,应予以高度重视。

3. **急性肾损伤**　因有效血容量不足而致肾血流量下降,可诱发肾前性氮质血症。经扩容、利尿后可得到恢复。少数病例可出现急性肾损伤,尤以微小病变型肾病者居多,发生多无明显诱因,表现为少尿甚至无尿,扩容利尿无效。肾活检病理检查显示肾小球病变轻微,肾间质弥漫重度水肿,肾小管可为正常或部分细胞变性、坏死,肾小管腔内有大量蛋白管型。该急性肾损伤的机制不明,推测与肾间质高度水肿压迫肾小管和大量管型堵塞肾小管有关,即上述变化形成肾小管腔内高压,引起肾小球滤过率骤然减少,又可诱发肾小管上皮细胞损伤、坏死,从而导致急性肾损伤。

4. **蛋白质及脂肪代谢紊乱**　长期低蛋白血症可导致营养不良、小儿生长发育迟缓;免疫球蛋白减少造成机体免疫力低下,易致感染;金属结合蛋白丢失可使微量元素(铁、铜、锌等)缺乏;内分泌激素结合蛋白不足可诱发内分泌紊乱(如低T_3综合征等);药物结合蛋白减少可能影响某些药物的药动学(使血浆游离药物浓度增加、排泄加速),影响药物疗效。高脂血症增加血液黏稠度,促进血栓、栓塞并发症的发生,还将增加心血管系统并发症,并可促进肾小球硬化和肾小管-间质病变的发生,促进肾脏病变的慢性进展。

【诊断与鉴别诊断】

1. **NS诊断标准**　①大量蛋白尿(≥3.5g/d);②低白蛋白血症(≤30g/L);③水肿;④高脂血症,其中①和②为诊断肾病综合征的必要条件。

2. **寻找病因**　需排除继发性(包括遗传性)因素才可以诊断为原发性肾病综合征。常见的继发性肾病综合征的病因见表5-3-1。临床上,需进行鉴别的继发性病因主要包括以下疾病。

(1)乙型肝炎病毒相关性肾炎:多见于儿童及青少年,临床主要表现为蛋白尿或肾病综合征,常见的病理类型为膜性肾病,其次为系膜毛细血管性肾小球肾炎等。主要诊断依据包括①血清乙型肝炎病毒抗原阳性;②有肾小球肾炎临床表现,并除外其他继发性肾小球肾炎;③肾活检组织中找到乙型肝炎病毒抗原。我国为乙型肝炎高发区,对有乙型肝炎的患者,儿童及青少年蛋白尿或肾病综合征患者,尤其是膜性肾病,应认真鉴别和排除。

(2)系统性红斑狼疮肾炎:以育龄期女性多见,常有发热、皮疹、关节痛等多系统受损表现,血清抗核抗体、抗 dsDNA 抗体、抗 Sm 抗体阳性,补体 C3 下降,肾活检免疫病理呈"满堂亮"。

(3)过敏性紫癜性肾炎:好发于青少年,有典型的皮肤紫癜,常伴关节痛、腹痛及黑便,多在皮疹出现后 1~4 周出现血尿和 / 或蛋白尿,典型皮疹有助于鉴别诊断。

(4)糖尿病肾病:好发于中老年,肾病综合征常见于病程 10 年以上的糖尿病患者。早期可发现尿微量白蛋白排出增加,以后逐渐发展成大量蛋白尿甚至肾病综合征的表现。糖尿病病史及特征性眼底改变有助于鉴别诊断。

(5)肾淀粉样变性:好发于中老年,肾淀粉样变性是全身多器官受累的一部分。原发性淀粉样变性主要累及心、肾、消化道(包括舌)、皮肤和神经;继发性淀粉样变性常继发于慢性化脓性感染、结核、恶性肿瘤等疾病,主要累及肾、肝和脾等器官。肾受累时体积增大,常呈肾病综合征。常需肾活检确诊,肾活检组织刚果红染色淀粉样物质呈砖红色,偏光显微镜下呈绿色双折射光特征。

(6)骨髓瘤性肾病:好发于中老年人,男性多见,患者可有多发性骨髓瘤的特征性临床表现,如骨痛、血清单株球蛋白增高、蛋白电泳 M 带及尿本周蛋白阳性,骨髓象显示浆细胞异常增生(占有核细胞的 15% 以上),并伴有质的改变。多发性骨髓瘤累及肾小球时可出现肾病综合征。上述骨髓瘤特征性表现有利于鉴别诊断。

3. 明确 NS 病理类型　肾活检病理检查有助于明确原发性 NS 的病理类型,也可了解继发性 NS 的病因和病变程度,对指导治疗和判断预后非常重要。

【治疗】

(一)一般治疗

肾病综合征患者应注意休息,避免劳累,辅以适当活动,预防深静脉血栓形成。饮食上,应给予易消化、优质蛋白(富含必需氨基酸的动物蛋白)饮食,每日蛋白质摄入量以 1.0g/kg 为宜。同时,保证每日热量供应不少于 30~35kcal/(kg·d)。对于慢性肾衰竭患者,应给予优质低蛋白饮食 0.6~0.8g/(kg·d),并加用 α- 酮酸或必需氨基酸。对于水肿严重者,给予低盐饮食(NaCl<3g/d)。建议多进食富含多聚不饱和脂肪酸的饮食,如鱼油、植物油。

(二)对症治疗

1. 低白蛋白血症的治疗　低白蛋白血症的主要原因是尿蛋白的大量丢失,因此纠正低白蛋白血症的主要措施是控制蛋白尿。一般不主张输注白蛋白或血浆来纠正低白蛋白血症,因为大量输注白蛋白或血浆后会加重肾小球高滤过负担,对肾功能不利。如血浆白蛋白低于 20g/L,患者水肿明显,且单用利尿剂无明显疗效,可考虑短期应用白蛋白;低血压、有效血容量不足的患者可考虑输注血浆或白蛋白来扩容。

2. 水肿的治疗

(1)限钠饮食:患者无严重水肿时,不必严格限制钠盐摄入。如果患者存在高度水肿,应予低盐饮食。

(2)利尿剂应用:轻度水肿可用噻嗪类利尿剂。对于中、重度水肿可考虑应用袢利尿剂,如呋塞米、布美他尼和托拉塞米等。应用噻嗪类和袢利尿剂时,需注意低钾血症的发生。必要时,可联合应用保钾利尿剂,如螺内酯、阿米洛利和氨苯蝶啶等。此外,长期大剂量应用利尿剂易导致电解质紊乱且影响利尿效果,严重时可导致肾小管上皮细胞损害,因此,不应长期大剂量连续应用,宜间歇使用。输注白蛋白或血浆可提高血浆胶体渗透压,配合应用袢利尿剂,利尿效果更佳,但不宜过多输注。低分子右旋糖酐等渗透性利尿剂可一过性提高血浆胶体渗透压,联合袢利尿剂可增强利尿效果,但对于少尿患者应慎用,因其易与肾小管分泌的 T-H 蛋白以及肾小球滤过的白蛋白结合而形成管型,阻塞肾小管,并且由于其高渗作用易导致肾小管上皮细胞变性坏死,引起急性肾损伤。

(3)血液超滤:对于反复使用大剂量利尿剂疗效不佳者,以及全身水肿严重,伴有重度胸腔、腹腔和心包积液者,以及出现急性肺水肿、左心衰竭或脑水肿的患者,可考虑应用单纯超滤治疗。

(三) 蛋白尿的治疗

治疗蛋白尿时,应注意患者有无合并感染、血压和血糖是否得到控制、是否合并肾静脉血栓形成等因素。控制蛋白尿应以保护肾功能为目的,不应为追求减少尿蛋白而损害肾功能。

1. ACEI 和 / 或 ARB　可有效降低肾小球内压,从而减少尿蛋白。同时,能够减少细胞增生、肥大以及细胞外基质的积聚。此外,还可增加利尿剂抵抗患者对利尿剂的反应。对肾病综合征患者,无论是否合并有高血压,均可应用 ACEI 和 / 或 ARB,以减少蛋白尿,延缓肾功能恶化。应用 ACEI 和 ARB 有导致血清肌酐短期升高的可能,若升高范围不超过基础值的 30%,可减量或继续使用。多数患者使用一段时间后血肌酐可下降到基础值,若血肌酐升高超过 30%,则应停用 ACEI 和 ARB。同时应注意预防高钾血症。

2. **免疫抑制剂治疗**　详见第二章第一节"肾小球肾炎中的常用药物及应用原则"。

(四) 高脂血症的治疗

药物治疗首选羟甲基戊二酰辅酶 A 还原酶抑制剂(他汀类)。他汀类可降低 20%~45% 的血浆总胆固醇和 LDL 胆固醇,也能降低甘油三酯和脂蛋白 a。副作用主要是肝功能损害和发生横纹肌溶解。贝特类降脂药主要用于降低甘油三酯,也能部分降低总胆固醇水平。

(五) 抗凝治疗

对于有高凝倾向的患者,为预防血栓及栓塞并发症,应考虑给予抗凝及抗血小板治疗。当血浆白蛋白低于 20g/L 时,存在明显高凝状态,应给予预防性抗凝治疗。可选用低分子肝素 4 000~5 000IU,皮下注射,每日一两次;也可服用华法林,维持凝血酶原时间国际标准化比值(international normalized ratio,INR)于 1.5~2.5。辅助的抗血小板药物包括口服阿司匹林和 / 或双嘧达莫等。

对于已发生血栓的患者,应采取溶栓和抗凝治疗,一般可应用普通肝素或低分子肝素治疗,同时加用尿激酶溶栓(10 万 ~20 万 U/d)。溶栓过程中应严密监测凝血指标,维持凝血酶原时间在正常值的 1.8~2.0 倍左右,避免出血,特别是降低脑出血的风险。

【预后】

病理类型是决定 NS 预后的主要因素之一,微小病变型肾病预后良好,长期肾脏存活率高;局灶性节段性肾小球硬化、系膜毛细血管性肾小球肾炎预后较差;系膜增生性肾小球肾炎、膜性肾病居中。持续性高血压发病时即有肾功能损害、持续性蛋白尿(>3.5g/d)、细胞性新月体较多、肾小球硬化比例高、肾小管间质损害重等也是预后不良的指标。

(陈　崴)

第二节　微小病变型肾病

微小病变型肾病(minimal change disease,MCD)于 1913 年由 Monk 首先描述。肾小球微小病变是最常见的儿童肾病综合征类型,占 10 岁以下儿童肾病综合征的 70%~90%。在我国,该型占成人原发性肾病综合征的 10%~25%。

【病因与发病机制】

MCD 可分为原发性和继发性,原发性 MCD 病因尚不清楚,有研究发现与异常 T 淋巴细胞介导的免疫应答有关。已知继发性 MCD 的致病因素包括感染、药物、恶性肿瘤以及过敏等。感染因素如 HIV、梅毒、寄生虫（如血吸虫）等；部分患者出现 MCD 前有相关药物应用史，如非甾体抗炎药、干扰素、青霉素、利福平等。大多数药物导致的 MCD 患者不仅有大量蛋白尿，而且可出现脓尿和肾功能不全，主要是因为此类药物可同时引起急性小管间质性肾炎。停止应用这些药物后，多数患者蛋白尿可很快缓解，但脓尿和肾功能不全可能需要几周到几个月的时间才能得到改善。

【病理】

光镜下 MCD 肾小球基本正常。肾小管上皮细胞常出现脂肪或空泡变性，以近端肾小管多见，常在肾小管腔内观察到大量蛋白管型。

免疫荧光检查阴性。电镜下，MCD 特征性的病理变化为脏层上皮细胞足突广泛融合，如图 5-3-1。

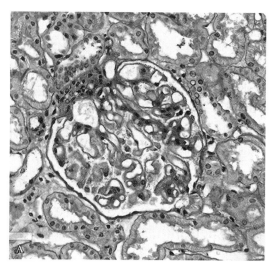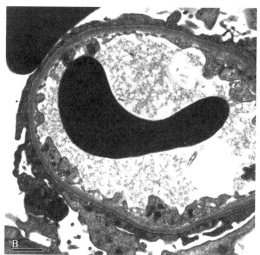

图 5-3-1　MCD 肾小球改变

A. MCD 肾小球；B. MCD 毛细血管袢超微电镜图，上皮细胞足突融合。

【临床表现】

MCD 男性多于女性。儿童高发，成人发病率降低，但 60 岁后发病率又出现小高峰。该型患者临床表现中血尿和高血压少见。但在 60 岁以上的患者中，高血压和肾功能损害较为多见。大多数患者（约 80%~90%）对糖皮质激素治疗敏感，一般治疗 10~14d 后开始出现利尿效应，蛋白尿可在数周内转阴，血清白蛋白逐渐恢复正常，但易复发。反复发作者，应积极寻找诱因并及时调整治疗方案。

【治疗】

糖皮质激素是首选治疗药物。激素对 MCD 的治疗缓解率高达 90% 以上，但复发率高。建议泼尼松 1mg/(kg·d) 顿服（最大剂量 60mg/d），维持 6~8 周。达到缓解后，激素缓慢减量。对于糖皮质激素有相对禁忌证或不能耐受大剂量糖皮质激素的患者，如糖尿病血糖控制不佳、精神疾病、严重的骨质疏松等，建议可单用钙调磷酸酶抑制剂（CNIs）。对于非频繁复发的患者，复发时建议采用初发 MCD 相同的治疗方案，效果欠佳时加用免疫抑制剂。

针对难治性 MCD，包括激素抵抗、频繁复发、激素依赖型，建议加用 CTX 200mg，口服或静脉注射，隔日用药，达到累积剂量（6~8g）。使用 CTX 后复发和希望保留生育能力的患者，建议使用 CNIs 1~2 年，可单用或与小剂量激素［泼尼松 0.4~0.5mg/(kg·d)］联合应用。对于激素依赖或抵抗患者，CNIs 较 CTX 可更快达到缓解并有可能获得更高的完全缓解率，但复发率较高，减量过程应缓慢。

（陈　崴）

第三节　局灶性节段性肾小球硬化

局灶性节段性肾小球硬化（focal segmental glomerulosclerosis，FSGS）并非特指某一种疾病，而是一个病理诊断名词，即由多种病因和发病机制导致的一组临床病理综合征。临床上表现为肾病性或非肾病性蛋白尿，病理特征为肾小球局灶性节段性球囊粘连或瘢痕形成。

在过去的 20 年中，成人原发性 FSGS 在原发性肾病综合征中的比例从每年不足 10% 上升到约25%。这种增长很大一部分可能是由于塌陷型 FSGS 发病率增加以及肥胖所致。此外，FSGS 的发病率在不同种族间的差异很大，黑种人的 FSGS 患病率远高于白种人，特别是经典型和塌陷型 FSGS。

【病因与发病机制】

FSGS 可分为原发性、继发性和遗传性（表 5-3-2）。

表 5-3-2　局灶性节段性肾小球硬化的病因和分类

分类	病因
原发性 FSGS	具体病因不明，可能与血管通透因子有关
继发性 FSGS	
病毒相关性	Ⅰ型人类免疫缺陷病毒（HIV）、EB 病毒、微小病毒 B19、巨细胞病毒
药物诱导性	海洛因，干扰素 -α、β、γ，锂，双膦酸盐，西罗莫司
适应性反应——肾单位丢失	先天性肾单位减少伴代偿性肥大，极低出生体重，单侧肾发育不全，肾发育不良，反流性肾病，皮质坏死后遗症，肾切除，肾移植，肾衰老，任何导致肾单位减少的进展性肾病
适应性反应——肾单位起始正常	系统性高血压，急性或慢性血管闭塞（动脉粥样硬化、血栓性微血管病、肾动脉狭窄），肥胖，发绀型先天性心脏病，镰状细胞贫血
家族性或遗传性	足细胞相关基因突变

FSGS 的发病机制包括肾小球滤过屏障破坏、遗传易感性、足细胞基因突变等。肾小球滤过屏障的完整性丧失可导致肾病性蛋白尿，其中足细胞在维持滤过屏障完整性中有重要作用。足细胞属于高度分化的极化上皮细胞，其足突沿肾小球毛细血管壁的外侧交错分布，通过裂隙膜相连，呈拉链状结构。足细胞可对肾小球毛细血管网的骨架结构起到重要的支撑作用，同时可合成裂隙膜蛋白以及一些构成肾小球基膜的胞外基质。但足细胞作为终末分化细胞，不能通过细胞分裂的方式来自我修复，因此当发生细胞剥离、细胞凋亡或坏死时，常导致足细胞数量减少和耗竭。近 10 年来，有关 FSGS 的许多新的机制发现主要来自足细胞耗竭的动物模型和人类疾病的遗传基因研究。

遗传因素在 FSGS 发病机制中也起重要作用，可分为常染色体显性遗传和隐性遗传两种方式，后者相对多见。例如，位于足细胞裂隙膜上的重要功能蛋白 nephrin，其编码基因 *NPHS1* 突变可导致先天性 FSGS 芬兰型。此外，有关原发性 FSGS 的发病机制，目前认为可能与血管通透因子（现也被称为循环因子）有关。该观点来源于一些重要的临床观察：当 FSGS 患者接受肾移植手术后，病情可很快复发；典型的病例在术后行重复肾活检，发现移植肾的肾小球可再次出现 FSGS 样病变；将这些复发患者的血清注入实验大鼠体内，能导致大鼠足细胞足突消失和蛋白尿。此外，还发现行血浆置换治疗可以减少这部分患者的蛋白尿。这些证据均提示血管通透因子在 FSGS 发病中起一定作用。

【病理】

光镜显示,肾小球病变呈局灶性和节段性分布,不同肾小球的病变程度、节段性硬化的范围并不一致,病变容易累及近髓肾小球,主要表现为病变肾小球的毛细血管袢呈节段性硬化,即系膜基质增多、毛细血管闭塞、球囊壁粘连等。病变肾小球毛细血管袢的内皮下可见透明样变性的物质。无节段性硬化的肾小球病变轻微或伴有弥漫性系膜基质增生。病变肾小球相对应的肾小管发生萎缩、肾间质发生纤维化,常伴有单核细胞浸润。间质中有时可见泡沫细胞(单核巨噬细胞吞噬低密度脂蛋白所致)。病变节段的小动脉可出现增生、玻璃样变,甚至硬化。

免疫荧光检查显示,IgM 和 C3 呈团块状沉积于肾小球节段性硬化部位,一般无 IgG 或 IgA 沉积。未受累的肾小球免疫荧光通常为阴性,有时可在系膜区见到 IgM、C3 沉积。

电镜下,FSGS 的超微结构特征无特异性,但对 FSGS 的诊断和鉴别诊断起重要作用,可见足细胞足突扁平、广泛融合,甚至导致 GBM 节段性裸露。原发性 FSGS 较继发性 FSGS 足突融合更广泛。未硬化的肾小球和节段无电子致密物沉积。

根据 FSGS 的不同病理特征,可分为五型:经典型(硬化发生在血管极周围的毛细血管袢)、顶端型(硬化发生在尿极)、塌陷型(毛细血管袢皱缩,塌陷呈节段或球性分布)、细胞型(局灶性系膜细胞、内皮细胞增生伴有足细胞增生)以及非特殊型(无法纳入上述各型,硬化可发生于任何部位)。其中非特殊型最常见,顶端型预后较好,而塌陷型预后最差。

【临床表现】

FSGS 好发于青少年,男性多于女性,本型约占我国成人肾病综合征的 5%~10%。不同病理形态的原发性 FSGS,尿蛋白量变化范围很大,可以表现为非肾病性的蛋白尿(1~2g/d),也可表现为大量蛋白尿,约 50% 的 FSGS 患者合并有血尿,肉眼血尿的发生率比 MCD 患者高;约 1/3 的患者伴有不同程度的肾功能减退、高血压。成人和儿童 FSGS 的临床表现存在差异。一般而言,儿童往往有更多的蛋白尿,而成人常伴有高血压。持续肾病综合征的患者,5~10 年内 50% 以上进展至终末期肾病。

【治疗】

FSGS 的初始治疗可采用糖皮质激素,泼尼松 1mg/(kg·d)清晨顿服(最大剂量 60mg/d),但诱导缓解需要时间较长,至少使用 8 周,如能耐受最长可延长至 12 周,或直至完全缓解。达完全缓解后,糖皮质激素在 6 个月内缓慢减量。有糖皮质激素应用的相对禁忌证或不能耐受时,建议应用 CNIs。

对于非频繁复发的患者,复发时建议采用 FSGS 初始治疗相同的方案。而对于难治性 FSGS(包括糖皮质激素抵抗型、频繁复发型、糖皮质激素依赖型 FSGS),建议糖皮质激素联合口服或静脉注射 CTX 200mg,隔日用药,累积剂量 6~8g。应用 CTX 治疗后复发以及希望保留生育能力的患者,建议应用 CNIs 1~2 年[他克莫司 0.05~0.1mg/(kg·d)或环孢素 A 3.0~5.0mg/(kg·d),分 2 次口服,间隔 12h]。可单用或与激素联合用药。联合用药效果可能更佳。对糖皮质激素依赖或抵抗的患者,CNIs 较 CTX 能更快达到缓解并有可能获得更高的完全缓解率。

(陈 崴)

第四节　膜 性 肾 病

膜性肾病(MN)是成人肾病综合征最常见的病理类型之一,占我国成人肾病综合征的 20%~30%,且近年来发病率有逐年上升的趋势。多见于 40~50 岁的中年男性,儿童 MN 少见,男性与女性的比例约为 2∶1,成人与儿童的比例约为 26∶1。大多数 MN 患者表现为肾病综合征,但也有 10%~20% 的患者蛋白尿小于 2g/d,这些患者可能因为蛋白尿不多未行肾穿刺活检而造成了 MN 患病率被低估。

【病因与发病机制】

膜性肾病可分为特发性和继发性。特发性病因不明,研究发现大多与抗磷脂酶 A_2 受体的相关抗体有关,发病机制可能为抗磷脂酶 A_2 受体相关抗体能够识别足细胞相关抗原,形成原位免疫复合物,进一步激活补体旁路途径,导致足细胞损伤,进而破坏肾小球滤过屏障。

继发性膜性肾病的病因常为免疫性疾病(如系统性红斑狼疮、自身免疫性甲状腺炎)、感染(乙型病毒性肝炎、丙型病毒性肝炎)、药物(青霉胺、金制剂)和恶性肿瘤(如结肠癌、肺癌)。相对成人而言,儿童继发性膜性肾病的病因多为乙型病毒性肝炎或系统性红斑狼疮。而在 60 岁以上的年长患者中,20%~30% 的膜性肾病伴有恶性肿瘤。

【病理】

MN 的病理特征主要是肾小球毛细血管壁弥漫性增厚的同时,不伴有明显的细胞增生。光镜下,早期大致正常,肾小球脏层上皮细胞下可见免疫复合物沉积,随着病变进展,肾小球基膜弥漫性增厚伴“钉突”形成(嗜银染色)。

免疫荧光检查显示,IgG、C3 沿肾小球毛细血管壁呈细颗粒状沉积。

电镜下早期可见颗粒状电子致密物沉积于上皮细胞下,上皮细胞足突广泛融合。晚期电子致密物被吸收。根据电镜表现,可分为四期:Ⅰ期,基膜基本正常,基膜与上皮细胞之间可见小块状电子致密物,足突广泛融合;Ⅱ期,上皮细胞下可见大块状电子致密物,致密物之间可见钉突形成,基膜弥漫增厚;Ⅲ期,部分电子致密物被吸收,可出现电子致密物形状不一、密度不等、之间可见透亮区;Ⅳ期,电子致密物逐渐被吸收,基膜明显增厚。如图 5-3-2。

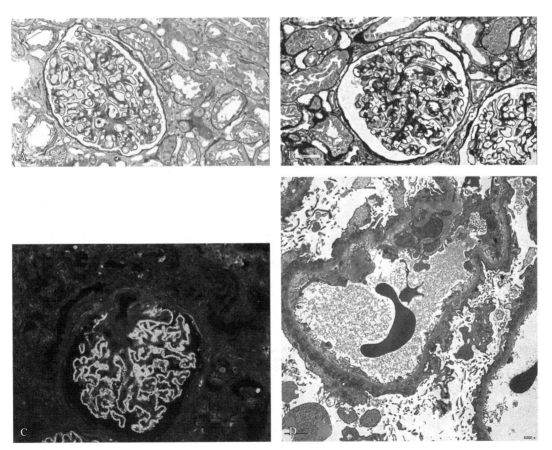

图 5-3-2　膜性肾病肾脏病理
A. PAS 染色:毛细血管袢开放佳,基膜增厚,外观僵硬感;B. PASM 染色;
C. IgG 免疫荧光;D. 电镜检查可见“钉突”。

【临床表现】

MN 发病常较隐匿,无明显前驱感染病史,约 70%~80% 的患者表现为典型肾病综合征,约 30% 患者伴有镜下血尿。该类型易发生血管血栓栓塞并发症,包括下肢深静脉血栓形成、肾静脉血栓形成等。部分患者伴高血压和 / 或肾功能损害。MN 的自然病程差异较大,约 1/3 患者可出现自然缓解,1/3 患者持续存在蛋白尿但肾功能稳定,1/3 患者 5~10 年进展至终末期肾病。

【治疗】

特发性膜性肾病可发生自然缓解和复发。治疗前应综合评估患者的病情,结合年龄、是否存在感染等因素,评估激素和细胞毒药物治疗的利弊,选择合适的治疗方案。

表现为肾病综合征的患者,经保守治疗无效时,通常单用糖皮质激素效果不佳,需同时联用免疫抑制剂治疗。

1. 特发性膜性肾病患者是否需要使用糖皮质激素和免疫抑制剂,一直存在争议。目前认为,经 6 个月保守治疗和随访后病情无好转的患者,特别是尿蛋白较多、有进展趋势者,多主张应用。治疗建议如下。

(1)肾功能正常、尿蛋白<3.5g/d 的特发性 MN:不推荐使用免疫抑制剂,给予 ACEI、ARB 类药物治疗。同时,密切病情随访,监测肾功能、蛋白尿和血压,及时调整治疗方案。

(2)肾功能正常、尿蛋白>3.5g/d 的特发性 MN:一般认为此类患者需要激素和免疫抑制剂治疗。特别是对于血浆白蛋白浓度较低,保守治疗后仍无上升趋势者,更支持给予免疫抑制剂治疗。也有观点认为,对于尿蛋白<6g/d 的患者,可首先考虑给予 ACEI、ARB 类药物治疗,并随访 6 个月,病情无好转者再给予免疫抑制剂治疗。

(3)伴有肾功能损害的特发性 MN 患者:对于伴有肾功能轻度损害的特发性 MN 患者,可以考虑试用激素联合免疫抑制剂治疗,但应密切观察肾功能变化,必要时减量或停药。对于血清肌酐>4mg/dl 的患者,若肾活检显示广泛肾小球硬化和严重小管间质纤维化,一般不应给予免疫抑制剂治疗。

2. **免疫抑制剂治疗方案**　初次治疗者可采用糖皮质激素及烷化剂以月为周期进行交替治疗。烷化剂首选 CTX,疗程为 6 个月。具体方案为:第 1、3、5 个月的第 1~3 天分别给予甲泼尼龙(1.0g/d)静脉点滴,接着口服泼尼松 27d;第 2、4、6 个月口服 CTX 或静脉注射 CTX(0.2,隔天 1 次),同时口服泼尼松,总疗程为 6 个月。该方案在成人特发性膜性肾病患者中的总缓解率为 80%~90% 左右,但复发率较高。在我国,建议采用糖皮质激素 + 静脉注射 CTX 方案,CTX 200mg,隔日静脉用药,或 CTX 600~1 000mg,每月 1 次,达到累积剂量(6~8g)。

经上述治疗后,如果病情无明显缓解,或出现肾功能恶化,可考虑重复肾活检。必要时调整 CTX 剂量或改用其他免疫抑制剂。

此外,也可采用糖皮质激素联合钙调磷酸酶抑制剂(CNIs)的治疗方案,一般建议 CNIs 从小剂量开始应用[他克莫司从 0.05mg/(kg·d)开始,环孢素 A 从 3mg/(kg·d)开始],诱导治疗 6 个月,然后逐渐减量,维持 6~12 个月。初始治疗期间应定期监测 CNIs 血药浓度,他克莫司的血药谷浓度控制在 5~10ng/ml,环孢素 A 血药谷浓度控制在 100~150ng/ml。如出现不明原因的血清肌酐升高(>基础值的 20%),应及时检测血药浓度,必要时减量。CNIs 与小剂量糖皮质激素的联用方案起效较快。

对糖皮质激素联合烷化剂方案抵抗的特发性膜性肾病患者,可选择 CNIs 治疗方案;而对糖皮质激素联合 CNIs 方案抵抗的患者,也可使用糖皮质激素联合烷化剂治疗。

对于特发性膜性肾病所致肾病综合征复发者,建议重新使用与初始治疗相同的方案。对于采用糖皮质激素联合烷化剂治疗 6 个月为初始方案者,若出现复发,建议该方案仅可再重复使用 1 次。

思考题

1. 简述肾病综合征的诊断标准。
2. 简述肾病综合征的诊断思路。
3. 肾病综合征的常见并发症有哪些?
4. MCD、FSGS、MN 的临床、病理、治疗方面各有什么特点?

（陈　崴）

第四章
IgA 肾病

　　IgA 肾病是我国最常见的原发性肾小球肾炎,病理特征是 IgA 沉积于肾小球系膜区,其发病机制主要与低糖基化 IgA1 多聚体及其免疫复合物沉积于肾小球系膜区有关。原发性 IgA 肾病的临床和病理表现异质性大,需排除继发因素。IgA 肾病的治疗方案需结合不同的临床和病理特点综合考虑。

　　IgA 肾病(IgA nephropathy,IgAN)的全称是系膜增生性 IgA 肾病(mesangial proliferative IgA nephropathy),1968 年 Berger 首先对此病进行描述,故又称 Berger 病。世界不同地区人群 IgA 肾病患病率存在差异。IgA 肾病在欧洲和澳大利亚占原发性肾小球肾炎的 20%~30%,而在南非仅占 1%。在我国,IgA 肾病是最常见的肾小球疾病,约占原发性肾小球肾炎的 45.3%,占肾小球疾病总体的 33.2%。这种差异可能与人种和肾活检指征有关。在美国,无症状尿检异常的患者往往不行肾活检。而在亚洲国家,单纯镜下血尿即可行肾活检,从而发现大量早期 IgA 肾病。此外,IgA 肾病发病率的高低还可能与当地生活方式有关。

　　由于 IgA 肾病患者体内 IgA1 的 O- 糖链半乳糖基化缺陷,IgA1 自身聚集或与体内抗体形成免疫复合物,沉积于肾小球,引发肾小球肾炎。IgA 肾病的共性是系膜区有弥漫性的 IgA 沉积,但病理形态多种多样,目前临床多按牛津分型法对 IgA 肾病的病变进行病理评分。

　　【病因与发病机制】

　　IgA 肾病的发病机制包括以下几个方面:①体内合成和释放低糖基化多聚体 IgA1(polymeride IgA1,pIgA1);②体内产生抗低糖基化 pIgA1 抗体;③ pIgA1 与体内抗体形成免疫复合物;④ pIgA1 及其免疫复合物沉积于肾小球系膜区,导致系膜细胞活化。

　　IgA 肾病患者的血清 IgA1 有别于健康者,其 IgA1 的 O- 糖链半乳糖基化发生障碍,为低糖基化 IgA1(underglycosylated IgA1)。IgA 肾病患者体内 IgA1 分泌细胞中 β1,3- 半乳糖基转移酶表达量和活性下降,而 α2,6- 唾液酸转移酶表达量和活性增强。此外患者体内黏膜淋巴细胞归巢异常,分泌多聚体 IgA1 的黏膜淋巴细胞进入骨髓,导致循环多聚体 IgA1 增加。

　　由于半乳糖基缺失,IgA1 铰链区 O- 聚糖的 N- 乙酰半乳糖胺暴露增多,构成新的抗原表位。低糖基化 IgA1 分子,被体内 IgG 或 IgA1 抗体识别结合,通过循环免疫复合物或原位免疫复合物的形成,沉积于肾小球。IgA1 低糖基化也使得 IgA1 分子更易自身聚集。多聚体 IgA1 分子易与肾小球基质成分结合。

　　低糖基化 IgA1 与抗体结合,以及低基糖化 IgA1 铰链区 O- 聚糖末端唾液酸增加,阻碍 IgA1 与肝细胞表面的脱唾液酸糖蛋白受体结合,从而逃脱体内正常降解途径。在肾小球系膜区,含有低糖基化 IgA1 的免疫复合物或 IgA1 多聚体,黏附于细胞外基质中的Ⅳ型胶原和纤连蛋白,或与肾小球系膜细胞表面转铁蛋白受体或整联蛋白结合。

　　多聚体 IgA1 及其免疫复合物能够直接激活系膜细胞,或通过旁路途径和凝集素途径激活补体,导致肾脏损伤。活化的肾小球系膜细胞分泌细胞外基质成分,过表达诱导型一氧化氮合酶,并释放多种肾脏损伤因子,如血管紧张素Ⅱ、醛固酮、TGF-β 等。系膜细胞持续活化,引发细胞增殖、氧化应激以及足细胞和肾小管上皮细胞损伤,最终导致肾小球硬化和间质纤维化。相应地,临床上出现血尿、蛋白尿、高血压以及肾小球滤过率下降等表现。

遗传因素也参与 IgA 肾病的发病。约 75% 的 IgA 肾病患者的血清中低糖基化 IgA1 水平超过正常人群的第 90 百分位数。30%~40% 的 IgA 肾病患者一级亲属血清 IgA1 低糖基化水平增高。约 5% 的 IgA 肾病患者亲属会出现血尿、蛋白尿，或确诊为 IgA 肾病。遗传分析提示，IgA 肾病为不完全外显的常染色体显性遗传。有多个基因被认为在 IgA 肾病发病中起作用。如 *C1GALT1* 基因 -292 位呈插入 / 缺失型基因多态性，IgA 肾病患者 *C1GALT1* 基因 -292 位 D 等位基因和 DD 基因型显著低于正常对照。近年来全基因组关联研究（genome wide association study，GWAS）鉴定报道了 15 个 IgA 肾病易感位点，分别与抗原加工提呈、补体激活、黏膜免疫等相关，对 IgA 肾病发病的总体贡献率约为 10%。此外，遗传因素影响患者临床表型。1997 年 Liu 等在国际上率先研究了 IL-1 受体拮抗剂（IL-1ra）基因多态性与 IgA 肾病临床特征之间的关系，发现汉族人群中反复发作肉眼血尿的 IgA 肾病患者白细胞介素 -1 受体拮抗药等位基因 *IL1 RN*2* 携带率显著高于其他 IgA 肾病患者。IgA 肾病高血压型患者中血管紧张素原基因 T 等位基因和 *ACE* 基因 D 等位基因的频率显著高于单纯尿检异常型，病理改变亦较重。此外，纤溶酶原激活物抑制剂 -1、甘露糖结合蛋白、细胞间黏附分子 -1 等基因多态性均被发现与 IgA 肾病的临床病理表现及预后有关。

【病理】

IgA 肾病的特征是 IgA 沉积于肾小球系膜区，且多数为低糖基化的多聚体 IgA1。部分患者伴有 IgG 或 IgM 沉积。补体成分沉积很普遍。几乎所有的患者在肾小球系膜区均可见到 C3 沉积。甘露糖结合凝集素、膜攻击复合物（C5b-9）也常沉积在系膜区，但 C1q 检测通常为阴性。

光镜下 IgA 肾病的病理形态，在不同患者之间，以及在同一病例不同肾小球之间，存在显著异质性。系膜细胞增生和系膜基质增多是普遍的病理改变（图 5-4-1）。其他肾小球病变包括袢坏死、节段性硬化以及新月体形成等。肾小管间质病变包括炎性细胞浸润及间质纤维化。约 20% 的 IgA 肾病患者出现中、重度的间质纤维化。肾小管萎缩和间质纤维化一般与肾小球球性硬化相伴随，提示疾病预后不良。72.2% 的 IgA 肾病患者存在血管病变，包括血管透明变性、动脉硬化、纤维素样坏死、炎细胞浸润等。

几乎所有的 IgA 肾病患者，电镜下均可见系膜区或系膜旁区电子致密物沉积，但偶尔可见电子致密物沉积于肾小球基膜的内皮下或上皮侧。IgA 肾病患者还常有毛细血管基膜变薄、节段性断裂等病变。

迄今为止，病理学家提出过多种 IgA 肾病的病理分型方案，例如 WHO 组织学分类方法、Lee 分类法和 Hass 分类法，试图全面反映本病的病理损害特点。国际 IgA 肾病组织联合肾脏病理学会于 2009 年发布了 IgA 肾病牛津 MEST 积分法，并于 2016 年进一步修订为 MEST-C 积分法（表 5-4-1）。牛津积分法采用五项指标（M、E、S、T、C），即系膜增殖（mesangial hypercellularity，M）、毛细血管内增殖（endocapillary proliferation，E）、节段性硬化（segmental sclerosis，S）、肾小管萎缩和间质纤维化（tubular atrophy and interstitial fibrosis，T）和新月体病变（crescentic lesions，C），对 IgA 肾病光镜下病变进行定量评分。

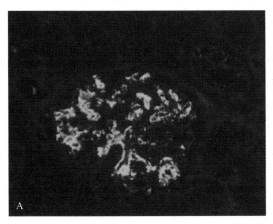
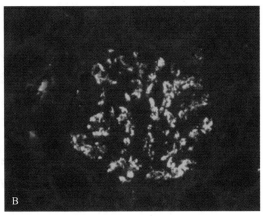

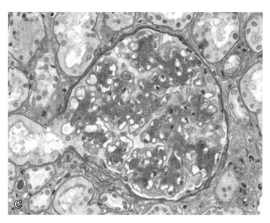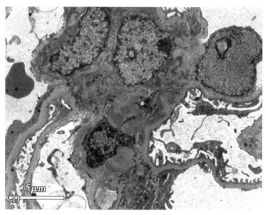

图 5-4-1　IgA 肾病的肾脏病理表现

A. IgA 沉积于系膜区(免疫荧光染色,×400);B. C3 沉积于系膜区(免疫荧光染色,×400);
C. 肾小球系膜细胞增殖,基质增多(PAS 染色,×400);D. 电镜下系膜区致密物沉积。

表 5-4-1　IgA 肾病牛津分型 MEST-C 积分法

病理指标	定义	积分	
系膜细胞增殖	每个肾小球对系膜细胞增生最严重的系膜区进行积分:<4 个系膜细胞记 0 分;4~5 个系膜细胞记 1 分;6~7 个系膜细胞记 2 分;>8 个系膜细胞记 3 分。 系膜细胞增殖积分取所有可积分肾小球的平均值。	M0 ≤ 0.5 M1 > 0.5 或简化积分 *	
毛细血管内增殖	肾小球毛细血管内细胞增殖致袢腔狭小	E0 : 无 E1 : 有	
肾小球节段硬化	任何不同程度的袢受累,包括节段硬化/粘连	S0 : 无 S1 : 有	
小管萎缩/间质纤维化	肾皮质小管萎缩或间质纤维化百分比	T0 : 0~25% T1 : 26%~50% T2 : > 50%	
新月体病变	细胞或纤维细胞性新月体累及肾小球百分比	C0 : 无 C1 : ≤ 25% C2 : > 25%	

注:* 简化积分:在 PAS 染色下进行,超过 50% 的肾小球系膜区见到>3 个系膜细胞,系膜细胞增殖积分归为 M1。

【临床表现】

IgA 肾病可以发生在不同年龄人群,但以青壮年为主。在白种人中 IgA 肾病男女之比为 2:1,亚洲人群中男女比例约为 1:1。无论是儿童还是成人,IgA 肾病的临床表现多种多样,缺乏特异性。在我国,许多患者是在各种条件(如体检)下偶然尿检异常,然后行肾活检才明确诊断的。

1. 肉眼血尿　30%~50% 的 IgA 肾病患者可出现肉眼血尿。肉眼血尿常继发于咽炎与扁桃体炎后,亦可以在受凉、过度劳累、预防接种、肺炎、胃肠炎等影响下出现。尿液呈褐色或洗肉水样,血凝块少见。儿童肉眼血尿发生率高于成人患者。与感染后肾小球肾炎不同,IgA 肾病肉眼血尿常伴随诱因出现,或之后数小时至 24h 内出现,持续数小时至 1 周后可自行缓解,而感染后肾小球肾炎则是在感染发生后 1~2 周才出现,两者从前驱感染到血尿出现的间隔时间不同。有报道少数患者在血尿发作时出现急性少尿型肾衰竭,可能与红细胞管型堵塞肾小管及肾小管坏死有关。

2. 尿检异常　以持续性镜下血尿伴蛋白尿较为常见,尿蛋白小于 1.0g/24h 的 IgA 肾病患者占总数的 19%~82%。单纯尿检异常在成人患者中多见。部分患者在病程中可出现肉眼血尿,也可能出现高血压和肾功能损害。

3. **肾病综合征** IgA 肾病中肾病综合征的发生率为 5%~16.7%。肾病综合征一般见于肾小球病变严重的患者。病理上可表现为局灶性节段性肾小球硬化样病变,伴有足细胞损伤,较广泛的小管间质损害或者新月体形成等。少数有大量蛋白尿的患者肾组织可仅出现类似于微小病变型肾病的病理特征。这些患者对糖皮质激素治疗反应好,预后良好。

4. **急性肾损伤** 在不同年龄组的患者中比例存在差异。急性肾损伤的发生可能与两种病变有关。一种由于肾小球内大量新月体形成,有血管炎样病变;另一种由于肉眼血尿期间大量红细胞管型阻塞肾小管。部分急性肾损伤患者需要行透析治疗。

5. **慢性肾衰竭** 通常是 IgA 肾病长期迁延、疾病进展的晚期表现。只有少数患者以急进性肾小球肾炎起病,后转为慢性肾衰竭。文献报道慢性肾衰竭发生率为 5%~38%。欧美地区慢性肾衰竭发生率高于亚洲国家。这一差别可能与肾活检指征有关。

6. **高血压** IgA 肾病合并高血压的发生率明显高于正常人群。我国 IgA 肾病高血压发生率为31.0%。患者可以高血压起病,也可以在病程中出现高血压,并且随着疾病进展而加剧。Droz 等报道一组患者,病初高血压发生率为 6.8%,在随访终点,该比例升高至 41%。

【诊断与鉴别诊断】

IgA 肾病的确诊必须要有肾活检病理。要充分利用光镜、免疫病理和电镜检查提供的信息,保证诊断的准确性。IgA 肾病病理表现多样,缺乏特征性病变,因此,原发性 IgA 肾病的诊断是建立在充分排除了继发性肾脏病的基础上的。若在系膜病变的基础上发现较多的炎性细胞浸润、内皮细胞病变、广泛的新月体形成、毛细血管袢坏死和突出的小管间质病变,包括间质血管炎性病变,要注意搜寻继发性病因。

国内目前对免疫荧光检查在 IgA 肾病诊断中的价值重视不够,要特别注意免疫荧光检查 IgA 在肾小球内分布的特点,这对于鉴别诊断有一定的帮助。IgA 的沉积是沿着系膜区弥漫性分布。在免疫荧光下,必须确认这一形态特点,同时强调 IgA "弥漫性沉积"的意义。IgA 如果节段性沉积,要注意非 IgA 肾病节段性硬化性病变所致循环中大分子物质在局部的滞留。IgA 肾病患者 IgA 沉积除系膜区外可以伴血管袢沉积,但是广泛的血管袢沉积则要考虑继发性因素的可能。此外,还要注意免疫复合物沉积的种类。IgA 肾病患者肾小球系膜区除 IgA 沉积外,往往同时伴有 C3 沉积,还可以有 IgG和 IgM 沉积,若出现 C4、C1q 沉积,一定要排除继发性病因。

肾小球系膜区和系膜旁区电子致密物沉积是 IgA 肾病典型的电镜下表现。部分患者可见内皮下电子致密物,但多为节段性,往往由系膜旁区延伸而来。若观察到较广泛的内皮下和 / 或上皮下以及基膜内电子致密物沉积,要警惕继发性因素的存在。

东部战区总医院国家肾脏疾病临床医学研究中心对 1985—2007 年住院诊断为继发性 IgA 肾病的 1 324 例患者进行了分析,继发病因包括过敏性紫癜、银屑病、甲状腺疾病、乙型肝炎、自身免疫性疾病等,其中最常见的是过敏性紫癜。过敏性紫癜所致的继发性 IgA 肾病和原发性 IgA 肾病的鉴别主要依赖临床表现。前者常有紫癜性皮疹(尤以双下肢为主),有的患者伴有关节痛、腹痛和消化道出血。

【治疗】

尽管目前对 IgA 肾病的发病机制已有了更深入的研究,但尚缺乏 IgA 肾病的特异性治疗方案,关于 IgA 肾病治疗的随机对照试验也较少。2012 年改善全球肾脏病预后组织(Kidney Disease: Improving Global Outcomes, KDIGO)指南对 IgA 肾病的临床治疗给出了推荐意见。

1. **ACEI/ARB/ 糖皮质激素** KDIGO 指南强调通过 ACEI 或 ARB 抑制血管紧张素 Ⅱ 的作用,来控制蛋白尿和高血压。蛋白尿>1.0g/24h 时,推荐长期口服 ACEI 或 ARB,并根据血压调整药物剂量。蛋白尿在 0.5~1.0g/24h,建议采用 ACEI 或 ARB 治疗。蛋白尿低于 1.0g/24h 时血压控制目标为<130/80mmHg,尿蛋白高于 1.0g/24h 时血压控制目标为<125/75mmHg。对于经过 3~6 个月 ACEI和 / 或 ARB 治疗,尿蛋白仍 ≥ 1.0g/24h 并且 eGFR 大于 50ml/(min·1.73m²)的患者,KDIGO 指南建议

加用 6 个月疗程的糖皮质激素(以下简称激素)。

2. 新月体性 IgAN　是指肾活检证实>50% 肾小球有新月体,伴进行性肾功能减退。对迅速进展的新月体性 IgAN 患者,KDIGO 指南推荐采用激素联合环磷酰胺治疗,治疗方案同 ANCA 相关性小血管炎肾损害。

3. 肾病综合征型 IgAN　一些患者表现为肾病综合征,光镜病理表现为轻微肾小球病变,电镜下见足突广泛融合,免疫荧光以 IgA 沉积为主。在这些患者中,微小病变型肾病和 IgA 肾病并存,推荐治疗方案与微小病变型肾病相同。口服足量激素能够获得较好的疗效。

4. 反复肉眼血尿型 IgAN　临床上反复肉眼血尿的患者,肉眼血尿发作与感染密切相关。清除病灶(如切除扁桃体)在反复发作肉眼血尿的患者治疗中有重要意义,能够迅速改善尿检异常。但由于缺乏大样本随机对照临床试验,KDIGO 指南未推荐此型的疗法。

5. 病情轻微的 IgAN　病情轻微的患者(血压正常,eGFR 正常,尿蛋白 / 肌酐比值持续小于 200mg/g),不需要药物治疗。但由于患者病情可能波动,需要定期监测肾功能、蛋白尿和血尿。

6. 进入 ESRD 的 IgAN　需进行肾脏替代治疗,包括肾移植。但至少 50% 的 IgA 肾病患者肾移植术后易复发,并最终导致 5% 的患者移植肾失功。KDIGO 指南并未涵盖 IgA 肾病移植术后复发的治疗。文献报道,采用抗胸腺细胞球蛋白诱导治疗和泼尼松维持治疗,可降低移植后 IgA 肾病的复发。应用 ACEI 或 ARB 抑制血管紧张素 II 的作用,也能减少移植术后 IgA 肾病复发和蛋白尿的出现。

【预后】

IgA 肾病 10 年和 20 年肾存活率约为 83% 和 64%。IgA 肾病不同患者的临床预后差异较大。尿蛋白>1.0g/24h、eGFR<60ml/(min·1.73m²)、高血压、低蛋白血症和高尿酸血症是 IgA 肾病肾功能减退的独立临床危险因素,而反复发作肉眼血尿则是肾脏预后的保护性因素。牛津分型法系列研究提出,系膜细胞增殖(M)、节段性肾小球硬化(S)及肾小管萎缩和间质纤维化(T),能独立预测患者肾功能的减退。毛细血管内增殖(E)和新月体病变(C)在未接受免疫抑制治疗的患者中,是影响预后的危险因素,可用于指导临床治疗。

东部战区总医院国家肾脏疾病临床医学研究中心用人工智能对 IgA 肾病基线和长期随访数据进行分析,建立了结合临床和病理变量的预后预测和风险分层模型(南京 IgA 肾病风险分层系统),可以辅助医生快速、准确地预测患者的肾脏预后。南京 IgA 肾病风险分层系统预后因素包括活检时年龄、活检前有无高血压、血肌酐、血白蛋白、血尿酸、尿蛋白、尿红细胞计数、血甘油三酯、肾小球球性硬化比例、肾小管萎缩 / 间质性纤维化比例。

思考题

1. IgA 肾病的发病机制包括哪几个方面?
2. 简述 IgA 肾病牛津分型的内容。
3. IgA 肾病有哪些临床病理特点?
4. 简述 IgA 肾病的临床治疗方法。

(章海涛)

器官–系统
整合教材
O S B C

第六篇
其他系统疾病与肾脏

第一章　概述

第二章　自身免疫性疾病与肾脏

第三章　淀粉样变性与肾脏

第四章　代谢性疾病与肾脏

第五章　血液系统疾病与肾脏

第六章　高血压与肾脏

肾脏疾病包括原发性和继发性肾脏疾病。随着我国人群整体疾病谱的改变,我国继发性肾脏疾病的发生率在逐渐升高。不同系统性疾病导致继发性肾脏病的流行病学、发病机制、临床表现、病理特征及治疗和预后各不相同。在治疗继发性肾脏病的同时,需要兼顾全身系统性疾病的治疗。

肾脏作为人体的重要器官,不仅可罹患原发性肾脏疾病,还可继发于其他器官病变或全身系统性疾病,称为继发性肾脏疾病(secondary glomerular disease),如狼疮肾炎、ANCA 相关性小血管炎、糖尿病肾病、系统性淀粉样变和高血压肾损害等。继发性肾脏疾病可以累及肾小球、小管间质和肾血管,可作为全身系统性疾病的一部分表现或者主要临床表现。

【流行病学】

继发性肾脏疾病受原发病因的影响,其发病率与年龄、种族、性别及地域等因素密切相关,不同肾脏病理类型的发生率在不同继发性肾脏疾病中也存在差异。近 20 年来,我国肾脏疾病谱发生了显著改变,既往以原发性肾小球肾炎为主,目前继发性肾脏疾病的占比呈明显上升趋势。东部战区总医院国家肾脏疾病临床医学研究中心统计了 2003—2014 年间 40 759 例肾活检患者,继发性肾小球肾炎的比例高达 26.4%,其中与免疫性疾病相关的肾脏疾病占比下降,而肿瘤、代谢相关的肾脏疾病比例增长。

【病因与发病机制】

继发性肾脏疾病增多一方面与肾脏的解剖结构和生理特点有关,另一方面与我国疾病谱的改变有关。肾脏是机体一个复杂的重要器官,除了排泄代谢产物、调节血容量、维持水、电解质和酸碱平衡等功能外,还具有内分泌和免疫应答功能。肾小球主要由毛细血管组成,血管网面积大,血流丰富,肾小球的滤过屏障使血液循环中的中、大分子物质不能通过或者选择性通过,容易导致一些免疫复合物或异常物质沉积在肾小球,引起肾脏病变;其次,肾脏丰富的血供使其对血流动力学改变极为敏感,容量不足、缺血或缺氧等因素均容易造成肾损伤;此外,随着年龄增加,肾脏的生理功能逐渐减退,对内、外环境的适应调节能力下降,容易受到创伤、手术、药物或感染等因素影响。因此,影响全身的系统性疾病容易累及肾脏,导致继发性肾脏疾病。随着社会经济发展和生活方式、饮食结构的改变,糖尿病、高血压、肥胖、高脂血症和动脉粥样硬化等代谢及心血管疾病的发生率明显增加;伴随人口老龄化及寿命延长,一些与年龄及衰老有关的疾病也逐渐增多,如 ANCA 相关性小血管炎、系统性淀粉样变、多发性骨髓瘤等的患病率也在增加;各种外部因素如环境污染、食物、药物、外伤手术等也容易造成继发性肾脏疾病。

随着检测技术手段的完善(尤其是基因检测)及对疾病认识水平的提高,以往不被认识或者诊断为“原发性”或“特发性”的肾脏疾病,也逐渐澄清病因,导致继发性肾脏疾病的范畴不断扩大。根据不同疾病的病因,继发性肾脏疾病分类包括自身免疫性疾病、感染性疾病、内分泌疾病、代谢性疾病、循环系统疾病(血管并发症、血流动力学异常)、血液系统疾病、药物/毒物及理化因素所致的肾病、妊娠相关肾病、肿瘤相关肾病及异常蛋白沉积症和遗传性疾病等(表 6-1-1)。

不同系统性疾病导致肾损害的发病机制不同。多数继发性肾脏疾病的发病机制与免疫功能紊乱有关,包括体液免疫和细胞免疫异常,如自身免疫性疾病(狼疮肾炎、ANCA 相关性小血管炎等),也有以非免疫和非炎症机制为主的肾损害,包括异常物质沉积、血流动力学改变、遗传因素和环境因素等,如糖尿病肾病、系统性淀粉样变、高血压肾损害等。

表 6-1-1 继发性肾小球疾病分类

分类	常见疾病	分类	常见疾病
Ⅰ.继发于自身免疫性疾病的肾病	系统性红斑狼疮 抗磷脂抗体综合征 混合性结缔组织病 系统性血管炎 抗 GBM 抗体肾炎 干燥综合征 类风湿性关节炎 强直性脊柱炎 白塞综合征 多发性肌炎、皮肌炎 复发性多软骨炎 系统性硬化病	Ⅶ.继发于血液系统疾病的肾病	多发性骨髓瘤肾损害 淋巴瘤肾损害 白血病肾损害 紫癜性肾炎 血栓性血小板减少性紫癜 轻链沉积症 重链沉积症 溶血性尿毒症综合征 冷球蛋白血症 华氏巨球蛋白血症 意义未明单克隆免疫球蛋白病
Ⅱ.继发于感染性疾病的肾病	感染性心内膜炎 反流性肾病 全身器官感染 其他细菌感染 寄生虫感染肾损害 病毒感染 乙型肝炎病毒感染相关性肾炎 丙型肝炎病毒感染相关性肾炎 HIV 相关肾病 流行性出血热 肾结核	Ⅷ.药物／毒物及理化因素所致肾损害	非甾体抗炎药及止痛剂相关肾病 造影剂肾病 马兜铃酸肾病 免疫抑制剂、抗肿瘤药物引起的肾病 抗生素肾损害 放射性肾炎 中毒性肾病 海洛因肾病
Ⅲ.继发于循环系统和血管疾病的肾病	高血压肾损害 缺血性肾病 肾静脉血栓形成 肾动脉血栓形成 肾小动脉胆固醇结晶与栓塞	Ⅸ.继发于肝脏疾病的肾病	肝硬化肾损害 肝肾综合征
Ⅳ.继发于内分泌／代谢性疾病的肾病	糖尿病肾病 痛风性肾病 甲状旁腺疾病肾损害 低钾性肾病 肾性糖尿病 肥胖相关性肾病 代谢综合征肾损害 营养不良肾损害	Ⅹ.继发于遗传性疾病的肾病	Alport 综合征 薄基底膜肾病 遗传性肾病综合征(芬兰型肾病) Fabry 病 指甲-髌骨综合征 镰状细胞肾病 脂肪营养不良 卵磷脂胆固醇酰基转移酶缺乏综合征
Ⅴ.继发于淀粉样变的肾病	系统性淀粉样变	Ⅺ.继发于妊娠的肾病	妊娠高血压综合征肾损害
Ⅵ.继发于肿瘤的肾病	肿瘤相关性肾病	Ⅻ.继发于结节病的肾病	结节病

【临床表现及病理分类】

　　继发性肾脏疾病与原发性肾脏病一样,肾脏损害会出现水肿、少尿、蛋白尿、血尿、高血压、肾功能异常及小管间质损害等症状,可以缓慢、隐匿起病,也可急骤起病,大多数肾脏损害是在原发病发生后出现,也可以与原发病同时或先于原发病出现。临床上可表现为尿检异常、慢性肾炎综合征、肾病综合征、急进性肾小球肾炎、急性肾小球肾炎等类型。除肾损害以外,还表现出不同程度的肾外器官系统损害,有时肾脏可以作为唯一受累器官。

肾外器官系统受累的临床表现因原发病各异,ANCA 相关性小血管炎和抗 GBM 抗体肾炎可以出现肺出血,系统性淀粉样变容易累及心血管和消化系统,糖尿病可合并眼底、周围神经病变;狼疮肾炎和多发性骨髓瘤会出现贫血改变。

大部分原发性肾小球肾炎的病理类型均可见于继发性肾脏疾病,不同系统性疾病可以表现相同的肾脏病理改变,反之,同一种疾病也可表现出多种病理改变。肾脏损害因受累部位不同而呈现不同的临床表现。以肾小球损伤为主的疾病包括狼疮肾炎、糖尿病肾病、ANCA 相关性小血管炎和抗 GBM 肾炎、系统性淀粉样变等,病理上表现为弥漫增生性病变、肾小球肥大、基膜增厚、结节性/球性硬化、毛细血管袢瘤样扩张、新月体形成、袢坏死、肾小球系膜区异常物质沉积等;以小管间质损害为主的疾病包括多发性骨髓瘤、痛风、淋巴瘤等,表现为管型肾病、间质性肾炎;也可表现为血管病变为主的损害,如 ANCA 相关性小血管炎、高血压肾病等,表现为血管壁炎症和纤维素样坏死,出、入球小动脉玻璃样变或血栓性微血管病改变。部分系统性疾病如狼疮肾炎和系统性淀粉样变,可同时累及肾小球、小管间质和肾血管。

继发性肾小球疾病的病理分类多采用 1995 年 WHO 的分型标准,随着对疾病认识的深入,2015年美国梅奥医疗中心(Mayo Clinic)根据病因、发病机制、临床表现和病理特点,将增生性肾小球肾炎分为五类,其中免疫复合物相关性肾小球肾炎的典型代表为狼疮肾炎,寡免疫复合物性肾小球肾炎的代表为 ANCA 相关性小血管炎,还有抗 GBM 抗体肾炎,单克隆免疫球蛋白相关性肾小球肾炎(包括单克隆免疫球蛋白淀粉样变性、冷球蛋白性肾病等)和 C3 肾病。

【诊断与鉴别诊断】

继发性肾脏疾病种类繁多,病因复杂,受累的器官、系统较多,诊断一定要结合全身系统表现。除了临床症状外,一些特异性抗体(如抗 dsDNA 抗体、抗 Sm 抗体、ANCA、抗 GBM 抗体等)、免疫学指标(补体、单克隆免疫球蛋白等)、影像学辅助检查(眼底、肺部 CT、超声检查等)以及组织病理学检查(皮肤、脂肪、骨髓、唇腺黏膜及肌肉、淋巴结等)对系统性疾病的诊断具有重要价值。由于肾损害的临床表现和病理类型之间的相关性较差,因此,肾组织病理活检有助于明确诊断、病理分型和病变程度,从而指导治疗。不同疾病的诊断分类标准不同。

系统性疾病由于累及多个器官系统,因此鉴别诊断至关重要,需要对全身系统性表现进行鉴别。

【治疗与预后】

对于继发性肾脏疾病,首先要治疗原发病,针对系统性疾病采取相应的治疗措施,如自身免疫性疾病采用免疫抑制剂治疗(糖皮质激素、环磷酰胺、吗替麦考酚酯和他克莫司等);代谢相关性疾病需要降糖、降尿酸和降脂治疗;血液系统疾病需要积极的化学治疗。除了免疫抑制剂以外,非免疫抑制治疗也很重要,包括利用血管紧张素转换酶抑制剂及血管紧张素受体阻滞剂降低肾单位高滤过、高灌注状态,减少蛋白尿,延缓肾脏病进展;控制饮食、纠正贫血、改善骨和矿物质代谢、预防心脑血管并发症等对症治疗措施。

继发性肾脏疾病的预后取决于原发病因及受累的器官、系统。免疫抑制剂的应用极大地改善了狼疮肾炎的预后,狼疮肾炎和 ANCA 相关性小血管炎的预后明显高于抗 GBM 抗体肾炎,糖尿病肾病是继发性肾脏疾病中进展最快的疾病,系统性淀粉样变累及心脏时,预后较差。一些新技术(如双重血浆置换、免疫吸附、自体干细胞移植等)和新型化疗药物(抗 CD20 单克隆抗体、蛋白酶体抑制剂等)被相继用于继发性肾脏疾病的治疗,显著提高了临床疗效,延长了肾存活率。

本章针对常见的继发性肾脏疾病,将重点介绍自身免疫性疾病(系统性红斑狼疮、ANCA 相关性小血管炎、抗 GBM 抗体病)、系统性淀粉样变、代谢性疾病(糖尿病、高尿酸血症)、血液系统疾病(多发性骨髓瘤、淋巴瘤)以及高血压(高血压性肾小动脉硬化、恶性高血压)导致的肾脏损害。

思考题

1. 为何肾脏容易出现继发性肾损害？
2. 继发性肾脏疾病谱变化的流行病学特点包括哪些？
3. 简述常见继发性肾脏疾病的临床和病理特征。
4. 简述继发性肾脏疾病的治疗原则。

（章海涛）

第二章
自身免疫性疾病与肾脏

第一节　狼 疮 肾 炎

肾脏是系统性红斑狼疮最常累及的器官,半数以上患者并发狼疮肾炎。临床表现为水肿、蛋白尿、血尿、肾功能损害及高血压,体循环中存在多种自身抗体和低补体血症。狼疮肾炎是我国最常见的继发性免疫性肾小球肾炎,病理类型多样,可以累及肾小球、小管间质和肾血管,典型的病理改变为大量免疫复合物沉积。根据病理分型选择免疫抑制剂治疗方案,积极、有效的干预可以显著改善狼疮肾炎预后。

【流行病学】

系统性红斑狼疮(systemic lupus erythematosus,SLE)是一种累及全身多个器官、系统的慢性自身免疫性疾病,我国人群的发病率为(30~70)/10 万人。SLE 的发病率因性别、年龄、种族和地区而异,多见于育龄期女性,男女比例为 1:(7~9),儿童、青少年和老年人相对少见。亚洲人患病率高于白种人,低于美国黑种人。

肾脏是 SLE 最常累及的器官,当 SLE 累及肾脏时称为狼疮肾炎(lupus nephritis,LN)。LN 是 SLE 的重要并发症,我国近半数 SLE 患者并发 LN,是我国最常见的继发性肾脏病。大多数患者在 SLE 诊断后 5 年内出现肾脏损害,是导致 SLE 患者死亡的重要原因,伴有肾损伤的患者死亡率明显高于不伴 LN 的患者。LN 的发病机制、临床表现、病理特征及治疗措施是一个复杂过程,随着对 LN 发病机制的认识及新型免疫抑制剂的研究进展,LN 的整体治疗水平在不断提高,预后也得到了明显改善。

【病因与发病机制】

SLE 是一个复杂的自身免疫性疾病,目前确切病因尚不完全清楚,其发病与遗传、环境、内分泌异常及免疫调节系统紊乱等多种因素有关。SLE 患者因清除染色质的等位基因异常,导致染色质积聚,激活先天免疫细胞和 B 淋巴细胞,导致 I 型干扰素(IFN-I)和各种促炎症细胞因子产生。同时,树突状细胞激活后,活化自身反应性 T 淋巴细胞,进一步激活 B 淋巴细胞,导致自身抗体(如抗 DNA 抗体)持续产生,形成免疫复合物,继而激活补体,通过多种细胞因子和趋化因子导致组织器官损伤。近年来的研究证实,SLE 的发生与单基因(如 DNA 清除、补体途径等)和多基因调节异常有关(影响 I 型干扰素产生、B 和 T 淋巴细胞信号功能、炎症因子调节等),但是基因异常仅见于一部分 SLE 患者,非遗传因素如吸烟、工业药剂、杀虫剂、激素类药物、紫外线和感染等的影响作用仍然不能忽视。

LN 是由免疫原性、内源性染色质引起的炎症反应导致的。B 淋巴细胞活化后产生大量自身抗体,通过抗体直接与肾小球抗原结合、循环抗原植入肾小球后与自身抗体结合形成免疫复合物或者循环中免疫复合物直接沉积于肾小球的方式,激发一系列自身免疫反应。补体系统也参与了 LN 的发生,免疫复合物沉积于肾脏后通过经典途径和替代途径激活补体系统,导致循环中补体水平降低、肾脏内补体沉积和 / 或活化。同时,LN 患者体内免疫细胞功能紊乱,T 淋巴细胞不仅参与 B 淋巴细胞活化,辅助性 T 细胞还产生白介素 17(interleukin-17,IL-17)等炎症因子,导致肾损伤;多种浸润细胞(如单核巨噬细胞、淋巴细胞等)与肾脏固有细胞引起一系列免疫损伤反应:产生细胞因子、活性氧和蛋白酶,活化血管内凝血因子,导致血管内皮细胞损伤,毛细血管通透性增加;进一步激活补体系统,扩大炎症反应,细胞浸润加重,局部组织坏死、溶解;大量肾小球固有细胞增殖、基质增生,造成肾组织损伤。

一些分子标志物已经成为 SLE 和 / 或 LN 的治疗靶点,如 B 淋巴细胞(CD20 和 CD22)、B 细胞活化因子(B cell-activating factor of the TNF family,BAFF)、免疫共刺激分子(如 CD40 配体、细胞毒性 T 淋巴细胞相关蛋白 4)、细胞因子(IL-6、IFNγ 和 IFNα)、胞质和胞内核酸感受器及其他介质等。

【病理】

LN 的病理改变多样,不仅累及肾小球,还影响小管间质和肾血管。如果进行免疫荧光或电镜检查,几乎所有 SLE 患者都存在不同程度的肾组织损伤。明确 LN 的病理分型有助于指导临床治疗,因此,肾活检组织病理分型对 LN 患者至关重要。

(一)组织学表现

LN 光镜下肾小球典型病变包括系膜细胞和基质增生,毛细血管内或毛细血管外细胞增殖,肾小球内单核巨噬细胞、淋巴细胞浸润,大量免疫复合物沉积(内皮下、上皮下或系膜区),祥坏死、核碎裂和新月体形成,"白金耳"或血栓形成。小管间质病变包括肾小管上皮细胞坏死、脱落,间质炎症细胞浸润、小管炎,不同程度小管萎缩、间质纤维化等。间质受累程度多与肾小球和血管病变有关,3/4 的 Ⅳ 型 LN 患者存在小管间质损害。血管病变包括血管壁免疫复合物沉积、非炎症坏死性血管病变、血栓性微血管病(thrombotic microangiopathy,TMA)和狼疮性血管炎等。免疫荧光检查可见肾小球 IgG、IgM、IgA、C3、C1q 等沉积,呈"满堂亮"现象,IgG 沉积以 IgG1 为主。肾小球系膜区免疫复合物呈颗粒状沉积,可融合成片,内皮下免疫复合物通常为团块状沉积,上皮下沉积物多呈颗粒状。肾小管基膜亦可见免疫复合物沉积,多在间质侧,为颗粒状或短线状,其中 Ⅳ 型 LN 最突出。肾间质小动脉壁也可见沉积物,以 IgG 为主,有时仅见 C3 和 C1q。电镜下可见系膜区、内皮下、上皮下电子致密物沉积,多数呈颗粒状。电镜下致密物沉积的位置与免疫荧光所见并不完全一致。

(二)病理分型标准

LN 的病理分型主要根据肾组织的光镜、免疫荧光和电镜表现。自 1982 年 WHO 修订病理分型以来,采用过多种分型标准,目前临床上广泛应用的是 2003 年国际肾脏病学 / 肾脏病理学会(International Society of Nephrology/Renal Pathology Society,ISN/RPS)制定的病理分型(表 6-2-1),分为 Ⅰ 型、Ⅱ 型、Ⅲ 型、Ⅳ 型、Ⅴ 型和Ⅵ型(图 6-2-1~ 图 6-2-8)。2018 年对该分型标准进行修订,重新定义了部分病变,取消了Ⅳ型球性和节段亚型的分类,并将Ⅲ型和Ⅳ型 LN 中活动性和慢性的名称修订为 NIH 活动性指数(activity index,AI)和慢性化指数(chronicity index,CI)评分(表 6-2-2)。根据 2003 年病理分型,国内东部战区总医院国家肾脏疾病临床医学研究中心对 1 352 例 LN 患者进行统计,其中Ⅱ型占 14.2%,Ⅲ型占 5.6%,Ⅳ型占 49.1%,Ⅴ型占 14.4%,Ⅳ+ Ⅴ型占 11.7%,Ⅲ+ Ⅴ型占 5%。

表 6-2-1 2003 年 ISN/RPS 狼疮肾炎的病理分型

病理分型	2003 年 ISN/RPS 分型标准
Ⅰ 型(轻微系膜病变型 LN)	光镜下肾小球形态学正常,免疫荧光系膜区可见免疫复合物沉积,不伴肾损伤的临床症状
Ⅱ 型(系膜增生性 LN)	光镜下见不同程度的系膜细胞增生或基质增加,伴系膜区免疫复合物沉积;电镜或免疫荧光下可见少量孤立性上皮下或内皮下沉积物
Ⅲ 型(局灶增生性 LN)	50% 以下肾小球表现为毛细血管内或毛细血管外节段性或球性细胞增生,通常伴有节段内皮下免疫沉积物,伴或不伴系膜区免疫沉积物
Ⅳ 型(弥漫增生性 LN)	≥50% 肾小球表现为毛细血管内或毛细血管外节段性(S)或球性(G)细胞增生,典型表现为弥漫内皮下免疫沉积物,伴或不伴系膜区免疫沉积物

续表

病理分型	2003 年 ISN/RPS 分型标准
Ⅴ型(膜型 LN)	光镜和免疫荧光或电镜检查显示球性或节段性上皮下免疫沉积物,伴或不伴系膜病变。当合并Ⅲ型或Ⅳ型病变时,需要同时诊断
Ⅵ型(晚期硬化性 LN)	≥90% 肾小球球性硬化,残余肾小球无活动性病变

注:节段性(S)指病变范围不超过单个肾小球的 50%;球性(G)指病变范围超过单个肾小球的 50%。

表 6-2-2　修订的 NIH 关于 LN 的活动性和慢性化指数评分系统

病理改变	定义	积分
修订的 NIH 活动性指数(AI)		
毛细血管内细胞增多	有毛细血管内细胞增多的肾小球占总肾小球的比例:<25% 记 1 分,25%~50% 记 2 分,>50% 记 3 分	0~3
中性粒细胞浸润和 / 或核碎裂	有中性粒细胞浸润和 / 或核碎裂的肾小球占总肾小球的比例:<25% 记 1 分,25%~50% 记 2 分,>50% 记 3 分	0~3
纤维素样坏死 *	有纤维素样坏死肾小球占总肾小球的比例:<25% 记 1 分,25%~50% 记 2 分,>50% 记 3 分	(0~3)×2
内皮沉积物(包括透明样微血栓)	有白金耳和 / 或透明血栓的肾小球占总肾小球的比例:<25% 记 1 分,25%~50% 记 2 分,>50% 记 3 分	0~3
细胞性和 / 或纤维细胞性新月体 *	有细胞性和 / 或纤维细胞性新月体的肾小球占总肾小球的比例:<25% 记 1 分,25%~50% 记 2 分,>50% 记 3 分	(0~3)×2
间质炎性细胞浸润	间质白细胞浸润比例占皮质的比例:<25% 记 1 分,25%~50% 记 2 分,>50% 记 3 分	0~3
合计		0~24 分
修订的 NIH 慢性化指数(CI)		
肾小球硬化	球性和 / 或节段硬化肾小球占总肾小球的比例:<25% 记 1 分,25%~50% 记 2 分,>50% 记 3 分	0~3
纤维性新月体	有纤维性新月体肾小球占总肾小球的比例:<25% 记 1 分,25%~50% 记 2 分,>50% 记 3 分	0~3
肾小管萎缩	肾小管萎缩占皮质区小管的比例:<25% 记 1 分,25%~50% 记 2 分,>50% 记 3 分	0~3
间质纤维化	间质纤维化占皮质区的比例:<25% 记 1 分,25%~50% 记 2 分,>50% 记 3 分	0~3
合计		0~12 分

* 积分加倍。

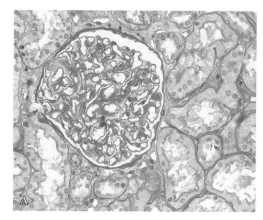
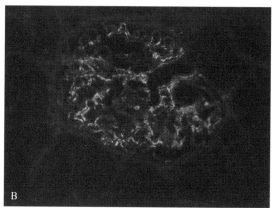

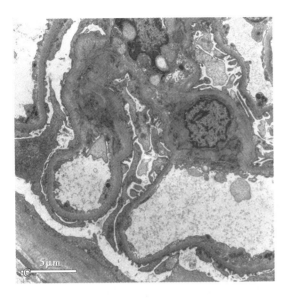

图 6-2-1 Ⅰ型狼疮肾炎病理表现

A. 光镜下肾小球基本正常(PAS 染色,×400);
B. 免疫荧光见 IgG 沉积在肾小球系膜区(免疫荧光染色,×400);C. 电镜下见系膜散在中等电子密度的致密物沉积。

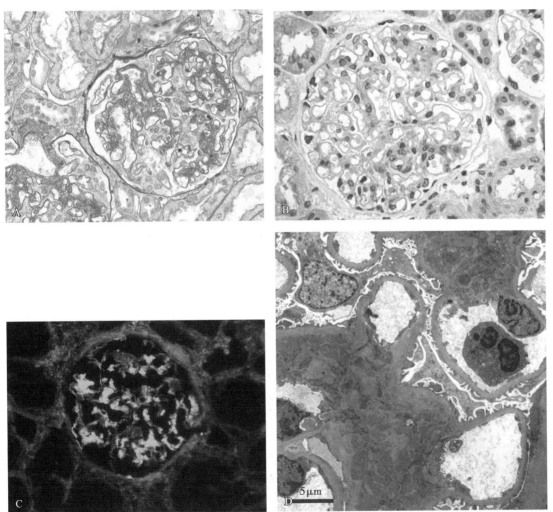

图 6-2-2 Ⅱ型狼疮肾炎病理表现

A. 肾小球系膜区增宽,系膜细胞增生,系膜基质增多(PAS 染色,×400);B. 肾小球系膜区见大量嗜复红物沉积(Masson 三色染色法,×400);C. 免疫荧光见 IgG 沉积在肾小球系膜区(免疫荧光染色,×400);D. 电镜下肾小球系膜区大量中等电子密度致密物沉积。

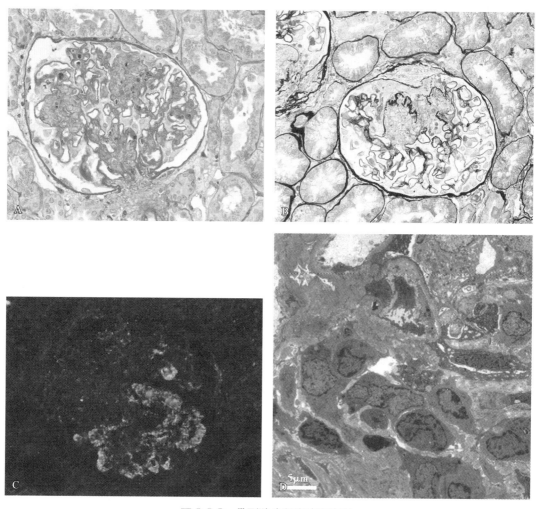

图 6-2-3　Ⅲ型狼疮肾炎病理表现

A.肾小球节段毛细血管内细胞增多,见核碎裂(PAS 染色,×400);B.肾小球节段病变明显,节段毛细血管襻纤维素样坏死(PASM-Masson 三色染色法,×400);C.免疫荧光下节段毛细血管襻可见 IgG 沉积(免疫荧光染色,×400);D.电镜下节段毛细血管襻结构。

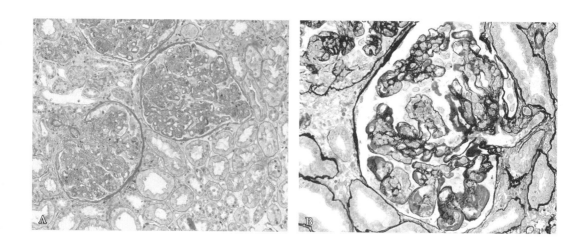

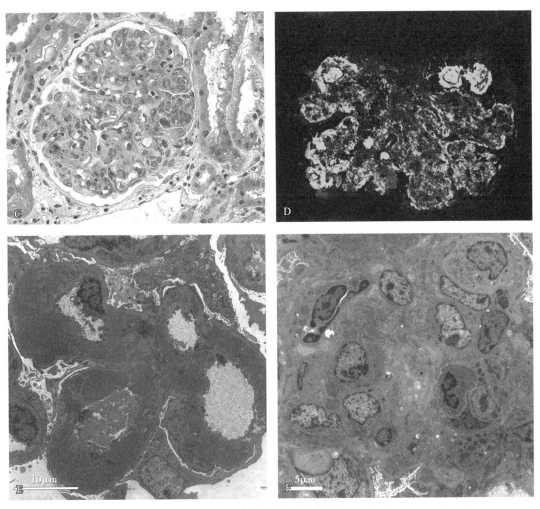

图 6-2-4 Ⅳ型狼疮肾炎病理表现

A. 肾小球弥漫增生呈分叶状(PAS 染色,×200);B. 肾小球毛细胞血管祥内皮下大量嗜复红物,呈白金耳,见"栓塞"(PASM-Masson 三色染色法,×400);C. 肾小球内皮下及毛细血管祥内大量"栓塞"(Masson 三色染色法,×400);D. IgG 沉积于肾小球系膜区、毛细血管祥、祥腔内(免疫荧光染色,×400);E. 电镜下肾小球系膜区及外周毛细血管祥内皮下大量高电子密度致密物沉积,呈"白金耳"样改变;F. 肾小球系膜区及内皮下见电子致密沉积物,毛细血管祥腔内见内皮细胞增殖,单核细胞及中性粒细胞浸润,堵塞祥腔。

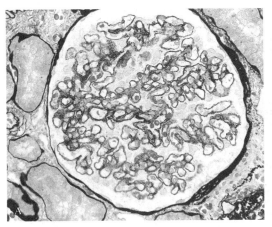

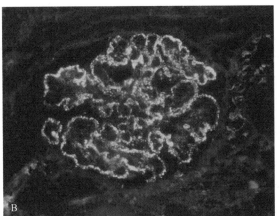

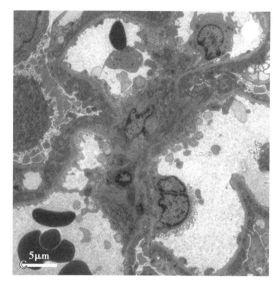

图 6-2-5 Ⅴ型狼疮肾炎病理表现
A. 肾小球毛细血管袢僵硬,基膜见上皮下嗜复红物沉积及钉突形成(PASM-Masson 三色染色法,×400);
B. 免疫荧光见 IgG 沿肾小球毛细血管外周袢呈细颗粒状分布(免疫荧光染色,×400);C. 肾小球系膜区及基膜上皮下高电子密度的致密物沉积。

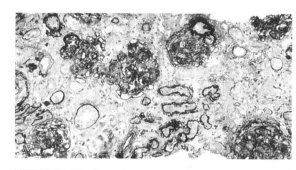

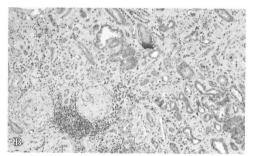

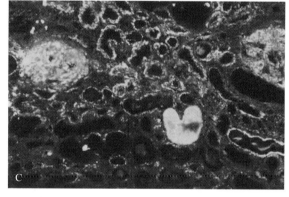

图 6-2-6 Ⅵ型狼疮肾炎病理表现
A. 大量肾小球硬化(PASM 染色,×200);B. 间质纤维化,小管萎缩,大量细胞浸润(Masson 三色染色法,×200);C. 废弃的肾小球仍见 IgG 沉积,肾小管基膜亦见 IgG 沉积(免疫荧光染色,×200)。

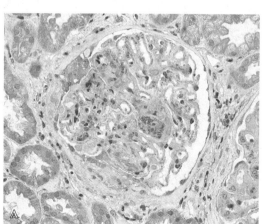

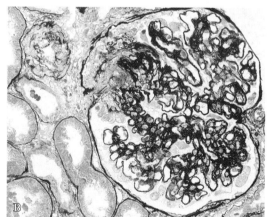

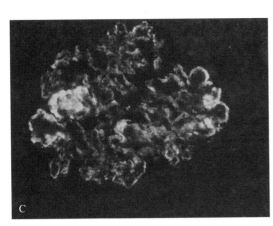

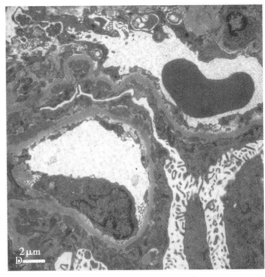

图 6-2-7　Ⅲ+Ⅴ型狼疮肾炎病理表现

A. 肾小球毛细血管外周袢上皮下大量嗜复红物沉积,节段袢坏死及细胞性新月体(Masson 三色染色,×400);

B. 肾小球毛细血管外周袢上皮下嗜复红物及钉突形成,节段瘢痕形成(PASM-Masson 三色染色法,×400);

C. 免疫荧光见 IgG 呈颗粒状沿肾小球毛细血管外周袢分布,节段病变处 IgG 强阳性(免疫荧光染色,×400);

D. 电镜下见肾小球上皮下较多电子致密沉积物。

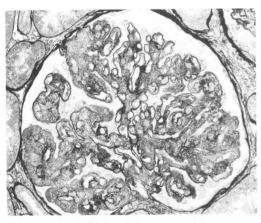

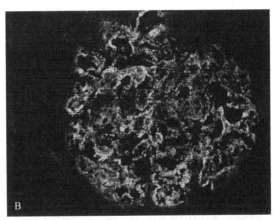

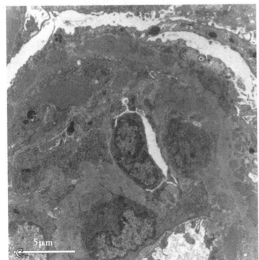

图 6-2-8　Ⅳ+Ⅴ型狼疮肾炎病理表现

A. 肾小球膜增生样病变,毛细血管袢内大量嗜复红物呈"白金耳"样改变,上皮下见嗜复红物及钉突形成(PASM-Masson 三色染色法,×400);B. 免疫荧光见肾小球毛细血管外周 IgG 强阳性,节段呈颗粒状沿肾小球毛细血管袢分布(免疫荧光染色,×400);C. 电镜下见肾小球系膜区、内皮及基膜上皮下大量高电子密度致密物,细胞成分插入至内皮下。

LN 病理分型还包括两类特殊病理类型——狼疮足细胞病(lupus podocytopathy)和狼疮 TMA。狼疮足细胞病又称足细胞病型 LN,这类病变是 SLE 通过非免疫复合物沉积途径介导,以广泛足细胞损伤为特征的一类肾小球疾病,组织学特征为电镜下可见足细胞广泛足突融合(≥70%),可伴系膜区电子致密物沉积,无内皮下或上皮下电子致密物沉积(图 6-2-9)。由 TMA 直接导致 SLE 的肾脏损伤称为狼疮 TMA。绝大多数狼疮 TMA 与免疫复合物性 LN 并存(如与Ⅳ型和Ⅳ+Ⅴ型 LN 并存最为常见)。TMA 可累及肾间质小动脉(入球动脉、小叶间动脉)和肾小球。血管 TMA 急性病变表现为肾间质小动脉内皮细胞增生、内膜黏液样水肿、血栓形成、管腔狭窄或闭锁,可有血管壁坏死,免疫荧光示血管壁无免疫沉积物。肾小球 TMA 表现为血管祥内皮细胞增生、肿胀,微血栓形成,祥内可见破碎红细胞;电镜检查见内皮下疏松,增宽,内见无定形物质,内皮下无电子致密物沉积(图 6-2-10)。TMA 慢性期,间质小动脉内膜纤维性增生,呈"葱皮样"改变,管腔狭窄或闭锁;肾小球球性或节段性硬化,毛细血管祥基膜增厚,呈"双轨"状。

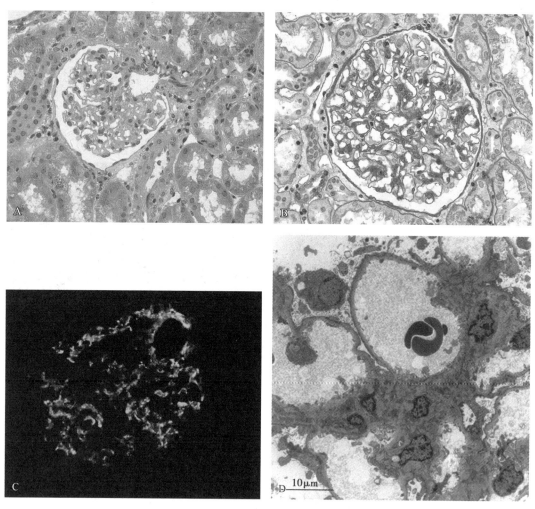

图 6-2-9 狼疮肾炎足细胞病变病理表现

A. 光镜下肾小球轻微病变(HE 染色,×400);B. 光镜下肾小球系膜增生(PAS 染色,×400);
C. 免疫荧光见系膜区 IgG 沉积(免疫荧光染色,×400);D. 电镜下见足细胞广泛足突融合。

(三)肾脏活动性和慢性化指数评分

增生性 LN 的病理改变有活动性和慢性之分,通过肾组织 AI 和 CI 系统可以对肾小球和小管间质的活动和慢性病变进行评分。目前采用的是修订的美国国立卫生院(NIH)关于 LN 的活动性和慢性化指数评分系统(见表 6-2-2),通过对病变肾小球/间质占总肾小球/间质的比例进行评估,<25% 为

1分,25%~50% 为 2 分,>50% 为 3 分,AI 包括毛细血管内细胞增多、中性粒细胞浸润和 / 或核碎裂、纤维素样坏死、内皮下透明沉积物(包括透明样微血栓)、细胞性和 / 或纤维细胞性新月体、间质炎性细胞浸润六项指标,总评分为 24 分;CI 包括肾小球球性硬化(包括球性和节段)、纤维性新月体、肾小管萎缩和间质纤维化四项指标,总评分为 12 分。

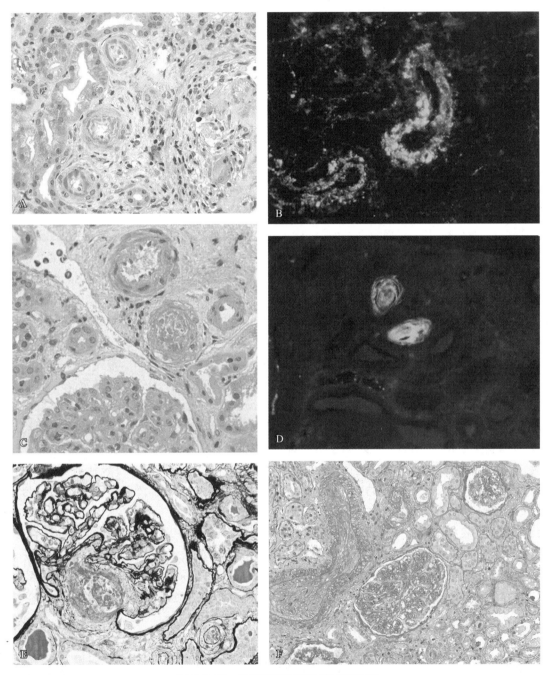

图 6-2-10　狼疮肾炎血管病变病理表现

A. 肾间质小动脉壁嗜复红物沉积(Masson 三色染色法,×400);B. 肾间质小动脉壁 IgG 阳性(免疫荧光染色,×400);C. 肾间质小动脉非炎症性坏死(HE,×400);D. 肾间质小动脉纤维素染色阳性(IF,×400);E. 入球小动脉及肾间质小动脉血栓形成(PASM-Masson 三色染色法,×400);F. 肾间质小动脉内膜黏液样变性、管腔闭锁,邻近肾小球缺血性改变(PAS 染色,×200)。

（四）病理分型转变

LN 的病理类型不是固定不变的，不同病理分型之间可以发生转变，转型率高达 30% 以上。治疗成功后，病理分型可以从增生型病变转为非增生型，或者从重型转为轻型（如Ⅳ型和Ⅳ+Ⅴ型 LN 转变为Ⅱ型或Ⅴ型）；未经治疗、持续不缓解或者复发的患者，可由轻型转为重型（如Ⅱ型 LN 转变为Ⅳ型或Ⅴ型）或者由非增生型转变为增生型（如Ⅴ型 LN 转变为Ⅳ+Ⅴ型或Ⅲ+Ⅴ型）。小管间质病变通常与肾小球病变伴随存在，或因病程长短、治疗反应不同而表现为不同程度的急性或慢性化病变。

【临床表现】

（一）肾脏损害

SLE 患者应定期检查尿液和肾功能，以尽早发现肾脏是否受累，如出现水肿、高血压、尿检异常［尿蛋白持续>0.5g/24h，或随机尿常规蛋白阳性，或随机尿蛋白肌酐比>500mg/g；出现活动性尿沉渣（排除尿路感染，尿白细胞>5 个/高倍视野，或红细胞>5 个/高倍视野）］或肾功能异常，要考虑肾脏损害。

LN 临床表现多样，程度轻重不一，可隐匿起病，也可急骤起病。轻者仅表现为少量蛋白尿或/和红细胞尿，重者出现肾功能不全、肾病综合征或快速进展性肾小球肾炎。临床上以蛋白尿和血尿的发生率最高，高血压的发生率约为 15%~50%，与肾脏损害程度、肾功能及水肿等因素相关，伴 TMA 的患者高血压发病率较高，甚至出现高血压急症表现。30%~50% 的 SLE 患者以肾脏损伤为首发症状。

尿检异常较常见，表现为轻、中度蛋白尿和/或血尿，伴或不伴水肿、高血压，通常肾功能正常。多见于Ⅱ型、Ⅲ型和Ⅴ型患者，部分Ⅳ型患者也可见。慢性肾炎综合征临床多见，表现为持续性蛋白尿、血尿、管型尿和不同程度的水肿、高血压，可伴有肾功能不全，见于各型 LN。肾病综合征表现为大量尿蛋白（定量>3.5g/24h）、低白蛋白血症（<3.0g/L）、高脂血症和水肿，少数可伴有血尿、高血压和肾功能损害，多见于Ⅴ型、Ⅳ+Ⅴ型、狼疮足细胞病或Ⅳ型患者，少数Ⅱ型、Ⅲ型患者也可见。急进性肾炎综合征，起病急骤，发展迅速，甚至出现少尿或无尿，肾功能在短期内迅速恶化，常伴有大量血尿、高血压；持续肉眼血尿或大量镜下血尿多见于血管病变、新月体形成的患者，病变进展迅速，需要肾脏替代治疗，多见于增生性 LN，或狼疮 TMA。狼疮 TMA 累及器官、系统多，起病急，临床症状重，肾功能损伤明显，多数需要肾脏替代治疗，远期预后差。急性肾炎综合征较少见，起病急，与感染后肾小球肾炎类似，临床表现为水肿、高血压、血尿、蛋白尿。部分 LN 患者伴有急性肾损伤，与肾小球弥漫性新月体形成、广泛袢内血栓、TMA、急性小管间质性损害以及血栓并发症等因素有关。LN 活动期未得到有效控制、治疗效果不佳或反复发作的患者，往往会进展为慢性肾功能不全。随着病程进展，一些与 SLE 活动无关的因素，如年龄、肥胖、高血压等因素也加重了肾脏慢性病变。对狼疮活动导致的急性肾损伤，积极采用免疫抑制治疗，部分患者病情可以逆转。即使处于慢性肾脏病 4 期、5 期甚至透析患者，仍会出现全身狼疮活动，需要恰当的免疫抑制剂治疗。肾小管间质性损害临床较少见，可与肾小球、血管病变合并存在。表现为急性或慢性间质性肾炎、Fanconi 综合征。可表现为夜尿增多、尿比重降低、近端小管功能障碍（尿酶升高、尿糖阳性等）、肾小管酸中毒、电解质紊乱等。

（二）肾外损害

SLE 是一种全身系统性疾病，除了肾脏，全身多个器官、系统均可受累，临床表现因受累的组织器官不同而异，病变程度与肾损伤可以不一致，也有 SLE 以肾外器官损伤为主要临床表现。大多数 SLE 患者可出现全身非特异性症状，如发热、乏力、体重下降等。皮肤黏膜病变发生率较高，表现为急性或亚急性皮肤狼疮/盘状皮肤狼疮。半数以上患者可出现面部皮疹（颧部红斑和盘状红斑），日光或紫外线照射后加重。典型的面部红斑表现为鼻梁和双颧颊部呈蝶形分布的水肿性红斑（鼻唇沟处无皮损），可有毛细血管扩张和鳞屑，严重时有水疱和痂皮，红斑消退后一般不留瘢痕。皮肤黏膜病变还包括非瘢痕性脱发、口腔无痛性溃疡、光过敏等。关节肌肉受累，累及 2 个以上关节滑膜炎，表现为肿胀、渗出，伴关节压痛、晨僵，无关节畸形；肌肉疼痛、无力，甚至肌萎缩。浆膜炎表现为胸膜或心包积液、急性心包炎。血液系统损害多见，表现为自身免疫性溶血，白细胞和血小板减少。神经精神系统病变是

SLE 最严重的肾外并发症之一,可累及中枢及周围神经系统,包括器质性与功能性改变。临床表现复杂,包括偏头痛、癫痫发作、脑血管意外(出血、梗塞等)、情感/认知功能障碍、谵妄、精神病(如抑郁、躁狂等)、周围神经炎及视网膜病变等,多数与狼疮活动有关。

此外,心血管系统(心包炎、心肌炎、心律失常、Libman-Sacks 心内膜炎、急性冠脉综合征等)、呼吸系统(间质性肺炎、胸膜炎、弥漫性肺泡出血、肺动脉高压或肺栓塞等)、消化系统(食欲缺乏,恶心、呕吐,腹痛、腹泻,肝、脾大,肝功能异常,假性肠梗阻等)等器官和系统亦可受累,部分患者可出现血管炎、无痛性淋巴结肿大、腮腺肿大、结膜炎等。

【实验室与辅助检查】

自身抗体检测对 LN 诊断意义重大。90% 以上 SLE 患者血清抗核抗体(ANA)阳性,虽然阳性率高,但特异性相对较低,ANA 阳性也可见于其他自身免疫性疾病,2019 年 EULAR/ACR(the European League Against Rheumatism/American College of Rheumatology,欧洲抗风湿病联盟/美国风湿病学会)的诊断分类中将其作为入选标准。抗双链 DNA(dsDNA)抗体和抗 Sm 抗体是 SLE 的特异性抗体,特异性高达 90% 以上,与 LN 关系密切,抗 dsDNA 抗体滴度变化还反映疾病活动程度。约 1/3 的 SLE 患者存在血清抗磷脂抗体阳性,包括抗心磷脂抗体(IgA、IgG 或 IgM)中、高滴度阳性、抗 β2 糖蛋白Ⅰ抗体阳性或狼疮样抗凝物阳性。狼疮患者通常存在血清补体下降,单独 C3 和/或 C4 下降均有临床意义,新近的 SLE 诊断将补体降低也纳入诊断标准。

此外,SLE 患者血清中还存在多种其他自身抗体,包括针对细胞内的抗核糖核蛋白(ribonucleoprotein,RNP)、SSA/Ro、SSB/La、单链 DNA 或组蛋白等抗体,以及细胞膜上的抗红细胞、抗血小板抗体或者细胞外抗体(如抗 C1q 抗体、类风湿因子)。不同抗体对应的临床表现和组织系统损伤亦不同。SLE 患者还存在高球蛋白血症、红细胞沉降率(erythrocyte sedimentation rate,ESR)增快、CRP 升高等现象。

影像学检查(如心电图、超声、X 线、CT 和 MRI)和组织病理活检(皮肤、肾脏、唇腺、肌肉、淋巴结等)对 SLE 诊断亦有帮助。

【诊断与鉴别诊断】

LN 是 SLE 累及肾脏所致,因此,诊断 LN 首先是 SLE 诊断成立。SLE 的诊断标准多采用 1997 年美国风湿病学会(ACR)修订的分类标准,11 项标准中符合 4 项或 4 项以上者即可确诊,其敏感性和特异性都较高。典型的 SLE 诊断并不困难,但是对不典型或早期 SLE 仍然容易漏诊或误诊。为提高 SLE 诊断的敏感性,2012 年系统性红斑狼疮国际协作组(Systemic Lupus Erythematosus International Collaborating Clinics,SLICC)重新修订了 SLE 的分类标准,2019 年欧洲抗风湿病联盟(EULAR)和 ACR 又联合发布了 SLE 诊断分类标准,以 ANA 滴度 ≥1:80 作为入选标准,对 7 项临床(全身情况、皮肤黏膜、关节炎、神经系统、浆膜炎、血液学和肾脏)和 3 项免疫学(SLE 特异性抗体、抗磷脂抗体和补体)进行加权积分,10 分以上即可诊断 SLE(表 6-2-3)。2019 年 EULAR/ACR 的诊断分类标准较 1997 年 ACR 和 2012 年 SLICC 的分类标准敏感性和特异性更高。

SLE 确诊后,可以通过定量或半定量方法对疾病活动情况进行评估,常用的方法包括系统性红斑狼疮疾病活动指数(systemic lupus erythematosus disease activity index,SLEDAI)、SLEDAI-2K、不列颠群岛狼疮评估组(British Isles lupus assessment group,BILAG)、SLE 活动性评分(systemic lupus activity measurements,SLAM)、SLE 反应指数(SLE responder index,SRI)、医师全面评估(physician's global assessment,PGA)等。SLEDAI 评分超过 10 分,属于重度活动。

LN 的诊断要重视尿液和肾功能的检查,对持续尿检异常或肾功能损伤患者,需进行肾活检明确病理分型以指导治疗。少数以肾损害为首发症状或唯一临床表现的患者,需要与原发性肾小球疾病相鉴别。对于起病时自身抗体阴性或者治疗后自身抗体呈阴性的患者,诊断应慎重。临床上不仅要重视全身系统症状的表现,还需要动态监测免疫学指标变化。此外,SLE 往往可能与其他自身免疫性疾病(如 ANCA 相关性小血管炎、干燥综合征、类风湿性关节炎或多发性肌炎等)同时存在,必须加以鉴别。

表 6-2-3　系统性红斑狼疮分类标准

1997 年 ACR 修订的 SLE 分类标准		2012 年 SLICC 制定的 SLE 分类标准	
		临床标准	
1. 颧部红斑	遍及颧部的扁平或高出皮肤固定性红斑,常不累及鼻唇沟部位	1. 急性皮肤狼疮	包括:颧部红斑(不包括颧部盘状红斑),大疱型皮疹,中毒性表皮坏死松解症,斑丘疹样皮疹,光敏感皮疹(没有皮肌炎情况下)或亚急性皮肤狼疮(非硬化性银屑病样损伤和/或环形多环形损伤,缓解后不留瘢痕,偶有炎症后色素异常沉着或毛细血管扩张)
2. 盘状红斑	隆起红斑上覆有角质性鳞屑和毛囊栓塞,旧病灶可有皮肤萎缩性瘢痕	2. 慢性皮肤狼疮	包括典型的盘状红斑:局灶性(颈部以上)和广泛性(颈部以上和以下);增殖型(疣状)皮疹,脂膜炎(深层脂膜炎型);黏膜疹;肿胀型皮疹;冻疮样皮疹;盘状红斑/覆有扁平苔藓
3. 光敏感	对日光有异常反应引起皮疹(通过依据病史或医师观察)	3. 口腔溃疡或鼻溃疡	累及上颚、口腔、舌头和鼻腔(排除血管炎、白塞病、疱疹感染、炎性肠病、反应性关节炎和酸性食物等因素)
4. 口腔溃疡	由医师观察到的口腔或鼻咽溃疡,通常为无痛性	4. 脱发	非瘢痕性脱发(广泛的发质变细或变脆伴断发),排除斑秃、药物、缺铁和雄激素性脱发
5. 关节炎	非侵蚀性关节炎,累及 2 个或 2 个以上的周围关节,特征为关节肿、痛或渗液	5. 关节炎	累及 2 个或 2 个以上关节的滑膜炎,以肿胀或渗出为特征,或者有 2 个或 2 个及以上的关节疼痛伴至少 30min 的晨僵
6. 浆膜腔炎	①胸膜炎:胸痛、胸膜摩擦音或胸膜腔渗液,或②心包炎:心电图异常、心包摩擦音或心包渗液	6. 浆膜炎	胸膜炎或心包炎
7. 肾脏疾病	①蛋白尿:定量>0.5g/24h,或尿常规蛋白>(+++);②细胞管型:可为红细胞、血红蛋白、颗粒、小管上皮细胞管型或混合管型	7. 肾脏损害	尿蛋白/肌酐比超过 500mg/g 或尿蛋白定量>500mg/24h,或者红细胞管型
8. 神经系统异常	①抽搐:非药物或代谢紊乱(如尿毒症、酮症酸中毒、电解质紊乱)所致;②精神病:非药物或代谢紊乱(如尿毒症、酮症酸中毒、电解质紊乱)所致	8. 神经系统损害	包括癫痫、精神病、多发性单神经炎、脊髓炎、周围神经病变或颅神经病变(排除血管炎、感染和糖尿病)、急性意识模糊
9. 血液学异常	①溶血性贫血伴网织红细胞增多,或②白细胞<4×10⁹/L,至少 2 次,或③淋巴细胞<1.5×10⁹/L,至少 2 次,或④血小板<100×10⁹/L(除外药物影响)	9. 溶血性贫血	
		10. 白细胞或淋巴细胞减少	白细胞减少(<4 000/mm³ 至少一次)或淋巴细胞减少(<1 000/mm³ 至少一次)
		11. 血小板减少	血小板减少(<100,000/mm³ 至少一次)(除外药物、门脉高压和 TTP)

续表

1997 年 ACR 修订的 SLE 分类标准		2012 年 SLICC 制定的 SLE 分类标准
		免疫学标准
10. 免疫学异常	①抗 dsDNA 抗体阳性,或②抗 Sm 抗体阳性,或③抗磷脂抗体阳性,以下三者具备 1 项:抗心磷脂抗体 IgG 或 IgM 水平异常、狼疮抗凝物阳性或者梅毒血清试验假阳性至少持续 6 个月,并经梅毒螺旋体固定试验或梅毒抗体吸收试验证实	1. ANA 阳性 ANA 水平超过实验室参考值
11. 抗核抗体	免疫荧光抗核抗体滴度异常或相当于该法的其他试验检测异常,排除药物诱导的"狼疮综合征"	2. 抗 dsDNA 阳性 抗 dsDNA 水平超过实验室参考值(或用 ELISA 法>2 倍参考值)
		3. 抗 Sm 抗体阳性 抗 Sm 抗体阳性
		4. 抗磷脂抗体阳性 符合以下任一项即可:狼疮抗凝物阳性,快速血浆反应素试验假阳性,抗心磷脂抗体水平中或高滴度升高(IgA、IgG 或 IgM),抗 β2- 糖蛋白 I 抗体阳性(IgA、IgG 或 IgM)
		5. 低补体 低 C3,低 C4 或低 CH50
		6. 直接抗人球蛋白试验阳性(Coombs' 试验)

注:1. ACR 诊断标准,11 条中符合 4 项或 4 项以上标准。

2. SLICC 诊断标准,必须满足至少 4 项标准(包括至少一项临床标准和一项免疫学标准),或者肾活检证实为狼疮肾炎,同时抗核抗体阳性或抗 ds-DNA 抗体阳性。

【治疗】

(一) 治疗原则

LN 治疗要根据病理分型选择免疫抑制剂方案。因此,肾活检对 LN 患者至关重要,对疗效不佳或者复发患者,需要重复肾活检以调整治疗。LN 的治疗一般包括诱导治疗(induction therapy)和维持治疗(maintenance therapy)两个阶段。诱导治疗的目的是尽快控制肾脏急性炎症损伤,力求获得完全缓解;维持治疗是保持缓解状态,避免复发,保护肾脏及重要器官功能。诱导治疗应个体化,长期接受免疫抑制剂需警惕药物不良反应。重视患者全身器官、系统表现,优先处理可能危及生命的危象(如狼疮脑病、狼疮心肌炎、弥漫性肺泡出血、严重溶血性贫血、血小板减少、狼疮肠炎等)。

(二) 基础治疗

糖皮质激素(简称激素)和羟氯喹(hydroxychloroquine,HCQ)是 LN 的基础治疗药物,如无禁忌证存在,所有患者均应使用。

1. **激素** 用法用量取决于 LN 的病理类型、活动性和严重程度。活动增生性 LN(Ⅲ型、Ⅳ型、Ⅲ/Ⅳ+Ⅴ型)及狼疮 TMA 可予大剂量甲泼尼龙(methylprednisolone,MP)静脉冲击治疗(MP 500mg/d,静滴,连续 3d),后续口服泼尼松 0.5~0.6mg/(kg·d)治疗。病变严重者,MP 冲击治疗可重复 1 个疗程。其他类型 LN 可直接口服泼尼松[剂量 0.5~1.0mg/(kg·d)],4~6 周后逐步减量至 7.5~10mg/d 长期维持。

2. **羟氯喹** 具有免疫调节和抑制肾损伤进展的作用。KDIGO 推荐所有 LN 均采用 HCQ 治疗,最大治疗剂量不超过 6~6.5mg/(kg·d)。通常 0.4g/d,分次口服,缓解期可减量为 0.2g/d。HCQ 的安全性较高,常见的不良反应为色素沉着、头痛、胃肠道症状。严重不良反应(如心肌毒性和视网膜病变)的发生率非常低。HCQ具有累积作用,在治疗过程中应定期筛查视网膜病变。年龄>60岁,HCQ剂量>6.5mg/(kg·d),疗程超过5年,有肝肾基础疾病、视网膜疾病及肥胖患者应每年检查眼底,一旦发现视网膜病变,应及时停用HCQ。

3. 免疫抑制剂方案的选择　肾脏病理分型及病变活动度是选择LN治疗方案的基础,不同病理类型LN优先选择的诱导治疗和维持治疗方案见表6-2-4。治疗方案和药物剂量应根据患者的年龄、营养状况、肝功能、感染风险、肾脏损伤指标(蛋白尿程度、尿沉渣和血清肌酐水平)、肾外器官损伤、生育意愿、合并症和既往治疗反应进行个体化选择。

表 6-2-4　狼疮肾炎病理分型与治疗方案

病理类型	诱导治疗方案	维持治疗方案
Ⅰ型	激素,或激素+免疫抑制剂控制肾外狼疮活动	
Ⅱ型	激素,或激素联合免疫抑制剂	MMF,或AZA
狼疮足细胞病	激素,或激素+MMF或CNIs	MMF或CNIs
Ⅲ型和Ⅳ型	激素+MMF,或IVCY,或多靶点	MMF,或AZA或多靶点
Ⅲ+Ⅴ型和Ⅳ+Ⅴ型	激素+多靶点,CNIs或MMF	多靶点,或MMF
Ⅴ型	激素+CNIs,多靶点,或TW	MMF,或AZA或CNIs或TW
Ⅵ型	激素,或激素联合免疫抑制剂控制肾外活动	激素或TW
狼疮TMA	如肾功能损伤严重,IVCY联合血浆置换或双重血浆置换	MMF、或多靶点或AZA

注:MMF:吗替麦考酚酯;CNIs为钙调磷酸酶抑制剂;IVCY为静脉环磷酰胺冲击;AZA为硫唑嘌呤;TW为雷公藤总苷片。

(1)Ⅰ型和Ⅱ型狼疮肾炎:Ⅰ型LN主要根据肾外症状来决定治疗,通常口服激素,或辅以氯喹、非甾体抗炎药。Ⅱ型LN根据蛋白尿程度来选择治疗方案,尿蛋白<0.5g/24h时,根据肾外症状来决定治疗方案;尿蛋白在0.5~3.0g/24h,采用口服激素[(0.5~0.6mg/(kg·d)]或激素联合免疫抑制剂诱导治疗,缓解后予激素联合吗替麦考酚酯(MMF)或硫唑嘌呤(AZA)维持;尿蛋白>3.0g/24h患者,采用激素联合钙调磷酸酶抑制剂(CNIs)治疗。

(2)Ⅲ/Ⅳ型LN和Ⅲ/Ⅳ+Ⅴ型LN的诱导治疗:Ⅲ型和Ⅳ型LN推荐激素联合环磷酰胺(CTX)、MMF或多靶点方案作为初始诱导治疗方案。诱导治疗时间通常是6个月。

CTX属于细胞毒性药物,是增生性LN的经典疗法。目前多采用静脉环磷酰胺冲击疗法(IVCY),包括NIH方案和欧洲改良疗法。NIH方案中CTX起始剂量为0.75g/m²,以后每个月0.5~1.0g/m²,静滴,连续使用6个月,可根据年龄(>60岁),肝、肾功能,外周血白细胞变化,胃肠道反应等来调整CTX剂量。欧洲改良疗法采用每2周静滴一次CTX(0.5g),共3个月。CTX的副作用较大,包括胃肠道反应、感染、脱发、性腺抑制、白细胞减少、出血性膀胱炎等,欧洲改良疗法的副作用低于NIH方案,不主张口服CTX治疗。对血清肌酐>3.0mg/dl或病理慢性指数高的患者,可选择IVCY诱导治疗。

MMF能特异性抑制淋巴细胞,有效治疗增生性LN。MMF诱导治疗LN疗效优于或与IVCY相当,不良事件少,对伴有新月体、血管病变或有生育要求的患者,首选MMF治疗。KDIGO推荐MMF诱导剂量为2.0~3.0g/d,分两次服用,治疗6个月。国内建议MMF诱导期剂量不超过2.0g/d,可根据体重、血红蛋白、血清白蛋白和肾功能水平酌情调整剂量。治疗期间应动态监测外周血淋巴细胞数量,淋巴细胞下降或CD4⁺T淋巴计数<200个/μl时,MMF应减量或暂停。有条件者尽可能监测

MPA 血药浓度，治疗初期 MPA 曲线下面积不超过 40mg·h/L。对感染高危患者，可使用复方磺胺甲噁唑（sulfamethoxazole complex，SMZco）预防感染。

多靶点疗法（multitarget therapy）是激素同时联合 MMF 及他克莫司（Tac）的治疗方案。MMF 剂量为 1.0g/d，Tac 剂量为 4.0mg/d，根据肾损伤程度、药物浓度及患者耐受程度调整药物剂量。治疗过程中应监测淋巴细胞数量、血清肌酐和肝功能。两者联合应用，不仅临床缓解率高，起效快，而且副作用相对较低。对Ⅲ＋Ⅴ型和Ⅳ＋Ⅴ型 LN，尤其是表现为肾病综合征的 LN 患者，首选多靶点方案治疗。

他克莫司属于 CNIs。对肾功能正常或轻度受损，伴有大量蛋白尿的Ⅲ/Ⅳ型或Ⅲ/Ⅳ＋Ⅴ型 LN，可选择 Tac 诱导治疗。Tac 的主要副作用是可能引起血压升高、血糖升高和血清肌酐升高，对合并高血糖的患者，采用环孢素 A 治疗可能对血糖的影响较小。

（3）Ⅲ/Ⅳ型 LN 和Ⅲ/Ⅳ＋Ⅴ型 LN 的维持治疗：LN 经过诱导治疗获得缓解后可进入维持期治疗，KDIGO 推荐采用 AZA［1.5~2.5mg/（kg·d）］或 MMF（1.0~2.0g/d）联合小剂量激素（≤10mg/d）维持治疗，国内患者 MMF 维持剂量建议为 0.5~1.0g/d。

多靶点疗法诱导治疗的 LN 患者优选多靶点疗法维持治疗，MMF 减量为 0.5~0.75g/d，Tac 减量为 2.0~3.0mg/d，可根据患者血清学指标、不良反应等进行调整。

对不能耐受 AZA 和 MMF 的患者，可使用 CNIs 维持治疗，也有报道采用来氟米特（20mg/d）或者雷公藤总苷（60mg/d）维持治疗。多数不主张完全停用免疫抑制剂。

（4）Ⅴ型狼疮肾炎：主要根据蛋白尿水平选择免疫抑制剂。蛋白尿＜2.0g/24h 时，推荐肾素 - 血管紧张素系统（renin-angiotensin system，RAS）抑制剂治疗，并根据肾外症状决定激素用量。治疗过程中如出现尿蛋白增加或肾功能减退，应加用免疫抑制剂治疗。蛋白尿 ≥2.0g/24h 的Ⅴ型 LN 应进行免疫抑制剂治疗，选择 CNIs（Tac 或环孢素 A）或者多靶点方案诱导治疗。目前临床多采用 Tac 诱导治疗，诱导治疗有效的患者，维持期采用激素联合 MMF 或 CNIs 治疗。也可采用雷公藤总苷治疗。

（5）Ⅵ型狼疮肾炎：通常不需要积极的免疫抑制剂治疗，主要以保肾和对症治疗为主。当患者出现肾外狼疮活动时，应加用免疫抑制剂。

4. 特殊类型 LN 治疗

（1）狼疮足细胞病：治疗与Ⅱ型 LN 相似，建议足量激素诱导治疗［起始剂量 1.0mg/（kg·d）］，但是激素减量容易复发，推荐缓解后联合免疫抑制剂治疗（Tac 或者雷公藤总苷）。对反复复发者，建议联合 CD20 单克隆抗体治疗。

（2）狼疮 TMA：如果肾功能进行性减退或严重肾功能不全，需要及时进行肾脏替代治疗，除了传统 MP 冲击和免疫抑制剂治疗外，还应联合血浆置换或双重血浆置换、免疫吸附等血液净化手段进行治疗。对血浆血管性血友病因子裂解蛋白酶（ADAMTS13）酶活性缺乏的患者，应选择血浆置换或输注新鲜血浆；血清抗磷脂抗体阳性或伴抗磷脂抗体综合征的 TMA 患者，应予抗凝和 HCQ 治疗。

5. 其他技术疗法和治疗措施 对于反复发作或顽固难治性狼疮肾炎，除了重复肾活检，根据病理改变、临床指标调整免疫抑制剂治疗方案以外，还应考虑多靶点疗法、CD20 单克隆抗体和自体干细胞移植治疗。33%~40% 的 LN 会出现复发，对可能出现病理转型或者不能确定肾损伤是活动性还是慢性病变所致，应考虑重复肾活检，根据病理类型重新选择治疗方案或者再次使用原方案诱导治疗。对合并其他器官损害的 LN 患者，如血栓性血小板减少性紫癜、溶血尿毒症综合征、狼疮脑病、狼疮心肌炎、弥漫性肺泡出血的患者，除了激素和免疫抑制剂治疗外，还可采用血浆置换 / 双重血浆置换、免疫吸附、大剂量静脉注射免疫球蛋白（intravenous immunoglobulin，IVIg）、CD20 单克隆抗体等治疗。合并感染或者抵抗力低下的 LN 患者，也可以采用 IVIg 或血浆置换治疗。

近年来生物制剂在 LN 治疗中被广泛应用，如抗 CD20 单克隆抗体（如利妥昔单抗）或 B 细胞活化因子（BAFF）抑制剂（如贝利木单抗），能有效抑制 B 细胞产生抗体，减少蛋白尿，改善肾功能。

　　LN 的治疗除免疫抑制剂治疗外,还应重视全身组织器官功能及并发症的治疗,采用 RAS 阻断剂减少蛋白尿,保护肾功能,控制血压,降脂、抗凝,预防血栓形成、心脑血管并发症,预防感染、股骨头坏死、青光眼、医源性糖尿病等合并症。

【预后】

　　激素和免疫抑制剂的应用极大地改善了 LN 的预后,5 年的肾存活率由 17% 提高至 80%,但是仍有 5%~20% 的 LN 患者在 10 年内进入终末期肾病(ESRD)。东部战区总医院国家肾脏疾病临床医学研究中心对 1 814 例 LN 进行回顾性分析,10 年和 20 年的肾存活率分别为 87.9% 和 68.3%。LN 也是一种容易反复复发的疾病,需要长期免疫抑制剂治疗,与治疗相关的并发症如感染、骨质疏松及对心血管和生殖系统的影响,仍然不容忽视。

　　影响 LN 预后的因素包括种族、性别、经济状况、疾病活动(尿蛋白、高血压、血清肌酐高、贫血、血小板减少、低补体、抗 dsDNA 抗体滴度等)、肾脏病理指标、复发及治疗反应等。通常男性、细胞性新月体、肾小球硬化程度、间质纤维化比例高及存在肾脏血管病变患者,临床预后差。诱导治疗效果不佳、反复复发者,预后差。积极、有效的诱导维持治疗可使 LN 保持持续缓解状态,减少复发。获得临床缓解的患者,5 年、10 年的肾存活率明显高于未获得缓解患者。此外,导致慢性肾脏病进展的基因、衰老、代谢及药物因素等也会增加肾单位缺失、加重肾小球高灌注,引起 LN 进展。

思考题

　　1. 狼疮肾炎中免疫复合物沉积在肾小球有几种方式?
　　2. 简述系统性红斑狼疮的诊断依据。
　　3. 简述狼疮肾炎的临床表现。
　　4. 简述狼疮肾炎的病理特点及病理分型。
　　5. 狼疮肾炎常用的免疫抑制剂有哪些?

(章海涛)

第二节　ANCA 相关性小血管炎肾损害

　　系统性血管炎是以血管壁的炎症和纤维素样坏死为病理特征的一组系统性疾病,可分为原发性和继发性。继发性是指继发于其他疾病,如感染、冷球蛋白血症、系统性红斑狼疮等;原发性主要指目前病因不明者。2012 年 Chapel Hill 血管炎分类命名共识会议(Chapel Hill Consensus Conference,CHCC)中,根据受累血管的大小将血管炎分为大血管炎、中等血管炎和小血管炎等。部分原发性小血管炎与抗中性粒细胞胞质抗体(ANCA)密切相关,后者是其特异性的血清学诊断工具,故称之为 ANCA 相关性小血管炎(ANCA associated vasculitis,AAV),包括显微镜下多血管炎(microscopic polyangiitis,MPA)、肉芽肿性多血管炎(granulomatosis with polyangiitis,GPA)和嗜酸性肉芽肿性多血管炎(eosinophilic granulomatosis with polyangiitis,EGPA)。

　　ANCA 是一组以中性粒细胞和单核细胞胞质成分为靶抗原的自身抗体。ANCA 的主要检测方法包括间接免疫荧光法（indirect immunofluorescence，IIF）和酶联免疫吸附测定法（enzyme linked immunosorbent assay，ELISA）。应用 IIF 检测 ANCA，荧光模式主要有 2 种：胞质型（cytoplasmic ANCA，cANCA）和核周型（perinuclear ANCA，pANCA）（图 6-2-11）。cANCA 的主要靶抗原是蛋白酶 3（proteinase 3，PR3），pANCA 的主要靶抗原是髓过氧化物酶（myeloperoxidase，MPO）。GPA 主要与 PR3-ANCA 相关，MPA 主要与 MPO-ANCA 相关，但是在我国，MPO-ANCA 阳性的 GPA 也不少见。GPA 或 MPA 患者中有 80%~90% 为 ANCA 阳性；EGPA 患者中约 40% 为 ANCA 阳性，通常是 MPO-ANCA。

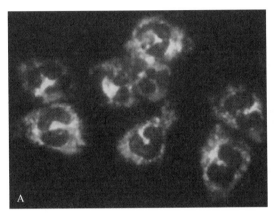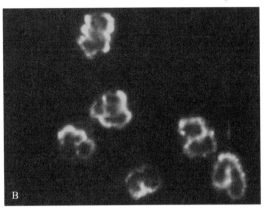

图 6-2-11　ANCA 荧光模式

A. cANCA；B. pANCA。

【病因与发病机制】

目前认为 ANCA 相关性小血管炎的病因是多因素的，有可能是在某些遗传背景下由某些环境因素诱发，包括感染、药物（比如丙硫氧嘧啶）以及职业接触史（比如二氧化硅）等。AAV 的发病机制尚未完全阐明，目前认为 ANCA、中性粒细胞和补体系统三者之间的相互作用是核心环节，凝血系统的活化可能也参与其中。此外，淋巴细胞、抗内皮细胞抗体等也发挥一定作用。

1. ANCA　本身具有致病作用。在动物实验中，用 MPO 免疫 *MPO* 基因敲除的小鼠，使小鼠产生了高亲和力的抗 MPO 抗体。将此抗体注射到野生型小鼠或 T、B 淋巴细胞功能缺失的 *Rag2*[−/−] 小鼠中，可诱导出与人类 AAV 类似的寡免疫沉积性坏死性新月体肾炎和肺泡小血管炎。近年来的研究还显示 MPO-ANCA 可以直接引起肾小球内皮细胞损伤。

ANCA 可激活中性粒细胞。在细胞因子例如肿瘤坏死因子（tumor necrosis factor-α，TNF-α）或白细胞介素 8（interleukin 8，IL-8）的预激活下，中性粒细胞表面表达 ANCA 的靶抗原增加，预激活的中性粒细胞被 ANCA 进一步激活，发生呼吸爆发和脱颗粒，释放活性氧自由基和各种蛋白酶等，损伤血管内皮细胞，从而引起血管炎。

ANCA 可以通过影响其靶抗原的生理活性参与发病，例如 MPO-ANCA 能够影响 MPO 的氧化活性；PR3-ANCA 与 PR3 结合，能影响 PR3 的蛋白酶活性，也干扰了 PR3 与其抑制剂 α1- 抗胰蛋白酶的结合。

此外，ANCA 还可以介导中性粒细胞与内皮细胞黏附。

2. 中性粒细胞　在实验动物模型中，病变的肾小球中可以见到大量中性粒细胞浸润，尤其是在毛细血管袢纤维素样坏死处。用抗小鼠中性粒细胞抗体清除循环中的中性粒细胞后，MPO-ANCA 则不能诱发小鼠出现坏死性新月体肾炎。此外，ANCA 介导的中性粒细胞活化，除了上述的发生呼吸爆发和脱颗粒外，还可以产生中性粒细胞细胞外罗网（neutrophil extracellular traps，NETs）。NETs 包含 PR3 和 MPO，可以黏附和损伤内皮细胞，还可以激活浆细胞样树突状细胞，后者可以产生干扰素 -α 并激活 B 细胞进一步产生 ANCA。

3. 补体　来自动物及人类的研究均证实，补体旁路途径活化参与了 AAV 的发病机制。中性粒细胞活化后可以激活补体旁路途径产生 C5a，C5a 在 ANCA 的协同下进一步激活中性粒细胞，因此 C5a 在 ANCA 活化中性粒细胞的反应中起到了正反馈的放大效应。

【临床表现】

AAV 可见于各年龄组，尤以老年人多见，50~60 岁为高发年龄，好发于冬季，患者常有不规则发热、疲乏、关节、肌肉疼痛和体重下降等非特异性全身症状。本病几乎可以累及任何一个系统、器官。

AAV 中肾脏受累常见，活动期常见肾小球源性血尿，多为镜下血尿，可见红细胞管型，缓解期患者血尿可消失，血尿通常可以反映肾脏血管炎的活动程度；可伴有不同程度的蛋白尿，多为非肾病水平蛋白尿。肾功能受损常见，约半数表现为急进性肾小球肾炎（RPGN），部分患者进展至终末期肾病（ESRD）。AAV 肾脏受累典型的病理表现是寡免疫沉积性坏死性新月体肾炎。患者起病急性或隐匿，通常从局部开始发病，如 GPA 多首先累及上呼吸道，逐渐进展成有肾脏受累的系统性疾病，肾脏病变可轻重不等。MPA 的肾脏受累发生率较高，而且可以以肾脏为唯一受累器官。EGPA 国内发病率低，常于哮喘后平均 3 年内发生，相隔时间短则提示预后不良，EGPA 伴高滴度 ANCA 者肾损害程度可与 GPA、MPA 相仿。

肾外表现中最值得注意的是肺部病变，可累及气道或肺实质，临床表现多样，包括咳嗽、呼吸困难、喘鸣、胸痛、痰中带血甚至咯血，严重者因弥漫性肺泡出血（diffuse alveolar hemorrhage，DAH）发生呼吸衰竭而危及生命。EGPA 患者常出现哮喘。MPA 患者胸片显示双侧中、下野小叶性炎症，或因肺泡出血呈密集的细小粉末状阴影，由肺门向肺野呈蝶形分布，类似于急性肺水肿的征象；此外，MPA 患者还可以肺间质纤维化为首发表现。GPA 常累及上、下呼吸道，肺部可见非特异性炎症浸润、结节、中心空洞或多发性空洞。

分泌性中耳炎是 ANCA 相关性小血管炎患者特别是 GPA 患者耳部最常见的表现，主要因咽鼓管功能异常造成。造成咽鼓管功能异常的原因可以是鼻咽部、鼻腔或者是咽鼓管本身的肉芽肿性炎症。由于中耳黏膜和乳突细胞受累，患者也可以出现慢性化脓性中耳炎，部分患者可发生鼓膜穿孔。

ANCA 相关性小血管炎患者常常出现鼻部症状，包括鼻塞、流涕等；鼻分泌物增多，可为脓性或血性，经常可有血性鼻痂形成。鼻窦炎或鼻旁窦炎较多见，内常有软组织增生，可以填满整个鼻窦或鼻旁窦，严重者可以出现坏死性病变。患者还可有多发鼻息肉和鼻甲肥大。GPA 患者中，由于肉芽肿性炎症侵蚀破坏鼻中隔，可以出现鼻中隔穿孔，严重者可以形成"鞍鼻"甚至鼻梁塌陷。

头颈部受累还可以发生在咽喉部位。声带的慢性炎症性病变可表现为声音嘶哑，甚至不能发声。另一相对少见的头颈部受累表现是声门下狭窄或气管狭窄，主要表现为气道狭窄和影响声带发声，可以出现缺氧、心率加快，严重者可以危及生命，需要气管切开。

眼受累可表现为"红眼病"，一般认为系巩膜炎和葡萄膜炎等病变所致。神经系统受累最常见的为多发性单神经炎，表现为感觉异常，少数患者表现为严重的神经痛。消化道受累常表现为不易愈合的胃或十二指肠溃疡，还可表现为胃肠道出血、腹痛、腹泻，胃肠道血管炎最严重的并发症是肠穿孔导致腹膜炎和败血症。

【肾脏病理】

肾脏是 AAV 最常见的受累器官，也是经常进行活检的器官。无论是 MPA、GPA 或 EGPA，其肾脏病理变化基本相同，即以寡免疫沉积性坏死性新月体肾炎为典型表现。寡免疫沉积指的是免疫荧光和电镜检查一般无或仅有微量免疫复合物或电子致密物沉积。

光镜检查的典型表现是节段性肾小球毛细血管袢坏死和新月体形成，约有 40% 的患者表现新月体肾炎。一般肾小球内无明显细胞增殖。肾小球毛细血管袢坏死区域基膜断裂，肾小囊壁粘连、破裂，肾小球周围可伴有多核巨细胞。肾活检标本内经常有多种病变和／或病变的不同阶段同时存在，比如肾小球毛细血管袢节段性坏死和球性硬化同时存在，细胞性和纤维性新月体同时存在。

约 20%~50% 肾活检标本显示肾小动脉呈纤维素样坏死，远低于尸检和开放性肾活检的结果，这与受累的肾小血管病变呈局灶性、节段性分布有关。

肾间质常有不同程度、范围不一的炎症细胞浸润,通常为淋巴细胞、单核细胞和浆细胞,偶可见较多的嗜酸性粒细胞(尤其在 EGPA 病例)。肾间质病变程度、范围与肾小球病变严重性和受累肾小球的比例相关。病变后期肾间质常呈现多灶性纤维化伴肾小管萎缩。肾间质还能偶见以血管为中心的、上皮样细胞及巨细胞形成的肉芽肿样病变。需要指出的是,肾脏病理中的肉芽肿性病变(无论是在肾小球周围的肉芽肿,还是在肾间质以血管为中心的肉芽肿)对于区分 MPA 与 GPA/EGPA 是没有帮助的,而呼吸道的肉芽肿病变有助于鉴别诊断。

欧洲血管炎研究组在 2010 年提出一种关于 AAV 肾损害的病理分型的方法,该分型包括局灶型、新月体型、硬化型以及混合型四类:①局灶型。即活检组织中正常肾小球比例 ≥50%。②新月体型。即活检组织中细胞性新月体比例 ≥50%。③硬化型。即活检组织中硬化性肾小球比例 ≥50%。④混合型。即正常肾小球比例、新月体肾小球比例以及硬化肾小球比例均<50%。

【诊断】

国际上尚无统一、公认的临床诊断标准,目前应用最为广泛的是 1994 年 CHCC 制定的血管炎名称和定义,以及之后的 2012 年修订版(表 6-2-5)。

表 6-2-5　2012 年 CHCC 标准

名称	定义
显微镜下多血管炎	多累及小血管的坏死性血管炎(包括毛细血管、小静脉和小动脉),无或微量免疫复合物形成,也可累及小、中等动脉,坏死性肾小球肾炎及肺泡毛细血管炎常见,不出现呼吸道的肉芽肿性炎症
肉芽肿性多血管炎	主要累及上、下呼吸道的坏死性肉芽肿性炎症,累及中、小血管(如毛细血管,小静脉和小动脉,动脉和静脉),坏死性肾小球肾炎常见
嗜酸性肉芽肿性多血管炎	累及呼吸道的富含嗜酸性粒细胞的坏死性肉芽肿性炎症,累及中、小血管,伴有哮喘和嗜酸性粒细胞增多症,有肾小球肾炎时 ANCA 阳性更为常见

ANCA 是 AAV 的特异性血清学诊断工具,特别是抗原特异性 ELISA 方法检测 PR3-ANCA 和 MPO-ANCA,用于诊断 AAV 的特异性较高。ANCA 阳性者应除外其他继发因素,比如感染、肿瘤和药物等。

【治疗】

AAV 的治疗分为诱导缓解和维持缓解治疗。诱导缓解治疗是应用糖皮质激素联合免疫抑制剂,对于重症患者应采取必要的抢救措施,包括大剂量甲泼尼龙冲击和血浆置换。维持缓解治疗主要是长期应用免疫抑制剂,伴或不伴小剂量糖皮质激素。

(一)诱导缓解治疗

1. **糖皮质激素联合环磷酰胺**　是治疗 AAV 的经典和标准方案,能够使 90% 以上的患者临床症状显著缓解。泼尼松(龙)初期治疗为 1mg/(kg·d),持续 4~6 周,病情控制后可逐步减量。环磷酰胺口服剂量一般为 2mg/(kg·d),持续 3~6 个月。近年来静脉应用环磷酰胺越来越受到推崇,并逐渐开始取代口服环磷酰胺疗法,常用方案为 0.6~0.8g,每月 1 次,连续 6~9 个月。静脉环磷酰胺与口服环磷酰胺的诱导缓解率类似,但由于前者累积剂量小,因此感染等不良反应的发生率显著偏低。对于老年患者和肾功能不全者,环磷酰胺应酌情减量。有重要器官活动性病变的重症患者,如小血管纤维素样坏死、新月体肾炎或弥漫性肺泡出血,诱导治疗初期可以应用甲泼尼龙冲击治疗,每日 1 次或隔日 1 次,每次 0.5~1g,3 次为 1 个疗程,继之以上述的糖皮质激素治疗。

2. **糖皮质激素联合利妥昔单抗**　可以作为非重症 AAV 或应用环磷酰胺有禁忌的患者的另一可选择方案,利妥昔单抗是抗 CD20 单克隆抗体,对于 AAV 诱导缓解治疗的疗效与环磷酰胺相当,对于复发性 AAV 以及 PR3-ANCA 阳性的血管炎疗效甚至优于环磷酰胺。

3. **糖皮质激素联合吗替麦考酚酯**　有随机对照研究显示吗替麦考酚酯的治疗缓解率不逊于环磷

酰胺,但复发率高于环磷酰胺,可作为复发低危患者的备选诱导治疗方案,不建议用于重度肾功能不全的患者。

4. **血浆置换**　对于一些急性重症 AAV 患者,可以在上述免疫抑制剂治疗起始的时候给予血浆置换,其主要适应证为合并抗 GBM 抗体阳性、严重肺出血和严重急性肾衰竭(起病时需要接受透析治疗)者。

在应用糖皮质激素与免疫抑制剂治疗的过程中,可应用磺胺类药物预防卡氏肺孢菌感染,需要根据肾功能调整药物剂量。

(二)维持缓解治疗

诱导缓解治疗结束之后就进入维持缓解治疗,其目的是减少复发。鉴于长期应用环磷酰胺的副作用,维持缓解治疗应选用其他副作用较小的免疫抑制剂来替代环磷酰胺。

1. **硫唑嘌呤**　是在维持缓解治疗阶段能够替代环磷酰胺证据最强的药物之一,常用剂量为 2mg/(kg·d)。用药期间应密切监测外周血白细胞计数,警惕骨髓抑制。

2. **利妥昔单抗**　随机对照试验显示利妥昔单抗对维持缓解的疗效优于硫唑嘌呤,临床实践中多采用根据外周血 B 细胞计数按需给药的方案。

3. **其他免疫抑制剂**　①甲氨蝶呤:疗效和安全性与硫唑嘌呤相仿,但目前推荐甲氨蝶呤治疗仅限于血肌酐<177μmol/L 者,且治疗期间应注意补充叶酸;②吗替麦考酚酯:疗效不及硫唑嘌呤,多作为二线方案使用,肾功能不全者需谨慎;③来氟米特:可用于维持缓解治疗,复发率低于甲氨蝶呤,但是副作用较多,比如高血压、白细胞减少等,也属于二线方案用药。

此外,GPA 患者鼻部携带金黄色葡萄球菌是疾病复发的重要原因,应用复方磺胺甲噁唑清除金黄色葡萄球菌携带可显著减少 GPA 的复发。鼻部局部应用莫匹罗星也有较好的清除金黄色葡萄球菌的作用,还可以用于无法应用复方磺胺甲噁唑的患者。

(三)复发的治疗

复发可以分为严重复发和轻微复发,前者是指危及生命或重要器官的复发,此时应根据初始治疗的方案进行诱导缓解治疗;对于轻微复发患者,可上调维持治疗的强度。

【预后】

1. **生存**　AAV 肾脏受累易快速进展至肾衰竭,肺脏受累可以发生大量肺出血而危及生命,因此本病未经治疗预后极差,有系统受累者 1 年死亡率可以高达 90%。应用糖皮质激素和环磷酰胺治疗有确切疗效,可以使患者的 5 年生存率达到 80%。影响患者全因死亡的独立危险因素包括高龄、继发感染特别是肺部感染以及肾功能不全。这里值得引起注意的是,随着糖皮质激素和免疫抑制剂的广泛应用,AAV 的活动性往往能够得到很有效的控制,但治疗所带来的副作用不容忽视,继发感染特别是肺部感染已经成为患者重要的死亡原因之一;而肺部存在基础病变特别是肺间质纤维化是继发肺部感染的独立危险因素,因此对于这类患者,在治疗时应加强监测,例如监测外周血淋巴细胞计数以判断患者免疫状况,以减少治疗所造成的不良反应。

随着对免疫抑制治疗所造成的继发性感染认识的逐渐深入,治疗渐趋合理,患者远期生存得到显著改善,此时,造成患者远期死亡的主要原因逐渐变成心血管疾病和恶性肿瘤。环磷酰胺累积剂量>36g 的患者肿瘤风险显著增加。利妥昔单抗治疗可能不增加肿瘤风险。

2. **治疗抵抗和复发**　虽然糖皮质激素联合环磷酰胺治疗能够使多数患者获得缓解,但对部分患者无效,即存在治疗抵抗,其独立危险因素包括高龄、MPO-ANCA 阳性及血肌酐水平升高等。AAV 复发仍然是临床面临的重要挑战,至少 15% 的患者会在诱导缓解成功后的 2 年内复发,复发是造成器官损害和进展到 ESRD 的主要原因;严重的复发(例如肺出血)可以危及患者生命。复发的独立危险因素包括 PR3-ANCA 阳性、上呼吸道以及肺脏受累者,GPA 患者复发风险高于 MPA 患者。

思考题

1. ANCA 的特异性靶抗原有哪些？
2. ANCA 相关性小血管炎包括哪几种临床类型？
3. ANCA 相关性小血管炎常见的受累器官及其临床表现是什么？
4. ANCA 相关性小血管炎的主要治疗原则是什么？

（赵明辉）

第三节　抗 GBM 肾小球肾炎

抗肾小球基膜（GBM）病是指循环中的抗 GBM 抗体（anti-GBM antibody）在器官中沉积所引起的一组自身免疫性疾病。其特点是外周血中可以检测到抗 GBM 抗体，和 / 或肾活检 GBM 上见到免疫球蛋白如 IgG 呈线样沉积。

该病主要的受累器官是肺脏和肾脏。病变局限在肾脏时称为抗 GBM 肾炎，肺、肾同时受累时表现为肺出血 - 肾炎综合征（Goodpasture 综合征）。Goodpasture 综合征可见于多种疾病（详见下述），若检测抗 GBM 抗体阳性，则称为 Goodpasture 病（Goodpasture disease）。Goodpasture 病和抗 GBM 肾炎统称为抗 GBM 病。

抗 GBM 病是少见的自身免疫性疾病。人群发病率约为(0.5~1)/ 百万人口，占肾活检病例的 1%~5%，占新月体肾炎的 10%~20%。该病有两个发病年龄高峰，第一个在 20~40 岁之间，男性多见，肺出血发生率较高；第二个在 60~80 岁，男女比例相当，多为肾脏局限型。在老年患者中，血清中合并 ANCA 阳性（双阳性）的比例明显高于年轻患者。

【病因与发病机制】

抗 GBM 病的遗传易感性与 HLA-DR2 密切相关，我国抗 GBM 病患者主要的易感基因为 HLA-DRB1*1501，在抗原提呈过程中可能发挥着重要作用。

环境因素是影响抗 GBM 病发病的另一个重要因素。抗 GBM 病的患者中有 20%~60% 在起病前有上呼吸道感染的前驱病史。肺出血和吸烟的关系非常密切。吸入碳氢化合物或者其他非特异性损伤（如汽油、强氧化剂、青霉胺、可卡因、金属粉尘等）也可能与疾病的发生有关。抗 GBM 肾炎也可以继发于其他肾小球肾炎或与之同时发生，最常见的是膜性肾病，此外还有 IgA 肾病、膜增殖性肾小球肾炎、FSGS、糖尿病肾病等。

抗 GBM 病是经典的自身免疫性肾脏病。体液免疫及细胞免疫在发病机制中均发挥了重要作用。

抗 GBM 抗体的致病性已得到充分证明：患者肾脏中洗脱的抗体可诱发猴出现急进性肾小球肾炎和肺出血；抗体的水平与患者病情的严重程度和预后有高度的相关性；如果在抗体未转阴的情况下进行肾移植，则移植肾会再次发生抗 GBM 肾炎。抗 GBM 抗体的主要靶抗原位于基膜中 IV 型胶原 α3 链的非胶原区 1 [α3(IV)NC1]中，有 2 个主要抗原决定簇，E_A（第 17~31 位氨基酸）和 E_B（第

127~141 位氨基酸)。最新研究发现少数患者血清抗 α5 链阳性,也证实具有致病性。在疾病的发生和进展过程中,抗 GBM 抗体的免疫学特性,如 IgG 亚型可发生变化,抗原表位也会发生扩展,伴随肾脏病变逐渐加重,直至肾衰竭。

T 细胞在抗 GBM 病的发病机制中也发挥了重要作用:在动物模型中,CD4+ T 细胞的被动转移可以诱导抗 GBM 病的产生,这种致病作用不依赖抗 GBM 抗体而存在;使用 CD4、CD8 的单克隆抗体以及阻断共刺激因子可以抑制疾病的发生;口服 GBM 诱导黏膜免疫耐受可以减轻病情的严重程度。人类抗 GBM 病中,特异性识别 α3(Ⅳ)NC 的自身免疫性 T 细胞在起病时明显高于正常对照,随着时间延长而逐渐减少,直至几年后恢复至正常水平。

【临床表现】

抗 GBM 病男女均可发病,男女比例为 1.4∶1。肺出血常见于男性患者,可能和吸烟有关。在肺出血合并肾炎的患者中,男女比例为 3∶1。单纯抗 GBM 肾炎男女比例相当,为 0.9∶1。

病程中可有乏力、消瘦等全身表现,但并不常见,且程度较轻。发热是常见的临床表现,但需排除合并感染或血管炎的情况。贫血很常见,即使在没有肺出血的患者中,出现贫血的概率也很高。对于临床表现为急性肾衰竭合并中到重度贫血的患者,应该考虑抗 GBM 病的可能。

肾脏是最主要的受累器官,且程度轻重不等。血尿多为镜下血尿,红细胞多数是变形的,可有红细胞管型,病情严重时可出现肉眼血尿和正常形态红细胞。蛋白尿通常为轻到中度(<3.5g/24h),但也可以出现大量蛋白尿甚至肾病综合征。随着病情进展,患者出现少尿和/或无尿,提示预后不良,但需排除合并急性肾小管坏死的情况。肾脏严重的炎症反应可以使患者出现腰痛症状。水肿和高血压出现时间较晚,多数是伴随疾病后期严重的肾衰竭和水钠潴留而出现。肾脏体积正常或增大。

抗 GBM 肾炎典型的临床表现是急进性肾小球肾炎(RPGN),患者有水肿、少尿和/或无尿,明显的血尿和蛋白尿,尿沉渣检查可见红细胞管型,多数患者较早出现少尿和无尿,肾功能进行性下降,起病后数周至数月内达到尿毒症水平。如果早期未予适当治疗,大部分患者进入终末期肾病。

随着血清学诊断方法的普及以及临床医师对抗 GBM 病认识的提高,近年来,肾脏受累较轻的患者也常有报道。国外资料显示,有 15%~36% 的抗 GBM 病患者始终保持肾功能正常,或者只有轻度的肾功能不全,伴随不同程度的血尿和蛋白尿,但是肉眼血尿和肾病综合征水平的蛋白尿非常少见,肾脏病理损伤程度轻,仅为轻度系膜增生性肾小球肾炎,或伴有少量(<50%)细胞性新月体形成,预后相对较好,多数患者保持肾功能正常,少数病情缓慢进展直至肾衰竭。多数患者都有肺出血的表现。中到重度的贫血是提示疾病的临床线索。

肺受累主要表现为轻重不等的肺出血,患者出现咳嗽、气短、呼吸困难、痰中带血或血丝,也可以为大咯血,严重者可以发生窒息而危及生命。诱因包括感染、吸烟、吸毒、吸入碳氢化合物(如汽油及其衍生物)、水钠潴留,或因呼吸困难给予高浓度的氧和正压通气等。肺出血的发生率约为 50%~90%。咯血的血量并不能反映肺出血的严重程度,有些患者虽然有肺出血,但是并无咯血的临床表现。部分患者肺出血为首发症状,经过及时治疗可以防止肾病的进展;但也有不少患者在肾脏受累后发生。在轻、中度肺出血的患者中,呼吸系统的体格检查可以基本正常。但在严重肺出血的患者中,可以出现呼吸急促和发绀,听诊在下肺野可以闻及吸气相细湿啰音,部分伴有支气管呼吸音。多数肺出血的患者都表现有胸片异常,为双侧或单侧肺部阴影或渗出影,病变轻者为小点片状,严重者可表现为双肺满布棉絮样渗出。值得注意的是,少量肺泡出血不能到达支气管而在肺泡内吸收,常表现为亚临床的肺出血,此部分患者的诊断较为困难。不明原因的贫血、胸部 CT 发现肺出血或肺间质病变、痰找含铁血黄素细胞、连续监测肺泡-动脉氧分压差有助于发现早期肺出血。肺功能检查中一氧化碳摄取率的上升常先于影像学改变发生,有助于肺出血的早期发现。

10%~38% 的抗 GBM 病患者合并 ANCA 阳性,多数识别的靶抗原为髓过氧化物酶(MPO),又称为"双阳性"患者。双阳性患者主要见于老年人,平均发病年龄为 55~66 岁,男女比例相当,男性略多。患者可以出现 ANCA 相关小血管炎的多系统受累的临床表现,包括肌肉痛,关节痛,皮疹,眼、耳、鼻等上呼吸道受累,肺脏、消化系统和神经系统受累。大约一半的患者出现肺出血,表现为弥漫性肺泡出血,其发生率和临床表现与抗 GBM 病和 ANCA 相关小血管炎相同。肾脏受累的表现常见急进性肾小球肾炎(RPGN),起病急、进展快、预后差,更接近于抗 GBM 病。与 ANCA 相关小血管炎相比,双阳性的患者在就诊时的血肌酐水平更高,出现少尿 / 无尿的比例更高,肾穿刺活检见到肾小球新月体的比例更高,多数患者还可见到免疫球蛋白 IgG 沿肾小球基膜线条样沉积,这些肾脏受累的特点均与抗 GBM 肾炎更为相似。但是,在双阳性的部分患者的肾脏病理中偶见肾小球周的炎症性肉芽肿性病变,是不同于抗 GBM 肾炎的特征。双阳性患者的肾脏预后比 ANCA 相关小血管炎更差,类似于抗 GBM 病患者,1 年时多数患者(70%~90%)进展至 ESRD。双阳性患者的生存率比抗 GBM 病差,1 年时约有 30% 的患者死亡,因此,双阳性患者在新月体肾炎中属于最为严重的一型,肾脏预后和患者生存率均很差,需要早期强化血浆置换联合免疫抑制剂治疗,继以维持缓解治疗,才能改善预后。

【肾脏病理表现】

光镜下,病变早期表现为局灶性节段性肾小球系膜细胞和系膜基质增生,伴有白细胞浸润和节段性坏死,坏死部位可见基膜断裂。此时,临床肾功能检查可以基本正常。此后出现弥漫的肾小球肾炎,伴随典型的纤维素样坏死性病变和大新月体形成(图 6-2-12)。抗 GBM 病病情进展很快,在进行肾活检时,已有 95% 的患者有不同程度的新月体形成,81% 的患者新月体所占比例超过 50%,平均 77% 的肾小球有新月体形成。早期新月体的主要成分是增生的上皮细胞、浸润的 T 细胞、单核细胞和多形核白细胞,新月体的形成部位常可见到纤维素样坏死病变和断裂的基膜结构;晚期新月体的主要成分是胶原纤维和成纤维细胞样细胞。抗 GBM 肾炎的新月体大多处于同一时期,这种病变的均一性是其区别于其他新月体肾炎,尤其是 ANCA 相关肾炎的重要特征。最严重的肾小球损伤表现为肾小球球性坏死、环状细胞性新月体形成和严重的肾小囊断裂。慢性期表现为肾小球硬化和纤维性新月体。没有新月体形成的肾小球毛细血管袢基本正常,或仅有少量中性粒细胞或单核细胞浸润,肾小球系膜细胞和内皮细胞增生不明显,基膜不厚,无明显嗜复红蛋白沉积。这是区别于免疫复合物性新月体肾炎的特点。在其他肾小球疾病基础上发生的抗 GBM 肾炎可以同时具有其他肾小球病的特点。肾小管和肾间质的改变与肾小球病变程度一致。小动脉和小静脉没有特殊改变。如果在小动脉上发现坏死性炎症改变,应考虑合并 ANCA 相关小血管炎的可能。

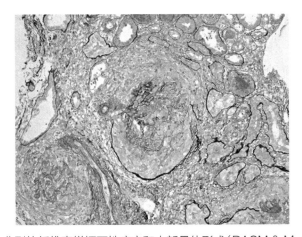

图 6-2-12 典型的纤维素样坏死性病变和大新月体形成(PASM & Masson×200)

直接免疫荧光检查显示免疫球蛋白 IgG 沿 GBM 线样沉积是抗 GBM 病的特征性表现,也是确诊该病的依据(图 6-2-13)。沉积的抗体以 IgG 为主,也有少数 IgA 型的报道。60%~70% 的患者伴有 C3 沿毛细血管壁呈线样或颗粒样沉积。病变严重者,由于毛细血管袢严重断裂、皱缩,可以仅见 IgG

和 C3 呈间断线样或细颗粒样沉积。在疾病后期，由于 IgG 被吸收，则只有 C3 细颗粒样沉积。此外，20%~35% 的患者可以合并其他免疫复合物性肾小球疾病，因此也可呈各自疾病的免疫荧光特点。部分患者合并 IgG 沿 GBM 颗粒样沉积，如果在电镜中证实有基膜内或上皮下的电子致密物沉积，则支持膜性肾病合并抗 GBM 肾炎的诊断。

电镜表现与光镜相同。无免疫复合物性质的电子致密物沉积是一个重要的阴性结果。只有在抗 GBM 病合并免疫复合物性肾小球肾炎的时候，才可以见到电子致密物沉积，如合并膜性肾病的抗 GBM 病患者，其确诊依赖电镜下见到上皮下的电子致密物。与单纯的抗 GBM 病患者相比，该类患者就诊时

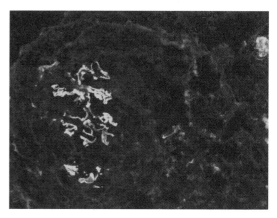

图 6-2-13　免疫球蛋白 IgG 沿肾小球基膜呈线条样沉积

的血肌酐水平较低，少尿 / 无尿的发生率较低，肉眼血尿的发生率较低，尿蛋白的水平较高，新月体比例较低，肾脏预后较好。

【实验室检查】

目前，应用酶联免疫吸附法（ELISA）检测循环中的抗 GBM 抗体是国内外通用和公认的方法。检测方法的敏感性和特异性取决于检测所使用的固相抗原。使用牛或羊的可溶性基膜蛋白［其中富含 α3（Ⅳ）NC1］商品化试剂盒，敏感性 >90%，特异性 >95%。ELISA 法简便易行，结果客观，可以进行定量检测，在明确诊断和判断疗效上有很大的应用价值。在个别检测中心，如北京大学第一医院肾内科，同时使用重组的人类 α3（Ⅳ）NC1 抗原进行 ELISA 检测，可以使循环中的抗 GBM 抗体检测特异性达到 100%。以正常人肾组织冰冻切片为底物的间接免疫荧光法（IIF）特异性较高，但敏感性低，且获取组织困难，需要有经验的病理学家判定，不宜作为血清学的常规检测方法。

约 1/3 的抗 GBM 病患者合并血清 ANCA 阳性，多为 pANCA，识别 MPO（88%），少数为 cANCA，识别 PR3。

其他血清学检测指标，如抗核抗体、血清免疫球蛋白水平、补体水平、类风湿因子、冷球蛋白和循环免疫复合物等，多为阴性或在正常范围内。

【诊断与鉴别诊断】

血液或组织中检出抗 GBM 抗体，结合肺脏和 / 或肾脏的组织损伤，可以确诊此病。

超过 90% 的患者通过 ELISA 可以检出循环中的抗 GBM 抗体，从而确定诊断。少数假阴性的病例多见于单纯肺脏受累或者肾脏受累较轻的患者，这些患者通过肾活检直接免疫荧光检查可以见到抗体呈线条样沉积在肾小球基膜上，从而明确诊断。而血清中的抗体则可以通过更为敏感的检测方法检出，如生物传感器或免疫印迹法。

该病病情进展急骤，预后差，因此，根据典型的临床表现和可靠的血清学检测结果就可以进行诊断并立即开始治疗。创造条件尽早行肾活检，对于明确肾脏病理诊断、判断病情及估计预后均有重要意义。

肾活检直接免疫荧光检查见到抗体沿肾小球基膜线条样沉积也是确诊的依据。值得注意的是，并非所有抗 GBM 病患者的肾组织中均可见到这种特征性改变。在肾小球毛细血管袢严重损伤的患者中，沿基膜的线条样沉积往往表现为节段性或者完全缺失。在少数病例中，如糖尿病肾病和移植肾，也可见到沿肾小球基膜的免疫球蛋白线条样沉积，此为假阳性结果，需注意鉴别。肾组织中沉积的抗体不易清除，经过治疗后，即使循环中的抗体消失、临床缓解，在重复肾活检中仍可见到免疫球蛋白在 GBM 中沉积。

肺出血合并肾小球肾炎可以发生在多种疾病中，包括系统性疾病所致肺、肾同时受累以及在肾小

球肾炎基础上合并心、肺疾病两类情况,应注意鉴别,见表 6-2-6。

表 6-2-6 肺出血 - 肾炎综合征(Goodpasture 综合征)的鉴别诊断

疾病类型	疾病种类
系统性疾病	抗 GBM 病
	系统性小血管炎
	系统性红斑狼疮
	过敏性紫癜性肾炎 *
	抗磷脂综合征 *
	血栓性微血管病 *
心肺疾病合并肾小球肾炎	心力衰竭
	肺部感染,结核
	肺栓塞
	心脏瓣膜病
	支气管扩张
	特发性肺含铁血黄素沉着症 *

注:* 较少见。

【治疗】

抗 GBM 病的治疗方案包括在强化血浆置换的同时给予甲泼尼龙冲击和环磷酰胺治疗。由于循环中的抗 GBM 抗体具有直接致病性,因此治疗的原则是尽早、尽快清除循环中的抗体,同时抑制抗体产生。血浆置换可及时、有效地清除循环中的抗 GBM 抗体以及其他炎症介质,提高生存率,改善肾脏预后,是首选治疗。单用甲泼尼龙冲击和环磷酰胺治疗不能改善预后。但在进行血浆置换时,建议同时给予甲泼尼龙冲击以抑制严重的肾脏炎症性损伤,尽早使用环磷酰胺以抑制抗体的进一步产生。

1. **血浆置换** 用血浆或 5% 的白蛋白作为置换液,每次置换量 50ml/kg(一般 2 000~4 000ml/ 次),每天或隔日一次,直至抗体转阴或累计置换 14 次。如采用 5% 的白蛋白作为置换液或者采用双膜置换技术,每次置换后可输注新鲜冰冻血浆 200~400ml,以补充凝血因子。对于有肺出血或近期拟行肾穿刺活检的患者,建议全部或部分应用新鲜冰冻血浆作为置换液以改善凝血功能。

2. **糖皮质激素** 甲泼尼龙 7~15mg/(kg·d)(<1g/d)静脉点滴,连续 3d,接着给予口服泼尼松(龙)1mg/(kg·d),4 周后逐渐减量,至 6 个月停药。

3. **环磷酰胺** 多采用口服,1~3mg/(kg·d),一般用 2mg/(kg·d),分两次服用。也可静脉注射。根据肾功能和白细胞计数调整用量,持续应用 3 个月左右,总量 6~8g。近年来,针对 B 细胞表面 CD20 的单克隆抗体在抗 GBM 病中有成功的报道,但需要大样本的临床研究证实。

【预后】

临床上出现血肌酐>600μmol/L、依赖肾脏替代疗法及肾活检 100% 肾小球有大新月体形成是肾脏预后不良的指标。对于这部分患者不再建议应用血浆置换,除非出现肺大出血时用于挽救生命。"双阳性"患者预后相对较差,应按抗 GBM 病治疗方案早期给予积极的血浆置换及强化免疫抑制剂治疗。

经过上述治疗,一旦抗 GBM 病达到缓解,几乎不会复发。准备肾移植的患者,建议在抗 GBM 抗体转阴半年后进行移植,以确保移植肾免受残留抗 GBM 抗体的攻击而失功。如果患者抗 GBM 病缓解后复发,需要注意排除淋巴增殖性疾病的可能。

思考题

1. 抗 GBM 病的受累器官及其受累表现是什么？

2. 简述表现为 Goodpasture 综合征的常见疾病及鉴别诊断。

3. 抗 GBM 病的首选治疗方法是什么？如何进行？

（赵明辉）

第三章
淀粉样变性与肾脏

淀粉样变性是一组淀粉样蛋白在全身组织器官沉积的疾病,系统性轻链型淀粉样变性是最常见的肾淀粉样变性类型。系统性轻链型淀粉样变性是一种浆细胞疾病,其前体蛋白来源于异常浆细胞克隆产生的游离轻链,后者形成的淀粉样物质沉积于肾组织导致肾脏病变。系统性轻链淀粉样变性的临床表现异质性大,诊断依赖于肾活检病理,其特征是刚果红染色阳性,偏振光可见苹果绿双折光,电镜下可见淀粉样纤维丝。系统性轻链型淀粉样变性的预后较差,临床治疗应按不同危险分层给予不同的方案。

【概念和分类】

淀粉样变性(amyloidosis)是以细胞外淀粉样蛋白沉积为特点的一类疾病。淀粉样蛋白代表一类具有 β 片层结构的蛋白。淀粉样蛋白具有如下特点:刚果红染色呈砖红色,偏振光显微镜下为苹果绿色双折光;电镜下为直径 7~14nm 无分支的纤维丝状结构,排列紊乱,有时呈束状;X 线衍射显微镜下为 β 片层结构,而非正常生理条件下蛋白的 α 螺旋结构。

淀粉样变性有多种分类方式,根据淀粉样蛋白的沉积范围可分为系统性(systemic)淀粉样变性和局限性(localized)淀粉样变性。系统性淀粉样变性中,淀粉样蛋白可蓄积于多种内脏器官、结缔组织及血管壁,导致相应组织的结构破坏和相应器官的功能紊乱,肾脏是系统性淀粉样变性的常见受累器官。局限性淀粉样变性中,淀粉样蛋白沉积在特定的组织或器官。根据前体蛋白的不同,淀粉样变性可分为多种类型,目前已发现可导致淀粉样变性的前体蛋白 36 种,其中至少 17 种可以引起系统性淀粉样变性。系统性淀粉样变性又可分为获得性和遗传性,最常见的两种获得性系统性淀粉样变性是免疫球蛋白轻链型淀粉样变性(immunoglobulin light chain amyloidosis,AL amyloidosis)和野生型转甲状腺素蛋白淀粉样变性(wild-type transthyretin amyloidosis,ATTRwt)。AL 型淀粉样变性其前体蛋白为异常的免疫球蛋白轻链,主要与浆细胞异常有关。ATTRwt 型淀粉样变性是由转甲状腺素蛋白聚集引起的,与年龄相关,主要影响 70 岁以上的男性。另一种非遗传性系统性淀粉样变性是由血清持续高水平的淀粉样蛋白 A 所引起,称为 AA 型淀粉样变性,主要继发于慢性炎症性疾病、持续感染和遗传性自身炎性疾病(如家族性地中海热等)。遗传性系统性淀粉样变性常由常染色体显性遗传的遗传突变引起。遗传性甲状腺素结合蛋白淀粉样变性(ATTRm)是最常见的类型,目前已发现超过 120 种 *TTR* 基因的点突变类型可导致淀粉样变性,主要影响外周神经系统和心脏。此外,*APOA1*、*APOA2*、*APOC2* 和 *APOC3*(分别编码载脂蛋白 A I、载脂蛋白 A II、载脂蛋白 C II 和载脂蛋白 C III),*FGA*(编码纤维蛋白原 α 链),*GSN*(编码凝溶胶蛋白),*CSN3*(编码胱抑素 C)和 *LYZ*(编码溶菌酶)等基因的突变也可导致遗传性系统性淀粉样变性,这些淀粉样变性多数可累及肾脏。不同类型淀粉样变性对应的前体蛋白和常见受累组织见表 6-3-1。

表 6-3-1 淀粉样变的类型及受累组织

疾病种类	前体蛋白(淀粉样蛋白)	系统性或局限性	受累组织或器官
AL 型淀粉样变性	单克隆免疫球蛋白轻链(AL)	系统性或局限性	肾脏、心脏、胃肠道、肝、脾、神经组织、软组织、甲状腺、肾上腺

285

续表

疾病种类	前体蛋白（淀粉样蛋白）	系统性或局限性	受累组织或器官
AH 型淀粉样变性	单克隆免疫球蛋白重链（AH）	系统性或局限性	罕见，少数报道病例以肾脏损害为主
AA 型淀粉样变性	血清淀粉样 A 蛋白（AA）	系统性	肾脏、肝脏、胃肠道、脾、自主神经系统、甲状腺
纤维蛋白原 Aα 淀粉样变性（遗传性）	突变的纤维蛋白原 Aα 链（AFib）	系统性	肾脏、肝脏、脾脏、高血压常见，肾损害以肾小球为主
载脂蛋白 A I 淀粉样变性（遗传性）	突变的载脂蛋白 A I（AapoA I）	系统性	肾脏（髓质沉积为主）、肝脏、心脏、皮肤、喉
载脂蛋白 A II 淀粉样变性（遗传性）	突变的载脂蛋白 A II（AapoA II）	系统性	肾脏
溶菌酶型淀粉样变性（遗传性）	突变的溶菌酶突变体（ALys）	系统性	肾脏
转甲状腺素蛋白淀粉样变性（遗传性）	突变的甲状腺激素结合蛋白（ATTRm）	系统性	周围神经系统、心脏受累，玻璃体浑浊，肾脏受累不典型
芬兰裔淀粉样变性（遗传性）	突变的凝溶胶蛋白（AGel）	系统性	脑神经受累，角膜格子样营养不良
脑血管淀粉样变性（遗传性）	突变的胱抑素 C（ACys）	系统性	脑血管
老年性系统性淀粉样变性	野生型甲状腺转运蛋白（ATTRwt）	系统性	心脏、软组织
透析相关性淀粉样变性	β2 微球蛋白（Aβ₂M）	系统性	骨关节受累，胃肠道、血管和心脏较少见
白细胞趋化因子 -2 淀粉样变性	白细胞趋化因子 -2（ALECT2）	局限性	肾脏
β 淀粉样变性	β 淀粉样前体蛋白（AβPP）	局限性	特发性阿尔茨海默病，老年性淀粉样变性

　　虽然淀粉样变性的种类繁多，但临床上最常见的淀粉样变性还是 AL 型淀粉样变性，国外数据表明 AL 型淀粉样变性占淀粉样变性的 80% 以上。AL 型淀粉样变性患者中 70% 累及肾脏，在肾病科并不少见，本章主要介绍 AL 型淀粉样变性。

　　【流行病学】

　　据美国统计，AL 型淀粉样变性是最常见的淀粉样变性类型，发病率在每年（9~14）/ 百万人口。最近发布的真实世界研究表明，美国 AL 型淀粉样变性的患病率在 2007 年至 2015 年期间显著增加。英国系统性淀粉样变性的年发病率超过 0.8/10 万，每年约有 600 例新发病例，死亡病例占比为（0.5~1）/1 000 例。美国梅奥医疗中心总结了 474 例淀粉样变性患者的临床分析结果，其中男性占 69%，女性 31%；诊断时平均年龄 64 岁，60% 的患者为 50~70 岁，10% 的患者 <50 岁，只有 1% 的患者 <40 岁。东部战区总医院总结 245 例 AL 型淀粉样变性患者的资料表明，患者男女比例为 1.66∶1，诊断时平均年龄 56 岁，其中 90% 的患者在 40~70 岁之间。

　　【病因与发病机制】

　　肾淀粉样变性是由多种原因诱导的以特异性糖蛋白——淀粉样蛋白在肾组织沉积引起的病理改变。淀粉样蛋白的特点是蛋白质的异常折叠，从而难以被正常代谢途径所降解。蛋白质构象异常改

变使具有 β 片层结构的非折叠蛋白产生寡聚体聚合,进一步聚集成纤维丝,最后成为以 β 片层结构为特征的纤维,呈现淀粉样外观,淀粉样变性因此又被归类为构象病(conformational diseases)的范畴。

淀粉样前体蛋白是导致淀粉样变性的前提,其来源大部分是由于遗传突变生成的变异蛋白,小部分为正常蛋白或其水解片段。基因突变导致氨基酸序列改变,使蛋白的稳定性降低,更易形成聚集并沉积。AL 型淀粉样变性的前体蛋白主要来源于异常浆细胞所产生的免疫球蛋白轻链,免疫球蛋白轻链可变区的氨基酸序列是决定其聚集能力的关键。其中以 $V\lambda_{IV}$ 基因变异为主。$V\lambda$ 基因中,6α(属于 $V\lambda_{IV}$ 基因)和 3γ(属于 $V\lambda_{III}$ 基因)片段可编码约 40% 的淀粉样变性 λ 轻链。遗传性肾脏淀粉样变性是一类常染色体显性遗传疾病,大部分病例是由于编码溶菌酶、纤维蛋白原 Aα、载脂蛋白 A I 及载脂蛋白 A II 的基因突变所致。前体蛋白进一步发生异常折叠,从而导致组织内的淀粉样物质沉积,最终致病。其过程如下:未折叠的多肽首先形成部分折叠的多肽,再形成结构正常的天然蛋白或具有聚集倾向的"错误折叠蛋白"。后者在细胞外基质影响下聚集形成纤维样结构,并最终形成淀粉样物质。错误折叠蛋白暴露出疏水片段而难溶于水,在水环境中很不稳定,进而形成小的 β 折叠寡聚体,寡聚体发生构象重排后形成晶核,并与其他寡聚体相互连接,从而形成淀粉样纤维丝。

局部环境因素在淀粉样物质的形成中也起重要作用,包括 pH、氧化、高温、蛋白水解作用、金属离子和渗透压等,均可打破蛋白部分折叠与完全折叠间的平衡,使蛋白更易形成淀粉样沉积。此外,淀粉样物质的形成中还包含了其他蛋白成分,如血清淀粉样蛋白 P 组分(serum amyloid P component, SAP)、黏蛋白、硫酸肝素蛋白多糖、硫酸皮肤素蛋白多糖、基膜蛋白多糖、层粘连蛋白和IV型胶原等。SAP 存在于所有淀粉样蛋白中,为一种钙结合蛋白,SAP 中一个特殊结构可与淀粉样纤维结合。SAP 不被蛋白酶水解,可保护淀粉样物质不被降解。其他细胞外基质蛋白均可与淀粉样纤维通过非共价键连接,促进淀粉样纤维的沉积并维持其稳定性。

淀粉样物质造成组织损伤的主要机制有:大量淀粉样物质沉积破坏组织结构,影响了器官功能;淀粉样纤维可通过局部受体(如晚期糖基化终末产物受体)的相互作用影响其生理功能;可溶性的淀粉样蛋白纤维寡聚体可通过氧化应激反应和激活细胞凋亡等机制引起细胞毒性。在淀粉样变性中,器官功能的损害程度不仅与淀粉样物质的沉积范围有关,亦与淀粉样纤维自身的毒性有关。淀粉样物质亦表现出较明显的器官选择性,目前机制尚不明确。这些特点也造成了淀粉样变性临床表现的多样性与复杂性。

【病理】

肾组织活检病理检查是确诊淀粉样变性的重要依据。结合光镜、免疫病理及电镜观察的结果,不难作出诊断,特别是电镜检查对鉴别早期淀粉样变性意义重大。

(一) 光镜病理

光镜下淀粉样物质可沉积于肾脏的各部分,以肾小球病变为主。典型的 AL 型淀粉样变性光镜下初期出现系膜区无细胞性增宽,晚期毛细血管基膜增厚。苏木精 - 伊红(HE)染色可见大量无结构嗜伊红均质的淀粉样物质沉积,肾小管基膜、肾间质及肾小血管均可受累,PAS 染色弱阳性(图 6-3-1A),银染下淀粉样物质不嗜银,Masson 染色嗜亮绿(图 6-3-1B)。刚果红染色阳性(图 6-3-1C),高锰酸钾预处理后染色仍为阳性(图 6-3-1D),在偏振光显微镜下呈现苹果绿双折光现象。AA 型淀粉样变性高锰酸钾预处理后刚果红染色转阴。光镜下部分患者淀粉样物质在上皮下和内皮下沉积时六胺银染色可出现"毛刺"样或"梳齿"样改变,需注意与膜性肾病鉴别。对于无条件行肾活检的患者,皮下脂肪及直肠黏膜等组织是较好的替代部位,敏感性及特异性优于骨髓活检,阳性结果是诊断淀粉样变性的重要依据,阴性不能排除淀粉样变性。

(二) 免疫病理

免疫病理检查是淀粉样变性分型的重要手段。免疫组化和免疫荧光检查均可用于淀粉样变性的分型。一般用于分型的抗体类型包括淀粉样 P 物质、A 蛋白、免疫球蛋白 κ 和 λ 轻链、ATTR、纤维蛋白原 Aα、载脂蛋白 A I、载脂蛋白 A II 和溶菌酶等。90% 以上的淀粉样变性依靠免疫病理检查即可明

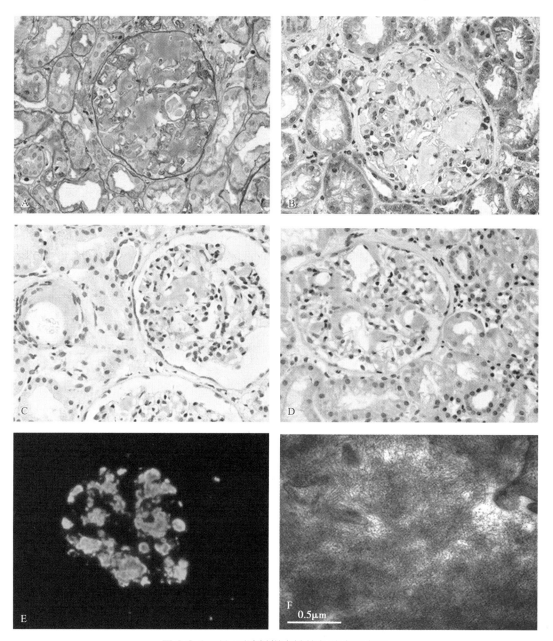

图 6-3-1　AL 型淀粉样变性的肾脏病理表现

A. PAS 染色见肾小球系膜区、血管祥均质淡染的 PAS 弱阳性物质沉积（×400）；B. Masson 染色上述物质呈嗜亮绿改变（×400）；C. 刚果红染色可见橘红色的淀粉样物质在肾小球及血管沉积（×400）；D. 高锰酸钾预处理后刚果红染色仍为阳性（×400）；E. 轻链染色提示 λ 轻链呈团块状沉积于肾小球系膜区及血管祥（×400）；F. 电镜下观察到肾小球内无分支、排列无序的纤维丝结构，直径 7~14nm。

确分型，但需注意假阳性结果。AL 型淀粉样变性表现为单克隆的 κ 或 λ 轻链沉积（图 6-3-1E），另一种轻链染色阴性。AA 型淀粉样变性患者则表现为 A 蛋白阳性。遗传性淀粉样变性则为相应的淀粉样前体蛋白阳性。P 物质在所有类型中均可表现为阳性结果，检查的目的是排除假阳性结果。

（三）电镜

电镜检查对淀粉样变性的诊断极具价值。系膜区、系膜旁区及内皮下可见无分支的、排列紊乱、直径约 7~14nm 的纤维丝状结构（图 6-3-1F）。电镜观察六胺银染色的"毛刺"样结构为系膜旁区或内皮下丝状结构向上皮侧延伸，形成外有界限、内为丝状结构的不连续分布的犬齿样改变，其间无电子致密物。原纤维肾小球病和免疫管状肾小球病电镜下也可观察到丝状结构，但其丝状结构的直径较淀粉样纤维丝粗,平均直径分别为 20nm 和 40nm。免疫管状肾小球病的纤维丝为平行放射状排列,这些均可为鉴别淀粉样变性提供依据。

【临床表现】

系统性淀粉样变性的临床表现复杂多样,主要取决于受累的器官种类及严重程度。不仅不同类型的淀粉样变性之间的临床表现有较大差异,相同类型的淀粉样变性之间的临床表现也是因人而异。表 6-3-2 列出了几种主要的系统性淀粉样变性受累器官之间的差异。

表 6-3-2　不同类型系统性淀粉样变性与受累器官的比较

受累部位	系统性淀粉样变性的类型						
	AL	AA	ATTR	AApol I	AApol II	ALys	AFib
肾脏	+++	+++	+	++	++	+++	+++
心脏	+++	+	+++	++	+	(+)	+
肝脏	++	++	−	++	−	++	+
外周神经	++	−	+++	+	−	−	−
自主神经	++	++	+++	−	−	−	−
脾脏	+	++	−	++	−	−	−
皮肤	(+)	−	−	−	−	−	−
胃肠道	++	+	−	−	−	++	−
骨骼肌系统	++	−	(+)	−	−	−	−
甲状腺	+	+	−	−	−	−	−
肾上腺	+	+	−	−	−	−	−
眼	−	−	++	−	−	−	−
睾丸	(+)	−	−	−	++	−	−
舌	+++	(+)	−	−	−	−	−
X 因子缺乏	+	−	−	−	−	−	−

注:+++,非常常见;++,常见;+,少见;(+),很少见;−,不会出现。

（一）AL 型淀粉样变性

AL 型淀粉样变性的临床表现多样,可累及多个器官。肾脏是常见的受累器官之一,约 70% 的 AL 型淀粉样变性患者有肾脏受累。其他常见的受累器官包括心脏、肝脏、自主或外周神经、消化道、皮肤软组织等。肾脏受累主要表现为肾病综合征,部分患者可伴有肾功能不全;心脏受累的临床表现不一,从非特异性水肿、心悸症状到严重心律失常、心力衰竭均可出现;肝脏受累表现为肝脏体积增大,碱性磷酸酶升高,晚期患者可出现胆红素升高;胃肠道受累可出现慢性腹泻、假性肠梗阻、腹泻与便秘交替等表现;神经系统受累的初期表现为肢体远端对称性痛感和温度感觉丧失,逐渐出现麻木和运动无力,自主神经受累会出现直立性低血压、尿潴留、大便失禁等症状。AL 型淀粉样变性患者的其他常见临床表现还有皮肤紫癜(眶周皮肤常见)、舌体肥大、凝血功能障碍等。

AL 型淀粉样变性累及肾脏的临床进程可分为四个阶段,分别为临床前期、单纯蛋白尿期、肾病综合征期和肾衰竭期。其中临床前期患者并无症状,仅在病理检查时发现。高血压、血尿少见,但多数患者合并肾外表现。国内东部战区总医院总结的 245 例 AL 型肾淀粉样变性中,就诊时患者主要表现为乏力(40%)和水肿(91%),其次为直立性低血压(30%)和体重下降(27%),诊断时合并肾功能不全的患者占 25%,其他少见的临床表现有皮肤紫癜(12%)、反复腹泻(10%)、充血性心力衰竭(9%)、呼吸困难(10%)和感觉异常(6%)。除肾脏以外,最常见的受累器官是肠道(56%),其次为心脏(47%),肝脏受累(13%)和外周神经受累(6%)并不常见。从受累器官个数看,有25%的患者只有肾脏受累,36%的患者有2个器官受累,3个器官受累的占35%,7%的患者受累器官在3个以上。患者单克隆免疫球蛋白(M蛋白)检测主要为λIgG(36%)和λIgA(19%),有33%的患者M蛋白检测为阴性,其他M蛋白成分有λ轻链、κ轻链、κIgG等。文献报道,如果检测方法足够敏感,所有患者均可检测到M蛋白。

(二)AA型淀粉样变性

AA型淀粉样变性的肾脏受累主要表现为蛋白尿及肾功能不全,如不及时治疗患者最终会进展至终末期肾病,需要肾脏替代治疗。肝脏及脾脏也常累及,但很少出现临床症状。胃肠道受累的表现有营养吸收不良、假性肠梗阻及直接黏膜下浸润导致的呕吐和腹泻。心脏受累少见,但受累患者预后不佳。一项英国的研究表明,AA型淀粉样变性从发生炎症反应到诊断淀粉样变性的中位时间为17年,确诊后中位生存期为10年,患者死亡率、肾脏预后与血清淀粉样蛋白A浓度显著相关。另一项研究表明合并肾脏受累的AA型淀粉样变性中位生存期为79个月,51%的患者存活5年以上,患者预后与年龄、心脏受累及肌酐水平相关。

(三)遗传性肾淀粉样变性

纤维蛋白原Aα淀粉样变性患者的淀粉样物质主要沉积于肾小球,极少累及血管和肾小管间质,不累及心脏,高血压、肾功能不全常见。溶菌酶型淀粉样变性常累及消化道,可发生肝破裂、胃肠道出血,肾脏常表现为高血压、蛋白尿或肾病综合征。ATTR主要累及外周神经系统以及心脏,肾脏表现较轻。

【实验室与辅助检查】

淀粉样变性的早期诊断是临床面临的重要挑战,50%的患者从出现症状到确诊超过1年,50%的患者在确诊前至少看过4位医生。对患者临床症状的鉴别和相关实验室检查的筛查是早期诊断的关键。近年来,血清及尿液游离轻链检查方法的建立大大提高了AL型淀粉样变性的诊断率。结合血/尿游离轻链(free light chain,FLC)及免疫固定电泳检查,98%的AL型淀粉样变性患者可以检测到单克隆轻链蛋白。故在临床中应普及游离轻链、免疫固定电泳等相关检查,这将有助于AL型淀粉样变性的早期诊断。

AL型淀粉样变性是一种系统性疾病,除常规的肾脏疾病专科检查以外,还应重视其他受累器官的检查。重点的排查器官包括心脏、肝脏和神经系统。心脏的检查主要有肌钙蛋白T(troponin T,TnT)、N端前脑钠肽(N-terminal forebrain natriuretic peptide,NT-proBNP)、心电图、心脏超声、心脏磁共振等;肝脏检查包括丙氨酸转氨酶、天冬氨酸转氨酶、胆红素、碱性磷酸酶、肝脏超声、腹部CT等;神经系统的检查主要是神经肌电图检查。

【诊断与鉴别诊断】

AL型淀粉样变性的诊断程序有四个步骤。

(1)临床疑似诊断。AL淀粉变性为系统性疾病,肾脏受累多表现为肾病综合征,部分患者伴肾功能不全。肾病综合征患者如存在以下特点时,临床应注意排除AL型淀粉样变性:①中老年患者;②大量非选择性蛋白尿;③多无镜下血尿;④多无高血压,且易出现低血压尤其是直立性低血压;⑤严重肾衰竭时仍存在肾病综合征;⑥肾脏体积增大,即使慢性肾衰竭终末期肾脏体积也无缩小;⑦伴肾静脉血栓。同时合并肾外表现,如非缺血性心肌病变伴或不伴充血性心力衰竭,肝大伴碱性磷酸酶显著升高,膀胱或肠道功能不全的自主神经病变,假性肠梗阻和腹泻与便秘交替,眶周紫癜,舌体和腺体增大等,也要高度怀疑淀粉样变性。

(2)组织活检确诊淀粉样变性。诊断最佳的活检部位是受累的组织器官,肾脏受累的患者最好行肾活检明确诊断。如果肾活检无法实施,可行皮肤脂肪、直肠黏膜、骨髓活检等检查明确诊断。研究表明,结合皮肤脂肪活检和直肠黏膜活检,可达到与肾活检相当的诊断敏感性。图6-3-2为皮肤脂肪和直肠黏膜活检诊断AL型淀粉样变性的病理图片。从活检部位的敏感性来看,受累器官活检的诊断敏感性可达 95%,脂肪组织为 75%~85%,骨髓活检为 50%~65%。

(3)明确淀粉样变性的类型及确定前体蛋白。淀粉样变性分型的方法有三种,分别为免疫组化或免疫荧光、免疫电镜和质谱分析。虽然临床常用的是第一种方法,但是普遍认为质谱分析是淀粉样变性分型最好的方法,其灵敏度为 88%,特异性为 96%,高于前两种方法。轻链染色是确诊 AL 型淀粉样变性的重要手段。此外,还需进行骨髓穿刺、血/尿游离轻链及免疫固定电泳的检查,明确异常浆细胞增生的证据。对于不符合 AL 型淀粉样变性的患者,应开展 A 蛋白和遗传性淀粉样物质染色。所有遗传性淀粉样变性患者应行基因检测和家系分析。

(4)确定器官受累的范围及程度。明确 AL 型淀粉样变性后,需要进一步对患者的心脏、肝脏及胃肠道等重要器官进行评估,确定这些器官是否受累以及受累的严重程度,这对于患者的预后评价及治疗方案的选择具有重要意义。AL 型淀粉样变性确诊以后,患者器官受累与否可根据组织器官受累的判断标准来确定,不需要再行相应器官的活检,具体见表 6-3-3。

表 6-3-3　AL 型淀粉样变性器官受累的判定标准

受累器官	受累标准
肾脏	24h 尿蛋白定量>0.5g/d,以白蛋白为主
心脏	心脏超声平均心室壁厚度>12mm,排除其他心脏疾病;或者在没有肾功能不全及房颤时 N 端前脑钠肽(NT-proBNP)>332ng/L
肝脏	无心力衰竭时肝脏最大斜径>15cm,或碱性磷酸酶大于正常值上限的 1.5 倍
神经系统	外周神经:临床出现对称性的双下肢感觉运动神经病变; 自主神经:胃排空障碍,假性梗阻,非器官浸润导致的排泄功能紊乱
胃肠道	直接活检证实并有相关症状
肺脏	直接活检证实并有相关症状;影像学提示肺间质病变
软组织	舌头增大,关节病变、跛行,皮肤病变,肌病(活检或假性肥大),淋巴结,腕管综合征

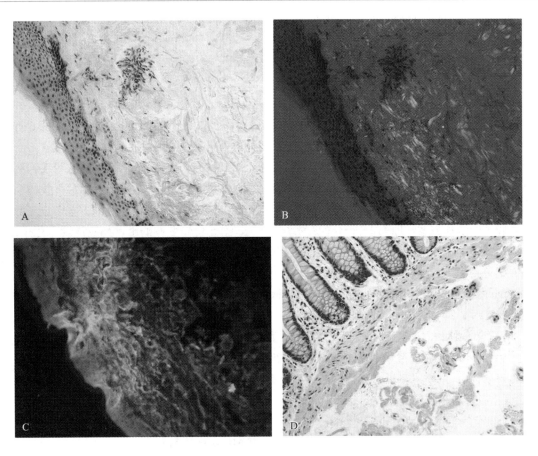

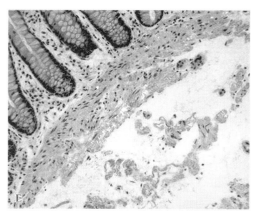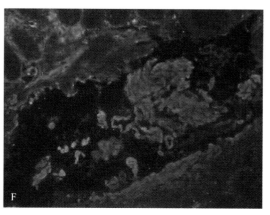

图 6-3-2   皮肤脂肪和直肠黏膜活检

皮肤脂肪活检:A. 刚果红染色示皮肤组织真皮层呈橘红色阳性(×200);B. 偏振光下观察上述橘红染色物质呈苹果绿双折光(×200);C. 轻链染色示 λ 轻链阳性(×200)。直肠黏膜活检:D. 刚果红染色示直肠黏膜组织固有层、黏膜肌层及黏膜下层呈橘红色阳性(×200);E. 偏振光观察上述橘红色染色物质呈苹果绿双折光(×200);F. 轻链染色示 λ 轻链阳性(×200)。

AL 型淀粉样变性需与两类疾病鉴别:一类是其他类型的淀粉样变性,另一类是其他可出现 M 蛋白的疾病。需鉴别的其他类型淀粉样变性主要有 AA 型淀粉样变性、遗传性淀粉样变性和局部 AL 型淀粉样变性。仅靠组织刚果红阳性和异常 M 蛋白不足以诊断 AL 型淀粉样变性。约23%的野生型 ATTR 心脏淀粉样变性患者合并 M 蛋白异常,这可能导致误诊和不当化疗。使用 99mTc 标记的焦磷酸盐(pyrophosphate,PYP)或 99mTc 标记的 3,3- 二膦酰基 -1,2- 丙二羧酸进行的核闪烁显像有助于区分心脏 AL 型与 ATTR 型淀粉样变性。需鉴别的可出现 M 蛋白的疾病很多,主要有意义未明的单克隆丙种球蛋白病(monoclonal gammopathy of undetermined significance,MGUS)、华氏巨球蛋白血症(Waldenstrom's macroglobulinemia,WM)、多发性骨髓瘤(multiple myeloma,MM)、POEMS 综合征等。

【治疗】

淀粉样变性的治疗途径主要有以下三种:最常见也最有效的就是通过干扰前体蛋白产生,从而阻止纤维丝进一步形成,终止淀粉样蛋白的产生,则现有的淀粉样蛋白会随着时间逐渐溶解;第二种治疗淀粉样变性病的途径是稳定前体蛋白的天然结构,从而阻止其转变成错误折叠的蛋白;第三种途径则直接以淀粉样沉积物为靶标,通过破坏淀粉样蛋白纤维的结构稳定性,使其不能继续维持 β 折叠构象。目前临床治疗的方法主要针对第一种途径,后两种途径仍未研发出可用于临床的药物。

目前,AL 型淀粉样变性的治疗都是以异常克隆的浆细胞为靶点,通过化疗杀伤这些细胞从而抑制单克隆免疫球蛋白轻链的产生,减少淀粉样蛋白生成。治疗的原则是迅速清除异常折叠的轻链蛋白,并使治疗的毒性最小化,同时对功能受损的器官给予最好的支持治疗。化疗的方案多数来源于多发性骨髓瘤的治疗方案。原则上所有确诊为系统性 AL 型淀粉样变性的患者都应该接受化疗,化疗可改善患者预后,延长生存时间。化疗方案的选择取决于患者的器官功能状态及危险程度的评估,主要的方案包括大剂量美法仑联合自体造血干细胞移植(high dose melphalan and autologous stem cell transplantation,HDM/SCT)及普通化疗(chemotherapy)两大类。

患者治疗方案的选择可遵循如下原则。首先判断患者是否适合 HDM/SCT,根据梅奥医学中心的标准,适合 HDM/SCT 需符合以下条件:①年龄 ≤70 岁;②体力状态评分 ≤2 分;③肌钙蛋白 T(TnT)<0.06ng/ml;④肌酐清除率 ≥30ml/min;⑤纽约心脏病学会心功能分级 Ⅰ 或 Ⅱ 级;⑥受累的主要器官不超过 2 个(主要器官指心脏、肝脏、肾脏及自主神经)。适合移植的患者可首先选择 HDM/SCT 治疗,根据患者对移植的反应决定是否继续治疗。不适合移植的患者根据患者危险分层及个体情况选择适合的化疗方案。

1. **自体外周血干细胞移植**   自 20 世纪 90 年代 HDM/SCT 被用于治疗 AL 型淀粉样变性以

来,其疗效已得到广泛认可。资料显示自体干细胞移植治疗 AL 型淀粉样变性患者的 5 年生存率达60%,而移植后获得完全缓解的患者,10 年存活率可达 50% 以上。国际骨髓瘤工作组一项多中心研究表明 HDM/SCT 后患者总体生存期得到改善,早期死亡率逐步下降,近年来患者的 5 年生存率可达76%。早期 HDM/SCT 治疗的最大问题是较高的移植相关死亡率(treatment-related mortality,TRM),文献报道从 6% 到 27% 不等,远远高于其他血液疾病行自体干细胞移植的 TRM。选择合适的患者是降低 TRM 的重要环节,同时可根据各中心的经验对美法仑剂量进行调整,保证移植患者的安全。虽然对于 HDM/SCT 是否为 AL 型淀粉样变性的最佳治疗方式仍有争议,但对于年轻的低危患者来说,HDM/SCT 应作为一线治疗方案。

　　2. **不适合移植患者的化疗方案选择**　AL 型淀粉样变性的化疗药物主要包括蛋白酶体抑制剂、免疫调节剂和烷化剂。蛋白酶体抑制剂的作用机制主要是抑制蛋白酶体 26S 亚单位的糜蛋白酶 / 胰蛋白酶活性,从而抑制蛋白质降解(主要为与泛素结合的蛋白质),影响细胞内多个信号通路,引起肿瘤细胞凋亡。临床有硼替佐米(bortezomib)、伊沙佐米和卡非佐米三种药物,其中硼替佐米临床应用最广,联合环磷酰胺和地塞米松的方案(CyborD)已成为初诊患者的一线治疗方案。CyborD 方案治疗的血液学总体反应率约 80%,完全缓解率约 40%,2 年生存率近 90%。硼替佐米治疗的副作用主要有胃肠道反应、神经毒性、感染及血小板减少等,临床使用过程中应注意预防。其他两种药物临床应用较少,可作为复发难治患者的治疗选择。免疫调节剂的作用机制包括抑制刺激新生血管形成的调控因子表达,促进新生血管内皮细胞凋亡,促进白介素 -2 和 γ 干扰素分泌,增强 NK 细胞对肿瘤的杀伤作用等。临床主要有沙利度胺、来那度胺和泊马度胺三种药物。沙利度胺联合地塞米松(TD)方案血液学反应率为 48%,器官反应率为 26%,中位反应时间为 3.6 个月,65% 的患者出现治疗相关毒性,有症状的心动过缓发生率为 26%,临床需引起重视。来那度胺是沙利度胺的第二代衍生物,在多发性骨髓瘤的治疗中显示出了良好的疗效,目前已被应用于 AL 型淀粉样变性。小样本的研究数据显示来那度胺联合地塞米松(LD)方案的血液学反应率为 67%,完全缓解率为 29%。来那度胺可以引起脑钠肽升高和心脏功能失代偿,临床用药应注意。泊马度胺在国内尚未上市,在国外多用于难治复发患者的治疗。烷化剂主要有美法仑和环磷酰胺,均为广谱抗肿瘤药,可与其他药物联合治疗 AL 型淀粉样变性。美法仑联合地塞米松(MDex)的方案血液学反应率达到了 67%,33% 的患者获得了完全缓解,器官反应率也达到了 48%,总体生存率为 5.1 年,无进展生存时间为 3.8 年。

　　选择何种方式进行治疗,应综合考虑患者的受累器官、合并症、浆细胞克隆特征、病情严重程度等多种因素。对于没有禁忌证的患者(如周围神经病变、纤维性肺部疾病等),应选择以硼替佐米为主的治疗方案。浆细胞克隆特征也可指导患者治疗,例如,硼替佐米加 MDex 的方案可以用于具有 1q21(口服美法仑预后不佳)和 t(11;14)(硼替佐米治疗预后不佳)细胞遗传学异常的患者。有硼替佐米使用禁忌的患者可以考虑 MDex 或基于免疫调节剂的治疗方案。具有严重心脏受累的高危患者可以接受低剂量硼替佐米的联合治疗,根据耐受性每周逐步增加剂量,密切监测、治疗并发症。

　　3. **AL 型淀粉样变性的免疫治疗**

　　(1)靶向浆细胞的单克隆抗体:达雷妥尤单抗(daratumumab)是一种人源化单克隆抗体,靶向克隆浆细胞高度表达的 CD38 糖蛋白上的独特表位,通过抗体依赖性细胞毒性以及补体依赖性细胞毒性有效杀死克隆性浆细胞。前期的临床研究显示达雷妥尤单抗在 AL 型淀粉样变性中有很好的治疗效果,目前该药物正在进行一项针对 AL 型淀粉样变性患者的Ⅲ期临床研究。

　　(2)靶向淀粉样蛋白沉积物的单克隆抗体:尽管化疗或自体干细胞移植减轻了浆细胞的负担,并最终减少了产生淀粉样蛋白的轻链蛋白的产生,但是这种疗法不会降解沉积在组织中的淀粉样蛋白。为此,目前已经开发了三种针对现有淀粉样蛋白沉积物的单克隆抗体:NEOD001、11-1F4 和抗 SAP 抗体。NEOD001 是一种人源化 IgG1 κ 单克隆抗体,靶向淀粉样蛋白原纤维上的表位,并以构象依赖性方式高亲和力结合至错误折叠的轻链。11-1F4 也是一种靶向轻链的单克隆抗体,当与人轻链淀粉样蛋白原纤维上存在的表位结合时,会引发细胞介导的吞噬作用。SAP 存在于所有淀粉样蛋白中,研究人员开发了一种小分子化合物 CPHPC,可清除循环中的 SAP,结合抗 SAP 抗体(dezamizumab)靶向残留的 SAP 并触发免疫系统清除结合的淀粉样蛋白原纤维。目前这三种抗体针对 AL 型淀粉样变性患者的临床试验均在进行中。

4. 疗效判断　AL 型淀粉样变性的疗效判断分为血液学反应和器官反应两类。血液学反应分为完全缓解(cocomplete response,CR)、理想的部分缓解(very good partial response,VGPR)、部分缓解(partial response,PR)、无反应和进展等类型。器官反应主要评价心脏、肾、肝及外周神经这 4 种主要的受累器官。血液学和器官的缓解及进展标准见表 6-3-4。

表 6-3-4　AL 型淀粉样变性缓解与进展标准

反应类型	可评估疾病的定义	标准
血液学	dFLC>50mg/L	完全缓解:血清和尿液免疫固定电泳阴性,游离轻链比例正常
		理想的部分缓解:dFLC<40mg/L
		部分缓解:dFLC 相比基线下降大于 50%
	dFLC 20~50mg/L	低 dFLC 缓解:dFLC<10mg/L
心脏	NT-proBNP>650ng/L	与基线相比 NT-proBNP 下降大于 30% 且大于 300ng/L
肾脏	蛋白尿>0.5g/24h(以白蛋白尿为主)	在 eGFR 下降幅度小于基线 25% 的情况下,蛋白尿比基线降低了 30% 以上(<0.5g/24h)

注:dFLC,difference between disease-associated and uninvolved circulating free light chain,差异游离轻链;NT-proBNP:N 端前脑钠肽。

【预后】

AL 型淀粉样变性的预后差异很大,在众多的预后标志物中,心脏受累程度对预后的影响大于其他任何器官。合并心脏受累的预后较差,临床表现为充血性心力衰竭的患者中位生存期不足 6 个月。东部战区总医院的资料显示,我国 AL 型淀粉样变性患者的中位生存时间为 33.6 个月,患者 1 年、2 年、3 年和 5 年的生存率分别为 68.3%、52.7%、47.8% 和 30.7%。多因素分析表明年龄、心脏受累及肝脏受累是患者预后的独立危险因素。

目前将可溶性心脏生物标志物用于 AL 型淀粉样变性患者分期的方法已得到广泛认可。最常用的生物标记物包括肌钙蛋白 T(TnT)和 N 端前脑钠肽(NT-proBNP)。肌钙蛋白 I(Tn I)、B 型脑钠肽(brain natriuretic peptide,BNP)和高敏感性 TnT 也有确切的预后价值。目前以心肌标志物建立的预后分级系统中梅奥预后分期系统临床应用最广,欧洲分期系统对梅奥 III 期患者进行了区分,其中 III c 期的患者可能在几周内死亡,临床应加以重视。肾脏受累对患者的生存影响小于心脏,但对生存质量及治疗方案的选择有重要影响,根据肾小球滤过率和尿蛋白水平建立的肾脏分期系统可以判断肾脏预后。目前临床常用的预后分级系统及肾脏分期系统详见表 6-3-5。

表 6-3-5　AL 型淀粉样变性常用的预后分级及肾脏分期系统

分期系统	标志物及阈值	分期	预后
标准梅奥分期	① NT-proBNP > 332ng/L;② TnT>0.035μg/L 或 Tn I>0.01g/L	I 期:指标均低于阈值;II 期:1 个指标高于阈值;III 期:2 个指标均高于阈值	I 期:中位生存期≥26 个月;II 期:中位生存期 11~49 个月;III 期:中位生存期 4~6 个月
严重心脏受累患者的欧洲分期	梅奥 III 期患者增加:①收缩压<100mmHg;② NT-proBNP>8 500ng/L	III a 期:没有高危因素;III b 期:有 1 个高危因素;III c 期:有 2 个高危因素	III a 期:中位生存期 26 个月;III b 期:中位生存期 6 个月;III c 期:中位生存期 3 个月

续表

分期系统	标志物及阈值	分期	预后
梅奥分期修订版	① NT-proBNP>1 800ng/L； ② TnT>0.025μg/L； ③ dFLC>180mg/L	Ⅰ期：指标均低于阈值； Ⅱ期：1个指标高于阈值； Ⅲ期：2个指标高于阈值； Ⅳ期：3个指标均高于阈值	Ⅰ期：中位生存期94个月； Ⅱ期：中位生存期40个月； Ⅲ期：中位生存期14个月； Ⅳ期：中位生存期6个月
肾脏预后分期	① eGFR<50ml/(min·1.73m²)； ② 尿蛋白>5g/24h	Ⅰ期：eGFR高于同时尿蛋白低于阈值； Ⅱ期：eGFR低于或尿蛋白高于阈值； Ⅲ期：eGFR低于同时尿蛋白高于阈值	Ⅰ期：2年内进展至透析的风险为0~3%； Ⅱ期：2年内进展至透析的风险为11%~25%； Ⅲ期：2年内进展至透析的风险为60%~75%

思考题

1. 淀粉样变性分为哪几种类型？临床常见的类型有哪些？

2. AL型淀粉样变性的临床表现有哪些？如何诊断AL型淀粉样变性？

3. AL型淀粉样变性患者如何选择治疗方案？

4. 判断AL型淀粉样变性的预后标志物有哪些？

（章海涛）

第四章
代谢性疾病与肾脏

随着经济发展和饮食习惯的改变，代谢性疾病已成为危害人类健康的重要公共卫生问题。代表性的疾病包括糖尿病、高血压、高尿酸、超重和脂代谢异常等。这些全身性的疾病常常累及多器官和系统，肾脏不仅是代谢性疾病累及的靶器官，同时也参与多种物质的代谢过程。本章讲述的是两类代表性疾病：糖尿病肾病和尿酸肾病。

第一节　糖尿病肾病

糖尿病肾病（diabetic nephropathy，DN）是糖尿病全身微血管病变的一部分，表现为蛋白尿、高血压和进行性的肾小球滤过率（GFR）降低。DN 是糖尿病患者心血管疾病和死亡的独立危险因素。因为糖尿病肾病多数为临床诊断，2007 年改善透析患者预后及生存质量（Kidney Disease Outcome Quality Initiative，KDOQI）指南建议使用糖尿病肾脏疾病（diabetic kidney disease，DKD），而用 DN 特指病理证实的以糖尿病肾小球损害为主的疾病。DKD 是欧美和日本等发达国家导致终末期肾病的首要原因，约占 25%~50%，且超过 80% 为 2 型糖尿病；在我国 DKD 是导致终末期肾病仅次于肾小球肾炎的第二位病因，其比例呈逐年上升趋势。

DN 见于约 30%~40% 的糖尿病患者，不仅累及肾小球，也累及肾小管间质和肾血管，是遗传和环境因素共同作用的结果，其中高血糖、血流动力学改变、肾脏肥大和炎症等多种因素参与了其发生和进展。典型的临床病程经过肾小球高滤过、微量白蛋白尿、显性白蛋白尿、肾功能损害，最终进展至终末期肾病（ESRD）。肾脏病理表现为弥漫系膜基质扩张，肾小球基膜增厚，足细胞与基膜分离和足突融合，不伴有免疫复合物沉积，可见系膜基质扩张呈结节样（K-W 结节）。在糖尿病早期，严格控制代谢因素，如血糖、血压和血脂，纠正肾小球内高滤过状态，可延缓或阻止 DN 的发生和进展。遗憾的是，目前依然缺乏有效的治疗可以阻断 DN 患者从显著蛋白尿进展到 ESRD，需要接受肾脏替代治疗。

【病因与发病机制】

（一）遗传和环境因素共同作用

DN 存在较强的多基因遗传背景，首先 DN 发生率存在种族和人群的差异，如非裔美国人（可能和 APOL1 基因变异相关）和印度裔美国人，发生肾病的风险更高。糖尿病存在家族群聚性，兄弟姐妹发生 DN 的风险相似，并且与血糖无关，如 1 型糖尿病患者的 1 级亲属患 DN，该患者发生 DN 的风险为83%，否则其风险仅为 17%。遗传学研究观察到染色体的某些区域可能存在 DN 易感基因，但其病理生理功能并不清楚；多个参与 DN 病理生理过程的候选基因如钠 - 葡萄糖协同转运蛋白 2、转化生长因子和内皮一氧化氮合成酶的基因被认为与 DN 进展相关，但仍缺乏符合孟德尔遗传规律的证据，并可能因人群而异。母亲妊娠期糖尿病和出生时低体重，常常合并先天肾单位数量不足，与成年后高血压、代谢综合征和 DN 高发病率相关。环境因素中,低收入、吸烟、不良饮食习惯(摄入含糖或高果糖的软饮料)等也和 DN 高发生率相关,该过程中,肥胖、高血压、高尿酸血症等可能是重要的影响因素。

（二）高血糖

高血糖持续存在时,葡萄糖可以与氨基酸、蛋白质发生非酶糖基化反应,产生不可逆的晚期糖基化终产物(advanced glycosylation end-products,AGEs),与生长因子、血流动力学和激素改变协同,释放活性氧和炎症因子促进肾小球高滤过和高压(图 6-4-1)。同时肾组织中 AGEs 含量增高,使肾小球和肾小管发生一系列结构和功能改变,如基膜和系膜中的胶原成分生成 AGEs 后不易降解,导致基膜增厚和系膜基质增生。高血糖本身、高血糖时蛋白激酶 C(protein kinase C,PKC)的激活、山梨醇的聚集以及己糖胺通路的激活等,都参与糖尿病微血管病变的发生。

（三）肾小球高滤过与 RAAS 活化

DN 最早期的表现为肾小球的高压力、高灌注和高滤过,主要是由于高血糖依赖的入球小动脉扩张所致。首先高血糖可引起多种扩张血管活性物质(TGF-β、血管内皮生长因子、NO、前列腺素 E 和胰高血糖素等)增加,促使入球小动脉扩张,导致肾小球内高压力和高灌注;其次高血糖刺激肾内多种生长因子分泌,促进肾小球肥大,表现为系膜细胞和毛细血管袢增生、滤过面积增加,加重肾小球高滤过;此外高血糖和 AGEs 可以刺激肾脏局部肾素 - 血管紧张素 - 醛固酮系统(renin-angiotensin-aldosterone system,RAAS)激活,不仅可以诱导细胞增殖、系膜增生,还收缩出球动脉,进一步加重肾内高滤过状态。另一方面,高滤过使肾小球后毛细血管内胶体渗透压升高,近端小管重吸收钠增加,促使钠 - 葡萄糖协同转运蛋白 2(sodium-glucose co-transporter 2,SGLT2)活性增加。到达球旁器区域致密斑的钠、钾和氯离子浓度降低,抑制管球反馈,致密斑细胞产生的腺苷减少,扩张入球动脉,进一步加重肾小球高滤过。

因此不论是使用 RAAS 抑制剂扩张出球动脉,还是使用 SGLT2 抑制剂有效阻断近端小管对钠离子和葡萄糖的重吸收,提高达到致密斑的钠离子浓度,重建管球反馈,收缩入球动脉,均可以有效减轻肾小球高压力和高滤过状态,从而延缓糖尿病肾病的发生与进展,起到肾脏保护作用。

（四）蛋白尿和肾间质纤维化

蛋白尿不仅是 DN 的重要表现,还是 DN 中肾功能恶化的重要原因,早在 18 世纪,医生就观察到糖尿病和蛋白尿的关系。DN 中的尿蛋白以肾小球源性为主,其形成与肾小球高压力、基膜增厚和电荷屏障受损有关。其中 TGF-β 和血管紧张素 Ⅱ(Ang Ⅱ)促使足细胞凋亡、AGEs 抑制神经菌毛素(neuropilin-1),破坏足细胞与肾小球基膜(GBM)的黏附和迁移功能,裸露的 GBM 粘连,形成局灶性节段性肾小球硬化(FSGS)。DN 早期的蛋白尿是高度选择性的,以白蛋白为主,近年来的研究表明,高糖导致近端小管刷状缘转运蛋白 megalin 和 cubilin 损伤,摄取白蛋白降低,也是 DN 早期蛋白尿的原因之一。随着病情进展和基膜结构的破坏,血浆大分子蛋白可以通过基膜,导致非选择性的蛋白尿。蛋白尿的形成进一步加重肾脏病变:小管液中蛋白含量增多,与高糖及 AGEs 一起促进小管上皮细胞分泌炎症因子和生长因子,肾小管上皮细胞和周细胞转分化为肌成纤维细胞,促进细胞外基质(extracellular matrix,ECM)合成,抑制其降解,最终导致 ECM 蓄积、肾小球硬化、肾小管萎缩和间质纤维化。图 6-4-1 显示了糖尿病肾病的病理生理机制。

【病理】

肾脏病理证实的 DKD 则为 DN,1 型糖尿病的自然病程、临床和病理分期较为清晰,2 型糖尿病肾脏病理表现出明显的异质性,本文主要介绍 1 型糖尿病的肾脏病理改变(表 6-4-1)。

（一）肾脏大体改变

DN 主要的大体改变为肾脏体积增大,肾脏的大小和重量平均增长 15%,直到肾功能逐渐下降后,结构基础是小管肥大和间质扩张,原因主要是继发肾小球高滤过。

（二）显微镜下改变

1. 光镜和电镜

(1)肾小球:特征性的改变为弥漫系膜基质扩张,肾小球基膜增厚,足细胞与基膜分离和足突融合,不伴有免疫复合物沉积。随着病程的进展,上述改变逐渐加重(图6-4-2)。

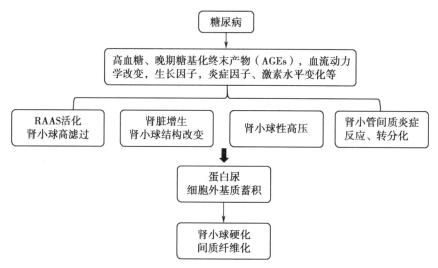

图 6-4-1　糖尿病肾病的病理生理机制

表 6-4-1　糖尿病肾病的病理分型

分型	描述	纳入标准
I	轻度或非特异性光镜病理改变,电镜证实存在 GBM 增厚	活检表现不符合 II、III、IV 型表现中任何一项;GBM 增厚,GBM>395nm(女性),GBM>430nm(9 岁以上男性)
IIa	轻度系膜增宽	活检表现不符合 III、IV 型表现中任何一项;观察到系膜区域中,超过 25% 出现系膜区轻度增宽
IIb	重度系膜增宽	活检表现不符合 III、IV 型表现中任何一项;超过 25% 系膜区重度增宽
III	结节性硬化(Kimmelstiel-Wilson 病变)	活检表现不符合 IV 型表现中任何一项;至少发现 1 处明确的 Kimmelstiel-Wilson 病变
IV	重度糖尿病性肾小球硬化	超过 50% 的肾小球发生全球硬化;可见 I 型至 III 型病变

1)I 型:表现为轻度或非特异性病理改变(光镜),电镜证实存在 GBM 增厚。

2)II 型:主要表现为轻度、重度系膜增宽。

3)III 型:结节性硬化,表现为非细胞成分系膜基质扩张呈结节样,过碘酸希夫(PAS)染色阳性,又称 Kimmelstiel-Wilson 结节(K-W 结节)。通常是由于毛细血管袢瘤样扩张,从系膜脱离,并被系膜基质填充所致。部分患者可以出现非特异性渗出性病变,外观均质、透明。沉积于血管袢内皮下者,称"纤维素帽"(fibrin cap);沉积在肾小囊内侧者,称"肾小囊滴"(capsular drop);沉积于血管壁者,称"玻璃样变"(hyalinosis)。

4)IV 型:重度肾小球硬化,超过 50% 肾小球发生全球硬化。需要注意的是 K-W 结节仅见于 10%~50% 的 DN 患者,同时还需要与膜增生性肾小球肾炎、淀粉样变和轻链沉积病相鉴别,免疫荧光和电镜有助于鉴别。

(2)肾小管、间质病变:与 II～IV 型肾小球病变平行的是肾小管基膜增厚,间质增多,逐渐出现伴有炎症细胞浸润(T 淋巴细胞和巨噬细胞)的间质纤维化和肾小管萎缩。

(3)血管病变:出球动脉玻璃样变被认为是 DN 的特异性改变,入球动脉的玻璃样变也见于其他疾病。表现为小动脉内皮细胞下均质的 PAS 染色阳性物质沉积,是 DN 进展到一定阶段的改变。

2. 免疫荧光　可见血浆蛋白,主要是白蛋白和 IgG,沿肾小球基膜、小管基膜和肾小囊壁线样沉积,属于非特异性吸附(图6-4-2)。

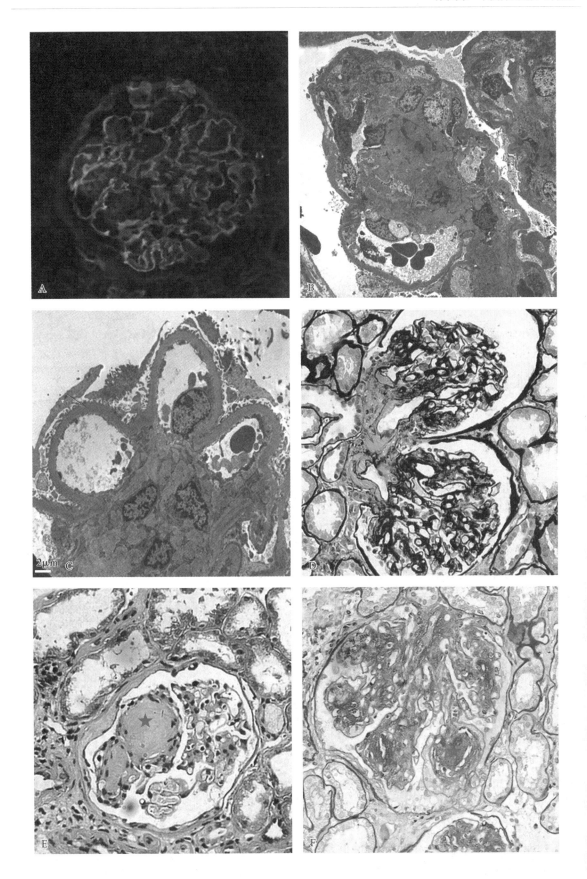

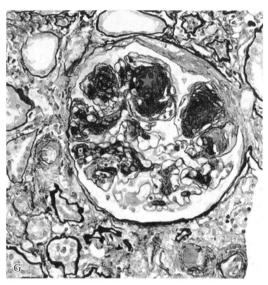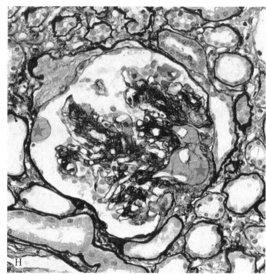

图 6-4-2　糖尿病肾病的典型病理改变

A. 肾小球基膜假线样沉积(免疫荧光染色,×400);B. 系膜基质增生明显,红色箭头示系膜区呈少细胞性增宽(电镜,×2 500);C. 红色箭头示肾小球基膜致密层匀质性增厚(电镜,×5 000);D. 红色箭头示入球、出球小动脉玻璃样变(PASM 染色,×200);E. 红色五角星示 K-W 结节(HE 染色,×200);F. 红色五角星示K-W 结节及微血管瘤(PAS 染色,×200);G. 红色五角星示 K-W 结节(PASM 染色,×200);H. 红色五角星示球囊滴及纤维素帽(PASM 染色,×200)。

【临床表现】

(一)肾脏表现

根据 1 型 DN 的自然病程、病理生理特点和临床表现,Mogensen 将 DN 分为 5 期(表 6-4-2),可以概括为 3 个阶段。

1. **糖尿病肾病前期(pre-DN)**　发生在糖尿病 5 年之内,表现为肾小球高滤过,肾功能 GFR 增加 25%~50%,尚未出现蛋白尿[24h 尿蛋白<30mg,尿白蛋白排泄率(urinary albumin excretion rate,UAER)<20g/min],肾脏结构表现为体积增大,对应 Mogensen 分级的 1 期和 2 期,这一阶段为临床前期,如果严格控制血糖,病变可逆或部分可逆。

2. **早期糖尿病肾病(incipient DN)**　常出现于糖尿病起病 5~15 年,特点为微量白蛋白尿(24h 尿蛋白 30~300mg,或 UAER 20~200g/min)和高血压,GFR 可升高或正常,伴有显著血压升高。病理上表现为系膜扩张,肾小球基膜增厚和动脉玻璃样变。对应 Mogensen 分级的 3 期,微量白蛋白尿是诊断 DN 的标志,本阶段控制血糖可使病情稳定。

3. **明显的糖尿病肾病(overt DN)**　发生在糖尿病起病 15~30 年,临床表现为蛋白尿(24h 尿蛋白>300mg,或 UAER>200g/min)、肾病综合征和肾小球滤过率进行性下降,最终发展至终末期肾病。病理改变主要为系膜结节性硬化(K-W 结节)和小管间质纤维化,对应 Mogensen 分级的 4 期和 5 期。这一阶段易出现慢性肾功能不全基础上的急性肾损伤,特别是合并其他诱因时,如使用造影剂、心力衰竭和休克等时,积极治疗有助于延缓 DN 进展到终末期肾病。

DN 中,肾小管间质损害并不少见,可表现为Ⅳ型肾小管酸中毒,因此 DN 各阶段均应警惕高钾血症和酸中毒。

2 型 DN 临床病程具有异质性,起病更为隐匿,常在就诊时已经存在微量白蛋白尿甚至显性蛋白尿,部分已有肾小球滤过率下降;高血压发生更早,80% 的患者在诊断糖尿病时即存在高血压;此外约 25% 的糖尿病患者没有蛋白尿,因为肾功能损害肾活检,病理证实为 DN。

表 6-4-2　1 型糖尿病肾病的 Mogensen 分期

临床特点	分期				
	1 期	2 期	3 期	4 期	5 期
主要特征	肾小球高滤过	肾小球高滤过	微量白蛋白尿	蛋白尿,GFR↓	ESRD
距 DM 诊断时间	诊断时	5 年内	6~15 年	15~25 年	25~30 年
病理特征	肾小球肥大	基膜增厚	系膜基质增生	明显的异常	肾小球硬化
GFR	增加 25%~50%	增加 25%~50%	高于正常	进行性下降	<10ml/min
尿蛋白	正常	正常	微量白蛋白尿	显性蛋白尿	尿蛋白减少
血压 *	正常	每年增加 1mmHg	每年增加 3mmHg	每年增加 5mmHg	明显升高
控制血糖的作用	可逆	部分可逆	稳定	减缓	无效

注:* 指不使用降压药干预情况下的血压水平;DM,糖尿病;ESRD,终末期肾病;GFR,肾小球滤过率。

(二)肾外并发症和 DN 的关系

DN 常伴随糖尿病的其他大血管和微血管并发症,包括视网膜病变、周围神经病、冠心病、脑血管病变、周围动脉闭塞等。随着慢性肾脏病(CKD)的进展,肾性贫血、慢性肾脏病矿物质骨异常等并发症也相继出现,会在后续相应的章节介绍。

1. **视网膜病变**　几乎所有 1 型 DN 均伴随视网膜病变;而在 2 型 DN 中,仅有 50%~60% 伴随视网膜病变。因此缺乏视网膜病变,并不能除外 2 型糖尿病肾病。糖尿病视网膜病变是糖尿病患者最重要的慢性微血管病变之一,DN 患者视网膜病变会进展更快,更容易发展至失明。DN 蛋白尿与视网膜病变互为危险因素,提示二者具有相同的病理生理机制,如 RAAS 活化和血管内皮生长因子 A 的致病作用,均可以从血管紧张素转换酶抑制剂(ACEI)和血管紧张素 II 受体阻滞剂(ARB)治疗中获益。

2. **心脑血管病**　白蛋白尿能独立预测糖尿病患者心血管病变和死亡率,白蛋白尿阳性的糖尿病患者死亡风险是无白蛋白尿者的近 2 倍。2 型糖尿病患者出现大量蛋白尿提示卒中、冠心病、左室收缩和舒张功能降低发生率增加,因为蛋白尿不仅提示肾脏病进展,也是全身血管病变的标志。

3. **神经病变**　DN 进入 CKD 4 期或 5 期常常伴有外周神经病变和心脏自主神经病,尿毒症毒素和高血糖同时参与其发生。糖尿病外周神经病变下肢比上肢更明显,常表现为严重的烧灼感、针刺感,痛温觉异常和反射消失,与糖尿病足截肢相关。心脏自主神经病与威胁生命的无痛性心肌缺血和高死亡率相关。

【实验室与辅助检查】

(一)生化和尿液检查

常规检测尿白蛋白排泄率、24h 尿蛋白定量、血肌酐测定估算 GFR 有助于糖尿病肾病的诊断和分级分期(见表 6-4-2)。DN 进展至 ESRD,可出现贫血及钙、磷代谢紊乱等并发症。与其他肾小球疾病类似,DN 也可以出现镜下血尿,但通常尿红细胞很少;合并其他原发和继发性肾小球病变,肾盂肾炎、肾乳头坏死和药物肾损伤时会有相应的尿液和血液检查异常。

(二)影像学检查

超声显示病程早期双肾体积增大,而在临床明显的 DN 阶段,双肾大小正常。合并肾血管病变时,彩色多普勒、计算机体层血管成像(CTA)和磁共振成像(MRI)均可以观察到肾动脉粥样硬化性狭窄。放射性核素肾血流图可以提示双肾血流和肾小球滤过率的差异。

（三）眼底检查

糖尿病视网膜病变见于几乎所有 1 型 DN 患者和 50%~65% 的 2 型 DN 患者。为了避免眼底检查的假阴性，建议采用标准的 7 视野照相法等提高诊断的敏感性。

【诊断与鉴别诊断】

（一）诊断

糖尿病患者满足以下条件，即可诊断 DN：①持续蛋白尿（24h 尿蛋白>300mg/24h，或 UAER >200g/min）；②存在糖尿病视网膜病变；③无其他肾脏或泌尿系疾病的临床或实验室表现。但需要警惕合并非糖尿病肾损害的情况。

（二）鉴别诊断

糖尿病患者可合并 DN 之外的肾脏病变，总称 DKD。对于临床表现与 DN 不符的患者，需考虑其他肾脏疾病的可能性。如 1 型糖尿病患者，蛋白尿或肾功能异常出现于起病 5 年之内，或缺乏糖尿病眼底病变，均提示 DN 之外的病因。但 2 型 DN 可见于诊断糖尿病后不久，并可能缺乏眼底病变。此外突然出现的蛋白尿甚至肾病综合征，明显的肉眼血尿或镜下血尿、红细胞管型，迅速恶化的肾功能，或肾功能异常而蛋白尿不明显，均提示可能存在 DN 之外的肾脏疾病。临床明确的 DN 无须肾穿刺活检。但对于上述怀疑合并非 DN 肾损害者，可行肾穿刺活检以明确诊断。

【预防与治疗】

糖尿病肾病从发病到终末期肾病不同阶段防治重点不同，首先应积极控制血糖、血压，预防糖尿病肾病发生；其次治疗糖尿病微量蛋白尿和显性蛋白尿；最后综合治疗进入 CKD 3~5 期的 DN 患者。尽管各阶段治疗原则不尽相同，整体而言包括改变生活方式的非药物治疗，控制血糖和血压，使用 RAAS 抑制剂，调脂治疗和处理并发症等药物治疗，以及最终的肾脏替代治疗。

（一）改变生活方式及一般治疗

改变生活方式教育包括予以糖尿病饮食，减少盐和饱和脂肪酸摄入，控制体重，适当运动和戒烟。肾功能不全者需尽量避免肾损害因素，如止痛剂、造影剂、脱水等，并控制饮食中蛋白质的摄入，降低肾小球的高滤过和肾小管的高代谢，有助于降低蛋白尿，延缓 DN 进展。建议摄入含必需氨基酸的优质动物蛋白，具体量需要根据肾功能、血浆白蛋白水平和患者体重予以调整。

（二）控制血糖

无论 1 型还是 2 型糖尿病患者，严格控制血糖均可有效降低发展至微量白蛋白尿阶段的比例和脑血管事件的风险；对于临床存在蛋白尿、肾功能下降的患者，控制血糖有利于维持肾功能稳定，延缓蛋白尿进展。血糖控制目标为糖化血红蛋白 ≤ 7.0%，尚无证据证明更严格的血糖控制对患者有益，这或许与更严格的血糖控制会增加低血糖风险有关。

（三）控制血压

高血压不仅增加糖尿病患者发展至 DN 的风险，也是 DN 进展和心脑血管死亡的重要危险因素。由于糖尿病时入球小动脉自身调节异常和管球反馈被抑制，入球动脉扩张导致肾小球内高灌注、高压力和高滤过，高血压会直接传递到肾小球内毛细血管而损伤肾单位，因此血压控制目标宜较非糖尿病患者更严格。多数指南推荐降压目标<130/80mmHg，而美国预防、检测、评估和治疗高血压委员会第 8 次报告推荐血压低于<140/90mmHg，同时降压目标还需要因个体化的年龄和心脑血管并发症而异。

针对糖尿病患者发生高血压的原因，限盐和利尿以纠正水钠潴留，ACEI 和 ARB 治疗肾内 RAAS 活化，受体阻断剂抑制活化的交感神经，能有效控制血压。对于 DN 患者，即使血压不高，亦应加用 RAAS 抑制剂；GFR 明显降低的患者，使用 RAS 抑制剂时应监测血钾和肾功能，避免高钾血症和急性肾损伤的风险，不建议 DN 患者联合使用 ACEI 和 ARB；对于尿蛋白正常、血压正常的糖尿病患者，RAAS 抑制剂尚无获益证据，钙离子拮抗剂是另一种常用的降压药。新型降糖药 SGLT2 抑制剂不仅可以降糖、利尿，还通过调整管球反馈，联合 RAAS 抑制剂进一步降低肾小球高灌注和高滤过，降低尿蛋白，延缓 DN 进展。

（四）调脂治疗

多数糖尿病患者合并脂代谢异常，因此糖尿病又被称为"糖脂病"，增加高密度脂蛋白胆固醇（high density lipoprotein cholesterol，HDL-C），降低低密度脂蛋白胆固醇（low density lipoprotein cholesterol，LDL-C）有助于延缓 DN 患者肾小球硬化和肾脏病进展，并能减少心脑血管并发症。目前建议对 DN 患者，LDL-C 应低于 100mg/dl；对于 DN 合并脑血管疾病者，LDL-C 应低于 70mg/dl。尽管甘油三酯与 2 型糖尿病白蛋白尿独立相关，非诺贝特降低甘油三酯可以延缓糖尿病患者发生微量白蛋白尿，但缺乏他汀类药物联合使用贝特、烟酸和其他调脂药获益的临床研究证据。

（五）CKD 3~5 期 DN 的治疗

本阶段的治疗包括三个方面，首先防止和延缓 CKD 进展；其次及时处理 CKD 并发症，如高血压、贫血、营养不良、脂代谢紊乱、酸碱失衡、电解质紊乱、继发性甲状旁腺功能亢进和心血管并发症等；最后需要及时选择恰当的肾脏替代治疗方式。本阶段 DN 进展快，常合并心脑血管并发症，应及早（GFR 降低至 20~25ml/min）开始肾脏替代治疗的准备；GFR 降至 15ml/min，或者出现难以控制的心力衰竭、高钾血症、高血压或尿毒症脑病和消化道症状时，透析时机可适当提前。腹膜透析和血液透析各有利弊，见透析部分相关内容。DN 各年龄段肾移植都会获益，严重的心血管并发症是最常见的相对禁忌，等待移植的过程中，腹膜透析因为能更好地保护残肾功能、控制血压和保护血管，常被认为是更好的选择。

【预后】

在糖尿病早期，严格控制血糖可延缓或逆转 DN 的发生。一旦出现显性蛋白尿，肾功能常进行性减退直至终末期肾病。现有的治疗尚不足以显著改善 GFR 下降的斜率，因此及早发现微量蛋白尿、诊断糖尿病肾病有重要的临床意义，建议糖尿病患者至少每年筛查一次尿蛋白和肾功能。其次 DN 是糖尿病患者全因和心血管死亡的独立危险因素，20 世纪八九十年代，DN 患者常常在发展至终末期肾病前死于心血管事件，近年来 DN 患者心血管疾病预后得到较大改善，最新的临床研究提示 DN 发生终末期肾病的风险已经大于全因死亡率。

思考题

1. 糖尿病肾病有哪些发展阶段？每个阶段有什么特点？
2. 简述糖尿病肾病各阶段治疗的原则。RAAS 抑制剂有什么作用？
3. 简述糖尿病肾病高滤过的原因。如何通过纠正管球反馈降低肾小球高滤过？

（陈丽萌）

<h1 align="center">第二节　尿 酸 肾 病</h1>

尿酸肾病（uric acid nephropathy，UAN）是高尿酸患者尿酸盐结晶导致的肾脏损害，可分为急性尿酸肾病（acute uric acid nephropathy）、慢性尿酸肾病（chronic uric acid nephropathy）和尿酸性肾结石（uric acid nephrolithiasis）。本节主要讨论前两种尿酸肾病。

尿酸是人类嘌呤代谢的终产物(2,6,8-三羟基嘌呤),在鸟类和大部分哺乳动物体内,尿酸作为中间产物,经尿酸氧化酶(urate oxidase)降解为尿囊素后排出体外。人和灵长类动物在进化过程中,尿酸氧化酶由于基因沉默而消失,致使体内尿酸水平高于其他哺乳动物4~6倍,有助于维持人类直立行走所需的更高的血压。如果尿酸生成速率与排出速率相当,则血尿酸水平可以保持稳定。现代社会,由于生活习惯和饮食结构的变化,以及广泛使用影响尿酸排泄的药物等因素,高尿酸血症发病率呈逐年上升趋势,我国近年来已与欧美发达国家(为2%~18%)相当,发病年龄亦趋于年轻化。表6-4-3显示了临床常见的高尿酸血症的原因。血尿酸升高到一定程度后,尿酸结晶析出不仅导致痛风性关节炎和尿酸肾病,还对肾脏和心血管系统有直接损伤作用,是发生肾脏疾病和心血管疾病的独立危险因素。

表 6-4-3　高尿酸血症的原因

高尿酸血症的原因	
肾小管分泌减少/重吸收增加	
特发性	
药物	噻嗪类利尿剂、环孢素、低剂量水杨酸盐
慢性重金属中毒	铅、铍
代谢	酮症酸中毒、乳酸酸中毒、脱水、巴特综合征,慢性肾衰竭
内分泌	甲状腺功能减退、甲状旁腺功能亢进
遗传	家族性青少年高尿酸血症肾病(尿调节素肾病)
其他	镰状细胞贫血、唐氏综合征、结节病、惊厥
产生/释放过多	
特发性(60%)	
大量组织破坏	
血液疾病	白血病、淋巴瘤、骨髓瘤、红细胞增多症
肿瘤溶解综合征	治疗白血病及淋巴瘤、骨髓瘤等实体瘤
物理或辐射	挤压伤,横纹肌溶解,持续、严重的癫痫发作
遗传性酶缺乏	
X连锁	次黄嘌呤鸟嘌呤磷脂酰转移酶缺乏症,完全或部分(Lesch-Nyhan综合征)
常染色体隐性遗传	1型糖原贮积症,葡萄糖-6-磷酸酶缺乏

【病因与发病机制】

1. **尿酸的理化特点和代谢**　尿酸肾病主要是因为高尿酸血症导致尿酸在肾内沉积所致,高尿酸的原因多数是因为尿酸排泄减少(75%~90%),部分是尿酸生成过多(10%~25%)。肾脏是尿酸排泄的主要器官,约2/3的尿酸由肾脏排泄。尿酸在肾小球100%滤过,而90%的尿酸在近端小管被重吸收(图6-4-3)。在肾功能不全的患者中,尿酸的排泄减少,因此随着肌酐水平升高,血尿酸水平也相应升高。当血肌酐水平在正常上限2倍以内,血尿酸的升高与血肌酐升高相平行;而当血肌酐水平高于正常上限2倍,随着血肌酐升高,尿酸水平的升高幅度大大减缓。这主要是由于随着尿酸从肾脏的排泄减少,经肠道的尿酸排泄代偿性增多,而尿酸的生成亦减少。所以在终末期肾病患者中,尿酸的升高并不像肌酐及尿素氮那样显著。

尿酸是一种弱有机酸,在体内主要以单价钠盐的形式存在。在尿液中,尿酸的溶解度随尿 pH 而异:pH ≤ 5 时,尿酸几乎不溶解(溶解度1mmol/L);而当溶液 pH 达到 8 时,尿酸的溶解度大大提高(溶解度12mmol/L)。临床上通过碱化尿液增加尿酸的排泄正是基于此原理。

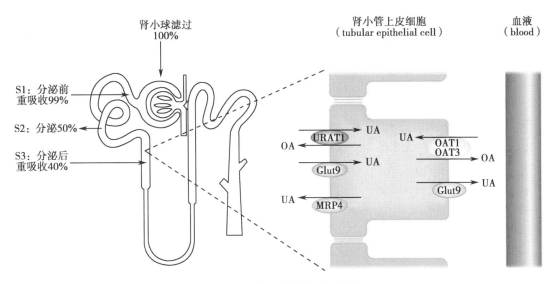

图 6-4-3　肾脏排泄尿酸示意图

2. 急性尿酸肾病　主要是快速升高的尿酸在肾小管沉积所致。急性肾损伤至少有 4 种潜在的致病机制：尿酸结晶在集合管沉积，堵塞肾小管；释放出溶酶体成分直接损伤小管上皮细胞；释放的化学因子和继发的炎症因子间接损伤小管上皮；血管收缩、舒张功能调节障碍导致肾脏缺血。

体内大量尿酸快速生成，可见于罕见的酶缺陷患者，因内源性的尿酸生成或代谢紊乱导致嘌呤或尿酸过量合成，如 Lesch-Nyhan 综合征，次黄嘌呤 - 鸟嘌呤磷酸核糖转移酶（体内嘌呤核苷酸代谢中的一种酶）活力缺乏，导致嘌呤核苷酸类过度合成，嘌呤代谢的最终产物——尿酸大量累积。但最常见的情况是急性白血病或非霍奇金淋巴瘤患者在接受化疗后，出现肿瘤溶解综合征，溶解的癌细胞释放出钾、磷和核酸，后者被进一步代谢成黄嘌呤，然后转化成尿酸。

高尿酸血症患者首次给予促进尿酸排泄的药物也可能导致急性肾损伤，这主要是由于药物抑制尿酸在近端小管重吸收，导致大量尿酸在远端肾小管沉积所致。文献中也有关于极限运动、癫痫发作肌肉痉挛和溶血尿毒症综合征导致高尿酸相关急性肾损伤（AKI）的报道，可能与肾脏清除尿酸减少相关，也可能与红细胞破坏和乳酸升高有关，具体机制并不清楚。

3. 慢性尿酸肾病　又称痛风性肾病，是尿酸在间质的沉积所致。传统观点认为其机制是由于长期高尿酸血症导致微小的尿酸盐结晶沉积于肾间质，特别是肾髓质和乳头区，导致慢性肾小管 - 间质性肾炎，引起肾小管萎缩变形、间质纤维化，严重者可引起肾小球缺血性硬化。近年来研究发现，尿酸可以通过激活 RAAS 系统，上调环氧化酶 2（cyclooxygenase 2，COX-2）和氧化应激，激活核转录因子，调节巨噬细胞趋化蛋白 -1（macrophage chemoattractant protein-1，MCP-1）、转化生长因子 β（TGF-β）和肿瘤坏死因子 α（TNF-α）等炎症因子，促进上皮间充质转化（epithelial mesenchymal transformation，EMT）；同时作用于入球动脉等小动脉，使平滑肌细胞增生，内皮功能障碍，肾小球内高压、小管间质纤维化，最终导致肾小球滤过率降低。不仅如此，尿酸还可以通过上述作用机制促进其他原因的 CKD 进展。慢性尿酸肾病中尿酸性肾结石发生率超过 20%，是尿液中呈过饱和状态的尿酸在酸性环境中与草酸钙形成的结石。

【病理】

肾脏病理改变与高尿酸血症的病程和严重程度，即血尿酸升高的速度、幅度和持续时间有关。

1. 大体病理　急性 UAN 表现为肾脏髓质和肾乳头黄色放射状条纹；慢性 UAN 则可见到肾脏髓质与痛风石对应的黄斑，还可见尿酸性结石。

2. 光镜下表现

（1）急性尿酸肾病：肾小球结构通常正常，可见双折射尿酸盐晶体在集合管中形成线性条纹，肾小管管腔内尿酸结晶沉积,形成晶体或雪泥样沉积物,阻塞肾小管,导致近端肾小管扩张和相应的急性肾小管损伤的表现,通常无间质纤维化。上述病变若经适当治疗,通常可以逆转。

(2)慢性尿酸肾病:可见尿酸晶体在肾间质沉积,皮髓交界处及髓质深部可见异物型肉芽肿,以针状尿酸盐晶体或晶体裂隙为中心,周围有白细胞、巨噬细胞浸润及纤维物质包绕。常伴肾小球硬化、间质纤维化、肾小动脉硬化和动脉壁增厚。

【临床表现和实验室检查】

1. **急性尿酸肾病** 常见于溶瘤综合征和挤压综合征,患者可出现急性肾损伤,表现为急性少尿、无尿性肾衰竭,如果尿酸结晶导致了肾盂或输尿管梗阻时可伴随腰痛。通常尿液分析可见双折射尿酸晶体,尿酸大于 15mg/dl(893μmol/L),或者尿尿酸/肌酐比大于 1,而其他原因的急性肾损伤中,血尿酸水平通常低于 12mg/dl(714μmol/L),尿尿酸/肌酐比值通常小于 0.6。在溶瘤综合征时可伴有高钾血症、高磷血症以及低钙血症。

2. **慢性尿酸肾病** 即经典的痛风肾病(gouty nephropathy),常见于痛风、慢性高尿酸血症和高血压的患者,单纯由尿酸导致慢性肾衰竭的比例较低,但慢性尿酸肾病明显增加发生肾衰竭的风险。常缺乏特异性临床表现,可表现为尿浓缩功能下降,轻微蛋白尿,尿沉渣无明显异常,肾功能不全,血尿酸水平高于根据肾功能损伤程度预期的尿酸浓度。可以有相应慢性肾功能不全的并发症,如高血压、贫血和矿物质代谢骨异常等的相应改变。尿酸结石可见于 15%~20% 的痛风患者,常伴有高尿酸血症和低尿 pH,尿酸排泄分数降低,慢性梗阻性肾病可能是导致慢性肾衰竭的主要原因。

3. **高尿酸的肾外表现** 慢性尿酸肾病患者常合并不同程度的痛风,常于夜间和清晨急性发作,多为单关节,常累及第一跖趾关节、踝关节、足背、腕关节和指间关节等,表现为疼痛、红肿、皮温升高和功能受限,诱因包括创伤、大量肉类和海产品的摄入以及影响血尿酸浓度的药物等。部分患者表现为间歇发作,随着病情的进展,发作次数逐渐增多,症状持续时间延长,且受累关节从下肢向上肢,从远端小关节向大关节发展。慢性痛风石病变特征为固体尿酸盐积聚,伴周围结缔组织的慢性炎症性和破坏性改变,耳部或软组织中可触及痛风石,常伴有慢性痛风石关节炎,关节内大量沉积的痛风石可造成关节骨质破坏、关节周围组织纤维化和继发退行性变。

4. **根据尿酸排泄分型** 正常嘌呤饮食状态下,非同日 2 次空腹血尿酸水平男性>420μmol/L(7mg/dl),女性>360μmol/L(6mg/dl),为高尿酸血症。低嘌呤饮食 5d 后,留取 24h 尿检测尿尿酸水平,根据尿尿酸排泄率(urinary uric acid excretion,UE_{UA})和尿酸排泄分数(fractional excretion of uric acid,FE_{UA})分为①尿酸排泄不良型:UE_{UA}<3.6mmol/(d·1.73m²),且 FE_{UA}<5.5%;②尿酸生成过多型:UE_{UA}>3.6mmol/(d·1.73m²),且 FE_{UA}≥5.5%;③混合型:UE_{UA}>3.6mmol/(d·1.73m²),且 FE_{UA}<5.5%。其中 UE_{UA}=尿尿酸(mmol/d)/体表面积(1.73m²);FE_{UA}(%)=(尿尿酸×血肌酐)/(血尿酸×尿肌酐)。在高尿酸血症患者中,10%~25% 为尿酸生成过多型,多可合并排泄不良型。若合并慢性肾脏病时,尿尿酸排泄情况多为排泄不良型。

【诊断与鉴别诊断】

1. **急性尿酸肾病** 当高危人群出现少尿或无尿,急性肾功能下降,伴有血尿酸浓度升高(>600μmol/L),尿沉渣中含有丰富的尿酸晶体时,应考虑急性尿酸肾病的临床诊断,但如梗阻肾单位无尿排出时,尿检可以正常。鉴别 AKI 和高尿酸血症发生的先后有一定难度,尿尿酸/肌酐比(Uua/Ucr)>1.0 有助于诊断急性尿酸肾病。急性尿酸肾病需与其他导致急性肾损伤的肾前性、肾性及肾后性因素鉴别。此外需注意鉴别导致急性高尿酸血症的原发病因,如溶瘤综合征、挤压综合征等。肾穿刺活检病理见肾小管管腔内尿酸结晶沉积,可确诊急性尿酸肾病。

2. **慢性尿酸肾病** 因为缺乏特异性,很难与伴有高尿酸血症的其他病因所致的肾功能不全鉴别,如糖尿病肾病和高血压肾病等。如观察到血尿酸升高水平与肾功能不全程度不成比例,除外其他导致慢性肾功能不全的病因后,需考虑慢性尿酸肾病。肾穿刺活检病理显示间质尿酸结晶可确诊慢性尿酸肾病。肾脏多普勒超声、腹腔和盆腔 CT 及结石成分分析等,均有助于痛风结石的诊断和鉴别。

【预防与治疗】

1. 慢性尿酸肾病治疗　以预防为主,需要结合一般治疗和药物治疗,达到长期综合管理目的。

(1)降尿酸治疗的目标:对于尿酸肾病患者建议尿酸要控制在正常范围,男性患者血尿酸<7mg/dl(417μmol/L),女性患者血尿酸<6mg/dl(357μmol/L);合并痛风的患者目标血尿酸<6mg/dl(357μmol/L),终身维持;严重痛风患者(痛风石、慢性痛风关节炎、反复发作),治疗目标是血尿酸<5mg/dl(300mmol/L),但不建议血尿酸水平长期低于3mg/dl(180μmol/L)。

(2)一般治疗

1)健康饮食:低嘌呤饮食,戒烟、酒,减少热卡摄入,控制体重。尽可能停用导致尿酸升高的药物,如噻嗪类或袢利尿剂。

2)保证尿量充足:患者应多饮水,使每日尿量>2 000ml,以促进尿酸排泄,减少肾小管和肾间质尿酸结晶形成。

3)碱化尿液增加尿酸盐溶解度:尤其适用于尿酸结石症患者,或正在口服促尿酸排泄药物治疗的患者。口服碳酸氢钠或柠檬酸盐制剂,使尿 pH 在 6.2~6.9。当尿 pH>6 时尿酸盐溶解度提高,有利于尿酸盐结晶溶解、随尿液排出;但尿 pH>7 时易形成草酸钙及其他结石,需避免尿液过碱。

(3)药物治疗

降尿酸药物主要分为三类:①抑制尿酸产生的药物,即黄嘌呤氧化酶抑制剂,包括别嘌呤醇和非布司他,通过抑制黄嘌呤氧化酶的活性,减少尿酸的合成。②促进尿酸排泄的药物,包括丙磺舒、苯溴马隆、磺吡酮、碘苯呋酮等,促进尿酸从尿中的排泄。在使用中需注意保持足够的尿量并使尿液碱化,以防止形成尿酸结晶和结石。氯沙坦及阿托伐他汀也具有一定的促进尿酸排泄的作用。③尿酸氧化酶类药物:包括重组黄曲霉尿酸氧化酶(如 rasburicase)、聚乙二醇化重组尿酸氧化酶(PEG-uricase)和培戈洛酶(pegloticase),有助于将尿酸转化为溶解度更高的尿囊素。

肾功能正常患者,首选别嘌呤醇从 100mg/d 开始,最大剂量不超过 600mg/d。如能筛查 *HLA-B*5801*,可以避免阳性患者应用别嘌呤醇导致的严重过敏反应,表现为嗜酸性皮疹、Stevens-Johnson 综合征甚至中毒性表皮坏死。二线药物包括非布司他或促尿酸排泄药物(苯溴马隆)等。肾功能不全患者,别嘌呤醇应根据肾功能减量或停用,估算的肾小球滤过率(eGFR)<30ml/min 时,不宜用促尿酸排泄的药物。非布司他应用于轻、中度肾功能不全的患者时,不需要调整剂量。肾功能不全合并痛风发作时,不宜用非甾体抗炎药和秋水仙碱,可予以口服或者肌内注射糖皮质激素治疗。

合并泌尿系结石的患者,首选降低尿酸产生的药物,如别嘌呤醇等,需避免促进尿酸排泄的药物,如苯溴马隆,这类药物会促进肾小管内尿酸晶体的形成,加重肾损伤。

2. 急性尿酸肾病防治　首先需要加强对高危患者的预防,包括水化、应用降尿酸药物治疗等。一旦发生急性尿酸肾病,治疗原则如下。

(1)静脉水化:以保证肾脏灌注和肾小球滤过率,减少酸中毒和少尿。必要时加用袢利尿剂保证尿量。

(2)降尿酸药物:首选别嘌呤醇和尿酸氧化酶。但需要注意别嘌呤醇有助于减少尿酸合成,但并不能帮助高水平尿酸的排泄,并可能因此增加尿液中黄嘌呤而形成结石,且其降尿酸可能需要 2d 以上。如能获得尿酸氧化酶,可以直接将尿酸分解为尿囊素从尿中排泄,更为安全、有效。需要避免使用促进尿酸排泄的药物,如苯溴马隆,会促进尿酸在肾小管内形成尿酸结晶,加重急性肾损伤。

(3)碱化尿液:溶瘤综合征时,碱化尿液会增加形成磷酸钙结晶的风险,加重肾损伤,因此除非患者合并酸中毒,不建议常规使用碳酸氢钠。

(4)支持治疗:对于持续少尿、无尿的患者可予透析支持,血液透析和连续性肾脏替代治疗(continuous renal replacement therapy,CRRT)均能有效清除尿酸,较腹膜透析清除尿酸更好。

【预后】

急性尿酸肾病如果处理及时,急性肾衰竭往往可以完全逆转。而慢性尿酸肾病,如果不治疗,40%的患者会发展为慢性肾衰竭,10%的患者会发展到尿毒症。

思考题

1. 尿酸肾损伤主要包括哪几种类型?
2. 简述尿酸升高常见的原因和治疗原则。
3. 急性和慢性尿酸肾病病理的主要差异是什么?治疗的差异是什么?

(陈丽萌)

第五章
血液系统疾病与肾脏

多发性骨髓瘤和淋巴瘤是易致肾脏损害的常见血液系统肿瘤。近半数多发性骨髓瘤患者有肾脏受累,管型肾病多见,特征性病理改变是管型伴周围巨细胞反应。多发性骨髓瘤肾损害临床可表现为急性肾损伤,部分表现为慢性肾脏病,确诊有赖于肾活检,蛋白酶体抑制剂为基础的方案是目前的一线治疗方案。淋巴瘤肾损伤发生率高,但患者生前确诊者较少,肾脏损害可先于、同时或晚于淋巴瘤诊断,微小病变、膜性肾病是最常见的肾小球病变类型,部分患者可表现为急性间质性肾炎或肾间质瘤细胞弥漫性浸润,本病主要针对淋巴瘤治疗。

第一节　多发性骨髓瘤肾损害

多发性骨髓瘤(multiple myeloma,MM)是浆细胞异常增生的恶性肿瘤疾病,产生大量的异常单克隆免疫球蛋白,导致骨骼破坏,贫血、免疫功能异常和肾损害。该病累及肾脏时可呈现多种表现,管型肾病(cast nephropathy,CN)最常见,主要发病机制为大量轻链(light chain,LC)从肾脏排泄,可直接损害肾小管及形成管型阻塞肾小管。约 50% 以上患者就诊时已存在肾功能不全。

MM 占所有肿瘤的比例约为 1%,占血液系统肿瘤的 10% 左右,年发病率约为 4/ 百万人口。MM 已成为仅次于非霍奇金淋巴瘤的血液肿瘤,按死亡人数增长计,在所有肿瘤中,MM 排名第四。MM 所致肾功能不全的发生率在 15%~40%,其范围变动较大,主要源于不同研究采纳的肾功能不全定义不统一。美国肾脏数据系统(The United States Renal Data System,USRDS)2011 年报告,在终末期肾病(ESRD)患者中 MM 发病率为 1.0%,同期患病率 0.3%。

【病因与发病机制】

(一)游离轻链蛋白的肾损害

MM 中异常免疫球蛋白或其片段的重链(heavy chain,HC)和 LC 的产生比例发生了改变,所产生的过多游离轻链(free light chain,FLC)即本周蛋白(Bence-Jones protein,BJP),在引起肾损害方面非常重要。LC 分子量为 22.5kD,有 210~220 个氨基酸残基,κ 链有 4 个亚型,常以单体形式出现,也有部分为非共价结合形成的二聚体,λ 链则有 6 个亚型,以二聚体形式为主。正常人尿液 LC 为多克隆,浓度为 0.002 5g/L,在 MM 患者尿液单克隆 LC 含量明显增高(0.02~11.8g/L)。尿中 λ 型 LC 肾损害发生率高于 κ 型,并非所有尿中排泌 BJP 的患者均发展为肾损害,部分患者于病程中排泌大量 BJP 而无肾脏受累。这些表明 BJP 的毒性作用与其理化特性有关。

1. 轻链蛋白毒性损伤肾小管　LC 对近曲小管细胞有直接毒性。将猪近曲小管细胞与 MM 患者 BJP 培养,发现 BJP 有细胞毒素作用及 RNA 酶活性,可侵入细胞及细胞核而不被降解,进入胞核的 BJP 诱导 DNA 裂解和细胞死亡。BJP 还可抑制大鼠近曲小管细胞 Na^+-K^+-ATP 酶的活性和钠依赖性磷及糖的转运,明显抑制胸苷酸的合成,致核固缩,有丝分裂消失,细胞肌动蛋白骨架破坏,甚至细胞裂解。

2. 轻链蛋白形成管型阻塞肾小管   MM 肾损害以管型肾病(cast nephropathy,CN)最常见。正常人肾小球滤过的少量 LC,90% 以上被近曲小管重吸收,MM 患者肾小球滤过的 LC 超过近端小管最大重吸收能力时,到达远端肾小管的 LC 在酸性环境中与 T-H 蛋白(THP)以及白蛋白等形成管型,管型周围有炎性细胞及多核巨细胞围绕,阻塞远端肾小管,此即致成 CN。THP 是一种高度糖基化的酸性蛋白,是正常尿蛋白的主要成分,由肾小管髓袢升支粗段细胞合成,与细胞腔膜面结合并突向肾小管管腔。THP 上的糖基有助于同型 THP 的凝集,去糖基的 THP 可与 BJP 结合。BJP 以不同的亲和力与 THP 主链上的特殊位点共价结合,分析表明此片段位于 THP 的第 6~287 个氨基酸残基。THP 单抗可有效地竞争性抑制 BJP 与 THP 结合。

影响管型形成的因素除了上述 BJP 的浓度与类型,THP 的浓度与糖含量外,远端肾小管的内环境也是重要因素。在体外,当氯化钠浓度超过 80mmol/L 时,可促进 BJP 与 THP 的结合,增加钙浓度也有相同效果。尿 pH 也与管型形成有关,酸性环境增加 BJP 与 THP 的起始连接率,同时伴有连接蛋白的聚集增加。细胞外液减少可加速 BJP 形成管型。

3. 变性的轻链蛋白沉积肾组织   轻链蛋白被单核巨噬细胞吞噬,在胞内加工形成 β 褶片蛋白,分泌至胞外,在温度、pH、金属离子、蛋白水解及氧化等因素作用下,形成寡聚体原纤维,并进一步在血清淀粉样物质 P 及糖胺聚糖参与下,聚集成淀粉样纤维,沉积在肾组织导致肾淀粉样变性。导致淀粉样变性的致病轻链蛋白主要是 λ 轻链。

轻链沉积病(light chain deposition disease,LCDD)的发病机制与淀粉样变性相似,但是变性的轻链蛋白不形成 β 褶片蛋白,它们沉积在肾组织导致肾脏 LCDD。导致 LCDD 的致病轻链蛋白主要是 κ 轻链。

(二) 其他致病因素

1. 高钙血症肾损害   MM 分泌大量破骨细胞活化因子导致骨质吸收、溶骨破坏引起高钙血症,急性高钙血症可以导致肾小球滤过率(GFR)下降,这可能与高钙导致肾小球入球小动脉收缩后肾小球滤过压下降及多尿导致血容量减少有关;慢性高钙血症可以引起严重的肾小管损伤,肾小管间质钙盐沉积,病变以髓袢升支和髓质集合管最明显。

2. 高尿酸血症肾损害   MM 患者核酸分解代谢增强,产生大量嘌呤代谢产物尿酸,引起高尿酸血症;化疗后高尿酸血症更明显,可导致尿酸沉积在肾小管间质,诱发急性高尿酸性肾病。

3. 高黏滞血症   MM 患者血清中过量的 M 蛋白,可诱发血液中红细胞聚集,形成缗钱状,增高血液黏稠度,并由此引起肾脏小动脉及肾小球血管堵塞,损害肾脏。

4. 骨髓瘤细胞髓外浸润   当大量骨髓瘤细胞浸润肾脏时,也可引起或加重肾损害。

5. 其他   脱水、应用对比剂造影、服用非甾体抗炎药、血管紧张素转换酶抑制剂(ACEI)或血管紧张素受体阻滞剂(ARB)皆可能加重 MM 肾损害,甚至诱发急性肾损伤(AKI)。

【病理】

1. 肾小管间质病变   为 MM 的主要肾损伤表现。病程早期,光镜下肾小球基本正常,骨髓瘤管型伴周围巨细胞反应为 MM 管型肾病的特征性改变,多见于远曲小管和集合管,管型中有裂隙(图 6-5-1、图 6-5-2);肾小管变性或萎缩;肾间质炎症细胞浸润、纤维化。免疫荧光检查骨髓瘤管型中可见 κ 或 λ 轻链(图 6-5-3)。电镜下骨髓瘤管型一般由许多呈丝状的扁长形或菱形结晶组成。

2. 肾小球病变

(1)原发性淀粉样变:多发生在轻链型或 IgD(免疫球蛋白 D)型 MM 中。光镜下淀粉样蛋白可沉积于肾脏各组织,以肾小球为主,有大量嗜伊红的均质无结构淀粉样物质沉积,肾小动脉壁、肾小管基膜及肾间质也可受累;刚果红染色呈砖红色,偏振光显微镜下呈苹果绿色;电镜下可见细纤维状结构(直径 8~10nm,长度 30~100nm),排列紊乱。

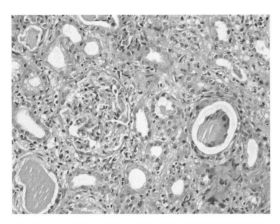

图 6-5-1　肾小球基本正常,肾小管腔内见骨髓瘤管型(光镜下,HE 染色,×400)

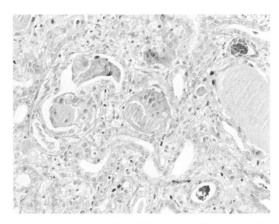

图 6-5-2　肾小管内见骨髓瘤管型伴周围多核巨细胞,管型中有裂隙,分层样改变(光镜下,Masson 三色染色法,×400)

(2)轻链沉积病:光镜下肾小球系膜区轻链蛋白沉积而形成无细胞结节硬化,免疫荧光可见游离轻链 κ 或 λ 沉积于肾小球系膜结节及肾小管基膜,以 κ 型多见(约占 80%)。少数患者可为其他类型单克隆免疫球蛋白沉积病,如重链沉积病或轻链 - 重链沉积病。

【临床表现】

1. 肾脏损害　部分 MM 患者以肾脏损害为首发表现。

(1)慢性肾脏病:蛋白尿常见,尿本周蛋白可阳性,以轻链蛋白尿为主,尿白蛋白定量多<1g/24h,少数伴血尿、水肿、高血压,肾病综合征(NS)并不常见,

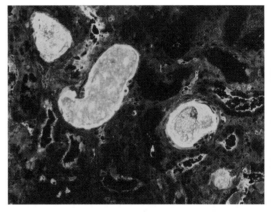

图 6-5-3　沉积于肾小管腔内骨髓瘤管型(免疫荧光染色,×400)

但在轻链型和 IgD 型 MM 中较常见,提示肾脏淀粉样变性或 LCDD;MM 肾病综合征患者即使在严重肾衰竭时尿蛋白丢失仍很多,肾脏体积多无明显缩小;尿中长期排出 LC 可致慢性肾小管功能损害,患者口渴、多饮、夜尿增多、尿浓缩及酸化功能障碍,严重者发生范科尼综合征,呈现肾性糖尿、氨基酸尿、磷酸盐尿等,骨髓瘤管型所致慢性小管间质病变常导致不同程度的肾衰竭;贫血出现早,与肾功能受损程度不成正比;由于免疫力低、化疗后白细胞下降等,约 1/3 病例反复发生膀胱炎、肾盂肾炎。

(2)急性肾损伤(AKI):可发生在肾功能正常或慢性肾衰竭的基础上,常由脱水致血容量不足、感染、高尿酸血症、高血钙、药物等因素诱发,病死率高。对比剂是诱发 MM 患者 AKI 的重要因素。

IgG 型、IgA 型 MM 的肾脏损害多以肾小管病变、肾衰竭为主要表现,少数患者合并肾脏淀粉样变性或 LCDD;轻链型、IgD 型 MM 的肾脏损害发生率显著较前两者高,临床除肾小管病变外,肾小球病变发生率亦高(免疫球蛋白轻链淀粉样变性或 LCDD)。

2. 肾外表现　包括骨骼破坏,好发于颅骨、肋骨、腰椎骨、骨盆等部位,骨质破坏处易发生病理性骨折;髓外瘤细胞浸润,以肝、脾、淋巴结、肾脏浸润最常见;异常 M 蛋白相关症状如高黏滞综合征、感染、出血等。

【实验室与辅助检查】

1. 血液检查　较常见,重者全血细胞减少;部分患者血清球蛋白显著增高,常见高钙、高尿酸血症;血中 β2 微球蛋白(β2-microglobulin,β2M)是判断预后与疗效的重要指标及 MM 分期的依据,高低与肿瘤活动程度成正比;血、尿免疫固定电泳可见单株峰 M 蛋白,血清游离轻链(serum free light chain,SFLC)为定量检测,敏感性及特异性更高,SFLC数值及其κ/λ比值可作为判断良、恶性浆细胞病的重要标准,并用于疾病活动和疗效的监测。

2. **尿液检查**　见轻重不等的蛋白尿,轻链蛋白为主,尿本周蛋白可阳性(敏感性低),部分患者尿常规蛋白(阴性或少量)检测结果与24h尿蛋白定量(中、大量)不一致,血尿较少见,可出现肾小管及肾小球功能损害(见前述)。

3. **骨髓常规**　骨髓象异常浆细胞大于10%,但早期可能需多部位进行骨髓穿刺才能确诊。

4. **影像学改变**　确诊时多数患者X线平片可见特征性的溶骨性损害,还常见弥漫性骨质疏松及病理性骨折,MRI及PET-CT扫描可早期发现MM骨骼病变。

【诊断与鉴别诊断】

(一) MM诊断可依据《中国多发性骨髓瘤诊治指南(2015年修订)》

1. **有症状骨髓瘤诊断标准**　满足下述条件的第(1)条和第(2)条,及第(3)条中的任意一项。

(1)骨髓单克隆浆细胞比例≥10%和/或组织活检证明有浆细胞瘤。

(2)血清和/或尿出现单克隆M蛋白。

(3)骨髓瘤相关表现:①靶器官损害。校正血清钙>2.75mmol/L,肾功能损害(肌酐清除率<40ml/min或肌酐>177μmol/L),贫血[血红蛋白(haemoglobin,Hb)]低于正常下限20g/L或<100g/L),溶骨性破坏(影像学检查显示1处或多处溶骨性病变)。②无靶器官损害,但出现下述1项或多项指标异常:骨髓单克隆浆细胞比例≥60%,受累/非受累血清游离轻链比值≥100,MRI发现>1处5mm以上局灶性骨质破坏。

2. **无症状骨髓瘤(冒烟型骨髓瘤)的诊断标准**　满足下述条件的第(3)条,及第(1)条和/或第(2)条。

(1)血清单克隆M蛋白≥30g/L或24h尿轻链≥1g。

(2)骨髓单克隆浆细胞比例为10%~60%。

(3)无相关器官及组织的损害(无终末器官损害,包括溶骨改变)。

(二) MM分期

除传统的Durie-Salmon分期外,新的国际分期系统[ISS(International staging system,国际分期系统)及R-ISS(Revised International staging system,修正的国际分期系统)]近年得到广泛应用,后者对患者的预后有较好的预测作用,见表6-5-1。

表6-5-1　多发性骨髓瘤的国际分期系统(ISS)和修正的国际分期系统(R-ISS)比较

分期	ISS标准	R-ISS标准
Ⅰ期	血β2微球蛋白<3.5mg/L和白蛋白≥35g/L	ISS Ⅰ期和细胞遗传学标危患者,同时乳酸脱氢酶水平正常
Ⅱ期	不符合Ⅰ和Ⅲ期的患者	不符合R-ISS Ⅰ和Ⅲ期的患者
Ⅲ期	血β2微球蛋白≥5.5mg/L	ISS Ⅲ期患者,同时细胞遗传学高危或乳酸脱氢酶高于正常水平

(三) MM肾损害的诊断

国内外MM指南肾功能损害标准一般定义为肌酐>177μmol/L,可能漏诊部分肾损伤患者。CKD可参考简化MDRD公式或CKD-EPI公式来估算GFR(eGFR),依据2012年KDIGO-CKD指南对肾损伤分期。AKI可参考2012年KDIGO-AKI标准诊断。

临床表现典型的管型肾病患者通常不需要常规肾活检,尿蛋白以白蛋白尿为主,需排除是否合并肾小球病变者(如AL和LCDD等),需行肾活检确诊。

若有如下情况应注意排除骨髓瘤肾病:①年龄>45岁,不明原因肾功能损害;②红细胞沉降率明显增快,高球蛋白血症且易感染(如泌尿道、呼吸道等);③尿常规蛋白定性(阴性或少量)和24h尿蛋白定量(中、大量尿蛋白)结果不一致;④早期肾功能不全伴高血钙;⑤贫血和肾功能损害程度不成正比;⑥肾病综合征无血尿、高血压,早期伴贫血和肾衰竭;⑦肾脏淀粉样变性应常规骨髓穿刺排查 MM。

（四）鉴别诊断

注意与意义未明的单克隆丙种球蛋白病(MGUS)、转移性癌的溶骨病变、反应性浆细胞增多症、自身免疫病相关肾病如狼疮肾炎等相鉴别。MGUS 患者多无贫血、肾功能衰竭、骨质破坏,M 蛋白水平较低且长期稳定,IgG<30g/L,IgA<15g/L,尿本周蛋白<1g/24h 或阴性,骨髓穿刺浆细胞<10%,浆细胞形态多正常;狼疮肾炎除尿蛋白、肾衰竭外,也常见肾外症状,如明显贫血(与肾功能损害程度不成正比)、高丙球蛋白血症、红细胞沉降率明显增快,但相关自身抗体阳性,肾活检有特征性表现。

【治疗】

（一）骨髓瘤的治疗

1. **蛋白酶体抑制剂(proteasome inhibitor)**　硼替佐米为基础的化疗目前已作为 MM 的一线治疗,包括 VD 方案(硼替佐米与地塞米松)、VCD 方案(硼替佐米、环磷酰胺及地塞米松)、PAD 方案(硼替佐米、多柔比星及地塞米松)及 MPB 方案(硼替佐米、美法仑及强的松)等,疗效远优于传统化疗。该药标准剂量为 1.3mg/m^2,第1、4、8、11 天给药,3 周为 1 个疗程。肾功能损害不影响本药药动学,肾功能不全者无需调整硼替佐米剂量。由于透析会降低药物浓度,应透析结束后再给予本药。卡非佐米是第二代选择性蛋白酶体抑制剂,可用于硼替佐米难治性病例,伊沙佐米是口服的蛋白酶体抑制剂,被批准用于之前至少接受过一种治疗的 MM 患者。

2. **免疫调节药物**　沙利度胺剂量 50~200mg/d,肾功能损害不影响其药动学,在 MM 肾功能损害患者中不需要调节剂量,但可能导致高钾血症,尤其在透析患者中,应密切监测。该药可致静脉血栓栓塞(vein thromboembolism,VTE),建议用药时评估 VTE 的风险。来那度胺为沙利度胺的衍生物,常规剂量 25mg/d,主要经肾脏排泄,需要根据肾功能调整剂量:GFR 30~50ml/min 时剂量应减为 10mg/d,GFR<30ml/min 时应改为隔日 15mg 服用,透析患者剂量为 5mg/d,透析后服用。对无法应用硼替佐米方案的患者,推荐应用 TCD 方案(沙利度胺、环磷酰胺、地塞米松)、MPT 方案(美法仑、泼尼松、沙利度胺)等,美法仑水解后经肾脏排泄,肾功能损害需调整剂量,拟行自体造血干细胞移植(ASCT)者应避免使用美法仑。

3. **大剂量化疗(high-dose therapy,HDT)联合自体造血干细胞移植**　年龄<65 岁的初诊患者,HDT-ASCT 应被视为基本治疗措施之一,并据此选择初始诱导治疗方案,>70 岁的患者不推荐该方案。干细胞采集应在病程早期进行,可在化疗三四个疗程后骨髓瘤细胞负荷较低时动员采集,肾功能不全对于干细胞动员、采集及质量无明显不利影响。HDT 的主要药物美法仑剂量范围为 140~200mg/m^2。肾衰竭者用量为 140mg/m^2。对稳定透析患者或稳定的轻度肾功能不全患者进行干细胞移植治疗是可行的。对严重肾功能不全(GFR<30ml/min)患者,虽可考虑该疗法,但仅建议在有特别专长的中心实施。

4. **新的药物和疗法**　靶向 CD38 的达雷木单抗和靶向 SLAMF7(表达于 MM 细胞和自然杀伤细胞的糖蛋白)的埃罗妥珠单抗被批准用于多次复发或难治性 MM;嵌合抗原受体 T 细胞免疫疗法(chimeric antigen receptor T-cell immunotherapy,CAR-T)有望成为治疗 MM 的新策略,主要原理是采集患者的外周血并提取 T 细胞,在体外对 T 细胞进行生物技术改造,为其装上能够识别肿瘤细胞的嵌合抗原受体后,再将这类修饰过的 T 细胞扩增后回输到患者体内,对肿瘤细胞有更强的靶向性和杀伤力,中国学者在复发、难治性 MM 中进行的一期临床试验取得了良好疗效。

（二）骨髓瘤肾损害一般治疗

1. **去除加重肾功能损害的因素**　纠正脱水,尽早发现和控制高钙血症,避免使用对比剂、利尿剂、非甾体抗炎药和肾毒性药物,积极控制感染。

2. **充分饮水**　除心力衰竭、大量蛋白尿等水肿、少尿患者外,勿限制食盐入量,并予以水化处理,分次摄入足够液量,保证尿量 2~3L/d。部分 AKI 患者只需摄入足够液体(>3L/d)就可逆转肾功能,老年及心力衰竭患者可能需要监测中心静脉压来指导补液量。

3. **碱化尿液** 可口服和静脉注射碳酸氢盐,维持尿 pH>7。对 MM 合并高钙血症的患者,过分碱化尿液可促使钙盐沉积,故宜保持尿 pH 在 6.5~7 之间。

4. **防治高钙血症、高尿酸血症** 高钙危象患者可予补液,静脉使用激素、降钙素,必要时低钙透析。

5. **贫血治疗** MM 者 Hb<100g/L 时应接受 EPO 治疗,剂量可 20 000~30 000IU/ 周[150IU/(kg·Tiw)],治疗前、治疗中监测铁代谢情况。伴慢性肾衰竭者治疗可参考 NKF(National Kidney Foundation,美国国家肾脏基金会)KDOQI 指南。

6. **MM 骨病治疗** 建议进行化疗的 MM 患者长期使用二膦酸盐,至少持续治疗 2 年。目前多用帕米膦酸钠(pamidronate),静脉使用(每个月 30~90mg),或唑来膦酸(zoledronate),静脉使用(每个月 4mg)。肾脏是二膦酸盐的唯一排泄途径,肾衰竭患者需调整剂量,Ccr<30ml/(min·1.73m^2)者不推荐唑来膦酸。

(三)骨髓瘤肾损害的血液净化治疗

透析疗法适用于严重肾衰竭患者(AKI 或 ESRD),并可治疗高钙危象,一般选择血液透析。透析时可适当灌注碳酸氢钠,促进管型和轻链排出,老年患者心血管并发症较多,应避免过分超滤脱水。常规透析不能清除游离 LC,患者如有条件可行高通量透析,在体外试验中,高通量透析膜可有效清除血清游离 LC,但尚需循证研究进一步确证其疗效。高截留量透析器如 HCO1100,有效筛选系数 50kD,能有效降低 MM 患者体内的游离 LC 浓度。血浆置换对改善 MM 肾病患者长期预后的疗效不确切,目前并未被推荐为 MM 肾衰竭的标准治疗,多数指南仅推荐 MM 并发高黏滞综合征或管型肾病导致快速进展肾衰竭时应用该疗法,方案为 10~14d 内行 6 次单膜或双膜血浆置换,注意该治疗和使用化疗药物应相隔一定时间。

【预后】

MM 自然病程 6~12 个月,有效化疗后中位生存期 3~4 年。近年来硼替佐米显著提高了治疗疗效,延长生存时间,且肾衰竭时剂量不需调整,推荐为一线治疗。合并肾损害者,经过合理治疗后,约半数患者受损的肾功能可获得不同程度的恢复,肾功能短期内完全恢复者可能并不影响其远期预后。

思考题

1. 骨髓瘤肾损害的主要发病机制包括哪些?
2. 肾损伤患者合并哪些情况时,应重点排查骨髓瘤肾病?
3. 骨髓瘤肾损害的主要病理表现包括哪些?
4. 简述骨髓瘤肾病的血液学治疗方案及应用原则。

(陈 楠)

第二节 淋巴瘤肾损害

淋巴瘤是淋巴细胞和/或组织细胞在淋巴结或其他淋巴组织中异常增生的恶性肿瘤,包括霍奇金

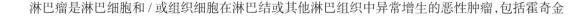

淋巴瘤（Hodgkin's lymphoma,HL）和非霍奇金淋巴瘤（non Hodgkin's lymphoma,NHL）两类,临床表现为无痛性淋巴结肿大,肝、脾大,发热,贫血和恶病质等,男性多于女性。WHO 将 HL 分为结节性淋巴细胞为主型和经典型两种,NHL 分成 30 余种亚型,其中侵袭性淋巴瘤是指那些生长迅速的淋巴瘤类型,如不接受治疗常在数月内死亡。遗传因素、感染、环境、饮食、免疫状态是淋巴瘤发生的风险因素。

在血液系统肿瘤所致的肾脏损害中,淋巴瘤占首位,但患者生前临床诊断率不高。淋巴瘤患者尸检时肾脏损害比例高达 33.5%,男女比例 3.75:1。淋巴瘤浸润骨髓者肾损害发生率明显高于无骨髓浸润者。

【病因与发病机制】

（一）肿瘤直接影响

后腹膜淋巴瘤、肿大淋巴结、肿瘤细胞浸润后腹膜腔以及后腹膜纤维化等可压迫泌尿道,引起梗阻性肾病、肾后性急性肾衰竭;压迫肾动脉引起缺血性急性肾衰竭,或压迫下腔静脉（或肾静脉）而损伤肾脏;淋巴瘤患者尸检中 1/3 浸润肾脏,以淋巴肉瘤和网状细胞肉瘤更多见;较少见的原发性肾脏淋巴瘤（primary renal lymphoma,PRL）常发生急性肾损伤（AKI）。

（二）免疫反应相关肾损伤

免疫反应相关肾损伤主要有以下机制:①淋巴细胞产生的毒性物质使肾小球基膜通透性增加;②肿瘤相关抗原与免疫球蛋白形成免疫复合物,通过免疫反应引起肾病;③部分患者血液循环中检出混合型冷球蛋白;④ HL 中可见淀粉样物质沉积,肾小球病变常与此类免疫反应异常有关。

（三）肿瘤代谢相关肾损伤

国外一项研究纳入 54 例淋巴瘤患者,发现高钙血症比例高达 42.6%。急性高钙血症可以导致肾小球滤过率（GFR）下降,可能与高钙导致肾小球入球小动脉收缩后肾小球滤过压下降以及多尿导致血容量减少有关,慢性高钙血症可以引起严重的肾小管损伤,肾小管间质钙盐沉积;淋巴瘤核酸代谢增强,常有高尿酸血症,导致肾小管间质性损害。

（四）治疗相关肾损伤

后腹膜淋巴瘤放疗可致放射性肾炎;多种抗肿瘤药物如甲氨蝶呤或亚硝基脲类、化疗后高尿酸血症均可引起肾脏损害。

【临床表现】

（一）肾脏表现

1. **肾小球病变**　可见血尿、蛋白尿,部分表现为肾病综合征（NS）、高血压;肾功能受累可以是急性,也可以发展为慢性。肾小球病变可先于、同时或晚于淋巴瘤诊断的确立,甚至可在淋巴瘤发生前数月至数年出现。当 NS 为首发症状,而早期无明显淋巴结肿大时,易漏诊和误诊。NS 一般随淋巴瘤的恶化或缓解而相应加剧或好转。

2. **小管间质病变**　可见小管性或混合性蛋白尿:尿液中 NAG（N-acetylglucosamine,N-乙酰葡糖胺）酶增多,视黄醇结合蛋白质（retinol-binding protein,RBP）增多;钠、氯、钙、磷排泄分数升高,晨尿 pH 升高,夜尿增多等。

3. **肿瘤浸润**　患者生前确诊率较低,尸检中发现肾脏浸润比例较高。国外一项回顾性研究报道,1 365 例 NHL 中,7.6% 有肾脏浸润,其中 56.7% 为 B 细胞淋巴瘤,16.4% 为 T 细胞淋巴瘤;72.1% 为双肾浸润,单侧肾浸润 27.9%,结节样浸润 59.6%,弥散性浸润 38.5%。肾脏淋巴瘤细胞浸润分为间质浸润和肾小球浸润两种类型,以间质浸润型多见,约占 80%,且多表现为 AKI。患者肾脏体积常增大,即使慢性肾衰竭终末期肾脏体积也无明显缩小。

4. **原发性肾脏淋巴瘤（PRL）**　临床表现类似肾癌,较少见。组织学基本为 B 细胞性,多数是高度恶性的弥漫性大细胞性淋巴瘤。其诊断标准为:①肾穿刺组织学确诊淋巴瘤浸润;②弥漫性单侧或双侧肾脏肿大（排除梗阻性肾病）;③无肾外器官、淋巴结受累;④肾衰竭常为首发症状（排除其他肾衰竭原因）,淋巴瘤治疗后肾衰竭快速缓解。

5. **代谢异常相关肾损伤**   常见高钙血症、高尿酸血症所致小管间质损害,急性高钙血症还可致GFR 下降。

6. **肿瘤相关肾脏压迫症状**   淋巴瘤肿块、肿大淋巴结、肿瘤浸润可致:①梗阻性肾病;②肾盂、输尿管破坏和积水;③肾动脉、肾静脉、下腔静脉狭窄及闭塞,相应可导致肾后性、肾前性及肾性肾衰竭。

7. **治疗相关肾损害**   部分化疗方案所用药物如甲氨蝶呤(MTX)、顺铂等可引起肾损伤,前者主要由于 MTX 结晶沉积于小管内所致,剂量>200mg/m² 时肾毒性更加明显。顺铂引起的肾损伤为剂量依赖性,AKI 一般发生于给药 1~2 周后,多为非少尿型,部分患者有低血镁、低血钾、低血钙。部分放疗患者的肾脏在 5 周内接受放射剂量达 20Gy 以上,可发生放射性肾病,临床上常以高血压、蛋白尿、进行性贫血及肾功能损害为特征。

(二) 肾外表现

1. **全身症状**   多在疾病晚期才出现。常见疲乏、发热、进行性消瘦等。

2. **淋巴结肿大**   浅表淋巴结肿大是最常见的早期症状,大多进行性逐渐增大,晚期数个肿大的淋巴结可互相融合成为较大肿块并固定。

3. **淋巴结外器官累及症状**   HL 患者出现结外器官累及症状常常提示疾病发展至晚期,而对于NHL,20%~30% 的患者主要表现为结外器官受累症状。

4. **肝、脾大**   NHL 较 HL 患者更常见肝、脾大。

【病理】

病变肾脏的重量增加,肉眼可见多发性结节,少数外观正常。

肾活检发现 2%~11% 的患者有肾小球肾炎。

HL 相关的肾小球病变常见微小病变型肾病、膜性肾病、淀粉样变性。微小病变型肾病是 HL 的典型肾损害病理类型,发生率约为 1%,而淀粉样变性的发生率近年有所降低。

NHL 可表现为多种肾小球病变,包括:微小病变型肾病、膜性肾病、膜增生性肾小球肾炎、系膜增生性肾小球肾炎、新月体肾炎、IgA 肾病等,少数可见局灶性节段性肾小球硬化、纤维样肾小球病等。肾间质中瘤细胞可呈弥漫性浸润或局灶性聚集。

【诊断与鉴别诊断】

淋巴结活检、骨髓活检 + 流式细胞术及影像学检查(尤其 PET-CT 等)等对于排查淋巴瘤非常重要。

肾病综合征患者如有以下特点,临床应注意排除淋巴瘤可能:①中老年患者;②病理表现为微小病变型肾病(或膜性肾病);③肾脏体积增大,即使进入终末期肾病肾脏体积也无缩小;④浅表淋巴结肿大;⑤激素抵抗性 NS。如确诊淋巴瘤,且肾病综合征随淋巴瘤的恶化或缓解相应加剧或好转,可诊断淋巴瘤相关肾病。

急性间质性肾炎(acute interstitial nephritis,AIN)如合并淋巴结、肝、脾肿大应排除淋巴瘤,但需与自身免疫性疾病(干燥综合征、SLE、结节病等)肾损害、药物过敏及感染所致的 AIN 鉴别。在肿大淋巴结位于体腔深部难以活检时,肾脏病理可能提供重要的诊断线索。如肾组织浸润淋巴细胞在形态学(异型性、单一性)考虑为淋巴瘤后,应结合免疫组化进行鉴别,分别做两个 T 细胞和 B 细胞标记,如 CD3、CD43、CD20、CD79α 等。

【治疗】

主要针对淋巴瘤进行治疗,目前多根据不同肿瘤、不同病理类型及亚型、不同生物学行为、不同病期及发展趋向、不同机体的行为状态及重要器官功能进行综合治疗。治疗手段包括外科手术切除、放射治疗(放疗)、化学治疗(化疗)、生物反应修饰剂、中医中药等。HL 的常用方案包括 MOPP(氮芥、长春新碱、甲苄肼、强的松)、ABVD(阿霉素、博来霉素、长春花碱、达卡巴嗪)、CHOP(环磷酰胺、阿霉素、长春新碱、泼尼松)等,NHL 可选择 CHOP、m-BACOB(博来霉素、阿霉素、环磷酰胺、长春新碱、地塞米松、甲氨蝶呤、亚叶酸钙)、MACOP-B(氨甲喋啶、阿霉素、环磷酰胺、长春新碱、强的松、博来霉素)方案。包含 CD20 单克隆抗体利妥昔单抗(rituximab),蛋白酶体抑制剂硼替佐米及来那度胺、沙利度胺等药物的新方案应用较传统方案大幅提高了疗效及患者的长期生存率。对于<55 岁,中、高度恶性,难治,易复发的淋巴瘤,如重要器官功能正常,可考虑外周血自体干细胞移植。

　　淋巴瘤肾病治疗还包括:①纠正脱水,尽早发现和控制高血钙,避免使用造影剂、利尿剂、NSAIDs和肾毒性药物,积极控制感染;②充分饮水,保持足够尿量,尤其在化疗前、后注意水化,适当碱化尿液;③防治高血钙:部分患者可能发生高钙危象,须及时补液,适当使用肾上腺皮质激素、降钙素等,严重高血钙可行低钙透析;④防治高尿酸血症:选用抑制尿酸合成药别嘌呤醇,肾功能减退时需减量,与化疗同时合用时注意监测血白细胞;⑤透析疗法适用于严重肾衰竭患者,并可治疗高钙危象,部分患者有可能在透析数月后随淋巴瘤缓解、肾功能改善而脱离透析,淋巴瘤合并终末期肾病需维持性肾脏替代治疗。

思考题

1. 简述淋巴瘤肾损害的主要临床表现。
2. 简述淋巴瘤肾损害的诊断要点。
3. 简述淋巴瘤肾损害的主要病理类型。

(陈　楠)

第六章
高血压与肾脏

无论原发性还是继发性高血压,均可引起不同程度的肾脏损害。临床上将高血压造成的肾脏结构和功能的改变,统称为高血压性肾损害,主要为小动脉性肾硬化。而高血压一旦对肾脏造成损害,肾脏对体液平衡调节以及血管活性物质的代谢功能发生障碍,会进一步加重高血压,造成肾损害与高血压之间的恶性循环,甚至进一步导致心脑血管疾病。高血压肾损害根据病理变化、临床表现以及病程演进的不同,小动脉性肾硬化症可分为良性和恶性两种。高血压性小动脉性肾硬化是导致 ESRD 的重要原因,其发病率不断上升。良性小动脉性肾硬化症一般进展缓慢,早期表现为夜尿增多,可有少量蛋白尿,以小分子蛋白尿为主;恶性小动脉性肾硬化症起病急骤,如不积极治疗,常出现肾功能急剧恶化。控制血压和保护靶器官是本病的主要治疗手段。

高血压是美国导致 ESRD 的第二位病因,是我国导致 ESRD 的第三位病因。2011 年上海透析登记报告中显示高血压肾硬化占新增 ESRD 患者的 13.39%,占年末 ESRD 患者的 14.57%。USRDS 2017 年统计结果显示,由高血压导致的 ESRD 较 2016 年上升了 2.6%,较 2000 年上升 91.1%,粗略估计 ESRD 患病率高达 2 203/ 百万人口。

【病因与发病机制】

高血压肾硬化的危险因素包括不可逆和可逆因素。不可逆危险因素包括出生时低体重、年龄、男性、有高血压肾损害家族史等;可逆危险因素包括不良生活方式、精神紧张等社会心理因素、炎症、长期严重的高血压、肥胖、糖尿病、高脂血症、高尿酸血症及阻塞性睡眠呼吸暂停综合征等。

良性小动脉性肾硬化症的发生率与高血压的严重程度和持续时间成正相关。主要发病机制如下。

(一)血流动力学因素

发生高血压时,肾脏小动脉收缩,肾血管阻力升高,肾血流量(renal blood flow,RBF)下降。随着高血压持续进展,出现肾小动脉硬化,顺应性下降,加之小动脉管壁增厚,管腔狭窄,RBF 进一步下降,导致缺血性肾实质损害。高血压性肾损害并不完全为缺血性损害,肾小球内高灌注、高压力及高滤过("三高")的存在亦是促进肾实质损害的重要因素,尤其是肾小球硬化的主要发病机制。

(二)肾素 - 血管紧张素 - 醛固酮系统(RAAS)激活

RAAS 激活参与形成高血压肾损害,转化生长因子 β(TGF-β)在血管紧张素 Ⅱ(Ang Ⅱ)导致的促生长和促纤维化作用中亦起着关键作用,Ang Ⅱ 水平增高可刺激内皮细胞生成内皮素 -1(ET-1)。此外,肾动脉狭窄后肾血流量减少造成的缺氧和髓质渗透压升高也可能导致肾脏合成 ET-1 增加。同时 ET-1 还可与其他生长因子,如表皮生长因子、血小板源性生长因子及 TGF-β 协同作用,加速肾脏硬化的进程。

(三)中枢交感神经过度兴奋

神经信号沿交感传出纤维依次作用于心脏、血管壁和肾脏,影响血压。交感神经兴奋,可直接刺激外周血管收缩、提高心率、促进心肌收缩等,从而升高血压。交感信号可作用于肾脏内小动脉,造成血管收缩,升高血压,降低肾小球灌注;使肾小管钠吸收增多;作用于球旁器细胞,使肾素分泌增多,激活 RAAS,又进一步加重交感神经系统的激活。

急骤的血压升高是发生恶性小动脉性肾硬化症的关键因素。严重的高血压可直接对血管壁造成机械性损伤,导致小动脉纤维素样坏死和增生性动脉内膜炎;RAAS 激活促使血管通透性增加,纤维蛋白原进入小血管壁,激活凝血系统,管壁及管腔内发生纤维蛋白沉积,红细胞经过时破裂溶血,进一步促使纤维蛋白沉积,加上血管内皮损伤、血小板凝集、凝血物质释出,导致微血管溶血,以及弥散性血管内凝血。此外,抗利尿激素水平增高、细胞胞质内钙含量增加、低钾饮食、前列腺环素合成减少等也可能参与了发病。在恶性高血压患者小动脉壁发现有免疫球蛋白和补体沉积,故不能排除免疫机制参与了血管病变的可能。

【临床表现】

(一)良性小动脉性肾硬化症

良性小动脉性肾硬化症首发的临床症状可能是夜尿增多,这反映了肾小管发生缺血性病变导致尿浓缩功能减退。当肾小球出现缺血性损害时,可出现轻、中度蛋白尿,一般尿中红细胞及白细胞并不增多。早期肾功能正常,随着病情进展肾功能逐渐减退。眼底检查非常重要,可见小动脉痉挛、狭窄,视网膜动脉硬化等,一般与肾小动脉硬化程度平行,可大致反映肾小动脉情况。可存在其他靶器官损害,如高血压性左心室肥厚、脑血管意外等。

(二)恶性小动脉性肾硬化症

恶性高血压是高血压急症中的一种类型,其发病率占高血压人群的 1%~4%,常发生于 30~40 岁青壮年,以往有高血压病史的男性患者多见。临床特征包括短时间内血压急剧升高,舒张压 ≥ 130mmHg。起始症状多为神经系统改变(头晕、头痛、意识障碍、惊厥、抽搐等)。恶性高血压更易合并其他器官损害,病变广泛累及全身小动脉,随后出现心力衰竭和 / 或肾衰竭。

恶性小动脉性肾硬化症首先表现为蛋白尿,严重时呈肾病综合征表现。20% 患者可有无痛性肉眼血尿,50% 为镜下血尿,可出现红细胞管型和颗粒管型。75% 的患者有脓尿。多数患者伴有肾功能进行性减退。肾脏大小一般正常或轻度缩小。恶性高血压患者仅在以下几种情况下应考虑肾活检:①表现为急性肾炎综合征时,不能除外新月体肾炎或急性肾炎者;②不能除外急性间质性肾炎者;③血压平稳后尿蛋白量仍然较大,需了解有无肾实质性疾病。由于有高血压和小动脉硬化,肾活检时容易出血,因此对于这类患者进行肾活检要相当慎重,严格掌握肾活检指征。

常伴随心脏及中枢神经系统累及,如急性心力衰竭、心绞痛和心肌梗死,3/4 以上患者有左心室肥大。脑血管意外发生率为 7%,表现为局灶性脑梗死、蛛网膜下腔或脑实质出血。血栓性微血管病(TMA)是继发于恶性高血压的严重并发症,有微血管性溶血性贫血和血小板减少等表现,常合并急性肾衰竭。

【病理】

高血压性肾硬化症的主要病理变化为肾脏小动脉硬化,如弓状动脉及小叶间动脉内膜增厚,入球小动脉玻璃样变、管壁增厚、管腔变窄,进而继发肾实质缺血性损害,包括肾小球缺血性皱缩、硬化,肾小管萎缩,肾间质炎细胞浸润及纤维化。在 80 岁以上人群的肾活检病理中高血压性肾小动脉硬化占 7.1%。

恶性小动脉性肾硬化症的特征性病理表现是小动脉的增生性动脉内膜炎和入球小动脉壁纤维素样坏死。光镜下可见入球小动脉发生纤维素样坏死,内皮下透明血栓形成;小叶间动脉和弓状动脉内膜高度增生,基质与内膜细胞呈同心圆排列,形成典型"洋葱皮"样外观,致使动脉管壁高度狭窄乃至闭塞;肾小球缺血皱缩,部分患者表现为节段性纤维素样坏死,肾间质可表现为水肿,炎性细胞浸润和肾间质纤维化;肾小管上皮细胞脱落和不同程度的肾小管萎缩。

【实验室检查】

微量白蛋白尿是高血压肾损害的早期诊断指标,同时也是全身血管内皮细胞损伤的标志。未充分控制和新近发生严重高血压的原发性高血压患者,尿微量白蛋白排出增加,待血压控制后尿白蛋白排出减少。

微量白蛋白尿的监测可采用24h尿白蛋白定量(30~300mg/24h)、24h尿白蛋白排泄率(20~200μg/min)、随意尿中白蛋白与肌酐比值(30~300mg/g或2.5~25.0mg/mmol)测定或晨尿中白蛋白浓度(30~300mg/L)测定等方法。晨尿中白蛋白浓度的测定可能是患者筛查的理想方法,而24h尿白蛋白排泄率是可靠的监测指标。

大多数恶性小动脉性肾硬化症患者血液检查提示血浆肾素水平和活性以及醛固酮水平升高。外周血涂片可见破碎红细胞、血小板减少、网织红细胞增加,需要考虑恶性高血压合并血栓栓塞性微血管病。

【诊断与鉴别诊断】

良性小动脉性肾硬化症诊断要点包括:①中年以上多见,可有高血压家族史;②出现肾损害以前已有5年以上持续性高血压(一般血压>150/100mmHg)病史;③病情进展缓慢,肾小管功能损害(尿浓缩功能减退,夜尿增多)早于肾小球功能损害;④有持续性蛋白尿(轻至中度),尿镜检有形成分少;⑤常伴随高血压视网膜病变,心、脑血管并发症。

恶性小动脉性肾硬化症的诊断依据:①有恶性高血压;②有蛋白尿和血尿;③肾功能进行性恶化。恶性高血压诊断标准:①短期内血压急剧增高,舒张压≥130mmHg;②眼底检查见双侧视网膜出血、棉絮样渗出,可伴或不伴视乳头水肿(Keith-Wagnar分级达Ⅲ级或Ⅳ级)。

恶性小动脉性肾硬化症需与以下疾病鉴别。

(一)肾实质性高血压

病史中先有高血压还是先有肾脏病对鉴别诊断起重要作用,如先有尿检异常而后再出现高血压,提示肾实质性疾病伴发肾性高血压可能大;如先有高血压,若干年后出现尿检异常,则原发性高血压引起肾脏损害的可能较大。原发性高血压引起肾脏损害的早期以肾小管间质病变为主(夜尿增多,大多尿蛋白<1.5g/24h,以中、小分子蛋白为主);肾实质性疾病伴发高血压则大多以肾小球病变为主。临床诊断困难时可行肾活检帮助鉴别。

(二)肾血管性高血压

绝大多数的肾血管性高血压系由肾动脉粥样硬化狭窄引起,它可同时导致患侧肾脏缺血性肾病及对侧肾脏高血压肾硬化症,从而出现肾功能损害。肾血管性高血压常有如下特点可资鉴别:①由肾动脉粥样硬化引起,常发生于老年人及绝经后妇女,并常伴心、脑及外周动脉粥样硬化表现;②血压常很高,不用血管紧张素转换酶抑制剂(ACEI)或血管紧张素受体阻滞剂(ARB)常难控制,而ACEI或ARB用量稍大又易造成血压剧降,出现急性肾损害;③出现缺血性肾脏损害时,其表现与高血压肾硬化症相似,尿液改变轻微,肾小管功能损害早于肾小球损害,进展较缓慢;④由于两侧肾动脉病变常轻重不一,因此影像学检查双肾大小及放射性核素检查双肾的肾功能常不一致;⑤上腹部及/或腰背部有时可闻及血管杂音。高度疑诊时可行选择性肾动脉造影确诊。

(三)其他继发性高血压

各种内分泌疾病导致的高血压,例如皮质醇增多症、嗜铬细胞瘤及原发性醛固酮增多症等,它们都有各自的内分泌疾病表现,而常无肾脏损害,鉴别并不困难。

另外,也需与主动脉缩窄鉴别,后者或为先天性,或由多发性大动脉炎引起,较少见。临床表现为上肢血压高而下肢血压不高或降低;腹主动脉、股动脉和其他下肢动脉搏动减弱或不能触及;肩胛间区、胸骨旁、腋部可有侧支循环的动脉搏动、杂音和震颤。主动脉血管造影可以确诊。

【治疗】

(一)积极控制可逆的危险因素

调整生活方式,如限制钠盐摄入(推荐每日摄入食盐<6g/d)、戒烟限酒、控制体重、适当的体育活动等。这些干预措施方便易行,还可帮助患者更好地降低血脂、控制血糖,减少心血管并发症的风险。

(二)早期进行降血压治疗

将血压降至目标值是预防良性小动脉性肾硬化症发生的关键。大量临床研究表明,血压的良好控制可以减少蛋白尿,延缓肾功能减退,减少心血管事件的发生,降低病死率。

1. **降压目标**　在良性小动脉性肾硬化症发生后,治疗以控制血压、减少蛋白尿、保护残存肾单位、延缓肾损害进展为主要目的。不同的指南对慢性肾脏病(CKD)患者降压靶目标的确定并不一致。2014 年《美国成人高血压管理指南》(JNC8)和《改善全球肾脏病预后国际组织(KDIGO)指南》,建议合并糖尿病的 CKD 患者血压控制在<140/90mmHg,如耐受,患者血压目标可以再适当降低为<130/80mmHg;对于糖尿病及非糖尿病的 CKD 非透析患者,若 24h 尿白蛋白<30mg,血压治疗目标为<140/90mmHg;尿白蛋白≥30mg/24h 时血压控制在≤130/80mmHg。2017 年《美国心脏协会(American Heart Association,AHA)- 美国心脏病学会(American College of Cardiology,ACC)高血压指南》指出:高血压合并 CKD 的患者,降压的靶目标为 130/80mmHg 以下,高血压合并 CKD 3 期以上者,或合并蛋白尿≥300mg/d 或尿白蛋白 / 肌酐比值≥300mg/g 的 CKD 1 期和 2 期患者,使用ACEI 可延缓肾病进展,如无法耐受 ACEI,则可使用 ARB。2018 年欧洲心脏病学会(ESH/ESC)高血压指南中推荐所有患者的第一个降压目标均为<140/90mmHg,如能耐受降压治疗,建议大部分患者降至 130/80mmHg,甚至更低;所有高血压患者均可考虑将舒张压降至<80mmHg。高血压合并 CKD 的患者,收缩压目标为 130~140mmHg,应根据耐受性和对肾功能的影响及电解质情况进行个体化治疗。在降低蛋白尿方面,RAAS 阻滞剂比其他降压药物更有效,推荐以 RAAS 阻滞剂 + 钙通道阻滞剂(calcium channel blocker,CCB)或利尿剂进行初始联合治疗,对于 eGFR<30ml/min 的患者,不应再使用噻嗪类利尿药,应改用袢利尿剂。老年人血压控制目标为(150~140)/90mmHg,<80 岁的老年人在耐受良好的情况下收缩压可降至<140mmHg。

2. **降压药物的选择**　国内外高血压治疗指南均推荐将 ACEI、ARB、钙通道阻滞剂(CCB)、β 受体阻滞剂及利尿剂作为降血压治疗的一线药物。应在将血压降至目标值的前提下,选择能更有效保护肾脏的药物。

若无禁忌,ACEI/ARB 药物应作为 CKD 患者(尤其是合并蛋白尿的患者)降压首选药物。其作用机制如下:①血压依赖性效应,包括直接扩张血管,即扩张入球与出球小动脉,其中扩张出球小动脉较为显著,降低肾小球囊内压;②非血压依赖性效应,通过改善肾小球滤过膜的选择通透性、保护足细胞、减少细胞外基质蓄积、抑制醛固酮分泌等机制降压并减少尿蛋白,并能抑制肾脏纤维化,促进血管及心肌细胞重构。许多大型临床试验均证实 ACEI/ARB 具有减少尿蛋白的作用,并可增强降压以外的靶器官保护作用。但 ACEI/ARB 有导致 GFR 下降及高钾血症的危险,尤其是对于肾动脉狭窄、有效血容量不足(包括腹泻、呕吐、感染性休克、高热等)、使用非甾体抗炎药(NSAIDs)或 COX-2 抑制剂的患者应注意监测肾功能和血钾。由于 ACEI/ARB 具有致胎儿畸形作用,孕妇应禁用此类药物。新型 RAAS 阻断剂(renin angiotensin system inhibitor,RASI)如肾素抑制剂、醛固酮受体拮抗剂等在肾性高血压治疗中的前景值得临床关注。

利尿剂和 CCB 是降低外周血压的重要药物。为使血压达标,大部分患者需要两种以上降压药联合使用,ACEI/ARB 可与 CCB、小剂量利尿剂、β- 受体阻滞剂等联合应用。当 GFR<30ml/min 时,推荐选用袢利尿剂。因高血压急症(如恶性高血压时)出现急性肾损伤,应在静脉降压(包括硝普钠、拉贝洛尔等)的同时积极使用 RASI 控制血压,必要时及时进行肾脏替代治疗。

除了合并高血压脑病、严重充血性心力衰竭、急性心肌梗死等的恶性高血压需要尽快降低血压外,大多数无并发症的恶性高血压应避免在短期内迅速将血压降至正常,以防止肾脏及心、脑缺血加重。通常血压下降幅度在 24h 内不超过 20%,血压在 24~48h 内降至(160~170)/(100~110)mmHg 为宜,对于有长期高血压史及老年患者,降压过程更宜缓慢。

经导管肾脏去神经支配术(catheter-based renal denervation)可作为顽固性高血压治疗的一种备选治疗策略,适用于在生活方式调整和药物治疗后未达到降压目标的顽固性高血压患者。其确切疗效及安全性均仍需更大样本临床试验的验证。

【预后】

良性小动脉性肾硬化症一般病程长,积极控制血压并治疗高血压肾损害的相关危险因素,包括糖尿病、高脂血症、高尿酸血症等,可改善其预后。

恶性小动脉性肾硬化症的预后与以下因素有关:①血压的控制程度。如不能充分控制血压,恶性肾小动脉硬化症病情发展迅速,常在1~2年内死亡。②开始治疗时的肾功能状态。③病因。原发性恶性高血压经积极降压可改善肾功能,而由肾实质性疾病继发的恶性高血压则更快进展至ESRD。

思考题

1. 良性小动脉性肾硬化和恶性小动脉性肾硬化的临床表现和病理特点是什么?

2. 高血压肾损害的病因和发病机制是什么?

3. 恶性肾小动脉硬化症的诊断依据是什么?

(陈　楠)

器官-系统
整合教材
OSBC

第七篇
肾血管、小管、间质疾病

第一章　肾血管疾病
第二章　肾小管疾病
第三章　间质性肾炎

第一章

肾血管疾病

肾动脉狭窄最常见的病因为动脉粥样硬化,临床表型主要包括肾血管性高血压和缺血性肾脏病。肾动脉造影是诊断肾动脉狭窄的"金标准"。肾动脉血栓的原因包括外伤性和非外伤性,而肾动脉栓塞的栓子主要来自心脏。其临床表现的轻重取决于肾动脉堵塞的速度、程度和范围。胡桃夹综合征是由于走行于肠系膜上动脉和腹主动脉之间形成的夹角受到挤压而引起肾静脉回流障碍所致的临床表现。肾病综合征是成人肾静脉血栓的主要病因。急性期可考虑溶栓治疗,而慢性期则以抗凝为主。

第一节 动脉性疾病

一、肾动脉狭窄

肾动脉狭窄(renal artery stenosis,RAS)是最常见的肾血管疾病,在年龄大于 65 岁的老年高血压人群中患病率约为 6.8%。常见病因为动脉粥样硬化、纤维肌性发育不良及大动脉炎。随着我国人口老龄化及生活水平提高所致心血管疾病发病率的上升,动脉粥样硬化性肾动脉狭窄(atherosclerotic renal artery stenosis,ARAS)成为我国肾动脉狭窄的首要病因,对于冠心病患者,ARAS 的患病率为 10%~30%;对于糖尿病患者,ARAS 的患病率为 8.3%~50%。而 ARAS 本身也是发生慢性肾脏病直至终末期肾病的主要原因。本节主要介绍动脉粥样硬化性肾动脉狭窄。

【发病机制】

与 ARAS 密切相关的临床表现主要包括肾血管性高血压和缺血性肾病,以下将分别就二者的发病机制进行介绍。

1. **肾血管性高血压** 是指由于肾血管的损伤或狭窄造成肾脏灌注压下降,出现继发性高血压。其病理生理机制主要是源于当肾动脉狭窄到一定的严重程度(一般认为应>70%),影响到肾脏血流量,刺激肾小球球旁器的致密斑,促进球旁细胞释放肾素,进一步激活肾素 - 血管紧张素 - 醛固酮系统(RAAS),血管紧张素Ⅱ是较强的血管收缩因子,醛固酮可促进机体水钠潴留,故肾素及容量因素均参与了肾血管性高血压的发生,这也是造成该类患者容易出现难治性高血压,需要多种类型降压药治疗的原因。另外,交感神经系统的激活也参与了高血压的发生。

2. **缺血性肾病** 当肾动脉狭窄程度显著影响了肾脏血流动力学,并造成肾小球滤过率下降的时候,称之为缺血性肾病(ischemic renal disease)。与肾血管性高血压类似,RAAS 系统的异常激活在缺血性肾病的发生发展中起到了关键作用,特别是血管紧张素Ⅱ可以作为一种前炎症因子介导肾小管 - 间质损伤,还可以与其他因子如 TGF-β、超氧负离子等交互作用,促进肾脏纤维化。其他如缺氧状态、内皮素等也参与了缺血性肾病的进展。

【临床表现】

ARAS 的主要临床表现为高血压和进行性肾功能减退。另外，由于 ARAS 患者往往伴有全身动脉粥样硬化，故多数患者会有全身血管病变的特点。如中老年人好发；既可以表现为新出现的高血压，也可以表现为原有高血压加重，甚至出现恶性高血压；易合并缺血性心脏病及脑血管疾病等。ARAS 在肾脏的主要表现为：慢性肾功能不全；小到中等量的蛋白尿，但如果患者出现新发的恶性高血压，蛋白尿量可达肾病综合征水平；无明显血尿。

基于已有的指南和共识推荐，建议在高血压如下人群中筛查 RAS：①持续高血压达 Ⅱ 级或以上，伴有明确的冠心病、四肢动脉狭窄、颈动脉狭窄等；②高血压合并持续的轻度低血钾；③脐周血管杂音伴有高血压；④既往高血压可控制，在降压药未变情况下突然血压难以控制；⑤顽固性或恶性高血压；⑥重度高血压患者左心室射血分数正常，但反复出现一过性肺水肿；⑦难以用其他原因解释的肾功能不全或非对称性肾萎缩；⑧服用血管紧张素转换酶抑制剂（ACEI）或血管紧张素 Ⅱ 受体阻滞剂（ARB）后出现血肌酐明显升高或伴有血压显著下降。

【影像学检查】

1. **双功能多普勒超声检查（duplex ultrasonogrphy，DUS）**　是目前诊断肾动脉狭窄最常用的筛查方法。其缺点是受操作者的水平及患者的身体状态（如肠胀气及肥胖等）影响较大，故有 10%~20% 的操作失败率。

2. **计算机体层血管成像（CTA）**　该法图像优良，也有较好的特异性及敏感性，但由于其需用造影剂，在中、重度肾功能不全［GFR<30ml/（min·1.72m^2）］患者中应慎用。

3. **磁共振血管成像（MRA）**　目前，造影剂增强的 MRA 诊断肾动脉狭窄的敏感性及特异性可达到 90% 以上，有较好的应用前景。但其缺点是不易显示肾动脉分支，且由于其需使用含钆造影剂，对于中、重度肾功能不全患者会增加肾纤维化的风险。

4. **卡托普利肾动态显像**　肾动脉狭窄可激活 RAAS，通过 Ang Ⅱ 对出球小动脉的收缩作用有助于维持肾小球内压及肾小球滤过率；使用卡托普利抑制 Ang Ⅱ 生成，则可降低肾小球内压及肾小球滤过率。因此，在服用卡托普利前、后用放射性核素技术能够更敏感地检测单侧肾脏的缺血情况。卡托普利试验的诊断敏感性为 71%~92%，特异性为 72%~98.2%。该法目前主要用于评价分肾功能，并预测肾血管重建术的治疗效果，如术前该法阳性，则提示术后血压将得到较好控制，而阴性则提示手术效果不会太好。

5. **肾动脉数字减影血管造影（digital subtraction angiography，DSA）**　该法是诊断肾动脉狭窄的"金标准"，可反映肾动脉狭窄的部位、范围、程度、病变性质、远端血流情况及侧支循环，也是介入治疗的必要手段。目前随着数字减影血管造影技术的成熟及发展，如使用细导管、减少造影剂用量等已大大减少相关并发症的发生。

表 7-1-1 列出了目前临床工作中用于 RAS 解剖诊断的几种检查方法，并对其优点及不足作了扼要总结，主诊医师可根据患者病情和医院的条件选择合适的检查。

表 7-1-1　肾动脉狭窄的解剖评估

方法	原理	优点	不足
DUS	显示肾动脉，测量血流速度及波型	无创，无放射线，便宜，普遍开展，无肾毒性	依赖操作者技术，影响因素多，敏感性欠佳
CTA	显示肾动脉及腹主动脉	无创，图像质量好，可看清分支，支架不影响图像	放射线剂量较大，造影剂有肾毒性，钙化影响图像
MRA	显示肾动脉及腹主动脉	无创，无放射线，图像质量好，无肾毒性	严重钙化和金属支架置入后有伪影，难以看清分支血管，高估狭窄程度
DSA	显示肾动脉及腹主动脉	图像质量好，可看清分支，钙化和支架不影响图像	有创，放射线剂量较大，造影剂有肾毒性

【诊断】

由于 ARAS 患者往往存在心血管疾病等基础疾病,故近年来如何将该类患者的临床特征合理组合,并开发建立临床预测公式成为研究的重要方向。

由于冠心病及高血压与 ARAS 的发病关系密切,国内王梅等对于此两类人群通过临床指标开发了 ARAS 筛查的预测公式,操作性强、准确度高且花费小,值得推广。

1. **冠心病患者 ARAS 预测公式** 该评分系统包含了年龄、体重指数、血肌酐、高血压病史、糖尿病病史、缺血性脑血管病病史与顽固性高血压等指标(表 7-1-2),敏感性及特异性均大于 70%,筛选步骤如图 7-1-1 所示。

表 7-1-2 冠心病患者 ARAS 评分系统

年龄/岁	分值/分	血肌酐/(μmol/L)	分值	BMI/(kg/m²)	分值/分
20~29	2	41~60	1.5	≤15	6
30~39	3	61~80	2	16~18	5
40~49	4	81~100	2.5	19~21	4
50~59	5	101~120	3	22~24	3
60~69	6	121~140	3.5	25~27	2
70~79	7	141~160	4	28~30	1
80~89	8	161~180	4.5	>30	0
≥90	9	181~200	5		
		201~220	5.5		
		221~240	6		
		>240	6.5		

注:如患有高血压,计 1.5 分;如患有顽固性高血压,计 1.5 分;如患有糖尿病,计 1 分;如患有脑血管病,计 1 分。

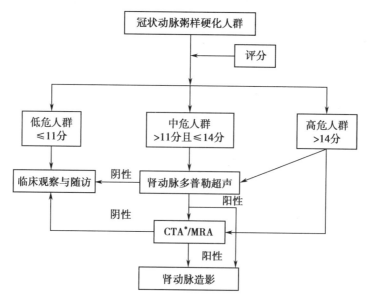

图 7-1-1 冠心病患者 ARAS 辅助检查筛选步骤

CTA:计算机体层血管成像;MRA:磁共振血管成像;*:有明显肾功能不全的患者不宜行 CTA。

2. 中老年高血压人群 ARAS 预测公式　该评分系统可见表 7-1-3,敏感性及特异性分别为 75.6% 及 67.6%,筛选步骤如图 7-1-2 所示。

表 7-1-3　中老年高血压患者 ARAS 评分系统

变量	数值	分值	变量	数值	分值
年龄 / 岁	40~49	4	脉压 /mmHg	21~30	1
	50~59	5		31~40	1.5
	60~69	6		41~50	2
	70~79	7		51~60	2.5
	≥80	8		61~70	3
血肌酐 /(μmol/L)	41~60	1.5		71~80	3.5
	61~80	2		81~90	4
	81~100	2.5		91~100	4.5
	101~120	3		≥101	5
	121~140	3.5			
	141~160	4			
	161~180	4.5			
	181~200	5			
	≥201	5.5			

注:患者如为 50 岁后出现的高血压计 1 分。

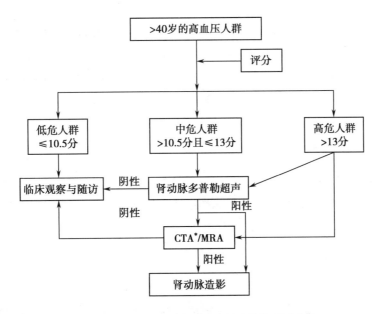

图 7-1-2　高血压患者 ARAS 辅助检查筛选步骤

CTA:计算机体层血管成像;MRA:磁共振血管成像;*:有明显肾功能不全的患者不宜行 CTA。

【治疗】

1. 药物治疗　主要包括干预危险因素,如控制血脂、血糖、抗血小板聚集及控制血压。

可依据《中国成人血脂异常防治指南（2016年修订版）》指导降脂治疗，需要指出的是，如果ARAS已导致肾血管性高血压和／或缺血性肾病，应归属为极高危人群，建议强化降脂，目标为低密度脂蛋白胆固醇≤1.80mmol/L。

关于血压的控制目标可参考《肾脏疾病患者生存质量（KDOQI）指南》关于慢性肾脏病患者的降压目标：血压<130/80mmHg。

RASI在ARAS的降压中是一把"双刃剑"，合理使用可以改善患者预后，而不恰当应用反而会加重肾功能进展。目前大多数学者认为对于双侧肾动脉狭窄以及孤立肾的肾动脉狭窄患者应避免使用RASI，因其造成急性肾损伤及高钾血症的概率较高；而对于单侧ARAS患者，如能严密监测患者的肾功能及有效血容量，则应尝试使用RASI，以达到降压及延缓肾功能进展的目的。值得一提的是，对于已达到CKD 3期或更晚期的ARAS患者，目前并无研究证实RASI使用的优劣性，临床医生使用时应全面评估以下指标：患者是否存在全身血容量不足的状态，如心力衰竭、脱水、使用利尿剂或NSAIDs等药物，如确实需应用RASI，也要在使用该药7~10d后重新评价肾功能及血钾，如血肌酐较基础值升高30%以下，则可继续应用；如升高在30%~50%，则应减半使用，继续监测；如升高大于50%，则应立即停用，并寻找危险因素；如出现高钾血症，则应随时停用。

由于ARAS患者肾功能的进展是多因素参与的结果，对于RASI在其中的作用尚需大样本观察及高级的系统综述和荟萃分析来评价。

2. **介入治疗**　包括经皮腔内肾动脉成形术（percutaneous transluminal renal angioplasty，PTRA）及支架置入术。由于ARAS患者年龄大，基础疾病多，与介入相关的并发症发生率也较高，故在手术前应仔细进行个体评价，充分让患者受益。目前认为，以控制高血压为目的的肾动脉支架术，入选患者需满足两个关键点：①狭窄≥70%，且能证明狭窄与血压升高存在因果关系；②顽固性高血压或不用降压药的情况下高血压达Ⅲ级水平。如果要使肾脏获益，需要具备以下两个条件：①患侧肾小球大部分存活（≥50%），且无不可逆损伤，尤其是双侧或单功能肾的肾动脉严重狭窄（≥70%）所致的缺血性肾病；②从事肾动脉介入的治疗团队富有经验，能有效防范介入对肾脏的直接损害。

介入治疗的短期并发症主要包括穿刺部位出血、肾动脉撕裂、肾动脉血栓形成、造影剂肾病以及胆固醇结晶栓塞等；远期并发症主要指再狭窄。

3. **手术治疗**　主要包括肾动脉搭桥术、肾动脉内膜切除术和自体肾移植术等，适用于同时伴有主动脉闭塞性疾病或主动脉瘤的患者。对于狭窄侧肾脏已无功能且伴顽固性高血压者可采用肾切除术。手术对患者的高血压有较好的控制，肾功能的恢复取决于患者术前的基础肾功能。手术并发症及围术期死亡率较高，因此限制了其广泛的应用。

二、肾动脉栓塞和血栓形成

肾动脉栓塞与血栓形成（renal artery embolism and thrombosis）指肾动脉主干及其分支的血栓形成或栓塞，致肾动脉管腔狭窄或闭塞，引起相关病理生理改变及临床表现。肾动脉血栓可因血管壁病变（创伤、动脉粥样硬化、血管炎等）或血液高凝状态而产生。肾动脉栓塞的栓子主要来源于心脏，偶有心脏外的来源。

【病因】

1. **肾动脉血栓**

（1）外伤性肾动脉血栓：腹部钝器伤是主要原因，往往发生于打斗或车祸后，撕裂或挫伤造成肾动脉主干或分支血管损伤，易于发生血栓形成。最常见于左侧。其他诱因还包括肾动脉球囊扩张、主动脉或肾动脉造影、肾移植术后等。

（2）非外伤性肾动脉血栓：病因包括动脉粥样硬化、肾动脉瘤、纤维肌性发育不良、大动脉炎、抗磷脂综合征、梅毒、怀孕、其他获得性高凝状态。需注意的是，大部分先天性高凝状态患者往往易形成深静脉血栓,而非动脉血栓。

2. 肾动脉栓塞 栓子90%以上来自心脏,特别见于风湿性心脏瓣膜病患者,如合并房颤、心内膜炎等更易发生。其他也可由肿瘤栓子或脂肪栓子引起栓塞。

【临床表现】

肾动脉栓塞与血栓形成的临床表现取决于肾动脉堵塞的速度、程度和范围。肾动脉主干及其大分支堵塞易出现以下典型的临床表现。

1. 急性肾梗死 首发表现为剧烈的腰痛、腹痛或背痛。也可出现系统性表现如发热、恶心等。实验室检查方面可见外周血白细胞升高、蛋白尿、血尿、脓尿等。肌酶谱可增高,如天冬氨酸转氨酶、乳酸脱氢酶、碱性磷酸酶等。

2. 肾功能损害

(1)急性双侧或孤立肾肾动脉栓塞时,可表现为少尿型急性肾衰竭。一侧的急性肾动脉栓塞仅在患者存在慢性肾病基础或对侧肾血管发生痉挛时出现急性肾损伤。

(2)单侧慢性肾动脉栓塞因可建立侧支循环,故患者往往表现为血肌酐正常。

3. 高血压 超过一半的本病患者由于肾缺血引起继发性RAAS激活而发生高血压,甚至可以表现为恶性高血压。病变好转后,部分患者仍会遗留持续性高血压。

4. 肾外栓塞 部分患者可出现肾外栓塞表现,如局灶性神经功能障碍、肠系膜和肢体缺血等。

【影像学检查】

1. 无创性检查 多普勒彩色超声检查可作为初筛,可发现肾动脉主干或大分支的血栓,但其敏感性差,较多依赖于操作者的经验,故有较高的误、漏诊率,如临床上高度怀疑本病,还可行静脉肾盂造影、放射性核素、CT或MRI等检查。

2. 有创性检查 选择性肾动脉造影是目前诊断该病的"金标准",由于目前可以使用等渗或低渗造影剂,且显影分辨率大大提高,故造影剂相关的并发症发生率较前已大大降低。该类病变的典型改变为造影剂充盈缺损或呈截断性改变。

【诊断】

由于现代影像技术水平的提高,诊断本病并不难。关键在于警惕高危人群,如外伤后、风湿性心脏病和大血管炎等患者,如结合相应的临床表现,更能早期发现。特别是已有基础肾脏病患者,如对比原有的相关基础检查,突然出现尿蛋白量增多,新发生的血尿及无菌性脓尿,血肌酐水平较前增高等,更要及时进行影像学检查。

【治疗】

肾动脉栓塞与血栓形成治疗的关键在于一旦诊断明确后,应尽快恢复患侧肾血流。

1. 外科治疗 对于急性双侧肾动脉血栓或孤立肾肾动脉血栓形成患者,特别是外伤者,首选腔内血管成形术、动脉内溶栓治疗,甚至血管重建术。对于非外伤性肾动脉栓塞者效果尚有争议。以下是提示外科治疗效果好的因素:①年轻、无基础慢性肾脏病或动脉粥样硬化者;②已有侧支循环形成者;③仅部分肾组织梗死者。

2. 局部动脉溶栓治疗 推荐发病12h以内溶栓效果较好。由于在动脉导管内注入尿激酶或链激酶,操作方法简便,尤适用于危重患者,且起效快,药量小,全身出血风险较低,目前已取代全身静脉溶栓,使用较为广泛。但仍需严密监测纤维蛋白原浓度,维持其在2g/L左右。

3. 抗凝治疗 无论外科治疗还是动脉溶栓后,都应把序贯抗凝药作为基础治疗,特别是对于那些高凝因素不能去除者,旨在预防新发血栓的形成。

由于普通肝素需要频繁监测活化部分凝血活酶时间等指标,注射方法不利于患者长期使用,所以目前多推荐使用低分子肝素或口服华法林,对于伴有非瓣膜性心房颤动的患者,通常优选非维生素K拮抗剂口服抗凝剂(non-vitamin K antagonist oral anticoagulants,NOACs),所有NOACs都在某种程度上通过肾脏排泄,因此在选择用药时还需要依据是否存在肾功能不全进行剂量调整,重度肾损伤的患者（GFR<30ml/min）谨慎使用。另外，由于肾动脉血栓形成中血小板具有重要作用，所以也可考虑使用抗血小板治疗。

4. 对症治疗　如控制血压、及时透析治疗等。需注意的是，虽然本病高血压的发生多为肾素依赖型，但由于较多患者会同时出现肾功能损伤，所以此时若考虑使用 RASI，应严密监测肾功能及血钾水平，以防出现严重的并发症。

【预后】

肾动脉栓塞与血栓形成的预后多与原发病因素、栓塞速度和范围以及治疗是否及时等有关。预后较差者有：外伤性肾动脉血栓（因常合并多器官损害）、心脑血管系统疾病、肿瘤患者等。

（赵明辉）

第二节　静脉性疾病

一、胡桃夹综合征

胡桃夹综合征（nutcracker syndrome），又称胡桃夹现象，或左肾静脉受压综合征，最早于 1972 年由 DeSchepper 首先报道。是青少年儿童期单纯血尿和 / 或蛋白尿的常见原因之一。

【病因与发病机制】

胡桃夹综合征是在左肾静脉汇入下腔静脉的行程中，因走行于肠系膜上动脉和腹主动脉之间形成的夹角受到挤压而引起静脉回流障碍所致的临床表现。往往见于体型较瘦者。其出现血尿的原因可能是左肾静脉扩张导致所引流的输尿管周围静脉与生殖静脉淤血，与肾集合系统发生异常交通，或部分静脉管壁变薄、破裂，引起血尿，并于立位或行走时加重。

【临床表现】

患者常于体检或偶然尿检发现血尿或蛋白尿，并无明显其他临床表现，如水肿、高血压及肾功能不全等。其血尿或蛋白尿出现的特点往往与体位相关，即身体直立时出现，平卧位消失。

【诊断与鉴别诊断】

1. 临床诊断　在好发人群中，可分别于晨起平卧时及活动 20min 后留取尿常规，如平卧时正常，立位异常，则考虑胡桃夹综合征的诊断。

部分患者卧位即有尿蛋白阳性，且立位时尿蛋白增加，此时应分别留取白天与晚上的尿液来测定尿蛋白总量，如夜间尿蛋白总量已超过正常范围，应考虑同时合并器质性肾脏病，需行进一步诊治，以免耽误病情。

2. 影像学诊断　胡桃夹综合征的确诊需借助于超声，因为超声检查时可清晰显示腹主动脉、肠系膜上动脉及左肾静脉的解剖情况，在不同横断面均可找到左肾静脉扩张近段的最大内径，测值准确，同时可观察并测量肠系膜上动脉与腹主动脉的夹角变化。彩超血流速度测定能提供更准确的血流动力学变化，有助于诊断。超声检查还能除外其他外科性疾病造成的血尿。

其诊断标准为：空腹行 B 超检查，仰卧位左肾静脉狭窄前扩张部位近端内径比狭窄部位内径宽 2 倍以上，脊柱后伸位 15~20min 后，其扩张部位内径比狭窄部位内径宽 4 倍以上，取两个体位即可诊断。亦可采用综合指标，即有以上表现外，再加上脊柱后伸位 15~20min 后，左肾静脉扩张近端血流速度 ≤0.09m/s，肠系膜上动脉与腹主动脉夹角在 9° 以内为参考值。

有学者认为超声下表现为左肾静脉远端扩张而无临床表现者，可称为胡桃夹现象；此现象合并血

尿和 / 或蛋白尿,并能排除其他原因者,可称为左肾静脉受压综合征或胡桃夹综合征。

【治疗及预后】

对于无症状血尿和蛋白尿的胡桃夹综合征患者无需特别治疗,只需随访,一般随患儿年龄增长,患处脂肪和结缔组织增加或侧支循环建立,淤血状态会得以改善,症状缓解或消失。

二、肾静脉血栓

肾静脉血栓(renal vein thrombosis,RVT)指肾静脉主干和 / 或分支内血栓形成,导致肾静脉部分或全部阻塞而引起一系列病理生理改变和临床表现。除了其他高凝状态,成年人发生肾静脉血栓主要与肾病综合征有关,特别是膜性肾病,故本文主要介绍肾病综合征时的肾静脉血栓。

既往报道肾病综合征患者合并肾静脉血栓的发病率为 5%~62% 不等,其差别的原因可能与人种、肾脏病理类型、检测手段不同等有关。

【病因与发病机制】

肾静脉血栓的发生主要与肾病综合征患者的高凝状态有关,而肾病综合征时高凝状态主要由于体内大量蛋白质从尿中排出,肝脏代偿性合成增加,引起凝血、抗凝、纤溶系统成分改变及血小板功能紊乱。

需要注意的是,若临床上对肾病综合征患者处理不当,也可造成医源性高凝状态,如大量使用利尿剂、RASI、NSAIDs、糖皮质激素等,可能会加重高凝状态,促进血栓形成。

【临床表现】

因血栓形成的速度不同及是否建立侧支循环,RVT 的临床表现可分为急性及慢性。

1. **急性表现**　急性肾静脉血栓多见于年轻的肾病综合征患者,可表现为发热、恶心、呕吐、腰痛或腹痛,部分患者疼痛较为剧烈。实验室检查可见肉眼血尿,血肌酐升高,血清乳酸脱氢酶显著升高(转氨酶无变化);影像学检查显示肾脏增大。

2. **慢性表现**　慢性肾静脉血栓多见于中老年肾病综合征患者,因为会形成侧支循环,所以往往无较明显的临床表现,但此类患者更易形成其他部位的血栓,甚至肺栓塞,故更应引起重视,以免误、漏诊。实验室检查可出现血尿、脓尿、尿蛋白量增加及肾功能损伤,需要和患者的基础肾脏指标相比较,可能有助于早期甄别。

【影像学检查】

1. **无创性检查**　多普勒超声检查是目前诊断肾静脉血栓最常用的方法,部分学者推荐其可以作为初筛的选择。但其受操作者的技能水平影响较大,敏感性虽高,但特异性不足。其他如 CT 及 MRI 也可考虑使用,但这些方法对肾静脉主干血栓的诊断意义较大,而对肾静脉分支血栓的形成则显示不满意。

2. **有创性检查**　目前诊断深静脉血栓的"金标准"是经皮股静脉穿刺选择性肾静脉造影。造影下病变的表现为管腔内充盈缺损或管腔截断,而"特征性"表现为"杯口状"缺损。急性肾静脉血栓时,无侧支循环形成;而慢性肾静脉血栓时,往往可见侧支循环形成。

需要注意的是,肾静脉造影也可出现相关并发症,甚至是致命的并发症,如造影剂肾病、血栓脱落引起肺栓塞等,这需要介入科医生较为丰富的临床经验及必要的预防措施。

【诊断】

对于急性肾静脉血栓者,由于其临床表现典型,往往容易诊断。但对于慢性者,由于起病隐匿,往往需要结合病史及高危因素,特别是获取第一手临床资料,并进行相关辅助检查。

如操作者经验丰富,超声检查可作为首选。但对于怀疑有慢性肾静脉血栓或有分支血栓形成的患者,则应考虑肾静脉造影,对于鉴别诊断及制订治疗方案非常重要。

【治疗】

1. 溶栓治疗 肾静脉血栓急性期可考虑溶栓治疗,可以全身用药,也可局部用药。关于"急性期"的界定目前并不统一,部分学者推荐认为出现临床表现 4d 内为最佳溶栓时期。

(1)尿激酶:临床上多采用尿激酶 2 万单位稀释于葡萄糖液中静脉滴注,每天一次,2 周为 1 个疗程,必要时可重复治疗。

(2)重组组织型纤溶酶原激活剂(reconstituted tissue plasminogen activator,rt-PA):安全性高于尿激酶,前景较好。

2. 抗凝治疗 是肾静脉血栓的基础治疗方法,可以预防新的血栓形成,特别是危险因素未能去除者,应该积极使用。目前肾病综合征患者的临床抗凝治疗指征如下:①白蛋白<20g/L(膜性肾病者应<25g/L);②血浆纤维蛋白原浓度>6g/L;③抗凝血酶Ⅲ活性<70%;④ D- 二聚体浓度>1mg/L。

(1)普通肝素(unfractionated heparin,UFH):25~50mg 静滴或皮下注射,每 8h 一次,2 周后可应用华法林替代。

(2)低分子肝素(low molecular weight heparin,LMWH):与普通肝素相同,低分子肝素可以灭活 Xa 因子,但因大多数分子无足够的糖单位结合形成三联复合物,进而同时结合凝血酶和抗凝血酶Ⅲ,所以其对于凝血酶的作用弱于肝素,造成出血及血小板减少症的风险也低于普通肝素。但较贵的价格限制了其广泛使用。治疗剂量为 100AxaIU/kg,每日 2 次,预防剂量为 4 000AxaIU,每日 1 次。

(3)华法林:如患者有长期抗凝指征,应在肝素治疗过程中替换用华法林,使国际标准化比值(INR)的目标值为 2~3,但老年人及有出血倾向者可降为 1.5~2。由于华法林可以与很多药物发生交互作用,而肾病综合征患者往往会服用多种药物,所以应严格掌握服药时间,并注意合并用药的药动学及药效学特点,以防影响其他药物的作用。

(4)其他新型抗凝药物(非肝素类):包括重组水蛭素、达比加群(dabigatran etexilate,一种直接凝血酶抑制剂)及两种 Xa 因子抑制剂,如利伐沙班(rivaroxaban)及阿哌沙班(apixaban)等。

3. 手术去除血栓 仅适用于急性肾静脉主干大血栓形成而药物治疗无效者。

【预后】

深静脉血栓患者的长期预后取决于原发病的控制、短期之内是否合并肺栓塞以及是否影响肾功能等,另外,及时诊断,合理治疗,最大限度地规避治疗相关的副作用也非常关键。

 思考题

1. ARAS 的发病机制有哪些?

2. 肾动脉血栓何时会造成少尿型急性肾损伤?

3. 目前对于急性双侧肾动脉血栓患者的首选治疗方法是什么?

4. 如何判断胡桃夹综合征患者是否合并器质性肾脏病?

5. 临床何种方法适于肾静脉血栓的初筛诊断?

(赵明辉)

第二章

肾小管疾病

Fanconi 综合征是由各种原因导致的近端肾小管对多种物质重吸收功能障碍,尿中丢失大量葡萄糖、氨基酸、磷酸盐、重碳酸盐等,导致代谢性酸中毒、电解质紊乱(低血钾、低血钠、低血磷)、佝偻病等一系列临床综合征,多见于遗传性和继发性肾小管疾病。肾小管性酸中毒(renal tubular acidosis,RTA)是肾脏酸化功能障碍导致的高氯性代谢性酸中毒,亚型分别包括近端 RTA、远端 RTA 和高钾型 RTA,主要发病机制是近端肾小管重吸收 HCO_3^- 障碍或远端肾小管分泌 H^+ 障碍。临床可表现为酸中毒、肾结石、骨病、生长发育迟缓等,常伴钠、氯、钾、钙的代谢异常,治疗包括病因治疗、纠正酸中毒及电解质紊乱的对症治疗。

第一节 近端肾小管多种转运功能缺陷

近端肾小管的功能主要是重吸收,从肾小球滤出的钠和水,约 50%~55% 在近端肾小管被重吸收。近端肾小管还是一些重要物质,如葡萄糖、磷、氨基酸、一些有机酸等唯一重吸收的部位。因此当近端肾小管功能缺陷时,该段小管对相关溶质发生重吸收障碍和排出过多,如尿葡萄糖、氨基酸、磷酸盐、碳酸氢盐。临床上将此种较为广泛的近端肾小管功能障碍称为 Fanconi 综合征,即指包括多种病因所致的多发性近端肾小管重吸收功能障碍的临床综合征,因肾近端小管重吸收缺陷,尿中丢失大量葡萄糖、氨基酸、磷酸盐、碳酸氢盐等,而导致代谢性酸中毒、电解质紊乱(低血钾、低血磷)等。在儿童可导致佝偻病及生长发育滞后等临床表现。

【病因】

Fanconi 综合征(Fanconi syndrome,范科尼综合征)的病因众多,机制未完全了解,并因不同病因而异。可能的机制包括:近端小管广泛转运蛋白功能异常;近端肾小管刷状缘或基侧膜通透增加;Na^+-K^+-ATP 酶异常;线粒体能量产生异常;其他细胞器异常等。病因可为遗传性和获得性。儿童最常见的为出生时遗传性代谢异常,成年人最常见的原因为各种内源性或外源性毒素导致近端小管功能异常。

【临床表现】

Fanconi 综合征可以表现为肾性糖尿、肾性氨基酸尿、肾小管性蛋白尿、磷酸盐尿、高氯性代谢性酸中毒、低尿酸血症、低钾血症(肌无力、软瘫、周期性瘫痪等)、低钙血症(手足搐搦)等。低磷血症常导致骨病,包括骨痛、骨折、佝偻、生长缓慢等。

1. 遗传性 Fanconi 综合征

(1)胱氨酸血症(胱氨酸贮积症):由 *CTNS* 基因突变引起。*CTNS* 基因编码溶酶体胱氨酸转运蛋白(cystinosin),位于溶酶体膜,介导将胱氨酸转运出溶酶体。遗传方式为常染色体隐性遗传。良性或成年型胱氨酸血症症状轻,可仅表现为角膜和骨髓有胱氨酸结晶。婴儿型发病早且重,Fanconi 综合征临床表现在出生后 6 个月后即可出现,常伴有佝偻、生长受累,肾功能逐步下降,同时有怕光等其他器官受累表现。

(2)半乳糖血症:由半乳糖 1- 磷酸尿苷转移酶缺陷导致半乳糖代谢异常,呈常染色体隐性遗传。婴儿喂以含乳糖的奶后出现呕吐、腹泻、白内障、黄疸等。进食半乳糖后导致氨基酸尿、白蛋白尿等。

(3)酪氨酸血症(tyrosinemia):由酪氨酸代谢异常导致,呈常染色体隐性遗传。酪氨酸代谢酶 *FAH*、*TAT* 或 *HPD* 基因异常分别引起 I、II、III 型。I 型最重,可在出生后数月内发病。*FAH* 基因缺陷导致的琥珀酰丙酮大量积累被认为是产生 Fanconi 综合征的主要机制。低苯丙氨酸或低酪氨酸饮食可改善肾小管功能。

(4)肝豆状核变性(Wilson 病):系 *ATP7B* 基因缺陷导致铜代谢异常,呈常染色体隐性遗传。肝细胞铜储存量饱和后,大量铜被其他组织摄取,导致肝、脑、角膜、肾小管发生铜沉积而引起相应症状。铜沉积于脑及肝可引起锥体外系神经症状及肝硬化。铜沉积于近端肾小管及远端肾小管引起 Fanconi 综合征,可发生不同程度的肾小管功能异常,氨基酸尿常见,伴有中等程度的糖尿和碳酸氢盐丢失。患者可同时出现远端肾小管功能障碍表现。

(5)Lowe 综合征:系 Lowe 1952 年首先报道,因主要累及眼、脑、肾,亦称为眼 - 脑 - 肾综合征,由 *OCRL1* 基因缺陷导致,为 X 连锁遗传。临床特点为:双侧先天性白内障伴有先天性青光眼、视力严重障碍、眼球震颤及畏光;严重智力发育迟缓;Fanconi 综合征等。患者可发展至肾功能不全,常在 30~40 岁进入终末期肾病。

(6)Dent 病:为 X 连锁隐性遗传。临床表现包括高尿钙、肾结石、肾钙化、高尿磷、氨基酸尿、糖尿等,可导致慢性肾功能不全。大多数由肾脏 CLC-5 氯通道功能缺陷所致。Dent 病 2 型也可由 *OCRL1* 基因异常所致,但无 Lowe 综合征所表现的脑和眼的受累。

(7)线粒体细胞病(mitochondrial cytopathies):是一组线粒体 DNA 异常导致的,累及多个器官的疾病,包括神经系统异常、糖尿病、胰腺功能不全、肝病、心脏受累等。肾脏受累最常见的表现为 Fanconi 综合征,也有报道表现为 FSGS、激素抵抗肾病综合征等。

(8)特发性 Fanconi 综合征:原因不明,可以常染色体显性遗传、常染色体隐性遗传或 X 连锁遗传。大多数呈散发性,预后不一致。部分患者出现症状 10~30 年后发展至慢性肾衰竭。

2. 获得性 Fanconi 综合征

(1)重金属:一些急性重金属中毒可导致近端肾小管功能不全,以铅和镉常见。铅中毒可表现为氨基酸尿、轻度糖尿和高尿磷,同时可有慢性肾脏病及其他器官损伤。镉中毒可导致 Fanconi 综合征,同时可伴有严重骨痛。

(2)肿瘤化疗:一些肿瘤化疗药物可导致 Fanconi 综合征,包括顺铂和异环磷酰胺等。顺铂制剂还可引起高尿镁和低镁血症。

(3)肾毒药物和毒素:抗乙肝病毒药,如替诺福韦等,可导致 Fanconi 综合征。也有报道庆大霉素、苏拉明、雷尼替丁以及含马兜铃酸的中草药等与 Fanconi 综合征有关。6 巯基嘌呤、甲苯等也与 Fanconi 综合征有关。

(4)副蛋白病:多发性骨髓瘤、淀粉样变性、轻链蛋白尿可伴 Fanconi 综合征。轻链在近端小管形成结晶导致小管功能障碍为重要机制。

【实验室检查】

根据发病原因和严重程度,实验室检查可以有差异。

1. **尿液分析**　尿蛋白、尿糖阳性,尿钙、钾、磷、尿酸增高,呈肾性全氨基酸尿。
2. **血液检查**　血钙、磷、钾、尿酸、二氧化碳结合力降低,血氯升高,血碱性磷酸酶升高。
3. **常规 X 线检查**　可发现骨质疏松、骨骼畸形、尿路结石。
4. **其他检查**　如胱氨酸贮积病所引起的 Fanconi 综合征,通过骨髓片、白细胞、直肠黏膜中的结晶分析或裂隙灯检查角膜有胱氨酸结晶。

【诊断】

患者出现以下典型临床表现即可诊断：肾性糖尿、氨基酸尿、磷酸盐尿，三者均有者称为完全型 Fanconi 综合征，仅有两者称为不完全型 Fanconi 综合征。

【治疗】

1. **病因治疗** 获得性 Fanconi 综合征应尽力治疗原发疾病。停止使用有毒有害物质或药物，Wilson 病或重金属中毒可通过促进毒物排泄的方法治疗，遗传代谢病通过饮食管理能减少代谢毒性物质沉积，减轻对肾小管的损害。对于胱氨酸贮积症患者，应给予低胱氨酸饮食及对症治疗。骨病患者可用活性维生素 D_3 治疗。

2. **对症治疗** 有脱水及酸中毒者应作相应处理，可补充碱性药物，补钾、镁和磷酸盐，维持水、电解质、酸碱平衡。有肾功能不全的患者，应给予相应的对症治疗。最终出现肾衰竭者，需进行透析或肾移植治疗。

（郝传明）

第二节 肾小管性酸中毒

肾脏是维持机体酸碱平衡的重要器官，其功能包括：①重吸收肾小球滤过的碳酸氢盐，此功能主要由近端肾小管完成；②排泄每天新产生的酸，此功能主要由远端肾小管完成。当肾小管上述功能发生障碍时，将产生肾小管性酸中毒。肾小管酸中毒为正常阴离子隙、高氯血性、代谢性酸中毒。Ⅰ型肾小管性酸中毒由远端肾小管泌氢障碍引起，又名远端肾小管性酸中毒。Ⅱ型肾小管性酸中毒由近端肾小管重吸收碳酸氢盐障碍引起，又名近端肾小管性酸中毒。Ⅳ型肾小管性酸中毒源于醛固酮产生减少或抵抗，伴有高血钾。

一、近端肾小管性酸中毒（proximal renal tubular acidosis，pRTA）

【病理生理与病因】

每天肾小球滤过的碳酸氢盐将近 4 000mEq，其中 85%~90% 被近端肾小管重吸收，其余的由远端肾小管重吸收，最终形成的尿液中几乎没有碳酸氢盐。近端肾小管重吸收碳酸氢盐功能受损，未被重吸收的碳酸氢盐流向远端肾小管，若超过远端肾小管的重吸收能力，将产生碱性尿，体内碱储备减少，出现代谢性酸中毒。

近端肾小管重吸收碳酸氢盐的过程包括以下步骤（图 7-2-1）：近端肾小管上皮细胞产生的氢离子通过管腔膜的钠氢交换子进入小管腔。泌氢的同时，小管腔内的钠离子进入细胞内。交换的动力是细胞内、外钠浓度差。该钠浓度差主要由位于肾小管基侧膜上的 Na^+-K^+-ATP 酶驱动而形成。

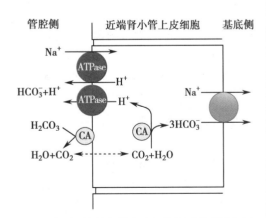

图 7-2-1 近端肾小管上皮细胞重吸收碳酸氢盐的机制
CA：碳酸酐酶。

分泌到管腔的氢与肾小球滤过的碳酸氢盐结合产生碳酸。碳酸迅速被肾小管上皮细胞腔膜面的碳酸酐酶Ⅳ催化产生二氧化碳和水。管腔内的二氧化碳弥散进入肾小管上皮细胞，与水产生碳酸，后者在细胞内的碳酸酐酶Ⅱ的催化下分解为氢离子和碳酸氢。肾小管上皮细胞内产生的氢离子回到第一步，而碳酸氢盐经肾小管基侧膜上的钠 - 碳酸氢盐同向转运蛋白，与钠离子一起离开细胞，进入肾小管周围毛细血管。整个过程相当于将小管腔内的碳酸氢盐转移到管周毛细血管中。

影响以上任何一个环节都会损害近端肾小管重吸收碳酸氢盐功能。近端小管重吸收碳酸氢盐障碍可单独存在，即单纯近端肾小管酸中毒，也可存在近端小管广泛功能障碍，为 Fanconi 综合征表现之一。

临床上，成年人近端肾小管酸中毒的重要原因有：单克隆免疫球蛋白轻链的毒性作用导致近端小管上皮细胞功能障碍；碳酸酐酶抑制剂，如乙酰唑胺、醋甲唑胺；一些肾毒药物，如替诺福韦、异环磷酰胺等；以及一些自身免疫性疾病，如干燥综合征等。编码与近端小管碳酸氢盐重吸收有关蛋白的基因异常可产生遗传性近端肾小管酸中毒：如编码钠氢交换子的基因（SLC4A4）突变，为常染色体隐性遗传，有些家庭表现为显性遗传；编码碳酸酐酶Ⅱ的基因突变，常伴有远端肾小管酸化障碍，因为远端肾小管酸化也需要碳酸酐酶的作用。编码钠 - 碳酸氢盐同向转运蛋白的基因异常，为常染色体隐性遗传。近端肾小管酸中毒的病因见表 7-2-1。

表 7-2-1　近端肾小管酸中毒分类和病因

分类		病因
原发性	特发性	散发性
	遗传性	钠 - 氢同向转运蛋白缺陷，碳酸酐酶缺陷，
		胱氨酸血症，酪氨酸血症
		半乳糖血症，糖原贮积症，遗传果糖不耐受
		Wilson 病，Lowe 综合征
获得性	重金属中毒	钙，铜，汞，锂
	药物	异环磷酰胺，乙酰唑胺，醋甲唑胺
		氨基糖苷类抗生素，替诺福韦
	异常蛋白	淀粉样变性，多发性骨髓瘤，轻链病，
		阵发性睡眠性血红蛋白尿
	其他	移植肾排斥反应，维生素 D 缺乏

【临床表现】

1. **高氯性、代谢性酸中毒**　常有自限性，近端小管重吸收碳酸氢盐功能下降，从肾小球滤出的碳酸氢盐不能被完全重吸收，虽然未被重吸收的碳酸氢盐流经远端肾小管会激发后者代偿性泌氢，但仍有大量碳酸氢盐从尿中排出，尿液呈碱性，产生酸中毒。然而随着血碳酸氢盐浓度的下降，当近端小管中碳酸氢盐浓度下降到一定水平后（14~20mmol/L），经肾小球滤过的碳酸氢盐最终能完全被重吸收，使血碳酸氢盐浓度不再下降。因此近端肾小管酸中毒往往有自限性，这时由于远端小管尿液的酸化功能正常，因此尿 pH 可降低到 5.5 以下。

2. **低血钾**　近端肾小管重吸收碳酸氢盐减少，使其阳离子钠的重吸收减少，导致流经远端肾小管、集合管腔内的钠增加，同时由于碳酸氢钠不能被重吸收并从尿中丢失，引起容量削减，刺激醛固酮分泌增加。醛固酮刺激远端小管、集合管重吸收钠，同时增加钾排泌，导致低血钾。需要引起重视的是，近端肾小管酸中毒患者补充碳酸氢钠治疗，使血碳酸氢盐浓度增加的同时，可能加重低钾血症，这是因为补充碳酸氢钠后使到达远端小管、集合管的钠增加，钠的重吸收导致钾的排泌增加。

3. **肾结石**　因为近端肾小管酸中毒的自限性，而且每日代谢产生的氢能被远端肾小管正常排出，这样骨被酸蚀的程度降低，骨钙、骨磷的释放减少；加之尿酸化能力的保留，均有助于减少磷酸钙结晶的形成，所以近端肾小管酸中毒患者肾结石不常发生。

4. **Fanconi 综合征**　近端肾小管酸中毒可仅表现为近端小管碳酸氢盐重吸收障碍，也可伴有其他溶质的重吸收障碍，如葡萄糖、氨基酸、尿酸、磷，表现为肾性糖尿、肾性氨基酸尿、低尿酸血症、低磷血症。多种物质在近端肾小管重吸收障碍即 Fanconi 综合征。

【诊断】

1. **定性诊断**　用于确认肾小管性酸中毒。

(1)高氯性：血碳酸氢根离子浓度降低，血气分析提示代谢性酸中毒，血氯离子浓度增高，血清阴离子隙正常，伴或不伴钾代谢异常，排除非肾性酸中毒致病因素（尤其是腹泻等原因引起胃肠道碳酸氢根离子丢失）。

血清阴离子隙计算公式：
$$血清阴离子隙 = 钠离子 - 氯离子 - 碳酸氢根离子$$

(2)反常性碱性尿：酸中毒时尿 pH 仍大于 5.5，则提示肾小管酸化功能障碍。近端肾小管酸中毒患者，未经治疗，血碳酸氢根离子浓度下降到一定水平，滤出的碳酸氢钠全部被重吸收，尿液可以被酸化，pH<5.5。

(3)尿液阴离子隙：尿液中电解质保持电中性（阴、阳离子等当量）。通过尿中钠、钾、氯离子的浓度推测未测定离子的变化，如铵离子、碳酸氢根离子等。铵离子增加反映远端小管酸化功能。尿阴离子隙为正值，说明尿中碳酸氢根离子、硫酸根离子、磷酸氢根离子、有机阴离子之和大于铵离子、钙离子与镁离子之和，提示尿中碳酸氢根离子排泄增加或 / 和铵离子排泄减少，符合肾小管性酸中毒的尿液变化。如果该间隙为负值，说明尿中很少有碳酸氢根离子排泄，同时尿铵离子排泄增加，是正常肾脏对酸中毒的代偿反应。所以，正常人氯化铵负荷后或非肾性代谢性酸中毒时，尿阴离子隙为负值，而肾小管性酸中毒时为正值。未治疗的近端肾小管酸中毒患者，由于远端肾小管的酸化功能受影响，尿铵的排泄正常，尿阴离子隙可为负值。

尿阴离子隙计算公式：
$$尿阴离子隙 = 钠离子 + 钾离子 - 氯离子$$

2. **定位诊断**　用于确定病变部位。

近端肾小管性酸中毒可通过碳酸氢钠负荷试验确诊。

试验方法：以 4ml/min 的速度静脉滴注 5% 碳酸氢钠，使其血浆浓度逐渐上升，每 30~60min 收集尿液及采血一次，测定血浆和尿的肌酐、碳酸氢根离子浓度。

正常成人肾小管重吸收碳酸氢根离子的阈值（即：尿中出现碳酸氢根离子所需的最低血浆碳酸氢根离子浓度）约为 24~26mmol/L。输注碳酸氢钠使其血浆浓度增高，超过肾小管重吸收碳酸氢根离子的最高阈值时，滤过的碳酸氢根离子不能全部被肾小管重吸收，未被重吸收的碳酸氢根离子可从尿中排出。近端肾小管性酸中毒患者肾小管重吸收碳酸氢根离子的阈值降低，在血碳酸氢根离子浓度处于正常水平的情况下，碳酸氢根离子的滤过排泄分数增加。

当血浆碳酸氢根离子在正常水平时，碳酸氢根离子滤过排泄分数的计算公式是：
$$碳酸氢根离子滤过排泄分数 = [血肌酐 \times 尿 HCO_3^-] / [尿肌酐 \times 血 HCO_3^-] \times 100\%$$

近端肾小管性酸中毒患者在血浆碳酸氢根离子处于正常水平时，其滤过排泄分数大于 15%，严重者可高达 25%，某些轻微的患者只有 10%。IV 型肾小管性酸中毒在 10% 以下。远端肾小管性酸中毒患者在 3%~5% 左右。

最高碳酸氢根离子重吸收率可根据下面的公式计算：
$$最高碳酸氢根离子重吸收率 = 血浆碳酸氢根离子浓度 \times 肾小球滤过率 -$$
$$尿碳酸氢根离子浓度 \times 尿流量$$

近端肾小管性酸中毒患者该数值降低，远端肾小管酸中毒者轻度降低或正常。由于最高碳酸氢根离子重吸收率是所有肾单位重吸收率之和，在慢性肾功能不全时肾单位总数减少，重吸收率也会减少。

【治疗】

应积极寻找原发病因，纠正可控因素如药物等，针对原发病进行治疗。对症治疗主要是碱替代治疗。

纠正近端肾小管性酸中毒所需要的碳酸氢盐的量是很大的，接近 $10\sim15mmol/(kg\cdot d)$，因为所补充的碱因近端肾小管重吸收能力下降而大量从尿中排出。

补充碳酸氢钠治疗会加重低血钾。因此，需补充钾盐，如柠檬酸钾。

如果上述补碱不见效或不耐受，可加噻嗪类利尿剂，后者轻度削减容量，从而促进近端肾小管重吸收钠，因而可增加碳酸氢盐的重吸收。

补碱治疗有利于逆转酸中毒骨病。如果伴 Fanconi 综合征，需纠正低磷血症，补充维生素 D 等。

二、远端肾小管性酸中毒（distal renal tubular acidosis, dRTA）

【病理生理与病因】

人体每天摄入的食物经代谢后可产生每公斤体重 1mmol 的氢离子，主要靠远端肾小管的 A 型（α 型）间介细胞排泄（图 7-2-2）。间介细胞通过细胞内的水与二氧化碳作用，经碳酸酐酶 II 催化产生氢离子与碳酸氢根离子。前者经由细胞腔膜面上的 H^+-ATP 酶与 H^+-K^+-ATP 酶分泌入小管腔中，后者则经基底面的氯 - 碳酸氢交换子入血，与氢离子结合，产生碳酸，最后以二氧化碳形式从肺排出体外，整个过程的净效应相当于食物代谢产生的氢由肾小管排出。H^+-ATP 酶是主要泌氢通道。当体内缺钾时，H^+-K^+-ATP 酶起到重吸收钾的作用，这个过程中伴有氢的分泌，因而 H^+-K^+-ATP 酶的主要生理功能是维持血钾的稳定。

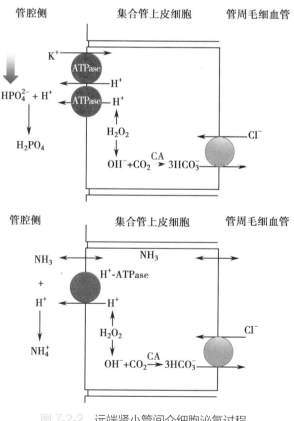

图 7-2-2　远端肾小管间介细胞泌氢过程

CA：碳酸酐酶。

分泌到小管内的氢必须被及时缓冲，间介细胞的泌氢才能持续进行。在小管腔中的氢离子和小管液中的氨、磷酸氢盐结合而获得缓冲，形成铵离子与磷酸二氢盐，后者即可滴定酸。近端肾小管产生铵并分泌入小管腔，当近端小管细胞酸负荷增加时会导致铵的分泌增加。铵在髓袢（亨利袢）被重吸收，而后进入髓质，最后以氨的形式经远端肾小管上皮细胞进入小管腔，与氢离子结合形成铵，后者不能自由通透细胞，遂由尿排出。

不完全性远端肾小管性酸中毒的代偿作用就是由尿铵排泄增加完成的。当远端肾小管不足以排泄体内代谢产生的氢时，会使得近端肾小管上皮细胞酸负荷增加，后者会加强产氨与泌氢。血碳酸氢盐浓度可以维持正常，但尿呈碱性。

引起远端肾小管性酸中毒的病因主要有两大类：泌氢能力降低与小管细胞腔膜面对氢离子通透性增高。

1. 泌氢能力降低见于以下：

（1）自身免疫性疾病如干燥综合征、类风湿性关节炎、狼疮肾炎等。其中最常见的为干燥综合征。研究显示，干燥综合征伴远端肾小管酸中毒患者间介细胞 H^+-ATP 酶表达明显减少。

（2）高钙血症

（3）遗传性基因突变：①氯 - 碳酸氢根交换子［阴离子交换蛋白 1（AE1）或带 3（band 3）蛋白］基因突变。常见于常染色体显性遗传，罕见常染色体隐性遗传。常伴有球形或椭圆形红细胞增多症，因为正常红细胞膜上也需要有这种蛋白的表达以维持其功能。② H^+-ATP 酶 B1 与 α4 亚基的基因突变。常伴有内耳功能障碍，如神经性耳聋。

2. 肾小管细胞腔膜面对氢通透性增高，使已分泌入小管腔的氢离子反漏回细胞内，腔膜面的氢屏障作用消失，膜两侧的氢浓度梯度差无法形成，称为反流型远端肾小管性酸中毒。肾小管细胞腔膜面的离子屏障损伤常常不是选择性的，常伴有对其他离子的通透性增高，如钾、镁，可引起钾和镁丢失。常见的因素有两性霉素 B，可损害腔膜面的屏障结构，引起远端肾小管性酸中毒，以及低血钾与低血镁。

远端肾小管性酸中毒病因详见表 7-2-2。

表 7-2-2　远端肾小管酸中毒的分类和病因

分类		病因
原发性	特发性	散发性
	遗传性	常染色体显性遗传氯 - 碳酸氢根交换子缺陷
		H^+-ATP 酶基因突变
获得性	自身免疫性疾病	红斑狼疮
		类风湿性关节炎
		自身免疫性肝炎 / 原发性胆汁性肝硬化
		干燥综合征
	药物	异环磷酰胺，两性霉素，碳酸锂
	高尿钙	特发性
		甲状旁腺功能亢进，维生素 D 中毒，结节病
	其他	移植肾排斥反应，梗阻性肾病，Wilson 病

【临床表现】

1. 高氯性、代谢性酸中毒。

2. **低血钾**　远端肾小管酸中毒常伴有低血钾。原因在于远端肾小管在重吸收钠的过程中，为保持管腔电中性,必伴有阳离子分泌,后者主要是氢离子与钾离子。如果远端肾小管泌氢障碍,相应地泌钾就增多,造成钾丢失。远端肾小管酸中毒时醛固酮继发性增多,是引起尿钾排泄增加的原因之一(图 7-2-3)。

远端肾小管的病变也可造成高血钾,其病变部位就是集合管主细胞的上皮钠通道。各种先天或后天的因素影响主细胞钠的重吸收,同时引起钾的分泌减少和远端肾小管泌氢障碍,原因在于泌氢、泌钾所依赖的管腔负电位消失。这种类型的酸中毒也称为电压依赖性远端肾小管性酸中毒。

如果是远端肾小管泌氢能力下降导致的酸中毒,经补充含钠的碱剂后,低血钾通常会得到纠正。这是因为钠的扩容作用减少了醛固酮的分泌,减少了远端小管主细胞钠的重吸收。另外,补碱后,远端小管腔内碱化,一定程度上促进了氢的分泌,从而减少了钾的分泌。

如果是腔膜屏障损害导致的酸中毒,补充含钠的碱剂通常难以纠正低血钾。因为这种类型的低血钾并非由于主细胞钠钾交换增多引起。近端小管性酸中毒时,补充碳酸氢钠有增加低钾血症的风险。

3. **肾结石**　远端肾小管性酸中毒另外一个重要表现是肾结石,肾钙化、高尿钙、骨病等表现甚至在酸中毒的代偿阶段就可发生。而且这系列表现要远多于近端肾小管性酸中毒。原因如下:①远端肾小管性酸中毒造成的酸血症没

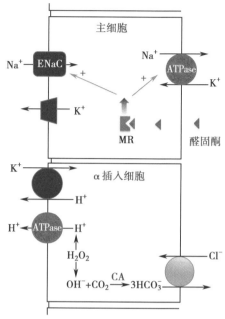

图 7-2-3　集合管主细胞的钠钾交换过程
ENaC:上皮钠离子通道;ATPase:ATP 酶;
CA:碳酸酐酶;MR:盐皮质激素受体。

有自限性,每天产生的酸不能排泄,促使骨动员释放磷酸钙增加以缓冲酸血症。后者导致高尿钙和骨病。尿液不能酸化,碱性环境易使磷酸钙结晶析出,引起肾组织钙化和肾结石。②酸中毒发生后刺激近端肾小管重吸收柠檬酸增加,到达远端小管的柠檬酸减少,而柠檬酸能同钙离子结合形成可溶性分子,防止磷酸钙形成。

【诊断】

1. **定性诊断**

(1)高氯性代谢性酸中毒:同近端肾小管性酸中毒。

(2)反常性碱性尿:酸中毒时尿 pH 常持续大于 5.5。如尿 pH<5.5,远端肾小管性酸中毒的可能性较小。

(3)尿阴离子隙:远端肾小管性酸中毒时,泌酸障碍,尿铵水平明显下降,阴离子隙为正值。

2. **定位诊断**　以下方法有助于远端肾小管性酸中毒的诊断。

(1)尿铵排泄率测定:远端肾单位排泌的氢离子一半以上以铵的形式从尿中排出。正常成人普通饮食下尿铵排泄率为 40mmol/24h 左右,高蛋白饮食后还会增加。远端肾小管性酸中毒时尿铵排泄率总是低于 40mmol/24h。尿铵测定对远端肾小管性酸中毒的诊断有重要帮助。尿铵排泄率还受肾单位总数的影响,慢性肾衰竭时会随着肾单位的减少而下降。但尿铵测定并不普遍,常用尿阴离子隙来估计尿铵的水平。

(2)氯化铵负荷试验:用于不完全性远端肾小管性酸中毒的诊断。典型的远端肾小管性酸中毒已经有显著的代谢性酸中毒,没有必要再做酸负荷。不完全性远端肾小管性酸中毒是指,虽然远端肾小管的酸化功能有异常,但血碳酸氢盐在正常水平或正常水平低限。正常人服用氯化铵出现显著酸中毒时,尿 pH 可下降至 5.5 以下,同时尿铵排泄率也增加到 70mmol/24h 以上。远端肾小管性酸中毒患者尿 pH 持续大于 5.5,尿铵低于 40mmol/24h。氯化铵负荷试验不适用于有肝性脑病倾向的患者,可用氯化钙代替氯化铵。

（3）远端肾单位氢离子、钾离子排泌刺激试验：在给予利尿剂呋塞米和氟氢可的松后，通过增加远端肾单位管腔内钠离子浓度，同时刺激集合管钠离子重吸收，造成管腔内负电位，促进氢离子、钾离子排泌。远端肾小管性酸中毒患者尿 pH 仍大于 5.5。该方法对诊断不完全性远端肾小管性酸中毒有一定帮助。

3. 远端肾小管性酸中毒伴发疾病　如干燥综合征等。

【治疗】

在积极治疗原发病的基础上，给予碱替代治疗。远端肾小管性酸中毒没有自限性，补碱治疗非常重要，在预防或减轻骨质疏松、肾结石、慢性肾病的发生发展、肌肉萎缩，纠正低血钾等方面有重要意义。治疗需补充由于中和酸中毒导致的碳酸氢根离子丢失，同时需考虑中和每日代谢产生的氢，成年人碱剂的剂量为每公斤体重每天 1~2mEq。

补碱治疗可使用的药物包括碳酸氢钠、碳酸氢钾、柠檬酸钠、柠檬酸钾等。柠檬酸盐以 1:1mEq 的比例在体内转化为碳酸氢盐。药物可以根据患者的具体情况进行选择。钠盐可通过增加容量，抑制醛固酮，减轻低血钾。但钠盐有增加高血压的风险。高钠摄入可以增加尿钙水平。钾盐对纠正低血钾有帮助。柠檬酸盐有较好的耐受性，另外对抑制结石的形成也可能有帮助。

低血钾患者可补充柠檬酸钾。柠檬酸钾可以单用，或与柠檬酸钠合用。

有肾结石、肾钙化、高尿钙的患者，宜选用柠檬酸钾。含钠的碱剂会增加尿钙水平。

因远端肾小管主细胞上皮钠通道病变引起的酸中毒常有高血钾，不宜用含钾的碱剂。

三、Ⅳ型肾小管性酸中毒（高钾型远端肾小管性酸中毒）

【病理生理与病因】

1. 病理生理　Ⅳ型肾小管性酸中毒是由醛固酮减少或抵抗引起的，属于高钾型肾小管性酸中毒中的一大类。醛固酮减少或抵抗影响了集合管主细胞的钠钾交换和钾氢交换，导致钾在体内积聚，并产生肾小管酸中毒，其发病机制如下。

（1）主细胞重吸收钠障碍：导致管腔负电位不能形成，从而影响间介细胞泌氢。

（2）近端小管产氨减少：血钾升高时，近端小管上皮细胞内也积聚了钾，为保持细胞内电中性，该细胞排氢增加，造成细胞内偏碱，抑制了氨的产生与分泌，导致酸中毒。

（3）主细胞泌氨受阻：铵由近端小管上皮细胞合成，进入管腔，经髓袢升支被吸收，进入髓质，然后经基膜进入集合管主细胞，最后以氨的形式进入管腔。肾髓质的铵进入主细胞，需要依靠其基膜的 Na^+-K^+-ATP 酶。Na^+-K^+-ATP 酶介导钠钾交换，也可进行钠铵交换。血钾升高，由于钾的竞争性抑制，钠铵交换减少，进入主细胞的铵减少，最终影响尿铵排泄，影响尿液的酸化。

醛固酮减少或抵抗引起高血钾的原因：醛固酮增加集合管腔膜面上皮钠通道的活性，增加钠的重吸收，造成管腔负电荷，促进钾的分泌。醛固酮减少或抵抗使上述过程受到影响，导致钾排泄障碍，引起高血钾。当这些患者同时有肾功能不全，或使用肾素 - 血管紧张素 - 醛固酮系统阻滞剂的时候，高血钾尤为突出。

2. 病因

（1）低醛固酮血症

1）原发性低醛固酮血症：有两种形式，一种是选择性低醛固酮血症，由醛固酮合成酶的细胞色素 P450c11 缺陷引起；另一种是泛皮质激素合成减少，由 21 羟化酶的细胞色素 P450c21 缺陷引起。

获得性醛固酮合成减少见于各种肾上腺炎，如自身免疫性炎症、感染性炎症。危重状态、强烈应激状态下的高 ACTH（促肾上腺皮质激素）血症，会促使皮质激素的合成底物更多地转向合成糖皮质激素，以满足应激的需要。

上述两种类型的低醛固酮血症，均会引起高肾素血症。

2）继发性低醛固酮血症：肾上腺球状带细胞是合成与分泌醛固酮的场所，细胞表面有血管紧张素Ⅱ的受体，醛固酮的释放均由该受体激活后所介导。肾素阻滞剂、血管紧张素转换酶抑制剂、血管紧张素Ⅱ受体阻滞剂都可降低醛固酮水平。非甾体抗炎药可以抑制肾素释放，抑制血管紧张素Ⅱ介导的醛固酮分泌。钙神经蛋白抑制剂不仅抑制醛固酮分泌，也抑制醛固酮受体的表达。肝素与低分子量肝素可以减少球状带细胞上血管紧张素Ⅱ受体的表达数量以及降低受体亲和力，从而减少醛固酮分泌。

（2）醛固酮抵抗：假性低醛固酮血症1型有两种，一种是常染色体隐性遗传，受累蛋白为上皮钠通道（ENaC）；另一种是常染色体显性遗传，累及盐皮质激素受体。

假性低醛固酮血症2型，又名Gordon综合征，源于WNK激酶活性异常。WNK1的正常功能是抑制WNK4，而WNK4的正常功能是抑制远端肾小管噻嗪类敏感的钠-氯同向转运蛋白活性，防止氯重吸收过多。WNK1与WNK4异常一方面增加远端肾小管氯的重吸收，造成管腔正电位，不利于钾的分泌；另一方面降低集合管主细胞腔膜面钾通道的表达，因此出现高血钾，且难以经补充醛固酮纠正。因为有钠重吸收增加，故常伴有高血压。

【治疗】

首先应处理原发病。

低肾素型低醛固酮血症可用盐皮质激素替代：氟氢可的松每天0.05~0.2mg。必要时合用糖皮质激素。

高肾素型低醛固酮血症或醛固酮抵抗不用盐皮质激素，需低钾饮食，使用袢或噻嗪类利尿剂。

思考题

比较近端RTA和远端RTA在临床表现、发病机制和治疗方面的异同。

（郝传明）

第三章
间质性肾炎

间质性肾炎是由各种原因引起的肾小管间质性急、慢性损害的临床病理综合征。根据临床起病、疾病经过的不同，以及病理表现的不同，常分为急性间质性肾炎、慢性间质性肾炎。急性间质性肾炎病理常以肾间质炎症细胞浸润、间质水肿、肾小管不同程度受损伴肾功能不全为特点，临床表现可轻可重，如能及时找到病因并治疗，疾病可痊愈或得到不同程度的逆转。慢性间质性肾炎病理表现多见肾间质纤维化、间质单个核细胞浸润和肾小管萎缩，临床常表现为进展性肾功能不全。

间质性肾炎（interstitial nephritis）是病理学诊断，需肾活检证实，受此局限，至今尚无间质性肾炎的确切发病率。在因各种原因而接受肾活检的人群中，多项调查表明，间质性肾炎的比例占 1%~3% 不等。

【病因与发病机制】

1. 药物等生物化学物质　75% 的急性间质性肾炎由药物引起。可导致急性间质性肾炎的常见药物有 β 内酰胺类抗生素（尤其是甲氧西林）、磺胺药、利福平、环氧化酶抑制剂（主要是非甾体抗炎药）、利尿药、质子泵抑制剂、抗惊厥药、别嘌呤醇、抗肿瘤药物等。药物导致间质性肾炎的主要机制是药物作为半抗原与肾间质、肾小管的固有抗原成分相互作用，生成全抗原，引发以细胞免疫反应为主的变态反应。固有抗原包括肾小管基膜、肾小管刷状缘、T-H 蛋白等。在外来损伤因素的作用下，肾间质细胞表达主要组织相容性 Ⅱ 类抗原。经巨噬细胞、树突细胞加工后的外来抗原与主要组织相容性 Ⅱ 类抗原一起提呈给 CD4 和 / 或 CD8 阳性 T 细胞，引起后者活化。抗原特异性 T 细胞随后激活巨噬细胞、自然杀伤细胞。后者通过释放炎症因子、细胞毒物质、趋化因子、血管通透因子，引起间质炎性损伤。在炎症后期，随着促纤维化因子分泌增多，间质纤维化的进程开始启动。非甾体抗炎药有时不仅引起急性间质性肾炎，还会引起肾小球足细胞损伤，临床表现为肾病综合征范围的蛋白尿。

可以导致慢性间质性肾炎的常见药物有非甾体抗炎药、钙调磷酸酶抑制剂（如环孢素）、锂制剂、含马兜铃酸的中草药。长期服用非甾体抗炎药，累积剂量达 1~3kg 者，常导致镇痛药肾病的发生率明显升高。镇痛药肾病的发病机制主要是扩血管的前列腺素的生成受到该类药物的抑制，致使肾髓质长期处于慢性缺血状态；其次，有些非甾体抗炎药有直接肾毒性，如对乙酰氨基酚可消耗细胞内的抗氧化物质——谷胱甘肽。与非甾体抗炎药引起急性间质性肾炎的机制不同，免疫机制在该类药物导致的慢性间质性肾炎中所起的作用不是主要的。钙调磷酸酶抑制剂既可通过激活循环与局部的 RAAS 系统引起肾血管病变，又可促进肾小管细胞向肌成纤维细胞转化，引起肾纤维化的发生发展。马兜铃酸不仅有直接的肾小管细胞毒性，而且也能诱导肾小管细胞向肌成纤维细胞转化，促进肾间质纤维化。另外，马兜铃酸还可引起肾血管病变。

重金属、工业用的有机物或无机物等也可导致间质性肾炎。

2. 物理因素　放射线可直接损伤肾小管和肾间质，并损伤微血管内皮，引起微血栓。尿路梗阻升高了肾盂内的压力，引起肾小管损伤，尿液可渗入肾间质引起炎症。

3. 病原体感染　是急性间质性肾炎的病因之一。5%~10% 的急性间质性肾炎由感染引起。

全身性的感染往往通过免疫学机制引起间质炎症，肾脏本身并无病原体侵袭。常见的病原体有军团菌、链球菌、白喉杆菌、布鲁氏菌、支原体、巨细胞病毒、EB 病毒、螺旋体、弓形虫等。

病原体也可直接感染肾脏,引起肾间质的化脓性炎症。

4. 自身免疫性疾病　干燥综合征、系统性红斑狼疮、结节病、系统性血管炎均可累及肾间质,多为继发性间质性肾炎,为免疫机制所介导。10%~15% 的急性间质性肾炎由此类疾病引起。

IgG4 相关疾病相对少见,多器官出现淋巴浆细胞浸润,而这些浆细胞表达 IgG4。常见浸润器官包括胰腺(引起自身免疫性胰腺炎)、泪腺、唾液腺和眶周组织。近 30% 的 IgG4 相关疾病患者有肾小管间质累及。

5. 异常球蛋白血症　是指由浆细胞及其前体 B 淋巴细胞恶性增生,分泌大量均一性的异常免疫球蛋白,使血中出现过量的单克隆免疫球蛋白,或重链或轻链,而引起的一组疾病。这组疾病包括多发性骨髓瘤、巨球蛋白血症、重链病、轻链病、冷球蛋白血症及意义不明的单克隆免疫球蛋白病等。异常蛋白在肾间质沉积可引起间质病变。

6. 代谢性疾病　包括高尿酸血症、高钙血症、高草酸尿症等。高尿酸血症引起肾损害的机制尚未完全了解,尿酸结晶、高尿酸引起的氧化应激可能是重要机制。

7. 特发性间质性肾炎　特发性小管间质性肾炎伴葡萄膜炎综合征(tubulointerstitial nephritis and uveitis syndrome,TINU syndrome)少见,主要见于青少年女性,但也可见于成年人。其机制尚不清楚。

【临床表现】

(一)急性间质性肾炎

急性间质性肾炎往往起病较急,表现为急性或亚急性肾损伤,伴或不伴发热、关节痛和皮疹。患者常有药物使用史,或其他相关物质暴露史。非特异的表现包括乏力、腰酸痛、食欲减退、恶心、呕吐等。特异的临床表现如下。

1. 病因学表现　药物引起者,通常有长短不等的潜伏期,平均在接触药物 10~14d 后出现症状,提示 T 细胞介导的免疫反应激活。患者再次服用 NSAIDs 后平均 3~5d 出现症状。某些药物如 NSAIDs、PPI 导致间质性肾炎的潜伏期可达十几个月。利福平诱发的潜伏期可短至 1d,患者可有以下三联症或其中一两项表现:发热、皮疹、血嗜酸性粒细胞增高,但有典型三联症表现者不足十分之一。NSAIDs 类药物导致的间质性肾炎很少出现该过敏三联症。

感染性疾病、自身免疫性疾病、异常球蛋白血症、代谢性疾病引起者,各有相关的症状与体征,参见有关章节。

TINU 综合征的部分患者有前驱感染(如 EB 病毒、支原体感染)或使用某种特殊药物史。TINU 综合征常见于有自身免疫病基础的患者,如甲状腺疾病、类风湿性关节炎、IgG4 相关免疫等。大多数患者在发现间质性肾炎 2~11 个月后出现眼葡萄膜炎。多数双眼受累,常见的表现有眼红、眼痛、畏光、视力减退。主要以前葡萄膜炎为主,检查发现眼干、前房细胞发红、结膜充血、角膜后沉着物。

2. 肾小管损伤与功能障碍的表现　包括肾小管性蛋白尿、肾性糖尿、肾性氨基酸尿、肾小管性酸中毒、肾浓缩功能障碍、无菌性脓尿、嗜酸性粒细胞尿(嗜酸性粒细胞占尿白细胞总数 1% 以上)。

3. 肾小球损伤与滤过功能障碍表现　患者多有肾功能快速下降,大多数表现为非少尿型急性肾损伤,也可表现为少尿型急性肾损伤。尿液检查有镜下或肉眼血尿、轻至重度的肾小球性蛋白尿。文献报道,NSAIDs 导致的间质性肾炎可同时出现大量蛋白尿,表现为肾病综合征。

急性间质性肾炎的影像学检查常见到双肾增大。

(二)慢性间质性肾炎

慢性间质性肾炎起病隐匿,或一起病就是慢性经过,并非均由急性间质性肾炎发展而来。非特异的表现有乏力、厌食、恶心、消瘦。

各种不同病因引起的慢性间质性肾炎各有其病因学表现。药物引起者常有长期服用某种药物病史,如非甾体抗炎药、马兜铃酸、钙调磷酸酶抑制剂、锂制剂等。

最早出现的典型症状是尿浓缩功能障碍表现:夜尿增多,低渗、低比重尿,严重者甚至有肾性尿崩症,对抗利尿激素无反应。肾小管性蛋白尿、肾性糖尿、肾性氨基酸尿、肾小管性酸中毒等可随之出现。检查可见无菌性脓尿。肾小球滤过率进行性降低。

部分病例,如非甾体抗炎药引起的慢性间质性肾炎可出现肾乳头坏死,表现为突发性肉眼血尿、腰痛,尿中出现破碎的肾乳头组织,肾功能急剧恶化。

晚期慢性间质性肾炎的影像学表现为肾萎缩。有长期服用非甾体抗炎药病史者,若还有下面任意一条表现,可诊断为镇痛药肾病:①肾外形凹凸不平;②肾乳头钙化。

【病理】

(一)急性间质性肾炎

光镜下间质水肿,炎症细胞呈弥漫性或灶性浸润。炎症细胞以单核细胞为主。目前研究表明,这些单核细胞为 T 淋巴细胞,包括辅助性 T 细胞、抑制性 / 细胞毒性 T 细胞。由药物引起者,浸润的细胞中尚可见到嗜酸性粒细胞。由感染引起者,可见中性粒细胞浸润。有时在间质可出现上皮细胞肉芽肿。重症患者有局灶性肾小管坏死,单核细胞穿透肾小管基膜插入肾小管上皮细胞之间,形成"小管炎"征象。无纤维化表现。肾小球完好。由 NSAIDs 导致的间质性肾炎,除有间质水肿和炎症细胞浸润外,还可有足细胞广泛融合。

免疫荧光检查一般阴性。部分病例见间质与肾小管基膜有免疫球蛋白、补体沉积。少数病例表现为 IgG 和 C3 沿肾小管基膜呈线样沉积。

电镜下可见免疫复合物沉积。并发肾病综合征者,有时可见肾小球脏层上皮细胞足突融合,状如微小病变型肾炎。

(二)慢性间质性肾炎

不同病因的慢性间质性肾炎的病理表现大都类似:间质病变呈灶状、片状分布;有不同程度的纤维组织增生、炎症细胞浸润;肾小管不同程度萎缩。早期肾小球与肾血管受累轻,随着病情进展,出现肾小球硬化、肾小血管壁增厚直至闭塞。

由钙调磷酸酶抑制剂引起者,肾小球缺血性硬化呈条带状分布,血管内皮细胞肿胀,血管壁玻璃样变,血管平滑肌细胞变性坏死。

锂相关肾病的特征性病理表现是部分病例的远端小管、集合管局部扩张,形成囊泡。

尿酸肾病者,偏振光显微镜下在肾髓质部位可发现肾小管内或间质里有尿酸结晶沉积。

【诊断与鉴别诊断】

(一)急性间质性肾炎

凡急性起病,肾功能短期内恶化,尿沉渣仅有少许白细胞,有时可见嗜酸性粒细胞,出现肾小管损伤与功能障碍的表现,应考虑急性间质性肾炎。确诊需要依靠肾组织病理检查。

在起病前曾使用过先前未使用过的药物,停药后病情又好转的,可不考虑肾活检。但以下情况需考虑肾活检。

1. 临床表现符合急性间质性肾炎,但无明确的药物作为诱因。

2. 出现急性肾损伤的表现,但临床表现不符合急性间质性肾炎,或单从临床表现上无法确定急性肾损伤的病变部位。

3. 考虑给予激素治疗的某些药物性急性间质性肾炎;或已经使用激素 5~7d 但病情仍未缓解。

4. 临床考虑药物性急性间质性肾炎,但停用药物后病情仍不缓解。

5. 临床表现不能用典型的急性间质性肾炎解释,如大量蛋白尿。

急性间质性肾炎需与各种急性肾损伤鉴别,如肾前性肾衰竭、肾后性肾衰竭、各类肾小球肾炎引起的急性肾衰竭、急性肾小管坏死等。

(二)慢性间质性肾炎

有导致慢性间质性肾炎的病因,如长期服用非甾体抗炎药、马兜铃酸等药物,长期梗阻性肾病,尿酸肾病等。早期以肾小管损伤与功能障碍为表现,晚期出现慢性肾衰竭的相关表现。影像学检查可见肾萎缩,镇痛药肾病在逆行造影时可见肾乳头坏死表现,慢性肾盂肾炎则肾外形凹凸不平,肾盂、肾盏变形。

慢性间质性肾炎需与各类慢性肾衰竭鉴别,如慢性肾小球肾炎、高血压肾硬化等。

【治疗】

(一)急性间质性肾炎

首先,要去除病因。

其次,对于药物性急性间质性肾炎考虑激素与免疫抑制剂治疗。这是基于以下认识:许多药物性急性间质性肾炎是过敏性的。大部分的免疫反应针对药物本身,或药物诱发的抗原。患者有全身过敏的表现。过敏的发生不是剂量依赖性的。症状在停用药物后改善,而当再次接触同样或同类药物后复发。从用药到发病的潜伏期平均 10~14d。肾脏病理显示肾间质浸润的细胞是 T 淋巴细胞。但目前对激素治疗间质性肾炎的疗效的认识尚不统一,一般认为激素在急性间质性肾炎早期使用,可加速肾功能的恢复。

在停用药物 3~7d 后,肾功能没有改善,给予短期的激素治疗是可以考虑的。需注意的是,如果急性间质性肾炎是因为使用了非甾体抗炎药而引起肾髓质间质缺血,那么激素无助于病情的改善。

激素的起始剂量是泼尼松 1mg/(kg·d)(最大剂量控制在每天 40~60mg),至少治疗 1~2 周。血肌酐降回到正常或接近正常时开始缓慢减量。整个疗程 2~3 个月。大部分患者在治疗开始的 2 周内见效。如使用 3~4 周后,肾功能无改善,可能作用不大,可考虑撤药。

对于出现急性肾衰竭的严重病例,可考虑激素冲击治疗:甲泼尼龙每天 500~1 000mg,连用 3d。

对于激素抵抗、激素依赖、激素不耐受的病例,治疗的经验有限。免疫抑制剂(如:吗替麦考酚酯、环磷酰胺)的使用仅见于个案报道。

特发性急性间质性肾炎、TINU 综合征也是激素治疗指征。

对有紧急透析指征的病例给予血液净化治疗。

(二)慢性间质性肾炎

首先,针对病因进行治疗,如停用相关药物、控制感染、解除梗阻、处理自身免疫病等。同时注意纠正水、电解质、酸碱平衡紊乱。对于出现慢性肾衰竭的患者,应积极治疗高血压、贫血、骨与矿物质代谢紊乱。对进展至 ESRD 的患者,应给予肾脏替代治疗。

 思考题

比较急性间质性肾炎、急性肾小管坏死、新月体肾炎的临床表现。

(郝传明)

器官-系统
整合教材
OSBC

第八篇
泌尿系统损伤

第一章　肾创伤

第二章　输尿管损伤

第三章　膀胱损伤

第四章　尿道损伤

第一章

肾　创　伤

肾创伤以往称肾损伤,为与肾内科"肾损伤"概念相区别,本章用"肾创伤"名称进行阐述。出血和尿外渗是肾创伤临床表现的基础,再根据实验室检查、影像学检查多能作出诊断并进行创伤分级。大多数肾创伤不需要外科手术干预,抗休克是重要治疗手段,确定是否有活动性出血是重要的监测内容。

第一节　病因和损伤机制

一、解剖因素

肾脏位于脊柱两侧,腹膜后结缔组织内,解剖位置隐蔽。肾实质外包以被膜,由内向外依次为肾纤维囊、肾脂肪囊和肾筋膜,是自然的保护屏障。肾纤维囊为肾脏的固有包膜,薄而坚韧,由致密结缔组织和少量弹力纤维构成。在肾破裂或肾部分切除术时需缝合该层,关闭肾脏伤口。脂肪囊可以缓解运动或钝性暴力对肾脏的冲击。肾筋膜包被于肾和肾上腺周围,并有纤维隔穿过肾脂肪囊与纤维膜相连,是肾脏固定的主要组织结构。肾筋膜下方开放,肾脏随呼吸活动的范围约为 1~4cm,随体位变化的活动范围为 1~3cm,可以缓冲外来暴力。一般情况下肾脏不易受到损伤。儿童肾脏相对成人大且位置低,新生儿肾的位置更低,肾周围的保护作用较弱,肾创伤(renal trauma)的发生率较高。当肾脏存在积水、囊肿、肿瘤等病理改变时,受到损伤的可能性更大。肾脏血运丰富,损伤极易引起出血及尿液外渗,诱发休克和感染。

二、损伤原因

按肾脏创伤的原因可分为闭合性肾创伤、开放性肾创伤及医源性肾创伤。

（一）闭合性肾创伤

闭合性肾创伤常由直接暴力或间接暴力所致,车祸、高处坠落、暴力打击是造成闭合性肾创伤的主要原因。高速冲击伤发生过程中,躯体发生减速运动的剧烈程度与损伤程度密切相关。从高处落下或高速运动中突然减速可使肾脏急剧移位,肾动脉被牵拉,损伤肾门或肾盂输尿管交接处的肾脏大血管,导致肾动脉栓塞、肾静脉破裂或肾蒂撕裂等严重后果。当患有肾积水、肾肿瘤、肾囊肿、肾结核等疾病时,肾脏受到极轻微外力即可发生破裂。

（二）开放性肾创伤

开放性肾创伤常由枪弹伤和刀刺伤引起。开放性肾创伤常为复合伤,90% 以上合并有胸、腹等其他器官损伤。上腹部及下胸部的开放性损伤须警惕肾创伤的可能。刀刺伤可同时导致肾实质和肾血管损伤。凶器的外形、长度和宽度能为估计损伤的范围提供重要的信息。腋后线的开放伤常常导致肾实质损伤,腋前线的开放伤更容易伤及肾门和肾蒂等重要结构。枪弹伤的特点是子弹入口处创伤较小,伤口内部有较大的组织破坏,容易造成多个器官损伤,而子弹出口处的创伤常较为明显,在处理时需要格外注意。

(三)医源性肾创伤

肾囊肿穿刺、肾穿刺活检、肾造瘘、经皮肾镜碎石术、体外冲击波碎石、上腹部手术或内镜检查治疗时,均有可能造成不同程度的肾创伤。

(谢立平)

第二节　创 伤 分 类

一、病理分类

(一)肾挫伤

肾挫伤的损伤仅局限于部分肾实质,形成肾瘀斑和/或包膜下血肿,肾包膜和肾盏、肾盂黏膜完整。一般症状轻微,可自行愈合。

(二)肾部分裂伤

肾实质部分裂伤伴有肾包膜破裂,可致肾周血肿。

(三)肾全层裂伤

肾实质深度裂伤,外及肾包膜,内达肾盏、肾盂黏膜,常引起广泛的肾周血肿、血尿和尿外渗。肾横断或碎裂时,可导致肾组织缺血。

(四)肾蒂损伤

肾蒂损伤较少见。肾蒂或肾段血管的部分或全部撕裂,可引起大出血、休克。在突然加速或减速时,肾急剧移位,肾动脉突然被牵拉,血管内膜破裂,导致内膜下出血、管腔狭窄或血栓形成,造成肾功能丧失。

尿外渗可形成尿囊肿。血肿、尿外渗引起组织纤维化,压迫肾盂输尿管交界处导致肾积水。开放性肾损伤偶可发生动静脉瘘或假性肾动脉瘤。部分肾实质缺血或肾蒂周围纤维化压迫肾动脉,可引起肾血管性高血压。

二、临床分类

美国创伤外科协会制定的肾创伤分级方法被广泛用以指导临床治疗(表8-1-1、图8-1-1)。

表 8-1-1　美国创伤外科协会肾创伤分级

分级	类型	表现
I	挫伤	镜下或肉眼血尿,其他泌尿系统检查正常
	血肿	包膜下血肿,无肾实质裂伤

续表

分级	类型	表现
Ⅱ	血肿	局限于腹膜后肾区的肾周血肿
	裂伤	肾皮质裂伤深度≤1.0cm,无尿外渗
Ⅲ	裂伤	肾皮质裂伤深度>1.0cm,无集合系统破裂或尿外渗
Ⅳ	裂伤	肾创伤贯穿肾皮质、髓质和集合系统
	血管损伤	肾动脉、静脉主干损伤伴出血
Ⅴ	裂伤	肾脏碎裂
	血管损伤	肾蒂撕脱、离断伴肾脏无血供

注:双侧肾创伤应增加一级,最多增加Ⅲ级,双侧Ⅲ级肾损伤评为Ⅳ级。

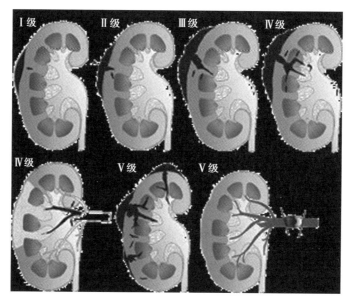

图 8-1-1　美国创伤外科协会肾创伤分级

(谢立平)

第三节　临床表现

　　肾创伤发病率约为 5/10 万人年,占所有外伤的 1%~5%,占腹部外伤的 10%。大多见于男性青壮年,男女比例约为 3∶1。肾创伤的临床表现与损伤的类型和程度有关,也可呈现不一致性。其主要症状有休克、血尿、疼痛、腰腹部肿块和发热等。

一、休克

　　严重的肾创伤可表现为创伤性休克或 / 和失血性休克,与肾创伤的程度、有无合并其他器官损伤及失血量有关。闭合性肾创伤休克发生率约为 40%,开放性肾创伤休克发生率可达 80% 以上。

二、血尿

血尿是肾创伤最常见、最重要的症状,多数为肉眼血尿,少数为镜下血尿。需要注意的是,血尿的严重程度与肾创伤的严重程度并非完全一致。有些轻微肾挫伤即可观察到肉眼血尿,严重肾创伤如血块阻塞尿路、肾动脉血栓形成、肾蒂血管断裂或输尿管完全离断等情况也可仅出现镜下血尿或无血尿。血尿时间延长多与继发感染有关。

三、疼痛

肾包膜下血肿、肾周围软组织损伤、出血或尿外渗可引起患侧腰、腹部疼痛。血液、尿液渗入腹腔或合并腹腔器官损伤时,可出现全腹疼痛、肌紧张、反跳痛等腹膜刺激症状。血块通过输尿管时可发生肾绞痛。

四、腰、腹部肿块

血液、尿液渗入肾周围组织可使局部肿胀,形成腰、腹部肿块,可有明显触痛和肌肉强直。若肿块不断扩大,且血红蛋白持续下降,提示有活动性出血。

五、发热

肾周血肿、尿外渗易继发感染,导致肾周脓肿或化脓性腹膜炎,可致发热,伴全身中毒症状,甚至出现感染性休克表现。

(谢立平)

第四节 诊 断

一、病史与体检

对于有腹部、背部、下胸部外伤或对冲伤的患者,均应考虑肾创伤的可能。应详细地询问相关外伤史,包括受伤的部位、时间、原因,有无血尿、疼痛、肿块和发热等,以便全面评估损伤的严重程度。

全身体检对于发现潜在的肾创伤有重要价值,重点注意生命体征的监测和损伤部位的检查。侧腹壁血肿、肋骨骨折、下胸部和肋部开放穿透性伤者均应注意有无肾创伤。对病情严重、生命体征不稳定的患者,应首先按急救原则进行处理。

二、实验室检查

(一) 尿常规

应尽早做尿常规检查。血尿提示肾创伤可能,血尿严重程度的变化可作为了解病情变化的依据。

尿白细胞、白细胞酯酶和亚硝酸盐的测定可了解有无合并感染。尿 pH 和尿比重可初步了解肾功能的情况。

(二) 血常规

血红蛋白、红细胞计数和血细胞比容持续降低,提示存在活动性出血。血白细胞增多、中性粒细胞比例增加常提示存在感染。

(三) 生化检测

测定血清肌酐和尿素氮评估肾功能。肾功能严重受损时,还需要检测血电解质的水平以及动脉血气分析,了解酸碱及水、电解质平衡。

三、影像学检查

影像学检查的目的是判断肾创伤的程度及选择治疗方法。积极的影像学检查可以发现肾创伤的部位、程度,尿外渗,肾血管损伤以及对侧肾脏情况。如伤情允许,应当尽早进行。

(一) 超声

超声检查具有快速、无创、可重复的特点,可以快速对伤情作出初步评估和诊断。连续监测腹膜后血肿及尿外渗情况,观察病情进展,还可了解对侧肾脏情况。

(二) CT

CT 检查是病情稳定者的首选检查方法。增强 CT 扫描是诊断肾脏损伤的"金标准",是肾创伤临床分级的重要依据。可清晰显示肾实质裂伤程度,尿外渗、肾周血肿的范围,辨别周围器官包括肝、脾、胰腺、肠管的损伤。通过对腹膜后血肿大小的测量,判断出血的程度。动脉和静脉相扫描可以显示血管损伤情况,肾实质造影剂的缺乏提示肾动脉损伤。延迟成像可识别集合系统和输尿管损伤情况。

(三) 静脉尿路造影

由于 CT 检查的广泛应用,静脉尿路造影一般不作为肾创伤的首选检查。因检查时须压迫腹部,对急诊外伤患者不适宜,建议进行大剂量静脉尿路造影。静脉尿路造影可评估肾创伤的程度以及对侧肾脏功能,同时还可了解有无肾脏原发性疾病。

(四) 其他检查

MRI 诊断肾创伤的作用与 CT 类似,对血肿的显示优于 CT,适合碘造影剂过敏的患者。肾动脉造影能够显示肾血管及分支的损伤情况。放射性核素肾扫描可了解分肾的肾功能情况,常用于肾创伤后肾功能的随访检查。

(谢立平)

第五节   治   疗

肾创伤的治疗首先须正确评估伤情,有无休克及其他器官的合并伤,并制订出快速、有效、全面的治疗方案。单纯肾创伤患者大多数适宜非手术治疗,存在合并伤时先处理腹内器官等损伤,然后探查伤肾并进行相应处理。肾创伤的治疗目的是保存肾功能和降低死亡率。放射影像学分期的进展,血流动力学监测技术的提高,有效的肾创伤评分系统的建立,以及对损伤机制的深入了解,为非手术保留损伤肾脏的治疗策略奠定了基础。尽管肾创伤常与其他内脏损伤合并存在,大多数的闭合性肾创伤和很多开放性肾创伤已不再绝对需要外科手术干预。

一、紧急处理

首先治疗危及生命的损伤,防治休克是治疗肾创伤的重要环节。包括立即建立输血、输液通道,补充血容量、复苏、镇静、止痛,绝对卧床休息等。在抗休克同时,迅速判断伤情,做好手术探查的准备。

二、非手术治疗

绝大多数肾创伤患者首选保守治疗,90% 以上闭合性肾创伤患者保守治疗有效。Ⅰ级和Ⅱ级肾创伤推荐保守治疗,Ⅲ级肾创伤倾向保守治疗,Ⅳ和Ⅴ级肾创伤少数可行保守治疗。保守治疗可有效降低肾切除率,且近期和远期并发症发生率并不升高。

保守治疗的方法包括对症处理和严密观察病情变化。严格限制活动,绝对卧床休息 2 周以上。病情稳定、血尿消失后可以允许患者离床活动,但伤后 2~3 个月内避免剧烈活动。补充血容量,纠正水、电解质平衡紊乱,保持足够的尿量。密切观察血压、脉搏、呼吸及体温等生命体征变化。早期合理选用抗生素预防感染。适量使用止血药,必要时可应用镇痛、镇静药物。定期检测血、尿常规,了解出血及感染等情况。B 超及 CT 检查了解腹部肿块及尿外渗变化情况。

三、手术治疗

(一) 手术指征

肾创伤的类型及程度是决定手术探查的重要因素。绝大多数开放性肾创伤需要手术治疗。闭合性肾创伤手术探查率低于 10%,包括肾粉碎伤、肾盂破裂、肾蒂血管伤等,合并腹腔器官损伤时需要手术探查。保守治疗期间出现以下情况需行手术治疗:经积极抗休克治疗后生命体征仍未见改善;血尿加重、血红蛋白及血细胞比容持续下降;腰、腹部肿块持续增大,说明有活动性出血;怀疑有腹腔器官损伤。

(二) 手术要点

一般采用经腹部切口,先探查并处理腹腔器官损伤,再探查伤侧肾。打开肾周筋膜前应先控制肾蒂血管,避免出现难以控制的大出血而被迫施行肾切除。尽可能行肾修补术或肾部分切除术,最大限度保存肾功能。只有在严重肾全层裂伤或肾蒂血管损伤无法修复时,而对侧肾功能良好,才施行患肾切除。

四、介入治疗

介入治疗适用于肾创伤合并出血且血流动力学稳定的患者,或由于其他损伤不适宜开腹探查或发生延迟性再出血的患者。对于孤立肾、对侧肾功能不全的肾创伤患者,可选择超选择性肾动脉栓塞术进行止血。

五、并发症处理

尿外渗是肾创伤最常见的并发症,可引起尿囊肿、肾周感染甚至肾功能丧失。大部分尿囊肿可吸收,无需处理。对于持续尿外渗或尿囊肿引起的肾周脓肿,经皮穿刺引流可作为初始治疗方案,必要时可行切开引流。迟发性肾出血可在损伤后数周发生,通常不超过 21d。应绝对卧床并给予补充循环容量、止血等必要的对症处理。如果出血持续,可行血管造影明确出血位置,选择性肾动脉栓塞术是首选治疗方法。假性肾动脉瘤和动静脉瘘可通过选择性血管栓塞术治疗,防止继发性出血。肾创伤后高血压的诊断需行选择性血管造影,如内科保守治疗无效,可行肾血管成形术或肾切除术。

六、观察及随访

患者住院期间应严密监测生命体征,观察切口和引流管的情况,注意尿色和尿量的改变,检查腹部及腰部体征。监测血常规、肾功能和电解质变化,进行 CT 和放射性核素肾扫描检查,了解肾脏形态和功能的改变。

长期随访的主要内容包括体格检查、血压监测、尿常规、肾功能、肾脏的影像学检查等,评估肾脏功能,了解有无发生并发症。

思考题

1. 分析肾创伤的原因在临床诊治中的意义。

2. 简述影像学检查诊断肾创伤的意义。

3. 哪些征象说明肾创伤患者存在活动性出血?

(谢立平)

第二章
输尿管损伤

医源性损伤是输尿管损伤的主要原因。输尿管位置隐蔽，损伤往往不易发现，后果严重。外科手术及内镜操作时需注意保护输尿管，损伤的早期诊断十分重要，治疗的目的是恢复排尿通路和保护肾功能。

第一节 病因和损伤机制

一、解剖因素

输尿管是细长的管状器官，全长位于腹膜后间隙，周围受到脊柱、椎旁肌肉、腰部肌肉及腹腔器官等保护，而且有一定的活动度，因此外界暴力打击（贯通性和非贯通性）不易损伤输尿管。医源性损伤是输尿管损伤（ureteral trauma）的主要原因，常在腹部手术、盆腔手术、妇科手术及泌尿外科腔镜检查或手术时发生。随着腔内泌尿外科的开展，器械操作所致输尿管损伤的发生率有所上升。输尿管位置隐蔽，损伤通常表现不明显，若未及时发现或处理不当，可引起漏尿、感染、狭窄、肾功能不全甚至死亡等严重后果。

二、病因和损伤机制

（一）手术损伤

手术损伤常见于盆腔及下腹部的开放性手术，如妇产科手术、普外科手术或泌尿外科手术都有可能损伤输尿管，发生率约为 0.5%~10%。输尿管有移位、畸形、广泛粘连、显露不良、出血等情况时更易发生。有时手术时虽未直接损伤输尿管，但破坏了输尿管的血液供应，也会导致输尿管缺血、坏死及穿孔。仅 1/3 开放手术引起的输尿管损伤能够即刻被发现，腹腔镜手术引起的输尿管损伤也不易被发现，术中需保持高度的警惕性。

（二）内腔镜器械损伤

经膀胱逆行输尿管插管、扩张、套石、活检，输尿管镜检查及取 / 碎石等操作均可发生输尿管损伤。输尿管镜操作不当是引起输尿管损伤最常见的原因，发生率为 1%~5%，包括较长的手术时间、复杂的肾输尿管结石手术操作、术者经验不丰富以及盆腔接受过放射性治疗等。

（三）放射性损伤

对盆腔器官肿瘤进行高能量放射治疗，可引起输尿管壁水肿、出血、坏死，容易形成尿瘘。放疗后纤维瘢痕组织增生，可造成输尿管梗阻。

(四) 外伤性损伤

外伤性输尿管损伤较少见,在穿透伤中所占的比例小于4%,钝性伤中所占的比例不足1%。外伤性输尿管损伤通常合并有其他器官损伤,其中约1/3的患者有较高的死亡率。抢救复合性损伤的患者时,输尿管损伤常居次要地位,因而常被忽略,不能作出早期诊断。

三、病理

输尿管损伤后的病理变化及后果与损伤的类型、发现及处理的时间和方法密切相关。输尿管轻度夹伤或结扎后即刻松解,多无不良后果。输尿管结扎梗阻,导致肾积水,肾实质萎缩,双侧输尿管结扎可导致无尿。输尿管贯通伤或离断伤后出现腹膜后尿外渗或腹膜炎,感染可引起脓毒血症。输尿管缺血坏死可形成尿外渗或尿瘘,伴输尿管狭窄者可引起肾积水。

(谢立平)

第二节　临床表现

输尿管损伤的临床表现较复杂,损伤的性质和类型不同,临床表现不尽相同。医源性输尿管损伤的临床表现与术中发现与否有关。合并其他重要器官的损伤常会掩盖输尿管损伤的表现。

一、尿外渗

尿液由输尿管损伤处渗入腹膜后间隙,引起腰痛、腹痛、肿胀、包块及触痛。如腹膜破裂,尿液漏入腹腔,出现腹膜刺激症状。继发感染可出现脓毒血症。如尿液与腹壁创口或与阴道、肠道创口相通,形成尿瘘,常迁延不愈。

二、尿路梗阻

输尿管被缝扎、结扎后可引起完全性梗阻。因肾盂压力增高,可有患侧腰部胀痛、腰肌紧张、肾区叩痛及发热等表现。如孤立肾或双侧输尿管被结扎,可出现无尿、肾衰竭等表现。长期尿瘘、反复感染或放射性输尿管损伤等可导致输尿管狭窄,出现肾积水、继发性肾脏感染、肾功能受损的表现。

三、血尿

相关手术后出现血尿应高度怀疑输尿管损伤的可能。输尿管黏膜损伤易出现血尿,一般会自行缓解和消失。血尿严重程度与输尿管损伤程度可不一致,输尿管结扎或完全断离时,可不出现血尿。

四、感染

输尿管损伤合并尿外渗易引起局部及全身感染。局部感染者常出现疼痛、发热、脓肿形成等表现。全身感染者可出现寒战、高热、脉速、呼吸急促、神经精神症状等败血症表现,严重者出现感染性休克。

(谢立平)

第三节　诊断与鉴别诊断

一、诊断

输尿管损伤的早期诊断十分重要。外伤性输尿管损伤,尤其是闭合性损伤者无典型的症状体征,应注意有无血尿、腰痛、发热和尿量减少等表现,需结合辅助检查作出诊断。在处理外伤或施行腹部及盆腔手术时,应注意检查外伤创口是否经过输尿管行径,手术野有无渗尿,或直接见到输尿管损伤的情况。手术中怀疑输尿管损伤时,应积极行输尿管探查,并可由静脉注射靛洋红,如有蓝色尿液外渗则可确定诊断。如术中未能及时发现输尿管损伤,术后需密切观察并进行相关检查,以明确损伤的性质、部位和程度。

静脉尿路造影能够显示输尿管损伤处的尿液外渗或梗阻,同时可以评估对侧肾脏功能。膀胱镜检查及逆行尿路造影多能准确诊断输尿管损伤。膀胱镜检查可见伤侧输尿管口无尿液喷出,静脉注射靛洋红后无蓝色尿液喷出。输尿管插管至受损处多受阻,造影剂不能通过,或造影剂外溢。插管成功时,可同时留置输尿管支架。逆行插管困难者,可行经皮肾穿刺顺行尿路造影。CT 尿路造影检查可发现损伤的部位是否通畅及有无造影剂外溢。CT 检查还可显示损伤区域的变化,如尿液囊肿、输尿管周围脓肿、肾积水及尿瘘。磁共振尿路成像因非侵袭性、无需造影剂、尿路解剖结构显示良好等优点,已被广泛用于输尿管损伤的诊断。超声检查可发现尿外渗和梗阻所致的肾积水。放射性核素肾显像可显示伤侧上尿路有无梗阻,了解双侧肾脏功能情况。

二、鉴别诊断

通过导尿管向膀胱内注入亚甲蓝溶液,可鉴别输尿管阴道瘘与膀胱阴道瘘。输尿管阴道瘘时,阴道内流出的液体无蓝染。双侧输尿管结扎引起无尿,应与肾性和肾前性肾衰竭相鉴别。

(谢立平)

第四节　治　疗

一、治疗原则

输尿管损伤治疗的目的是恢复正常排尿通路,保护患侧肾功能。根据损伤的原因、部位、性质、程度、时间及合并伤不同,确定相应的治疗方案。外伤性输尿管损伤患者一般病情危急,失血严重,合并有其他重要器官损伤,应先纠正休克,处理其他器官严重的合并损伤,然后处理输尿管损伤。当损伤超过 24h 者,多主张先行患肾造瘘术,3 个月后再行手术治疗。手术中应尽量避免损伤输尿管,及时发现的输尿管损伤应立即进行适当的处理。

二、治疗方法

(一)输尿管插管

输尿管黏膜损伤面积较广或黏膜下损伤较深及输尿管钳夹伤或轻度裂伤时,可经膀胱镜或输尿管镜留置双 J 管引流,留置时间视病情轻重确定。

(二)输尿管吻合术

输尿管缺血坏死、输尿管离断、输尿管缺损及晚期并发输尿管狭窄等情况需行输尿管吻合术,须保证输尿管两断端无张力吻合。输尿管缺损多者,可采用输尿管膀胱吻合术、膀胱壁瓣输尿管下段成形术、输尿管皮肤造口术或回肠代输尿管术等方法。

(三)尿瘘修补

输尿管阴道瘘常发生在手术损伤后 3 个月左右,应待伤口水肿及局部炎症反应消退后行手术修复输尿管。手术中应寻找到输尿管近侧断端,游离后行膀胱再植或膀胱壁瓣吻合。

(四)肾切除

肾切除适合肾脏功能已严重丧失或完全丧失者,选择需慎重。

三、随诊

对留置输尿管双 J 管的患者,需每个月复查泌尿系 B 超或腹部平片,了解双 J 管位置、有无肾积水等情况,并检查损伤局部有无漏尿、尿液囊肿形成。若双 J 管引流不畅或位置不佳,需在膀胱镜下重新留置双 J 管。拔除双 J 管后,患者每 3 个月复查泌尿系 B 超和静脉尿路造影,了解有无肾积水、输尿管狭窄及肾功能损害,必要时行内镜或开放手术治疗。

思考题

1. 根据输尿管损伤的病因和机制谈谈损伤的预防方法。
2. 简述输尿管损伤的诊断要点。
3. 简述输尿管损伤的治疗方法选择。

(谢立平)

第三章
膀 胱 损 伤

膀胱有骨盆保护不易损伤，损伤时多合并有其他器官损伤。明确膀胱损伤的原因便于临床诊断，了解膀胱损伤的分型可指导临床治疗。修补膀胱、引流尿液囊肿、持续引流尿液是治疗膀胱损伤的重点，同时积极处理合并损伤。

第一节　病因和损伤机制

一、解剖因素

膀胱位于盆腔内，是储存尿液的肌性囊状器官，有很大的弹性，其形状、位置、大小、壁的厚度和毗邻等随着充盈程度的不同而变化。空虚时膀胱位于盆腔内，充盈至一定程度时膀胱与腹前壁间的腹膜反折线可以上移至耻骨联合上。一般情况下，膀胱有骨盆保护，不易受到损伤。但正因如此，膀胱损伤（bladder trauma）也常会伴有其他器官损伤，平均为三个器官，80% 伴有骨盆骨折，此时死亡率约为 20%。20% 的腹部钝性外伤者引起膀胱破裂，而腹部穿透伤发生膀胱破裂的百分比为 14%~33%，常伴有其他器官损伤。小儿膀胱位置比成人高，大部分位于腹腔内，尿道内口可达耻骨联合上缘水平。在同样的致伤暴力情况下，小儿的膀胱更易受伤。小儿膀胱前壁损伤时导致膀胱颈损伤的比例是同样情况成人的 2 倍。

二、病因

根据损伤原因将膀胱损伤分为外伤性损伤、医源性损伤、自发性膀胱破裂及膀胱穿透伤。

（一）外伤性损伤

碰撞后的急剧减速是导致膀胱钝性损伤最主要的原因，常见坠落伤、挤压伤、下腹部的钝性打击伤。钝性打击导致的膀胱损伤通常伴有其他组织器官损伤，约 80%~94% 的膀胱闭合性损伤患者合并有严重的非泌尿系统相关损伤，是患者死亡的主要原因。骨盆骨折不仅会导致膀胱周围筋膜撕裂，骨碎片也能直接损伤膀胱。膀胱充盈时受到突然冲击导致膀胱内压迅速上升，也更易引起膀胱损伤。

（二）医源性损伤

妇科、结直肠等盆腔手术、泌尿外科腔镜检查或治疗甚至疝修补时均有可能伤及膀胱。难产时胎儿头颅长期压迫或产钳直接损伤膀胱，是导致膀胱阴道瘘的重要原因之一。

（三）自发性膀胱破裂

当存在膀胱结核、肿瘤、放射或膀胱反复多次手术等情况时，膀胱过度充盈或轻微外伤就容易引起膀胱破裂。

(四) 膀胱穿透伤

膀胱穿透伤多见于战时,以弹片伤和刺伤为主,常合并直肠、阴道等其他器官的损伤。膀胱穿透性损伤常伴有非泌尿系统的严重损伤。

三、膀胱破裂分型

膀胱破裂(bladder rupture)是常见的膀胱损伤。根据膀胱破裂口的位置及其与腹膜的关系又可分为腹膜内型、腹膜外型及混合型,对临床诊断、治疗和预后评估均具有指导意义。

(一) 腹膜外型

腹膜外型膀胱破裂多由骨盆骨折引起,膀胱破裂的部位大多在膀胱前侧壁,靠近膀胱颈部。尿外渗至膀胱前间隙及周围间隙,沿骨盆筋膜到达盆底,也可沿筋膜或解剖间隙上达肾周围、前腹壁脐部附近。膀胱颈破裂属于腹膜外型膀胱破裂中的少见类型,儿童多见,可能会合并尿道损伤。

(二) 腹膜内型

当膀胱充满尿液时,下腹部受到暴力,容易产生腹膜内型膀胱破裂。腹膜覆盖的膀胱顶部最为薄弱,外伤破裂后尿液流入腹腔,可引起腹膜炎。

(三) 混合型

强大的暴力可同时引发腹膜外和腹膜内膀胱破裂,往往合并多器官损伤,死亡率较高。

四、膀胱损伤分级

按照美国创伤外伤协会分级量表,膀胱损伤分为 5 级(表 8-3-1)。

表 8-3-1　膀胱损伤分级

分级	类型	表现
I	挫伤	膀胱壁血肿
	裂伤	未穿透膀胱壁
II	裂伤	腹膜外膀胱裂口<2cm
III	裂伤	腹膜外膀胱裂口≥2cm 或腹膜内膀胱裂口<2cm
IV	裂伤	腹膜内膀胱裂口≥2cm
V	裂伤	腹膜外或腹腔内膀胱壁裂口扩大至膀胱颈或输尿管口

(张　宁)

第二节　临床表现

因膀胱损伤常合并其他外伤,临床表现特点包括:①患者有可能无法表达其主观不适;②症状多样,常伴有其他器官受损的症状;③处理不及时可能会导致迟发的表现。

一、血尿和排尿困难

多数膀胱损伤患者会出现肉眼血尿,几乎所有患者都有镜下血尿。尿外渗至膀胱周围组织时,会出现尿急和排尿感,但无尿液排出或仅少量血性尿液排出。合并尿道损伤或膀胱内血块堵塞尿道时可出现尿潴留。

二、疼痛、肿胀

尿外渗至盆腔疏松组织中,可出现下腹部或耻骨区疼痛,下腹壁、会阴、阴囊和大腿根部肿胀。尿液流入至腹腔,可出现腹痛、腹肌紧张、肠鸣音消失等腹膜刺激症状。

三、发热

外渗的尿液导致局部感染时出现发热,严重者出现感染性休克表现。

四、休克

剧烈的创伤、疼痛和大量失血是休克的主要原因,严重的合并伤更易导致休克发生。感染性尿外渗或腹膜炎治疗不彻底,则可引起感染性休克。

五、氮质血症

氮质血症多见于腹膜内型膀胱破裂。大量尿液经破口进入腹腔,因腹膜具有半透膜作用,将尿素氮吸收入血后短时间内可出现氮质血症。

六、尿瘘

损伤导致膀胱与邻近器官穿通可出现尿瘘,如膀胱直肠瘘、膀胱阴道瘘等。尿外渗至皮下,引起皮下组织感染、皮肤破溃,也可导致尿瘘。膀胱颈损伤可引起控尿机制受损。

(张 宁)

第三节 诊 断

膀胱损伤诊断较容易,同时需注意的是就诊时和手术中就能及时发现膀胱损伤,鉴别可能合并的其他器官损伤(包括可能合并的尿道损伤),明确继发性感染及排尿、储尿功能障碍。

一、病史

对于有下腹部外伤或骨盆骨折的患者,包括因中毒或意识改变而不能应答的患者,应警惕膀胱损伤。需详细地询问相关病史,了解外伤的部位,有无血尿、排尿困难,有无疼痛、腹胀、下腹部肿块以及发热等表现,评估损伤的严重程度。应注意有无肿瘤、结核等相关疾病的病史。有无经尿道的手术操作、腹腔镜诊疗、妇产科手术或难产等医源性损伤病史。

二、体格检查

细致的全身体检对发现膀胱损伤有重要价值。单纯膀胱挫伤的体征可不明显。闭合性膀胱损伤时可能会出现下腹壁血肿,瘀斑,骨盆骨折,阴囊、阴茎水肿等情况。腹膜内膀胱破裂时,腹部可出现压痛、反跳痛和移动性浊音。腹膜外膀胱破裂时,膀胱区触诊空虚,耻骨上区可有压痛和肌紧张,直肠指诊有触痛及前壁有波动感。开放性膀胱损伤常可发现伤口漏尿。

三、导尿试验

导尿试验是诊断膀胱破裂最简单的初步方法。留置导尿可以在创伤诊治过程中引流尿液并记录尿量。经尿道插入导尿管后,膀胱破裂者仅流出少量血尿或无尿液流出。通过导尿管向膀胱内注入生理盐水 300ml,5min 后引出。液体外漏时流出量会减少,腹腔液体回流时流出量会增多。注入液体量与引出量相差悬殊,提示膀胱破裂。

四、膀胱造影

膀胱造影是非医源性膀胱损伤及怀疑发生术后医源性膀胱损伤的首选诊断方法。骨盆骨折伴肉眼血尿是绝对适应证。非骨盆骨折导致的肉眼血尿、骨盆骨折伴镜下血尿和单纯性镜下血尿是相对适应证。膀胱损伤可能合并尿道损伤时可行膀胱尿道造影。当臀部、盆腔或下腹部穿透伤后发生任何程度的血尿时,都可行膀胱造影。经导尿管向膀胱内注射造影剂 350ml,在注射造影剂之前、膀胱充盈后及排尿期摄片。排尿期摄片可发现造影剂向膀胱后方渗漏。膀胱充分扩张有助于发现小的破裂伤。造影剂在盆腔内呈火焰样浓集是腹膜外破裂的特征性改变。腹膜内膀胱破裂可见造影剂显示肠袢和腹腔内器官的轮廓。根据尿外渗范围不同,造影剂可能超出盆腔范围,进一步渗出到腹膜后、阴囊、阴茎、大腿或前腹壁等处。

五、CT 检查

CT 膀胱造影诊断膀胱损伤的灵敏度和特异性与膀胱造影相当。CT 横断面图像能较好地显示膀胱后间隙,增强后延迟扫描可发现造影剂外渗现象。CT 扫描同时检查腹部,在诊断复合伤或寻找腹痛原因时更具有优势。

六、膀胱镜检查

膀胱镜检查是诊断术中发生膀胱损伤的首选方法。检查时需充分扩张膀胱,可清晰显示破裂部位并判断其与三角区、输尿管口位置的关系。

（张　宁）

第四节 治 疗

膀胱损伤的治疗应根据损伤的原因、膀胱破裂的类型、损伤的分级进行处理。膀胱破裂往往存在其他合并伤,首先应处理危及生命的合并伤。

一、紧急处理

采用输液、输血等抗休克治疗,止痛、镇静等对症治疗,尽早合理使用抗生素。

二、非手术治疗

膀胱挫伤或较轻的膀胱破裂伤,可采取留置导尿治疗。多数无其他严重合并伤的腹膜外膀胱破裂,即使存在广泛腹膜后或阴囊外渗,也可采取留置导尿治疗。留置尿管的时间为2周,拔管前应做膀胱造影检查,确定伤口是否完全愈合。必要时可选择耻骨上膀胱造瘘。

三、手术治疗

腹膜外膀胱损伤的发病率是腹膜内膀胱损伤的2倍,且常合并骨盆骨折。当骨折碎片刺入膀胱,膀胱颈损伤,骨盆骨折需要进行内固定治疗,因直肠等其他器官损伤需要手术探查时,建议手术治疗。多数情况下腹膜内膀胱破裂引起腹腔尿外渗,导致腹腔感染、脓毒血症甚至死亡,均需手术治疗。腹膜内膀胱破裂多在膀胱顶部,破裂口较大,需在探查其他器官损伤时修补膀胱,引流尿性囊肿。所有由枪弹、利器或骨片造成的膀胱穿透伤均需行急诊探查,这类患者常合并腹腔器官损伤。及时、正确选择手术可大大降低患者的死亡率。术后须充分引流尿外渗,持续引流尿液。

四、并发症和预后

保守治疗者膀胱瘘、血凝块残留和败血症等并发症的发生率一般为12%,手术治疗者约为5%。主要并发症及防治包括:①引流不畅形成尿性囊肿、感染,甚至骨髓炎和败血症。保持通畅的引流是关键,盆腔积液或脓肿可以通过超声定位穿刺引流;②膀胱修补失败导致远期尿瘘,应在修复直肠或阴道合并损伤时,将膀胱与其游离,避免缝合线重叠,并尽量在修补的器官之间填入活性组织如大网膜瓣等;③膀胱颈损伤保守治疗可导致控尿功能受损,引起尿失禁。应准确判断膀胱颈损伤,积极修补,同时处理可能存在的尿道损伤。决定膀胱损伤预后的主要因素是膀胱损伤时伴随其他器官损伤的多少、严重程度以及处理是否及时、准确。

思考题

1. 结合膀胱损伤的病因思考预防办法。
2. 膀胱损伤的分型与选择治疗方式有哪些相关性?
3. 简述膀胱损伤并发症的防治方法。

（张　宁）

第四章
尿 道 损 伤

前尿道以球部尿道损伤为主,后尿道以膜部尿道损伤为主,损伤机制不同。膜部尿道损伤多伴有骨盆骨折,应注意失血性休克和合并腹部其他器官损伤。抗休克、抗感染和保证尿液引流通畅是紧急处理的原则,争取早期恢复尿道的连续性是治疗的目的。

第一节　病因和损伤机制

一、解剖因素

尿道损伤(urethral trauma)是泌尿系统最常见的损伤,其中男性尿道损伤约占97%。男性尿道以尿生殖膈为界分为前、后两段。前尿道包括阴茎部(悬垂部)和球部,后尿道包括膜部和前列腺部。由于解剖位置和组织结构的差异,各部分尿道损伤的病因、特点不同,临床表现、治疗方法、预后也不同。前列腺尿道完全位于盆腔内,周围有前列腺包绕,位置较为固定,损伤多发生于小儿。女性尿道短、宽,只有在严重的骨盆骨折移位时会损伤尿道,同时可能有膀胱颈或阴道损伤。

二、分类

尿道损伤按解剖部位分为前尿道损伤和后尿道损伤,前尿道多为球部损伤,后尿道多为膜部损伤。尿道损伤按损伤性质分为开放性损伤和闭合性损伤。开放性损伤多因弹片、锐器伤所致,常伴有阴囊、阴道或会阴部贯通伤。闭合性损伤多为挫伤、撕裂伤或腔内器械操作直接损伤。尿道损伤按损伤的程度分为挫伤、破裂和断裂。尿道挫伤指尿道黏膜或尿道海绵体部分损伤。尿道破裂指尿道部分全层断裂,尿道连续性未完全破坏。尿道断裂指尿道完全离断。

三、损伤机制

(一) 钝性损伤

绝大多数前尿道损伤由跌落、打击或交通意外引起,其中以骑跨伤较为常见。球部尿道固定于耻骨下方,在骑跨伤或会阴部踢打伤时,球部尿道被挤压在硬物与耻骨结节下方,引起损伤。交通事故、高空坠落、工业事故时骨盆骨折发生率为10/10万人,与此相关的尿道损伤为2.5%~10%。膜部尿道长约1.2cm,穿过尿生殖膈,是尿道最固定的部分。暴力使骨盆剧烈变形,附着于耻骨下支的尿生殖膈突然移位,产生剪刀样暴力,使软弱的膜部尿道撕裂,并多伴有其他器官损伤。

（二）医源性损伤

经尿道的器械操作手术均可引起尿道损伤。近年来随着腔镜手术的普及、前列腺癌根治手术的增加,后尿道损伤的发生率有一定上升。

（三）开放性损伤

开放性损伤主要是枪伤、刀刺伤,可能伴有睾丸或直肠损伤。

（四）性交时损伤

性交时阴茎海绵体折断可伴有尿道海绵体损伤。

（张　宁）

第二节　临床表现

尿道损伤可出现尿道口滴血或溢血,是最常见的临床症状及提示尿道损伤的首要指征。尿道口出血程度和尿道损伤严重程度可能不一致。受伤部位疼痛,排尿时疼痛加重,并向阴茎头及会阴部放射。排尿困难程度与尿道损伤程度有关。疼痛、尿道黏膜下血肿及周围组织肿胀容易导致排尿困难。尿道完全断裂出现尿潴留。尿道损伤的部位不同,尿外渗的范围不同,出现不同的临床表现。球部尿道损伤引起阴茎筋膜破裂,尿外渗及血肿先聚积于阴囊内,进一步发展至耻骨上区、下腹部皮下。膜部尿道损伤尿外渗一般进入耻骨后间隙、膀胱周围和前列腺,向上可沿后腹膜达膈肌之下,向下可经坐骨直肠窝至股内侧。当尿生殖膈撕裂时出现会阴、阴囊肿胀。阴茎部尿道损伤时,如仅尿道海绵体破裂,尿外渗及血肿局限于阴茎筋膜内,阴茎普遍肿胀呈紫色。如阴茎筋膜同时破裂,则尿外渗及血肿范围同球部尿道破裂。尿液和血液外渗可出现阴茎、阴囊、会阴和下腹壁肿胀、瘀斑及蝶形血肿,阴囊常常肿大似一大圆形紫色茄子,阴茎也常呈紫色肿胀。尿外渗处理不及时可引起感染,严重时出现脓毒血症。骨盆骨折致后尿道损伤是一种最严重的损伤,盆腔血管丛损伤可引起大出血,导致创伤性、失血性休克。尿液外渗、血肿合并感染严重时,可导致感染性休克。

（张　宁）

第三节　诊　　断

诊断要点包括是否有尿道损伤,确定尿道损伤的部位,估计尿道损伤的程度,有无合并其他器官损伤等。有骑跨伤等外伤史、尿道操作史,出现尿道口滴血、排尿困难、阴茎或阴囊淤血肿胀是尿道损伤三联症,为尿道损伤的特点。下腹部暴力伤或从高处落下导致骨盆骨折同时出现下腹痛、不能排尿或尿道滴血等表现,是后尿道损伤的特点。

一、一般检查

观察阴茎的完整性,瘀斑、血肿的位置和范围,是否有尿道口滴血、阴道或直肠出血。下腹部和会阴区是否有压痛及血肿,是否有腹肌紧张、反跳痛、移动性浊音。膀胱区叩诊浊音提示尿潴留或耻骨后间隙血肿、尿外渗。骨盆不能转动及髂嵴压痛提示骨盆不稳定,下肢缩短但无长骨骨折常提示骨盆移位。

二、直肠指诊

直肠指诊在确定尿道损伤的部位、程度,是否合并直肠损伤等方面可提供重要线索。后尿道断裂时,前列腺向上移位,有浮动感。前列腺位置固定,多提示尿道未完全断裂。指套染血或有血性尿液溢出,说明直肠损伤或有尿道、直肠贯通可能。

三、诊断性导尿

诊断性导尿既是诊断也是治疗。应在严格无菌性条件下选用较软的导尿管轻柔、缓慢地插入,避免二次损伤。置入导尿管后至少留置7~14d。导尿失败时不应反复试插。尿道完全断裂者不宜使用。如导尿管流出的是血液,说明插入血肿中,应立即拔除导尿管。

四、尿道造影

逆行尿道造影对尿道损伤有诊断价值,可以明确尿道损伤的部位、程度和尿外渗的情况。造影时应先摄取骨盆平片,了解骨盆骨折、骨盆稳定性、碎骨片和异物残留等情况。25°~30° 斜位摄片了解尿道损伤及尿外渗情况。

五、其他检查

膀胱尿道镜检查适用于医源性前尿道损伤的早期诊断和处理。CT 和 MRI 对了解骨盆变形的情况以及评价相关器官(膀胱、肾脏、腹腔内器官等)损伤具有重要意义。

(张 宁)

第四节　治　疗

一、紧急处理

紧急处理的原则是抗休克、抗感染和保证尿流引流通畅。注意患者生命体征,防治休克和感染,保持生命体征平稳,及时评估和处理其他器官合并伤。根据患者尿道损伤的具体情况选择治疗方式,争取早期恢复尿道的连续性。

二、前尿道损伤

尿道挫裂伤者可插入导尿管,留置尿管 2 周左右。不完全性前尿道损伤者可采用膀胱尿道镜直视下留置导尿管,成功率较高且能够获得损伤的直接证据,可作为首选。尿道完全断裂者在患者和医疗条件许可下急诊行一期尿道端-端吻合术,清除血肿,留置导尿管3周。条件不允许时可行耻骨上膀胱穿刺造瘘术,二期修复损伤的尿道。严重的尿外渗需切开引流。

三、后尿道损伤

后尿道损伤常合并骨盆骨折和其他腹腔器官损伤,尿外渗易感染甚至形成脓肿,晚期可能出现尿道狭窄、尿失禁及勃起功能障碍等较严重的并发症,应综合考虑,合理选择治疗方式。

(一)留置导尿

不完全性尿道撕裂者可通过留置导尿治疗。应轻柔放置导尿管,置入后妥善固定,避免滑出,留置尿管时间为2周左右。对损伤较重或尿道完全断裂的患者,不宜试插导尿管,避免加重局部损伤及血肿感染。

(二)耻骨上膀胱造瘘

耻骨上膀胱造瘘术可以保持尿液引流通畅,减少创伤部位尿液渗出,避免急诊手术风险,积极处理其他伴随损伤。放置造瘘管时,应尽可能选择大孔径的导管。

(三)尿道会师术

尿道会师术适用于病情稳定或同时进行开放手术的患者。手术简便易行、创伤小,早期恢复尿道的连续性,固定前列腺位置可缩短尿道损伤长度。切开膀胱后经膀胱颈向后尿道插入金属探条,由尿道外口插入金属探条至尿道断裂处,两金属探条尖端会师,并引导前尿道金属探条进入膀胱,在探条引导下留置尿管。向尿道外口方向牵拉导尿管,使断裂的尿道尽量对接,并牵引固定。

(四)早期尿道端-端吻合术

早期尿道端-端吻合可以避免尿道的狭窄畸形和后期处理难度,但手术操作困难,截石位还可能加重骨盆骨折,一般不推荐使用。

(五)开放手术

开放性损伤、需要手术处理的骨盆骨折、合并其他器官损伤时应立即进行开放手术,可同时进行尿道会师术。

四、并发症治疗

(一)尿道狭窄

尿道狭窄是尿道损伤最常见的并发症,尿道损伤后3~6个月进行修复重建。轻度尿道狭窄者可采用尿道扩张术,定期扩张尿道是预防和治疗尿道狭窄最基础的方法。内镜直视下尿道内切开术是治疗尿道狭窄段较短患者的最佳术式,尤其适用于损伤后早期导尿成功、尿道连续性得以保留的患者。尿道内切开后需要留置导尿管1周以上。尿道闭锁者可选用狭窄段切除及尿道端-端吻合术,操作时应尽量切除狭窄段及吻合口周围的瘢痕组织,保证尿道两断端无张力缝合。尿道缺失过长者,可以用自体黏膜或组织工程材料替代。

(二)尿失禁

多发性骨盆骨折时骨折片直接损伤膀胱颈部,尿道会师术时拉力过度损害控尿结构,前列腺癌根治术、经尿道前列腺切除术可能损伤尿道括约肌,都可能并发尿失禁。尿失禁的治疗方法包括保守治疗、使用阴茎夹、球部尿道悬吊术、人工括约肌植入术、尿流改道等。

思考题

1. 前、后尿道损伤的机制有何不同?

2. 前、后尿道损伤的临床表现有何异同? 原因是什么?

3. 简述尿道损伤时留置导尿管的注意事项。

4. 前、后尿道损伤的治疗方法有何异同? 原因是什么?

（张 宁）

第九篇
泌尿、男生殖系统肿瘤

第一章　肾癌

第二章　尿路上皮肿瘤

第三章　前列腺癌

第四章　阴茎癌

第五章　睾丸肿瘤

第六章　泌尿系统肿瘤的药物治疗

　　泌尿、男生殖系统各部位都可发生肿瘤,由于国人饮食结构变化、卫生条件改善、健康意识增强、疾病诊治水平提高等因素,泌尿、男生殖系统肿瘤谱已发生了明显的变化。几十年前常见的阴茎癌的发病率在我国已明显下降,而膀胱肿瘤、前列腺癌、肾肿瘤成为目前危害国人健康最常见的泌尿、男生殖系统肿瘤。

第一章

肾 癌

肾癌起病隐匿,约半数由健康体检发现。血尿、腰痛、肿块称为"肾癌三联症",一旦出现往往提示肿瘤晚期。肾癌的诊断主要依靠影像学检查,确诊则需依靠病理学检查。局限性肾癌首选外科手术治疗,手术方式主要包括根治性肾切除术和保留肾单位手术。局部进展性肾癌首选根治性肾切除术。转移性肾癌可采用免疫治疗、分子靶向治疗、外科手术等综合治理。肾癌对放射治疗及化疗均不敏感。

第一节 概 述

肾肿瘤是泌尿系统的常见肿瘤,多为恶性,以原发肾肿瘤为主,亦可继发于其他系统、器官恶性肿瘤的转移。肾脏非尿路上皮组织和尿路上皮组织均可发生肿瘤,临床以前者来源的肿瘤多见。起源于肾实质的肾细胞癌是最常见的肾恶性肿瘤,好发于成人,而肾母细胞瘤是小儿最常见的恶性实体肿瘤。肾脏尿路上皮组织来源的肾盂癌占肾恶性肿瘤的 7%~8%,这类肿瘤的组织来源和生物学行为与非尿路上皮性肾肿瘤迥异,而与其他部位尿路上皮性肿瘤相似,因此我们将在尿路上皮性肿瘤部分进行阐述。肾脏良性肿瘤所占比例低,主要为来源于肾包膜或间叶组织的肾纤维瘤、肾脂肪瘤、肾腺瘤、肾血管平滑肌脂肪瘤等,须与肾恶性肿瘤相鉴别。

(种 铁)

第二节 病理和临床分期

肾细胞癌(renal cell carcinoma)又称肾腺癌,简称肾癌,是起源于肾实质泌尿小管不同部位的恶性肿瘤。肾癌约占成人恶性肿瘤的 2%~3%,占肾恶性肿瘤的 80%~90%,肾癌高发年龄为 50~70 岁,男女发病比例为 1.83∶1。不同国家和地区肾癌的发病率不同,发达国家高于发展中国家,城市地区高于农村地区。引起肾癌的病因至今仍不明确,其发病可能与遗传、吸烟、肥胖、高血压及抗高血压治疗等有关。

一、病理

（一）大体病理

散发性肾癌多累及一侧肾，多为单发，双侧先后或同时发病者占 2%~4% 左右。遗传性肾癌常为双侧、多发。瘤体多数为类圆形的实性肿瘤，肿瘤大小不等，以 5~8cm 为多见，外有假包膜。切面以黄色为主，可有出血、坏死和钙化，少数呈囊状结构。

（二）组织分类

肾癌的病理组织学类型多样。肾透明细胞癌是其主要病理组织类型，占肾癌的 89%，主要由肾小管上皮细胞发生。癌细胞为圆形或多边形，胞质内含大量糖原、胆固醇酯和磷脂类物质，在切片制作过程中这些物质被溶质溶解，细胞质在镜下呈透明状。其他少见的病理类型有肾乳头状腺癌（Ⅰ型和Ⅱ型）、肾嫌色细胞癌、肾集合管癌、未分化类肾细胞癌、多房囊性肾细胞癌、Xp11 易位性肾癌、神经母细胞瘤伴发的癌、黏液性管状及梭形细胞癌。

（三）肾癌分级

既往推荐在 Fuhrman 核分级法的基础上将肾癌分为高分化、中分化和低（未）分化三级。现多采用基于细胞核仁变化的四级分级系统对肾癌进行组织学分级，评估恶性程度。

二、临床分期

肾癌局限在包膜内时恶性度较小，当肿瘤逐渐增大穿透假包膜后，向外可侵及肾周筋膜和邻近器官组织，向内可侵及肾盂、肾盏引起血尿，还可直接扩展至肾静脉、下腔静脉形成癌栓，经血液或淋巴转移至肺、肝、骨、脑等部位。淋巴转移最先到肾蒂淋巴结。目前多采用 2010 年美国癌症联合委员会（American Joint Committee on Cancer，AJCC）推荐的 TNM 分期法（表 9-1-1）。临床分期依据术前影像学检查结果，病理分期则依据术后组织学的侵犯范围，两者不一致时，应参考病理分期制订治疗方案。根据 TNM 分期法，临床常将肾癌分为局限性肾癌（localized renal cell carcinoma）：T1-2N0M0 期肾癌；局部进展性肾癌（locally advanced renal cell carcinoma）：T1-2N1M0 及 T3N0-1M0 期肾癌；转移性肾癌（metastatic renal cell carcinoma）：T4 及 M1 期肾癌。

表 9-1-1　肾癌的 TNM 分期

分期		标准
原发肿瘤（T）		
Tx		无法评估
T0		无证据
T1		肿瘤局限于肾脏，最大径≤7cm
	T1a	最大径≤4cm
	T1b	4cm＜最大径≤7cm
T2		肿瘤局限于肾脏，最大径＞7cm
	T2a	7cm＜最大径≤10cm
	T2b	最大径＞10cm
T3		肿瘤侵及肾静脉或肾周组织（肾上腺除外），但未超出肾周筋膜
	T3a	侵及肾静脉或肾段静脉或肾周脂肪或肾窦脂肪
	T3b	侵及横膈下的下腔静脉
	T3c	侵及横膈上的下腔静脉或下腔静脉壁
T4		侵透肾周筋膜（包括邻近肿瘤的周侧肾上腺）

续表

分期	标准
区域淋巴结（N）*	
Nx	无法评估
N0	无转移
N1	有转移
远处转移（M）	
M0	无转移
M1	有转移

注：* 区域淋巴结为肾门淋巴结、下腔静脉周围淋巴结、腹主动脉周围淋巴结。

（种 铁）

第三节 诊 断

一、临床表现

约有 30%~50% 的肾癌患者缺乏早期临床表现，大多在健康体检或其他疾病检查时被发现。

（一）肾脏表现

血尿、腰痛和腹部肿块被称为"肾癌三联症"。由于影像学技术的日益发展及健康体检意识的提高，早期肾癌检出增多，临床出现"三联症"的肾癌约为 6%~10%，其中任何一项都表明病变发展到较晚期。间歇无痛性肉眼血尿表明肿瘤已经侵及肾盂、肾盏，血块通过输尿管时可发生肾绞痛。更常见的腰痛为钝痛，多因肿瘤生长导致肾包膜牵张或侵及腰肌、邻近器官所致。肿瘤较大时在腹部可被触及。肾癌同侧精索静脉曲张，平卧位不消失，应考虑肾静脉或下腔静脉内癌栓形成可能。

（二）副肿瘤综合征

约 10%~40% 有症状的肾癌患者出现副瘤综合征，表现为发热、高血压、红细胞沉降率增快、贫血、体重减轻、恶病质、红细胞增多症、肝功能异常、高钙血症、高血糖、神经肌肉病变、淀粉样变性、溢乳症、凝血机制改变等。发热可能因肿瘤坏死、出血、毒性物质吸收引起。高血压可能因瘤体内动静脉瘘或肿瘤压迫动脉及其分支，肾素分泌过多所致。

（三）转移症状

约有 30% 的患者因转移所致的骨痛、骨折、咯血、咳嗽、神经麻痹等症状就诊，40%~50% 的患者在初诊时即有远处转移。最常见的远处转移部位为肺和骨。

二、诊断

肾癌临床表现多种多样，可以因其中一个或多个症状就诊，亦可全无症状。约有半数患者在体检时由超声或 CT 偶然发现，称之为偶发肾癌或无症状肾癌。肾癌手术前诊断主要依靠医学影像学检查,确诊则需依靠病理学检查。

(一)实验室检查

实验室检查并无特异性,部分实验结果可提示副瘤综合征或评估患者全身状况,有助于判断预后。如没有肝脏基础疾病而出现碱性磷酸酶升高、胆红素升高、低白蛋白血症、高 α2 球蛋白血症等肝功能异常,或持续的高钙血症,可能是副瘤综合征的结果。乳酸脱氢酶升高或红细胞沉降率增快提示预后不良。

(二)影像学检查

1. B 超 可以发现临床无症状、尿路造影无改变的早期肾癌,常表现为不均匀的中低回声实性肿块,体积较小的肾癌有时可表现为高回声。超声能准确地区别肾肿块为囊性或实性。脂肪组织呈强回声,藉此可鉴别肾癌和肾血管平滑肌脂肪瘤。超声造影亦有助于肾脏良、恶性肿瘤的鉴别。彩色多普勒超声还可以了解肾静脉或下腔静脉有无癌栓。

2. CT 是诊断肾癌可靠的影像学方法,能准确显示肿瘤部位、形状、大小和有无累及邻近器官,是肾脏良、恶性肿瘤鉴别及肾癌术前临床分期的主要依据。CT 平扫表现为肾实质内密度略低或与肾实质相似的不均质肿块,增强扫描肿块不如正常肾实质强化明显。CT 平扫结合增强扫描可以清楚地显示肿瘤内部结构,如肿瘤内的坏死、出血、囊变以及钙化等。并且增强 CT 还可以对健侧肾功能作出初步评估。CT 增强血管造影及三维重建可以见到增粗、增多和紊乱的肿瘤血管,并可替代传统的肾动脉造影。

3. X 线检查 泌尿系平片可见肾外形增大,偶可见肿瘤散在钙化。因肾盂、肾盏受肿瘤挤压或侵犯,静脉尿路造影可出现不规则变形、狭窄、拉长、移位或充盈缺损,甚至患肾不显影,静脉尿路造影还可了解健侧肾脏功能情况。

4. MRI 对肾癌诊断的准确性与 CT 相仿,T_1 加权像常表现为不均质的低信号或等信号,T_2 加权像则表现为高信号。MRI 在显示邻近器官有无受侵犯、肾静脉或下腔静脉内有无癌栓方面优于 CT。

(三)肾肿瘤穿刺活检

肾肿瘤穿刺活检具有较高的特异性和敏感性,但对准备进行手术的患者一般不推荐穿刺活检。

(种 铁)

第四节 治 疗

一、局限性肾癌的治疗

外科手术是局限性肾癌的首选治疗。手术方式主要包括根治性肾切除术(radical nephrectomy)和保留肾单位手术(nephron sparing surgery),手术方法有开放手术、腹腔镜手术或机器人辅助腹腔镜手术。根治性切除范围包括肾周筋膜、肾周脂肪、患肾、区域淋巴结及髂血管分叉以上的输尿管。术前 CT 或术中发现肾上腺转移或直接受侵,则可行同侧肾上腺切除。解剖性或功能性孤立肾出现肾癌、遗传性肾癌及双侧肾癌者应行保留肾单位手术。≤7cm 的单发肿瘤或存在某些可能导致对侧肾功能恶化的良性疾病(如肾结石、糖尿病)也可以选择保留肾单位手术。无法耐受手术或难以切除的肾癌可选择射频消融、冷冻消融和高强度聚焦超声治疗。

二、局部进展性肾癌的治疗

首选治疗方法为根治性肾切除术。对转移的淋巴结或血管瘤栓应根据病变程度、患者身体状况等选择是否行淋巴结清扫及瘤栓取出术。肿瘤未能彻底切除者术后辅助治疗可参照转移性肾癌的治疗。

三、转移性肾癌的治疗

一般采用综合治疗。治疗目的在于控制疾病进展、延长生存时间和提高生活质量,外科手术为辅助治疗手段。近年来分子靶向药物(如舒尼替尼、帕唑帕尼、索拉非尼及依维莫司等)和免疫治疗(干扰素-α、白细胞介素-2 和贝伐珠单抗等)成为转移性肾癌的一、二线治疗。临床根据患者的乳酸脱氢酶水平、血红蛋白水平、初诊到采用细胞因子治疗的时间、ECOG(美国东部肿瘤协作组)体能评分(评分越低,体能越正常)及转移器官的数目将转移性肾癌分为低危、中危和高危组,低危组推荐靶向药物治疗,中、高危组推荐靶向药物联合免疫药物治疗。肾癌对放射治疗及化疗均不敏感。

四、预后

影响肾癌预后的因素包括病理分期、细胞分化程度、组织学亚型、体能状况评分、生化指标(如乳酸脱氢酶、血红蛋白、血钙等)及治疗方法。根据局限性或局部进展性肾癌患者术后复发或转移危险度分为低、中及高危三组。低危组:同时满足 T1、核分级 1 分和 2 分及 ECOG 评分为 0 的非转移肾癌;高危组为:T3、核分级 2~4 分及 ECOG 评分 ≥1 分或 T4 期患者;中危组为:低危和高危之间的患者。低、中和高危患者 5 年生存率分别为 90%、62% 和 42%。晚期肾癌未能切除者 5 年生存率不足 2%,而转移性肾癌经治疗后 5 年生存率可达 21%~60%。

思考题

1. 简述肾癌的分期及治疗方法。
2. 简述肾癌根治性肾切除的手术范围。
3. 简述保留肾单位手术的适应证。

(种 铁)

第二章

尿路上皮肿瘤

尿路上皮肿瘤分为上尿路上皮肿瘤和下尿路上皮肿瘤,不同部位可同时或先后发生肿瘤,其病因、病理、临床表现和治疗原则相似。膀胱尿路上皮癌占 90%~95%。尿路上皮癌的典型症状是间歇性无痛性全程肉眼血尿,诊断主要依靠影像学检查及镜下组织病理学检查。上尿路上皮肿瘤手术切除范围包括患肾、全长输尿管、输尿管开口部位的膀胱壁。非肌层浸润性膀胱癌可选择保留膀胱的手术,肌层浸润性膀胱癌采用根治性膀胱切除术。膀胱灌注治疗是预防尿路上皮肿瘤复发的重要方法。放射治疗、化疗是辅助性治疗方法。

第一节　概　　述

肾盏、肾盂、输尿管、膀胱及前列腺部尿道均被覆变移上皮细胞,统称为尿路上皮。各段尿路上皮胚胎同源,细胞形态、组织结构及生理功能基本相同,其发生肿瘤的病因、病理、临床表现和治疗原则相似,不同部位可同时或先后发生肿瘤。

尿路上皮肿瘤是泌尿、男生殖系统最常见的肿瘤之一,也是常见的全身恶性肿瘤,膀胱尿路上皮肿瘤在我国男性肿瘤中位居第七位,女性排在第十位以后。发病年龄多在 50~70 岁,发病率男性高于女性,城市高于农村。在尿路上皮肿瘤中,膀胱肿瘤占 90%~95%,上尿路尿路上皮肿瘤(肾盂肿瘤和输尿管肿瘤)约占 5%,输尿管肿瘤占上尿路尿路上皮肿瘤的 1/4,发生在后尿道的尿路上皮肿瘤更少。我国上尿路尿路上皮肿瘤发病率高于西方国家,而膀胱尿路上皮肿瘤发病率远低于西方国家。

尿路除发生上皮肿瘤外,各部位均可散发非尿路上皮肿瘤。膀胱非尿路上皮肿瘤仅占膀胱原发肿瘤的 1%~5%,而发生率明显高于肾盂、输尿管和尿道,多数为肉瘤和横纹肌肉瘤,且多发生于儿童。

【病因】

(一)吸烟

吸烟是目前最为肯定的尿路上皮肿瘤的致病危险因素,约 30%~50% 的膀胱癌由吸烟引起。吸烟可使膀胱癌危险率增加 2~4 倍,其危险率与吸烟强度和时间成正比,戒烟 2~3 年后患膀胱癌的危险度即可迅速下降。

(二)职业

职业是最早获知的尿路上皮肿瘤的致病危险因素,约 20% 的膀胱癌源于职业因素。长期接触 2-萘胺、联苯胺、4- 氨基双联苯、4- 硝基双联苯等芳香族胺可能发生尿路上皮肿瘤。

(三)慢性刺激

细菌感染、血吸虫感染、异物、尿路梗阻、结石、膀胱白斑、肾盂白斑、腺性膀胱炎等可能是鳞癌、腺癌的致病危险因素。膀胱外翻者常发生腺癌。脐尿管腺癌可能与脐尿管上皮增生及其内覆变移上皮腺性化生有关,非脐尿管腺癌可能因尿路上皮腺性化生引起。

(四) 其他

化疗药物环磷酰胺、长期大量饮用咖啡和镇痛剂、盆腔放疗史、人造甜味剂和染发剂以及慢性感染、结石、巴尔干肾病等是尿路上皮肿瘤的可能致病危险因素。

【病理】

(一) 组织类型

尿路上皮肿瘤绝大多数为恶性,良性肿瘤少见。恶性尿路上皮肿瘤包括尿路上皮癌、鳞癌、腺癌,以及少见的小细胞癌、混合型癌、癌肉瘤、未分化癌等。上尿路尿路上皮肿瘤中尿路上皮癌占 90% 以上,鳞癌占 0.7%~7%,腺癌罕见。膀胱尿路上皮肿瘤中尿路上皮癌约占 90%,鳞癌占 3%~7%,腺癌<2%。鳞癌和腺癌均为浸润性癌,恶性度高,早期应行根治性手术治疗,晚期患者病程短,预后不良。

(二) 生长方式

尿路上皮肿瘤的生长方式有两种,一种是向肾盂、输尿管、膀胱腔内生长,形成乳头状瘤或乳头状癌。另一种是在上皮内浸润性生长,形成原位癌、内翻性乳头状瘤及浸润性癌。尿路上皮癌多为乳头状,高级别者常有浸润。

(三) 分化程度

2004 年 WHO 公布的非浸润性尿路上皮癌分级方法,依据光镜下肿瘤组织构型及细胞类型,将尿路上皮肿瘤分为低恶性潜能尿路上皮乳头状肿瘤(papillary urothelial neoplasm of low malignant potential,PUNLMP)、低分级尿路上皮癌、高分级尿路上皮癌。高分级尿路上皮癌恶性程度高于低分级尿路上皮癌。PUNLMP 为尿路上皮异常增生形成的乳头状肿瘤,其细胞形态正常,无恶性肿瘤的细胞学特征,但不完全属于良性病变,有复发的可能。

(四) 分期与扩散

肿瘤的分期是指肿瘤浸润深度及转移情况,是判断预后最有价值的指标之一。现普遍采用国际抗癌联盟 2009 年第 7 版的 TNM 分期法(表 9-2-1)。T 为肾盂、输尿管、膀胱壁浸润的深度;N 为局部淋巴结浸润程度;M 为其他器官转移情况。临床分期依据术前影像学检查结果,病理分期则依据术后组织学的侵犯范围,二者出现偏差时,以病理分期校正临床治疗方案及预后判断。

表 9-2-1　尿路上皮癌 2009 TNM 分期

分期		肾盂/输尿管肿瘤	膀胱肿瘤
T(原发肿瘤)	Tx	原发肿瘤无法评估	原发肿瘤无法评估
	T0	无原发肿瘤证据	无原发肿瘤证据
	Ta	非浸润性乳头状癌	非浸润性乳头状癌
	Tis	原位癌	原位癌
	T1	肿瘤浸润到上皮下结缔组织	肿瘤侵入上皮下结缔组织
	T2	肿瘤侵犯肌层	肿瘤侵犯肌层
	T2a		肿瘤侵犯浅肌层
	T2b		肿瘤侵犯深肌层
	T3	(肾盂)肿瘤浸润超过肌层,浸润肾盂周围脂肪或肾实质(输尿管)肿瘤浸润超过肌层,浸润输尿管旁脂肪组织	肿瘤侵犯膀胱周围组织
	T3a		显微镜下发现肿瘤侵犯膀胱周围组织
	T3b		肉眼可见肿瘤侵犯膀胱周围组织(膀胱外肿块)

续表

分期		肾盂/输尿管肿瘤	膀胱肿瘤
	T4	肿瘤浸润邻近器官或穿透肾脏浸润肾周脂肪	肿瘤侵犯以下任意器官或组织,如前列腺、精囊、子宫、阴道、盆壁或腹壁
	T4a		肿瘤侵犯前列腺、精囊、子宫或阴道
	T4b		肿瘤侵犯盆壁或腹壁
N(区域淋巴结)	Nx	区域淋巴结无法评估	区域淋巴结无法评估
	N0	无区域淋巴结转移	无区域淋巴结转移
	N1	单个淋巴结转移,最大直径≤2cm	真骨盆区(髂内、闭孔、髂外、骶前)单个淋巴结转移
	N2	单个淋巴结转移,最大直径2~5cm,或多个淋巴结转移,但最大直径≤5cm	真骨盆区(髂内、闭孔、髂外、骶前)多个淋巴结转移
	N3	淋巴结转移,最大直径>5cm	髂总淋巴结转移
M(远处转移)	Mx	远处转移无法评估	远处转移无法评估
	M0	无远处转移	无远处转移
	M1	远处转移	远处转移

尿路上皮肿瘤可通过局部浸润、淋巴转移和血行转移三种途径扩散,高级别者容易发生浸润和转移。

上尿路尿路上皮癌可沿肾盂黏膜上皮逆行侵犯肾集合管,甚至浸润肾实质,亦可顺行侵及远端输尿管。肾盂、输尿管肌层较薄,早期可有肌层浸润,60%上尿路尿路上皮癌在诊断时已为浸润性癌。肾盂、输尿管的外膜组织内含丰富的血管和淋巴管,故常有早期淋巴转移。

膀胱尿路上皮癌可直接向膀胱壁深部浸润,甚至侵犯膀胱外组织。依据浸润程度临床上将 Ta、Tis 和 T1 期肿瘤称为非肌层浸润性膀胱癌(non muscle-invasive bladder cancer,NMIBC),将 T2 期及以上肿瘤称为肌层浸润性膀胱癌(muscle-invasive bladder cancer,MIBC)。初发膀胱癌者约75%~85%为非肌层浸润性膀胱癌,15%~25%为肌层浸润性膀胱癌。非肌层浸润性膀胱癌中 Ta 占70%,T1 占20%,Tis 占10%。Ta 和 T1 虽分期都属于非肌层浸润性膀胱癌,但固有层内血管和淋巴管丰富,T1 期肿瘤较容易发生扩散。Tis 癌细胞局限于尿路上皮内生长,也属于非肌层浸润性膀胱癌,但一般细胞分化差,恶性度高,易向肌层浸润进展。治疗上应将 Tis 和 Ta、T1 加以区别。肌层浸润性膀胱癌多数起始即为浸润性,只有15%~30%是由非肌层浸润性膀胱癌进展而来。膀胱癌浸润肌层时常有局部淋巴结转移(如闭孔、髂内、髂外、髂总、骶前淋巴结),浸润至膀胱周围者多数已有远处淋巴结转移。

晚期尿路上皮癌可经血行转移至全身多个部位,最常见于肝脏、肺脏、骨骼等处。

【诊断原则】

(1)在确诊尿路上皮肿瘤的基础上应进一步明确肿瘤的部位、大小、数目、临床分期、组织类型和细胞分化程度。

(2)血尿是尿路上皮肿瘤最常见的首发症状,尤其出现间歇无痛性肉眼血尿时应想到泌尿系统肿瘤可能,以尿路上皮肿瘤多见。

(3)不同部位肿瘤或同一部位肿瘤的不同病理阶段,症状可表现出特殊性,如条形血块更常见于上尿路尿路上皮肿瘤。

(4)尿细胞学检查、影像学检查、内镜检查等有助于明确诊断,可根据临床需要进行选择。

(5)尿路上皮癌的发生具有多灶性倾向。尿路上皮系统的一个器官可同时发生多个肿瘤。更应注意的是当一个器官发生肿瘤时,其他器官可同时或先后发生肿瘤。据统计,约有 8%~13% 的上尿路尿路上皮癌同时合并膀胱尿路上皮癌,2%~6% 的病例出现对侧上尿路尿路上皮癌。在尿路系统任何一个部位发生肿瘤,都应做尿路全面检查。

【治疗】

尿路上皮肿瘤以手术治疗为主,化学治疗、放射治疗是有效的辅助治疗手段。应综合患者全身情况及肿瘤的临床分期、病理等因素制订个体化治疗方案。

(一)手术治疗

早期尿路上皮肿瘤首选手术治疗。上尿路尿路上皮肿瘤标准的手术方法是切除患肾及全长输尿管,包括输尿管开口部位的膀胱壁。非肌层浸润性膀胱癌可选择保留膀胱的手术,如经尿道膀胱肿瘤切除术(transurethral resection of bladder tumor,TURBT)、经尿道激光手术或开放的膀胱部分切除术。根治性膀胱切除术为肌层浸润性膀胱癌、鳞癌、腺癌的标准治疗方法。上尿路尿路上皮肿瘤术后及膀胱尿路上皮肿瘤保留膀胱术后均应行膀胱灌注治疗。

(二)膀胱灌注治疗

上尿路尿路上皮癌术后有 15%~50% 的病例再发膀胱尿路上皮癌。膀胱尿路上皮癌首次电切术后肿瘤残余率可达 33.8%~36%,术后 5 年肿瘤复发率可达 24%~84%。尿路上皮癌术后进行膀胱灌注治疗可降低治疗的复发率和延缓进展。膀胱灌注治疗包括以化学药物为主的膀胱灌注化疗和以卡介苗为主的膀胱灌注免疫治疗。常用的膀胱灌注化疗药物有吡柔比星、表柔比星、羟喜树碱、丝裂霉素、吉西他滨等。

(三)化学治疗

化学治疗是肌层浸润性尿路上皮癌除根治性手术之外重要的辅助治疗手段。尿路上皮癌对铂类、吉西他滨、多柔比星及紫杉醇等化疗药物敏感。

(四)放射治疗

肌层浸润性尿路上皮癌患者如不愿意接受或全身条件不能耐受根治性手术或肿瘤无法根治性切除时,可选择放射治疗或化学治疗联合放射治疗,可减轻症状,延长生存时间。

(五)免疫治疗

免疫检查点抑制剂适用于常规化疗失败或放疗无效的晚期尿路上皮肿瘤患者。

(种　铁)

第二节　上尿路尿路上皮癌

上尿路尿路上皮癌包括肾盂尿路上皮癌和输尿管尿路上皮癌,亦即传统的肾盂移行细胞癌和输尿管移行细胞癌,是最常见的上尿路尿路上皮肿瘤。高发年龄为 50~70 岁,男女发病比例约为 2:1。肾盂尿路上皮癌较输尿管尿路上皮癌常见,而输尿管尿路上皮癌多发生于输尿管下段。

【临床表现】

(一)血尿

间歇性无痛性全程肉眼血尿是上尿路尿路上皮癌最常见的症状,见于 75% 以上的患者。出血在输尿管内凝固可形成条状血块。

(二)疼痛

肿瘤或血凝块引起输尿管梗阻,导致梗阻部位以上输尿管、肾盂扩张积水,患者可出现腰部胀痛或钝痛。血块通过输尿管时可引起肾绞痛。肿瘤扩散至腹膜后、盆腔或转移至骨盆、腰椎等,可出现相应部位疼痛、放射性疼痛或腹膜刺激症状。

（三）肿块

肾盂、输尿管位置深在,肿瘤的体征常不明显。上尿路尿路上皮癌本身能扪及肿块是罕见的,大部分患者被扪及的肿块往往是积水肿大的肾脏。

（四）其他症状

上尿路尿路上皮癌局部扩散可出现同侧精索静脉曲张。伴发感染或膀胱癌者可出现发热、寒战和膀胱刺激症状。晚期常出现消瘦、贫血、体重下降、下肢水肿等症状。

【诊断】

无痛性全程肉眼血尿应警惕上尿路尿路上皮癌。约 15% 的患者无明显自觉症状,由影像学检查偶然发现。

（一）尿液检查

1. **尿常规**　可发现镜下血尿,对无肉眼血尿者尤为重要。疑似患者单次尿常规阴性时应复查,几乎所有患者反复尿常规检查均有镜下血尿。

2. **尿细胞学检查**　留取新鲜尿标本或逆行插管收集患侧肾盂尿液或冲洗液行尿细胞学检查可以发现癌细胞。对于分化良好的肿瘤假阴性率高达 80%,而对低分化的肿瘤阳性率可达 60%。

3. **尿肿瘤标志物**　荧光原位杂交技术（fluorescence in situ hybridization,FISH）用于尿路上皮癌的检查显示出较高的特异性和敏感性,目前已开始应用于临床。FISH 检测难以区分肿瘤发生部位,阳性患者应进一步定位诊断。

（二）影像学检查

1. **X 线检查**　尿路造影是上尿路尿路上皮癌诊断的基本方法,肾盂、输尿管全程显影是诊断的关键。静脉尿路造影可同时显示双侧上尿路情况并了解肾功能。肿瘤浸润、梗阻导致患肾及输尿管显影不良或静脉尿路造影不能明确病变时,需行逆行尿路造影。上尿路尿路上皮癌的尿路造影可表现为充盈缺损和 / 或病变部位近侧尿路梗阻、扩张、积水。

2. **超声检查**　可以区别结石与软组织病变,肿瘤多为低回声。B 超对输尿管肿瘤的诊断价值有限,主要可发现病变以上输尿管及肾盂扩张、积水。

3. **CT 检查**　可对肿瘤进行诊断和分期。有助于肿瘤与透光结石、肾盂尿路上皮癌与肾细胞癌的鉴别。与肾细胞癌 CT 表现不同,肾盂尿路上皮癌常表现为肾盂内实性肿块,肾外形多无变化,注射对比剂强化不明显,增大的肾盂肿瘤可使对应的肾实质增强延缓。输尿管尿路上皮癌在 CT 上可表现为带蒂的腔内肿块、偏心型管壁增厚或巨大浸润性肿块。CTU 尿路二维成像几乎等效甚至优于静脉尿路造影,在临床上得到广泛应用。

4. **MRI 检查**　可鉴别肾盂或肾实质肿瘤,亦可用于对输尿管尿路上皮癌的诊断。MRI 可发现肿瘤是否侵入周围组织、器官、淋巴结,对肿瘤分期有重要意义。

（三）内镜检查

1. **膀胱镜检查**　可观察到患侧输尿管口喷血、瘤体自输尿管口突入膀胱及同期伴发的膀胱肿瘤。可同时进行逆行肾盂造影及肾盂尿液细胞学检查。插管时有输尿管腔内梗阻、输尿管出血增加、导管越过梗阻部位时尿液颜色反而变清,提示输尿管肿瘤可能。

2. **输尿管镜检查**　高度怀疑上尿路肿瘤而影像学检查无法确诊时,输尿管镜检查（硬镜或软镜）可直接观察到肿瘤并可进行活检。

【鉴别诊断】

输尿管尿路上皮癌行尿路造影出现充盈缺损者需与输尿管息肉、透光结石、凝血块等鉴别。输尿管尿路上皮癌者发病年龄多为 50 岁以上,常见于输尿管下 1/3 段。充盈缺损表现为界限不清、形状不规则的狭窄。病变处输尿管边缘常常消失,病变近端和远端输尿管均可扩张,逆行插管可因导管受阻而出现卷绕,造影可呈现"高脚酒杯状"改变。尿细胞学发现癌细胞可确定诊断。输尿管息肉为输尿管良性肿瘤,好发年龄为 40 岁以下,多见于输尿管上 1/3 段。尿路造影表现为长条状、边缘光滑的充盈缺损。尿细胞学检查为阴性。输尿管镜检查多可明确诊断。透光结石(如尿酸结石)的充盈缺损可有近端输尿管扩张积水,而远端输尿管无扩张。B 超表现为强回声,其后伴声影。CT 值 300~500HU,高于肿瘤。

【治疗】

肾、输尿管全长切除加输尿管开口处膀胱袖状切除术为局限性上尿路尿路上皮癌的外科标准治疗。手术方法包括开放手术和腹腔镜手术,后者具有创伤小、恢复快的优点。孤立肾、对侧肾功能严重受损,双侧上尿路尿路上皮癌,肿瘤细胞分化良好、无浸润的带蒂乳头状肿瘤,可作局部切除。体积小、分化好的上尿路尿路上皮癌也可通过内镜手术切除或激光切除。术后常规行膀胱灌注治疗。进展期肿瘤或失去手术治疗机会者可采用以铂类为基础的化疗或放射治疗联合化学治疗,减轻症状,延长生存时间。免疫治疗适用于常规化疗失败的晚期上尿路肿瘤患者。

【预后】

肿瘤的病理分期和分级是最为主要的预后因素。侵犯肌层的上尿路尿路上皮癌通常预后较差。病理 T2/T3 的患者 5 年生存率不到 50%,病理 T4 的患者则小于 10%。上尿路尿路上皮癌术后随访,除关注肿瘤复发、转移外,还应注意尿路其他部位是否发生肿瘤及肾功能的变化。术后 1 年内每 3 个月随访一次,内容包括查体、尿常规、膀胱镜检查,必要时行螺旋 CT 尿路成像及尿细胞学检查。

(种 铁)

第三节　膀胱尿路上皮癌

膀胱尿路上皮癌,以往称膀胱移行细胞癌,是最常见的膀胱肿瘤,也是最常见的尿路上皮性肿瘤。发病年龄多在 50~70 岁,发病率城市高于农村,男性高于女性,约为 4∶1。

【临床表现】

(一)血尿

血尿是膀胱尿路上皮癌最常见和最早出现的症状。常表现为间歇性无痛性肉眼血尿,可自行减轻或停止,易造成"好转"或"治愈"的假象而贻误治疗。血尿多为全程血尿,也可表现为初始或终末血尿,严重时可伴有血凝块。血尿的严重程度与肿瘤大小、数目、分期、恶性程度可不一致。

(二)膀胱刺激症状

弥漫性原位癌、浸润性膀胱尿路上皮癌或肿瘤晚期出现坏死、溃疡、合并感染,常引起尿频、尿急、尿痛等膀胱刺激症状和盆腔疼痛。Ta 和 T1 期肿瘤常无此症状。

(三)梗阻症状

肿瘤进展引起输尿管梗阻可导致肾积水及腰肋部疼痛。盆腔淋巴结转移可压迫髂外静脉、淋巴管导致下肢水肿;较大肿瘤可堵塞膀胱出口导致排尿困难和尿潴留。

(四)晚期表现

浸润癌晚期,在下腹部耻骨上区可触及坚硬肿块,排尿后不消退,膀胱双合诊可进一步了解肿瘤大小、浸润范围、深度以及与盆壁的关系。晚期肿瘤患者还可出现体重减轻、肾功能不全、腹痛或骨痛、贫血、衰弱等表现。

【诊断】

中老年出现无痛性肉眼血尿,应首先考虑泌尿系统肿瘤的可能,其中以膀胱尿路上皮癌多见。

（一）尿液检查

1. **尿常规**   对于以镜下血尿为表现的膀胱肿瘤尤为重要。

2. **尿细胞学检查**   在新鲜尿液中，易发现脱落的肿瘤细胞。晨起第一次尿细胞溶解比率高，不适合尿细胞学检查。尿细胞学阳性意味着被覆尿路上皮的任何部位存在尿路上皮癌的可能。分级高的膀胱尿路上皮癌及原位癌尿细胞学敏感性和特异性较高。

3. **尿肿瘤标志物**   端粒酶、膀胱肿瘤抗原（bladder tumor antigen，BTA）、核基质蛋白（NMP22）和尿荧光原位杂交技术（FISH）可用于膀胱尿路上皮癌的早期诊断。FISH检查显示出较高的特异性和敏感性，目前已在临床上开始应用。

（二）影像学检查

1. **超声检查**   是泌尿系统疾病诊断的一线检查方法，可发现直径0.5cm以上的膀胱尿路上皮癌。表现为膀胱液性暗区内突起于膀胱壁的较强回声团块。超声可经腹、经直肠、经尿道进行。经腹超声最常用，可同时检查肾、输尿管和腹部其他器官。经直肠超声显示膀胱三角区、膀胱颈和前列腺较为清楚。经尿道超声影像清晰，可准确判断肿瘤分期，缺点是需要麻醉。和其他影像学检查一样，超声无法诊断膀胱原位癌。

2. **静脉尿路造影**   显示为突出于膀胱壁的充盈缺损，但较小肿瘤不易发现。静脉尿路造影可了解肾盂、输尿管有无肿瘤以及膀胱尿路上皮癌对上尿路的影响，如有肾积水或肾显影不良，常提示肿瘤已侵及输尿管口。

3. **CT**   常用作膀胱尿路上皮癌的临床分期，特别是在了解有无膀胱外浸润及淋巴结转移方面有重要价值。多排（64~128排）螺旋CT分辨率高，可发现1~5mm肿瘤，但原位癌仍不易被发现。CTU可替代传统的静脉尿路造影，并提供更多的信息，缺点是放射线暴露较多。

4. **MRI** T_1加权像尿液呈极低信号，膀胱壁为低至中等信号，而膀胱周围脂肪为高信号。T_1加权像有助于评估肿瘤是否侵犯膀胱周围脂肪、有无淋巴结转移及骨转移，明确除前列腺以外的邻近器官受侵犯情况。T_2加权像尿液呈高信号，膀胱肌层呈低信号，大多数肿瘤呈中等信号。T_2加权像上膀胱肌层的低信号带出现中断现象提示肌层浸润。在评价膀胱尿路上皮癌分期方面，MRI的准确性优于CT。

5. **骨扫描**   用于评价有无骨转移及明确肿瘤分期。出现骨痛或碱性磷酸酶升高的浸润性癌患者，可选择骨扫描检查。

（三）内镜检查

膀胱镜检查和活体组织病理检查是膀胱尿路上皮癌最基本、最可靠的诊断方法。膀胱镜检查可明确肿瘤的数目、大小、位置（注意与输尿管口及膀胱颈的关系）、形态（乳头状或广基肿瘤）、周围膀胱黏膜有无异常改变。对肿瘤和可疑部位进行活体组织病理检查可明确诊断。

膀胱尿路上皮癌最常见于侧壁及后壁，其次为三角区和顶部。近1/3的膀胱尿路上皮癌为多发性肿瘤。浅表性乳头状癌呈菜花样或水草样，浅红色，有细蒂，可随冲洗水飘动。浸润性乳头状癌呈草莓状或团块状，深红色或褐色，基底部较宽，周围黏膜可有充血、水肿、增厚，活动差。浸润性癌局部隆起呈团块状，表面常有坏死和溃疡形成，附有絮状物和钙盐沉着，广基，界限不清。原位癌类似炎症充血的局限性"天鹅绒"样改变。荧光膀胱镜能够发现普通膀胱镜难以发现的小肿瘤或原位癌。在怀疑有膀胱原位癌或尿细胞学阳性而普通膀胱镜检查正常时，应考虑使用荧光膀胱镜进一步检查。窄谱光成像膀胱镜较普通膀胱镜能够更清楚的显示膀胱黏膜细微结构和黏膜下血管分布，具有更强的立体感，有助于早期发现微小病灶。

【鉴别诊断】

膀胱尿路上皮癌引起的血尿应与泌尿系统其他疾病引起的血尿鉴别。非特异性膀胱炎多发生于已婚女性，血尿突然发生并伴有尿频、尿急、尿痛等症状。泌尿系统结核的血尿多在膀胱刺激症状以后出现，尿常规常显示不同程度的脓尿。泌尿系统结石的血尿一般为镜下血尿，上尿路结石常引发上腹部、腰部疼痛或肾绞痛。前列腺增生症引起的肉眼血尿与膀胱尿路上皮癌相似且二者可能并存。

子宫颈癌侵入膀胱所致的血尿常先有阴道出血史。根据上述疾病各自的特点,选择必要的实验室检查、影像学检查或内镜检查,不难作出鉴别诊断。

【治疗】

(一)非肌层浸润性膀胱尿路上皮癌的治疗

1. 经尿道膀胱肿瘤切除术(TURBT)　是非肌层浸润性膀胱尿路上皮癌的主要治疗手段。TURBT应将肿瘤全部切除,直至暴露出正常的膀胱肌层。TURBT术后,易残留肿瘤而出现复发。对于首次电切肿瘤切除不完全、标本中无肌层、高级别肿瘤、T1期肿瘤者,术后2~6周可再次行TURBT。

2. 膀胱灌注治疗　TURBT术后24h内即刻膀胱灌注化疗能够杀灭术中播散的肿瘤细胞和创面残留的肿瘤细胞,可显著降低复发率。如肿瘤同时满足直径<3cm、原发、单发、Ta期低级别条件时,TURBT术后可只行单剂即刻膀胱灌注化疗,否则还应进行后续化疗药物或卡介苗膀胱灌注治疗。膀胱灌注化疗方案:术后4~8周,每周1次;之后每个月1次,维持6~12个月。对于T1期尿路上皮癌、高级别尿路上皮癌、原位癌以及多发、复发和直径>3cm的低级别尿路上皮癌,首选卡介苗膀胱灌注免疫治疗。卡介苗膀胱灌注免疫治疗一般术后2周开始,采用6周灌注诱导免疫应答,再加3周灌注强化,维持良好的免疫应答。

3. 根治性膀胱切除术　膀胱灌注治疗无效的非肌层浸润性膀胱尿路上皮癌(如肿瘤进展、肿瘤多次复发、Tis和T1G3肿瘤),建议行根治性膀胱切除术。

(二)肌层浸润性膀胱肿瘤(T2、T3、T4期)的治疗

1. 根治性膀胱切除术　根治性膀胱切除术同时行盆腔淋巴结清扫术是肌层浸润性膀胱尿路上皮癌的标准治疗方法。切除范围包括膀胱及周围脂肪组织、输尿管远端、盆腔淋巴结,男性还应包括前列腺和精囊;女性应包括子宫、部分阴道前壁、附件。如果肿瘤侵犯尿道、女性膀胱颈或男性前列腺部,或术中冰冻发现切缘阳性,则需行全尿道切除并行尿流改道术。目前常用的尿流改道术式有:原位新膀胱术(可选回肠新膀胱或乙状结肠新膀胱术)、回肠通道术、输尿管皮肤造口术及其他尿流改道方法。一般采用非可控性回肠通道术或结肠膀胱术等。对年轻患者选择原位新膀胱尿流改道术,可提高术后生活质量。年老体弱者可做输尿管皮肤造口术,手术简单,但输尿管口易发生狭窄。腹腔镜和机器人辅助腹腔镜膀胱全切除术的手术效果与开放手术接近,具有失血少、术后疼痛轻、恢复快的特点,已在临床开始应用。

2. 保留膀胱的综合治疗　对于不能耐受或不愿接受根治性膀胱切除术的肌层浸润性膀胱尿路上皮癌患者,可考虑行经尿道切除或膀胱部分切除术。肌层浸润性膀胱尿路上皮癌有较高的淋巴转移率,保留膀胱的手术后应辅以化疗或放疗,并严密随访。

3. 化学治疗　是肌层浸润性膀胱尿路上皮癌在根治性膀胱切除术之外重要的辅助治疗手段。膀胱尿路上皮癌对铂类、吉西他滨、多柔比星及紫杉醇等化疗药物敏感,化疗有一定疗效,但药物毒性反应较大。

4. 放疗　肌层浸润性膀胱尿路上皮癌患者如不愿意接受或全身条件不能耐受根治性膀胱切除术或肿瘤无法根治性切除时,可选择放疗或化疗联合放疗,可减轻症状,延长生存时间。

5. 免疫治疗　免疫检测点抑制剂适用于常规化疗失败或放疗无效的晚期尿路上皮肿瘤患者。

【预后及随访】

肿瘤的病理分期和分级是影响预后最重要的因素。肌层浸润性膀胱尿路上皮癌根治性膀胱切除术5年生存率在T2期为60%~87%,T3a期为25%~73%,T3b期为11%~61%。T4期常失去根治性手术机会,平均生存期为10个月。

(一)TURBT术后患者的随访

膀胱镜检查是非肌层浸润性膀胱尿路上皮癌患者随访的"金标准"。所有的非肌层浸润性膀胱尿路上皮癌患者术后3个月应进行第一次膀胱镜检查。检查过程中发现任何异常均应行活体组织病理检查。根据肿瘤复发和进展的危险程度决定后续随访的频率。高危患者术后2年内每3个月进行一

次膀胱镜检查,3~4 年内每 6 个月一次,第 5 年开始每年 1 次直至终身。低危患者如第一次膀胱镜检查阴性,建议术后每年 1 次膀胱镜检查,直到术后 5 年。肿瘤复发者的治疗按上述方案重新开始。

（二）根治性膀胱切除术后患者的随访

膀胱尿路上皮癌患者行根治性膀胱切除术和尿流改道术后必须进行长期随访。随访重点为肿瘤复发、转移和尿流改道的相关并发症。局部复发、进展及远处转移多发生在术后 2 年内。尿流改道后相关并发症主要有输尿管狭窄或反流、储尿囊尿潴留、泌尿系感染、结石、尿失禁、维生素 B_{12} 缺乏、水、电解质和酸碱平衡紊乱等。

思考题

1. 简述尿路造影发现输尿管充盈缺损的鉴别诊断。
2. 简述膀胱灌注治疗的目的及不同灌注方法的适应证。
3. 简述外科性血尿的鉴别诊断。

（种　铁）

第三章
前 列 腺 癌

前列腺癌是泌尿、男生殖系统最常见的恶性肿瘤之一,在我国的发病率不断增高。前列腺癌多见于老年男性,早期通常没有明显临床表现,直肠指检、PSA 检测和超声引导下前列腺穿刺活检是诊断的主要方法。前列腺癌好发于前列腺的外周带,直肠指检对诊断具有重要价值。PSA 对前列腺癌的筛查、监测治疗反应及判断预后都有重要作用。前列腺系统性穿刺活检是确诊前列腺癌的方法。MRI 检查和全身骨显像检查对于前列腺癌的临床分期有较重要的意义。前列腺癌的治疗方法很多,包括主动监测、观察随访、根治性前列腺切除术、放射治疗、冷冻治疗、内分泌治疗、化学治疗等。应综合年龄、一般状况、预期寿命、患者的期望、肿瘤的临床分期、穿刺活检获得的 Gleason 评分、有无盆腔淋巴结转移和远处转移等因素选择个体化治疗方案。

第一节　病因和病理

前列腺癌(prostate cancer)是老年男性常见的泌尿生殖系统恶性肿瘤,其发病率有明显的地区和种族差异,欧美国家发病率最高,位居男性实体恶性肿瘤的首位,亚洲前列腺癌的发病率远远低于欧美国家。2015 年,我国前列腺癌发病率为 10.23/10 万,在男性恶性肿瘤发病率中排名第 6 位;死亡率为 4.36/10 万,在男性恶性肿瘤死亡率中排名第 10 位。我国城乡之间发病率有较大差异,特别是大城市发病率更高。2014 年,我国城市和农村地区的前列腺癌患病率分别为 13.57/10 万和 5.35/10 万。1988—1994 年我国前列腺癌每年发病的增长率为 2.1%,1994—2002 年间增加到 13.4%。随着人均寿命的延长、饮食结构的改变及早期筛查的普及,可以预期前列腺癌在我国的发病率将呈现逐渐上升趋势。

一、病因

前列腺癌的发病原因尚不完全清楚,危险因素包括种族、遗传、饮食、激素和环境等。遗传是前列腺癌发病的重要危险因素,单个一级亲属(兄弟或父亲)为前列腺癌,其本人发生前列腺癌的风险约是其他人的 2~3 倍;两个或两个以上一级亲属患前列腺癌,其本人患病的相对危险性会增至5~11 倍。有前列腺癌家族史的患者比无家族史患者的确诊年龄大约早 6~7 年。目前已发现一些和前列腺癌发病相关的易感基因,如 HPC1,RnaseL,ELAC2,MSR1 等。外源因素会影响前列腺癌从潜伏型到临床型的进程,高动物脂肪饮食是一个重要的危险因素。此外,单核苷酸多态性(single nucleotide polymorphism,SNP)与前列腺癌的发病相关,针对中国人群前列腺癌患者全基因组关联研究发现了中国人群前列腺癌特异性的 SNP,表明中国人群与欧美人群存在遗传易感性差异。

二、病理

(一) 组织类型

98% 的前列腺癌组织类型为腺癌,其他少见的组织类型有移行细胞癌、鳞癌、黏液腺癌、小细胞癌及导管腺癌等。前列腺癌通常起源于外周带,大多为多病灶起源,少部分起源于移行带和中央带。发生于外周带的高级别前列腺上皮内瘤变(high-grade prostatic intraepithelial neoplasia,HGPIN)可能是前列腺癌的癌前病变。

(二) 病理分级

前列腺癌的分化程度差异极大,组织结构异型性明显,表现为癌腺泡结构紊乱、核间变及浸润现象,其中核间变是病理诊断前列腺癌的重要标准。前列腺癌的组织学分级,是根据腺体分化程度和肿瘤的生长形态来评估其恶性程度的工具,其中以 Gleason 分级(Gleason score)系统应用最为普遍,并与肿瘤的治疗预后相关性最佳。该评分系统根据不同形态结构的肿瘤成分占比多少,将前列腺癌组织分为主要分级区和次要分级区,根据每个区腺体分化程度和肿瘤细胞的形态给予 1~5 分之间的 Gleason 分值,1 分组织细胞分化最好,5 分最差。两区的分值相加,形成前列腺癌组织的 Gleason 分级常数,范围为 2~10 分。根据 Gleason 评分 ≤6、7、≥8 将患者分为低危、中危、高危组,评分越高,预后越差。

(三) 分期与扩散

前列腺癌分期对于治疗方案的选择和预后的评价都很重要,前列腺特异性抗原(prostate-specific antigen,PSA)、直肠指诊、CT、MRI、骨扫描等被用于判断肿瘤分期。临床最常采用 2009 年 AJCC 的 TNM 分期系统(表 9-3-1)。

表 9-3-1 前列腺癌 TNM 分期

分期		标准
T(原发肿瘤)	Tx	原发肿瘤无法评估
	T0	无原发肿瘤证据
	T1	不能被扪及和影像学难以发现的临床隐匿肿瘤
	T1a	偶发肿瘤,体积 < 所切除组织体积的 5%
	T1b	偶发肿瘤,体积 > 所切除组织体积的 5%
	T1c	穿刺活检发现的肿瘤(如由于 PSA 升高)[*]
	T2	局限于前列腺内的肿瘤
	T2a	肿瘤限于单叶的 1/2
	T2b	肿瘤超过单叶的 1/2 但限于该单叶
	T2c	肿瘤侵犯两叶
	T3	肿瘤突破前列腺包膜[**]
	T3a	肿瘤侵犯包膜外(单侧或双侧)
	T3b	肿瘤侵犯精囊
	T4	肿瘤固定或侵犯除精囊外的其他邻近组织结构,如膀胱颈、尿道外括约肌、直肠、肛提肌和 / 或盆壁
N(区域淋巴结)	Nx	区域淋巴结无法评估
	N0	无区域淋巴结转移
	N1	区域淋巴结转移

续表

分期		标准
M(远处转移)***	Mx	远处转移无法评估
	M0	无远处转移
	M1	远处转移
	M1a	有区域淋巴结以外的淋巴结转移
	M1b	骨转移
	M1c	其他器官、组织转移

注:1. * 穿刺活检发现的单叶或两叶肿瘤、但临床无法扪及或影像学不能发现的定为T1c。

2. ** 侵犯前列腺尖部或前列腺包膜但未突破包膜的定为T2,非T3。

3. *** 当转移多于一处,为最晚的分期。

T分期表示原发肿瘤的情况,主要通过直肠指诊、MRI及前列腺穿刺阳性活检数目和部位,判断肿瘤局限于包膜内(T1、T2)还是进展至包膜外(T3、T4)。N分期表示淋巴结情况,MRI有助于判断有无盆腔淋巴结转移,PSA水平、Gleason评分有助于预测有无盆腔淋巴结转移,只有通过根治性前列腺切除术中淋巴结清扫才能获得准确的N分期。M分期表示肿瘤远处转移的情况,全身放射性核素骨显像、MRI、胸部CT、肝脏彩超等是主要的检查方法。

(黄 健)

第二节 诊 断

一、临床表现

前列腺癌常见于老年男性,新诊断患者的中位年龄为72岁,高峰年龄为75~79岁,50岁以下男性很少罹患此病。早期前列腺癌通常没有明显临床表现,往往是体检发现PSA升高或直肠指诊触及前列腺结节,进一步行前列腺穿刺活检确诊,也可通过前列腺增生手术标本病理检查发现。患者出现临床表现时通常表明肿瘤局部进展或远处转移。

(一)局部表现

随着肿瘤生长,前列腺癌可表现为下尿路梗阻症状,如尿频、尿急、尿流缓慢、排尿费力,甚至尿潴留或尿失禁等。肿瘤压迫直肠可引起大便困难或肠梗阻,压迫神经引起会阴部疼痛,并可向坐骨神经放射。

(二)转移表现

前列腺癌可经血行、淋巴扩散或直接侵犯邻近器官,其中以通过血液循环转移至脊柱、骨盆最常见,骨转移可引起骨痛、脊髓压迫症状或病理性骨折等。有无骨转移及骨转移的范围与预后密切相关,死于前列腺癌的患者85%有骨转移。此外前列腺癌还可能转移到肝、肺、脑、肾上腺等其他部位。盆腔淋巴结转移可引起双下肢水肿。前列腺癌也可直接侵犯周围的膀胱、精囊、血管神经束,引起血尿、血精、勃起功能障碍等。其他晚期前列腺癌的症状包括贫血、衰弱等。少数患者以转移症状为主就医,局部症状不明显,易导致误诊。

二、诊断

前列腺癌的常用诊断模式为：通过体格检查、实验室检查、影像学检查筛选可疑患者，并通过后续的前列腺穿刺病理活检加以确认。直肠指诊联合血清 PSA 检测是诊断前列腺癌的基本方法。经直肠超声检查诊断特异性低，多参数 MRI 对于协助肿瘤分期有明显优势，全身放射性核素骨显像检查可了解骨转移情况。前列腺系统性穿刺活检是诊断前列腺癌最可靠的方法。

（一）直肠指诊

前列腺癌好发于前列腺外周带，直肠指诊对诊断具有重要价值，需要注意前列腺的大小、形态、质地。直肠指检可发现前列腺癌结节，质地多较正常腺体坚硬，但当肿瘤处于早期，或者原发于前列腺移行带等区域时，直肠指检常无异常发现。前列腺表面触及结节、形状不规则、质地硬者，需行血清 PSA 检测、盆腔 MRI、前列腺穿刺活检等进一步检查。

（二）PSA 检测

PSA 是前列腺癌重要的血清标志物，它是前列腺腺泡和导管上皮细胞分泌的一种糖蛋白，参与精液的液化过程。血清中 PSA 主要以结合形式和少量有活性的游离形式（free-PSA，f-PSA）存在，两者之和即总 PSA（total-PSA，t-PSA）。血清 PSA 测定精确度高，稳定性及重复性好，有助于前列腺癌早期筛查、监测治疗反应及判断预后。血清中的 PSA 几乎都来自于前列腺上皮细胞，具有器官特异性。正常及良性前列腺增生的前列腺上皮均可分泌 PSA，因此 PSA 并不是前列腺癌特异性抗原。判断血清 PSA 临床意义时，应排除前列腺炎、尿潴留、直肠指诊、膀胱镜检、导尿等因素的干扰。PSA 检查应在射精 24h 后，膀胱镜检查、导尿等操作 48h 后，直肠指诊 1 周后，前列腺穿刺 1 个月后进行。血清中 t-PSA 正常值一般为 <4ng/ml。当发生前列腺癌时 PSA 常有升高，并往往与体内肿瘤负荷的多少成正比。t-PSA 大于 10ng/ml 时，患前腺癌的危险性显著增加。当血清 t-PSA 介于 4~10ng/ml 时，f-PSA/t-PSA 比值和 PSA 密度（PSA density，PSAD，即 t-PSA 值与前列腺体积的比值）有助于诊断和鉴别诊断。

50 岁以上男性每年应常规进行 PSA 检查，对有前列腺癌家族史的男性人群应该从 45 岁开始定期检查。直肠指诊异常、影像学检查异常或有临床征象（如骨痛、骨折等）的男性应进行 PSA 检查。基于 PSA 的前列腺癌筛查可以更早地发现恶性肿瘤，予以早期干预。在欧美国家，自 20 世纪 80 年代 PSA 作为前列腺癌的筛查手段得到广泛应用以来，前列腺癌生存率明显提高。目前，美国前列腺癌患者的 5 年生存率已达到了 99%；而我国大多数初诊患者在诊断时已经出现骨转移，5 年生存率仅为 66.4%。所以，尽管 PSA 作为筛查手段有诸多不足和争议，在当今中国 PSA 作为前列腺癌筛查手段仍然具有重大的意义，其对目前的状况仍然是利大于弊。

（三）影像学检查

1. 经直肠超声检查（transrectal ultrasonography，TRUS）　外周带的低回声结节是前列腺癌典型的征象，可初步判断肿瘤的大小。但 TRUS 诊断前列腺癌特异性较低，多数早期前列腺癌患者常无异常发现。前列腺低回声病灶需与正常前列腺、前列腺增生、前列腺上皮内瘤变、急性或慢性前列腺炎、前列腺梗死等鉴别。

2. CT 检查　对早期前列腺癌诊断的敏感性低于 MRI，主要用于临床分期，了解邻近组织和器官有无肿瘤侵犯及盆腔内有无肿大淋巴结。

3. MRI 检查　多参数 MRI 在诊断前列腺癌方面优于其他影像学方法，有着较高的敏感性和特异性。在 T_2 加权成像上，高信号的前列腺外周带内出现低信号结节或弥漫性信号减低区，应考虑前列腺癌可能。MRI 可以显示前列腺包膜的完整性，显示肿瘤是否侵犯前列腺周围组织及器官，显示盆腔淋巴结受侵犯的情况，也可以显示骨转移的病灶，对于前列腺癌的临床分期有较重要的作用。

4. 全身放射性核素骨扫描　前列腺癌最常见的远处转移部位是骨骼。骨扫描可比常规 X 线片提前 3~6 个月发现骨转移灶,敏感性较高但特异性较差。前列腺癌诊断成立后,骨扫描有助于判断前列腺癌的临床分期。

5. PSMA-PET/CT 检查　PSMA-PET 是一种新型前列腺癌的影像学诊断手段,对前列腺癌具有极高的敏感性和特异性。近年来研究发现,前列腺特异性膜抗原(prostate specific membrane antigen,PSMA)在几乎所有的前列腺癌细胞中高表达,已成为前列腺癌诊断和治疗的新型标志物。通过将金属放射性核素标记药物 ^{68}Ga 结合至 PSMA 上,通过 PET/CT 可以在全身进行前列腺癌的有效诊断和定位。因 PSMA-PET 在敏感性、特异性等方面均要高于传统检查,在前列腺癌转移,特别是早期转移时,其灵敏性显著优于骨扫描。

(四) 前列腺穿刺活检

前列腺系统性穿刺活检是诊断前列腺癌最准确的方法,多在经直肠超声的引导下进行。近年来出现的经会阴 MRI- 超声融合前列腺靶向穿刺,将 MRI 的病灶定位信息融合到超声上,在超声引导下对病灶进行靶向精准穿刺,可提高前列腺癌的检出率。穿刺引起的出血会干扰影像学临床分期,应该在完善 MRI 检查之后进行。

前列腺穿刺活检的指征:①直肠指检发现前列腺结节,任何 PSA 值;②B 超、CT 或 MRI 发现前列腺异常影像,任何 PSA 值;③ PSA>10ng/ml,任何 f/t-PSA 和 PSAD 值;④ PSA 介于 4~10ng/ml,f/t-PSA 异常或 PSAD 值异常。当 PSA 介于 4~10ng/ml 时,如 f/t-PSA、PSAD 值及影像学检查正常者,应严密随访。经直肠前列腺穿刺活检最常见的并发症是血尿、血精,最严重的并发症是感染。前列腺穿刺前应进行肠道准备并预防性使用抗生素。

(黄　健)

第三节　治　疗

前列腺癌的治疗方法包括主动监测(active surveillance)、手术治疗、放射治疗、内分泌治疗、化学治疗、试验性局部治疗等。应综合年龄、一般状况、预期寿命、患者的期望、肿瘤的临床分期、Gleason 评分等因素选择个性化的治疗方案。

一、主动监测

对已明确前列腺癌诊断、有治愈性治疗适应证的患者,因担心生活质量、手术风险等因素,可根据具体情况选择主动监测,待病情进展再进一步治疗。主动监测适用于年纪较轻、预期寿命长、局限性(T1a~T2a)、极低危患者,也适用于临床 T1b~T2b 分化良好及中等、预期寿命 <10 年且无症状患者。主动监测可以避免早期根治性手术或放疗带来的并发症,避免过度治疗,提高生活质量。主动监测过程中肿瘤有可能发生进展,必须充分告知患者相关风险,并密切随访。

二、手术治疗

根治性前列腺切除术(radical prostatectomy)是治愈局限性前列腺癌最有效的方法之一,还可以更加准确地进行肿瘤分期,有利于肿瘤的进一步治疗和随访。身体状况良好、预期寿命 ≥10 年的局限性前列腺癌患者适合行根治性前列腺切除术。根治性前列腺切除术的范围包括完整地切除前列腺和双侧精囊,而后进行排尿通路重建,并根据患者危险分层和淋巴结转移情况决定是否行淋巴结清扫。主要术式有传统的开放性经耻骨后根治性前列腺切除术(retropubic radical prostatectomy)、近年来越来越广泛应用的腹腔镜根治性前列腺切除术(laparoscopic radical prostatectomy)和机器人辅助腹腔镜根治性前列腺切除术(robotic-assisted laparoscopic radical prostatectomy)。腹腔镜手术具有出血少、损伤小、视野及解剖结构清晰、术后疼痛少、恢复快等优势,但是技术操作比较复杂,需要较长的学习过程。手术并发症主要有术中严重出血、直肠损伤、术后勃起功能障碍、尿失禁、吻合口狭窄、尿道狭窄等。

三、放射治疗

放射治疗是采用伽马射线(通常是质子射线)聚焦在前列腺及周围组织,达到杀灭肿瘤的目的。前列腺癌的放疗分为根治性放疗和姑息性放疗。对于器官局限性肿瘤,根治性放疗能达到近似治愈的效果,其5~10年内的无瘤存活率可与根治性前列腺切除术相似。姑息性放疗主要用于前列腺癌骨转移病灶的治疗,达到缓解疼痛症状,也可延长生存时间,提高生活质量。放射治疗具有疗效好,适应证广,与手术治疗相比尿道狭窄、尿失禁等并发症发生率较低,对性功能影响较小等优点。近距离照射治疗(brachytherapy)主要是永久放射性粒子种植,是又一种有望根治局限性前列腺癌的方法。疗效肯定、创伤小,尤其适用于不能耐受根治手术的高龄患者。

四、内分泌治疗

雄激素与前列腺癌的发生、发展密切相关,早在1941年,Huggins和Hodges发现了切除睾丸可延缓转移性前列腺癌的进展,首次证实了前列腺癌对雄激素去除的反应性,奠定了前列腺癌内分泌治疗的基础。绝大多数的前列腺癌通过去除体内雄激素作用后,肿瘤的生长将在一定时间内得到有效抑制。内分泌治疗方式包括雄激素剥夺治疗(androgen deprivation therapy,ADT)和抗雄激素治疗。ADT治疗即去除产生睾酮器官或抑制产生睾酮器官的功能,前者即双侧睾丸切除,后者则为通过药物干扰下丘脑-垂体-睾丸内分泌轴,从而抑制睾丸分泌睾酮。黄体生成素释放激素类似物是目前ADT治疗的主要方法,常用药物有戈舍瑞林、曲普瑞林。抗雄激素治疗的药物机制为竞争性阻断雄激素与前列腺细胞上雄激素受体结合,常用药物有比卡鲁胺、氟他胺等。抗雄激素药物与去势治疗共同构成"最大限度雄激素阻断"(maximal androgen blockade,MAB),但MAB与单纯去势治疗的疗效比较尚无定论。

内分泌治疗的适应证包括:转移性前列腺癌;局限早期或局部进展前列腺癌,无法行根治性治疗(手术或放疗);根治性治疗前新辅助内分泌治疗或治疗后辅助内分泌治疗等。前列腺癌在内分泌治疗初期,多数会表现出理想疗效,初始缓解率为80%~90%,但几乎所有患者在内分泌治疗后最终都会发生疾病进展,此时前列腺癌将进入"去势抵抗"阶段,这被称为去势抵抗性前列腺癌(castration resistant prostate cancer,CRPC)。新一代雄激素合成抑制剂(阿比特龙、恩杂鲁胺)与类固醇并用,可全面阻断睾丸、肾上腺和肿瘤细胞的雄激素生成;第二代雄激素受体抑制剂(恩杂鲁胺),相比于第一代雄激素受体抑制剂(如比卡鲁胺、氟他胺)具有更高的雄激素受体亲和力;它们均可用于CRPC患者的治疗。

五、化疗

化疗是CRPC的重要治疗手段。CRPC的治疗原则包括继续应用内分泌治疗确保血清睾酮维持在去势水平,采用化疗改善症状和延长生存时间,对骨转移者应用双膦酸盐预防骨相关事件。化疗可以延长CRPC患者的生存时间,控制疼痛,提高生活质量。常用的化疗药物包括紫杉醇类、米托蒽醌、多柔比星、表柔比星、雌二醇氮芥等。

六、免疫治疗和分子靶向治疗

免疫治疗和分子靶向治疗代表了肿瘤生物治疗的最新发展方向,近年来在晚期前列腺癌的治疗中也取得了突破性的进展,如治疗性前列腺癌疫苗(sipuleucel-T)、地诺单抗、二磷酸腺苷核糖聚合酶抑制剂——奥拉帕尼等。靶向药物特异性高,副作用小,安全性良好,可用于化疗后进展的转移性去势抵抗前列腺癌的治疗,延长患者生存期。

七、随访

(一) 治愈性治疗后的随访

前列腺癌的治愈性治疗(curative treatment)包括根治性的前列腺切除术和根治性放射治疗。第一次随访主要检查与治疗相关的并发症,如有无尿失禁、肠道情况以及性功能状态等。应在根治性前列腺切除术后 6 周至 3 个月之间行第一次血清 PSA 检查,PSA 低于 0.2ng/ml 时可认为无临床或生化进展。对于无症状患者的常规监测包括前列腺癌有关的临床表现、血清 PSA 水平及直肠指检。在治疗后前 2 年内应每 3 个月随访一次,2 年后每 6 个月随访一次,5 年后每年随访一次。必要时缩短随访间隔。

(二) 内分泌治疗后的随访

内分泌治疗后每 3 个月进行 PSA 检测,抗雄激素治疗应注意肝功能情况,治疗开始后前 3 个月应每个月检查肝功能,以后每 3~6 个月检查一次。血清 PSA 持续升高,或者出现骨痛,需要行骨扫描。疾病进展时随访间期应更短。

思考题

1. 简述前列腺癌的临床分期及相应的治疗原则。
2. 简述前列腺穿刺活检诊断前列腺癌的指征。
3. 简述根治性前列腺切除术治疗前列腺癌的适应证。

(黄 健)

第四章

阴 茎 癌

阴茎癌是起源于阴茎头、冠状沟和包皮内板黏膜以及阴茎皮肤的恶性肿瘤,是阴茎最常见的恶性肿瘤。阴茎癌是一种恶性程度较低的肿瘤,局部卫生、包皮环切术等措施可有效降低其发病率。阴茎癌的早期诊断和及时治疗可以显著降低相关的死亡率。阴茎部分切除术、阴茎全切术及区域淋巴结清扫术是主要的治疗手段,放疗、化疗可作为辅助治疗方法。

阴茎癌是一种比较少见的恶性肿瘤,由于国家、民族、宗教信仰以及卫生习惯的不同,阴茎癌的发病率有明显的差异。在欧洲及北美阴茎癌比较少见,发病率小于 1/10 万,占男性恶性肿瘤的0.4%~0.6%。在亚洲、非洲及拉丁美洲的部分经济欠发达地区,阴茎癌发病率可高达 19/10 万,约占男性恶性肿瘤的 10%。20 世纪 50 年代以前,阴茎癌曾是我国男性泌尿生殖系统常见的恶性肿瘤,随着人民生活水平的提高以及卫生条件的改善,阴茎癌的发病率迅速下降。阴茎癌可发生在任何年龄,我国阴茎癌发病高峰年龄为 41~60 岁,占 62.4%,平均发病年龄为 50 岁左右。

第一节　病因和病理

一、病因

阴茎癌(penile cancer)的病因至今仍不明确,阴茎癌目前较明确的发病风险因素包括包皮过长、包茎、慢性包皮龟头炎、吸烟、人乳头瘤病毒(human papillomavirus,HPV)感染、射线暴露等。阴茎皮角、Bowen 样丘疹病、阴茎黏膜白斑、巨大尖锐湿疣、苔藓样硬化等癌前病变亦可转变为阴茎癌。

二、病理

阴茎癌最常见的组织学类型为鳞状细胞癌,约占 95%,腺癌、基底细胞癌、恶性黑色素瘤、肉瘤等类型比较少见。阴茎癌可发生在阴茎的任何部位,但阴茎头(48%)和包皮内板(21%)最为常见,阴茎体阴茎癌罕见。阴茎癌从肿瘤形态上可分为原位癌、乳头状癌及浸润性癌,组织病变根据细胞的分化程度分为高、中、低分化癌。阴茎癌主要通过淋巴结转移,早期可转移至腹股沟浅、深淋巴结,病情进一步进展可转移至盆腔淋巴结。阴茎癌主要通过淋巴转移至腹股沟及髂血管淋巴结等处,亦可经血行播散转移至肺、肝、骨、脑等器官。

(黄　健)

第二节　诊断与治疗

一、临床表现

阴茎癌多见于 40~60 岁有包茎或包皮过长者,好发于阴茎头、冠状沟及包皮内板处。阴茎癌起初的微小病变如小的硬结、阴茎头部丘疹、包皮上皮肥厚等,可能被包皮遮盖而不易发现。病变进展可出现糜烂溃疡,疣状或菜花样肿块,伴有脓性恶臭分泌物,出现刺痛及烧灼感。晚期肿瘤可从包皮口及皮肤穿出,进而侵犯整个阴茎及尿道海绵体,出现排尿困难症状。大多数患者可触及肿大的腹股沟淋巴结,可能是转移,但约 50% 是由炎症引起。晚期患者可出现腹股沟转移淋巴结溃破、感染、出血,合并远处转移者可伴有消瘦、贫血等恶病质表现。

二、诊断

阴茎癌患者的原发灶及腹股沟转移淋巴结容易通过体检发现,但常因包茎掩盖原发病灶、患者感觉尴尬等原因延误就诊。对于 40 岁以上伴有包皮过长、包茎,阴茎头部肿物或有经久不愈的包皮龟头炎、慢性溃疡、湿疹的患者,应高度怀疑阴茎癌可能,需行详细体格检查及病理活检明确诊断。体检应注意阴茎病变区域的大小、部位、形态、病灶的活动度及与周围组织的关系等。

要仔细触诊双侧腹股沟淋巴结,对直径大于 1.5cm、质硬、无压痛,或经抗生素治疗仍不缩小者,需行淋巴结活检。位于大隐静脉进入股静脉上内侧的淋巴结被称为“前哨淋巴结”,常是阴茎癌最早转移的部位。腹股沟触诊未及肿大淋巴结,应常规行超声检查。若原发肿瘤累及阴茎海绵体,建议行动态前哨淋巴结活检。除常规腹股沟超声检查,应行盆腔影像学检查,必要时可行穿刺活检。对所有淋巴结转移患者,应行胸部影像学检查。对转移性阴茎癌患者,PET/CT 有助于了解转移范围,但不作为常规检查。

阴茎癌需要与乳头状瘤、黏膜白斑等癌前病变及尖锐湿疣等相鉴别。阴茎体肿瘤应考虑阴茎肉瘤或转移癌的可能。

三、治疗

阴茎癌主要以手术治疗为主,包括原发肿瘤的切除和区域淋巴结的清扫。术后根据病理分期、分级配合放疗和化疗等综合治疗,可提高疗效。在外科手术之前需明确肿瘤的病理诊断、肿瘤浸润范围、组织学分级及腹股沟淋巴结转移等情况。

(一)原发病灶的治疗

1. 保留阴茎的治疗　原发灶为局限于包皮的早期小肿瘤,以及深部没有浸润、无淋巴结转移的 T1 期以前的肿瘤,可选择保留阴茎的治疗。分化良好且无淋巴、血管侵犯的 T1 期肿瘤,患者能够做到密切随访的 T1G3 肿瘤,也可选择保留阴茎的治疗。治疗的方法包括包皮环切术、局部病变切除、激光治疗、放疗等。凡选择保留阴茎的治疗,应对可能发生的局部复发进行密切随访。

2. 阴茎部分切除术　分化差的 T1、T2 期肿瘤,推荐阴茎部分切除术。病灶局限于龟头时可切除部分和全部龟头。切缘距肿瘤 1cm 以上(G1、G2 级肿瘤切缘距肿瘤 1cm,G3 级肿瘤切缘距肿瘤

1.5cm）。阴茎癌局部切除术后肿瘤局部复发率约0~8%，5年生存率在90%以上。

3. 阴茎全切除术　T2期以上的阴茎癌建议行阴茎全切除术和会阴尿道造口术。T2期阴茎癌行部分切除术后如阴茎残端不能完成站立排尿功能时，也应行阴茎全切除和会阴尿道重建。当病灶未侵犯阴囊时，不建议切除阴囊和睾丸，保留阴囊和睾丸对维持男性化特征和以后行阴茎重建有帮助。当阴囊受累时（T4期），阴囊、睾丸切除术和阴茎全切术同时进行。

（二）淋巴结转移的治疗

区域淋巴结有无转移、转移程度以及能否根治切除是影响生存率的决定因素。阴茎癌根治性腹股沟淋巴结清扫术（radical inguinal lymphadenectomy）可以治愈80%的微转移病灶。手术常见并发症包括皮瓣坏死、伤口感染、淋巴瘘、下肢及阴囊水肿等。腹腔镜技术可明显减少手术并发症。

50%的阴茎癌患者就诊时可触及腹股沟区肿大的淋巴结。其中25%的患者肿大的淋巴结与原发病灶引起的溃疡和炎症有关，经过4~6周的抗生素治疗，肿大的淋巴结可消失。在腹股沟可触及肿大淋巴结的患者当中只有50%有淋巴结转移。此外在未触及区域淋巴结肿大的患者当中，有20%伴有淋巴结转移。

预防性淋巴结清扫证实有淋巴结转移的患者5年生存率可达到80%~90%，而经观察等待、出现淋巴结转移时再行淋巴结清扫的患者5年生存率只有30%~40%。因此，推荐对于下列情况之一者需进行预防性腹股沟淋巴结清扫，并且由于阴茎、淋巴交叉引流的特点，需行双侧清扫：①阴茎癌为低分化；②阴茎癌G3级及以上；③T2期及以上；④肿瘤伴有血管及淋巴管浸润。

（三）放射治疗

对于一般情况良好，局部病灶直径在2cm左右，表浅、外生型，无浸润或轻度浸润，无淋巴结转移或无远处转移者，可选择根治性放射治疗。放射治疗后需严格监测病情，因接受根治性放射治疗的患者约40%最终会因病情复发而需要手术治疗。

术后辅助放疗多用于有淋巴结转移的患者，以降低术后局部复发率。辅助放疗可能有助于广泛转移和/或淋巴结外播散患者的局部控制，但可伴随严重的不良反应，包括严重的水肿和疼痛。

（四）化疗

阴茎癌的辅助化疗多强调联合用药，如顺铂+氟尿嘧啶，长春花碱+甲氨蝶呤+博来霉素，顺铂+紫杉醇+异环磷酰胺。推荐对病理N2-N3级患者行辅助化疗，病理N2-N3级患者接受三个疗程的顺铂+低毒性5-FU可获得很好的疗效。病理N1级患者则不需要辅以化疗。并推荐针对不可切除的或复发淋巴结转移患者在根治手术后行辅助化疗。伴有区域淋巴结转移的根治性切除术后进行辅助化疗最高可以获得82%的5年生存率，而单纯行根治性切除术仅可获得31%的5年生存率。

以顺铂为基础的联合新辅助化疗方案可控制病情，缩小病灶，提高手术效果或使部分患者获得手术机会。如顺铂+博来霉素，顺铂+甲氨蝶呤+博来霉素。联合应用顺铂+氟尿嘧啶三四个疗程的化疗有效率达68.5%，5年生存率为23%，化疗后有42.8%的患者可行根治性切除术。

四、预后与随访

早期阴茎癌治愈率达70%~80%。而肿瘤进展至晚期、伴有区域淋巴结转移的患者治愈率明显下降，5年生存率仅20%~30%。不经治疗的患者一般2年内死亡。

对于行阴茎部分切除术或阴茎全切术的患者，均应在首次治疗后的前2年每4个月，第3年每6个月，第4、第5年每年进行定期随访。对于淋巴结阳性者，则首次治疗后前2年每2个月，第3年每4个月，3年以后每6~12个月进行定期随访。随访内容包括阴茎及腹股沟淋巴结体检，对怀疑局部复发及淋巴转移者行病理活检，CT和胸部X线检查有助于鉴别是否有盆腔淋巴结转移或远处转移。

思考题

简述阴茎癌的治疗方法。

（黄　健）

第五章

睾 丸 肿 瘤

睾丸是男性阴囊内左右各一的生殖器官,大约 4cm×3cm×2cm,为有弹性的卵圆形。睾丸肿瘤是在男性睾丸内发生的肿瘤,95% 是恶性的。睾丸肿瘤比较少见,仅占男性肿瘤的 1%~1.5%,占泌尿系统肿瘤的 5%,然而在 15~34 岁的年轻男性中其发病率列所有肿瘤之首。我国发病率为 1/10 万左右,占男性全部恶性肿瘤的 1%~2%,占泌尿生殖系统恶性肿瘤的 3%~9%。

第一节 病因、病理和分期

一、病因和发病机制

睾丸肿瘤(tumor of the testis)的病因目前尚不清楚,根据流行病学分析有多种危险因素。其中先天因素有隐睾或睾丸未降、家族遗传因素、Klinefelter 综合征、睾丸女性化综合征、多乳症以及雌激素分泌过量等。后天因素一般认为与损伤、感染、职业和环境因素、化学致癌物质、营养因素以及母亲在妊娠期应用外源性雌激素过多有关。隐睾发生睾丸肿瘤的概率是正常人群的 3~14 倍,即使早期行睾丸下降固定术也不能完全防止恶变。基因学研究表明睾丸肿瘤与 12 号染色体短臂异位有关,P53 基因的改变也与睾丸肿瘤的发生具有相关性。

二、病理分类及分期

睾丸肿瘤是泌尿、男生殖系统肿瘤中成分最复杂、组织学表现最多样、肿瘤成分与治疗关系最为密切的肿瘤。睾丸肿瘤中 95% 是生殖细胞肿瘤,根据组织学的不同可分为五种基本组织类型,即精原细胞瘤(seminoma)、胚胎癌、畸胎瘤、绒毛膜癌和卵黄囊瘤。在睾丸生殖细胞肿瘤中,40% 是纯精原细胞瘤,13% 是精原细胞和其他细胞的混合性肿瘤,其余为非精原细胞生殖细胞肿瘤(nonseminomatous germ cell tumor,NSGCT),包括 1% 的成熟畸胎瘤(分化好的畸胎瘤)、23% 的畸胎癌(恶性畸胎瘤的中间型)、15% 的胚胎癌(恶性畸胎瘤的间变型)、1% 的绒毛膜癌(恶性畸胎瘤的滋养层型),还有 2% 的卵黄囊瘤。睾丸生殖细胞肿瘤可以由多种成分组成,又可根据肿瘤成分的多少,分为单纯型(占 60%)和混合型(占 40%)两大类,前者仅含有一种肿瘤成分,后者即混合性生殖细胞肿瘤(mixed type germ cell tumor,MGCT)。非生殖细胞肿瘤占 5%~10%,包括间质细胞(leydig cell)瘤和支持细胞(sertoli cell)瘤等。

(黄 健)

第二节 临床表现与诊断

一、临床表现

睾丸肿瘤多发于青壮年男性,但卵黄囊瘤则是婴幼儿易发生的睾丸肿瘤,睾丸淋巴瘤常发生在50岁以上男性中。睾丸生殖细胞肿瘤多为单侧,右侧多见。1%~2%的睾丸肿瘤是双侧性的,可同时或相继发生,但其组织学类型多是相同的,多为精原细胞瘤。早期临床症状大多不明显,典型表现为逐渐增大的无痛性睾丸肿块,可伴疼痛或下腹重坠感。极少数患者的最初症状为转移肿瘤所致,如腹部肿块或锁骨上淋巴结肿大等。

1. **睾丸无痛性增大** 渐进性发展是最常见的症状,小儿常在家长为其洗澡或穿衣时发现,成人多为无意中扪及睾丸肿块而发现。隐睾恶变者可发现腹股沟部或腹部出现进行性增大的无痛性肿块。

2. **睾丸增大伴有疼痛** 有30%~40%的患者伴有轻微坠胀或钝痛,10%的患者伴有类似附睾炎和睾丸炎样的急性疼痛。后者常因肿瘤内出血、梗死、坏死所致,需提高警惕并与睾丸扭转、睾丸炎、附睾炎等仔细鉴别。

3. **男性乳房女性化** 5%的患者出现乳房增大,主要见于可以产生雌激素的睾丸肿瘤,如支持细胞瘤、间质细胞瘤、胚胎癌等。

4. **转移癌症状** 由于肿瘤大小与有无转移并不相关,有时肿瘤小到难以查到,转移症状却很明显,5%~10%的患者因此就诊,如锁骨上淋巴结转移导致的颈部肿块,肺部转移导致的咳嗽、咯血、呼吸困难等,纵隔转移压迫食管导致的吞咽困难,十二指肠后转移导致的食欲缺乏、恶心呕吐等,腹膜后淋巴结转移侵犯腰肌和神经根导致腰背痛,腔静脉、髂静脉受压或栓塞导致一侧或双侧下肢水肿。

5. **少数患者无任何症状** 少数患者以男性不育就诊或因外伤后检查而意外发现睾丸肿瘤。

二、诊断和鉴别诊断

(一) 诊断

1. **病史** 询问病史时应该对存在睾丸肿瘤发病危险因素者高度注意,包括隐睾、既往睾丸肿瘤病史、有家族史、真两性畸形、男性不育、外伤或感染造成的睾丸萎缩、母亲妊娠期曾用过外源性雌激素。另外需要注意不同病理类型的睾丸生殖细胞肿瘤患者的发病年龄和临床各有特点。

2. **症状与体征** 对于伴有和不伴有局部及全身症状的睾丸肿瘤患者均应进行局部和全身相关部位的体格检查。体检时应做阴囊内容物的双手触诊,病侧睾丸增大或扪及肿块,质地较硬,与睾丸界限不清,用手托起较正常侧有沉重感,透光试验阴性。体检还应包括腹部触诊有无腹部或腹膜后肿块,以了解淋巴结是否有转移,或内脏受侵犯。腹股沟部检查有无隐睾或肿块。锁骨上淋巴结检查可发现晚期患者的淋巴结转移灶。胸部检查可发现男性乳房女性化或肺部转移。检查下肢有无一侧或双侧水肿,如有下肢水肿,检查腹部时应谨慎,防止栓子脱落引起肺梗死。

3. **血清肿瘤标志物** 在诊断睾丸肿瘤时,推荐常规行血清甲胎蛋白(alpha fetoprotein,AFP)、人绒毛膜促性腺激素-β亚基（β-human chorionic gonadotropin，β-HCG）、乳酸脱氢酶（lactate dehydrogenase，LDH）肿瘤标志物检查，有助于了解肿瘤组织学性质、临床分期、术后有无复发及预后。精原细胞瘤出现血清肿瘤标志物升高者约占 30%，非精原生殖细胞肿瘤 AFP 升高者占 50%~70%，HCG 升高者占 40%~60%，绒毛膜癌 HCG 几乎 100% 升高。LDH 明显升高提示肿瘤体积大、易进展、术后易复发，因此临床上常将其看作组织破坏的肿瘤标志物，但其广泛存在于不同组织器官，特异性较低，容易出现假阳性，故不能单凭 LDH 升高程度决定治疗方案。胎盘碱性磷酸酶（placental alkaline phosphatase，PALP）可以作为精原细胞瘤检测的一个参考指标。有研究发现 I 期精原细胞瘤患者 29% 出现神经元特异烯酸酶（neuron specific enolase，NSE）升高，晚期患者则 69% 出现升高，术后 NSE 下降。

4. 影像学检查　睾丸肿瘤患者常规行超声检查。睾丸肿瘤超声特征的共同点是睾丸增大或出现结节状肿块，伴有血流，不同点则因睾丸肿瘤的病理类型相异而各有特点。怀疑有转移患者进行相应部位（脑部／胸部／腹部／盆腔）的 CT 检查。有条件者在必要时也可采用 MRI 和 PET/CT 检查。超声和 CT、MRI 有助于睾丸肿瘤的诊断及与阴囊内其他肿物进行鉴别，对确定腹膜后淋巴结有无转移及转移的范围非常重要。由于淋巴造影的影响因素较多，分期准确性较差，且为有创检查，目前已被 CT 或 MRI 所替代。另外静脉尿路造影（IVU）可以帮助确定有无先天性尿路畸形、梗阻，输尿管有无受压、移位及积水的现象，可了解肾蒂周围、腹主动脉周围及腹膜后有无转移灶，但对睾丸肿瘤诊断的价值不是很大。

5. 手术探查及病理活检　睾丸生殖细胞肿瘤患者均应行腹股沟探查及根治性睾丸切除术，切除的睾丸均应做详细的病理检查，以确定究竟是何种组织类型的肿瘤。可疑患者在行腹股沟探查术时可进行术中冰冻活检。保留睾丸组织手术必须在与患者及家属充分沟通后在严格适应证下进行，且目前尚处于探索阶段。经阴囊活检一般不予以推荐。

（二）鉴别诊断

大约 25% 的睾丸肿瘤患者因初诊错误导致治疗延误或错误的睾丸探查术，临床上睾丸肿瘤需认真与下列疾病鉴别。

1. 急性睾丸炎或附睾炎　发病急，出现发热、睾丸和／或附睾肿大、明显疼痛，触之痛重，输精管增粗，可伴有睾丸鞘膜积液，抗感染治疗后症状、体征明显好转，彩色多普勒超声可见患侧睾丸血流明显增加。

2. 睾丸鞘膜积液　多数发病缓慢，坠胀无痛，大的鞘膜积液常触不清睾丸，B 超可看到鞘膜内液性暗区和正常睾丸，从而明确诊断。有 2%~10% 的睾丸肿瘤合并鞘膜积液，而且鞘膜积液的产生速度往往较快。

3. 附睾及睾丸结核　多数为无痛性肿块，继发非特异性感染后则出现肿块增大、疼痛，甚至发热，抗感染、抗结核治疗后明显好转，追问病史常有结核病史。查体可触及附睾无痛性硬结、输精管串珠样改变、睾丸肿硬甚至与阴囊粘连。B 超可见附睾尾部肿大，呈中等回声，形成脓肿则为低回声，合并钙化则钙化后方出现声影。

4. 睾丸梅毒　睾丸肿大如球，手感轻飘飘，挤捏睾丸无感觉，睾丸硬结小而光滑、坚硬，追问病史常有冶游史，梅毒血清试验阳性。

5. 睾丸扭转　常见于青少年，多于睡眠中突然发病，出现阴囊内剧烈疼痛、恶心、呕吐。查体上托阴囊则疼痛加剧，睾丸肿大、上移或横位，精索呈扭曲状，提睾肌反射消失。B 超显示睾丸肿大，呈中等回声，彩色多普勒超声可见患侧睾丸血流明显减少或消失。

6. 睾丸血肿　睾丸可出现肿大、坚硬、沉重、触痛，严重者阴囊肿胀，皮肤青紫、淤血；追问病史常有外伤史，且外伤初期肿块较大，后逐渐缩小，最终相对固定。B 超检查可见睾丸回声内出现低回声血肿区。

7. 睾丸表皮样囊肿及皮样囊肿　多发于 20~40 岁男性，为睾丸较常见的良性肿瘤，发生率不足睾丸肿瘤的 1%,多数患者无意中发现睾丸无痛性肿块,增长缓慢。B 超可见睾丸内圆形局限性多样化改变,如囊内为无回声的液性暗区,又可为均匀或不均匀回声,亦可为洋葱样小圈及钙化。

（黄　健）

第三节　治　疗

一、治疗

睾丸肿瘤患者应先经腹股沟入路行根治性睾丸切除术,根据睾丸肿瘤组织类型和临床分期再选择后续的治疗方法。精原细胞瘤对放射治疗比较敏感,术后可配合放射治疗,亦可配合以铂类为基础的化学治疗,患者预后总体较好。非精原细胞瘤行睾丸根治术后,根据具体情况可选择行密切监测、腹膜后淋巴结清扫术、化疗等,5 年生存率可达 30%~90%。

（一）手术

1. 睾丸切除及根治性切除手术　睾丸肿瘤患者治疗的第一步是在患侧内环口处结扎精索行睾丸根治性切除手术。该手术能提供肿瘤的组织病理诊断及肿瘤类型,同时能够对大多数患者达到局部控制。睾丸根治性切除术最常见的并发症是术后出血,常导致阴囊血肿及腹膜后血肿,严重的腹膜后血肿甚至可能被误诊为肿瘤的转移并导致一些不必要的治疗。一小部分经过仔细筛选的孤立睾丸患者、双侧睾丸肿瘤患者及怀疑为良性睾丸病变的患者可以选择保留睾丸单位的睾丸部分切除术,术后需要对患者实施非常严格的随访观察。一部分被证明是高分化生殖细胞癌的患者可以在做睾丸切除术之前接受系统的化疗。

2. 腹膜后淋巴结清扫术(retroperitoneal lymph node dissection,RPLND)　外科医生首先需要非常熟悉腹膜后的解剖结构,其次腹膜后腔良好的保留是该手术成功的关键,最后应用精确的"分离 - 滚转"技术彻底地清除淋巴结。手术入路主要包括经胸腹途径和经腹途径。经胸腹途径的最大优点是能够很容易地暴露和切除肝上淋巴结组织,同时术后并发肠梗阻的可能性降低,并发症主要与肺的生理功能受影响相关,包括肺膨胀不全、胸导管回流缓滞、术后镇痛时间延长。

在首次行 RPLND 的转移癌患者中,完整的双侧淋巴清扫仍是最标准的术式。在完成双侧的淋巴切除后,主动脉、下腔静脉及肾血管连同左侧生殖血管及肠系膜下动脉的断端都应被全骨骼化。行该手术首先应该直接找到左肾静脉,随后分离出肾血管周围淋巴结组织,随后主动脉前面被暴露。肾上腺血管、生殖血管及腰血管应用 3-0 丝线结扎并切断。切除范围应该包括左肾静脉前面向右直至下腔静脉的前缘。右侧生殖静脉需要在腔静脉水平结扎并切断,这样淋巴组织便能够从腔静脉的侧面及中间的切缘卷出。在整个手术过程中,结扎和修剪淋巴管的断端是非常重要的,尤其是右肾动脉处,因该处有大量的淋巴管分支汇入乳糜池。切除的范围应该用温盐水冲洗,以确保没有发生淋巴淤滞及血肿,肾、输尿管、肠管及肠系膜应确保没有损伤。在经过仔细挑选后一部分患者可实施保留神经的淋巴结清扫术。腹腔镜或机器人辅助腹腔镜 RPLND 目前已被安全地应用于临床,且形成了标准的术式。

（二）化疗

化疗在 NSGCT 中有一定地位,紫杉醇、多西他赛、吉西他滨、伊立替康、奥沙利铂等药物已被证实对晚期睾丸癌治疗有一定效果。其主要适应证包括:①预后不良的 Ⅰ 期 NSGCT,已侵犯精索或睾丸,切除术后肿瘤标志物仍持续升高者;②Ⅱa~ Ⅳ 期的 NSGCT;③晚期难治的肿瘤复发或用药无效,采用挽救性化疗方案。NSGCT 以手术配合化疗为主，NSGCT 常要求在根治性睾丸切除术后立即改行腹膜后淋巴结清扫术，这样能够取得更为准确的分期。对高分期的 NSGCT 在行 RPLND 术后再给予化疗或先化疗再切除残余肿瘤并行 RPLND 术。对于已有远处转移表现或巨大腹膜后淋巴结转移患者的治疗，最佳的方案是首先给予化疗。

（三）放疗

放疗是局部疗法，它只影响受治疗区域的癌细胞。精原细胞对放疗高度敏感，剂量为 3~4 周内照射 25~30Gy；非精原细胞对放疗不敏感，因此，非精原细胞瘤患者一般不使用放疗。Ⅰ期精原细胞瘤需要在主动脉旁部位进行预防性放疗，同时需要密切随访。Ⅱa 期、Ⅱb 期精原细胞瘤，伴大块腹膜后肿瘤的患者需常规接受辅助放疗。适合放疗的Ⅱ期精原细胞瘤的腹膜后淋巴结群包括同侧髂外、双侧髂总淋巴结、腔静脉旁淋巴结以及大动脉旁淋巴结有转移者，甚至包括乳糜池周围区域。Ⅱc 期、Ⅲ期精原细胞瘤在以铂类药物为基础的联合化疗应用之前，放疗是进展型精原细胞瘤患者的治疗方法之一。复发性的患者可能要进行补救性的放疗。

二、预后

没有转移的Ⅰ期睾丸肿瘤预后良好，几乎 100% 治愈。已发生转移的Ⅱ期和Ⅲ期肿瘤因为对抗癌药物效果良好，约 80% 可以治愈。其中小的转移灶可以达到 100% 治愈，大的转移灶一般只有 60% 的治愈率，因为有 10%~15% 的复发率，出院后非常有必要定期复查。

睾丸肿瘤的预后与肿瘤本身的组织学类型、细胞分化程度、临床及病理分期、肿瘤标志物的水平等有关，同时与所采用的治疗方法密切相关。1997 年，国际生殖细胞癌协作组根据肿瘤的组织类型、病理分期以及肿瘤标志物的情况，制定了睾丸肿瘤的预后分期系统，分为预后良好、预后中等以及预后差三个等级。推荐参考此标准进行预后的判断（表 9-5-1）。

表 9-5-1　国际生殖细胞癌协作组预后因素分期系统

分组	非精原细胞瘤	精原细胞瘤
预后良好	睾丸或腹膜后原发； 且无肺外器官转移； 且 AFP<1 000ng/ml，HCG<5 000IU/L，LDH< 正常值上限的 1.5 倍	任何部位原发； 且无肺外器官转移； 且 AFP 正常； HCG 和 LDH 可以为任意值
预后中等	睾丸或腹膜后原发； 且无肺外器官转移； 且有下列之一者：AFP 1 000~10 000ng/ml，或 HCG 5 000~50 000IU/L，或 LDH 高于正常值上限的 1.5~10 倍	任何部位原发； 且肺外器官转移； 且 AFP 正常； HCG 和 LDH 可以为任意值
预后不良	纵隔原发； 或肺外器官转移； 或 AFP>10 000ng/ml； 或 HCG>50 000 IU/L； 或 LDH> 正常值上限的 10 倍	无

注：该分期系统用于转移性睾丸肿瘤，包括非精原细胞瘤和部分精原细胞瘤。

三、随访

睾丸生殖细胞瘤的随访时间和方法见表 9-5-2。

表 9-5-2　睾丸生殖细胞瘤患者随诊时间和方法

检查项目	检查期限 / 月		
	1~2 年	3~5 年	6~10 年
全身检查	3	6	12
检验室检查（ALP、LDH、肝功能、肾功能、AFP、β-HCG）	3	6	12
胸片	3	6	12
B 超	3	6	12
CT	6	12	12
骨扫描	6	12	12

思考题

1. 简述睾丸肿瘤的诊断和鉴别诊断要点。
2. 简述睾丸肿瘤的治疗方法。

（黄　健）

第六章
泌尿系统肿瘤的药物治疗

药物治疗是泌尿系统肿瘤治疗的重要手段。根治性手术及根治性放疗为局部治疗,以完整切除或彻底杀灭肿瘤为目标。而绝大部分抗肿瘤药物治疗属于晚期肿瘤综合性治疗的重要组成部分,其治疗目标为延缓肿瘤进展、改善预后、提高患者生活质量。抗肿瘤药物既可与局部治疗联合,作为术前新辅助治疗及术后辅助治疗的重要手段,也可作为晚期肿瘤综合性治疗的主要方式而独立使用。

第一节　泌尿系统肿瘤常用药物

抗肿瘤药物是泌尿系统肿瘤最常见的治疗药物,其可通过抑制肿瘤细胞增殖、抑制肿瘤新生血管生成、阻断或抑制雄激素及其活性、增强机体抗肿瘤免疫等多种机制达到抑制或杀灭肿瘤细胞的目的。根据抗肿瘤药物的作用机制可以分为以下四类:细胞毒类药物、分子靶向药物、内分泌治疗药物和免疫治疗药物。

一、细胞毒类抗肿瘤药物

(一)影响核酸生物合成药物

影响核酸生物合成药物通过干扰肿瘤细胞核酸合成,从而抑制肿瘤细胞的生长与增殖。常用药物包括甲氨蝶呤、5-氟尿嘧啶、吉西他滨和卡培他滨等。

甲氨蝶呤为叶酸还原酶抑制剂,通过抑制叶酸还原酶阻碍肿瘤细胞 DNA 的合成。常见的不良反应包括骨髓抑制、中枢神经系统损害、黏膜溃疡、肾脏损害及胃肠道损害等。

5-氟尿嘧啶为尿嘧啶同类物,可在细胞内转化为 5-氟尿嘧啶脱氧核苷酸,通过阻断脱氧核糖尿苷酸在细胞内转化为胸苷酸,干扰 DNA 的合成。常见不良反应包括胃肠道反应、骨髓抑制、脱发、色素沉着、肾毒性及神经毒性等。

吉西他滨为胞嘧啶核苷衍生物,其代谢物可抑制核苷酸还原酶活性,导致细胞内脱氧核苷三磷酸减少;并可竞争性嵌入细胞 DNA 序列中,抑制 DNA 的合成。吉西他滨用于尿路上皮癌膀胱灌注化疗时的不良反应主要为下尿路刺激症状。用于全身化疗时,常见的不良反应包括粒细胞减少、贫血及血小板减少。

卡培他滨为 5-氟尿嘧啶的前体,可在肿瘤组织内转化为 5-氟尿嘧啶,从而抑制肿瘤细胞 DNA 合成。其不良反应与 5-氟尿嘧啶相似,肾功能损害者应谨慎使用。

(二)影响核酸结构和功能药物

影响核酸结构和功能药物主要通过破坏 DNA 的结构或功能、抑制 DNA 合成、干扰或阻碍 RNA

转录,发挥抗肿瘤效应。泌尿系统肿瘤治疗的常用药物包括:①烷化剂,如氮芥和环磷酰胺;②作用于DNA的药物,如顺铂;③抑制核酸合成的抗生素类抗肿瘤药物,如丝裂霉素、博来霉素、多柔比星、吡柔比星和放线菌素D;④拓扑异构酶抑制剂,如羟基喜树碱。

(1)烷化剂:氮芥类药物在肿瘤细胞内可形成缺电子的二甲亚胺离子,进而与生物大分子(DNA、RNA和蛋白质)中含有电子的基团发生共价结合,使其丧失活性,最终影响细胞分裂。其具有抗瘤谱广、肿瘤细胞杀伤作用强的特点,但毒副作用大、选择性差。

环磷酰胺是细胞周期非特异性抗肿瘤药物,可在肝微粒体酶催化下分解,释放出烷化作用很强的氯乙基磷酰胺,其作用机制与氮芥类药物类似,对肿瘤细胞的杀伤作用较强。此外,环磷酰胺还可增强机体免疫系统对肿瘤抗原的免疫应答。常见的不良反应包括骨髓抑制、脱发、消化道反应、口腔炎及膀胱炎等。

(2)作用于DNA化学结构的药物:顺铂可作用于DNA嘌呤和嘧啶中的碱基,抑制肿瘤细胞的DNA复制,诱导肿瘤细胞凋亡。顺铂常用于尿路上皮癌和睾丸癌的化疗,也可用于一线治疗失败后前列腺癌的化疗。常见的不良反应包括骨髓抑制、听力障碍、肾脏损伤、恶心及呕吐等。

(3)破坏核酸合成的抗肿瘤类抗生素药物:丝裂霉素属于细胞周期非特异性药物。在体内与肿瘤细胞DNA链形成交联,阻碍DNA复制,从而抑制肿瘤细胞增殖。丝裂霉素主要用于尿路上皮癌膀胱灌注化疗。常见的不良反应包括胃肠道反应、眼部不良反应及发热等。

博来霉素可使肿瘤细胞DNA单链和双键断裂,阻碍DNA合成,抑制肿瘤细胞增殖,介导凋亡。博来霉素常用于生殖细胞恶性肿瘤的化疗。常见的不良反应包括皮肤过度角化、色素沉着及口腔炎等。

多柔比星即阿霉素,为蒽环类抗肿瘤药物,可直接嵌入DNA碱基之间,干扰DNA复制及RNA合成。多柔比星常用于尿路上皮癌膀胱灌注化疗,常见的不良反应包括脱发和心脏毒性等。

吡柔比星亦为蒽环类抗肿瘤类抗生素,其作用机制与多柔比星类似。吡柔比星常用于尿路上皮癌膀胱灌注化疗,在脱发和心脏毒性等方面的不良反应较轻。

(4)拓扑异构酶抑制剂:羟基喜树碱为细胞周期特异性药物,主要作用于S期细胞,通过选择性抑制拓扑异构酶,干扰DNA复制。高浓度时羟基喜树碱对核分裂具有抑制作用,可阻止肿瘤细胞分裂。羟基喜树碱主要用于尿路上皮癌膀胱灌注化疗,因其分子量较大,不易被吸收,因此不良反应相对较少。

(5)干扰转录和阻止RNA合成的药物:放线菌素D可通过与DNA的鸟嘌呤结合,抑制DNA依赖的RNA聚合酶的活性,从而阻断RNA的合成。常见的不良反应包括白细胞减少、血小板减少、贫血及胃肠道毒性等。

(三) 抑制蛋白质合成与功能的药物

长春花碱是从夹竹桃科植物长春花中提取到的一种生物碱,为细胞周期特异性抗肿瘤药物。其主要作用机制是与微丝结合,阻断细胞分裂过程中的微管形成,干扰纺锤体合成,从而抑制肿瘤细胞分裂。大剂量长春花碱还可直接破坏染色体,导致肿瘤细胞死亡。长春花碱主要用于生殖细胞肿瘤和肾母细胞瘤的化疗。常见的不良反应包括神经毒性和骨髓抑制等。

紫杉醇为广谱抗肿瘤药物,可破坏微管蛋白与微管的动态平衡,阻碍细胞有丝分裂过程中纺锤体和纺锤丝的合成,进而抑制肿瘤细胞分裂与增殖。紫杉醇主要用于尿路上皮癌和前列腺癌的化疗。常见的不良反应主要包括过敏、神经毒性及胃肠道反应等。

二、分子靶向药物

分子靶向药物是治疗恶性肿瘤的常用药物,目前已在泌尿系统恶性肿瘤(尤其是肾细胞癌)的治疗中被广泛应用。治疗泌尿系统恶性肿瘤的分子靶向药物主要包括单克隆抗体(monoclonal antibodies,mAbs)、酪氨酸激酶抑制剂(tyrosine kinase inhibitors,TKIs)和雷帕霉素靶蛋白(mammalian target of rapamycin,mTOR)抑制剂等。这类药物主要利用肿瘤细胞与正常细胞的分子生物学差异,通过小分子靶向药物特异性阻断肿瘤生长、增殖过程中所必需的信号转导通路或增强抗肿瘤免疫,从而达到抑制肿瘤细胞生长、增殖和杀伤肿瘤细胞的目的。

(一) 单克隆抗体

用于临床治疗的 mAbs 主要是 IgG 同型的人源化单克隆抗体,通过抑制不同分子靶点,进而抑制肿瘤生长、增殖,或增强机体抗肿瘤免疫。目前应用于泌尿系统肿瘤的 mAbs 主要包括抗血管内皮生长因子(vascular endothelial growth factor,VEGF)类 mAbs、靶向免疫检查点 mAbs 和靶向核转录因子 NF-κB 受体激活蛋白(receptor activator of nuclear factor-κB,RANK)mAbs 等。

抗 VEGF 类 mAbs:贝伐珠单抗是重组人源化 IgG1 型单克隆抗体,通过阻止 VEGF-A 与 VEGF 受体(VEGFR)结合,抑制肿瘤新生血管生成。贝伐珠单抗主要用于晚期肾癌的系统化治疗,常见的不良反应包括胃肠道穿孔、出血及动脉血栓栓塞等。

靶向免疫检查点 mAbs:免疫检查点抑制剂可通过抑制细胞毒性 T 细胞表面的免疫检查点受体与配体结合后产生的共刺激信号,进而激活 T 细胞免疫效能,逆转肿瘤免疫逃逸。该类药物主要包括纳武单抗、伊匹单抗等。

靶向 RANK mAbs:核转录因子 NF-κB 受体激活蛋白配体(receptor activator of nuclear factor-κB ligand,RANKL)具有诱导破骨细胞分化、发育的作用,RANKL 与其受体 RANK 结合,通过信号转导引起 NF-κB 活化并转入细胞核内,促进破骨细胞的基因转录,增强破骨细胞活性,加重骨质破坏。地诺单抗可特异性地结合 RANKL,抑制 RANK 与 RANKL 结合,进而抑制破骨细胞活化和发展,减少骨吸收,增加皮质骨和骨小梁间的骨密度和骨强度,促进骨重建。地诺单抗主要用于前列腺癌骨转移造成的骨相关不良事件的预防与治疗。常见的不良反应包括疼痛、高胆固醇血症和膀胱炎等。

(二) 酪氨酸激酶抑制剂

酪氨酸激酶抑制剂常用于局部进展期或晚期转移性肾癌的治疗,既可单独使用,也可与免疫检查点抑制剂联用。TKIs 类药物主要包括索拉菲尼、舒尼替尼、培唑帕尼、阿昔替尼、卡博替尼和仑伐替尼等。

索拉菲尼可靶向作用于肿瘤细胞及肿瘤血管上的丝氨酸/苏氨酸激酶及酪氨酸激酶,具有双重抗肿瘤效应。可通过抑制 RAF/MEK/ERK 信号通路直接抑制肿瘤的生长,也可抑制 VEGFR(血管内皮细胞生长因子受体)和血小板源性生长因子受体(platelet-derived growth factor receptor,PDGFR),抑制肿瘤新生血管生成,间接抑制肿瘤的生长。舒尼替尼可选择性抑制 VEGFR1~3、PDFGR、c-KIT(c-kit 原癌基因)和 FLT-3(FMS 样的酪氨酸激酶 3)的活性而发挥抗肿瘤活性。培唑帕尼是第三个被 FDA 批准用于治疗晚期肾癌的 TKIs 靶向分子药物,通过作用于 VEGFR、PDGFR 和 c-KIT 抗血管生成发挥抑制肿瘤生长的作用。阿昔替尼可选择性抑制 VEGFR 介导的血管内皮细胞的粘附与迁移,诱导内皮细胞凋亡,抑制血管生成。卡博替尼可选择性抑制 MET、VEGFR 和 AXL(受体酪氨酸激酶)的活性,目前主要用于晚期转移性肾癌的二线治疗。仑伐替尼可选择性抑制 VEGFR 1~3、FGFR(成纤维细胞生长因子受体)1~4、PDGFRα、KIT 和 RET 的活性,抑制肿瘤生长,可单用或联合依维莫司用于晚期转移性肾癌的治疗。TKIs 类药物常见的不良反应包括高血压、血液学毒性、心脏毒性、手足综合征、皮肤毒性、胃肠道反应、甲状腺功能减退及间质性肺病等。

(三) 雷帕霉素靶蛋白抑制剂

依维莫司作为 mTOR 信号通路抑制剂,可与 FKBP-12 形成高亲和性复合物,直接抑制 mTOR 靶蛋白,减少内皮细胞增长和增殖,抑制肿瘤血管生成;同时下调细胞周期和增殖相关蛋白的表达,抑制肿瘤的增长和增殖。替西罗莫司是一类新型 mTOR 抑制剂,为雷帕霉素的前体药物,通过肝脏中的细胞色素酶类快速代谢成活体形式而发挥抗肿瘤效应。mTOR 抑制剂的常见不良反应包括口腔炎、感染、乏力及消化道反应等。

三、内分泌治疗药物

任何去除雄激素和抑制雄激素活性的治疗方法均可称为雄激素剥夺治疗（ADT），也称前列腺癌的内分泌治疗。ADT 治疗从作用机制上分为：①单纯去势：通过外科手术（双侧睾丸切除术）毁损雄激素分泌器官或通过药物抑制睾丸产生的雄激素，即手术去势和药物去势；②阻断雄激素与雄激素受体结合：通过雄激素受体拮抗剂阻断雄激素与前列腺肿瘤细胞雄激素受体的结合；③抑制雄激素合成：通过药物阻断或抑制睾丸和 / 或肾上腺产生的雄激素，抑制肿瘤细胞内源性雄激素合成。

（一）药物去势

药物去势即通过药物抑制促黄体激素释放激素（luteinizing hormone-releasing hormone，LHRH）分泌，继而抑制睾丸分泌雄激素，常用药物包括 LHRH 激动剂和 LHRH 拮抗剂。

（1）LHRH 激动剂：包括亮丙瑞林、戈舍瑞林、曲普瑞林、布舍瑞林和组氨瑞林等。LHRH 激动剂与垂体前叶 LHRH 受体具有很强的亲和力，且难以被酶降解。应用 LHRH 激动剂治疗 1 周后，LHRH 受体出现下调，垂体产生的黄体生成素（luteinizing hormone，LH）和卵泡刺激素（follicle stimulating hormone，FSH）逐渐下降；持续用药 3~4 周后，血清睾酮可降至去势水平。在开始应用 LHRH 激动剂治疗时，由于 LHRH 激动剂与受体结合能够引起 LH 和 FSH 释放，进而引起血清睾酮突然上升，导致"闪烁"现象。这种现象可能刺激前列腺肿瘤细胞生长，并导致骨痛加剧、膀胱梗阻、脊髓压迫或其他前列腺癌相关症状加重。为了减少这种睾酮水平突然上升的现象发生，在应用 LHRH 激动剂的初期，应联合应用抗雄激素药物 1~4 周。

（2）LHRH 拮抗剂：地加瑞克可通过与垂体的 LHRH 受体结合，降低 LH 和 FSH 的释放，继而抑制睾酮水平。由于 LHRH 拮抗剂不会在治疗初始阶段刺激睾酮分泌，因此能避免睾酮水平突然升高导致的"闪烁"现象。

LHRH 激动剂和拮抗剂的副作用基本类似，主要包括皮肤潮红、男性乳腺发育、乏力、体重增加、水钠潴留、勃起功能障碍及性欲减退等。长期用药的副作用还包括代谢异常、糖尿病及骨质疏松加重等。

（二）抗雄激素类药物

抗雄激素类药物又称雄激素受体拮抗剂，主要通过与内源性雄激素竞争性结合靶器官上的雄激素受体或抑制雄激素合成，进而阻断雄激素信号通路，发挥抑制前列腺癌细胞生长的作用。常用的雄激素受体拮抗剂分为甾体类抗雄激素类药物和非甾体类抗雄激素类药物。

（1）甾体类抗雄激素类药物：主要是羟孕酮的人工合成衍生物。主要包括醋酸环丙孕酮、醋酸甲地孕酮和醋酸甲羟孕酮等，其中醋酸环丙孕酮应用相对较多。醋酸环丙孕酮通过阻断雄激素受体和抑制雄激素合成发挥抗肿瘤作用。此类药物除了会导致继发于去势之后的不良反应外，还存在心血管毒性和肝毒性。

（2）非甾体类抗雄激素类药物：可与雄激素受体结合，但不会抑制雄激素的分泌。主要包括氟他胺、比卡鲁胺和恩杂鲁胺等。此类药物具有肝毒性，使用期间应监测患者的肝功能变化。

（三）雄激素生物合成抑制剂

抑制雄激素合成的药物包括阿比特龙和酮康唑。前列腺癌接受去势治疗后，体内仍存在低水平肾上腺来源的雄激素，同时前列腺肿瘤细胞自身也可以合成少量雄激素。阿比特龙是一种高效、选择性、不可逆的 17α- 羟化酶抑制剂，能够阻断睾丸、肾上腺组织和前列腺癌细胞内雄激素的合成。阿比特龙主要用于去势抵抗性前列腺癌的一线治疗和多西他赛化疗失败后的患者的治疗。常见的不良反应包括转氨酶升高和心脏疾病。由于 17α- 羟化酶抑制导致盐皮质激素水平升高，所以阿比特龙还可引起高血压、低钾血症和体液潴留。

四、免疫治疗

随着肿瘤免疫学的飞速发展,包括肾癌和尿路上皮癌在内的多种泌尿系统恶性肿瘤的临床治疗已步入免疫治疗时代。根据作用机制,免疫治疗主要包括免疫检查点抑制剂(immune check point inhibitor,CPI)、嵌合抗原受体 T 细胞疗法和免疫疫苗等。免疫检查点抑制剂主要针对 T 细胞中的调节途径,以增强抗肿瘤免疫反应,逆转免疫耐受。免疫疫苗是指通过载体(细胞、蛋白或其他形式)携带肿瘤抗原以增强机体的先天或获得性免疫的治疗方式。免疫治疗的常见不良反应主要包括皮肤毒性、肠道毒性、肝毒性、免疫治疗相关性肺炎、甲状腺毒性等。

(一) CPI

CPI 通过抑制细胞毒性 T 细胞上的免疫检查点受体(immune check point receptor,CPRs),阻断 CPRs 与配体结合后产生的免疫共刺激信号,进而逆转 T 细胞耗竭,阻止肿瘤细胞的免疫逃逸。根据作用的 CPRs 不同,CPI 可分为细胞毒性 T 淋巴细胞抗原(cytotoxic T-lymphocyte associated protein 4,CTLA-4)抑制剂、程序性细胞死亡受体 1(programmed cell death protein 1,PD-1)抑制剂和程序性细胞死亡受体配体 1(programmed cell death ligand 1,PD-L1)抑制剂等,主要包括伊匹单抗、纳武单抗和派姆单抗等。

(二) 免疫疫苗

免疫疫苗包括自体肿瘤细胞疫苗、树突状细胞(dendritic cell,DC)疫苗和多肽疫苗。目前研究最多的疫苗为 DC 疫苗。sipuleucel-T 是一种自体源性 DC 疫苗,可通过激活 T 细胞,增强 T 细胞对前列腺癌酸性磷酸酶的免疫应答,发挥抗肿瘤细胞作用。

(三) 卡介苗

卡介苗(Bacillus Calmette-Guérin vaccine,BCG vaccine)是一种减毒的活性牛型结核分枝杆菌疫苗,膀胱灌注治疗时可诱导机体局部免疫反应,使膀胱壁内和尿液中细胞因子表达增加,粒细胞和单核细胞聚集,发挥预防肿瘤复发、控制肿瘤进展的作用。膀胱灌注 BCG 的常见不良反应包括膀胱炎、肉眼血尿、排尿困难及流感样症状等。

（魏 强　曹德宏）

第二节　泌尿系统肿瘤的药物治疗

一、肾癌的药物治疗

肾细胞癌简称肾癌,是多种肾脏恶性肿瘤的总称。在病理类型上肾癌主要分为肾透明细胞癌和非透明细胞癌(肾乳头状腺癌、肾嫌色细胞癌)。其中肾透明细胞癌最为常见,约占肾癌的 80%~90%。对于局限性肾癌,手术仍是主要的治疗方式。多种靶向药物和免疫治疗的新辅助治疗的临床疗效尚在进一步探索中。对于大多数局限性肾癌患者,肾癌根治术后辅助治疗的作用尚未得到完全肯定。术后辅助细胞因子(干扰素、白细胞介素 2)治疗及化疗并不能降低肿瘤复发及转移率。

20%~30% 的肾癌患者在初诊时即合并远处转移,而 20%~30% 的局限性肾癌患者在接受肾癌根治手术后 1~2 年内仍会出现远处转移。肾癌对放疗不敏感,化疗效果亦有限。在 2005 年靶向治疗问世前,以细胞因子(干扰素、白细胞介素 2)为代表药物的非特异性免疫治疗是晚期肾癌的标准治疗,但其疗效十分有限。随后,晚期肾癌的治疗相继进入靶向治疗和免疫治疗时代。随着靶向治疗和免疫治疗药物的不断研发,晚期患者的疾病稳定以及生存期的延长得到突破。目前化疗仅作为转移性非透明细胞癌或转移性透明细胞癌伴显著的肉瘤样变患者的治疗方法,主要治疗药物包括吉西他滨、5-氟尿嘧啶、卡培他滨和顺铂等。

晚期肾癌的组织学类型和危险分层对药物治疗的选择至关重要。对于组织学类型为透明细胞的晚期肾癌,在一线治疗选择上,可选择 TKIs(舒尼替尼、培唑帕尼、阿昔替尼、仑伐替尼)或 mTOR 抑制剂(依维莫司)治疗。近年来,随着免疫治疗的飞速发展,免疫检查点抑制剂在晚期肾癌的治疗中得到广泛认可。治疗方案上,TKIs 联合 CPI(阿昔替尼联合派姆单抗、卡博替尼以及阿昔替尼联合阿维鲁单抗)和 CPI 联合 CPI(伊匹单抗联合纳武单抗)可显著提高疾病控制率,延长患者无疾病进展生存期及总生存期。

直到目前,关于非透明细胞性肾细胞癌的系统化治疗的临床研究仍十分有限。有证据表明,治疗透明细胞癌的靶向药物同样能给非透明细胞癌患者带来生存获益。因此,对于组织学类型为非透明细胞癌的晚期肾癌患者,可首选舒尼替尼,另外也可选择卡博替尼或依维莫司进行治疗。

二、膀胱癌的药物治疗

膀胱尿路上皮癌以往称膀胱移行细胞癌,是最常见的膀胱恶性肿瘤。局限性膀胱癌分为非肌层浸润性膀胱癌和肌层浸润性膀胱癌两种。非肌层浸润性膀胱癌肿瘤侵犯黏膜和 / 或黏膜下层,大多数可采用经尿道膀胱肿瘤切除术(TURBT)治疗,但术后易复发,小部分患者甚至会进展为肌层浸润性膀胱癌。非肌层浸润性膀胱癌患者应在 TURBT 术后 24h 内完成单剂量即刻膀胱灌注化疗,以杀灭术中播散和创面残留的肿瘤细胞,预防肿瘤细胞种植。中、高危者肿瘤复发风险高,术后还应当接受后续膀胱灌注治疗,包括膀胱灌注化疗或 BCG 膀胱灌注治疗。常用灌注化疗药物包括吡柔比星、表柔比星、多柔比星、吉西他滨、丝裂霉素等。术后膀胱灌注化疗方案为:膀胱诱导灌注化疗(术后 4~8 周,每周 1 次)联合膀胱维持灌注化疗(每个月 1 次,维持 6~12 个月)。BCG 膀胱灌注治疗方案为:术后 2~4 周内开始用 6~8 周(每周 1 次)的 BCG 诱导灌注治疗,再进行 1~3 年 BCG 维持灌注治疗。维持治疗方案可采用术后第 3、6 个月分别进行维持 3 周的灌注治疗(每周 1 次),之后每半年重复 1 次(每周 1 次,共 3 周)。

尿路上皮癌细胞对铂类、吉西他滨和多柔比星等化疗药物敏感。化疗是肌层浸润性膀胱癌在根治性膀胱切除之外重要的辅助治疗手段,包括新辅助和辅助化疗。常用的新辅助和辅助化疗方案为 DDMVAC 方案(甲氨蝶呤 + 长春花碱 + 多柔比星 + 顺铂)、GC(吉西他滨 + 顺铂)方案和 CMV(顺铂 + 甲氨蝶呤 + 长春花碱)方案。

转移性膀胱癌的治疗以全身系统化治疗为主。对于顺铂耐受的患者可使用 GC 方案或 DDMVAC 方案作为一线治疗。对于顺铂不耐受的患者可选用吉西他滨联合卡铂或吉西他滨联合紫杉醇化疗方案。近年来,随着免疫治疗的发展,免疫检查点抑制剂在晚期膀胱癌的治疗中也取得了较好的疗效。目前免疫治疗主要用于对铂类化疗不耐受且 PD-L1 阳性患者的一线治疗和化疗进展后的后线治疗。常用的免疫治疗药物包括阿特珠单抗、派姆单抗和纳武单抗等。

三、前列腺癌的药物治疗

前列腺癌的内分泌治疗方法包括:①单纯去势:常用 LHRH 激动剂;②单一抗雄激素治疗:单一应用较高剂量的雄激素受体拮抗剂,抑制雄激素对前列腺癌的刺激作用及雄激素依赖前列腺癌的生长,常用非甾体类抗雄激素类药物;③抑制雄激素生成合成:常用阿比特龙;④最大限度雄激素阻断:应用 LHRH 激动剂联合抗雄激素药物;⑤根治性治疗前行新辅助内分泌治疗:在行前列腺癌根治性切除术或根治性放疗前,通过一段时间(通常3~6个月)的内分泌治疗,以期缩小肿瘤的体积,降低术后切缘阳性率、术后病理分期及淋巴结的阳性率,常用最大限度雄激素阻断方案;⑥间歇内分泌治疗:对患者进行一段时间ADT后,对治疗有效的患者撤除去势药物治疗,然后当出现疾病反弹如PSA升高的证据时再恢复ADT治疗,目的是降低由ADT带来的副作用;⑦辅助内分泌治疗:前列腺癌根治性切除术后或根治性放疗后,辅以内分泌治疗,目的是治疗切缘残余病灶、残余的阳性淋巴结、微小转移灶,提高长期存活率。

化疗是转移性去势抵抗性前列腺癌(metastatic castration-resistant prostate cancer,mCRPC)的重要治疗手段。转移性前列腺癌往往在内分泌治疗过程中逐渐对雄激素产生非依赖性而发展为mCRPC。化疗可以延长mCRPC患者的生存时间,控制骨痛等症状。转移性前列腺癌常用的化疗药物包括多西他赛、米托蒽醌、顺铂和卡铂等。米托蒽醌是最早被用于治疗mCRPC的化疗药物,能明显改善mCRPC患者的疼痛症状,对患者的总体生存时间无明显延长,且毒副作用较大,目前已不作为mCRPC患者的常规治疗选项。目前,以多西他赛为基础的化疗是mCRPC的标准化疗方案,可明显改善患者的疼痛症状,延长总生存时间。对于病理类型为单纯神经内分泌或小细胞癌的mCRPC患者,推荐使用以铂类为基础的化疗方案。可选用依托泊苷+顺铂或多西他赛+卡铂等化疗方案。

一直以来,前列腺癌被认为是一种"免疫冷肿瘤",但近年来研究表明,免疫治疗对前列腺癌仍具有潜在的临床疗效。sipuleucel-T是第一种有效的治疗前列腺癌的肿瘤疫苗,主要用于无症状或轻微症状mCRPC的治疗。近期研究提示,肿瘤细胞存在微卫星不稳定或错配修复缺陷的前列腺癌患者可从PD-1/PD-L1抑制剂的治疗中获益。

 思考题

1. 泌尿系统肿瘤常用药物包括哪几类?作用机制有哪些?
2. 简述分子靶向药物的种类。
3. 简述前列腺癌的内分泌治疗方法。
4. 简述肾癌的药物治疗方法。

(魏　强　曹德宏)

第十篇
尿石症

第一章　尿石症的流行病学、病因学和发病机制
第二章　尿石症的预防
第三章　尿石症的诊断
第四章　尿石症的治疗

第一章

尿石症的流行病学、病因学和发病机制

尿石症是泌尿外科的常见病、多发病,我国发病率呈上升趋势。尿中成石物质浓度过饱和是结石形成的第一驱动力,任何导致尿过饱和的危险因素都是结石的病因。形成尿路结石的内在因素包括代谢异常和局部梗阻、感染及异物,外在因素包括环境、饮食及某些药物。结石引起梗阻,梗阻诱发感染,感染又促成结石,三者互为因果。掌握尿石症的病因及发病机制,是做好结石防治工作的基础。

第一节　尿石症的流行病学

尿石症(urolithiasis)中医称为"石淋"或"砂淋",由多种病理因素相互作用引起,包括肾结石、输尿管结石、膀胱结石和尿道结石。尿石症是泌尿外科的常见病之一,发病率呈上升态势。尿石症的形成除了与高盐、高蛋白饮食有关外,还与缺乏运动等生活方式有关,心血管疾病可增加发病风险。

欧洲每年新发病率约为(100~400)/10万人。5%~10%的人在其一生中至少发生1次尿路结石。我国泌尿系结石发病率为1%~5%,南方高达5%~10%,每年新发病率约为(150~200)/10万人,其中25%的患者需住院治疗。男女发病比例趋于平衡,初次患病年龄平均为30~50岁。近年来我国泌尿系结石的发病率有升高趋势,是世界上三大结石高发区之一。尿石症是一种终生性疾病,复发率很高。如果不进行治疗,再次发病的风险为50%~100%,经过二级预防后再发风险可降至10%~15%。

尿路结石中比较重要的晶体成分有10余种,根据化学成分概括为五大类:草酸钙类、磷酸钙类、尿酸类、磷酸铵镁、胱氨酸。多数结石含两种以上成分,以其中一种为结石主体。含钙类结石(包括草酸钙结石、磷酸钙结石及两者的混合性结石)最多见,接近结石总数的90%。尿酸类结石大多发生于男性,磷酸铵镁结石则大多见于女性患者,胱氨酸结石在儿童中的比例较高。其他成分结石如碳酸钙结石、二氧化硅结石等罕见。

随着对结石形成的病因及发病机制的逐渐认识,发现和取出结石往往只是结石治疗的一部分。分析结石成因、评估结石形成的危险代谢因素越来越受到重视,结石复发的预防工作已经成为了泌尿外科工作者关注的重点。

(叶章群)

第二节　尿石症的病因学

尿中成石物质浓度过饱和是结石形成的第一驱动力,任何导致尿过饱和的危险因素都是结石的病因。机体代谢异常、尿路梗阻、感染、异物和药物是结石形成的常见病因。影响结石形成的因素很多,年龄、性别、种族、遗传、环境因素、饮食习惯和职业对结石的形成影响很大。多数尿路结石是多种因素共同作用的结果,只有少数是单一因素所致。发展中国家尿石症多由感染引起,与较低的医疗卫生条件以及普遍的营养不良有关。

一、内在因素

(一)代谢异常

尿路结石大多由人体代谢产物构成,不同成分的结石可以反映体内相应成分的代谢异常。尿液内常见的成石成分包括钙、草酸、尿酸和胱氨酸等,任何生理紊乱引起这些成石物质在尿液中排泄过多、尿浓度过饱和或其结晶抑制因子缺乏,都有可能启动结石形成和促进结石生长。代谢评估已经成为揭示和诊断尿石症病因的常用方法,是评估成石危险因素的"金标准"。

1. **高钙血症**　引起高钙血症的常见疾病是甲状旁腺激素(PTH)依赖性高钙血症。PTH 分泌过多,骨组织将大量钙释放出来,使血钙增高。PTH 升高的常见原因为甲状旁腺功能亢进、锂盐中毒。非 PTH 依赖性高钙血症包括维生素 D 中毒、恶性肿瘤、肉芽肿疾病和结节病、乳碱综合征、嗜铬细胞瘤、使用噻嗪类利尿剂、透析、维生素 A 中毒等。服用过多维生素 D 可显著增加钙在肠道内的吸收,产生高钙血症。约 20% 的恶性肿瘤(如乳腺、肺、肾、甲状腺、前列腺癌)可转移至骨骼,直接破坏骨组织,使骨钙释放引起高钙血症。

2. **高钙尿症**　原发性高钙尿症有吸收性高钙尿症、肾性高钙尿症和重吸收性高钙尿症三种类型。一些病因明确的代谢性疾病能引起继发性高钙尿症,例如远端肾小管性酸中毒、长期卧床、骨 Paget 病(佩吉特病)、糖皮质激素过多、甲状腺功能亢进和维生素 D 中毒等。其中大约 0.5%~3% 的尿路含钙结石患者伴有远端肾小管性酸中毒。

3. **高草酸尿症**　原发性高草酸尿症患者肝脏过氧化丙氨酸 - 乙醛酸盐氨基转移酶缺乏,导致草酸产生过多。继发性高草酸尿症的病因包括过量摄入维生素 C、过量摄入草酸及其前体物质、饮食中钙的摄入减少、肠源性高草酸尿症和维生素 B_6 缺乏等,其中常见原因是肠源性草酸及其前体物的吸收增加。小肠切除或短路手术后、脂肪痢或 Crohn 病(克罗恩病),也可以出现胆酸代谢紊乱和水分丢失过多,引起高草酸尿症。肠道内嗜草酸杆菌数量减少,也可能引起高草酸尿症。

4. **高尿酸尿症**　尿酸是嘌呤代谢的终产物,体内尿酸生成和排泄不平衡导致尿中尿酸升高。诱发尿酸结石形成的首要因素是尿 pH 持续过低。尿酸结石患者尿 pH 平均多为 5.5,尿酸在偏酸性尿液中溶解度很低,容易析出结晶。尿量减少也可引起尿中尿酸浓度增高。尿酸结石患者中约有 25% 合并痛风,同时有相同比例的痛风患者并发尿酸结石。

5. **胱氨酸尿症**　亚硫酸盐氧化酶缺乏,肾小管重吸收胱氨酸减少,尿中胱氨酸含量增加,是一种肾小管的遗传性缺陷。在生理范围 pH 的尿中,胱氨酸的溶解度很低,在酸性尿液中极易发生过饱和,析出结晶,形成结石。

6. **低柠檬酸尿症**　柠檬酸盐既是尿中重要的结晶抑制因子,也是一种络合因子,可与尿钙络合成可溶性柠檬酸钙,降低尿中草酸钙的饱和度。多种原因可引起低柠檬酸尿,如Ⅰ型肾小管性酸中毒、肠源性高草酸尿、吸收性高钙尿和肾性高钙尿、口服噻嗪类利尿剂等。尿柠檬酸盐浓度降低是草酸钙结石形成的主要原因之一。

7. 低镁尿症　也是含钙结石形成的病因之一。

（二）局部因素

尿路梗阻、感染和尿路中存在异物是诱发结石形成的主要局部因素。梗阻可以导致感染和结石形成,而结石本身也是尿中的异物,会加重梗阻与感染的程度。

1. 尿路感染　由尿路感染引起的结石在临床上称为"感染石"。菌落、脓块、坏死组织等均可构成结石核心。细菌特别是变形杆菌、葡萄球菌等有将尿素分解成氨的作用,碱化尿液,有利于磷酸盐、碳酸盐沉淀而形成结石。

2. 尿路梗阻　可导致结石形成。梗阻近端尿液浓缩,使成石物质过饱和。梗阻近端局部产生涡流现象,促使结石物质发生沉淀。梗阻部位妨碍微结石排出,体积不断增大形成结石。临床上容易引起尿路结石形成的梗阻性疾病包括机械性梗阻和动力性梗阻两大类。肾盂输尿管连接部狭窄、膀胱颈部狭窄、海绵肾、肾输尿管畸形、输尿管口膨出、肾盏憩室和马蹄肾等是常见的机械性梗阻性疾病。肾内型肾盂及肾盏颈狭窄可以引起尿液潴留,诱发肾结石形成。先天性巨输尿管则属于动力性梗阻疾病,可以造成尿液在输尿管内潴留,促进结石的形成。

3. 异物　尿路内存留的异物,如长期留置的尿管或双J管、不吸收的手术缝线自尿道外口放入的异物等,成为尿液中晶体附着的核心,形成结石。

二、外部因素

（一）生活环境

尿石症在某些地区多发,可能与地理、气候、水源及饮食习惯等因素有关。如天气炎热、出汗多,导致尿液浓缩,成石物质浓度增高。

（二）饮食与营养

水分摄入不足可致尿液浓缩,结石形成的概率增加。大量食入动物蛋白后,其代谢产物氨基酸可增加体内的酸负荷,导致负责缓冲酸负荷的骨骼脱钙,引起高钙尿。此外,肉类蛋白富含嘌呤,摄入过多会使尿中尿酸排泄增加,形成尿酸结石,而且高尿酸尿还会诱发草酸钙结晶沉淀。摄钙过量可致高钙尿。钠与钙同在肾远曲小管排泄,排泄量成正相关,摄钠过多也会导致高钙尿。镁不仅是一种结晶抑制因子,能够直接减缓磷酸钙结晶的生长和聚集,而且也是一种络合因子,能与尿中游离草酸结合成可溶性草酸镁,降低尿中草酸钙饱和度。长期低镁饮食可引发结石。维生素A在尿石症患者的血清中往往较低。维生素B_6是乙醛酸转变为甘氨酸的辅酶,缺乏维生素B_6可引起草酸合成增加。

（三）药物

药物引起的肾结石占所有结石的1%~2%。一些药物在尿液的浓度高而溶解度比较低,包括氨苯蝶啶(triamterene)、治疗HIV感染的药物如茚地那韦(indinavir)、硅酸镁及磺胺类药物等,这些药物本身就是结石的成分。另一类为能够诱发结石形成的药物,包括乙酰唑胺、维生素D、维生素C及皮质激素等,这些药物在代谢的过程中可导致其他成分结石的形成。

（叶章群）

第三节 尿石症的发病机制

一、结石形成机制

尿液中的结石成分过饱和是结石形成的前提条件。在结石成分的过饱和溶液中存在着同质晶核形成过程,大量晶体短时间内即可聚集成晶核,之后同种成分的晶体不断聚集在晶核表面形成了结石。尿酸盐结石和胱氨酸结石的形成符合这种模式。感染性结石和含钙结石的形成则遵循异质晶核形成过程。当结石成分处于亚过饱和状态时,结晶过程不能自动发生,需要依赖于其他物质形成的晶核或者细胞碎片。这个过程不仅需要尿液中结石成分处于过饱和状态,还需要有"结晶细胞相互作用"的参与。

结石成分在尿液中的饱和程度取决于其自由离子的浓度,与尿液 pH 有很大关系,且不同物质受 pH 的影响不同。比如随着 pH 升高,磷酸盐的溶解度会下降。相反,尿酸、黄嘌呤和胱氨酸在酸性环境中溶解度下降。尿液酸化可由氨的形成减少、酸性物质交换以及药物引起。尿液的中和或碱化与甲状旁腺功能亢进、肾小管性酸中毒、低磷酸盐尿、尿路感染、活动减少、饮食(柑橘、富含碳酸氢盐的矿泉水)以及药物(氯化铵、L- 甲硫氨酸、碱式柠檬酸盐、乙酰唑胺、利尿剂)有关。

目前公认,尿路结石的形成不是单一因素所致,而是多种因素共同促成的结果。尿路结石形成的第一驱动力是尿过饱和,其次是尿液饱和度与其他各种变量因素(如抑制因子、促成因子、pH 等)之间的平衡发生紊乱。结石形成步骤见图 10-1-1。

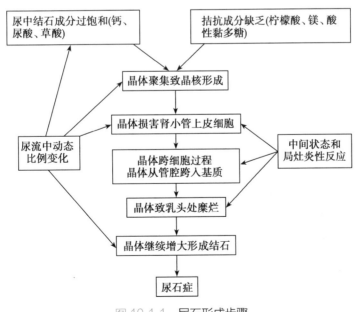

图 10-1-1 尿石形成步骤

二、病理生理

泌尿系统结石引起的病理损害及病理生理改变主要有以下三种。

(一) 直接损害

结石可直接刺激尿路黏膜,局部充血、水肿甚至糜烂或溃疡。一些体积较大或嵌顿在管腔内的结石可在局部引起溃疡、肉芽肿或瘢痕性狭窄。结石长期的慢性刺激甚至可引起尿路上皮癌变。

(二) 梗阻

上尿路结石造成尿流梗阻,可导致肾积水及输尿管扩张,损害肾实质及其功能。

结石阻塞尿路后对肾功能损害的严重程度,取决于梗阻的部位和程度。输尿管的管腔较细,引起梗阻的程度往往较重,容易导致进行性肾脏损害。主要表现为肾盂内、集合管内和肾间质的压力升高,肾盂和肾盏扩张,同时肾小球滤过率和肾血流量下降。如梗阻持续存在,可引起同侧肾功能不可逆损害。

(三) 感染

尿路结石对尿路上皮的直接损害多伴有感染,引起尿路梗阻时更易发生感染,严重者可导致肾盂肾炎、肾积脓及肾周围炎。

结石、梗阻和感染三者互为因果,促使病变发展。结石引起梗阻,梗阻诱发感染,感染又促成结石,加重梗阻,最终破坏肾组织,损害肾功能。

思考题

1. 形成尿路结石的局部因素有哪些?
2. 哪些饮食因素可影响尿路结石形成?
3. 简述尿液 pH 对尿路结石形成的影响。

(叶章群)

第二章

尿石症的预防

尿路结石复发率高,预防尤为重要。既要积极预防结石的形成,也要积极预防结石复发。调整饮食结构是预防尿路结石的基础措施,也是重要措施。药物预防尿路结石主要作用是减少相关结石成分在血中或尿中的浓度,抑制结石晶体形成。首选敏感、有效的抗生素是预防感染性尿路结石的关键,同时需积极防治引起尿路感染的原发疾病。

第一节 概 述

尿石症初次发病后 25%~75% 的患者在 10~20 年内会再次发生结石,半数结石患者复发的平均时间为 (8.8±1.2) 年。一般认为,采取非选择性的预防措施,结石的年复发率为 7%,10 年内 50% 的患者复发结石。预防尿路结石复发是泌尿外科重要的临床工作之一,复发性和复杂性尿路结石患者是具有复发高危倾向的群体,选择针对性的个体预防方法是工作的关键。

预防尿路结石的原则是首先采用一般性预防措施,包括维持患者尿量超过 2L/d,针对结石成分进行适度饮食调节(diet regulation)等。初次发病的结石患者一般无须进行全套代谢的评估,但应常规行尿液检查、尿细菌培养和血生化检查(包括血钙、尿酸、电解质和肌酐),排除可能存在的原发性疾病。初次发病为多发结石、1 年内结石复发或具有复发高危因素的患者,应进行更为细致的代谢评估(metabolic assessment),针对患者的代谢特点选用特殊的药物防治结石复发。

选择尿石症预防的措施需遵循临床效果确切、权衡利弊、简单易行、没有副作用等原则。

(叶章群)

第二节 含钙尿路结石的预防

含钙尿路结石的预防措施应该从改变生活习惯和调整饮食结构开始,保持合适的体重指数、适当的体力活动,保持营养平衡和增加富含柠檬酸水果的摄入是预防的重要措施。只有在改变生活习惯和调整饮食结构无效时,再采用药物预防。

一、增加液体的摄入

水化疗法（hydration therapy）是增加液体的摄入，增加尿量，降低尿路结石成分的过饱和状态。每天的液体摄入量在 2.5~3.0L 以上，尿量保持在 2.0~2.5L 以上，尿比重低于 1.010 为宜。液体种类以草酸含量少的非奶制液体为宜，避免过多饮用咖啡因、红茶、葡萄汁、苹果汁和可口可乐，多喝橙汁、酸果蔓汁和柠檬水。

二、调节饮食

低钙饮食虽然能够降低尿钙的排泄，但是可能会导致骨质疏松和增加尿液草酸的排泄。含钙饮食以外的补钙可能不利于结石的预防，不加控制的高钙饮食会增加尿液钙的饱和水平。正常范围或者适当程度的高钙饮食对于预防尿路含钙结石的复发具有临床治疗价值。大量摄入富含草酸的食物可明显增加尿液中草酸排泄量，草酸钙结石患者应避免摄入甘蓝、杏仁、花生、甜菜、菠菜、红茶等富含草酸的食物，尤其是菠菜中草酸的含量最高。高钠饮食会增加尿钙的排泄，每天钠的摄入量应少于2g。高蛋白饮食引起尿钙和尿草酸盐排泄增多，尿柠檬酸排泄减少，降低的 pH，是诱发尿路含钙结石形成的重要危险因素之一。摄入营养平衡饮食，保持营养的均衡性非常重要。超重是形成尿路结石至关重要的因素之一。患者体重指数应维持在合适范围。增加水果和蔬菜的摄入量可以预防低柠檬酸尿症者结石的复发。增加粗粮及纤维素饮食可降低尿路结石的复发率。维生素 C 经过自然转化后能够生成草酸，每天维生素 C 的摄入量不要超过 1g。

三、药物防治

目前用于含钙尿路结石防治的药物种类很多，但疗效较为肯定的有噻嗪类利尿剂、别嘌呤醇、碱性柠檬酸盐和镁剂。

（一）噻嗪类利尿药

噻嗪类利尿药可以降低尿钙正常患者的尿钙水平，降低尿液草酸盐的排泄水平，抑制钙的肠道吸收。适用于吸收性和肾性高钙尿症含钙结石的预防，对其他类型的结石也有一定的预防效果。与柠檬酸钾一起应用，可以减轻低钾血症和低柠檬酸尿症的副作用。常用药物为氢氯噻嗪或三氯甲噻嗪。

（二）别嘌呤醇

别嘌呤醇可抑制黄嘌呤氧化而降低尿酸的产生，减少尿液尿酸盐的排泄，同时可减少尿液草酸盐的排泄，用于尿酸结石和伴高尿酸尿症的草酸钙结石的预防。

（三）柠檬酸盐

柠檬酸盐可以增加尿液柠檬酸含量，降低尿液草酸钙、磷酸钙和尿酸盐的过饱和度，提高对结晶聚集和生长的抑制能力，用于含钙结石的预防。临床上碱性柠檬酸盐种类较多，柠檬酸氢钾钠具有便于服用、口感好等优点，患者依从性较高。服用柠檬酸盐期间应注意监测尿 pH，调整剂量。

（四）镁剂

镁通过与草酸盐结合，降低草酸钙的过饱和度，抑制含钙尿路结石的形成。镁与柠檬酸螯合，减少肾小管柠檬酸重吸收，增加尿柠檬酸排泄。镁剂能有效地降低草酸钙结石的复发率，适用于伴有低镁尿症或不伴有低镁尿症的草酸钙结石患者。镁剂的胃肠道副作用限制其使用。

四、手术防治

原发性甲状旁腺功能亢进、甲状腺功能亢进、糖皮质激素增多症等疾病可使血钙增高,形成含钙尿路结石,前者约占 1%。原发性甲状旁腺功能亢进只有高血钙而无肾结石症状者,应首先处理甲状旁腺病变,结石可能自行溶解。有肾结石症状和尿路梗阻但无高血钙危象者,则应首先治疗尿路结石。

(叶章群)

第三节 其他类型尿路结石的预防

一、感染性尿路结石的预防

感染是尿路结石形成的重要因素。一些微生物如变形杆菌可以产生尿酶,分解尿素,碱化尿液。在碱性条件下,尿液中磷酸盐及尿酸铵等成分处于过饱和状态,易发生沉淀,形成感染结石。炎症产生的有机物扰乱了晶体和胶体间的平衡,不稳定的胶体聚集也可成为结石核心。细菌感染产生的结石基质、脓块和坏死组织也可成为结石核心。有效控制感染对于结石的预防非常必要。

采用低钙和低磷饮食。氢氧化铝或碳酸铝凝胶可降低肠道对磷的吸收和尿磷的排泄。由尿素酶细菌感染导致的磷酸铵镁和碳酸磷灰石结石,应尽可能用手术方法清除结石。选用敏感、有效的抗菌药物是防治关键,使尿液达到无菌状态,尿液中药物浓度要比血液中高出数百倍才能达到治疗目的。抗感染治疗需要足够的用药疗程,起始阶段抗生素的剂量相对较大(治疗量),1~2 周使尿液达到无菌状态,之后可将药物剂量减半(维持量)持续 3 个月。酸化尿液能够提高磷酸盐的溶解度。积极治疗造成尿路梗阻的原发性病。

二、尿酸结石的预防

导致尿酸结石的全身代谢性疾病主要是痛风,有原发性痛风和继发性痛风(Lesch-Nyhan 综合征和 I 型糖原贮积病)两种类型,可引起血和 / 或尿尿酸增高,形成尿酸结石。防治的目的是:①中止急性发作,防止复发;②纠正高尿酸血症,使血尿酸接近正常范围;③防止尿酸结石形成和肾功能损害。高尿酸尿症、尿量不足和持续性酸性尿是促发尿酸结石形成的因素,逆转上述三个因素是防治尿酸结石的基础。大量饮水、碱化尿液、限制嘌呤饮食和抑制尿酸合成是主要措施。调节饮食,防止过胖。限制高嘌呤食物,严格戒酒。增加饮水量,保证尿量达到 2 000ml/d 以上。尿液 pH 在 6.0 以下时,应服用碱性药物碱化尿液,使尿 pH 维持在 6.5~6.8 之间。常用药物有柠檬酸氢钾钠、碳酸氢钠等。口服别嘌呤醇、叶酸可减少尿酸形成。

三、胱氨酸结石的预防

胱氨酸尿症是胱氨酸结石的唯一原因,为常染色体隐性遗传性疾病。在正常 pH 尿液环境下,胱氨酸的溶解度极低。当尿液胱氨酸过量排泄,超过其溶解度时,容易结晶并形成结石。预防措施包括增加尿量、减少尿液胱氨酸排泄、增加尿液胱氨酸溶解度等办法。大量饮水可增加胱氨酸的溶解度，保证每天的尿量在 3 000ml 以上。服用柠檬酸氢钾钠等碱性药物，使尿的 pH 达到 7.5 以上。低蛋白质饮食可以减少胱氨酸的排泄，避免过多食用富含蛋氨酸的食物（大豆、小麦、鱼、肉、蘑菇等）。钠盐摄入量 2g/d 以下。应用硫普罗宁或卡托普利可减少尿液胱氨酸的排泄。

思考题

1. 调整饮食预防尿路结石的办法主要有哪些？
2. 感染性结石的预防措施有哪些？
3. 尿酸结石的预防措施有哪些？

（叶章群）

第三章

尿石症的诊断

上尿路结石主要有疼痛、血尿、排石等临床表现。肾绞痛是泌尿外科急症,有比较特殊的临床表现,但应与其他急腹症相鉴别。实验室检查主要用于肾功能和结石成分的评估,各种影像学检查主要用于诊断。下尿路结石根据病史、B超、X线检查,一般不难确诊。

第一节　上尿路结石的诊断

尿石症按发生的部位分为上尿路结石和下尿路结石。上尿路结石包括肾结石(renal calculi)和输尿管结石(ureteral calculi),分别占 35% 和 65%。肾结石按其所在的具体部位可进一步划分为肾盂结石和肾上、中、下盏结石。充满肾盂和肾盏的分支状结石因其形似鹿角,称为鹿角结石。下尿路结石包括膀胱结石(vesical calculi)和尿道结石(urethral calculi),前者仅占尿路结石的 5% 以下,后者大部分来自膀胱。

一、临床表现

(一)疼痛

肾结石可引起肾区疼痛伴肋脊角叩击痛,表现为钝痛或肾绞痛两种。疼痛的程度与结石的大小和位置有关。较大的结石活动度较小,常表现为间断发作的腰部钝痛或隐痛,亦可不出现疼痛。小结石活动度较大,突然引起梗阻诱发肾绞痛。肾绞痛是一种突发性严重疼痛,多在深夜至凌晨发作,可持续数分钟至数小时。疼痛发作时患者面色苍白,坐卧不宁。由于肾脏和睾丸均属同一腹腔神经丛支配,疼痛可从腰部或肋部开始,沿输尿管向下放射到膀胱甚至睾丸或阴唇。输尿管结石更易出现肾绞痛,上段输尿管结石主要表现为腰、腹部剧痛,中段结石绞痛位于中、下腹部,下段结石绞痛位于下腹部,均可伴有放射性疼痛。当结石处于输尿管膀胱壁内段时,可伴有膀胱刺激症状。输尿管和胃肠道有共同的神经支配,可伴有恶心、呕吐。

(二)血尿

常表现为镜下血尿或肉眼血尿,前者多见。血尿多发生在疼痛之后,有时是唯一的临床表现。血尿的多少与结石对尿路黏膜的损伤程度有关。在肾绞痛发作期,血尿是与其他各种急腹症相鉴别的重要佐证。

(三)排石

少部分患者可自行解出小结石,俗称尿砂,可确诊尿路结石。

(四)感染

结石可以诱发尿路感染,表现为尿频、尿急、尿痛等。梗阻严重导致肾积脓时,会出现畏寒、发热、寒战等全身症状。

（五）其他

结石并发肾脏较严重积水时，可触及肿大的肾脏。双侧上尿路结石引起的双侧尿路完全梗阻或孤立肾上尿路完全梗阻时，还可导致无尿，甚至尿毒症。因肾绞痛剧烈，患者可能出现一过性的血压增高。儿童上尿路结石以尿路感染为重要表现，诊断时容易忽视结石的存在而漏诊，应予以注意。

二、诊断

病史对上尿路结石的临床诊断极有帮助。患者出现腰部疼痛或典型的肾绞痛并发血尿时，应首先考虑肾结石或输尿管结石可能。有排石病史时可作出定性诊断。应仔细询问患者的饮食习惯，家族史，以往有无结石病史，有无泌尿生殖系统疾病或解剖异常等，寻找结石的病因。体检主要是排除其他可能引起腹部疼痛的疾病，如急性阑尾炎、异位妊娠、卵巢囊肿扭转、急性胆囊炎、急性肾盂肾炎等。完整的结石诊断应包括三方面：①结石本身的诊断，包括部位、体积、数目、形态和成分；②结石并发症的诊断，包括尿路感染、梗阻程度和肾功能损害等；③结石的病因评估。

（一）实验室检查

1. **尿液检查**　尿常规检查可见尿中红细胞，伴感染时有脓细胞。有时可发现晶体尿，通过观察结晶的形态可以推测结石成分。尿液 pH 可推断尿石成分并为预防提供依据。感染性结石者尿细菌培养可明确病原菌，为选用抗生素提供依据。

2. **血液检查**　肾绞痛发作时，因机体应激反应血白细胞可轻微升高，合并上尿路感染时，血白细胞也会升高。了解尿路结石与代谢状态关系时，应测定血钙、磷、尿酸、草酸等，必要时做钙负荷试验。血氯升高、血钾和二氧化碳结合力降低提示肾小管性酸中毒，血尿酸升高可见于痛风并发尿酸结石。测定尿素氮和肌酐，评价总肾功能。

3. **24h 尿分析**　主要用于评估结石复发危险性较高的患者，包括复发性结石、多发性结石、尿酸结石、胱氨酸结石、儿童结石，以及具有家族性结石史、骨病史、痛风史、胃肠道手术史者。24h 尿分析检测指标包括 24h 尿量、pH、钙、镁、磷、尿酸、草酸盐、柠檬酸盐、胱氨酸等，是目前常用的一种代谢评估技术。

4. **结石成分分析（stone analysis）**　可以确定结石的性质，是诊断结石病的核心技术，也是选择溶石和预防疗法的重要依据。

（二）影像学检查

1. **超声检查**　简便、经济、无创伤，可以发现 2mm 以上的 X 线阳性及阴性结石，同时可评价肾积水和肾实质的萎缩程度。B 超可作为泌尿系结石的常规检查方法，尤其是在肾绞痛时作为首选方法。因受肠道的影响，超声对输尿管下段结石的敏感性低。

2. **尿路平片（kidney-ureter-bladder radiography，KUB radiography）**　可显示绝大多数 X 线阳性结石，是诊断结石的常规检查，有助于了解结石的大小、部位、数目等情况。不同成分的结石显影程度依次为草酸钙、磷酸钙和磷酸铵镁、胱氨酸、含钙尿酸盐结石。不能显示透过 X 线的结石（阴性结石），主要有单纯性尿酸结石、黄嘌呤结石和基质结石。正、侧位摄片可以除外腹部其他钙化影，如胆囊结石、肠系膜淋巴结钙化。

3. **静脉尿路造影（intravenous urography，IVU）**　应该在尿路平片的基础上进行，有助于确认结石在尿路上的位置。可以显示平片上不能显示的 X 线阴性结石，同时可以显示尿路的解剖结构，对发现尿路异常有重要作用。此外，IVU 还可以了解尿路积水情况及评估肾功能。但肾功能受损者可能出现显影不良或不显影。

4. **逆行尿路造影（retrograde urography）**　很少用于上尿路结石的初始诊断，往往只在其他方法不能确定结石部位或结石以下尿路系统病情不明时采用。逆行尿路造影是 IVU 的一种补充性检查方法,适用于碘剂过敏、肾功能损害、IVU 显影不良者。

5. **螺旋 CT**　对结石的诊断能力最高,能分辨出 0.5mm 以上任何成分的结石,准确测定结石大小。CT 检查有助于阴性结石、肿瘤、血凝块等的鉴别。根据结石的 CT 值还可以进行结石成分分析。螺旋 CT 平扫尤其适用于输尿管绞痛发作时普通影像学检查未能确诊的结石。输尿管结石在螺旋 CT 平扫影像上除表现为高密度影外,另一特征是由结石外周水肿的输尿管壁形成的"框边"现象。CT 还可以了解肾或输尿管的其他病变,如先天性畸形、积水、肾脏肿大以及肾周渗液等情况。

6. **放射性核素肾显像**　主要用于评价治疗前受损肾的功能和治疗后肾功能恢复状况,对手术方案的选择以及手术疗效的评价具有一定价值。

7. **磁共振水成像**(magnetic resonance urography,MRU)　对于不适合做静脉尿路造影及 CT 尿路成像的患者,如造影剂过敏、严重肾功能损害、儿童和孕妇等可考虑采用,用以了解上尿路梗阻情况。

(叶章群)

第二节　下尿路结石的诊断

原发性膀胱结石较为少见,多与营养不良和低蛋白饮食有关。继发性膀胱结石常见于良性前列腺增生、膀胱憩室、神经源性膀胱患者,也可由肾或输尿管结石排入膀胱产生。尿道结石大多来自膀胱。

一、膀胱结石的诊断

(一) 临床表现

膀胱结石常见的症状是下腹部疼痛、排尿困难和血尿。疼痛在排尿时尤为明显,并可放射至远端尿道及阴茎头部。常伴膀胱刺激症状及终末血尿,感染严重时可出现脓尿。排尿困难时轻时重。当排尿膀胱收缩时,结石可堵塞膀胱颈部,突然发生尿线中断,尿液排出呈点滴状。患者变换体位,结石离开膀胱颈,排尿困难症状可消失。因排尿费劲,腹压增加,可并发脱肛。若结石位于膀胱憩室内,可仅有尿路感染的表现。体检时下腹部有压痛。结石较大和腹壁较薄弱时,在膀胱区可触及结石。较大结石也可经直肠腹壁双合诊被触及。

(二) 诊断

1. **实验室检查**　尿液分析可见红细胞。如并发感染可见白细胞,尿培养可有细菌生长。

2. **B 超检查**　能发现膀胱内强光团伴声影,位置随体位改变而异,还可同时发现膀胱憩室和良性前列腺增生等病变。

3. **X 线检查**　膀胱区平片可显示类圆形高密度影,但有时需拍斜位片与盆腔淋巴结钙化、卵巢钙化影像相鉴别。怀疑有上尿路结石时,还需行 KUB 平片及静脉尿路造影检查。

4. **膀胱镜检查**　是最确切的诊断方法,可直接观察膀胱结石的大小、数目和形状,同时还可了解有无前列腺增生、膀胱颈纤维化、尿道狭窄等病变。但膀胱镜检查属于有创操作,一般不作常规使用。

二、尿道结石的诊断

男性尿道细长,尿道内结石极易引起梗阻,出现排尿困难,尿呈滴沥状,同时伴有阴茎部疼痛及血尿。男性前尿道结石多可沿尿道触及,直肠指诊有时候可以触及后尿道结石。女性尿道结石可经阴道前壁触及。大部分尿道结石可通过 X 线检查确诊,必要时可行尿道造影,以明确结石部位,同时可发现有无尿道狭窄或尿道憩室。

思考题

1. 上尿路结石的诊断要点有哪些?
2. 肾绞痛的典型表现有哪些?
3. 下尿路结石的诊断要点有哪些?

(叶章群)

第四章

尿石症的治疗

上尿路结石复杂多样,需要根据结石的性质、形态、大小、部位、患者个体等不同实施个体化治疗及综合治疗。排石治疗适用于较小的无梗阻结石。体外冲击波碎石适用于直径 5~25mm 的肾结石及输尿管上段结石。输尿管镜取石术适用于输尿管中、下段结石,输尿管软镜可用于 < 2cm 的肾结石和肾盏憩室结石。经皮肾镜碎石术适用于复杂性肾结石和部分输尿管上段结石。腹腔镜手术及开放手术是补充治疗方法。下尿路结石主要以腔内治疗为主,开放手术可用于复杂及合并其他疾病需要开放手术治疗者。

第一节　上尿路结石的治疗

尿路结石传统的治疗方法主要是开放式取石手术。伴随体外冲击波碎石术(extracorporeal shock wave lithotripsy, ESWL)、经皮肾镜取石术(percutaneous nephrostolithotomy, PCNL)、输尿管肾镜取石术(ureterorenoscope lithotripsy, URL)、腹腔镜取石术(laparoscope lithotomy)的广泛开展和普及,微创已是泌尿系统结石治疗的主要手段。

一、治疗原则

尿路结石的治疗原则一是要去除病因,防止结石复发;二是要清除结石,解除症状,保护肾脏功能。由于尿路结石复杂多样,结石的性质、形态、大小、部位不同,患者个体因素存在差异,治疗方法的选择及疗效也不大相同,需实施个体化治疗及综合治疗。

尿路结石的自排率较高,取决于结石的大小和部位。在决策各种治疗方案之前,首先要考虑结石自排的可能性,特别是小于 10mm 的结石。输尿管结石在尿路潴留时间超过 4 周将对肾功能产生不利影响,超过 6 周则很难排出。

双侧上尿路结石的治疗顺序为:①一侧输尿管结石合并对侧肾结石时,首先处理输尿管结石,因其对肾功能影响较大。②双侧输尿管结石客观情况相似时,应先处理主观症状较重或技术上容易处理的一侧。③双侧肾结石总肾功能正常时,应首先处理肾功能较差一侧的结石,尽早解除梗阻,挽救肾功能;如果总肾功能较差,应先治疗肾功能较好一侧的结石,也可采用肾造瘘或输尿管内引流改善肾功能。④双侧肾结石还需要积极寻找病因,如甲状旁腺功能亢进、痛风、先天性畸形等,积极治疗原发性疾病。

二、病因治疗

部分能够找到结石形成病因的患者,如甲状旁腺功能亢进、肾盂输尿管连接部狭窄,存在感染或异物,使用乙酰唑胺、维生素 C 和皮质激素等药物,纠正原发病或相关危险因素可以防治尿路结石。

三、肾绞痛的治疗

肾绞痛是泌尿外科的常见急症,需紧急处理,治疗时注意与其他急腹症仔细鉴别。肾绞痛的治疗主要以药物解痉止痛为主,药物治疗效果不佳时可以考虑外科治疗措施。

非甾体抗炎药(NSAIDs)是治疗肾绞痛的首选药物,能够通过阻断前列腺素相关疼痛通路、减轻输尿管水肿和松弛输尿管收缩而发挥作用。常用药物有双氯芬酸钠、吲哚美辛、布洛芬等。可联合使用 α 受体阻滞剂、阿托品、山莨菪碱(654-2)等解痉药。NSAIDs 治疗效果不佳时可以使用布桂嗪、哌替啶、曲马多等镇痛药,阿片类镇痛药应联合使用解痉药物。针刺肾俞穴、京门穴、三阴交穴或阿是穴也具有一定的解痉镇痛作用。

对于药物治疗效果不佳的肾绞痛患者,应注意有无合并感染,有无双侧梗阻或孤立肾造成的少尿,如果出现这些情况需要积极的外科治疗,以尽快解除梗阻。外科治疗方法可以迅速解除梗阻而缓解症状,同时有利于控制感染及为进一步治疗创造条件。可选用的方法包括 ESWL、输尿管内放置支架、经输尿管镜碎石取石、经皮肾造瘘等。

四、药物排石及溶石治疗

临床上绝大多数尿路结石可以通过微创的治疗方法将结石粉碎并排出体外,只有少数结石直径0.5~1.0cm 者适宜排石治疗。还需具备结石表面光滑、结石以下尿路无梗阻、停留局部少于 2 周等条件。α₁ 受体阻滞剂如坦索罗辛等能阻断输尿管壁平滑肌上的 α 受体兴奋性,松弛、扩张输尿管,常用于排石治疗。排石治疗期间应保证有足够的尿量,每日需饮水 2 000~3 000ml。双氯芬酸钠可以缓解症状并减轻输尿管水肿,有利于排石治疗。钙离子通道阻滞药及一些中医中药对排石也有一定的效果。

尿酸结石和胱氨酸结石可采用溶石方法进行治疗。两者均可服用柠檬酸氢钾钠或碳酸氢钠片碱化尿液,治疗尿酸结石一般需维持尿液 pH 在 6.5~6.8,治疗胱氨酸结石需维持尿液 pH 在 7.2 或以上。尿酸结石患者可服用别嘌呤醇等药物降低血清尿酸浓度。

五、体外冲击波碎石术

ESWL 利用连续发射的高能冲击波进行碎石,是一种安全、有效的非侵入性治疗方法。对于直径5~25mm 的肾及输尿管上段结石可以首选 ESWL 进行治疗。ESWL 的禁忌证包括妊娠、结石远端尿路狭窄、凝血机制异常等。过于肥胖、肾位置过高、骨关节严重畸形等患者,常因技术原因导致 ESWL效果不佳。ESWL 的疗效与结石的部位、大小、化学成分、是否嵌顿和肾路有无解剖异常等因素有关。

ESWL 常见并发症是一过性肉眼血尿,一般不需要特殊处理。尿源性脓毒血症是合并感染者严重的并发症,可快速进展,需要高度重视,积极防治。大量碎石积聚于输尿管内,可形成"石街",引起腰痛不适、肾绞痛、梗阻、无尿等,可放置输尿管支架管进行引流。采用低能量治疗,限制每次冲击次数可以减少并发症。多次 ESWL 治疗的并发症发生率较高,经过 2~3 次的治疗无效时,可选择其他治疗方法。连续两次运用 ESWL 的治疗间隔时间一般以 10~14d 为宜。

六、经皮肾镜取石术

PCNL 是经皮肤建立进入肾盂、肾盏的通道,经通道进行体内碎石和取石的一种微创治疗方法。

PCNL 主要用于大于 2cm 的肾结石、ESWL 治疗无效的肾结石及部分 L4 以上体积较大的输尿管上段结石的治疗。有症状的肾盏或憩室内结石、马蹄肾合并结石梗阻、移植肾合并结石梗阻等也可以选用 PCNL 进行治疗。

PCNL 的禁忌证包括凝血功能障碍，合并严重心肺功能不全，未控制的糖尿病和高血压，盆腔游走肾或重度肾下垂。严重脊柱畸形、极度肥胖或不能耐受俯卧位等为相对禁忌证，但可以采用仰卧、侧卧或斜仰卧等体位进行手术。服用阿司匹林、华法林等抗凝药物者，需停药 1~2 周再进行手术。

肾损伤出血是主要的并发症。多数为静脉性出血，一般可保守治疗。少部分为动脉性出血，表现为持续性大量出血，应积极治疗，补充血容量的同时进行选择性肾动脉栓塞治疗，介入治疗无效的患者需要开放手术探查止血。迟发性大出血常见于动静脉瘘形成者，超选择性肾动脉栓塞是有效的治疗方法。

七、输尿管镜取石术

输尿管镜由尿道插入膀胱，经输尿管开口进入输尿管，能够在直视下进行诊断和治疗。可以用套石篮、取石钳等将结石直接取出，也可以使用超声、激光或气压弹道等方法进行碎石后进行取石或排石。输尿管软镜可以到达肾盏进行诊断和治疗，对于较小的肾结石及肾盏憩室结石具有良好的治疗效果。

输尿管硬镜的适应证包括：①输尿管中、下段结石；② ESWL 治疗无效的输尿管上段结石；③ ESWL 治疗后形成"石街"；④输尿管结石合并其他需要镜检的疾病（如尿路上皮肿瘤）；⑤ X 线阴性的输尿管结石；⑥停留时间较长、ESWL 治疗困难的包裹性或嵌顿性输尿管结石。

输尿管软镜的适应证包括：①输尿管上段结石和 <2cm 的肾盂、肾盏结石，但因其价格昂贵等原因，一般多用于 ESWL 治疗困难或无效的 <2cm 的肾结石；② ESWL 术后残留的或嵌顿性肾下盏结石；③因极度肥胖、严重脊柱畸形等原因使 PCNL 治疗困难者；④肾盏憩室结石伴盏颈狭窄者。

URL 的禁忌证：有凝血功能障碍，严重基础疾病无法耐受手术，急性尿路感染，泌尿道狭窄无法进行腔内手术，截石位困难等。

八、开放式取石手术

随着 ESWL 及腔内治疗技术的发展，目前上尿路结石行开放手术治疗的比例已显著减少，且逐渐被腹腔镜手术取代。开放手术治疗上尿路结石主要适用于 ESWL、URL 及 PCNL 治疗无效或存在上述治疗禁忌者，上尿路结石合并其他需要开放手术治疗的病变者。肾盂切开取石术适用于肾盂输尿管连接部狭窄、梗阻合并肾盂结石和较大的肾盏结石者。肾实质切开取石术适用于肾盏结石及部分鹿角形结石。肾部分切除术适用于合并盏颈狭窄、肾实质萎缩的肾盏结石。肾切除术适用于结石致肾功能丧失者。输尿管切开取石术适用于 ESWL 及 URL 治疗困难或治疗失败的输尿管结石，或输尿管结石合并无法腔内治疗的输尿管疾病（狭窄、瓣膜等）。

九、腹腔镜手术

随着腹腔镜技术的发展，需要开放手术治疗的尿路结石多可采用腹腔镜手术代替。应用最多的是腹腔镜输尿管切开取石术，其适应证同开放手术。

（叶章群）

第二节　下尿路结石的治疗

一、膀胱结石

膀胱结石的治疗原则包括清除结石和纠正结石形成的原因,如前列腺增生、尿道狭窄等导致的下尿路梗阻。方法的选择取决于患者的年龄和体质,结石的大小、性质以及有无其他原发性疾病。主要治疗方法有腔道手术、ESWL、开放手术。

经尿道的腔内治疗可同时处理尿道狭窄、前列腺增生等下尿路梗阻性病变。对于较小的结石(<3cm)可应用碎石钳进行机械碎石及取石,较大的结石可应用激光、超声、气压弹道、液电等进行碎石。较小的儿童膀胱结石及成人原发膀胱结石,可采用 ESWL 一次粉碎。对于复杂性儿童膀胱结石、巨大膀胱结石、膀胱憩室内结石、附着膀胱内异物形成的大结石以及合并有需要开放手术处理的其他病变的膀胱结石,可选择开放手术。

二、尿道结石

尿道结石的治疗原则为尽快取出结石,解除痛苦,改善急性情况后再考虑纠正形成结石的原因。选择的取石途径和方法要尽量避免损伤尿道,腔内治疗已成为主要的治疗方式。

前尿道结石多可经尿道外口取出。可向尿道内注入无菌液体石蜡,轻轻将结石向尿道远端挤出,可以使用小钩或镊子等工具直接或辅助取出结石。后尿道结石及部分无法经尿道外口取出的前尿道结石,可先将结石推入膀胱,然后按膀胱结石处理。尿道结石腔内治疗可使用尿道内气压弹道、超声等碎石方法。尿道切开取石仅适用于紧嵌于尿道且其他方法无法取出的结石,合并有尿道其他疾病需开放手术者。尿道结石治疗的主要并发症是尿道损伤引起的狭窄,要注意轻柔操作,留置导尿管可以减少尿道狭窄的发生。

思考题

1. 简述上尿路结石的治疗方法及适应证。
2. 简述双侧上尿路结石的处理原则。
3. 简述肾绞痛的治疗方法。

(叶章群)

OSBC

器官-系统
整合教材
OSBC

第十一篇
尿液传输、储存和排空异常

第一章　概述

第二章　肾积水

第三章　神经源性下尿路功能障碍

第四章　膀胱过度活动症

第五章　尿失禁

第六章　良性前列腺增生

第一章

概　　述

尿液传输、储存和排空依赖正常尿路的组织结构、神经支配及生理功能的协调。解剖异常、神经系统损害、受体敏感性改变、协同机制失调可引起各种异常,包括梗阻、反流、感染等。输尿管急性梗阻可导致肾功能急性损害,慢性梗阻可导致肾积水。膀胱和尿道的储尿和排尿异常除影响患者的生活质量外,主要还会造成肾功能损害。

第一节　尿液传输、储存和排出的局部解剖

肾脏产生的尿液通过肾盏、肾盂、输尿管传输进入膀胱储存,经尿道排出。

一、尿液传输的相关解剖

(一)肾脏与输尿管解剖

肾脏为成对的实质性器官,位于腹膜后腔上部、腰椎两侧。正常成年男性单个肾脏平均长约9.9cm(8~14cm),宽约 5.9cm(5~7cm),厚约 4cm(3~5cm),重量为 134~148g。通常女性肾脏略小于男性肾脏。由于受肝脏挤压,右肾位置通常比左肾略低 1~2cm。肾实质由浅层的肾皮质和深部的肾髓质构成。肾髓质并不是连续的结构,被深入其中的肾皮质(称为肾柱或 Bertin 柱)分隔为多个独立的肾锥体。肾锥体基底朝向肾皮质,钝圆的尖端称为肾乳头,伸向肾窦。每个肾乳头都有独立的肾小盏包绕,两三个肾小盏汇合成一个肾大盏。肾大盏约两三个,进一步汇合形成一个肾盂。肾盂呈前后扁平的漏斗状,出肾门后逐渐变细并向下移行为输尿管。肾盏的数目和大小以及肾盂的大小存在着不同程度的个体差异,同一个人两侧肾脏的集合系统解剖也可能不尽相同。

输尿管是一对位于腹膜后细长的肌性管道,起自肾盂,向下终于膀胱,长约 20~30cm。输尿管以骶髂关节上、下缘为界可分为上、中、下三段,以髂血管为界可分为腹、盆两段。输尿管管径约0.5~1.0cm,有三处狭窄,分别位于肾盂输尿管连接部(ureteropelvic junction,UPJ)、跨越髂血管处和输尿管膀胱连接部(ureterovesical junction,UVJ),是结石易嵌顿的部位。输尿管管壁由内向外依次为尿路上皮、固有层、平滑肌层和外膜。固有层由结缔组织构成,与上皮一起构成黏膜层。平滑肌内层纵行排列,外层环形排列,可节律性蠕动,促进尿液传输。外膜为疏松结缔组织,包绕输尿管及沿输尿管走行的血管和淋巴管。

(二)膀胱的解剖

膀胱位于盆腔内,空虚时呈三棱锥体形,充盈时呈卵圆形,正常人平均容量 350~500ml,最大容量约 800ml。膀胱大体可分为顶部、体部和底部。顶部朝向前上方,与体部无明确分界,外有腹膜覆盖。

体部和底部以双侧输尿管开口为界,体部位于输尿管口平面以上,底部由三角区和膀胱颈构成。膀胱三角区是双侧输尿管口与尿道内口构成的三角形区域。膀胱颈指尿道内口及其周围的部分膀胱壁,在男性与前列腺相接触。双侧输尿管口之间有一横行黏膜皱襞,称为输尿管间嵴,可作为膀胱镜检时寻找输尿管口的标志。膀胱底部、尿道和尿道外括约肌统称为膀胱出口(bladder outlet)。

膀胱黏膜与输尿管和尿道相延续,由变移上皮组成,在膀胱空虚时变成皱襞,充盈时上皮细胞变得高度扁平,皱襞减少或消失,上皮外的固有层内包含较多血管和一些平滑肌纤维。黏膜层以外依次是平滑肌层和外膜。膀胱三角区黏膜与肌层紧密相接,在膀胱充盈或收缩时保持平滑状态。肌层由内纵、中环、外纵 3 层平滑肌组成,膀胱平滑肌也称为逼尿肌(detrusor),膀胱体部的逼尿肌无明显层次,由随机排列的肌束构成。外膜大部分为疏松结缔组织,仅膀胱顶部覆盖有浆膜(腹膜)。

(三) 尿道解剖

男性尿道(urethra)为细长的管状器官,全长 16~22cm,平均直径为 0.5~0.6cm。男性尿道可分为壁内部、前列腺部、膜部和海绵体部。尿道海绵体部起始段的海绵体膨大呈球状,称为尿道球部,有尿道球腺管开口于此。尿道壁内部、前列腺部和膜部称为后尿道,海绵体部(包括尿道球部)称为前尿道。男性尿道有三个生理狭窄,依次为尿道内口、尿道膜部和尿道外口;有三个膨大部位,分别为尿道前列腺部、尿道球部和位于阴茎头处的舟状窝;另有两个弯曲,分别为相对固定的耻骨下弯和勃起后变直的耻骨前弯。男性膀胱颈和尿道壁内部存在膀胱括约肌(sphincter)或称尿道内括约肌,受交感神经和副交感神经的双重支配,交感神经兴奋括约肌收缩,副交感神经兴奋则括约肌舒张。膜部尿道的肌层由平滑肌和横纹肌组成,称为尿道膜部括约肌或尿道外括约肌。最内层的薄层平滑肌由尿道前列腺部肌层延续而来,其外环绕的一层横纹肌为慢反应纤维,收缩缓慢但能长时间维持一定张力,受盆内脏神经支配。来自盆底横纹肌的括约肌混有慢反应纤维和快反应纤维,为随意肌,通常处于收缩状态,具有括约尿道膜部和压迫尿道球腺的作用。

女性尿道长 3~5cm,直径约 0.6cm。女性尿道内口与男性相似,膀胱壁平滑肌下延并环绕形成膀胱颈括约肌。在尿道下端有尿道阴道括约肌环绕,对尿道和阴道有括约作用。女性尿道黏膜下有尿道腺,尿道远端的黏膜下有一些小腺体称为尿道旁腺(Skene 腺),开口于尿道外口后方的两侧。尿道腺感染时可由于水肿造成尿道梗阻进而引起排尿困难,尿道旁腺感染时可于尿道外口两侧形成脓肿。

二、膀胱及尿道的神经受体

膀胱及尿道的储尿和排尿过程受多种神经受体和递质调控,最主要的是胆碱能受体和肾上腺素受体。

M 胆碱能受体主要分布于膀胱逼尿肌内,副交感神经兴奋时释放的乙酰胆碱可激活 M 胆碱能受体引发逼尿肌收缩。M 胆碱能受体主要有 5 种亚型(M1~M5),膀胱逼尿肌 M2 胆碱能受体数量占优势,但 M3 胆碱能受体对逼尿肌收缩起主要作用。临床上可使用 M 胆碱能受体阻滞剂治疗膀胱逼尿肌不稳定收缩或膀胱过度活动。

α 肾上腺素受体主要分为 α_1 和 α_2 两种亚型,α_1 又进一步分为 α_1A、α_1B 和 α_1D 三种亚型。膀胱三角区、膀胱颈、前列腺内及近段尿道主要分布的是 α_1A 肾上腺素受体,α_1D 肾上腺素受体含量相对较少。α_1A 肾上腺素受体介导储尿期交感神经兴奋时膀胱颈和后尿道的收缩效应。α_1 或 α_1A 肾上腺素受体阻滞剂在前列腺增生等功能性尿道阻力增加时可有利于排尿。膀胱逼尿肌组织中 α_1D 肾上腺素受体所占比例大于 α_1A 肾上腺素受体但总体含量较少,去甲肾上腺素引发正常膀胱逼尿肌收缩的作用并不明显。β 肾上腺素受体尤其是 β_2 亚型主要分布于膀胱逼尿肌,膀胱颈和近段尿道也有分布,介导储尿期交感神经兴奋时的逼尿肌舒张效应。当膀胱出口梗阻持续约 6 周后,膀胱逼尿肌中 α_1D 肾上腺素受体的表达水平明显升高,对交感神经兴奋的反应从 β_2 肾上腺素受体介导的舒张效应转变为 α_1 肾上腺素受体(主要是 α_1D 受体)介导的收缩效应,导致逼尿肌不稳定收缩,出现一系列储尿期症状。β₃ 肾上腺素受体是膀胱分布最为广泛的 β 肾上腺素受体亚型,也是调节膀胱逼尿肌放松的最主要的 β 肾上腺素受体亚型,对维持储尿过程中的膀胱顺应性起到重要作用。

(王行环)

第二节　影响尿液传输、储存和排出的因素

一、影响尿液传输的因素

肾集合系统起始部(肾小盏和肾大盏)起搏细胞产生的电传导活动自近端肾小盏传向肾盂,肾盏节律性收缩和舒张将尿液推送至肾盂。尿液从肾乳头管顺利排入肾盏,也可以保护肾实质抵御肾盂传导来的压力。肾盏、肾盂收缩,压力升高,推动尿液进入输尿管上段。当输尿管上段的压力高于肾盂时,肾盂输尿管连接部关闭,以抵抗输尿管内尿液反流入肾盂,保护肾脏。尿液进入输尿管后,输尿管产生节段性收缩和舒张,形成蠕动波。蠕动过程中"尿液团"近端的输尿管收缩使管腔完全闭合,推送"尿液团"下行并防止反流。"尿液团"沿输尿管到达输尿管膀胱连接处,前进的蠕动波在此消失,"尿液团"进入膀胱。膀胱的储尿压是影响尿液传输的重要因素,在正常膀胱的充盈过程中,交感神经兴奋,膀胱逼尿肌舒张,使膀胱腔内压力维持在较低水平,有利于尿液流入膀胱。

尿液传输异常多继发于尿路梗阻、膀胱输尿管反流、感染等,年龄和妊娠等因素也可以影响尿液的传输。

(一) 梗阻

输尿管梗阻时,肾脏持续产生的尿液无法顺畅地通过梗阻部位,造成梗阻部位以上输尿管腔压力升高。输尿管通过增加收缩力、管壁平滑肌代偿性增生克服阻力。梗阻不解除,输尿管内尿液进一步增多,输尿管平滑肌逐渐失去代偿能力,管壁变薄、萎缩,蠕动减弱甚至消失,尿液的传输仅能依靠肾脏产生的静水压。导致输尿管梗阻的主要因素见图 11-1-1。

输尿管梗阻使肾盂、肾盏内压升高,经集合管传至肾小管和肾小球。当压力增加到一定程度时,肾小球滤过压降低,滤过率减少,但在一定时间内仍能保持肾血流灌注。这主要是部分尿液可通过肾盂静脉、淋巴、肾小管回流或经肾窦向肾盂周围外渗,肾盂和肾小管的压力下降,维持肾小球泌尿功能。梗阻进一步加重,尿液的回流无法缓冲不断分泌的尿液,肾盂内压力持续增高,压迫肾小管、肾小球及附近的血管,导致肾组织缺血、缺氧,肾实质萎缩、变薄,肾盂、

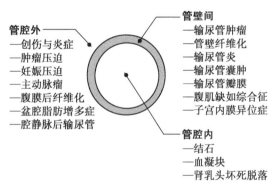

管腔外
—创伤与炎症
—肿瘤压迫
—妊娠压迫
—主动脉瘤
—腹膜后纤维化
—盆腔脂肪增多症
—腔静脉后输尿管

管壁间
—输尿管肿瘤
—管壁纤维化
—输尿管炎
—输尿管囊肿
—输尿管瓣膜
—腹肌缺如综合征
—子宫内膜异位症

管腔内
—结石
—血凝块
—肾乳头坏死脱落

图 11-1-1　导致输尿管梗阻的主要因素

肾盏积水逐渐增多。慢性梗阻常导致巨大肾积水。输尿管急性完全性梗阻时,肾盂、肾盏内压力急剧上升,无法缓冲快速增多的尿液,尿液停止分泌,肾功能快速丧失,肾盂扩张、积水常不明显。

(二) 膀胱输尿管反流

尿液由输尿管输送入膀胱后,在膀胱内储存。储尿时膀胱平滑肌具有良好的顺应性,成人生理状态下尿液充盈过程中,膀胱腔内压力可保持在较低水平(一般小于 10cmH₂O)。平滑肌细胞固有的肌源性或黏弹性特点和细胞外成分是膀胱顺应性和低压力的主要原因。神经系统在膀胱充盈阶段亦发挥重要作用。脊髓的交感神经反射可抑制膀胱收缩,提高尿道内括约肌张力,使膀胱出口阻力增加。

正常膀胱储尿的条件包括：①在膀胱内尿液容量逐渐增加的过程中，膀胱腔内压力始终保持在较低水平，直至达到膀胱的最大容量；②整个储尿过程中，膀胱出口及近端尿道处于关闭状态；③膀胱松弛，无自发性或诱发性逼尿肌收缩。

形成膀胱输尿管反流（vesicoureteral reflux）的因素包括：①输尿管膀胱连接部的解剖和功能异常。正常输尿管末段呈斜形穿过膀胱壁，称为膀胱壁内段，长约 1.5cm，其长度与直径的关系是阻止尿液反流的一个重要因素。先天发育异常或手术破坏时会发生膀胱输尿管反流。与输尿管膀胱壁内段关系密切的膀胱三角区的正常功能也是防止膀胱输尿管反流的重要因素。②膀胱腔内压力异常升高。见于膀胱出口梗阻及神经源性膀胱功能障碍引起的膀胱输尿管反流。③输尿管功能受损。输尿管蠕动功能下降可导致膀胱输尿管反流，这也解释了正常输尿管不通过膀胱黏膜下隧道直接植入膀胱可以不发生反流的原因。

（三）感染

上尿路感染会削弱输尿管输送尿液的能力。某些细菌如大肠埃希菌的内毒素能够抑制输尿管的收缩功能，使输尿管呈不规则的蠕动且伴随着蠕动幅度下降，严重感染更可使输尿管丧失蠕动能力。阑尾炎、克罗恩病、溃疡性结肠炎和腹膜后感染也可影响输尿管蠕动而导致输尿管扩张。

（四）年龄

从 12 周的胚胎到 12 岁的儿童，输尿管平滑肌细胞数目增加，单个平滑肌细胞的体积略有增大，输尿管的收缩能力随年龄增加而增加。随着年龄的增加，输尿管弹性纤维的含量呈不规则增加，输尿管 β 肾上腺素受体的反应能力逐渐降低。输尿管对病理状态的反应可因年龄不同而异，新生儿和儿童输尿管梗阻时扩张程度比成人更显著。

（五）妊娠

自妊娠第 4 个月开始可出现肾积水，右侧较左侧严重，在分娩后 1 个月内消失。妊娠时增大的子宫压迫骨盆缘处的输尿管导致梗阻是肾积水的主要原因，同时大量的孕激素也可导致输尿管扩张。

二、影响尿液储存的因素

尿液储存异常多继发于膀胱过度活动症、膀胱感觉超敏、膀胱出口阻力下降或上述因素的联合效应。

（一）膀胱过度活动

在膀胱充盈 / 储尿期，膀胱过度活动症（overactive bladder，OAB）表现为膀胱阶段性非自主收缩、膀胱顺应性降低或是两者兼有。膀胱非自主性收缩最常见于神经系统疾病或损伤患者，也可能与膀胱、尿道感染，膀胱出口梗阻，压力性尿失禁，年龄（神经退行性改变）或特发性疾病所致的传出冲动增加有关。膀胱充盈期的顺应性降低可继发于神经系统损伤或疾病，多见于骶髓以上水平，也可能由破坏膀胱弹性的疾病引起。

（二）膀胱敏感性改变

感染、刺激和疼痛等因素可导致膀胱敏感性增加，引起传出冲动增加，诱发膀胱逼尿肌收缩，导致储尿异常。

（三）膀胱出口异常

任何导致尿道内、外括约肌和女性膀胱出口部位支持结构神经支配和 / 或解剖结构损害的因素，均可导致膀胱出口阻力下降而出现尿失禁。常见于神经系统疾病或损伤、手术或者其他机械性损伤以及老年患者。

三、影响尿液排出的因素

排尿时膀胱逼尿肌和内括约肌受副交感神经和交感神经的双重支配。支配膀胱的副交感神经末梢能释放乙酰胆碱,激活逼尿肌的 M 胆碱能受体,使逼尿肌收缩和内括约肌舒张,促进排尿。支配膀胱的交感神经末梢释放去甲肾上腺素,作用于 β 肾上腺素受体使膀胱逼尿肌松弛,作用于 α 肾上腺素受体引起内括约肌收缩和血管收缩。交感神经也含有感觉纤维,可将痛觉信号传入中枢。尿道外括约肌受阴部神经支配,活动可受意识控制,阴部神经兴奋时外括约肌收缩,反之则舒张。膀胱储尿充盈过程中尿道压力逐渐升高,主要是由外括约肌收缩引起,同时也可能存在内括约肌的作用。尿道压力升高与阴部神经传出冲动频率增加及尿道周围括约肌电活动增加密切相关,构成了脊髓 - 躯体反射的传出部分。尿道壁的张力由尿道外层产生,而尿道的闭合作用除与内、外括约肌有关,还有主要位于尿道黏膜下层的弹性成分、胶原成分和脉管成分参与,压力必须作用于有弹性的组织才能起到闭合尿道的作用。

　　排尿反射是一种脊髓反射,但正常情况下排尿反射受脑的高级中枢控制,可有意识地增强或抑制这一反射过程。排尿中枢位于脑干,排尿既可以是自主的,也可以是非自主的。排尿开始时,脊髓躯体神经和交感神经的反射抑制,副交感神经或膀胱逼尿肌释放松弛因子,导致膀胱出口部位肌群松弛。副交感神经调控膀胱逼尿肌群发生高度协同的收缩,同时还伴有膀胱出口形态的变化,这种变化至少部分是由于膀胱底部与近段尿道之间相互连续的平滑肌引起。随着诱发膀胱逼尿肌收缩的外周神经反射及脊髓上神经反射的增幅,一次完整的尿液排空过程得以完成。

　　正常尿液排出的条件要求包括:①有足够强度及持续时间的膀胱逼尿肌协同收缩;②同时出现的内、外括约肌松弛和阻力下降;③无解剖性尿道梗阻。排尿功能障碍多起因于膀胱收缩功能降低(收缩幅度或持续时间下降)或流出道阻力升高。

(一) 低活动性膀胱

　　诱发和维持正常逼尿肌收缩所必需的神经肌肉机制的某一环节暂时或永久性改变,可导致膀胱收缩功能障碍。神经功能正常者在排尿反射受抑制时也可以发生。排尿障碍也可继发于骨盆和会阴区域发出的传出冲动增加或者由心理因素造成。导致排尿障碍的非神经因素包括膀胱过度扩张导致的膀胱肌肉损伤、中枢或外周激活药物的作用、严重的感染及纤维化。

(二) 膀胱出口梗阻或过度活动

　　病理性膀胱出口阻力增高在男性患者中比在女性更容易出现,常继发于解剖性梗阻,但也可继发于膀胱收缩时尿道内、外括约肌舒张功能障碍或过度活动。逼尿肌与尿道括约肌协同功能失调是神经系统疾病或损伤患者常见的非解剖性梗阻原因。

(王行环)

第三节　尿液传输、储存和排空异常的治疗药物

　　膀胱尿道的神经递质及受体分布与尿液传输、储存和排空异常的药物治疗效果相关。应用单一药物治疗效果有限,联合用药并联合其他治疗方法可能获得最大疗效。

一、M 胆碱能受体阻滞剂

(一) 作用机制

　　膀胱分布有 M 胆碱能受体,分为 M1~M5 亚型。M2 胆碱能受体在数量上占绝对优势,M3 胆碱能受体是兴奋膀胱收缩的主要亚型。M 胆碱能受体表达在膀胱颈部逼尿肌处亦可见。

　　M 胆碱能受体与膀胱逼尿肌中的 G 蛋白偶联,激活磷酸肌醇水解,产生三磷酸肌醇与二酰甘油,

作为第二信使导致细胞钙离子增加,引起逼尿肌收缩。M2 胆碱能受体不直接参与膀胱逼尿肌的收缩。M2 胆碱能受体兴奋后,与逼尿肌中 G 蛋白偶联,减少 cAMP 的产生,逆转了 β 肾上腺素受体介导的舒张,导致逼尿肌收缩。

M 胆碱能受体阻滞剂可以稳定膀胱逼尿肌,抑制膀胱过度活动,增加膀胱顺应性,达到保护肾脏和膀胱功能的目的。控制神经源性膀胱过度活动的药物剂量要比控制特发性膀胱过度活动的剂量大,可能导致残余尿量增加,需要配合间歇导尿或联合使用 α 受体阻滞剂辅助排空膀胱。这类药物总体上有良好的耐受性,应用人群广泛,可显著增加最大膀胱容量,抑制膀胱过度活动,降低储尿期膀胱压力。

(二)常用药物

常用的 M 胆碱能受体阻滞剂包括曲司氯铵、索利那新、托特罗定和奥昔布宁,治疗或改善急迫性尿失禁效果相当。急迫性尿失禁保守治疗失败的患者,以膀胱储存功能障碍为主的中、重度男性下尿路症状(LUTS)患者,推荐使用 M 胆碱能受体阻滞剂。一种药物出现副作用或治疗效果不理想时,可以更换另一种药物。不同种类的 M 胆碱能受体阻滞剂联合应用,可能取得最大的治疗效果。口干是最常见的副作用,其次为排尿困难、便秘、视力模糊、疲劳和认知功能障碍等。

1. **曲司氯铵** 可直接竞争性低抑制 M1、M2、M3 胆碱能受体,降低膀胱逼尿肌紧张度,增加膀胱容量,减少排尿频率,适用于 OAB 引起的尿频、尿急、尿失禁。该药难以通过血-脑屏障,中枢神经系统不良反应少。药物直接随尿液排出体外,与其他药物的相互作用较小,特别适合老年 OAB 患者。该药的生物利用率较低,推荐空腹服用。

2. **索利那新** 是一种新型选择性 M3 胆碱能受体阻滞剂,能显著改善患者对自身膀胱状况的认知。索利那新对膀胱高选择性,口干、便秘及视觉模糊等副作用较小。

3. **托特罗定** 是高选择性 M2 及 M3 胆碱能受体阻滞剂,脂溶性较低,不易通过血-脑屏障,中枢神经系统副作用小,是治疗神经源性膀胱的典型药物。抑制膀胱收缩作用是抑制唾液腺分泌的 20 倍,能够明显减轻口干等不良反应的发生率。

4. **奥昔布宁** 为混合作用机制药物,除抗胆碱作用外,也作用于膀胱钙离子通道,发挥松弛膀胱逼尿肌的作用。因具有局部麻醉及镇痛效果,在缓解尿频、尿急的同时也能缓解尿痛症状。药物选择性较低,副作用明显,更易出现口干、消化不良、头痛和便秘等不良反应。

二、肾上腺素受体激动剂

(一)作用机制

膀胱逼尿肌 β 肾上腺素受体主要亚型有 $β_1$、$β_2$、$β_3$,是调节逼尿肌舒张的重要因素,其中 $β_3$ 是主要亚型。β 肾上腺素受体激活可导致 G 蛋白三聚体解离,腺苷酸环化酶活化促进 ATP 降解为 cAMP。作为第二信使,cAMP 可激活蛋白激酶 A,使钾离子通道开放,钙离子通道关闭,导致逼尿肌松弛。$β_3$ 肾上腺素受体激动剂用于治疗非神经源性 OAB,可以缓解尿频、尿失禁的症状,稳定膀胱逼尿肌。无口干、便秘、认知功能损害等 M 胆碱能受体阻滞剂常见的副作用,耐受性良好。

(二)常用药物

临床常用的 β 肾上腺素受体激动剂为米拉贝隆。该药不仅可以激动膀胱 $β_3$ 肾上腺素受体,还可以降低支配膀胱的 Aδ 和 C 纤维的传入冲动,使膀胱舒张,增加储尿量,减少排尿次数,改善膀胱过度活动的尿频、尿急与尿失禁。最常见的不良反应为高血压、鼻咽炎和尿路感染。

三、肾上腺素受体阻滞剂

(一)作用机制

α 肾上腺素受体分为 $α_1$ 与 $α_2$ 两种亚型。$α_1$ 肾上腺素受体分为 $α_1$A、$α_1$B、$α_1$D 三种亚型,$α_1$A

肾上腺素受体主要分布在前列腺基质,α_1D 肾上腺素受体主要分布在膀胱逼尿肌,也分布在前列腺间质和包膜。α_1 肾上腺素受体激活磷脂酶 C,通过第二信使三磷酸肌醇和二酰甘油促进内质网中钙离子释放,介导平滑肌和心肌的收缩。α 肾上腺素受体阻滞剂可以降低膀胱出口阻力,改善排尿困难等排尿期症状,也可部分改善尿频、尿急、夜尿等储尿期症状。可降低逼尿期 - 膀胱颈协同失调者的逼尿肌漏尿点压力。

（二）常用治疗药物

α_1 肾上腺素受体阻滞剂起效快、疗效好、不良反应发生率和严重程度低,是治疗男性 LUTS 的一线药物。α_1 肾上腺素受体阻滞剂能有效改善前列腺症状评分和增加最大尿流率,不良事件包括直立性低血压、射精功能障碍等。临床常用的 α 肾上腺素受体阻滞剂有坦索罗辛、阿夫唑嗪、特拉唑嗪、多沙唑嗪和萘哌地尔等。

1. **坦索罗辛**　是最常用的 α_1A 肾上腺素受体阻滞剂,亲和力较 α_2 肾上腺素受体强 5 400~24 000 倍。能选择性阻断前列腺、膀胱基底部、膀胱颈、前列腺囊和前列腺尿道平滑肌的 α_1A 肾上腺素受体,缓解膀胱出口梗阻。坦索罗辛抑制尿道内压上升的能力是抑制血管舒张压上升能力的 10 倍以上,疗效明显,且直立性低血压的风险明显降低,耐受性较好。

2. **多沙唑嗪**　是选择性 α 受体阻滞剂,能选择性阻断位于基质、被膜和膀胱颈部平滑肌中的 α_1 肾上腺素受体,从而改善良性前列腺增生的症状。

3. **萘哌地尔**　是一种新型的长效、高选择性 α_1 肾上腺素受体阻滞剂,可降低尿道压力,减少前列腺内尿液反流,适用于前列腺炎合并有功能性尿路梗阻的患者。萘哌地尔缓解尿频、尿急,尤其是夜尿增多等储尿症状的效果明显优于坦索罗辛。

四、5α 还原酶抑制剂

（一）作用机制

双氢睾酮是前列腺内发挥作用的主要雄激素,5α 还原酶可促使前列腺组织中睾酮转化为双氢睾酮。5α 还原酶抑制剂可阻断睾酮转化为双氢睾酮,抑制前列腺细胞增殖,缩小前列腺体积,改善排尿受阻症状。

（二）常用治疗药物

用于抑制 5α 还原酶的药物主要有非那雄胺和度他雄胺,至少需要 6~12 个月才能观察到临床效果。长期持续治疗可使血清双氢睾酮浓度分别降低约 70% 和 95%。治疗 2~4 年后,前列腺增生症患者症状评分改善约 15%~30%,前列腺体积缩小 18%~28%,最大尿流率（Q_{max}）增加 1.5~2.0ml/s。最常见的不良反应与性功能有关,包括性欲降低、勃起功能障碍、逆行射精和精液量减少等。主要用于中、重度 LUTS 伴前列腺增大的患者。5α 还原酶抑制剂可降低血清前列腺特异性抗原水平,在进行前列腺癌筛查时需注意。

1. **非那雄胺**　能缩小前列腺体积,增加尿流速率,改善 BPH 的相关症状,对前列腺体积较大的患者治疗效果更好。非那雄胺还可抑制前列腺血管形成,减少经尿道前列腺切除手术的出血。

2. **度他雄胺**　是第二代 5α 还原酶抑制剂,与非那雄胺不同的是它可改善前列腺体积在 30~40ml 之间患者的排尿症状。BPH 患者基线前列腺体积或血清 PSA 浓度越大,度他雄胺比坦索罗辛对症状的改善越快、越明显。

对于以急迫性尿失禁为主要表现的混合性尿失禁患者,应采用 M 胆碱能受体阻滞剂或 β 肾上腺素受体激动剂治疗。中、重度 LUTS 患者有疾病进展的风险（如前列腺体积 >40ml）,则应采用 α_1 肾上腺素受体阻滞剂和 5α 还原酶抑制剂联合治疗。单用 α_1 肾上腺素受体阻滞剂或 M 胆碱能受体阻滞剂均不能缓解中、重度 LUTS 患者的储尿期症状,应采用 α_1 肾上腺素受体阻滞剂和 M 胆碱能受体阻滞剂联合治疗。

五、磷酸二酯酶抑制剂

(一) 作用机制

5 型磷酸二酯酶抑制剂 (phosphodiesterase type 5 inhibitor, PDE5i) 主要用于勃起功能障碍的治疗。膀胱也是 PDE5i 作用的靶器官, 可活化 NO-cGMP (一氧化氮 - 环磷酸鸟苷) 信号通路, 增加膀胱收缩能力并同时松弛膀胱颈与前列腺部位的平滑肌, 改善排尿症状。可增加盆腔动脉血供, 改善前列腺与膀胱颈部的缺血状态, 增加 NO 激酶活性。

(二) 常用治疗药物

常用治疗药物有西地那非、他达拉非和伐地那非, 可改善前列腺症状评分和国际勃起功能评分, 但不能改善最大尿流率。PDE5i 用于治疗男性中、重度 LUTS 且伴或不伴 ED 患者。

六、其他药物

(一) 度洛西汀

度洛西汀是一种选择性的 5- 羟色胺和去甲肾上腺素再摄取抑制药, 可增强在骶髓、突触裂隙中 5- 羟色胺和去甲肾上腺素刺激阴部运动神经元受体的作用, 增加尿道横纹肌的静息张力和收缩强度, 改善女性压力性尿失禁的症状。可用于女性压力性尿失禁但无手术指征的患者, 也可用于保守治疗无效且不寻求治愈的混合性尿失禁患者。主要副作用为恶心、呕吐, 其他包括口干、便秘、头晕、失眠、嗜睡、疲劳等, 需及时调整药物剂量。

(二) 治疗逼尿肌收缩无力药物

M 胆碱能受体激动药物 (如氯贝胆碱) 及胆碱酯酶抑制药物 (如溴吡斯的明) 虽然可以改善逼尿肌收缩力, 促进膀胱排空, 但副作用频发且严重, 没有被常规用于临床。目前尚无有效的药物能够治疗逼尿肌收缩无力。

思考题

1. 简述膀胱及尿道神经受体的分布与功能。
2. 简述影响尿液传输、储存和排出的因素及其机制。
3. 简述 M 胆碱能受体阻滞剂的作用机制和具体药物。

(魏　强　曹德宏)

第二章

肾 积 水

尿路任何部位的梗阻均可能引起肾积水。常见的梗阻为先天性肾盂输尿管连接部狭窄、输尿管结石、良性前列腺增生、尿道狭窄、神经源性膀胱功能障碍等。肾积水可出现引起梗阻的原发病表现和梗阻引起的继发性表现，包括腰痛、肿块、感染、肾衰竭等。诊断应确定有无肾积水，同时需要明确梗阻的原因、部位和肾损害的程度。应尽早解除梗阻，去除病因，最大限度地保护肾功能，控制感染和预防并发症。

第一节　病因和发病机制

尿液从肾脏至尿道外口排出受阻，肾盂、肾盏潴留的尿液超过正常容量，肾盂内压力增高，造成肾盂、肾盏扩张，肾实质压迫性萎缩、功能减退，称为肾积水（hydronephrosis）。当肾积水容量超过1 000ml 或小儿超过 24h 尿液总量时，称为巨大肾积水。各种原因导致的尿路任何部位的梗阻都可引起肾积水，正常妊娠所致的肾积水是一种可复性生理改变。

从刚出生的婴儿到 80 岁老人，尸体解剖中发现肾积水的发生率为 3.1%，男性更为常见，双侧肾积水占 20%。一侧肾积水多由上尿路梗阻性疾病引起，先天性肾盂输尿管连接部梗阻（ureteropelvic junction obstruction，UPJO）、输尿管结石或肿瘤等。长期下尿路梗阻多引起双肾积水，如良性前列腺增生、尿道狭窄、神经源性膀胱功能障碍等。

上尿路慢性梗阻时，肾盂内尿液可通过肾盂静脉系统、淋巴系统、肾小管集合管回流，起到暂时的缓冲作用。梗阻进一步加重时，可导致肾盂、肾盏扩张，肾皮质变薄，肾功能受损。急性梗阻时，肾小球滤过率下降，肾脏血供减少，出现肾萎缩。急性梗阻对肾脏的损害较慢性梗阻更为严重。肾积水分为轻、中、重度，轻度者仅肾盂扩张，中度者肾盏也随之扩张，重度者肾盂、肾盏融合，肾脏可成为一个积水的囊袋。

（王行环）

第二节　临床表现与诊断

一、临床表现

肾积水的临床表现多样，包括引起梗阻的原发病表现和梗阻引起的继发性表现，具体与梗阻的原因

(内源性或外源性)、梗阻的部位(上尿路或下尿路)、梗阻的范围(单侧或双侧)、梗阻的程度(完全性和不完全性)、梗阻的时间(急性或慢性)及有无合并感染密切相关。肾积水有时为间歇性发作,称为间歇性肾积水,多见于肾下垂、输尿管梗阻、异位血管压迫等。轻度肾积水多无症状,中、重度肾积水也可出现下列表现。

(一) 导致梗阻的原发病表现

膀胱结石的典型表现为排尿中断,泌尿系统肿瘤多表现为无痛性间歇性肉眼血尿,前列腺增生或尿道狭窄导致膀胱出口梗阻时可有排尿困难。

(二) 疼痛

疼痛是肾积水较常见的临床表现,多为间歇性腰部或 / 和腹部胀痛。大量饮水,积水的肾脏增大,肾包膜受牵拉,是引起疼痛的主要原因。结石、血凝块、肾下垂、异位血管压迫等原因导致输尿管急性梗阻时,可引起肾绞痛(renal colic)。表现为突然发作的腰部或 / 和腹部剧痛,可沿肋缘、输尿管走行放射至腹股沟和外阴部,多伴有恶心、呕吐、腹胀、少尿,梗阻缓解后疼痛即可消失,随之排出大量尿液。严重的肾积水易在外伤时引起破裂和出血,尿液流入腹膜后间隙或腹腔可引起严重的刺激反应,出现疼痛、压痛和全身症状。

(三) 肿块

一些患者特别是小儿以腹部肿块就诊,体检时腹部可触及肿大的肾脏,表面光滑且多有囊性感。

(四) 感染

肾积水易引发感染。合并感染时可出现尿频、尿急、尿痛及脓尿,严重时可以出现全身中毒症状,如寒战、发热、头痛以及胃肠道功能紊乱等。梗阻是泌尿系统感染的重要原因,凡对尿路感染治疗效果不佳的患者,需要注意有无梗阻因素的存在。

(五) 肾衰竭表现

双肾或孤立肾积水导致肾功能严重损害时,可出现程度不等的食欲缺乏、恶心、呕吐、乏力、水肿等肾衰竭表现。双侧或孤立肾急性梗阻时可出现少尿或无尿等急性肾衰竭表现。

二、诊断

临床上除需确定有无肾积水外,同时还需明确梗阻的原因、部位和程度,评估患肾的损害程度以及对侧肾的功能状况。

(一) 实验室检查

实验室检查包括血液、尿液等常规检查,必要时进行尿细菌培养、结核分枝杆菌抗酸染色或培养、脱落细胞学检查等。尿液常规检查可发现血尿、蛋白尿、结晶尿、脓尿和管型。慢性梗阻时,尿液检查可发现尿钠浓度升高、尿渗透压降低、尿 / 血浆肌酐比降低。

(二) 影像学检查

1. **B超** 是诊断肾积水的首选方法,尤其是对造影剂过敏者、妊娠妇女、婴儿及胎儿更为适宜。B超可以清楚地显示肾实质、肾盂及输尿管扩张情况,也可能显示梗阻的部位及病因,有助于与肾囊肿、肾实质肿瘤等疾病鉴别(图 11-2-1)。

2. **X线检查** 尿路平片可了解有无阳性结石。静脉尿路造影可显示肾积水的程度,了解梗阻部位、原因、程度以及患肾的功能状况,也可反映包括整个尿路对侧肾功能状况。肾积水可表现为肾脏体积增大,肾盂、肾盏扩张,肾实质变薄。肾功能损害时集合系统显影延迟或不显影。逆行尿路造影可进一步明确梗阻的部位和原因,但为有创性检查,可能引起尿路感染(图 11-2-2)。

3. **CT检查** CT尿路成像可清晰显示肾、输尿管、膀胱的形态,判断肾积水的原因和程度,有助于腹腔、腹膜后和盆腔病变的鉴别诊断(图 11-2-3)。

4. **磁共振水成像** 主要了解肾积水的尿路形态学改变。肾积水导致肾功能严重损害时,静脉尿路造影多不显影,磁共振水成像可清晰显示梗阻部位及其以上的尿路形态(图 11-2-4)。

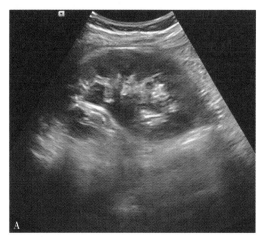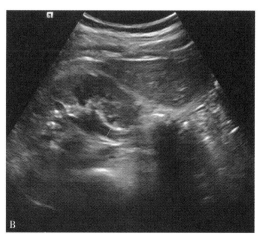

图 11-2-1　肾积水的超声显像

A. 扩张的肾盂；B. 扩张的输尿管。

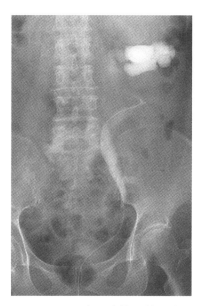

图 11-2-2　肾积水的 X 线显像

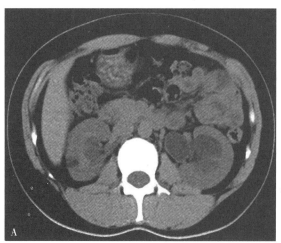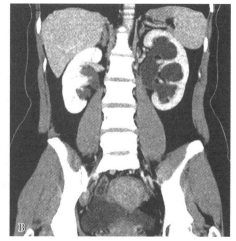

图 11-2-3　肾积水的 CT 显像

A. 水平面平扫；B. 冠状面增强扫描。

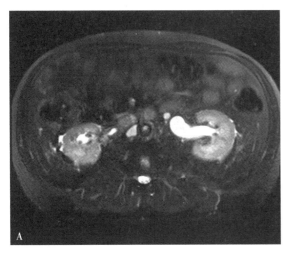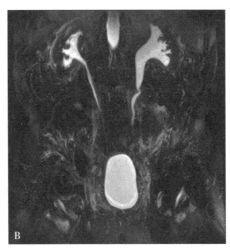

图 11-2-4　肾积水的 MRI 水成像显像
A. 水平面成像；B. 冠状面成像。

（三）肾功能检查

除常规生化检查了解总肾功能外，明确患肾及分肾功能非常重要，可进行放射性核素肾脏显像和肾图等检查。利尿性肾图除了能检查肾功能损害状态，对明确早期病变、判定肾积水是否需要手术治疗均有帮助，还可作为肾盂成形术后肾功能恢复的监测手段。

（四）内镜和尿流动力学检查

膀胱尿道镜检查可了解下尿路梗阻情况，输尿管镜检查则可了解上尿路梗阻的原因和部位。尿流动力学检查可用来鉴别下尿路梗阻的原因，区别膀胱逼尿肌收缩功能障碍或膀胱出口梗阻。

三、鉴别诊断

单纯性肾囊肿者超声检查表现为肾实质内边缘整齐的圆形透声液性暗区，尿路造影可显示肾盂、肾盏受压、变形或移位。肾癌组织坏死可出现液化，B 超显示肿块多为实质性，增强 CT 可见造影剂强化，典型表现为造影剂"快进快出"。肠系膜囊肿者腹部可触及边缘清楚的囊性肿物，但肿块较表浅并向左右移动，有肠梗阻症状，胃肠道钡餐 X 线检查肠道有受压征象。胰腺囊肿者左上腹可触及边缘不清的囊性肿块，但多有腹部外伤或急性胰腺炎病史，腹部 CT 常可明确诊断。

（王行环）

第三节　治　　疗

肾积水的治疗原则为尽早解除梗阻、去除病因、最大限度地保护肾功能、控制感染、预防并发症。根据肾积水的病因、程度和肾功能情况，确定治疗方案。

一、非手术治疗

对于药物治疗可缓解的梗阻病变如炎症、水肿、输尿管小结石、间歇性发生的肾积水、轻度肾积水等,可采取非手术治疗,但须进行严密随访观察。肾积水合并感染者,应定期做尿常规和尿培养,选择敏感抗生素控制感染。

二、手术治疗

中、重度肾积水能够通过手术治疗解除梗阻者,应尽早施行手术,去除病因,恢复肾功能。梗阻尚未引起严重的肾功能损害时,去除病因后常可获得较好的治疗效果。根据病因的性质不同采用相应的治疗方法,如各种先天性尿路畸形的成形术、尿路结石的体外碎石术或内镜碎石取石术等。

若肾积水合并感染,肾功能损害较为严重,病因暂不能处理时,应在梗阻以上部位进行引流(如肾造瘘术),待感染控制、肾功能恢复后,再行去除病因的手术。输尿管周围严重病变导致梗阻需长期引流者,可经膀胱镜放置输尿管双 J 管。肾积水导致剩余的肾实质过少且功能受损严重,或伴有严重感染致肾积脓时,可行肾切除术。

三、预后

肾积水的预后与梗阻的原因、严重程度、肾功能状况、治疗时机等多种因素有关。急性完全性梗阻 24h 就可以导致肾单位损害,梗阻持续 10d 则肾功能下降 30%,梗阻 30~40d 肾功能损害难以恢复。慢性梗阻解除后肾功能可得到改善。争取时间尽早解除梗阻,恢复肾功能是治疗肾积水的关键。

思考题

1. 简述肾积水的定义和发病机制。
2. 简述肾积水的诊断和鉴别诊断。
3. 简述肾积水的治疗原则。

(王行环)

第三章

神经源性下尿路功能障碍

影响储尿和排尿生理过程的神经系统病变都可导致下尿路功能障碍。神经系统损害的部位不同，下尿路功能障碍的表现不同，对储尿、排尿以及上尿路的影响不同。诊断包括神经源性疾病诊断，下尿路功能障碍和泌尿系统并发症诊断，以及其他相关器官、系统功能障碍的诊断。早期诊断并对并发症的风险进行早期评估和预防有非常重要的意义。治疗的主要目的是保护肾脏功能，其次为恢复下尿路功能、提高控尿能力、预防泌尿系统感染及提高患者生活质量。

第一节　病因和病理生理

下尿路的储尿和排尿过程由神经系统精确调控。所有影响储尿和排尿生理调节过程的神经系统病变，都有可能影响膀胱和/或尿道功能，导致各种不同的下尿路功能障碍，称为神经源性膀胱（neurogenic bladder，NB）。神经病变的部位及程度不同，临床表现不同，诊断的前提均需有神经系统病变依据。

一、病因

脑干及脑干水平以上的常见病因有脑血管意外、脑瘫、智力障碍、颅脑肿瘤、基底节病变和创伤性脑损伤等，最常见的排尿异常为尿失禁，但括约肌的活动一般是协调的。创伤、血管性病变、先天性发育异常、医源性及药物等原因均可能造成脊髓损害，几乎都可能影响膀胱尿道功能。不同节段、不同程度的脊髓损伤会导致不同类型的膀胱尿道功能障碍，在损伤后的不同时间段临床表现也有所不同。周围神经因素包括椎间盘疾病、椎管狭窄。腰椎间盘突出者影响骶神经根，腰椎管狭窄可出现马尾神经受压。外周神经系统因素包括糖尿病、酗酒、药物滥用等。25%~85%的糖尿病患者并发糖尿病神经源性膀胱，与糖尿病外周神经病变损害逼尿肌功能有关。感染性疾病包括获得性免疫缺陷综合征、急性感染性多发性神经根炎、脊髓灰质炎等。脊柱手术、根治性盆腔手术包括前列腺癌根治术、区域脊髓麻醉等也可合并出现神经源性膀胱并发症。

二、病理生理

下尿路的膀胱和尿道的主要功能是储尿和排尿。不同部位与水平的神经系统病变以及病变的不同时期，可表现出不同的下尿路病理生理变化。一个类似于切换电路的复杂神经控制系统调节储尿和排尿的生理过程，协调脑桥排尿中枢对这个系统进行控制，同时又接收来自高级中枢尤其是额叶内侧的神经冲动。脊髓 - 脑干 - 脊髓排尿反射通路的任何部位受损,都将导致储尿和排尿功能障碍。神经源性膀胱常可由脑桥上、骶上脊髓、骶髓、骶髓以下及外周神经病变引起。

（一）脑桥上损害

人的高级排尿中枢位于大脑皮质,协调排尿反射的中枢位于脑桥,丘脑、基底节、边缘系统、下丘脑和脑干网状结构参与排尿过程调控。脑桥上病变由于损伤了大脑的抑制中枢,尽管下尿路神经反射通路完整,但大脑皮质无法感知膀胱充盈,不能随意控制储尿和排尿,往往出现逼尿肌过度活动。由于脑桥排尿中枢完整,逼尿肌 - 括约肌协同性通常正常,对上尿路的损害较小。

（二）骶髓以上的脊髓损害

骶上脊髓损害时,中枢调节排尿的下行通路及膀胱尿道感觉的上传通路被阻断,括约肌的保护性反射以及中枢对逼尿肌自主反射的抑制作用丧失,导致储尿和排尿功能双重障碍,常出现逼尿肌过度活动及逼尿肌 - 括约肌协同失调。表现为逼尿肌高压,残余尿增加,尿失禁及泌尿系统感染,导致膀胱输尿管反流、肾积水等上尿路损害,严重者导致肾功能不全、尿毒症。

（三）骶髓损害

骶髓损伤者根据逼尿肌神经核（副交感神经核）和阴部神经核损伤情况不同,临床表现也不同。如果逼尿肌神经核损伤而阴部神经核完整,表现为逼尿肌松弛或无反射,膀胱容量增大且压力低。由于尿道外括约肌痉挛,导致尿潴留。患者上尿路损害相对较少,尿失禁频次也少。如果阴部神经核损伤而逼尿肌神经核完整,括约肌松弛,逼尿肌痉挛,尿失禁严重,很少引起上尿路损害。如果两者同时损害,则出现混合性改变。

（四）骶髓以下及周围神经损害

排尿骶髓初级排尿中枢受损或相关外周神经病变均可累及支配膀胱的交感和副交感神经,或同时累及支配尿道括约肌的神经,导致逼尿肌收缩力减弱和 / 或尿道内、外括约肌控尿能力减低,出现排尿困难或尿失禁,对上尿路的损害较大。Madersbacher 根据神经损伤部位、充盈及排尿阶段膀胱逼尿肌和尿道外括约肌的功能状态,提出了一个分类方法（图 11-3-1）,描述了多种神经源性膀胱的类型,对其病理生理改变进行了直观描述与总结。

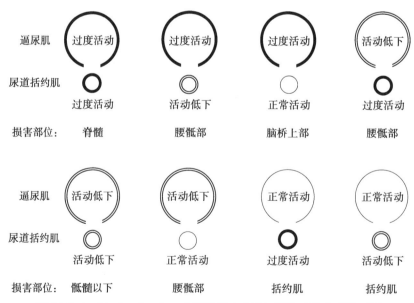

图 11-3-1　Madersbacher 典型神经病变致下尿路功能障碍类型图

（王行环）

第二节　诊断与鉴别诊断

神经源性下尿路功能障碍的诊断主要包括三个方面：①导致膀胱尿道功能障碍的神经系统病变的诊断，包括病变的性质、部位、程度、范围、病程等；②下尿路功能障碍和泌尿系统并发症的诊断，包括下尿路功能障碍的类型、程度，是否合并泌尿系感染、结石、肿瘤，是否合并肾积水、输尿管扩张、膀胱输尿管反流等；③其他相关器官、系统功能障碍的诊断，如是否合并盆腔器官脱垂、是否合并便秘或大便失禁等。

一、诊断

（一）病史

详尽的病史采集是诊断的首要步骤，要注意以下病史情况：有无脊柱裂、脊髓脊膜膨出等发育异常疾病；是否有糖尿病及血糖控制情况，是否合并糖尿病周围神经病变；是否患有带状疱疹、吉兰 - 巴雷综合征、多发性硬化症、阿尔茨海默病、帕金森病、脑血管意外、颅内肿瘤、脊柱脊髓肿瘤、腰椎间盘突出症等神经系统疾病；是否有脊髓损伤及部位、时间；既往治疗史，特别是用药史、相关手术史，如神经系统手术史、泌尿系统手术史、盆腔及盆底手术史、抗尿失禁手术史等；下尿路功能障碍对生活质量的影响程度等。

（二）症状

泌尿生殖系统症状中应重点关注各种下尿路症状，包括储尿期症状、排尿期症状和排尿后症状，以排尿日记形式加以记录。调查患者的泌尿系统管理方式，如腹压排尿、叩击排尿、挤压排尿、自行漏尿、间歇导尿、长期留置尿管、膀胱造瘘等。注意性功能障碍症状，如勃起功能障碍、性高潮异常、射精异常、性欲减退等。肛门直肠症状如直肠感觉异常、里急后重感等，排便症状如便秘、大便失禁等。神经系统症状包括神经系统原发病起始期、进展期及治疗后的症状，注意肢体感觉和运动障碍、肢体痉挛、自主神经反射亢进等症状。

（三）体格检查

一般体格检查注意患者的精神状态、意识、认知、步态、生命体征等。重要的认知功能障碍和记忆混乱与异常排尿行为密切相关。所有疑似患者均应进行标准的、完整的泌尿生殖系统检查。男性应常规进行直肠指诊，了解肛门括约肌张力。女性要注意是否合并有盆腔器官脱垂等。

神经系统功能检查包括躯体感觉平面、运动平面、脊髓损伤平面，以及上、下肢关键肌的肌力和肌张力。应特别重视会阴及鞍区的检查，感觉功能的检查范围从肛门皮肤黏膜交界处至两侧坐骨结节之间，包括肛门皮肤黏膜交界处的感觉，直肠指诊检查直肠深感觉。运动功能检查是通过直肠指诊检查肛门括约肌张力改变及有无自主收缩。神经反射检查包括膝反射、跟腱反射、提睾反射、肛门反射、球海绵体肌反射和各种病理反射等。

（四）实验室检查

注意尿常规、尿培养及肾功能生化指标等检查。了解泌尿系统感染、上尿路功能受损情况，为进一步拟定治疗方案和合理选择影像学检查提供依据。

（五）影像学检查

超声检查重点了解肾、输尿管、膀胱的形态及残余尿量，是测定肾积水及输尿管扩张程度，观察病情进展,评估治疗反应的有效工具。泌尿系统平片可显示阳性结石,腰骶骨发育异常,静脉尿路造影检查结果与肾功能有关。CT 扫描能直观了解肾脏皮质厚度、肾盂积水的形态改变、输尿管扩张程度、泌尿系统结石和新生物等。增强扫描能更清楚显示解剖特征。MR 水成像对上尿路的评估与 CT 相似,但不受肾功能影响。放射性核素检查包括肾图、利尿肾图和肾动态显像,可反映分侧肾功能情况,明确肾脏血供状态。

(六)尿流动力学检查

尿流动力学检查能对下尿路功能状态进行客观定量评估,是揭示神经源性膀胱患者下尿路功能障碍的病理生理基础的唯一方法,在诊断与随访中具有不可替代的重要位置。患者的病史、症状及体检结果是选择尿流动力学检查项目的主要依据。大部分尿流动力学检查项目为侵入性,应当先行排尿日记、自由尿流率、残余尿测定等无创检查,然后再进行充盈期膀胱测压、排尿期压力 - 流率测定、肌电图检查、神经电生理检查等有创检查。影像尿流动力学是证实神经源性膀胱患者尿路功能障碍及病理生理改变的"金标准"。

1. 排尿日记 是一项半客观的无创可重复检查项目,记录不少于 3d 能得到可靠的结果。自由尿流率可客观反映下尿路的排尿状态,对排尿功能进行初步评估,但不能反映病因和病变部位。残余尿测定应在排尿后即刻通过超声或导尿法进行。

2. 充盈期膀胱压力容积测定 可以评估充盈期膀胱感觉、膀胱压力 - 容积关系、逼尿肌稳定性、膀胱顺应性、最大膀胱测压容积等指标,同时要记录膀胱充盈过程中是否伴随尿急、疼痛、漏尿、自主神经反射亢进等异常现象。逼尿肌漏尿点压力(detrusor leak point pressure,DLPP)测定是在无逼尿肌自主收缩及腹压增高的前提下,测量膀胱充盈过程中出现漏尿时的最小逼尿肌压力,可预测上尿路损害风险。当 DLPP ≥40cmH$_2$O 时上尿路发生继发性损害的风险显著增加。在无逼尿肌自主收缩及腹压改变的前提下,灌注过程中逼尿肌压力达到 40cmH$_2$O 时的膀胱容量称为安全膀胱容量。

3. 压力 - 流率测定 是目前唯一能准确判断是否存在膀胱出口梗阻的检查项目,更适合于评估机械性或解剖性因素所致尿道梗阻的程度。神经源性膀胱尿道功能障碍所引起的梗阻多为逼尿肌 - 括约肌协同失调、尿道括约肌或膀胱颈松弛障碍导致的功能性梗阻,可用于鉴别诊断。

4. 肌电图检查 用以记录尿道外括约肌、尿道旁横纹肌、肛门括约肌或盆底横纹肌的肌电活动,间接评估上述肌肉的功能状态。

5. 影像尿流动力学检查 将充盈期膀胱测压及压力 - 流率测定同 X 线或 B 超等影像学检查同步结合起来,是目前尿流动力学检查中评估神经源性下尿路功能障碍最为准确的方法。

(七)神经电生理学检查

神经电生理学检查是神经系统体格检查的延伸,对患者的膀胱和盆底功能进行评估,为制订治疗方案和判断预后提供参考。针对下尿路及盆底感觉和运动功能神经通路的电生理学检查包括尿道括约肌或肛门括约肌肌电图、阴部神经传导速率、球海绵体反射潜伏期、阴部神经体感诱发电位等。球海绵体反射潜伏期主要用于下运动神经元损伤患者 S$_2$~S$_4$ 阴部神经反射弧完整性的评估。阴部神经体感诱发电位反映了神经冲动沿阴部神经传入纤维到达骶髓后,沿脊髓上行传导到大脑皮质通路的完整性。

二、鉴别诊断

神经源性膀胱主要与非神经因素导致的下尿路功能障碍相鉴别。与储尿期功能障碍相鉴别的主要疾病有膀胱过度活动症、压力性尿失禁、膀胱阴道瘘、输尿管异位开口性尿失禁、尿崩症、遗尿症、夜尿症等。与排尿期功能障碍相鉴别的主要疾病有尿道狭窄、前列腺增生、后尿道瓣膜、功能障碍性排尿等。

(王行环)

第三节　治　疗

一、治疗目标

神经源性膀胱障碍治疗目标为：①保护上尿路，重点是保护肾脏功能；②恢复或部分恢复下尿路功能，提高控尿能力；③减少残余尿量，预防泌尿系统感染，提高患者的生活质量。首要目标是保护肾脏功能，使患者能够长期生存，次要目标是提高患者的生活质量。

二、治疗原则

首先要积极治疗原发病，在原发的神经系统病变未稳定以前应以保守治疗为主。选择治疗方式应遵循逐渐从无创到微创、再到有创的原则。对于单纯依据病史、症状、体征、神经系统损害的程度和水平不能明确尿路功能状态者，影像尿流动力学检查对于治疗方案的确定和治疗方式的选择具有重要意义。还要综合考虑患者的性别、年龄、身体状况、社会经济条件、生活环境、文化习俗、宗教习惯、潜在的治疗风险与收益比，结合患者个体情况制订合理的治疗方案。部分神经源性下尿路功能障碍患者的病情具有临床进展性，治疗后应定期随访并伴随终生，病情进展时应及时调整治疗方案。

三、治疗方法

(一) 保守治疗方法

相对手术治疗，保守治疗侵入性小、价廉、实用，很少有严重的不良反应，能有效延缓疾病进展，改善患者生活质量，占有十分重要的地位。各种保守治疗手段及理念应贯穿于治疗的各个阶段。

手法辅助排尿有扳机点排尿，诱发逼尿肌收缩和尿道括约肌松弛，应注意随访有效性并确保上尿路安全。膀胱行为训练主要包括定时排尿和提示性排尿，是其他治疗方法的辅助治疗，有诱发或加重上尿路损害的潜在风险。对不完全去神经化的神经源性逼尿肌过度活动患者，推荐使用盆底肌功能训练、电刺激以及生物反馈训练，增强盆底与括约肌的力量，改善尿失禁，抑制逼尿肌过度活动。膀胱腔内电刺激通过逼尿肌与中枢间尚存的传入神经联系通路，诱导膀胱排尿时的感觉，继发性增加传出通路神经冲动，促进排尿或提高控尿能力。

间歇导尿包括无菌间歇导尿和清洁间歇导尿，清洁间歇导尿是协助膀胱排空的"金标准"，无菌间歇导尿更有助于减少泌尿系统感染和菌尿的发生。留置导尿和膀胱造瘘仍是发展中国家治疗尿潴留和尿失禁的重要方法，长期使用有较多并发症。男性尿失禁患者可选择使用阴茎套和外部集尿器。

抗胆碱能药物是治疗神经源性逼尿肌过度活动的一线药物，但会降低逼尿肌收缩力导致残余尿量增加，部分患者需要配合间歇导尿。α肾上腺素受体阻滞剂可以降低膀胱出口阻力，显著降低逼尿肌漏尿点压力，副作用较少。

(二) 手术治疗方法

手术治疗方法分为治疗储尿功能障碍的术式、治疗排尿功能障碍的术式、同时治疗储尿和排尿功能障碍的术式、尿流改道术式四大类。神经源性膀胱的病因、病理生理机制、临床症状及病程演进复杂和多样，治疗的首要目标是保护上尿路功能，而不是单纯提高控尿和/或排尿功能。

扩大膀胱容量的手术可扩大膀胱容量、抑制逼尿肌过度活动、改善膀胱壁顺应性,为膀胱在安全的压力范围内储尿创造条件,降低上尿路损害的风险。要按照循序渐进的原则选择治疗方式。神经源性逼尿肌过度活动经系统保守治疗无效,但膀胱壁尚未纤维化的患者可选择 A 型肉毒毒素(botulinum toxin type A,BTX-A)膀胱壁注射术。严重的低顺应性膀胱、膀胱挛缩,合并膀胱输尿管反流或膀胱壁段输尿管狭窄的患者则首选肠道膀胱扩大术。增加膀胱收缩力的手术方式有骶神经前根刺激术,通过在骶神经前根置入膀胱刺激器,诱发膀胱收缩。增加尿道控尿能力的手术方式主要有填充剂注射术、尿道吊带术、人工尿道括约肌植入术。降低尿道阻力的术式有尿道外括约肌切断术、尿道支架置入术、BTX-A 尿道外括约肌注射术,主要适用于骶上脊髓损伤患者逼尿肌 - 尿道外括约肌协同失调的治疗。尿流改道在神经源性膀胱的手术治疗中需有严格的适应证,包括可控尿流改道和不可控尿流改道两类。

四、预后

神经源性下尿路功能障碍患者的预后取决于患者神经系统疾病的种类、范围、程度、变化,泌尿系统并发症的严重程度,是否进行科学、合理的处理及严密、规律的随访等。只要长期坚持正确的神经泌尿学处理和随访,患者的预期寿命一般不会受到明显影响。

思考题

1. 简述神经源性膀胱的诊断方法。
2. 简述神经源性膀胱的治疗原则。

(王行环)

第四章
膀胱过度活动症

膀胱过度活动症是以尿急为特征的综合征,患病率高,发病机制不清,影响患者的生活质量和心理健康。以症状诊断结合排除诊断为主的综合方法进行诊断。治疗原则主要是缓解症状,提高生活质量,首选行为疗法及药物治疗。

第一节　概　　述

一、定义

膀胱过度活动症(overactive bladder,OAB)是一种以尿急为特征的综合征,常伴有尿频和夜尿,伴或不伴有急迫性尿失禁,没有尿路感染或其他明确的病理改变。OAB 在尿流动力学上可表现为逼尿肌过度活动(detrusor overactivity,DO),也可表现为其他形式的尿道 - 膀胱功能障碍。OAB 无明确的病因,不包括由尿路感染或其他膀胱、尿道病变所致的症状。

二、流行病学

由于不同的流行病学调查所使用的 OAB 诊断标准不尽相同,发病率或患病率差异很大。OAB 患病率随年龄的增长明显增高,同年龄段男性和女性 OAB 的患病率接近,我国 OAB 总体患病率约为 6%。男性、高 BMI、女性绝经、经阴道分娩、多次分娩等因素与 OAB 患病率增加相关。

三、病因及发病机制

OAB 的病因尚不十分明确,可能有:①由非神经源性因素所致逼尿肌不稳定,储尿期逼尿肌异常收缩引起相应的临床症状;②膀胱感觉过敏,在较小的膀胱容量时即出现排尿反射;③尿道及盆底肌功能异常;④其他原因如精神行为异常、激素代谢失调等。OAB 发病机制可能有:①中枢神经、外周神经尤其是膀胱传入神经的异常;②逼尿肌自发性收缩和肌细胞间冲动传递增强;③炎症、膀胱出口梗阻、高龄、精神疾病等都可能导致 OAB 症状的发生。

(王建业)

第二节 临床表现与诊断

一、临床表现

下尿路症状（lower urinary tract symptoms，LUTS）包括储尿期症状、排尿期症状和排尿后的症状，OAB 的临床表现属于储尿期症状。

OAB 以尿急症状为特征，常伴有尿频和夜尿症状，可伴或不伴有急迫性尿失禁。尿急是指一种突发、强烈且很难被主观抑制而延迟的排尿欲望。急迫性尿失禁是指与尿急相伴随或尿急后立即出现的尿失禁现象。尿频为患者的主观感觉，自觉每天排尿次数过于频繁。在主观感觉的基础上，成人排尿次数日间≥8 次，夜间≥2 次，且平均每次尿量 <200ml 时为尿频。夜尿指患者夜间因尿意觉醒而排尿≥2 次。尿频和夜尿受饮水量、睡眠时间、睡眠质量等因素影响。

二、诊断

（一）筛查性检查

1. **病史** 采集需注意以下四点：① OAB 典型症状，包括尿频、尿急、夜尿或尿失禁症状出现的时间及严重程度；② OAB 相关症状，包括排尿困难、尿失禁、性功能、肢体运动及排便情况；③ OAB 相关病史，包括泌尿及男生殖系统疾病史，月经、生育、妇科疾病史，其他盆腔器官疾病及治疗史和神经系统疾病史；④药物使用情况，重点包括可导致膀胱收缩力下降的药物如抗毒蕈碱类药物等。

2. **排尿日记** 能够准确地记录患者日间和夜间的排尿次数、次排尿量、24h 排尿总量及尿失禁的情况，通过排尿日记可以发现因饮水过量导致的排尿次数增加，并且有助于与尿崩症、夜间多尿症和膀胱容量减少进行鉴别，同时排尿日记还能够评估 OAB 的治疗效果，推荐连续记录 3~7d。

3. **体格检查** 除一般检查外，男性应重点进行直肠指诊（评估前列腺及肛门括约肌）和外生殖器检查，女性应重点了解是否存在盆腔器官脱垂和压力性尿失禁；神经系统检查需评估球海绵体反射和鞍区感觉。

4. **实验室检查** 主要为尿常规检查，OAB 患者多无异常发现，当尿常规检查异常时，应考虑泌尿系感染或泌尿系统肿瘤等疾病的可能，需进一步进行相关检查。

（二）选择性检查

1. **尿流动力学检查** 是一类能够客观评价膀胱、尿道的储尿和排尿功能的检查，其中尿流率测定是一种最简单的、非侵入性的尿流动力学检查，膀胱出口梗阻或逼尿肌收缩力减弱均可导致尿流率降低；而在进行侵袭性治疗之前需通过侵入性尿流动力学检查项目进一步评估下尿路功能障碍。

2. **影像学检查** 怀疑有泌尿系统其他疾病者可选择影像学检查，例如泌尿系超声检查可测量排尿后膀胱残余尿量，了解膀胱及膀胱出口情况。

3. **其他检查** 55 岁以上男性应进行血清 PSA 检查以排查前列腺肿瘤；怀疑有泌尿或生殖系统炎症者应进行尿液、前列腺液、尿道及阴道分泌物的病原学检查，如涂片和微生物培养；怀疑有尿路上皮肿瘤者需进行尿液细胞学检查；对于高龄或怀疑认知能力有损害者可行认知能力的评估等。

（三）症状问卷

参考膀胱过度活动症评分问卷表可进行 OAB 的诊断和严重程度分级（表 11-4-1）。

表 11-4-1　膀胱过度活动症评分问卷表

症状	问题	频率 / 次	得分 / 分
1. 白天排尿次数	从早晨起床到晚上入睡的时间内,小便的次数是多少?	≤7	0
		8~14	1
		≥15	2
2. 夜间排尿次数	从晚上入睡到早晨起床的时间内,因为小便起床的次数是多少?	0	0
		1	1
		2	2
		≥3	3
3. 尿急	是否有突然想要小便,同时难以忍受的现象发生?	无	0
		每周 <1	1
		每周 ≥1	2
		每日 =1	3
		每日 2~4	4
		每日 ≥5	5
4. 急迫性尿失禁	是否有突然想要小便,同时无法忍受并出现尿失禁的现象?	无	0
		每周 <1	1
		每周 ≥1	2
		每日 2~4	4
		每日 ≥5	5
OAB 的诊断标准:问题 3(尿急)得分 ≥2 分,且总分 ≥3 分。OAB 严重程度的定量标准:轻度 OAB(3~5 分),中度 OAB(6~11 分),重度 OAB(≥12 分)。		症状总评分＝　　分	

三、鉴别诊断

OAB 是以尿急为特征,常伴有尿频、夜尿的综合征。下尿路感染或其他膀胱尿道病变也可出现类似症状,需要进行鉴别诊断。

（一）下尿路感染

下尿路感染是泌尿系统的常见疾病,以尿频、尿急为主要表现,常伴有尿痛、终末血尿;合并上尿路感染常出现腰痛、发热症状;尿常规检查可见白细胞、红细胞、细菌增多;尿细菌培养阳性;抗生素治疗有效。

（二）神经源性膀胱

神经源性膀胱可有尿急、尿频、夜尿等 OAB 症状,是由影响储尿和排尿生理调节过程的神经系统病变引起,需存在有导致膀胱尿道功能障碍的神经病变才能诊断,尿流动力学检查可发现膀胱储尿和排尿功能异常。

（三）良性前列腺增生症（BPH）

BPH 是引起中老年男性排尿功能障碍常见的疾病，以 LUTS 为主要表现，包括储尿期症状，如尿频、尿急、尿失禁以及夜尿增多；排尿期症状，如排尿踌躇、排尿困难以及间断排尿；排尿后症状，如排尿不尽、尿后滴沥等。BPH 以进行性排尿困难为主要症状，前列腺体积多有增大，可出现残余尿液增多和尿潴留，尿流动力学检查多为膀胱内压力增高而尿流速率降低的梗阻性表现。

（王建业）

第三节　治　疗

OAB 是一组独立的综合征，可严重影响患者的生活质量，治疗原则是缓解症状，提高生活质量。OAB 治疗方案分为首选治疗和可选治疗。当首选治疗方案无效、出现或可能出现不可耐受的副作用、尿流率明显下降或残余尿量明显增多、不能坚持治疗或要求更换治疗方法时，可采用可选治疗方案。

一、首选治疗

（一）行为治疗

行为治疗是 OAB 的基础治疗，可以同其他治疗方法联合应用。通过指导患者改变生活方式，如减肥、改善睡眠、控制液体摄入量、减少咖啡因或酒精摄入等，可以改善患者的症状；通过重新学习和掌握控制排尿的技能，例如延迟或定时排空膀胱，适度延长排尿间隔，逐渐使每次排尿量达到 300~400ml 等，能够去除精神因素的恶性循环从而降低膀胱的敏感性，提高治疗效果；通过盆底肌训练和生物反馈治疗，可增强盆底肌肉的力量，抑制逼尿肌的不随意收缩，以达到治疗的目的。

（二）药物治疗

药物治疗的目标是增加膀胱功能容量，延长排尿间隔，减少尿急症状且不影响膀胱的排空能力。最常使用的药物为 M 胆碱能受体阻滞剂和 β_3 肾上腺素受体激动剂。前者能够通过拮抗膀胱上的 M 胆碱能受体抑制储尿期逼尿肌的收缩，不良反应主要有口干（30% 患者可能发生）、便秘、头晕、视力模糊及认知障碍（特别是老年人群）等，闭角型青光眼、肠梗阻患者禁用或慎用；后者可通过激动逼尿肌组织上的 β_3 肾上腺素受体诱导逼尿肌舒张，主要的副作用为尿路感染、轻度的心动过速和高血压等。

二、可选治疗

可选治疗主要有以下四种：① A 型肉毒毒素逼尿肌注射，适用于药物治疗效果欠佳或不能够耐受药物相关副作用者；②神经调节治疗，通过电或磁刺激的方式来调控支配膀胱和尿道的神经功能，主要包括骶神经调节术和经皮胫神经电刺激治疗，对于部分难治性 OAB 患者有一定的治疗效果；③外科手术，需严格掌握手术适应证，仅适用于严重低顺应性膀胱、膀胱容量过小，且危害上尿路功能或严重影响生活质量，经其他治疗无效者，主要手术方式包括膀胱扩大术和尿流改道术；④针灸治疗，对于缓解 OAB 症状也具有一定效果。

思考题

1. 简述 OAB 的诊断原则。

2. OAB 怎样与有相同症状的疾病进行鉴别?

3. OAB 首选的治疗方法有哪些?

（王建业）

第五章

尿　失　禁

　　尿失禁是泌尿外科的常见症状,主要特征是尿液自尿道外口流出且不受患者的主观意识控制。根据病因和发生机制可分为真性尿失禁、急迫性尿失禁、充盈性尿失禁和压力性尿失禁,可单独或混合存在。各类尿失禁的临床表现不同,应根据不同病因选择相应治疗方法。

第一节　定义和分类

　　尿失禁(urinary incontinence)是指尿液无法用意识控制而不自主地自尿道外口流出。当尿液从身体其他部位包括阴道、肠道溢出时称为漏尿,而不是尿失禁。根据尿失禁发生的机制不同,可以分为真性尿失禁、充盈性尿失禁、急迫性尿失禁(urge urinary incontinence,UUI)和压力性尿失禁(stress urinary incontinence,SUI)四类,其中压力性尿失禁与急迫性尿失禁同时存在称为混合性尿失禁(mixed urinary incontinence,MUI)。女性尿失禁患病率明显高于男性,是影响女性生活质量的常见疾病,全球女性人群中23%~45%有不同程度的各类尿失禁,其中约50%为压力性尿失禁,但因为社会经济和文化教育等因素以及女性对排尿异常羞于启齿,所以就诊率较低。

(王建业)

第二节　病因和发病机制

一、真性尿失禁

　　真性尿失禁由尿道外括约肌的严重缺陷、损伤或功能障碍引起,表现为尿液持续从尿道外口漏出。常见的原因包括神经源性括约肌功能障碍、医源性损伤(多为前列腺手术后并发症)和女性尿道产伤等。

二、充盈性尿失禁

　　充盈性尿失禁常见于慢性尿潴留患者,因大量尿液潴留使膀胱内压升高,超过尿道括约肌的闭合压力时发生尿液不自主外流,当膀胱内压降低后,尿失禁便会停止,上述过程不断反复。常见的病因包括良性前列腺增生和神经源性下尿路功能障碍。

三、急迫性尿失禁

急迫性尿失禁是指当有强烈的尿意时不能由意志控制,尿液经尿道急速排出,常伴有尿急、尿频。病因包括膀胱感染、异物刺激、严重的膀胱过度活动症、下尿路梗阻、神经系统疾病、间质性膀胱炎、膀胱肿瘤浸润或放射线治疗等。

四、压力性尿失禁

压力性尿失禁指由喷嚏、咳嗽或运动等因素导致腹压增高时,膀胱内压超过尿道括约肌的闭合压力而出现的尿液不自主自尿道外口漏出。

(一)危险因素

女性压力性尿失禁的高发年龄为 45~55 岁,随着年龄增长患病率逐渐升高,可能与盆底松弛、雌激素减少和尿道括约肌退行性变有关。肥胖、生育胎次的增加、生育年龄过大、经阴道分娩和使用助产技术均有增加压力性尿失禁发生的可能性,另外遗传和种族因素也与压力性尿失禁的发生有关。

(二)病理生理机制

尿道的支撑对控尿能力至关重要,正常情况下,腹压增加时尿道被压于"吊床"样的肌肉筋膜上,尿道良好关闭而不出现尿失禁,当尿道支撑结构受损时,膀胱颈和尿道会发生不同程度的下移,增高的腹压仅传至膀胱而较少传递至尿道,此时膀胱压高于尿道压而发生尿失禁。另外尿道固有括约肌(包括尿道平滑肌、横纹肌、尿道周围横纹肌)功能减退和受损,会导致尿道闭合压下降;随着年龄的增长,尿道黏膜萎缩变薄、弹性下降,可能导致封闭功能减退;支配尿道周围支撑组织的神经功能障碍也会导致尿道关闭功能不全。上述一种或几种因素共同作用造成了压力性尿失禁的发生。

男性压力性尿失禁多与尿道内、外括约肌同时损伤有关。内括约肌损伤多见于盆腔手术、膀胱颈损伤及特定的交感神经功能受损;外括约肌损害最常见于前列腺增生手术和前列腺癌根治性切除术后,其他原因还包括骨盆骨折导致的尿道损伤、脊髓病变及某些先天性疾病。

(王建业)

第三节 诊 断

一、真性尿失禁

真性尿失禁患者多数有较为明确的病因,如前列腺或盆腔手术史、会阴外伤史、尿道操作史以及神经系统疾病等。临床特征为尿液持续从尿道口流出,极少有正常排尿,膀胱持续呈空虚状态,临床诊断并不困难。

二、充盈性尿失禁

充盈性尿失禁常继发于慢性下尿路梗阻,最常见于良性前列腺增生。应着重询问患者的下尿路症状和尿失禁特点。由于下尿路梗阻病程进展缓慢,患者多先经历尿频、尿急和夜尿增多,后有尿线变细、尿流中断等临床表现,常无憋尿感等不适主诉,需注意辨别。耻骨上触诊和叩诊可发现充盈的膀胱,直肠指诊可了解前列腺的情况。泌尿系统超声和肾功能检查可明确有无上尿路积水及肾功能损害。膀胱镜可见膀胱内广泛小梁形成,可伴有大小不等的憩室。

三、急迫性尿失禁

急迫性尿失禁多由下尿路炎症、膀胱过度活动症引起,也可继发于神经系统损害。典型症状为先有强烈的尿意后出现尿失禁或在出现强烈尿意时发生尿失禁。部分患者可在咳嗽、喷嚏等腹压增加的情况下诱发,此时伴发的强烈尿意感在问诊时常容易被遗漏,而被误诊为压力性尿失禁。尿流动力学检查可发现自发或诱发的膀胱无抑制性收缩伴尿液漏出或尿意感提前等膀胱感觉异常的表现。尿常规检查、细菌培养、泌尿系统影像学检查、神经系统检查和膀胱镜检查有助于寻找病因。

四、压力性尿失禁

压力性尿失禁诊断主要依据主观症状和客观检查,并需除外其他疾病。诊断步骤应包括确定诊断、程度诊断、分型诊断及合并疾病诊断。

（一）确定诊断

确定诊断的主要目的是依据病史和体格检查确定有无压力性尿失禁。注意与腹压增加有关的尿失禁症状,如在大笑、咳嗽、打喷嚏、跳跃或行走等各种腹压增加时尿液是否自尿道外口流出,停止腹部加压动作后尿失禁是否随即减少或终止。同时还要了解泌尿系统的其他症状,如血尿、排尿困难、尿路刺激症状以及下腹或腰部不适等。既往病史、月经生育史、并发疾病和用药史也要注意采集。神经系统检查包括阴部感觉、下肢肌力、肛门括约肌张力及病理征等。专科检查主要需判断有无盆腔器官膨出及其严重程度,外阴部有无长期感染所致的异味或皮疹,双合诊有助于了解子宫水平、大小和盆底肌收缩力,直肠指诊可了解肛门括约肌张力及有无直肠膨出。

（二）程度诊断

程度诊断的目的是为选择治疗方法提供参考。依据临床症状进行分度。轻度:一般活动及夜间无尿失禁,腹压增加时偶发尿失禁,无需使用尿垫;中度:腹压增加及起立活动时有频繁的尿失禁,需要使用尿垫生活;重度:起立活动或卧位体位变化时即有尿失禁,严重影响患者的生活及社交活动。也可以依据 1h 尿垫试验进行分度。轻度:1h 漏尿 ≤1g;中度:1g<1h 漏尿 <10g;重度:10g ≤ 1h 漏尿 <50g;极重度:1h 漏尿 ≥50g。

（三）分型诊断

对于临床表现与体格检查不甚相符,以及经初步治疗效果不佳者需采用分型诊断。分型诊断依靠排尿期膀胱尿道造影或影像尿流动力学检查、腹压漏尿点压检查,用于了解患者是否同时存在盆底支持功能受损和尿道括约肌缺陷。

（四）常见合并疾病诊断

在诊断压力性尿失禁的同时,应高度重视可以影响治疗效果的合并疾病,主要包括急迫性尿失禁、盆腔器官脱垂、逼尿肌收缩力减弱及膀胱出口梗阻。

（王建业）

第四节 治 疗

一、真性尿失禁

真性尿失禁应根据病因进行治疗。对于医源性损伤,如前列腺手术所导致的尿道外括约肌损伤,首选进行提肛训练等行为治疗,也可选择使用阴茎套和外部集尿器。前列腺术后轻度尿失禁可采用男性尿道吊带术进行治疗,中、重度尿失禁应采用人工尿道括约肌(artificial urinary sphincter,AUS)植入进行治疗。

二、充盈性尿失禁

充盈性尿失禁诊断后首先应予以留置尿管,有利于改善患者症状,消除慢性尿潴留和上尿路积水,保护膀胱和肾脏功能。良性前列腺增生患者可在充分评估膀胱功能恢复程度的基础上行前列腺切除术;神经源性膀胱患者应寻找导致膀胱逼尿肌收缩乏力的原因并给予相应治疗。

三、急迫性尿失禁

急迫性尿失禁首先应积极处理泌尿系统感染、结石、肿瘤等原发病,对症治疗可参考上一章 OAB 的治疗方法。

四、压力性尿失禁

压力性尿失禁的治疗方法主要有保守治疗、药物治疗和手术治疗。

(一) 保守治疗

保守治疗的主要方法是盆底肌肉训练(pelvic floor muscle training,PFMT),通过自主的、反复的盆底肌肉群的收缩和舒张运动,增强支持尿道、膀胱、子宫和直肠的盆底肌张力,增加尿道阻力,达到预防和治疗尿失禁的目的。训练方法包括提肛运动、生物反馈以及电刺激等。

(二) 药物治疗

药物治疗的主要原理是增加尿道闭合压,提高尿道关闭能力。度洛西汀可提高尿道括约肌收缩力,增加尿道关闭压,减少漏尿,多在 4 周内起效,结合盆底肌训练可获得更好的效果;雌激素可刺激尿道上皮生长,增加尿道黏膜静脉丛血供,增加盆底肌肉张力,对绝经后患者应采用阴道局部用药;盐酸米多君能够选择性激活膀胱颈和后尿道的 α_1 肾上腺素受体,使平滑肌收缩,增加尿道阻力。

(三) 手术治疗

手术治疗的适应证主要包括中、重度压力性尿失禁及严重影响生活质量的患者。主要手术方式为经阴道无张力尿道中段吊带术(tension-free vaginal tape,TVT)和尿道旁注射填充剂治疗。TVT 通过阴道前壁将吊带植入尿道后方,增加尿道中段的支撑力,主要术式包括经耻骨后途径、经闭孔途径和单切口途径,主要并发症有出血、感染、膀胱穿孔、阴道损伤、肠道损伤、血管损伤、吊带侵蚀和排尿困难;尿道旁填充剂注射治疗是在内镜的监视下向尿道内口黏膜下注射填充物,使尿道腔变窄、拉长,提高尿道阻力,延长功能性尿道长度,增加尿道的闭合功能,达到控尿目的。

思考题

1. 简述各类尿失禁的主要病因及临床特征。
2. 简述女性压力性尿失禁的发生机制及治疗方法。

(王建业)

第六章
良性前列腺增生

前列腺增生是引起中老年男性排尿障碍最为常见的疾病。高龄和有功能的睾丸是发病的主要因素。前列腺增生可引起膀胱出口机械性和动力性梗阻,继发膀胱、肾脏功能障碍,合并感染、结石、腹股沟疝等。治疗的主要目标是改善 LUTS 症状、提高生活质量、预防疾病进展及防治并发症。

第一节　病因和病理生理

良性前列腺增生(benign prostatic hyperplasia,BPH)简称前列腺增生,是引起中老年男性排尿障碍最为常见的一种良性疾病。主要表现为组织学上的前列腺腺体和间质成分的增生,解剖学上的前列腺体积增大(benign prostatic enlargement,BPE),尿流动力学上的膀胱出口梗阻(bladder outlet obstruction,BOO)和临床表现中的下尿路症状(lower urinary tract symptoms,LUTS)。引起 LUTS 的原因有很多,如膀胱结石、肿瘤、炎症及神经源性膀胱等,由前列腺增生所致的 LUTS 称为 LUTS/BPH。

一、病因

BPH 的发生必须具备年龄的增长和有功能的睾丸两个重要条件。BPH 的病因和发病机制尚不完全清楚,可能是由于上皮和间质细胞增殖及细胞凋亡的平衡性破坏引起,相关因素包括:雄激素及其与雌激素的相互作用,前列腺间质 - 腺上皮细胞的相互作用,生长因子、炎症细胞、神经递质及遗传因素等。

二、病理

前列腺分为外周区、中央区、移行区和尿道周围腺体区。正常移行区只占前列腺组织的 5% 左右,而外周和中央区占前列腺体积的 95%。前列腺增生主要发生在移行区和尿道周围腺体区,前者的结节在早期主要表现为腺体组织增生,而后者的结节在早期则完全为间质增生。间质组织中的平滑肌也是构成前列腺的重要组成部分,这些平滑肌以及前列腺尿道周围组织受肾上腺素能神经、胆碱能神经支配,其中前者起主要作用。在前列腺和膀胱颈部有丰富的 α 肾上腺素受体,尤其是 α_1 肾上腺素受体,激活后可明显增加前列腺尿道的阻力。前列腺的解剖包膜坚韧,可使增生的腺体受压并向尿道和膀胱膨出,造成尿道梗阻。前列腺增生后,增生的结节将腺体的外周区压迫形成"外科包膜",两者有明显分界。前列腺增生部分经手术切除后,遗留下受压腺体组织,故术后直肠指诊及影像学检查仍可探及前列腺腺体。

三、病理生理

前列腺增生可引起膀胱出口机械性和动力性梗阻以及继发性膀胱功能、肾功能障碍。前列腺体积增大可导致后尿道延长、受压变形、狭窄，膀胱出口机械性阻力增加，引起排尿期症状。前列腺和膀胱颈组织富含 α 肾上腺素受体，前列腺增生时受体数量增加且活性增强，前列腺平滑肌张力增大，膀胱出口动力性阻力增加。膀胱出口阻力增高可引起膀胱逼尿肌代偿性肥大和功能亢进，出现逼尿肌不稳定收缩、膀胱内压增高，产生储尿期症状。增生的膀胱肌纤维可形成粗大的网状结构，称为膀胱小梁，小梁之间可形成小室甚至憩室。长期下尿路梗阻最终可导致膀胱逼尿肌失代偿，不能完全排空膀胱内尿液，出现慢性尿潴留。慢性尿潴留可增加泌尿系统感染和结石的发生率，也可引起膀胱内压力升高，当膀胱内压力大于膀胱出口阻力时出现充盈性尿失禁。膀胱高压还可导致输尿管尿液引流受阻，甚至引起尿液反流，造成上尿路积水和肾功能损害。

（王建业）

第二节　临床表现与诊断

一、临床表现

前列腺增生是一种缓慢进展的良性疾病，一般在 50 岁以后出现症状，可随着年龄的增加而进行性加重，并出现相应的并发症。下尿路症状的严重程度不一定与前列腺的体积成正比，主要与病变的发展速度以及是否存在感染、结石、肾功能损害等并发症有关。

前列腺增生的主要临床表现为下尿路症状（LUTS/BPH）。储尿期症状表现为尿频、尿急，夜尿次数增多是最早出现的症状。储尿期症状在病程早期与前列腺体积增大、血管增多、充血刺激相关；在逼尿肌代偿期则与膀胱出口梗阻所致的逼尿肌肥大和功能亢进有关；在逼尿肌失代偿期与尿潴留所致的膀胱相对容积减少和膀胱高压有关，还可因慢性尿潴留引起充盈性尿失禁。排尿期症状表现为进行性排尿困难，如排尿等待、迟缓、尿线细而无力、射程缩短、排尿时间延长、尿流中断、慢性或急性尿潴留等，可出现在逼尿肌代偿期和失代偿期。排尿困难由前列腺增生所致的膀胱出口的机械性和动力性梗阻以及逼尿肌失代偿时的膀胱收缩乏力引起。排尿后症状表现有尿后滴沥和尿不净感，可出现于病程的各个时期。

随着前列腺增生的发展还可出现相关并发症。合并尿路感染或膀胱结石时，除尿频、尿急症状加重外，还可出现尿痛或终末血尿。前列腺血管破裂时则可出现无痛性肉眼血尿。排尿阻力和潴留尿量逐渐增加，膀胱内压升高，可引起肾积水和肾功能损害，甚至出现食欲缺乏、恶心、呕吐及双下肢水肿等肾功能不全的临床表现。长期增加腹压排尿还可诱发腹股沟疝、内痔甚至脱肛等。

二、诊断

诊断前列腺增生需要根据病史、症状、体格检查、影像学检查、尿流动力学检查及内镜检查等综合判断。

（一）病史

了解患者的病史至关重要，特别是下尿路症状的特点、持续时间及其伴随症状。同时应了解外伤史、盆腔手术史和神经系统病史,还应询问患者的治疗史。国际前列腺症状评分(international prostate symptom scores,IPSS)(表11-6-1)和生活质量指数评分(表11-6-2)是判断前列腺增生患者下尿路症状严重程度及其对生活质量影响的常用方法。

表11-6-1　国际前列腺症状评分(IPSS)表

在最近1个月内,您是否有以下症状?	在5次中						症状评分/分
	无	少于1次	少于半数	大约半数	多于半数	几乎每次	
1. 是否经常有尿不尽感?	0	1	2	3	4	5	
2. 两次排尿间隔是否经常小于2小时?	0	1	2	3	4	5	
3. 是否曾经有间断性排尿?	0	1	2	3	4	5	
4. 是否有排尿不能等待的现象?	0	1	2	3	4	5	
5. 是否有尿线变细的现象?	0	1	2	3	4	5	
6. 是否需要用力及使劲才能开始排尿?	0	1	2	3	4	5	
7. 从入睡到早起一般需要起来排尿几次?	无	1次	2次	3次	4次	5次	
	0	1	2	3	4	5	
症状总评分=(轻度症状:0~7分;中度症状:8~19分;重度症状:20~35分)							

表11-6-2　生活质量指数评分表

如果在您今后的生活中始终伴有现在的排尿症状,您认为如何?	高兴	满意	大致满意	还可以	不太满意	苦恼	很糟
生活质量评分(QOL)=(QOL评分代表患者受LUTS困扰的程度)	0	1	2	3	4	5	6

(二) 体格检查

1. 外生殖器检查　观察有无尿道外口狭窄或其他可能影响排尿的疾病(如包茎、阴茎肿瘤等)。

2. 直肠指诊(digital rectal examination,DRE)　是前列腺增生患者最重要的检查项目之一,须在膀胱排空后进行。可以了解前列腺的大小、形态、质地,有无结节及压痛,中央沟是否变浅或消失以及肛门括约肌张力情况。DRE扪及前列腺质硬的结节需警惕前列腺癌的可能。

3. 其他　下腹部触诊和叩诊可了解是否存在慢性尿潴留。局部神经系统检查(包括运动和感觉)、肛周和会阴外周神经系统检查可了解有无神经系统疾病。

(三) 辅助检查

1. 尿常规　可以了解血尿、蛋白尿、脓尿及尿糖等情况。

2. 血清前列腺特异性抗原(PSA)　是筛查前列腺癌的重要项目,有助于前列腺增生和前列腺癌的鉴别诊断,前列腺增生时一般PSA<4ng/ml,当PSA≥4ng/ml时需警惕前列腺癌的可能。PSA是一项预测BPH进展的危险因素,可指导选择治疗方案。血清PSA升高并非前列腺癌特有的,在前列腺

增生、前列腺炎、前列腺穿刺、急性尿潴留（acute urine retention，AUR）、留置导尿、直肠指诊等情况下也都可能升高，需要仔细鉴别。

3. **超声检查**　可以了解前列腺的形态、大小、异常回声、突入膀胱的程度、残余尿量；了解是否合并膀胱结石、膀胱憩室、占位性病变；了解肾和输尿管有无扩张、积水等情况。经直肠超声还可以精准测量前列腺体积（0.52× 前后径 × 左右径 × 上下径）。

4. **尿流率检查**（uroflowmetry）　应重点关注最大尿流率（Q_{max}）和平均尿流率（Q_{ave}）两项指标，以前者更为重要。男性 Q_{max}<15ml/s 时提示排尿受阻，Q_{max}<10ml/s 时为严重梗阻。最大尿流率受多种因素的影响，如排尿量、年龄、精神因素、个体差异等，其中排尿量影响较大。尿量在 150~200ml 时进行检查较为准确，重复检查可增加可靠性。最大尿流率明显降低，病因不能完全用前列腺增生解释者，或怀疑存在膀胱逼尿肌收缩功能障碍者，建议进行尿流动力学检查。

5. **残余尿量测定**（post-void residual volume，PVR）　充分排尿后膀胱内残留的尿量称为残余尿量，可通过导尿或超声检查测定。除 BPH 膀胱出口梗阻可引起残余尿量增多外，逼尿肌收缩功能障碍、逼尿肌与尿道括约肌协调失常等因素也可引起残余尿量增多。

6. **内镜检查**　当下尿路症状与前列腺体积不符，或伴有肉眼血尿时，应选择尿道膀胱镜（urethrocystoscope）检查，鉴别膀胱肿瘤、膀胱颈挛缩、尿道狭窄等疾病。

（四）BPH 临床进展性评估

随着病程的延长，BPH 患者的主观症状和客观指标出现进行性加重的趋势，这种现象称为 BPH临床进展。BPH 临床进展的内容包括 LUTS 加重而导致患者生活质量下降、反复血尿、反复尿路感染、膀胱结石、急性尿潴留以及肾功能损害等。BPH 患者接受外科治疗是疾病进展的最终表现形式。临床评价进展性的指标包括 LUTS 加重，最大尿流率进行性下降，发生 BPH 相关性并发症，BPH 手术治疗概率上升。BPH 临床进展的危险因素有年龄、血清 PSA、前列腺体积、最大尿流率、残余尿量、症状评分、前列腺慢性炎症、代谢综合征、膀胱内前列腺突出度等。对 BPH 开展临床进展性评价和危险因素分析，有助于选择治疗方式。

三、鉴别诊断

1. **膀胱颈挛缩**（膀胱颈纤维化）　由慢性炎症或前列腺手术引起，也可造成膀胱出口梗阻。发病年龄较轻，40~50 岁常见，LUTS 症状比较明显，早期排尿迟缓，尿线无力，后期出现尿潴留。直肠指诊和超声检查前列腺体积增大不明显，膀胱镜检发现膀胱后唇抬高或呈环状隆起，可明确诊断。

2. **前列腺癌**　患者血清总 PSA 通常增高，直肠指诊可触及前列腺质硬结节，经直肠超声检查可发现前列腺低回声结节，前列腺 MRI 大多可发现前列腺异常信号病灶，以外周带多见，前列腺穿刺活检是最重要的确诊方法。

3. **神经源性膀胱**　也可出现排尿困难、尿潴留，甚至继发肾积水或膀胱结石，但患者多有较为明确的神经系统病史，尿流动力学检查可发现膀胱逼尿肌压力降低，无明确膀胱出口机械性梗阻表现。

4. **尿道狭窄**　患者多有尿道外伤或炎症病史，年龄一般较轻，尿道造影及尿道镜检可明确诊断。

5. **膀胱肿瘤**　是泌尿系统中最常见的肿瘤，早期表现为无痛性血尿，位于膀胱颈附近的膀胱肿瘤可造成膀胱出口梗阻，血块、肿瘤组织阻塞尿道内口时可引起排尿困难或尿潴留。膀胱镜检可明确诊断。

（王建业）

第三节　治　疗

前列腺增生的主要治疗方式包括观察等待、药物治疗及手术治疗,治疗目标是改善下尿路症状、提高生活质量、预防疾病进展及防治并发症。

一、观察等待

轻度下尿路症状(IPSS ≤ 7)的患者,或中度以上症状(IPSS ≥ 8)但生活质量尚未受到明显影响的患者,可以采用观察等待。观察等待包括健康教育、生活方式指导、定期监测等。前列腺增生患者出现 LUTS 加重而导致生活质量下降、最大尿流率进行性下降、反复尿路感染、膀胱结石、AUR 以及肾功能损害等情况时,标志着临床进展,需进行积极治疗。

二、药物治疗

前列腺增生患者药物治疗的短期目标是缓解下尿路症状,长期目标是延缓疾病的临床进展,预防并发症。在减少药物治疗副作用的同时保持患者较高的生活质量是药物治疗的总体目标。

(一) α 肾上腺素受体阻滞剂

α 肾上腺素受体阻滞剂通过阻滞分布在前列腺和膀胱颈部平滑肌表面的肾上腺素受体,松弛平滑肌,达到缓解膀胱出口动力性梗阻的作用。根据尿路受体的选择性可将 α 肾上腺素受体阻滞剂分为非选择 α 肾上腺素受体阻滞剂、选择性 α_1 肾上腺素受体阻滞剂和高选择性 α_1 肾上腺素受体阻滞剂。α 肾上腺素受体阻滞剂可单独或与其他药物联合使用,也可以短期、间断或长期使用,适用于有中、重度下尿路症状的前列腺增生患者。α_1 肾上腺素受体阻滞剂治疗后数小时至数天即可改善症状,不影响血清 PSA 水平,但不能降低 AUR 的发生风险。常见副作用包括头晕、头痛、乏力、困倦、直立性低血压和异常射精等。直立性低血压更容易发生在老年、合并心血管疾病或同时服用血管活性药物的患者。

(二) 5α- 还原酶抑制剂

5α- 还原酶抑制剂通过抑制睾酮向双氢睾酮的转化,降低前列腺内双氢睾酮含量,达到缩小前列腺体积、改善下尿路症状的目的。5α- 还原酶有两类同工酶:Ⅰ 型 5α- 还原酶主要分布在前列腺以外的组织中(例如皮肤或肝脏);Ⅱ 型 5α- 还原酶主要分布于前列腺内。5α- 还原酶抑制剂适用于治疗前列腺体积增大同时伴有中、重度下尿路症状的患者,可单独应用或与 α 肾上腺素受体阻滞剂联合应用。可防止 BPH 高临床进展风险患者的病情发展,包括降低急性尿潴留或需要接受手术的风险,服用 3~6 个月可使前列腺体积缩小,改善排尿功能,6~12 个月可获得最大疗效。该药能降低血清 PSA 水平,服用 6 个月以上可使 PSA 水平减低 50% 左右,进行 PSA 筛查时应考虑药物的影响。常见的副作用包括勃起功能障碍、性欲低下、男性乳房女性化、乳腺痛等。

(三) M 胆碱能受体阻滞剂

前列腺增生患者可以出现尿频、尿急等储尿期症状,M 胆碱能受体阻滞剂可通过阻断膀胱 M 胆碱能受体(主要是 M2 和 M3 亚型),缓解逼尿肌过度活动而改善症状。可单独应用或与 α 肾上腺素受体阻滞剂联合应用。M 胆碱能受体阻滞剂的不良反应包括口干、头晕、便秘、排尿困难和视物模糊等。

尿潴留、胃潴留、闭角性青光眼以及对 M 胆碱能受体阻滞剂过敏者禁用。M 胆碱能受体阻滞剂可降低膀胱逼尿肌收缩力,治疗过程中应严密随访残余尿量的变化。

（四）植物制剂

植物制剂也可用于前列腺增生及相关下尿路症状的治疗,但植物制剂的作用机制复杂,目前难以判断具体成分的生物活性与疗效的相关性。常用药物有花粉制剂或某些中成药制剂。

三、手术治疗

前列腺增生是一种临床进展性疾病,部分患者最终需要手术来解除下尿路症状及并发症。手术切除增生的前列腺组织(而非全部前列腺),能够达到缓解下尿路梗阻和改善排尿症状的目的。前列腺增生的手术适应证包括:①具有中到重度下尿路症状并已明显影响生活质量者,尤其是药物治疗效果不佳或拒绝接受药物治疗的患者;②合并反复尿潴留、严重血尿、反复泌尿系感染、膀胱结石者;③残余尿量明显增多,继发上尿路积水或出现充盈性尿失禁者;④合并腹股沟疝、严重的痔疮或脱肛,不解除下尿路梗阻难以达到治疗效果者。

经尿道前列腺切除术(transurethral resection of the prostate,TURP)是手术治疗前列腺增生的"金标准"。TURP 术中使用的冲洗液不含电解质,前列腺包膜及静脉窦损伤可造成冲洗液大量进入静脉,导致血容量增加及稀释性低钠血症(也称为 TUR 综合征),是 TURP 的严重并发症。术后并发症包括尿失禁、逆行射精、膀胱颈挛缩、尿道狭窄等。经尿道等离子前列腺切除术或前列腺剜除术应用等离子双极系统,术中使用生理盐水冲洗,可避免发生稀释性低钠血症。近年来经尿道激光前列腺切除术已成为重要的治疗手段。激光具备凝固止血效果好和非导电特性的优点,对增生组织汽化、切割及切除,达到解除梗阻的目的。经尿道前列腺激光手术出血相对较少,适合具有高危因素的患者(高龄、贫血、重要器官功能减退等)。传统的开放性前列腺切除术主要适用于尿道狭窄无法置入经尿道手术器械或合并膀胱结石、膀胱憩室需要一并手术者,包括耻骨上前列腺切除术和耻骨后前列腺切除术。其他治疗方式包括经尿道微波热疗、经尿道针刺消融术和前列腺支架术等。

四、急性尿潴留的治疗

膀胱出口的机械性或动力性急性梗阻可导致 AUR,也常见于高热、昏迷的患者,个别患者可因不习惯卧床排尿而发生尿潴留。治疗原则是解除病因,尽快恢复正常排尿。导尿是解除尿潴留最直接和有效的方法,必要时可留置导尿管。导尿困难者可行耻骨上膀胱穿刺造瘘术。

五、良性前列腺增生的随访

前列腺增生的各种治疗均应进行随访,目的是评估疾病进展、疗效和相关的副作用或并发症,并提出进一步的解决方案。根据接受治疗方式的不同,随访内容也不尽相同。观察等待开始后第 6 个月进行第一次随访,之后每年一次。随访内容主要包括 IPSS、直肠指诊、血清 PSA 测定、尿流率检查和残余尿量测定。药物治疗在服药后 1~3 个月进行第一次随访,关注药物的疗效、副作用、血清 PSA 变化等情况。手术后 1 个月进行第一次随访,主要了解患者术后总体恢复状况,术后早期排尿症状,有无肉眼血尿、尿路感染及尿失禁等,术后 3 个月时就基本可以评价治疗效果,此后随访视患者情况而定。

思考题

1. 简述前列腺增生的诊断及鉴别诊断。
2. 简述前列腺增生的病理生理与临床表现、治疗策略的关系。

（王建业）

器官-系统
整合教材
O S B C

第十二篇
急性肾损伤

第一章　概述

第二章　急性肾损伤临床表现和分期

第三章　急性肾损伤诊断和治疗

第四章　特殊类型急性肾损伤

　　急性肾损伤(acute kidney injury，AKI)是肾内科的常见急、重症，是一类以急性肾功能下降为特点的临床综合征。导致 AKI 发生的病因种类多样，主要可分为肾前性、肾性和肾后性三大类。目前，AKI 的诊断主要采用 2012 年 KDIGO 临床实践指南制定的标准，并根据血清肌酐水平和尿量分为三期。主要治疗措施包括尽早识别并纠正可逆病因、维持内环境稳定、营养支持、防治并发症及肾脏替代治疗等。

第一章

概　　述

急性肾损伤(AKI)过去称为急性肾衰竭(acute renal failure, ARF),是指由多种病因引起的短时间内(几小时至几天)肾功能突然下降而出现的临床综合征,既可发生在原来无肾脏疾病的患者,也可见于已有慢性肾脏病基础的患者。近年来,肾脏病学界和急救医学界趋向于统一使用 AKI,以强调对这一综合征早期诊断、早期预防的重要性。

一、病因和分类

AKI 病因多样,根据病因发生的解剖部位不同可分为三大类:肾前性、肾实质性和肾后性(图 12-1-1)。

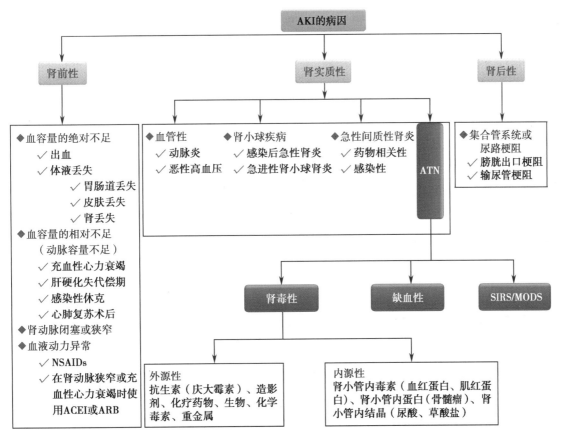

图 12-1-1　急性肾损伤病因分类

ATN:急性肾小管坏死;SIRS:全身炎症反应综合征;MODS:多器官功能障碍综合征;NSAIDs:非甾体抗炎药。

(一) 肾前性 AKI

肾前性 AKI 最常见,约占 60%~70%。常见病因包括:①血容量减少,如各种原因引起的液体丢失和出血;②有效动脉血容量降低,如充血性心力衰竭、失代偿性肝硬化等;③肾内血流动力学改变,如非甾体抗炎药(NSAIDs)、RAS 阻滞剂、钙调磷酸酶抑制剂等药物引起肾脏血管收缩、舒张失衡等。

(二) 肾性 AKI

肾性 AKI 约占 AKI 的 25%~40%,分为小球性、小管性、间质性和血管性。

1. **肾小球疾病**　包括肾小球有大量新月体形成的急进性肾小球肾炎和严重增殖性肾小球疾病,可发生于急性感染后肾小球肾炎、狼疮肾炎、过敏性紫癜肾炎、ANCA 相关性血管炎、抗肾小球基膜(GBM)病、IgA 肾病和膜增生性肾小球肾炎等。

2. **肾小管坏死**　约占肾性 AKI 的 80%~90%。肾缺血和肾毒性物质是引起肾小管坏死的主要原因。肾毒性物质包括外源性毒素(如生物毒素、化学毒素、抗菌药物、对比剂等)及内源性毒素(如血红蛋白、肌红蛋白等)两大类,这些毒物损伤肾小管上皮细胞引起急性肾小管坏死(acute tubular necrosis,ATN)。一般而言,老年人以及糖尿病、低血压、慢性肾脏病和有效动脉血容量降低的患者易受肾毒性物质损伤。

3. **急性间质性肾炎**　病因包括:①药物,如 β 内酰胺类抗生素、利尿剂、NSAIDs 等;②细菌和病毒感染;③特发性,常见于自身免疫性疾病(如系统性红斑狼疮、干燥综合征、冷球蛋白血症等)。

4. **血管损伤**　包括微血管和大血管病变。典型的微血管病变常见于血栓性微血管病(溶血尿毒症综合征和血栓性血小板减少性紫癜),目前一般将其划归为肾小球疾病,统称肾小球和肾脏微血管疾病。大血管病变如动脉粥样硬化患者可因肾动脉栓塞而继发 AKI,这种损伤多发生在介入性血管操作时。

(三) 肾后性 AKI

肾后性 AKI 主要病因是急性尿路梗阻。梗阻可发生在尿路从肾盂到尿道的任一水平,约占 AKI 的 5%~10%。输尿管管腔内梗阻见于双侧肾结石、肾乳头坏死、血块及膀胱癌,管腔外梗阻则与腹膜后纤维化、结肠癌和淋巴瘤等有关,尿液流出道梗阻最常见的原因是前列腺肥大、前列腺癌、子宫颈癌及腹膜后疾病。

不同类型 AKI 具有独特的病理生理过程和发病机制,但也可相继出现,如肾前性 AKI 持续存在会进展至缺血性急性肾小管坏死(肾性 AKI);同一致病因素也可以引起不同类型的急性肾损伤,如非甾体抗炎药既可因收缩肾血管引起肾前性 AKI,又可引起急性间质性肾炎。

二、发病机制

(一) 肾前性 AKI

肾前性 AKI 是由于肾脏血流灌注不足所致,见于细胞外液容量减少,或虽然细胞外液容量正常,但有效循环容量下降的某些疾病,或某些药物引起的肾小球毛细血管灌注压降低。

在肾前性 AKI 早期,肾脏血流自我调节机制通过调节肾小球入球和出球小动脉的血管张力,即入球小动脉扩张和出球小动脉收缩,以维持肾小球滤过率(GFR)和肾血流量,可使肾功能维持正常。超过自我调节机制范围后可导致 GFR 降低,此时肾实质结构尚保持完整,短期内并无明显的肾实质损伤。如果肾灌注量减少能在 6h 内得到纠正,则血流动力学损害可以逆转,肾功能也可迅速恢复。但若低灌注持续,则可发生肾小管上皮细胞明显损伤,继而发展为 ATN。

(二) 肾性 AKI

肾性 AKI 按照损伤部位,可分为小管性、间质性、血管性和小球性。其中以 ATN 最为常见。本章也以 ATN 为代表性疾病对肾性 AKI 进行详述。从肾前性 AKI 进展至缺血性 ATN,一般经历 5 个阶段:肾前期、起始期、进展期、维持期和恢复期(图 12-1-2)。在部分病例中,肾前期和起始期很难区分。

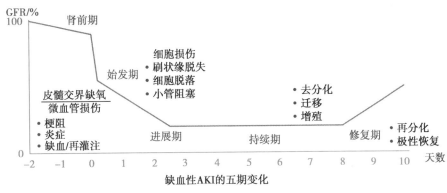

图 12-1-2 AKI 的病程演变过程

起始期常持续数小时至数周,由于肾血流量下降引起肾小球滤过压下降,肾小管上皮细胞坏死脱落形成管型导致小管内尿液流出受阻,GFR 开始下降。缺血性损伤在近端肾小管的 S3 段和髓袢升支粗段最为明显,可引起局部细胞(肾小管上皮细胞、血管平滑肌细胞等)ATP 耗竭、溶质主动转运受抑制,进而导致细胞骨架瓦解、细胞极性丧失、紧密连接完整性破坏、氧自由基形成。如果肾血流量及时恢复,则肾损伤局限在此阶段;如果肾血流量不能及时恢复,则细胞损伤进一步加重并引起细胞凋亡和坏死。

在进展期,病变特征为肾内微血管充血引起内皮细胞损伤,缺血性损伤和炎症反应持续加重,病变尤以皮髓质交界处最为明显。此处内皮细胞功能障碍及白细胞黏附可进一步影响局部再灌注。

持续期常为 1~2 周,GFR 仍保持在低水平(常为 5~10ml/min),尿量也最少,各种并发症开始出现。肾小管细胞不断迁移、增殖和修复,以重建肾小管的完整性。此期 GFR 持续低下,可能与肾内血管的持续收缩、内皮细胞损伤后释放血管活性物质失调诱发髓质缺血、髓质血管充血、肾实质细胞或白细胞释放炎症介质和活性氧引起的再灌注损伤等有关。此外,上皮细胞损伤还可通过管球反馈引起持续的肾内血管收缩,远端肾小管的致密斑感受到近端肾单位的重吸收障碍引起远端钠排泄增加,引起入球小动脉收缩,肾小球灌注和滤过进一步下降,并形成恶性循环。

在修复期,肾小管上皮细胞逐渐再生、修复,细胞及器官功能逐步恢复,GFR 开始改善。

不同病因、不同程度的 ATN,可以有不同的始动因素和持续发展因素,其发病机制仍未完全阐明,目前认为主要涉及小管、血管和炎症因子等方面。

1. **小管因素** 低氧、缺血、肾毒性物质可引起近端肾小管损伤,包括:小管上皮细胞能量代谢障碍,ATP 产生减少,小管上皮细胞凋亡或坏死;小管对钠的重吸收减少,管球反馈增强;管型堵塞小管,管内压增加,GFR 下降。小管严重受损可导致肾小球滤过液反漏,通过受损的上皮细胞或小管基膜漏出,致肾间质水肿和进一步损伤肾实质。

2. **血管因素** 肾缺血还可通过血管作用使入球小动脉细胞内钙离子增加,从而对血管收缩刺激和肾自主神经刺激敏感性增加,导致肾自主调节功能损害、血管舒缩功能紊乱和内皮损伤,也可产生炎症反应。血管内皮损伤和炎症反应均可引起血管收缩因子(如内皮素、肾素 - 血管紧张素系统、血栓素 A2 等)产生过多,而血管舒张因子主要为一氧化氮(NO)、前列腺素(PGI_2、PGE_2)合成减少。这些变化可进一步引起血流动力学异常,包括肾血流量下降,肾内血流重新分布,表现为肾皮质血流量减少、肾髓质充血等,这些均可引起 GFR 下降。

3. **炎症因子的参与** 缺血性 AKI 也可称为一种炎症性疾病,肾缺血可通过炎症反应直接使血管内皮细胞受损,也可通过小管细胞产生炎症介质[如 IL-6、IL-18、TNFα、TGFβ、MCP-1、RANTES(T 细胞激活性低分泌因子)等]使内皮细胞受损,表达的 ICAM-1 和 P 选择素增加,使白细胞黏附及移行增多,引起炎症反应导致肾组织的进一步损伤,GFR 下降。

(三) 肾后性 AKI

双侧尿路梗阻或孤立肾患者单侧尿路出现梗阻时可发生肾后性 AKI。尿路发生梗阻时,尿路内反向压力首先传导到肾小球囊腔,由于肾小球入球小动脉扩张,早期 GFR 尚能暂时维持正常。如果梗阻持续,无法解除,肾皮质大量区域出现无灌注或低灌注状态,GFR 将逐渐下降。

三、病理

由于病因及病变的严重程度不同,AKI 的病理改变可有显著差异。一般肉眼检查见肾脏肿大、苍白、重量增加,切面皮质苍白,髓质呈暗红色。典型 ATN 常表现为小管上皮细胞脱落和近端小管上皮细胞刷状缘改变。光镜检查可见肾小管上皮细胞片状和灶状坏死,从基膜上脱落,脱落的上皮细胞与细胞碎片、T-H 蛋白和色素等构成管型,引起小管管腔堵塞。肾缺血严重者,肾小管基膜常遭破坏。如基膜完整性存在,则肾小管上皮细胞可迅速再生,否则上皮细胞不能再生。

思考题

1. 如何定义急性肾损伤?
2. 急性肾损伤的病因和分类有哪些?
3. 各种类型急性肾损伤发病机制的核心是什么?
4. 急性肾小管坏死的主要病理改变是什么?

(梅长林)

第二章

急性肾损伤临床表现和分期

一、临床表现

典型 ATN 临床病程可分为三期。

(一)起始期

起始期患者常患有低血压、脓毒血症或存在肾毒素接触史,但尚未发生明显的肾实质损伤,在此阶段 AKI 是可预防的。但随着肾小管上皮细胞发生明显损伤,GFR 下降,则进入维持期。

(二)维持期

维持期又称少尿期。该期一般持续 7~14d,但也可短至数天,长至 4~6 周。GFR 保持在低水平。许多患者可出现少尿(<400ml/d)或无尿(<100ml/d)。但也有些患者尿量在 400ml/d 以上,称为非少尿型 AKI,其病情大多较轻,预后较好。然而,不论尿量是否减少,随着肾功能减退,可出现一系列临床表现。

1. **AKI 全身并发症**

(1)消化系统:通常为 AKI 的首发症状,表现为食欲缺乏、恶心、呕吐、腹胀、腹泻等,严重者可发生消化道出血,多由胃黏膜糜烂或应激性溃疡引起。因肾脏淀粉酶排出减少,可有轻度血淀粉酶升高(但不超过正常值 2 倍)。显著升高需考虑急性胰腺炎可能。

(2)呼吸系统:除感染外,主要是因容量负荷过多导致的急性肺水肿,表现为呼吸困难、咳嗽、咳粉红色泡沫痰、胸闷、憋气等症状。严重者可表现为急性呼吸窘迫综合征。

(3)循环系统:多因尿少和未控制饮水,以致体液过多,出现高血压及心力衰竭表现;因毒素蓄积、电解质紊乱、贫血及酸中毒引起各种心律失常、心肌病变和心包炎。

(4)神经系统:出现意识障碍、躁动、谵妄、抽搐、昏睡等尿毒症脑病症状,以及反射亢进、肌阵挛、不宁腿综合征、癫痫发作等。与尿毒症毒素潴留、水、电解质和酸碱平衡紊乱等密切相关。

(5)血液系统:可有出血倾向及轻度贫血表现。出血倾向主要由血小板功能异常所致,也与毛细血管脆性增加相关。贫血与促红细胞生成素水平降低、骨髓抑制、出血等因素有关。部分患者因感染和应激出现血白细胞升高。

(6)营养和代谢异常:AKI 患者常处于高分解代谢状态,蛋白质分解代谢加快。

需要指出的是,感染是 AKI 常见而严重的并发症,多见于严重外伤所致的高分解代谢型 ATN。最常见感染部位依次为呼吸道、泌尿道、伤口和全身。在 AKI 的同时或在疾病发展过程中还可合并多个器官衰竭,死亡率甚高。

2. **水、电解质和酸碱平衡紊乱**

(1)代谢性酸中毒:主要因为肾脏排酸能力减低,同时又合并高分解代谢状态,使酸性产物明显增多。严重酸中毒可抑制心肌收缩力,进一步加重低血压,导致胰岛素抵抗、蛋白质分解代谢增加等,对血流动力学和代谢产生一系列不良影响。

(2)高钾血症:是 ATN 少尿期的首位死亡原因。除肾脏排泄钾减少外,酸中毒、组织分解过快也是重要原因。在严重创伤、烧伤等所致的横纹肌溶解引起的 AKI,每日血钾可上升 1.0~2.0mmol/L 以上。

严重高钾血症可致室颤和心脏停搏,并可出现神经肌肉系统异常,如感觉异常、反射减弱、肢体麻木软瘫、呼吸肌麻痹等。

(3)低钠血症:主要是由水潴留引起的稀释性低钠。此外,恶心、呕吐等胃肠道丢失及使用呋塞米等利尿剂亦可引起失钠性低钠血症。低钠血症可导致细胞水肿,严重者出现脑水肿,表现为嗜睡、进行性反应迟钝甚至癫痫发作。

(4)低钙、高磷血症:是 AKI 的常见并发症,但远不如慢性肾衰竭时明显。

(三) 恢复期

在恢复期,肾小管细胞再生、修复,恢复了肾小管完整性。GFR 逐渐恢复正常或接近正常范围。少尿型患者开始出现利尿反应,可有多尿表现,在不使用利尿剂的情况下,每日尿量可达 3 000~5 000ml,或更多。通常持续 1~3 周,继而逐渐恢复,期间可出现脱水、低血压、低钠和低钾血症,应注意监测和纠正。与 GFR 相比,肾小管功能(溶质和水的重吸收)的恢复相对延迟,常需数月后才能恢复。少数患者可遗留不同程度的肾脏结构和功能缺陷。

二、实验室检查

(一) 血液检查

血液检查可有轻度贫血、白细胞升高,如肾功能持续不能恢复,则贫血程度可较重。血清肌酐(Scr)和尿素氮进行性上升,高分解代谢者上升速度较快。血清钾浓度升高,血 pH 和碳酸氢根离子浓度降低,血清钠浓度正常或偏低,血钙降低,血磷升高。自身抗体(抗 O 抗体、抗核抗体、抗 GBM 抗体、抗中性粒细胞胞质抗体)出现阳性时,需考虑相关疾病。补体下降等需考虑急性感染后肾小球肾炎、狼疮肾炎等肾实质性 AKI。

(二) 尿液检查

不同病因所致 AKI 患者的尿液检查结果相差很大。肾前性 AKI 时无蛋白尿、血尿,尿沉渣阴性或可见少量透明管型。ATN 时尿蛋白多为 ±~+,常以小分子蛋白为主。尿沉渣检查可见肾小管上皮细胞、上皮细胞管型和颗粒管型及少许红、白细胞等;尿比重降低且较固定,多在 1.015 以下,因肾小管重吸收功能损害,尿液不能浓缩所致;尿渗透浓度低于 350mmol/L,尿与血渗透浓度之比低于 1.1;尿钠含量增高,多在 20~60mmol/L,肾衰指数和滤过钠排泄分数(filtration sodium excretion fraction,FENa)常大于 1。应注意尿液指标检查须在输液、使用利尿剂和渗透剂之前进行,否则会影响结果。肾小球疾病所致 AKI 常出现明显蛋白尿和/或血尿,且以变形红细胞为主,FENa 小于 1。急性间质性肾炎时可有少量蛋白尿,以小分子蛋白为主,可有脓尿和白细胞管型,药物所致间质性肾炎者可见嗜酸性粒细胞尿,有明显肾小管功能障碍者 FENa 常大于 1。肾后性 AKI 尿检异常多不明显,尿沉渣可为阴性,均一型血尿和脓尿提示尿路腔内梗阻或前列腺疾病,FENa 小于 1。

(三) 影像学检查

AKI 患者的影像学检查可帮助明确肾脏大小(AKI 时通常双肾增大,若双肾缩小,提示慢性肾衰竭)、排除尿路梗阻及有无血管病变。肾脏超声检查是首选检查方法,一方面可以通过肾脏大小和皮质厚度判断是否存在慢性肾衰竭,另一方面尿路超声显像对排除尿路梗阻很有帮助。必要时进行 CT 检查,了解是否存在与压力相关的扩张,如怀疑由梗阻所致,可做磁共振尿路成像(MRU)、CT 尿路成像(CTU)或逆行性尿路造影。如怀疑肾脏主要血管病变引起 AKI,可行 CT 血管造影(CTA)或磁共振血管成像(MRA),但要明确诊断仍需行肾血管造影。

(四) 肾活检

肾活检是诊断肾小球、肾微血管及肾间质病变的重要手段。在排除了肾前性、肾后性及肾脏大血管性因素后,仍然没有明确病因的肾性 AKI 都应行肾活检。肾活检指征包括:①急进性肾炎综合征;②临床怀疑肾微小血管、肾小球或肾间质病变;③临床诊断为肾缺血或肾毒素所致的 ATN,少尿 >4

周,肾功能未见恢复;④ AKI 与慢性肾脏病难以鉴别(如肾脏无明显萎缩);⑤肾移植术后发生 AKI;⑥临床无法明确 AKI 病因。

(五)早期肾损伤的生物学标志物

目前临床上评估 AKI 的指标(血肌酐、尿量等)均不够敏感,不能早期、准确地反映肾脏组织结构变化,也不能反映肾损害的部位。近年来研究发现,一些新的生物标志物在 AKI 的早期诊断、预后评估等方面可能优于目前临床常用的指标。这些新生物标志物包括胱抑素 C、中性粒细胞明胶酶相关性脂质运载蛋白(neutrophil gelatinase-associated lipocalin,NGAL)、肾损伤分子 -1(kidney injury molecule 1,KIM-1)和白介素 -18(IL-18)等。

1. **胱抑素** C(cystatin C)　是一种半胱氨酸蛋白酶抑制剂,属于低分子量蛋白,几乎完全被肾小球滤过,并在近端小管被重吸收,且不能被肾小管分泌。血液中胱抑素 C 水平不受性别、年龄、种族、肌肉量的影响,在发生 AKI 时能比血清肌酐更好地反映 GFR 的变化。

2. NGAL　是脂质运载蛋白超家族成员,为 AKI 早期敏感性和特异性较高的生物标志物。正常情况下肾组织中表达很少,但当肾小管上皮细胞受到损伤时表达显著上调,并进入尿液排出体外。尿 NGAL 水平还可用于评估 AKI 患者的预后,但多种因素可影响 NGAL 水平,如存在感染、慢性肾脏病等。

3. KIM-1　是一种跨膜糖蛋白,在正常肾组织中表达很低,但在肾缺血或肾毒性 AKI 时,去分化近端肾小管上皮细胞表达 KIM-1 显著上调,其分解产物从尿中排出,因此检测尿 KIM-1 就能早期诊断 AKI。与 NGAL 相比,KIM-1 对肾缺血或肾毒性所致 AKI 的特异性更高,不受泌尿系统感染和慢性肾脏病的影响。NGAL 在 AKI 早期更敏感,KIM-1 在稍后阶段显示更特异。

4. IL-18　主要在近端小管产生,为一种促炎症细胞因子,在缺血性 AKI 中特异性较高,且不受慢性肾脏病、尿路感染、肾毒性药物及肾前性因素的影响,故可用于 AKI 严重程度及预后评估。

思考题

1. AKI 的各个分期对应的主要临床表现有哪些?
2. AKI 的临床表现和病理改变之间有怎样的联系?
3. AKI 常见的并发症有哪些?
4. AKI 常见的生物学标志物有哪些?

(梅长林)

第三章
急性肾损伤诊断和治疗

一、诊断与鉴别诊断

根据原发病因,肾功能急性进行性减退,结合相应临床表现和实验室检查,一般不难作出诊断。但既往有关诊断标准并不统一。目前多采用 2012 年 KDIGO 临床实践指南制定的 AKI 诊断标准(至少符合下列标准中的一项):①48h 内 Scr 增高 ≥ 26.5μmol/L(≥ 0.3mg/dl);②Scr 增高至 ≥ 基础值的 1.5 倍,且已知或经推断发生在 7d 之内;③持续 6h 尿量 <0.5ml/(kg·h)。

根据易感性和暴露情况对患者进行 AKI 风险分层和管理,以降低 AKI 的风险。单用尿量作为诊断及分期标准时需考虑尿路梗阻、血容量状态、使用利尿剂等影响尿量的因素。根据血清肌酐水平和尿量,AKI 分为三期,见表 12-3-1。根据分期和病因对 AKI 患者进行管理。通过测量血肌酐和尿量来监测是否发生了 AKI,针对发生 AKI 风险较高的患者,根据患者风险和临床病程个性化决定监测频率和持续时间。

表 12-3-1　AKI 的分期

分期	肌酐	尿量
1 期	基础值的 1.5~1.9 倍,或增高 ≥ 26.5μmol/L(≥ 0.3mg/dl)	<0.5ml/(kg·h)持续超过 6h
2 期	基础值的 2.0~2.9 倍	<0.5ml/(kg·h)持续超过 12h
3 期	基础值的 3.0 倍,或 Scr 增加 ≥ 353.6μmol/L(4.0mg/dl),或开始肾脏替代治疗	<0.3ml/(kg·h)持续超过 24h 或无尿持续 12h

在鉴别诊断方面,首先应排除慢性肾脏病基础上发生的 AKI;慢性肾脏病存在双侧肾脏体积缩小、显著贫血、肾性骨病和神经病变等临床表现,可资鉴别。然而,糖尿病肾病、多囊肾病、肾淀粉样变性及轻链沉积病等疾病所致的慢性肾衰竭,肾脏体积不缩小反而可增大,应加以注意。其次应除外肾前性和肾后性原因。在确定为肾性 AKI 后,尚应鉴别是由肾小球、肾血管还是肾间质病变引起。及时对 AKI 患者进行评估,确定原因。AKI 病因不同,其治疗方法也有所不同。

(一)与肾前性少尿鉴别

1. **补液试验**　发病前有容量不足、体液丢失等病史,体检发现皮肤和黏膜干燥、低血压、心动过速、颈静脉充盈不明显者,应首先考虑肾前性少尿,可进行补液试验,即静脉输注生理盐水 200~250ml,并注射呋塞米 40~100mg,以观察输液后循环系统负荷情况及尿量。如果补液后血压恢复正常,尿量增加,则支持肾前性少尿的诊断。低血压时间长,特别是老年伴心功能不全者,补液后无尿量增多应怀疑肾前性 AKI 已进展为 ATN。

2. **尿液分析**　对于区分 ATN 和肾前性少尿具有重要意义,同时结合血液检测结果,有助于两者的鉴别,见表 12-3-2。但必须在输液、使用利尿剂或渗透剂之前留取尿液标本,否则结果不可靠。

表 12-3-2 鉴别肾前性少尿及 ATN 的尿液诊断参数

诊断参数	肾前性少尿	ATN
尿沉渣	透明管型	棕色颗粒管型
尿比重	>1.020	<1.010
尿渗透压 / [mOsm/(kg·H$_2$O)]	>500	<350
血尿素氮 / 血肌酐	>20	<10~15
尿肌酐 / 血肌酐	>40	<20
尿钠浓度 /(mmol/L)	<20	>40
肾衰指数	<1	>1
钠排泄分数 /%	<1	>1

(二)与引起肾性 AKI 的其他疾病鉴别

肾性 AKI 包括多种疾病所致的不同部位的肾损伤。除 ATN 外,可见于急进性肾小球肾炎、急性间质性肾炎等以及全身性疾病的肾损害如狼疮肾炎、过敏性紫癜肾炎等。系统性血管炎、血栓性微血管病、恶性高血压等也可引起 AKI。此外,对于既往有动脉粥样硬化病史、长期房颤、近期有心肌梗死病史及主动脉手术者,还需考虑肾动脉栓塞。长期卧床、高凝状态、肾病综合征者,需考虑肾静脉血栓形成。通常根据各种疾病所具有的特殊病史、临床表现、实验室检查及对药物治疗的反应可作出鉴别诊断。肾活检常可帮助诊断和鉴别诊断。

(三)与肾后性 AKI 鉴别

有结石、肿瘤、腹膜后疾病或前列腺肥大等病史的患者,突发完全无尿或间歇性无尿;腰部或下腹部疼痛;肾区叩击痛阳性;如膀胱出口处梗阻,则膀胱区因积尿而膨胀,叩诊呈浊音,以上均提示存在尿路梗阻的可能。一般发生少尿或无尿患者需排查是否存在肾后性梗阻,但许多存在肾后性梗阻 AKI 的患者不一定有少尿或无尿,需仔细鉴别。超声显像和 CT 检查等可帮助确诊。长期肾后性梗阻也可导致肾实质损害,因此,在解除梗阻后未出现尿量明显增多和肾功能改善者,应考虑在肾后性梗阻的基础上并发有肾实质损害。

二、治疗和预防

早期诊断、及时干预能最大限度减轻肾脏损伤、促进肾功能恢复。AKI 治疗主要包括尽早识别并纠正可逆病因、维持内环境稳定、营养支持、防治并发症及肾脏替代治疗等方面。

(一)尽早纠正可逆病因

AKI 治疗首先要纠正可逆的病因。对于各种严重外伤、心力衰竭、急性失血等都应进行相应治疗,包括输血,等渗盐水扩容,处理血容量不足、休克和感染等。停用影响肾灌注或具有肾毒性的药物。存在尿路梗阻时,应及时采取措施去除梗阻。肾性 AKI 病情复杂,应积极寻找病因,针对原发病进行治疗。如继发于肾小球肾炎的 AKI 常需糖皮质激素和细胞毒药物的治疗;急性间质性肾炎应尽快停用可疑药物,给予糖皮质激素治疗。

(二)维持体液平衡

低血压会导致肾脏灌注减少,如果肾脏低灌注状况严重或持续,可能会加剧肾脏损伤;其次,受伤的肾脏失去了对血流的自动调节功能。因此,需特别关注确诊 AKI 或 AKI 高风险患者的血流动力学状况。每日补液量 = 显性失液量 + 非显性失液量 – 内生水量。由于非显性失液量和内生水量估计困难,所以每日进液量可按前一日尿量加 500ml 计算。发热患者只要体重不增加,可增加进液量;透析治疗时补液量可适当放宽;应谨慎管理液体和血管活性药物的使用,并与血流动力学监测相协调。

在容量超负荷和少尿的情况下,可使用袢利尿剂。但利尿剂不常规用来治疗 AKI,而且利尿剂不能用来作为 AKI 的预防措施。当使用后尿量并不增加时,应停止使用袢利尿剂,以防止不良反应发生。

(三) 饮食和营养支持

补充营养以维持机体的营养状况和正常代谢,有助于损伤细胞的再生和修复,提高存活率。AKI患者每日所需能量应为基础能耗量的 1.3 倍,即 147kJ(35kcal)/(kg·d),主要由碳水化合物和脂肪供应。蛋白质的摄入量应根据实际状况加以限定:对不需要进行透析治疗的非分解代谢性 AKI 患者给予 0.8~1.0g/(kg·d)的蛋白质;对进行透析治疗的 AKI 患者给予 1.0~1.5g/(kg·d)的蛋白质;而对于接受连续性肾脏替代治疗(CRRT)的患者和高分解代谢的患者,蛋白质摄入最大量为 1.7g/(kg·d),以富含必需氨基酸的蛋白为主;对于有高分解代谢或营养不良以及接受透析治疗的患者,其蛋白质摄入量可适当放宽。尽可能地减少钠、钾、氯的摄入量。透析患者可补充水溶性维生素和微量元素。营养支持的方式包括肠内营养和肠外营养,首选肠内营养。AKI 患者的营养管理必须考虑与肾衰竭相关的代谢紊乱、促炎症状态和潜在的疾病过程,以及肾脏替代治疗导致的营养平衡紊乱。

(四) 高钾血症的治疗

高钾血症(血清 K^+ 5.0~6.5mmol/L) 最早期的心电图异常表现为 T 波高尖;血钾升至 6.5~8.0mmol/L 时,心电图出现 P 波低平、PR 间期延长、QRS 波增宽;高钾血症进一步加重时(血清 K^+>8.0mmol/L),心电图则出现室颤波形,因此高钾血症应予以紧急处理。治疗高钾血症的措施有:① 10% 葡萄糖酸钙 10~20ml 稀释后缓慢(5min) 静脉注射;② 11.2% 乳酸钠或 5% 碳酸氢钠 100~200ml 静滴,以纠正酸中毒并同时促进钾离子向细胞内流动;③ 50% 葡萄糖溶液 50~100ml 加普通胰岛素 6~12U 缓慢地静脉注射,可促进糖原合成,使钾离子向细胞内移动;④口服离子交换(降钾)树脂或口服新型降钾药环硅酸锆钠。若以上措施无效,或为高分解代谢型 ATN 所致的高钾血症时,透析是最有效的治疗。

(五) 代谢性酸中毒的治疗

代谢性酸中毒应及时治疗,如 HCO_3^- 低于 15mmol/L,可选用 5% 碳酸氢钠 100~250ml 静滴。纠正 AKI 患者代谢性酸中毒的方法包括多种缓冲液体,如醋酸盐、乳酸盐、碳酸氢盐和柠檬酸盐。对于严重酸中毒患者(HCO_3^- 低于 12mmol/L,动脉血 pH 小于 7.15),应立即予以透析。对于 AKI 患者进行肾脏替代治疗的透析液和替换液中缓冲液成分的选择,要根据患者实际情况进行选择,对于患有 AKI 合并循环休克、肝功能衰竭和 / 或乳酸血症的患者,建议使用碳酸氢盐。

(六) 感染的治疗

感染是 AKI 的常见并发症,也是死亡的主要原因之一。发生 AKI 时,一般不主张预防性应用抗生素,以减少细菌耐药机会。对已发生感染者应尽早使用抗生素。根据细菌培养和药物敏感试验选用对肾脏无毒性或低毒性的药物,并根据患者 GFR 调整用药剂量。尽量避免使用有较强肾毒性的氨基糖苷类药物治疗感染。尽量选取肾毒性较小的替代药品,或仅局部应用氨基糖苷类药物(例如呼吸道气雾剂),避免静脉注射,同时密切监测。在选择抗真菌药物时,尽量避免使用传统的两性霉素 B 制剂,以降低肾毒性的风险。

(七) 肾脏替代疗法

一般单纯性 AKI 患者达 AKI 3 期,多器官损伤或脓毒血症合并 AKI 患者达 AKI 2 期时,即可行肾脏替代治疗。在决定开始进行肾脏替代治疗前,除血尿素氮和肌酐值之外,还需结合患者更广泛的临床背景,判断是否存在可通过肾脏替代治疗改善患者当前状况和预后的指标。严重高钾血症、代谢性酸中毒、容量负荷过重且对利尿剂治疗无效(如严重肺水肿和急性左心衰竭)、心包炎和严重脑病等都是紧急肾脏替代治疗的指征。对非高分解型、非少尿型患者,可不急于透析,先试行内科综合治疗。对于脓毒血症、急性重症胰腺炎、急性呼吸窘迫综合征等危重病患者应及早开始肾脏替代治疗。如导致 AKI 的基础疾病改善或者肾功能有恢复的早期迹象可暂缓替代治疗。肾脏替代治疗的目的在于:

①对容量负荷过重患者清除体内过多的水分；②清除尿毒症毒素；③纠正高钾血症和代谢性酸中毒，以稳定机体的内环境；④有助于液体、热量、蛋白质及其他营养物质的摄入；⑤为损伤的肾小管细胞再生和修复争取时间。因此，在确定肾脏替代治疗处方时，必须考虑除小分子溶质清除率以外的参数，例如患者的体液平衡，酸碱和电解质动态平衡以及营养等状况。

AKI 肾脏替代治疗可选择腹膜透析、间断血液透析或连续性肾脏替代治疗（continuous renal replacement therapy，CRRT）。腹膜透析无需抗凝和建立血管通路，适合于血流动力学不稳定、全身抗凝禁忌、无高分解代谢、无严重容量超负荷、血管通路建立困难、老年及小儿患者，但其透析效率较低，且有发生腹膜炎的危险，在重症 AKI 已较少采用。间断血液透析的优点是代谢废物清除率高、治疗时间短，适于血流动力学稳定及高分解代谢的患者，但易出现心血管功能不稳定和症状性低血压，且需要应用抗凝剂，对有出血倾向的患者可增加治疗的风险。CRRT 包括连续性动 - 静脉血液滤过（continuous arteriovenous hemofiltration，CAVH）和连续性静脉 - 静脉血液滤过（continuous venovenous hemofiltration，CVVH）等一系列技术，具有对血流动力学影响较小、持续稳定地清除毒素及维持水、电解质平衡等特点，适合于血流动力学不稳定、需要大量清除液体及合并脓毒症、颅内损伤、多器官衰竭等需要清除大量炎症介质的患者，需注意监护及肝素用量。肾脏替代治疗过程中要密切关注患者状态，尽量避免患者出现包括低血压、心律失常、膜生物相容性以及血管通路和抗凝治疗的并发症。

（八）抗凝治疗

AKI 患者行肾脏替代治疗时，应权衡患者抗凝的潜在风险和益处来决定是否使用抗凝治疗。如果患者没有明显增加出血风险或凝血功能受损的基础疾病，并且尚未接受全身性抗凝治疗，在 AKI 肾脏替代治疗期间辅以抗凝治疗：①对于进行间歇性血液透析治疗中的抗凝，使用普通肝素或低分子量肝素；②对于进行 CRRT 中使用的抗凝药物，若患者无柠檬酸盐禁忌证，使用局部柠檬酸抗凝药物而并非肝素；③对于有柠檬酸使用禁忌证的患者进行 CRRT 抗凝时，优先使用普通肝素或低分子量肝素；④对于出血风险增加的患者，在 CRRT 期间避免局部肝素化，其中针对没有柠檬酸禁忌证的患者，在 CRRT 时使用局部柠檬酸抗凝治疗；⑤对于患有肝素诱导的血小板减少症（heparin-induced thrombocytopenia，HIT）患者，必须停止使用肝素，尽量使用直接凝血酶抑制剂（如阿加曲班）或凝血因子 Xa 抑制剂（如低分子肝素或磺达肝素），对于没有严重肝衰竭的 HIT 患者，在血液透析或 CRRT 时使用阿加曲班而不是其他凝血酶或 Xa 凝血因子抑制剂。

（九）多尿期的治疗

多尿期开始时，由于 GFR 尚未恢复，肾小管浓缩功能较差，治疗仍应以维持水、电解质和酸碱平衡，控制氮质血症和防治各种并发症为主。已行透析的患者，应继续透析。多尿期 1 周左右可见血肌酐和尿素氮水平逐渐降至正常范围，饮食中蛋白质摄入量可逐渐增加，并逐渐减少透析频率直至停止透析。

（十）恢复期的治疗

一般无需特殊处理，定期随访肾功能，避免使用对肾脏有损害的药物。

积极治疗原发病，及时发现导致急性肾小管坏死的危险因素并加以去除，是防止发生 AKI 的关键。对老年人、糖尿病、冠心病、原有慢性肾脏病及危重病患者，尤应注意避免肾毒性药物、对比剂、肾血管收缩药物的应用及避免肾缺血和血容量不足。

三、预后

AKI 的预后与病因及并发症严重程度有关。肾前性因素导致的 AKI，如能早期诊断和治疗，肾功能多可恢复至发病前水平，死亡率小于 10%。肾后性 AKI 如果能及时解除梗阻，肾功能也大多恢复良好。肾性 AKI 预后存在较大差异，无并发症者死亡率在 10%~30%，合并多器官衰竭等情况时死亡率达 30%~80%。部分 AKI 患者肾功能不能完全恢复，转为慢性肾脏病。慢性肾脏病患者发生 AKI 后，肾功能常不能恢复至基线水平,加快进入终末期肾病。

思考题

1. AKI 的诊断标准和临床分期是什么?
2. 各种类型 AKI 的鉴别要点有哪些?
3. AKI 的防治原则有哪些?

（梅长林）

第四章

特殊类型急性肾损伤

第一节　对比剂诱导的急性肾损伤

对比剂诱导的急性肾损伤(contrast-induced acute kidney injury,CI-AKI),也称为对比肾病(contrast-induced nephropathy,CIN),是指在放射影像学检查和治疗过程中使用对比剂后出现的无其他原因可以解释的急性肾损伤。由于目前CIN这个称谓在非肾脏学科更为熟悉,故本节仍然使用CIN代表对比剂所引起的AKI。CIN是使用对比剂后常见的严重并发症,是导致医院获得性AKI的第三大原因,仅次于肾灌注不足和肾毒性药物的使用。主要危险因素包括原有肾功能不全、糖尿病、高龄、心力衰竭、围术期血流动力学不稳定、使用肾毒性药物、贫血、主动脉球囊反搏和使用对比剂剂量过多等。

【发病机制】

CIN发病机制尚不十分明确,目前认为是对比剂的黏度、渗透压以及对比剂分子对肾小管的直接细胞毒性等多种因素共同参与的结果。

(一)肾脏血流动力学变化

渗透压高于血液的对比剂注射入人体后,初期诱发一过性全身血管舒张,随后很快导致血管强烈地持续收缩,肾血流量减少。对比剂所致的渗透性利尿作用使血容量减少,还可引起血管收缩因子(包括内皮素等)与舒张因子(一氧化氮和前列腺素)的比例升高,进一步加重肾血管收缩。

(二)渗透效应

在注射对比剂后第1个小时,其对肾小管所造成的渗透负荷非常高,以高渗对比剂最为严重。高渗尿使肾小管内静水压升高,从而降低肾小球滤过压和肾小球滤过率。

(三)对比剂黏度的影响

在CIN的发生中,对比剂的黏度可能起到更为关键的作用。高黏度液体可以导致肾小管梗阻,也可以因为血黏度使肾脏内血液流动速度减慢、氧供量明显减少,进而造成局部组织缺氧。

(四)直接毒性作用

直接毒性作用主要与对比剂直接改变肾小管上皮细胞的形态、代谢和增加氧自由基的产生有关。此外,对比剂可促进尿酸排泄、尿酸盐结晶以及T-H蛋白分泌,导致小管梗阻,引起肾小管损伤。

【临床表现】

典型的CIN常于造影后24~48h出现血肌酐升高,3~5d达高峰,7~10d恢复至基线水平。多数患者可无症状,少数可出现少尿或无尿。多为一过性,严重者可持续数天,部分患者需要进行透析治疗。原有肾功能严重障碍者可出现不可逆肾损害,甚至需长期接受肾脏替代治疗。

【诊断与鉴别诊断】

CIN的诊断标准尚不统一,目前应用最为广泛的是2008年欧洲泌尿生殖放射协会(European Society of Urogenital Radiology,ESUR)制定的CIN诊断标准:血管内注射对比剂后72h内血清肌酐升高≥44.2μmol/L(0.5mg/dl)或较基础值升高≥25%,并且能排除其他病因所导致的AKI。

胆固醇性栓塞性肾病,又称为动脉粥样硬化栓塞性肾病,是老年肾脏动脉粥样硬化性疾病中的一种,来源于肾动脉开口处或近端粥样硬化斑块中的胆固醇结晶随血液循环到达中、小动脉,形成阻塞。其常见诱因为经动脉的介入治疗、外科手术等。

患者常伴有其他动脉粥样硬化栓塞的证据,如下肢、臀部或腹部的网状青斑、足趾皮肤的蓝紫色斑点(又称"蓝趾综合征")、嗜酸性粒细胞增多症、低补体血症等,以及全身各器官如胃肠道、肌肉骨骼、神经系统和眼睛的损害。肾损伤可能轻微、无症状,但也可表现为急性或慢性肾功能减退。与CIN 发生不同,该病患者肾功能减退通常出现在术后第 3~8 周,而 CIN 血清肌酐在数天内达到高峰后逐渐下降。胆固醇栓塞性肾病是介入放射检查后发生 AKI 的另一个原因,二者可以合并存在。

【预防和治疗】

针对需要通过血管内使用碘化造影剂进行相关诊疗的患者,应进行发生 CIN 风险的评估,尤其是明确存在肾功能损害的患者。筛查、纠正 CIN 高危因素可显著降低 CIN 发生率。应积极纠正脱水、心力衰竭,控制血糖、血压等,严密监测血清肌酐水平。对于 CIN 风险较高的患者,应考虑使用其他成像方法。此外,还可采取如下措施。

(一) 选择合适的对比剂,并控制用量

常用对比剂根据其渗透压可分为 3 类:低渗[600~850mOsm/(kg·H$_2$O)]、高渗[>1 400mOsm/(kg·H$_2$O)]和等渗[大约 290mOsm/(kg·H$_2$O)]对比剂。高渗对比剂的渗透压是造成其副作用的主要原因,所以对于拟行血管造影的慢性肾功能不全患者和糖尿病等存在较高 CIN 风险的患者,建议选择等渗或低渗对比剂,并使用尽可能最低剂量的造影剂,以减少 CIN 的发生。对比剂剂量也是导致 CIN 的危险因素。推荐最大对比剂用量= 5ml× 体重(kg)/ 基础血清肌酐(mg/dl)。存在 CIN 风险的患者更应限制对比剂用量,通常对比剂总量不应超过基础 GFR 毫升数的 2 倍,最好 <100ml。避免短期内重复造影,两次检查间隔最好在 2 周以上。

(二) 水化

水化是目前公认的减少 CIN 发生的有效措施,其目的是补充血容量以减少肾血管收缩,减低血液黏度,增加尿量,促进对比剂的排泄等。可以静脉给予等渗氯化钠或碳酸氢钠溶液进行水化。对于有 CIN 危险因素的住院患者,应该在造影前 6~12h 给予等渗生理盐水 1~1.5ml/(kg·h)并持续到术后 6~24h,保持尿量 75~125ml/h,心功能不全者注意补液速度。如为门诊患者,至少术前 3h 开始输液。造影前 10h 口服补液至少 1 000ml,术中、术后输液也能在一定程度上减少 CIN 发生。对于存在发生 CIN 危险因素的患者,尽量避免单纯通过口服进行水化。可以在静脉给予等渗晶体液的同时配合口服 N- 乙酰半胱氨酸。

(三) 调整药物

目前尚无临床证据证明何种药物可以预防或减少 CIN 的发生。造影前 24~48h 应停用非甾体抗炎药、ACEI、ARB 和其他潜在影响肾功能的药物,改用 CCB 控制血压;糖尿病患者停用二甲双胍。尽量避免使用袢利尿剂。

(四) 血液净化

对于术前预防性血液净化治疗是否可以预防 CIN 发生以前曾存在争论,但近年来循证医学试验已肯定其效果。对于慢性肾功能不全患者(血肌酐 >176μmol/L),可考虑在术前几小时和术后立即进行血液滤过治疗,以有效清除对比剂。连续性静脉 - 静脉血液滤过(CVVH,1 000ml/h,无体重丢失)比静脉扩容更能显著降低 CIN 风险。对于心功能不全,尤其是伴有慢性肾衰竭的患者若不宜接受水化,可考虑于造影后尽快实施 CVVH 来清除对比剂,预防 CIN。

当发生 AKI 达到肾脏替代治疗指征时,应予血液净化治疗(参见本篇第三章"急性肾损伤诊断和治疗")。

(五) 术后监护

GFR<60ml/min 的患者属于 CIN 高危患者,应予住院观察。造影后 24、48、72h 连续监测血清肌酐,观察每小时尿量。如果肌酐上升 <25%,无其他相关事件发生的患者,可予出院。GFR<30ml/min

者应考虑血液净化治疗。不需要为去除 CIN 高危患者体内的造影剂而预防性进行间歇性血液透析（IHD）或血液滤过（hemofiltration，HF）。但若 GFR ≤ 15ml/min，应做好造影后血液净化治疗的准备。

【预后】

大多数患者肾功能可恢复至基线水平，其转归与原有肾功能减退及患者状况有关。对肾功能严重障碍者可造成不可逆的肾功能损害。CIN 的发生可增加晚期心血管事件和死亡的风险。

（梅长林）

第二节 横纹肌溶解综合征

横纹肌溶解综合征（rhabdomyolysis，RM），也称横纹肌溶解症，是多种病因引起横纹肌损伤后肌细胞膜的完整性改变，细胞内容物漏出，包括肌红蛋白（myoglobin，Mb）、肌酸磷酸激酶（creatine phosphokinase，CPK）等酶类以及离子和小分子毒性物质释放入血，从而引起损伤的一组临床综合征。常并发威胁生命的急性肾损伤。

【病因与发病机制】

造成横纹肌溶解症的病因众多，一般可分为创伤性和非创伤性。部分患者可同时存在导致横纹肌溶解的多种病因。

创伤性因素是指任何原因所致的大面积肌肉损伤或缺血、缺氧，包括：①创伤或重物长时间压迫：常见于交通事故、工伤、地震等灾难性事件；②肌肉持续收缩：见于军事训练等高强度运动、持续癫痫、哮喘、破伤风或苯丙胺等药物所致的肌肉痉挛；③医源性：如止血带使用时间过长、包扎固定过紧；④高压电流损伤：主要见于心肺复苏（电除颤或复律）；⑤机体自身压迫：如高位断肢再植、昏迷（一氧化碳中毒、醉酒、麻醉）等。

非创伤性因素包括：①感染：包括病毒、细菌、真菌等；②内分泌和代谢性疾病：常见于糖尿病急性并发症、严重的电解质紊乱、甲状腺功能减退症、希恩综合征等疾病；③水、电解质紊乱：多见于低钾血症，此外还可见于低钙、低磷、低钠、高钠血症等；④药物：主要有降脂药物（贝特类和他汀类）、镇静催眠药物、麻醉剂、两性霉素、引起低钾的药物如利尿剂等；⑤中毒：包括一氧化碳、有机磷、海洛因、中药及酒精中毒，蛇咬伤、蜂蜇伤等；⑥自身免疫性疾病：如多发性肌炎或皮肌炎、系统性红斑狼疮、成人 Still 病等；⑦基因缺陷所致的代谢性肌病。其中，感染、内分泌和代谢性疾病、水、电解质紊乱及药物是导致横纹肌溶解症最常见的非机械性因素。

横纹肌溶解症引起 AKI 的主要发病机制包括形成管型阻塞肾小管、氧化应激和炎症反应及肾内血管收缩等，这些机制间相互协同，加剧 AKI 的发生和发展。如游离的肌红蛋白在酸性尿中呈正电荷，可与 T-H 蛋白聚合，低血容量状态等因素促进管型形成，导致远端肾小管阻塞，从而降低 GFR，致使肾内血管收缩代偿性加强以增加肾小球滤过压。肌红蛋白本身具有过氧化物酶样活性，可诱导氧化应激反应并产生多种炎症介质，从而加剧肾内血管收缩及肾小管缺血。而肾内血管收缩可促进肾小管管型形成，加重肾小管缺血，进一步加重肌红蛋白对肾小管的毒性作用。

【临床表现和实验室检查】

典型的横纹肌溶解症状包括全身症状（如发热、恶心、呕吐、精神症状、浓茶色或酱油色尿等）和明显的肌肉症状（受累肌肉肿胀、疼痛、乏力和僵硬，甚至出现肌群瘫痪；最常累及腓肠肌、大腿及下背部），严重者可并发 AKI，出现少尿或无尿，如进一步发展可并发呼吸衰竭、弥散性血管内凝血甚至多器官功能衰竭。创伤所致的横纹肌溶解症常可出现骨筋膜室综合征和低血容量休克。

实验室检查可表现为血 CPK 显著增高,血、尿肌红蛋白升高等,此外,还可出现影像学和病理学改变。

（一）血 CPK

在肌肉损伤后 2~12h 内开始升高,1~3d 内达峰值,3~5d 内逐渐下降。当 CPK 高于正常值 5 倍或 >1 000U/L 即有诊断意义。因 CPK 清除较慢,能准确反映肌肉受损的情况,故其诊断较尿、血肌红蛋白更为敏感。当 CPK 在 15 000~20 000U/L 时 AKI 发生率增加。

（二）肌红蛋白

肌红蛋白尿仅见于横纹肌溶解症,但并非横纹肌溶解症的必要诊断条件。如尿潜血阳性,但镜检未见红细胞,尿沉渣可见棕色色素管型,应高度怀疑肌红蛋白尿,其诊断敏感性约 80%。血肌红蛋白因代谢较快,其检测对横纹肌溶解症诊断的敏感性较低。

（三）其他酶学指标

血清乳酸脱氢酶、天冬氨酸转氨酶升高而丙氨酸转氨酶升高不明显时可为横纹肌溶解症的诊断提供依据。

（四）影像学检查

超声、CT 或 MRI 检查可以明确肌肉损伤的程度、范围和液化情况,其中 MRI 敏感性最强。

（五）病理学检查

肌肉活检不是必需的,但可用于确诊横纹肌溶解症,光镜可见节段性的横纹肌纤维坏死、溶解,间质炎症细胞浸润。必要时行肾穿刺活检,肾脏病理主要表现为 ATN,可见远端肾单位有肌红蛋白管型形成。

横纹肌溶解症所致的 AKI 往往血肌酐水平上升较快,而血尿素氮升高不明显;早期易发生低血容量休克和低钙血症,恢复期则可出现血容量扩增和一过性高钙血症;电解质紊乱和酸碱失衡的程度往往反映横纹肌溶解症合并 AKI 的严重程度;此外尚有高分解状态、感染及内分泌代谢异常等表现。

【诊断】

横纹肌溶解症的诊断标准:有创伤性或非创伤性因素导致肌肉损伤的病史;持续少尿或无尿,或者出现茶褐色、红褐色或酱油色的肌红蛋白尿;尿中出现蛋白及管型;血清肌红蛋白、CPK、乳酸脱氢酶水平升高;可有合并 AKI 的证据。

【预防和治疗】

应尽早补液纠正低血容量和肾脏缺血,促进肌红蛋白从肾脏排出,防治高钾血症、预防 AKI;同时应及早去除横纹肌溶解症的诱因及危险因素,处理合并的多器官损伤。在 AKI 存在且经补液治疗无明显好转时,应给予血液净化治疗,同时注意营养治疗。

（一）补液治疗

早期、充分水化是防治 AKI 的关键措施,尤其是创伤患者。优先选用等渗生理盐水,以 1 000ml/h 的速度静脉滴注,2h 后输液速度减半;一般不选择胶体。如不能静脉补液,应予口服补液。密切监测尿量。

（二）碱化尿液

早期使用碱性物质有减少肌红蛋白管型形成和增加管型排出等作用。可予碳酸氢钠(第 1 天总量为 200~300mmol,相当于 5% 碳酸氢钠溶液 300~500ml)静脉滴注,维持尿液 pH>6.5;若出现低钙血症表现,则停用。

（三）渗透性利尿

甘露醇有脱水利尿、减少氧自由基、降低血液黏稠度等作用,但其使用必须控制剂量(单次剂量 >200g/d,或累积达 800g 可导致渗透性肾病)。如果液体复苏后尿量超过 30ml/h,可予 20% 甘露醇溶液缓慢静脉滴注。注意低血容量、无尿或心力衰竭患者不能应用甘露醇。

（四）积极治疗原发病或纠正致病因素

创伤患者若出现肢体进行性肿胀、持续疼痛、被动牵拉痛或麻痹,或组织测压骨筋膜室压力超过血压舒张压 10~30mmHg,需尽早行骨筋膜室切开减压。

（五）其他

其他治疗方法包括纠正电解质紊乱、营养治疗及肾脏替代治疗等，参见本篇第三章。

【预后】

横纹肌溶解症患者的预后与病因及并发症密切相关。非创伤性横纹肌溶解症预后依据肌肉溶解程度以及 AKI 程度存在差别，大部分合并 AKI 者肾功能可以恢复。在创伤性横纹肌溶解症中，挤压综合征通常肾功能损害严重，进展迅速，极易出现严重并发症，预后较差。

（梅长林）

第三节　血栓性微血管病

血栓性微血管病（thrombotic microangiopathy，TMA）是一组急性临床病理综合征，主要表现为微血管病性溶血性贫血、血小板下降及微循环中血小板血栓形成，肾脏受累时多引起急性肾损伤。经典 TMA 主要指溶血性尿毒症综合征（hemolytic uremic syndrome HUS）和血栓性血小板减少性紫癜（thrombotic thrombocytopenic purpura，TTP）。HUS 多以儿童起病，肾功能受损更明显；而 TTP 主要发生于成人，神经系统症状更为突出。部分 TTP 和 HUS 病例临床表现重叠，区分较难。其他常见的血栓性微血管病还包括恶性高血压、硬皮病肾脏危象、妊娠、移植、免疫缺陷病毒（HIV）或药物相关肾损害等。虽然其病理上表现类似，但病因多样，发病机制也不尽相同。

【临床表现和分类】

TMA 起病大多急骤，病死率高。HUS 以微血管病性溶血性贫血、血小板减少、急性肾衰竭三联症为特点。经典 TTP 临床特征为五联症，即微血管性溶血性贫血、血小板减少、神经系统症状（表现多样，包括头痛、一过性脑缺血发作、行为异常、癫痫及昏迷等）、肾脏损害和发热。90% 以上 HUS 患者发生 AKI，常表现为持续少尿或无尿。而 TTP 肾脏损伤较轻，80%~90% 的 TTP 患者仅表现为尿检异常和轻度肾功能不全。典型 HUS 出现神经症状相对较少，而 TTP 多见。实验室检查还可发现末梢血涂片有破碎红细胞，血清乳酸脱氢酶水平升高。由于 TMA 溶血过程是非免疫介导的，因此 Coombs 试验阴性。

根据病因学及临床特征等不同，HUS 可分为典型 HUS（也称腹泻相关型 HUS，D+HUS）和非典型 HUS（atypicalhemolytic-uremic syndrome，aHUS，也称无腹泻 HUS，D–HUS），近年来在 aHUS 中又进一步分出一个新亚类，称为 H 因子功能障碍相关 HUS。D+HUS 是 HUS 最常见的类型，占 HUS 的80%~90%，主要发生在儿童，有胃肠道感染前驱症状，多能治愈，少数患者发生终末期肾病，依赖肾脏替代治疗。致病菌多为产生志贺毒素的大肠埃希菌，志贺毒素分为两种（O157：H7 和 O104：H4），均可导致 HUS。毒素经过胃肠黏膜进入循环后，内皮细胞损伤启动凝血系统促进肾脏微血管内血栓形成，血小板聚集消耗使血小板减少，机械性损伤引起微血管病性溶血性贫血。aHUS 主要见于成年人，一般无腹泻病史，可呈家族聚集或散发性，并有复发倾向，该类 HUS 预后较差，约 50% 的患者发展为终末期肾病。其发病机制多与补体旁路途径的调节异常有关。

TTP 可分为遗传性和获得性，后者根据诱发因素分为原发性和继发性。遗传性 TTP 是因血管性血友病因子（vWF）裂解蛋白酶 *ADAMTS-13* 基因缺陷引起微血管内血栓形成，而获得性 TTP 是由于存在抗 ADAMTS-13 抑制性自身抗体。遗传性 TTP 常发展成 ESRD，而获得性 TTP 肾脏受累较轻。ADAMTS-13 的检测有助于明确诊断、监测疾病活动情况及指导治疗。

【诊断】

TMA 临床表现复杂，诊断除了根据临床表现、实验室检查外，还需要肾活检证实为肾脏微血管病变。

　　TMA 主要病理特点表现为肾小球毛细血管内皮细胞增生、肿胀,内皮细胞与基膜分离,内皮下间隙增宽,可出现"双轨征"改变或明显分层。毛细血管腔内可见红细胞、血小板及微血栓。部分病例可出现新月体及节段性纤维素样坏死。严重者小动脉受累,可见小叶间动脉血栓形成、动脉内膜水肿、内皮细胞增生。小管间质病变和血管病变一致,急性期表现为肾小管上皮细胞坏死,肾间质水肿,最终导致肾小管萎缩及间质纤维化。免疫荧光可见 IgM、C3 及纤维素在肾小球毛细血管壁沉积。电镜可见内皮细胞增生、肿胀,内皮下间隙增宽,呈现电子密度减低状态,在内皮下疏松区可见红细胞碎片、血小板和凝聚的纤维素。

【治疗】

　　治疗 TMA 的主要方法有支持治疗、血浆疗法、激素及免疫抑制剂等治疗,当达到肾脏替代治疗指征时,应予血液净化治疗(参见本篇第三章)。

　　典型 HUS 常可以自行缓解,一般不推荐血浆治疗,治疗原则以支持对症治疗为主。当血红蛋白小于 60g/L 时应输注悬浮红细胞,存在活动出血或进行有创检查时可输注血小板,维持水、电解质平衡。止泻药物可能会增加中毒性巨结肠的发生,应慎用。抗生素可使细菌死亡并释放更多的毒素而加重病情,其使用目前尚存在争议。血浆疗法是目前治疗非典型 HUS 最有效的方案,包括血浆置换和血浆输注。血浆置换应尽快进行。每次置换 1.5~2.0 倍血容量,起始 2 周行血浆置换,应至少 5 次 / 周,而后改为 3 次 / 周。平均血浆置换次数为 7~16 次。如果无法进行血浆置换,在患者无容量过多或高血压的情况下给予血浆输注(首次 30~40ml/kg,后改为 10~20ml/kg)。输注血小板会加重非典型 HUS 患者血小板聚集和微血栓形成,一般禁止单独输注血小板。糖皮质激素及免疫抑制剂(包括利妥昔单抗等)在结束血浆置换治疗后可试用于后续治疗。

　　确诊 TTP 后应尽快进行血浆置换,最好在 24h 内,因其可以补充大量 ADAMTS-13,清除抗 ADAMTS13 抗体或大分子 vWF。血浆置换应每天进行,前 3d 可每日给予 1.5~2.0 倍血浆,而后改为每日 1 倍血容量置换,直至血小板恢复正常。如无立即进行血浆置换的条件,可先输注血浆直至可行血浆置换。对于严重难治性 TTP 可予强化血浆疗法和 / 或免疫抑制剂治疗。糖皮质激素对于获得性 TTP 也有效,而利妥昔单抗还可用于反复发作性 TTP。

【预后】

　　TMA 是临床上的危重症之一,一般来说 TTP 较 HUS 预后差,HUS 中非典型性 HUS 较典型 HUS 预后差。肾损害重者、伴中枢神经系统受累、反复发作及有家族倾向者多提示预后不良。部分 HUS 患者病情缓解后进展至终末期肾病,需长期肾脏替代治疗。

 思考题

　　1. AKI 如何定义? 病因和分类有哪些?

　　2. AKI 诊断标准和分期是如何阐述的?

　　3. ATN 的发病机制、典型的临床病程及病理是怎样的?

　　4. AKI 应注意与哪些疾病相鉴别? 治疗包括哪些内容? 其预后如何?

　　5. 简述特殊类型的 AKI。它们在治疗上各有什么异同?

(梅长林)

器官-系统
整合教材
O S B C

第十三篇
慢性肾脏病

第一章　概述

第二章　慢性肾脏病的分期和临床表现

第三章　慢性肾脏病的防治

第一章
概　　述

慢性肾脏病是对各种原因引起的慢性肾脏疾病的统称，是严重威胁人类健康的常见病，也是导致终末期肾病发生的主要原因。由于大多数慢性肾脏病患者早期无症状或症状较轻，因此，早期筛查、定期检查、提高筛查的质量，对提高诊断率十分重要。慢性肾脏病的发病机制因各种原发疾病不同而存在差异，但其进展存在共同的机制，其临床症状的发生除与原发病因有关外，还主要与疾病所处的分期和病理生理变化有关。

【定义】

慢性肾脏病（chronic kidney disease，CKD）一词最早出现在美国国家肾脏基金会（NKF）2001年制定的《慢性肾脏病贫血治疗指南》中，继而在2002年制定的《慢性肾脏病临床实践指南》中正式提出、确立了CKD的概念、分期及评估方法，并于2004年、2006年经由改善全球肾脏病预后国际组织（KDIGO）再次修改及确认，于2012年将其进一步更新和定义为：①肾脏损伤≥3个月，具体包括白蛋白尿［尿蛋白排泄率（AER）≥30mg/24h或尿白蛋白/肌酐比值（ACR）≥30mg/g（≥3mg/mmol）］，尿沉渣异常，肾小管功能紊乱导致的电解质及其他异常，组织学检测异常，影像学检查结构异常，肾移植病史，伴或不伴有肾小球滤过率（GFR）下降；② GFR<60ml/(min·1.73m²)≥3个月，伴或不伴肾损伤证据。

早期“慢性肾功能不全（chronic renal insufficiency）”“慢性肾衰竭（chronic renal failure）”等专业名词的定义存在一定的缺陷，无法涵盖没有肾功能损害或轻度肾功能损害的患者，因此不能实现进展性肾脏疾病的早期诊断和早期治疗。NKF应用中性词“disease”取代“insufficiency”“failure”，使得CKD的概念更容易被早期的患者接受，而应用起源于英语的“kidney”取代起源于拉丁语的“renal”使得CKD的概念更通俗易懂，更易于宣传和普及。由此可见，CKD概念的提出并不是简单的名词转换，而是具有更深层的含义，即将慢性进展性肾脏疾病的防治从如何治疗提前至早期预防，便于动员政府、社会、医务人员及患者等全体共同参与、共同防治。目前在全球肾脏病界，CKD已取代了“慢性肾功能不全”“慢性肾衰竭”等名称，成为对于各种原因引起的慢性肾脏疾病的统称，普遍应用于各种肾脏病及非肾脏病的国际学术期刊，并已被录入国际疾病分类代码（ICD）第9版，从而成为正式疾病分类名词。

【流行病学】

CKD是严重威胁人类健康的常见病，是导致终末期肾病（end-stage renal disease，ESRD）发生的主要原因。CKD发展至ESRD需肾脏替代治疗，费用昂贵，是对公共卫生资源的巨大挑战。1999—2004年美国营养调查数据库资料分析显示，美国CKD患病率为13.1%，澳大利亚对11 247名成人的调查结果显示，至少14.0%的澳大利亚成年人可能患有CKD，其中蛋白尿、血尿和肾功能减退的发生率分别为2.4%、4.6%和11.2%。日本在1983年至1984年对冲绳地区106 000名居民进行了CKD筛查，并进行了17年的随访研究。该研究发现，男性和女性蛋白尿的患病率分别为4.7%和3.5%，血尿的患病率分别为2.8%和11.0%。中国香港2003年对1 201名20岁以上的香港居民进行了调查，得出血尿、蛋白尿、尿检异常、高血压的患病率分别为3.2%、13.8%、17.4%和8.7%。2012年我国对近5万名18岁以上成年居民CKD横断面流行病学调查结果显示，我国成年人群中CKD患病率为

10.8%，据此估计我国现有成年 CKD 患者 1.195 亿，而 CKD 知晓率仅为 12.5%。因此，早期诊断 CKD，及时预防和治疗 CKD 相关并发症，阻止其进展至终末期肾病已成为公共健康领域面临的重大课题。

近年来，由于人口老龄化以及高血压、糖尿病等发病率的上升，CKD 在全世界范围内发病率呈不断上升趋势，因此，整合全球资源，提高 CKD 治疗效果，以最大效率改善 CKD 预后，势在必行。为此，2003 年国际性组织 KDIGO 确立了《K/DOQI 慢性肾脏病临床实践指南》作为全球性 CKD 防治的指导性文件，并根据各国地域、民族、经济、生活习惯等差异，提出"基于国际共同证据，制定适合各国特点的行动指针"。为促进医务人员、卫生部门和政府决策者对 CKD 的重视，强化个人和家庭对 CKD 相关知识的了解，号召及激励全世界为遏制 CKD 作出努力，2006 年国际肾脏病学会(ISN)和国际肾脏基金联合会(IFKF)联合提议，将每年 3 月份的第二个星期四定为"世界肾脏日"。2006 年以来，每年的世界肾脏日，国际肾脏病学会联合各国肾脏病学会，在全球范围开展 CKD 防治的宣传教育。

【筛查及评估方法】

无症状人群 CKD 筛查的根本原因是较早发现 CKD 也许能实施治疗性干预和避免不恰当地使用肾毒性药物，这两者都可能减缓 CKD 进展至 ESRD。发现 CKD 也识别出了一个重要的心血管疾病危险因素。通过 GFR 下降早期发现 CKD，还可帮助正确用药并及时准备肾脏替代治疗，从而改善患者结局。对高风险个体进行 CKD 评估而不是广泛的人群筛查更符合成本效果。CKD 的重要危险因素包括糖尿病、高血压和心血管疾病(CVD)；其他应考虑的危险因素包括肾病阳性家族史、HIV 感染或丙型肝炎病毒感染、恶性肿瘤、自身免疫性疾病、肾结石和复发性尿路感染(UTI)等。

CKD 筛查主要包括病史(现病史、既往史、家族史)询问，着重测量血压，检测尿常规、尿微量白蛋白，血常规及血生化检查(肾功能、血糖、尿酸、血脂等)，必要时结合影像学检查。在诊断 CKD 过程中，应注意生理性蛋白尿和病理性蛋白尿的判断以及 GFR 的测定与评估方法。为了正确作出 CKD 诊断，防止筛查过程中漏诊或技术误差，3 个月内测定血清肌酐(Scr)、GFR、尿蛋白等至少两次。在 CKD 诊断和治疗中，正确评价肾小球滤过率非常重要，目前测定与评估 GFR 的方法较多，包括 Scr、肌酐清除率(Ccr)、同位素测定法、胱抑素 C 测定等，但都各有利弊。应注意不同人群(如不同的性别、年龄、民族、营养状况等)Scr、Ccr 正常值可能会有所不同。

近年有些研究者根据 Scr 测定值推导出一系列公式，用于计算估算的 GFR(eGFR)，包括肾脏疾病饮食修正(MDRD)公式、CKD 流行病学合作研究(CKD-EPI)公式等。各种 GFR 的估算公式在使用血清肌酐的同时也采用了年龄、性别、种族和体型大小的一些组合作为血清肌酐的非 GFR 决定因素的替代，这样估算出来的 GFR 测定值比单用血清肌酐更准确。根据 Scr 值，应用 MDRD 公式计算的 eGFR 对大样本筛查比较方便，但这种方法仍有一定局限性，有时易过高估计 CKD 患病率，在诊断 CKD 3 期时(尤其是老年、女性或营养不良者)可能出现"过度诊断"。有文献报道，应用 MDRD 公式计算 eGFR 可不同程度低估 GFR(低估 GFR 约 10%，个别报道达 20% 以上)。此外，如果根据单次血肌酐值计算 eGFR，作出 CKD 分期诊断，可能出现较大偏差。Erikson 等对人群中 CKD 患者进行了 10 年随访，结果发现根据首次血肌酐测定值估算 GFR 并诊断为 CKD 3 期的患者，在 3 个月后复查时，有 30% 的患者 GFR 未达到 CKD 3 期的诊断标准，也就是说，有近 30% 的患者病情被估计过重。有数据显示，CKD-EPI 公式比 MDRD 公式更准确，在 GFR 水平较高时尤其明显。因此对一般人群、GFR 接近或超过 60ml/(min·1.73m²) 的人群，应用 CKD-EPI 公式。对于 GFR 水平较低的人群，CKD-EPI 方程和 MDRD 公式的效果相似，CKD-EPI 公式也可用于 GFR 水平较低的人群。

虽然估算的 GFR 在临床上被用来评估肾脏损伤的严重程度和随访疾病的进展情况，但是 GFR 并不能提供有关肾脏病病因的信息，病因信息需要通过尿液分析、尿蛋白排泄量检测，以及必要时采用影像学检查和/或肾活检获得。

应用同位素法测定 GFR 准确性较高，但操作复杂、价格较贵，其方法学也有待于标准化、规范化。胱抑素 C 是近年来新发现的一种测定 GFR 的内源性生物标志物，其产生稳定，且具有分子量小、能够自由通过肾小球、在肾小管几乎被完全重吸收且肾小管自身不分泌等优点，其检测灵敏度高，而且不受性别、年龄、饮食、运动、炎症和肿瘤等因素的影响。因此,胱抑素 C 是一种理想的反映 GFR 的标志物,与血肌酐等其他评估肾小球滤过功能的指标相比,对于早期诊断轻度肾损伤具有更高的敏感性。

【发生机制】

CKD 病因复杂,引起 CKD 的病因主要包括原发性、继发性和遗传性肾脏病变。无论什么原因引起的肾脏病变,当肾小球、肾小管间质以及肾血管受到持续性损害性因素的作用,均可以发展为 CKD,随着肾脏炎症和纤维化加重,最终发展为 ESRD。CKD 的发病机制因各种原发疾病不同而存在差异,但 CKD 进展存在许多共同的机制,其临床症状的发生除与原发病因有关外,还主要与疾病所处的分期和病理生理变化有关,当疾病发展至终末期肾病(尿毒症)时,其临床症状往往十分相似,提示其具有与肾衰竭本身有关的共同机制。

(一) CKD 进展的共同机制

1. **肾小球血流动力学改变**　各种病因引起的肾单位减少,导致残存肾单位代偿性肥大,单个肾单位的肾小球滤过率增加,形成肾小球高灌注、高压力和高滤过。这种肾小球内血流动力学变化,可进一步损伤、活化肾小球固有细胞(内皮细胞、系膜细胞和足细胞等),导致细胞外基质增加,最终导致肾小球硬化。

2. **蛋白尿的肾脏毒性作用**　蛋白尿的产生既是肾小球病变的结果,同时也是肾小管间质损伤和促进肾脏病变慢性进展的关键因素。大量蛋白质从肾小球滤出不仅导致机体营养物质丢失,而且可以引起:①肾小管上皮细胞溶酶体破裂;②肾小管细胞合成和释放趋化因子,引起炎症细胞浸润和细胞因子释放;③与远端肾小管产生的 T-H 蛋白相互反应并阻塞肾小管;④导致补体合成增加和活化,肾小管产氨增加;⑤尿中转铁蛋白释放铁离子,产生游离 OH⁻ 对组织造成氧化应激损伤;⑥刺激肾小管上皮细胞分泌炎性小体和其他致炎、致纤维化因子,促进小管细胞与炎症细胞之间的对话,放大炎症反应。蛋白尿通过上述一系列反应引起肾小管间质炎症,持续发展则最终导致纤维化,所以蛋白尿也被称为肾脏毒素。饮食中蛋白质负荷可加重肾小球高滤过状态,增加尿蛋白排泄而促进肾脏损伤。

3. **高血压**　是导致 CKD 发生的一个主要原因,并可能是 CKD 持续进展的结果和重要临床特征。研究表明,持续高血压促进 CKD 进展。血压升高可通过扩张入球小动脉,增加肾小球毛细血管内压力,增加蛋白尿,促进肾小球硬化;此外长期高血压引起的肾血管病变导致肾缺血性损伤,也可加快肾组织的纤维化进程。因此,高血压是导致慢性肾脏病进展和肾功能恶化的重要因素之一。

4. **肾素 - 血管紧张素 - 醛固酮系统激活**　CKD 进展过程中,肾脏局部肾素 - 血管紧张素 - 醛固酮系统(RAAS)被激活,肾组织高表达的血管紧张素 Ⅱ(Ang Ⅱ)可通过血流动力学和非血流动力学途径促进 CKD 的发生、发展。大量研究表明,Ang Ⅱ 直接参与了进行性肾脏损害,它不仅通过影响全身及肾脏局部的血流动力学升高了肾小球囊内压,还直接刺激肾脏固有细胞增殖、肥大、凋亡,分泌多种细胞因子促进细胞外基质积聚,最终导致肾脏纤维化的发生和发展。

5. **脂代谢紊乱**　CKD 进展过程中常合并不同程度的脂代谢紊乱,在硬化的肾小球和间质纤维化区域常可发现巨噬细胞吞噬脂蛋白后形成的泡沫细胞。研究发现巨噬细胞、系膜细胞和肾小管上皮细胞可以产生反应性氧自由基从而氧化脂蛋白,氧化型低密度脂蛋白可以刺激炎症因子和致纤维化细胞因子的表达,导致细胞凋亡,而且氧化修饰的脂蛋白又可以产生反应性氧自由基,最终引起巨噬细胞大量浸润、细胞凋亡及细胞外基质积聚,加重肾组织损伤。现在认为,肾脏局部 RAAS 激活、慢性炎症以及脂代谢紊乱在加速 CKD 进展中可能存在协同效应。

6. **肾脏固有细胞表型改变**　在 Ang Ⅱ 或炎症因子等诱导下,肾固有细胞(肾小球内皮细胞、系膜细胞、足突细胞、肾小管上皮细胞、周细胞、成纤维细胞等)可发生表型转化,转变为肌成纤维细胞(myofibroblast,MyoF),促进细胞外基质堆积,最终导致肾小球硬化和肾小管间质纤维化的发生。需要强调的是,小管间质纤维化的程度对肾脏病的预后有十分重要的影响。

7. **肾组织缺血**　肾脏是一个高灌注器官,对缺血非常敏感。手术、脓毒症、出血或其他原因导致的低血压均可致肾组织缺血,继而通过氧化应激反应、炎症反应、钙超载以及细胞凋亡等机制损伤内皮细胞和上皮细胞。内皮细胞层的破坏可导致血管反应性受损、血管通透性增加及白细胞募集和活化。这些改变可导致局部微循环血流改变,继之引起持续性缺血和肾小管损伤。肾小管上皮细胞受损后,释放促炎症因子,引起炎症细胞浸润,细胞外基质过度堆积,导致肾脏纤维化。

(二) 尿毒症临床症状形成的机制

CKD 进行性发展引起肾单位不可逆丧失和肾功能不可逆减退,导致以代谢产物和毒物潴留、水、电解质和酸碱平衡紊乱以及内分泌失调为特征的临床综合征称为慢性肾衰竭(CRF),当肾功能进一步下降至 GFR 小于 15ml/min 时,已不能维持最基本的生理内环境稳态,称为终末期肾病(ESRD),俗称尿毒症(uremia)。关于尿毒症临床症状形成机制曾先后有一系列学说来进行解释,主要有健存肾单位学说、矫枉失衡学说和高滤过学说。这三个学说解释了随着肾单位数量减少,残存肾单位代偿性肥大对肾脏本身和机体可能带来的进一步不利的影响(如促进肾小球硬化、导致继发性甲状旁腺功能亢进等),但有关尿毒症全身性临床症状形成的确切机制仍有待阐明。目前认为,尿毒症临床症状的发生,主要与以下四个方面的因素有关:①经肾脏排泄的毒素在体内蓄积而产生临床中毒症状;②肾功能丧失后引起内分泌功能紊乱;③水、电解质、酸碱平衡紊乱;④系统性微炎症反应和营养不良,加重心血管病变。

1. 尿毒症毒素的作用 随着肾功能减退,肾脏对溶质清除力下降和对某些肽类激素灭活减少,造成多种物质在血液和组织中蓄积,引起相应尿毒症临床症状和 / 或功能异常,这些物质称为尿毒症毒素。常见的尿毒症毒素包括:①蛋白质和氨基酸代谢产物;②尿酸盐和马尿酸盐;③核酸代谢终产物;④脂肪酸代谢终产物;⑤其他含氮化合物;⑥糖基化终产物和高级氧化蛋白产物;⑦肽类激素及其代谢产物。尿毒症毒素可引起厌食、恶心、呕吐、皮肤瘙痒及出血倾向等,并与尿毒症脑病、淀粉样变性、周围神经病变、心血管并发症、肾性骨病等的发病相关。

2. 继发性甲状旁腺功能亢进 CKD 进展过程中,随着肾小球滤过率下降,1,25- 羟活性维生素 D_3 产生减少和高磷血症发生,两者均可导致甲状旁腺过度分泌甲状旁腺激素(PTH),继而引起钙、磷代谢失常,称为继发性甲状旁腺功能亢进症(secondary hyperparathyroidism,SHPT),简称继发性甲旁亢。其特征是甲状旁腺增生和 PTH 过度合成和分泌,进而导致骨过度重吸收,及高血钙、低血磷、泌尿系结石、软组织和血管钙化等,心血管事件的发生率和死亡率也明显增加。近来研究发现,成纤维细胞生长因子 -23(FGF-23)是一种重要的调磷因子,不但直接调节钙、磷代谢,而且间接调节甲状旁腺激素、维生素 D 代谢。CKD 患者血清 FGF-23 水平显著升高,参与甲旁亢的发生,且与 CKD 左心室肥厚和血管钙化密切相关。

3. 内分泌代谢紊乱 慢性肾衰竭患者可出现一系列内分泌代谢紊乱,其中最主要的有:①促红细胞生成素减少,引起肾性贫血;②肾小管细胞 1α 羟化酶产生障碍,导致活性维生素 D 产生减少和肾小管细胞对甲状旁腺激素的反应低下,从而引起钙磷代谢失调和肾性骨病;③胰岛素、胰高血糖素代谢失调可引起糖耐量异常;④收缩血管的激素分泌增加和舒张血管的激素减少,促进高血压形成。

4. 水、电解质、酸碱平衡紊乱 随着肾功能下降,可引起慢性肾衰竭患者水钠潴留、水肿和高血压。由于酸性代谢产物潴留,可引起酸中毒,导致患者乏力、食欲缺乏和心肌收缩抑制。此外,还常有高钾血症、低钙血症、低镁血症和高磷血症,也可出现低钠血症等。

5. 微炎症和营养不良 尿毒症患者机体存在微炎症状态,微炎症可导致机体对促红细胞生成素产生抵抗,使蛋白质合成减少、分解增多,因此常加重患者贫血和营养不良。此外微炎症也促进动脉粥样硬化形成。人们常把尿毒症患者出现的营养不良、炎症和动脉粥样硬化称为 MIA 综合征(malnutrition-inflammation-atherosclerosis syndrome)。

(三) 加速 CKD 进展的可逆因素

CKD 进展有时还可能发生在一些可逆性因素作用(是指经过及时适当治疗可以控制或者去除的因素)基础上,这些可逆性因素如果未被及时发现和去除,则肾功能可能进行性下降,在数周、数月内发展至肾衰竭。这些可逆性因素包括①肾前性因素:失血或体液丢失导致循环血容量不足、心力衰竭、使用非甾体抗炎药或 RAAS 阻滞剂（ACEI/ARB）；②肾后性因素：如尿路梗阻；③肾性因素：如活动性肾小球病变、血管炎、急性间质性肾炎、急性肾盂肾炎、造影剂肾病、高钙血症等；④血管性因素：恶性高血压、单侧或双侧肾动脉狭窄、肾静脉血栓形成、动脉栓塞；⑤高分解代谢状态：如严重感染、创伤等。

 思考题

1. 简述慢性肾脏病的定义。
2. 简述影响慢性肾脏病进展的共同机制。
3. 加速慢性肾脏病进展的危险因素有哪些？

（刘必成）

第二章
慢性肾脏病的分期和临床表现

　　CKD 是一组异质性疾病,以肾脏结构和功能的改变为特征,其临床表现因基础病因及疾病的严重程度而不同。CKD 的分期系统旨在帮助临床医师发现病情最严重,因而疾病进展和出现并发症风险也最高的患者,从而为 CKD 的治疗提供帮助。依据 GFR 和白蛋白尿对 CKD 进行分期有助于更全面地阐述和判断 CKD 主要不良结局的风险。

【分期】

　　2002 年专家组提出的 CKD 分期方法存在一些不足,主要问题是:CKD 3 期人数比例过高(约占 CKD 总数的 40%,老年人群甚至占 50%),其中包含较多的 "过度诊断";CKD 3 期(G3)对病情评估过重,与患者(尤其是老年患者)实际情况有相当差距;CKD 3 期 eGFR 跨度太宽;单靠 eGFR 作为分期标准,未考虑蛋白尿因素,有明显片面性。白蛋白尿水平较高时,不论 eGFR 情况如何,死亡、CKD 进展以及 ESRD 的风险均逐步增高。即便 GFR 大于 60ml/(min·1.73m^2),尿白蛋白/肌酐比值(ACR)大于等于 30mg/g 时风险增加仍然是显著的。尿 ACR 为 10~29mg/g("正常高限"白蛋白尿)时,风险也有明显增高,提示小于 30mg/g 的 ACR 可能也需引起重视。国际肾脏病学会 KDIGO 工作小组于 2010 年 10 月在伦敦召开了 "KDIGO 辩论会",对 CKD 分期系统进行了部分修改。修改包括两个方面:将 CKD "第 3 期" 细分为 G3a [GFR 45~59ml/(min·1.73m^2)] 和 G3b [GFR 30~44ml/(min·1.73m^2)] 两个阶段,接受透析治疗的患者被进一步划分为 GFR 5D 期,以强调他们对专科治疗的需求;将尿白蛋白/肌酐比值(UAlb/UCr,UACR)或尿蛋白排泄率(UAER)作为 CKD 分期的指标,即 A1 为 UACR<30mg/g 或 UAER<30mg/d,A2 为 UACR 30~300mg/g 或 UAER 30~300mg/d,A3 为 UACR>300mg/g 或 UAER>300mg/d。依据 GFR 和白蛋白尿对 CKD 进行分期有助于更全面地描述 CKD 主要不良结局的风险(表 13-2-1)。

表 13-2-1　CKD 分期

分期依据	分期	数值	描述
GFR/[ml/(min·1.73m^2)]	G1	≥90	正常或高
	G2	60~89	轻度下降
	G3a	45~59	轻到中度下降
	G3b	30~44	中到重度下降
	G4	15~29	重度下降
	G5	<15	肾衰竭(D:接受透析治疗)
AER/(mg/d)	A1	<30	正常
	A2	30~300	中度增高(微量白蛋白尿)
	A3	>300	重度增高(大量白蛋白尿)

注:GFR,glomerular filtration rate,肾小球滤过率;AER,albumin excretion rate,白蛋白排泄率。

【临床表现】

CKD 患者早期可以无临床症状,但随着原发病的进展,会逐渐出现蛋白尿、水肿、高血压和肾功能减退等一系列临床表现。由于肾脏具有强大的代偿功能,即使 60% 的肾功能丧失,仍能保持内环境稳定。CKD 患者早期临床症状不明显,GFR 下降至正常的 30% 以下时才会逐渐出现一系列临床症状。

（一）消化系统

食欲缺乏和晨起恶心、呕吐是尿毒症常见的早期表现。晚期患者胃肠道任何部位均可出现黏膜糜烂、溃疡,从而发生消化道出血。

（二）呼吸系统

体液过多或酸中毒时均可出现胸闷、气促,严重酸中毒可致呼吸深长。晚期 CKD 患者可发生肺充血和水肿,称为"尿毒症肺水肿"。临床上表现为肺弥散功能障碍和肺活量减少。约 15%~20% 的患者可发生尿毒症胸膜炎。伴钙、磷代谢障碍时可发生肺转移性钙化,临床表现为肺功能减退。

（三）心血管系统

心血管病变是 CKD 患者主要的并发症和死因之一。尤其是进入尿毒症阶段,死亡率进一步升高（约占尿毒症死因的一半以上）。近期研究发现,尿毒症患者心血管不良事件及动脉粥样硬化性心血管病发病率比普通人群高 15~20 倍。在美国普通人群中心血管病的死亡率是 0.27%,而血液透析患者则高达 9.5%,为前者的 35 倍。

1. **高血压和左心室肥大**　80% 以上进展到 ESRD 的 CKD 患者合并高血压,高血压程度与肾功能减退的程度密切相关。高血压发生的主要机制有:①水钠潴留导致细胞外液增加;②神经、体液因素的作用,如交感神经兴奋、肾素 - 血管紧张素 - 醛固酮系统活化、一氧化氮产生减少和内皮素分泌增加等均参与高血压的形成。

左心室肥厚是 CKD 患者最常见的心血管并发症,与长期高血压、容量负荷过重和贫血有关。此外,尿毒症动静脉内瘘吻合术可引起回心血量增加,加重左心室负担。左心室肥厚可导致尿毒症心肌病变和充血性心力衰竭,是影响心血管病预后的重要预测因素。

2. **动脉粥样硬化**　近年发现,慢性肾衰竭患者动脉粥样硬化的发生率高,进展迅速,患者可表现为心绞痛和心肌梗死等。血液透析患者动脉粥样硬化的病变程度较透析前重。除冠状动脉外,脑动脉和全身周围动脉亦可发生动脉粥样硬化。

3. **血管钙化**　广泛发生于 CKD 患者,是导致其心血管疾病发病率、病死率显著增加的重要危险因素。严重血管钙化造成组织缺氧、坏死,皮肤破溃、感染,伤口不易愈合,肢体坏疽,严重者甚至需要截肢。CKD 血管钙化是一个受到多因素调控、多种细胞类型参与的复杂生物学过程。钙、磷代谢紊乱是触发 CKD 血管钙化的主要因素,异位成骨是促进血管钙化形成的关键步骤。*klotho* 基因是一种与人类衰老密切相关的基因,在肾脏表达广泛,具有参与钙、磷代谢调节,调节离子通道活性,抑制氧化应激,增加一氧化氮合成等多种生物学功能。近来研究发现,CKD 进展过程中,*klotho* 基因表达减少,促进 CKD 动脉粥样硬化及血管钙化的发生。

4. **充血性心力衰竭**　是慢性肾衰竭患者常见而严重的并发症,也是导致患者死亡的主要原因之一。其发生与水钠潴留、高血压、贫血、酸中毒、电解质紊乱、动静脉内瘘血液回流量过高以及心肌缺血、缺氧,心肌病变和心肌钙化等有关,透析间期体重增加过多、高血压和感染为常见的诱发因素。急性左心衰竭发作时,患者可出现阵发性呼吸困难、气喘、咳嗽、咳泡沫痰、不能平卧和肺水肿等。

5. **心包炎**　晚期尿毒症性心包炎发生率 >50%,但仅少部分患者有明显临床症状,是尿毒症晚期严重的临床表现之一。在没有应用透析技术之前,常提示患者预后凶险。随着透析技术的广泛应用,心包炎发生率呈下降趋势。心包炎开始表现为随呼吸加重的胸痛,伴有心前区心包摩擦感、心包摩擦音。随病情进展出现心包积液,甚至心包压塞。

6. **尿毒症性心肌病**　其病因可能与毒素潴留和贫血等有关,部分患者可伴有冠心病,出现各种心律失常。胸部 X 线示心影扩大,超声心动图检查可见心脏肥大、心腔扩大、心肌收缩力减弱等。

（四）血液系统

1. **贫血**　CKD 患者常合并贫血,在 CKD 3 期以后几乎所有患者均可能有不同程度的贫血,是慢性肾衰竭重要的临床特征。导致 CKD 患者贫血的病因主要有:①肾脏促红细胞生成素产生不足,这是导致 CKD 患者贫血的主要原因,故称肾性贫血;②营养不良,其中以缺铁性贫血最为常见;③尿毒症毒素引起骨髓微环境病变,导致造血障碍和红细胞寿命缩短;④慢性失血,如消化道出血、血液透析过程中失血等;⑤炎症,无论是全身感染引起的炎症还是微炎症反应均可以导致机体对 EPO 不敏感或抵抗,导致贫血加重。

2. **出血倾向**　临床表现为鼻出血、月经量增多、术后伤口出血不止、胃肠道出血及皮肤瘀斑等,严重者可出现心包、颅内出血。其原因可能与尿毒症血小板功能障碍有关。

（五）内分泌代谢紊乱

内分泌代谢紊乱主要表现有:①肾脏相关的内分泌功能紊乱,如 $1,25(OH)_2$ 维生素 D_3、红细胞生成素不足和肾内肾素、血管紧张素 II 过多;②下丘脑 - 垂体内分泌功能紊乱,如泌乳素、促黑素(MSH)、促黄体素(FSH)、促卵泡激素(LH)、促肾上腺皮质激素(ACTH)等水平增高;③外周内分泌腺功能紊乱,大多数患者存在继发性甲状旁腺功能亢进(血 PTH 升高)、胰岛素受体障碍、胰高血糖素升高等。约 1/4 患者有轻度甲状腺素水平降低。部分患者可有性腺功能减退,表现为性腺成熟障碍或萎缩、性欲低下、闭经、不育等,可能与血清性激素水平异常等因素有关。

（六）神经肌肉系统

随着 CKD 进展,患者可以出现一系列神经精神症状,包括乏力、易疲倦、注意力不集中、焦虑、睡眠障碍、记忆力减退、烦躁、嗜睡、抑郁等。尿毒症时常有反应淡漠、谵语、幻觉、惊厥、精神异常、昏迷等。还可见周围神经病变,如感觉神经障碍、肢体麻木、疼痛感、深反射迟钝或消失、肌肉痉挛、不宁腿综合征等,其发生可能与毒素潴留以及水、电解质、酸碱紊乱有关。

初次透析患者可出现透析失衡综合征,主要表现为透析后出现恶心、呕吐、头痛、惊厥、肌肉痉挛等,与血尿素氮等降低过快,导致细胞内液与外液间产生渗透压差,从而引起脑水肿有关。

（七）皮肤系统

皮肤系统表现主要有皮肤干燥、瘙痒等,是尿毒症常见的并发症,其发生与毒素潴留、继发性甲状旁腺功能亢进症以及皮下组织钙化等有关。

（八）矿物质和骨代谢异常

CKD 患者可出现全身性骨和矿物质代谢异常(mineral and bone disorder,MBD),包括钙、磷、PTH、成纤维细胞生长因子 23 和维生素 D 代谢异常,骨转换、骨矿化、骨量、骨骼生长或者骨强度的异常,以及骨外钙化。患者的临床表现随患者的主要代谢异常和特征性骨病的不同而存在差异。

继发性甲状旁腺功能亢进包含了 CKD-MBD 的大多数生化异常特征。继发性甲状旁腺功能亢进的病因包括:磷酸盐潴留;游离钙浓度降低;1,25- 二羟基维生素 D(骨化三醇)浓度降低;以及甲状旁腺中维生素 D 受体(VDR)、钙敏感受体(CaSR)、成纤维细胞生长因子受体(FGFR)和 Klotho 蛋白的表达减少。

KDIGO 推荐采用 3 个参数来评价骨骼病理特征,包括骨转换、骨矿化和骨量(即 TMV 系统)。主要的 CKD 相关性骨病的 TMV 特点如下。

1. **纤维囊性骨炎**　特点为继发性甲状旁腺功能亢进导致的高骨转换。

2. **动力缺失性骨病**　特点为低骨转换。虽然铝沉积可能引起该病,但当前大多数病例是由甲状旁腺过度受抑制引起的。这是腹膜透析和血液透析患者中发生的主要骨损害。

3. **骨软化症**　特征是低骨转换伴骨矿化异常。在骨软化症患者中,骨矿化延迟时间被延长到大于 100d,而正常人和单纯纤维骨炎患者为小于 35d。骨软化症主要是铝在骨内沉积所引起,发生于采用含铝的抗酸剂作为磷结合剂的时期,现已不常见。随着含铝的磷结合剂被淘汰,以及引进了更有效的技术来处理制备透析液的水,骨软化症的发病率已经降低。

4. **混合性尿毒症性骨病**　特征为高骨转换或低骨转换以及异常矿化。

5. **透析相关性淀粉样骨病**　有独特的发病机制,发生在长期透析的患者中,表现为骨囊肿,是由β2 微球蛋白相关性淀粉样沉积引起的。

6. **骨外钙化**　指血管或其他软组织钙化,是由持续性甲状旁腺功能亢进引起的钙、磷沉淀所致,可导致死亡率上升。

(九) 水、电解质代谢紊乱

1. **水钠代谢紊乱**　主要表现为水钠潴留,肾功能不全时,肾脏对钠负荷过多或容量过多的适应能力逐渐下降。水钠潴留可表现为不同程度的皮下水肿或 / 和体腔积液,这在临床相当常见,此时易出现血压升高、左心功能不全和脑水肿。有时也可出现低血容量和低钠血症。低血容量主要表现为低血压和脱水。低钠血症既可因缺钠引起(真性低钠血症),也可因水过多或其他因素所引起(假性低钠血症),而以后者更为多见。

2. **钾代谢紊乱**　CKD 晚期可发生高钾血症,是导致患者死亡的主要原因之一。诱因有:①钾摄入增加、蛋白分解增强、溶血、出血及输入库存血;②细胞内钾释出增加或钾进入细胞内受到抑制,见于代谢性酸中毒、使用 β 肾上腺素受体阻滞剂等;③钾在远端肾小管排泄受到抑制,如使用血管紧张素转换酶抑制剂或血管紧张素 Ⅱ 受体阻滞剂、保钾利尿剂和非甾体抗炎药。当患者钾摄入减少或丢失增加时也可发生低钾血症。

3. **钙、磷代谢紊乱**　CKD 患者因为活性维生素 D_3 合成减少,小肠钙吸收减少导致低血钙。但由于晚期 CKD 患者多伴有酸中毒,掩盖了低钙引起的神经肌肉临床症状;而常常在纠正代谢性酸中毒后发生手足搐搦等低钙血症。长期低血钙刺激可引起甲状旁腺弥漫性或结节性增生,当形成自主性功能腺瘤(散发性甲状旁腺功能亢进)时,可发生高钙血症。CKD 3 期时患者血磷即可开始升高。高磷血症是造成继发性甲状旁腺功能亢进的主要原因。

4. **镁代谢紊乱**　当 GFR<20ml/min 时,由于肾排镁减少,常有轻度高镁血症,患者常无明显临床症状。长期使用利尿剂者也可发生低镁血症。

5. **代谢性酸中毒**　成人每天蛋白代谢将产生 1mmol/kg H^+。肾衰竭患者由于肾小管产氨、泌 NH_4^+ 功能低下,每天总酸排泄量仅 30~40mmol;每天有 20~40mmol H^+ 不能排出体外而在体内潴留。长期的代谢性酸中毒能加重 CKD 患者的营养不良、肾性骨病及心血管并发症,严重的代谢性酸中毒是慢性肾衰竭患者的重要死亡原因之一。

(十) 感染

感染是 CKD 患者常见的并发症和死亡原因之一。由于 CKD 患者常合并淋巴组织萎缩和淋巴细胞减少,并且由于酸中毒、高血糖、营养不良以及血浆和组织高渗透压等因素,导致白细胞功能障碍。临床上可表现为呼吸系统、泌尿系统及皮肤等部位的各种感染。呼吸道感染是 CKD 患者较为常见的感染,患者常常合并心力衰竭,感染又可以加重心力衰竭和肾功能恶化,引发 "尿毒症肺水肿",危及生命。其次为尿路感染,随着 CKD 患者肾功能下降,尿量明显减少,尿液在膀胱中存留的时间比较长,有利于各种细菌繁殖,加上 CKD 患者普遍机体抵抗力下降,合并尿路感染的机会大大增加。这些患者往往没有明显的高热、腰痛、尿频、尿急、尿痛等症状,而常常表现为肾功能突然下降、低热,在临床中易漏诊,抗生素治疗常常产生耐药。

1. **细菌感染**　金黄色葡萄球菌是透析患者菌血症的常见致病菌,与血液透析临时性置管及腹膜透析置管关系最密切,金黄色葡萄球菌感染是导致透析患者反复住院的主要原因,也是导致透析技术失败的重要原因之一。

2. **结核分枝杆菌感染**　由于尿毒症与透析患者的细胞免疫功能缺陷,因此容易并发结核分枝杆菌感染,其发生率显著高于普通人群。慢性肾衰竭合并结核分枝杆菌感染有时症状不明显,易导致误诊,应予以足够的重视。

3. **肝炎病毒感染**　常见的有乙型肝炎病毒感染和丙型肝炎病毒感染,主要见于血液透析患者。

4. 真菌感染 慢性肾衰竭患者由于机体免疫力低下,常易发生细菌感染,长时间反复使用大量抗生素后,造成菌群失调,因此易合并真菌感染。

【辅助检查】

CKD 患者因为原发病的不同,可出现原发疾病的特征性实验室和特殊检查征象。而随着 CKD 的进展,当 GFR<60ml/min 后患者可逐渐出现下列实验室和特殊检查异常。

（一）血常规和凝血功能检查

合并肾性贫血的患者可表现为正细胞、正色素性贫血,并随着肾功能的减退而加重;白细胞一般正常;血小板计数及凝血时间正常,出血时间延长,血小板聚集和黏附功能障碍,但凝血酶原时间、活化部分凝血活酶时间一般正常。

（二）尿液检查

1. 尿比重和尿渗透压 低下,晨尿尿比重 <1.018,尿渗透压 <450mOsm/(kg·H_2O); 尿毒症晚期尿比重和尿渗透压固定于 1.010 和 300mOsm/(kg·H_2O),称为等比重尿和等渗尿。

2. 尿量 一般正常,但尿中溶质排出减少。

3. 尿蛋白量 因原发病不同而异,肾小球肾炎所致的慢性肾衰竭晚期尿蛋白可明显减少;但糖尿病肾病患者即使进入尿毒症期也常常存在大量蛋白尿。

4. 尿沉渣 可见不同程度的红细胞、颗粒管型,肾小管间质性疾病和合并尿路感染的患者尿中白细胞增多,蜡样管型的出现可反映肾小管扩张,标志着肾衰竭进展至严重阶段。

（三）肾功能检查

对 CKD 患者均需要做肾小球滤过率的评估。临床上常检测内生肌酐清除率(Ccr),但 Ccr 重复性不佳,且 SCr 易受患者性别、年龄、营养状态等因素影响,特别是在慢性肾衰竭时,因肾小管分泌肌酐增多可导致对肾功能受损程度的低估。由于留取 24h 尿对门诊患者不甚方便,现多采用 MDRD 公式、Cockcroft-Gault 公式和 CKD-EPI 公式计算肾小球滤过率。

（四）血液生化及其他检查

血清蛋白水平降低,特别是白蛋白水平低下。肾功能不全晚期血清钙、碳酸氢盐水平降低,血清磷水平升高。

（五）影像学检查

超声检查可以检测肾脏的大小、对称性,区别肾实质性疾病、肾血管性疾病及梗阻性肾病:①双侧肾脏对称性缩小支持 CKD 所致慢性肾衰竭的诊断;②如果肾脏大小正常或增大则提示急性肾损伤或多囊肾、淀粉样变性、糖尿病肾病、肿瘤浸润和骨髓瘤肾病等导致的慢性肾衰竭;③双侧肾脏大小不一致提示单侧肾发育异常、慢性肾盂肾炎、肾结核或缺血性肾病。

（六）肾活检

对于肾脏大小正常而病因不明的患者,如短期内肾功能迅速恶化,在无禁忌证的情况下应实施肾活检检查,以明确原发病因,特别是及时发现活动性病变,以便指导临床治疗。

【诊断与鉴别诊断】

CKD 的诊断和鉴别诊断应详细了解患者的肾脏病病史,在仔细询问病史后,根据临床症状、体征和相关实验室检查结果,一般诊断和鉴别诊断并不困难。在诊断和鉴别时需要注意以下几个问题。

（一）明确是否存在 CKD

尿成分异常并非一定是肾脏疾病,其他泌尿系统疾病如膀胱、尿道、前列腺、睾丸的炎症和肿瘤等都可以引起尿成分异常,因此要予以考虑和鉴别。

（二）诊断 CKD 的原发疾病

CKD 非单一特异性疾病,正确诊断引起 CKD 的原发疾病,特别是明确病理类型和病理损害程度,及时采取对因治疗,可延缓甚至逆转肾功能减退的进程,因此具有重要的临床意义。

(三)除外急性肾脏病变

对于既往无明确肾脏病病史或实验室(包括影像学)检查异常的患者,应除外急性肾脏病变可能。存在容易导致肾脏病变的高危因素(如高血压、糖尿病、肥胖、肾脏病家族史)、夜尿增多、合并不明原因的贫血、B型超声显示双侧肾脏缩小等则强烈提示为 CKD。

(四)寻找促进 CKD 进展的可逆性因素

CKD 患者有时会因合并一些急性加重因素导致肾功能短期内进行性下降,及时去除这些因素可能使肾功能逆转。常见的可逆性因素包括肾前性因素、肾后性因素、肾性因素、血管性因素、高分解代谢状态等。及时找出这些具体的原因并加以纠正,也是延缓 CKD 进展的重要策略。

(五)明确有无并发症

CKD 常见的并发症有①感染:呼吸道、泌尿系统及消化道感染;②心血管并发症:高血压、心律失常、心力衰竭、心包炎等;③肾性贫血及营养不良;④骨和矿物质代谢异常;⑤尿毒症脑病;⑥高钾血症、代谢性酸中毒等。

 思考题

1. 简述慢性肾脏病的临床表现。
2. 简述 CKD-MBD 的概念。
3. 简述慢性肾脏病的诊断思路。
4. 简述慢性肾脏病进展的可逆因素。

(刘必成)

第三章

慢性肾脏病的防治

慢性肾脏病(CKD)是各种原因引起的慢性肾脏损害(病程3个月以上)的统称。CKD在全世界范围内发病率不断上升,已成为全球的公共卫生问题。因此提高CKD的防治效果至关重要。提倡CKD一体化防治策略以达到减少慢性肾脏病的发生、延缓慢性肾脏病的进展、降低终末期肾病的发生率并改善患者临床预后的最终目标。

【预防】

CKD的预防分为三级。为有效实现CKD的一级预防,首先应完成疾病流行病学调查,明确CKD的危险因素并进行早期干预。CKD的常见危险因素包括老年、女性、吸烟、糖尿病、高血压、心血管疾病、高尿酸血症、肥胖及环境暴露史等。从一级预防角度,对高危人群进行重点预防可有效减少CKD发生。具体措施包括①改善生活方式:戒烟、合理饮食、控制体重、运动;②积极控制血压、血糖、血尿酸等;③提高疾病认知,每半年开展一次慢性肾脏病防治知识宣教。此外,在糖尿病患者中早期使用血管紧张素转换酶抑制剂(ACEI)可以降低30%左右的新发糖尿病肾病风险。CKD二级预防包括早期发现、早期诊断、早期治疗。慢性肾脏病如能得到早发现、早治疗,病情可得到良好控制,可明显改善预后,故CKD筛查的意义重大。对高危患者(如糖尿病、高血压)进行CKD筛查是实现早期发现CKD的重要手段,建议每年进行一次尿白蛋白/肌酐比值(ACR)和血肌酐的检测。三级预防是对已发生CKD的患者进行对症和康复治疗,以改善症状、减少并发症、提高生存质量、延长寿命、降低病死率。

【治疗】

CKD的治疗主要原则包括:①治疗原发疾病;②干预CKD进展的危险因素;③管理并发症;④合理进行肾脏替代治疗。

(一)治疗原发病

慢性肾脏病的病因主要包括糖尿病肾病、高血压肾小动脉硬化、原发性和继发性肾小球肾炎、肾小管间质疾病、肾血管疾病、遗传性肾病等(多囊肾、遗传性肾炎)等。免疫抑制剂是原发性肾小球肾炎和部分继发性肾小球肾炎(如狼疮肾炎、ANCA相关性血管炎肾损害)的主要治疗药物。糖尿病肾病、高血压肾小动脉硬化尚无特效治疗,严格控制血糖、血压是延缓疾病进展的主要措施。对于泌尿系统结石、肿瘤和肾血管疾病,有手术指征者应早期行外科干预,以最大程度保护残余肾功能。

(二)干预导致CKD进展的危险因素

针对危险因素进行干预对延缓CKD进展意义重大(表13-3-1)。

表 13-3-1　延缓 CKD 患者肾功能进展的措施

危险因素	干预措施
吸烟	戒烟
饮食	1. 低盐饮食:钠摄入<2g/d(相当于氯化钠<5g/d); 2. 控制蛋白摄入:应避免高蛋白饮食[<1.3g/(kg·d)],GFR<30ml/(min·1.73m^2)的患者建议低蛋白饮食[<0.8g/(kg·d)]

续表

危险因素	干预措施
肥胖	控制体重（BMI 20~25kg/m^2）
运动	如情况允许，进行活动耐量范围内中等到高强度的体育锻炼，每周 5 次，每次至少 30min
高血压	无蛋白尿患者血压目标 <140/90mmHg；伴有蛋白尿的患者推荐血压控制目标 <130/80mmHg；CKD 伴有蛋白尿患者首选 ACEI 或 ARB 治疗
糖尿病	合并糖尿病的非透析依赖型 CKD 患者 HbA1c 目标应个体化，从 <6.5% 到 <8.0%；合并 2 型糖尿病、eGFR ≥ 30ml/（min·1.73m^2）的 CKD 患者二甲双胍为一线降糖药物，建议在治疗方案中加入 SGLT-2 抑制剂

注：CKD，慢性肾脏病；GFR，肾小球滤过率；BMI，体重指数；ACEI，血管紧张素转换酶抑制剂；ARB，血管紧张素 II 受体阻滞剂；HbA1c，糖化血红蛋白；eGFR，估算肾小球滤过率；SGLT-2，钠 - 葡萄糖协同转运蛋白 2。

1. 控制血压和 RAAS 阻滞剂治疗　血压升高和蛋白尿是导致 CKD 进展的重要危险因素。由于蛋白尿是影响慢性肾脏病患者降压疗效的一个重要的协同因素，临床上往往更重视对伴有蛋白尿的慢性肾脏病患者的血压控制。2012 年 KDIGO 推荐：不伴蛋白尿的 CKD 患者常规降压目标为 140/90mmHg 以下；伴有蛋白尿的 CKD 患者（尿白蛋白排泄率 ≥ 30mg/d）降压目标为 130/80mmHg。根据年龄、心血管疾病、其他合并症、CKD 进展风险和对治疗的耐受性制订个性化血压目标。

ACEI 或血管紧张素 II 受体阻滞剂（ARB）是最常用的肾素 - 血管紧张素 - 醛固酮系统（RAAS）阻滞剂，在降压、降低蛋白尿和肾脏保护方面的循证医学证据最为充分。ACEI 和 ARB 可有效降低健存肾单位的球内压，改善高滤过状态，减少尿蛋白以及拮抗肾脏炎症反应和纤维化过程，具有独立于降压以外的肾脏保护效应。因此推荐 ACEI 或 ARB 类药物作为 CKD 患者（特别是伴有蛋白尿）的首选降压药物。对于伴有蛋白尿的 CKD 患者，在应用 RAAS 阻滞剂时应当注意以下事项：①首先要足量，在患者能够耐受的情况下，ACEI 或 ARB 药物应当逐渐加大剂量，以充分地阻断 RAAS 和最大程度地降低蛋白尿水平；②需要注意低盐饮食（氯化钠摄入量 <5g/d），控制钠的摄入可以最大程度地发挥 RAAS 阻滞剂降压和降低蛋白尿的疗效；③在严重肾功能受损 [eGFR<30ml/（min·1.73m^2）] 的情况下 ACEI 或 ARB 药物仍然可以使用，但是需要严密监测急性血肌酐升高和警惕高钾血症的风险；④在血容量不足或者脱水情况下使用 RAAS 阻滞剂容易造成急性肾损伤，因此在这些情况下应当停用或避免使用 RAAS 阻滞剂；⑤ ACEI 和 ARB 联用会明显增加高钾血症和急性肾损伤的风险，应尽量避免二者联用。

2. 控制血糖　糖尿病肾病或者 CKD 合并糖尿病患者应当积极控制血糖。2020 年 KDIGO 推荐将 HbA1c 作为 CKD 合并糖尿病患者的血糖监测指标，并提倡制订个性化靶目标。非透析患者的 HbA1c 根据具体情况从 <6.5% 到 <8.0%。同时需注意，CKD 患者（尤其晚期）的红细胞寿命缩短（<3 个月），HbA1c 检测的可靠性较低。此外，进行日常血糖自我监测（self-monitoring of blood glucose，SMBG）或连续血糖监测（continuous glucose monitoring，CGM）可有助于预防低血糖并实现血糖控制。

CKD 合并糖尿病患者的血糖管理包括改善生活方式和以二甲双胍、钠 - 葡萄糖协同转运蛋白 2（sodium-glucose co-transporter 2，SGLT-2）抑制剂为基础的药物治疗（图 13-3-1）。随着肾功能进行性下降，肾脏对胰岛素及部分口服降糖药物的清除能力下降，同时糖异生作用减弱，CKD 患者发生低血糖的风险升高。因此，CKD 合并糖尿病的理想降糖策略是在有效降糖的同时不增加低血糖发生风险。合并 2 型糖尿病、eGFR ≥ 30ml/（min·1.73m^2）的 CKD 患者以二甲双胍为一线降糖药物，并建议在治疗方案中加入 SGLT2 抑制剂。SGLT2 抑制剂可以抑制肾脏对葡萄糖的重吸收，使过量的葡萄糖从尿液中排出，降低血糖，并减缓 CKD 进展、降低心血管事件风险。对于使用二甲双胍、SGLT2 抑制剂后血糖仍未达标的患者,建议使用长效胰高血糖素样肽 1(glucagon-like peptide 1,GLP-1)受体激动剂(阿必鲁肽、度拉鲁肽等)。GLP1 是一种肠促胰素,依赖葡萄糖浓度增加胰岛素分泌、抑制胰高血糖素分泌,并能延缓胃排空,通过中枢性的食欲抑制来减少进食量。GLP1 受体激动剂单独使用不会导致低血糖。其他常用于 CKD 合并 2 型糖尿病患者的药物包括二肽基肽酶 4(dipeptidyl peptidase 4,DPP-4)抑制剂(通过抑制 DPP-4 而减少 GLP1 在体内的失活,使内源性 GLP1 的水平升高,如西格列汀、沙格列汀等)、胰岛素、磺脲类、噻唑烷二酮、α 糖苷酶抑制剂等,可根据血糖控制需求、患者偏好、并发症、eGFR 及花费等因素选择。

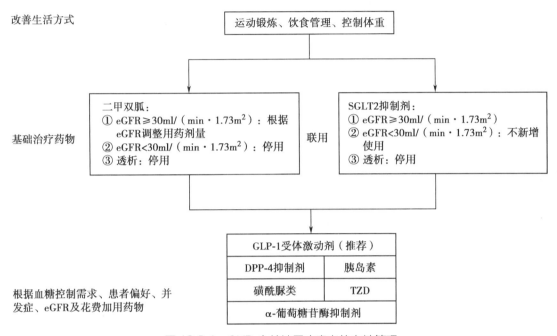

图 13-3-1　CKD 合并糖尿病患者的血糖管理

eGFR:估算肾小球滤过率;GLP-1:胰高血糖素样肽 1;DPP-4:二肽基肽酶 4;TZD:噻唑烷二酮。

3. **营养治疗**　核心是低蛋白饮食。低蛋白饮食可以降低肾小球内压,缓解高滤过状态,帮助减少蛋白尿排泄,延缓 CKD 的进展,改善蛋白质代谢,减轻氮质血症。因此,CKD 患者应当避免高蛋白饮食且尽量给予优质蛋白。存在 CKD 进展风险者建议蛋白摄入 <1.3g/(kg·d);GFR<30ml/(min·1.73m^2)的患者建议低蛋白饮食[<0.8g/(kg·d)]。必要时可补充必需氨基酸和 α- 酮酸制剂。

无论应用何种饮食治疗方案,都必须摄入足够热量,一般为 126~147kJ/(kg·d),以免引起营养不良而增加死亡风险。此外还需注意补充维生素及叶酸等营养素以及控制钾、磷等的摄入,其中磷摄入量一般应 <800mg/d。慢性肾脏病患者除非存在低容量状态或者肾性失钠等特殊情况,均推荐低盐饮食(钠 <2g/d,相当于氯化钠 <5g/d)。

4. **生活方式**　鼓励 CKD 患者进行与其心血管健康和耐受力相符的体力活动,每周 5 次,每次至少 30min;达到健康体重(BMI 20~25kg/m^2);戒烟。

5. **CKD 基础上的急性肾损伤**　CKD 是急性肾损伤的危险因素。CKD 进展阶段出现肾功能急剧恶化,既可以由原发肾脏病的活动引起,例如血管炎、狼疮肾炎的活动或者肾小球原有病变基础上出现大量新月体形成;也可以由其他因素造成,如脱水、感染、恶性高血压、肾毒性药物、造影剂、大型手术等。应及时识别 CKD 患者肾功能进展下降中急性、可逆的因素,进行积极、有效的处理。例如通过纠正血容量不足、控制感染、积极治疗恶性高血压等,往往可使恶化的肾功能部分或完全恢复至之前的水平。

（三）并发症的管理

1. **慢性肾脏病 - 矿物质和骨异常**（chronic kidney disease-mineral and bone disorder, CKD-MBD）　是由 CKD 引起的矿物质及骨代谢异常综合征，包括以下方面：①钙、磷、甲状旁腺激素（PTH）或维生素 D 代谢异常；②骨转化、骨矿化、骨量、骨线性生长或骨强度异常；③血管或者其他软组织钙化。CKD-MBD 的发生及其严重程度与 CKD 患者心血管疾病的发生与死亡率有明确相关性，故应积极干预。在 CKD-MBD 的防控中，钙、磷、甲状旁腺激素水平三者是同等重要的。应以降低过高血磷、维持正常血钙、针对 PTH 水平异常的综合治疗为目标。

（1）监测指标：根据 2017 年 KDIGO 指南，推荐成人患者从 CKD 3a 期开始监测血清钙、磷、甲状旁腺激素和碱性磷酸酶活性。CKD 3a～CKD 5d 期患者，建议使用侧位腹部 X 线片检测是否存在血管钙化，并使用超声心动图检测是否存在心脏瓣膜钙化。

（2）监测频率：应根据疾病严重程度和 CKD 进展速度决定，具体包括① CKD 3 期：每 6~12 个月监测血钙、血磷，PTH 视基线水平和 CKD 进展程度决定；② CKD 4 期：每 3~6 个月监测血钙、血磷，每 6~12 个月监测 PTH；③ CKD 5 期（包括透析期）：每 1~3 个月监测血钙、血磷，每 3~6 个月监测 PTH；④ CKD 4~CKD 5d 期：通常每 12 个月监测一次碱性磷酸酶活性，可根据 PTH 升高适当增加监测频率。如正在进行 CKD-MBD 治疗，或相关生化指标出现异常，可适当增加以上指标的监测频率，以及时掌握疗效和副作用。

（3）避免高钙血症：成年 CKD-MBD 患者应避免高钙血症。高钙血症会明显增加血管钙化风险和患者死亡风险，故不再强调血钙维持在正常范围内，只是强调避免高钙血症，且对低血钙患者进行个体化治疗。对于血液透析患者，建议透析液的钙浓度在 1.25~1.5mmol/L。

（4）降磷治疗：在 CKD 3a~CKD 5d 期患者中，降磷治疗应针对血磷进行性升高或持续升高的患者，并将升高的血磷降至正常或接近正常范围内。可采用"3D 原则"控制血磷——饮食控制（食品添加剂、加工食品含磷很高，应限制摄入）、充分透析和磷结合剂的使用。磷结合剂主要分为含钙磷结合剂（碳酸钙、醋酸钙等）和非含钙磷结合剂（碳酸镧、司维拉姆等）两大类，后者可有效降低血磷水平而不增加血钙水平。如果伴有血管钙化的证据或者 PTH 水平持续性过低（提示骨代谢低下），应限制含钙磷结合剂用量。避免长期使用含铝的磷结合剂。

（5）控制 PTH：对于非透析 CKD 患者，最佳 PTH 控制水平目前尚不清楚。全段 PTH（iPTH）水平进行性升高或持续高于正常上限的患者，应评估是否存在以下可干预因素：高磷血症、低钙血症、高磷摄入、维生素 D 缺乏。在治疗方面，不建议常规使用骨化三醇和维生素 D 类似物（如阿法骨化醇、帕立骨化醇等）。对于 CKD 5d 患者，建议将 iPTH 水平维持在正常值上限的 2~9 倍。该类患者降 PTH 治疗推荐使用拟钙剂（西那卡塞）、骨化三醇或维生素 D 类似物，或拟钙剂和骨化三醇或维生素 D 类似物联合治疗。西那卡塞作用于甲状旁腺细胞表面的钙离子受体，进而抑制 PTH 分泌，降低血清 PTH 浓度。西那卡塞可降低 FGF-23，改善骨代谢，延缓心脏瓣膜钙化，从而改善临床预后，但治疗时应注意低钙血症。并发严重甲状旁腺功能亢进的 CKD 3a~CKD 5d 期患者，如果临床或药物治疗失败，建议进行甲状旁腺切除术。

2. **心血管疾病** CKD　是心血管疾病的高危因素，心血管并发症是 CKD 患者的主要并发症和主要死亡原因之一。非透析的 CKD 患者发生心血管疾病死亡的风险是普通人群的 5~10 倍，一旦进入透析阶段，约有一半的患者最终死于心血管疾病。CKD 患者发生心血管事件的概率甚至高于进展至终末期肾病的概率，发生急性心肌梗死后预后更差，反复心肌梗死、心力衰竭以及猝死的风险更高。Framingham 风险评分、eGFR 低于 60ml/（min·1.73m²）或白蛋白尿均可预测增加的心血管事件和心血管疾病死亡风险。CKD 心血管疾病的防治除了要针对传统的危险因素，如吸烟、肥胖、高血压、糖尿病、脂代谢紊乱、高同型半胱氨酸血症等因素外，还应针对 CKD 相关危险因素，如蛋白尿，贫血，钙、磷代谢紊乱，甲状旁腺功能亢进，全身炎症反应，营养不良等（表 13-3-2）。

表 13-3-2　CKD 患者心血管并发症防治措施

危险因素	治疗措施
生活方式	戒烟、低盐饮食、限制蛋白摄入、控制体重、适量运动
高血压	合并 ACR ≥ 30mg/g 的糖尿病患者或 ACR ≥ 300mg/g 的非糖尿病患者使用 ACEI 或 ARB 治疗
糖尿病	包括 SGLT2 抑制剂在内的降糖方案
高脂血症	首选他汀类药物,使用贝特类需要调整剂量
高磷血症	通过饮食和使用磷结合剂维持血磷在正常范围内
贫血	铁剂通常可以有效地治疗与 CKD 相关的贫血,必要时可考虑使用 ESA 提高 Hb,但血红蛋白靶目标不超过 115g/L
其他	对于存在动脉粥样硬化事件风险的成人 CKD 患者可以使用抗血小板药物,但需权衡出血风险

注:CKD,慢性肾脏病;ACR,尿白蛋白 / 肌酐比值;SGLT2,钠 - 葡萄糖协同转运蛋白 2 ;ESA,erythropoietin-stimulating agent,促红细胞生成素刺激剂;Hb,血红蛋白。

对于 CKD 患者的血脂管理,2013 年 KDIGO 指南未推荐 LDL-C 目标值,主要强调他汀类药物对血脂异常的治疗。对于年龄超过 50 岁的非透析 CKD 人群,无论是否存在高脂血症,都应当常规给予他汀类降脂药物;对于年轻的慢性肾脏病患者,如果同时存在血管疾病(如冠心病、缺血性脑卒中)或危险因素(如糖尿病),应当给予他汀类降脂药物治疗。若 CKD 3b~CKD 5 期合并糖尿病的患者不能耐受他汀类药物,可用贝特类药物替代。不建议合并糖尿病的 CKD 患者透析之后开始使用他汀类药物,透析前已开始他汀类药物治疗的则可继续使用。

当 CKD 患者出现缺血性心脏病或心力衰竭时,治疗强度应与非 CKD 患者相同;出现胸痛时,应采取与非 CKD 患者一样的筛查和处理措施。除非出血风险增加,应该给予有动脉硬化风险的成人 CKD 患者抗血小板治疗;若存在出血风险,则需要与心血管获益进行权衡。

3. **肾性贫血**　中国 50% 以上的 CKD 患者合并贫血。贫血降低患者生活质量,增加心血管疾病及死亡风险。贫血患者氧分压降低,致心脏负荷增加,呈现高输出状态,久之将导致左心室肥大,乃至全心扩大和心力衰竭,增加患者病死率。故应在 CKD 早期就开始重视贫血的诊断和治疗,对降低心血管并发症和死亡率有重要意义。

(1)定义及诊断标准:肾性贫血是各种肾脏病致肾功能下降时,肾脏促红细胞生成素(erythropoietin,EPO)生成减少及血浆中一些毒性物质干扰红细胞生成并缩短其寿命而导致的贫血。世界卫生组织推荐,居住于海平面水平地区的成年人,男性血红蛋白 <130g/L,非妊娠女性血红蛋白 <120g/L,妊娠女性 <110g/L,即可诊断为贫血。

(2)评估指标:血常规;网织红细胞计数;铁储备和铁利用指标,包括血清铁蛋白浓度、转铁蛋白饱和度(transferrin saturation,TSAT)。未能明确贫血病因时,检测血清叶酸、维生素 B_{12}、粪便隐血,并行骨髓穿刺检查等。

(3)监测频率:凡临床症状、体征或其他指标提示贫血时均应及时检测 Hb。根据透析方式、有无贫血和 ESA 治疗情况决定 Hb 的检测频率。①未透析者:无贫血者,CKD 1~3 期至少每年测量一次,CKD 4 期或 5 期至少每 6 个月测量一次。有贫血者,至少每 3 个月测量一次。②血液透析或腹膜透析患者:无贫血者,至少每 3 个月测量一次。有贫血者,至少每个月测量一次。③促红细胞生成素刺激剂(ESA)治疗者:治疗初期至少每个月测量一次。在治疗维持阶段,未透析和腹膜透析者至少每 3 个月测量一次,血液透析患者至少每个月测量一次。

(4)铁剂治疗:有效的铁剂补充,可以改善贫血,减少 ESA 剂量,甚至有些轻度贫血患者不使用 ESA 也能改善。对于非透析或腹膜透析的 CKD 贫血患者,TSAT ≤ 20% 或 / 和铁蛋白 ≤ 100μg/L 时需要补铁。可先口服铁剂,若无效或不耐受可改用静脉铁剂治疗。治疗目标值范围为 20%<TSAT<50%,且 100μg/L< 血清铁蛋白 <500μg/L。对于血液透析的 CKD 贫血患者,TSAT ≤ 20% 或 / 和铁蛋白 ≤ 200μg/L 时需要补铁,推荐使用静脉铁剂治疗。治疗目标值范围为 20%<TSAT<50%,且 200μg/L< 血清铁蛋白 <500μg/L。进行静脉补铁时需注意过敏反应,尤其在初次使用静脉铁剂治疗时。有全身活动性感染及严重肝病时,禁用静脉铁剂治疗。补充静脉铁剂应防止铁过载,它可导致内脏含铁血黄素沉积。

(5)促红细胞生成素刺激剂(ESA)治疗:ESA 是治疗肾性贫血的重要手段之一,可减少输血和缓解贫血相关症状,但可能增加心脑血管事件、肿瘤发生的风险,在使用前应认真权衡利弊,并处理好各种导致贫血的可逆性因素(包括铁缺乏和炎症状态等)。对于既往有卒中史、CKD 合并活动期恶性肿瘤,或以治愈肿瘤为目标的患者,应谨慎使用 ESA。

1)治疗时机:对于非透析成年患者,Hb ≥ 100g/L 时不建议开始 ESA 治疗;Hb<100g/L,也不一定要开始 ESA 治疗。建议根据 Hb 下降速度、对于铁剂治疗的反应、需要输血治疗的风险、使用 ESA 治疗的风险和目前的贫血症状等个体化情况决定是否开始 ESA 治疗。成人 CKD 5 期透析患者,应避免 Hb 低于 90g/L,建议 Hb<100g/L 时开始 ESA 治疗。

2)治疗靶目标:ESA 治疗肾性贫血的靶目标值为 Hb 110~120g/L,且 <130g/L;一般情况下建议 Hb<115g/L。靶目标值可根据患者的年龄、透析方式和透析时间长短、ESA 治疗时间长短以及是否并发其他疾病等情况进行个体化调整。

3)初始剂量:建议为 100~150U/(kg·周),分两三次注射,或 10 000U,每周 1 次,皮下或静脉给药(非血液透析患者一般皮下注射)。初始 ESA 治疗的目标是 Hb 每个月增加 10~20g/L,应避免 1 个月内 Hb 增幅超过 20g/L。

4)不良反应:包括高血压、癫痫、透析通路血栓、肌痛及输液样反应等。

5)EPO 抵抗:使用大剂量的 ESA 才能使血红蛋白达到靶目标水平,这种情况称为 EPO 抵抗或 ESA 低反应性。根据发生于初始治疗期还是维持治疗期可分为初始 ESA 治疗反应低下或获得性 ESA 反应低下。EPO 抵抗最常见的原因为铁缺乏,其他原因包括炎症疾病、慢性失血、甲状旁腺功能亢进、纤维性骨炎、铝中毒、血红蛋白病、恶性肿瘤、营养不良、溶血、透析不充分、应用 ACEI 或 ARB、脾功能亢进、EPO 抗体介导的纯红细胞再生障碍性贫血等。出现 EPO 抵抗时,应认真查找上述原因,并给予积极治疗;对纠正原发病因后仍存在 ESA 低反应性的患者,建议采用个体化方案进行治疗,并评估 Hb 下降、继续 ESA 治疗和输血治疗的风险;对初始和获得性治疗反应低下的患者,最大剂量不应高于初始剂量或稳定剂量的 2 倍。

(6)缺氧诱导因子脯氨酰羟化酶(hypoxia-inducible factor prolyl hydroxylase,HIF-PH)抑制剂(药品名:罗沙司他):是一种新的肾性贫血治疗药物。罗沙司他通过稳定 HIF 复合物进而刺激 EPO 生成,促进肠道铁吸收,动员铁转运至骨髓,可有效提高血红蛋白水平,同时降低心血管事件发生风险。其口服的用药方式也更适合非透析患者,近来得到广泛关注。

(7)输血治疗:对于肾性贫血治疗,一般应尽量避免输注红细胞,以减少输血反应的风险。适合器官移植的患者,在病情允许的情况下应避免输注红细胞,以减少发生同种致敏的风险。慢性贫血治疗时,需要权衡红细胞成分输血治疗和 ESA 治疗的利弊,出现下列情况时可进行红细胞成分输血治疗:① ESA 治疗无效;② ESA 治疗的风险超过其治疗获益;③不能仅根据 Hb 的变化来判断非急性贫血 CKD 患者是否需要输血治疗,而应根据贫血所导致的症状来判断。

4. 水、电解质和酸碱平衡紊乱　随着肾功能下降,慢性肾脏病患者容易出现水钠潴留、高钾血症、代谢性酸中毒等。为防止出现水钠潴留,需限制钠的摄入。高钾血症是电解质紊乱中最危险的一种。高钾饮食、相关药物的使用(如 ACEI、ARB、保钾利尿剂、钙调磷酸酶抑制剂等)可导致高钾血症,需通过控制食物钾摄入、服用降钾药物等多种综合方式予以防治。血清钾 >6.5mmol/L 需考虑急诊血液净化治疗。酸中毒常常在 GFR<40ml/(min·1.73m²) 时发生,2012 年 KDIGO 指南建议对于血碳酸氢钠

< 22mmol/L 的 CKD 患者给予口服补充碳酸氢盐（如碳酸氢钠）以维持血清碳酸氢根在正常范围。经积极治疗难以纠正的严重代谢性酸中毒应实施急诊血液净化治疗。

（四）肾脏替代治疗

肾脏替代治疗包括血液净化和肾脏移植。常用的血液净化方式包括血液透析和腹膜透析。当进展性 CKD 患者出现以下一种或多种情况时建议开始透析治疗：①出现肾衰竭相关症状和体征（浆膜炎，酸碱平衡或电解质紊乱，瘙痒等）；②难以控制的容量负荷过重或高血压；③因饮食控制使营养状态进行性恶化；④认知功能障碍。成人 CKD 患者 GFR<20ml/(min·1.73m^2)，并在之前存在 6~12 个月以上进展性和不可逆性 CKD 的证据时，可考虑活体肾移植。肾移植是目前最佳的肾脏替代疗法，成功的肾移植可恢复正常的肾功能（包括内分泌和代谢功能）。

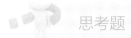
思考题

1. 慢性肾脏病的常见危险因素有哪些？
2. 简述慢性肾脏病的治疗原则。
3. 简述慢性肾脏病的首选降压药。
4. 慢性肾脏病的常见并发症有哪些？
5. 肾脏替代治疗方式包括哪几种？

（付 平）

第十四篇
肾脏替代治疗

第一章　概述

第二章　血液透析

第三章　腹膜透析

第四章　肾移植

第一章
概　述

各种病因导致的急性肾损伤（AKI）或慢性肾脏病（CKD）持续进展并进入终末期肾病（ESRD）阶段，机体的水、电解质、酸碱平衡无法维持生理需要的稳态时，需要进行肾脏替代治疗来维持机体内环境的稳定。

一、肾脏替代治疗的种类

目前临床常用的肾脏替代治疗方法包括血液净化（blood purification）和肾移植（renal transplantation），其中血液净化仅能替代部分的肾脏功能，而肾移植能替代完整的肾脏功能。血液净化包括了一组原理不同的技术，主要有血液透析、血液滤过、血浆置换和腹膜透析等，其中血液透析和腹膜透析是最常用的血液净化治疗手段。

肾脏替代治疗按应用的持续时间可分为两种，一种为临时性肾脏替代治疗，即应用血液净化方法替代一过性的肾衰竭，待患者的肾功能完全或部分恢复时，即可停止治疗。这种情况往往出现在 AKI 的治疗中，KDIGO 在 AKI 治疗指南中指出："出现危及生命的容量、电解质和酸碱平衡改变时，应紧急开始肾脏替代治疗"。同时也指出："作出开始肾脏替代治疗的决定时，应当全面考虑临床情况，是否存在需要被肾脏替代治疗纠正的其他情况，而不应仅根据尿素氮和肌酐的水平"。

另一种是维持性肾脏替代治疗，即患者的肾功能丢失是不可逆的过程，达到一定程度时，必须开始肾脏替代治疗，并且维持终身，其治疗目的主要是：清除体内蓄积的毒素和多余的体液成分；缓解终末期肾病患者的临床症状及并发症；延长患者生存时间并提高其生活质量。关于何时开始维持性肾脏替代治疗，目前仍缺乏全球统一的标准和循证医学依据。过去几十年中，传统的观念倾向于在较高的 eGFR 时开始透析治疗，即早期透析，但 2010 年在《新英格兰医学杂志》发表的 IDEAL 试验（ESRD 患者开始透析时机对患者预后影响的多中心临床试验）提出了不同的观点，与较晚透析［eGFR 为 5~7ml/（min·1.73m²）时开始透析］相比，早期透析［eGFR 为 10~14ml/（min·1.73m²）时开始透析］并不能获得更高的生存率及良好预后。然而 IDEAL 试验对象均是营养状况相对较好、透析准备充分且处于临床密切监测下的患者，而临床实际中多数 ESRD 患者不可能达到上述条件，因此，若按 IDEAL 结果延迟患者开始透析的时机（即出现明显症状时）可能会增加患者的死亡风险。之后基于 IDEAL 试验结果更新的欧洲肾脏病最佳实践指南及 KDIGO 指南认为，当 ESRD 患者的 eGFR 降至接近 15ml/（min·1.73m²）时，即应开始密切监测，以尽早发现并发症；当 GFR<15ml/（min·1.73m²）且出现尿毒症症状或难以控制的水肿、高血压或营养状态恶化时，即应开始透析；对于 eGFR 下降较快的高危患者（如糖尿病肾病患者等），应予密切监测，若无密切监测的条件，则即使临床无明显症状出现亦建议尽早开始透析；对于无症状的 ESRD 患者，可延迟透析时机，但应做好相应的透析准备。因此，决定维持性肾脏替代治疗的开始时机是一个基于 eGFR、患者临床症状、营养状态和并发症的综合评估过程。

二、基本原理和工作条件

(一) 血液透析

血液透析(hemodialysis,HD)是目前最常用的血液净化疗法。血液透析的尝试开始于20世纪初,随着肝素的发明应用以及转鼓式透析机的出现,血液透析从20世纪中期开始进入快速发展阶段,1973年后我国普遍开展了维持性血液透析工作。血液透析主要利用弥散、对流和吸附的原理将血液中的代谢废物、毒物和多余的水分通过透析膜清除到透析液中。血液透析的完成需要将血液通过患者血管通路的动脉端引出,进入透析机中通过透析膜与透析液进行充分的溶质交换和水分清除,再通过血管通路的静脉端流回患者体内。因此,血管通路、抗凝方法、透析机、透析液是血液透析得以进行的基本条件。

(二) 腹膜透析

腹膜透析(peritoneal dialysis,PD)是血液净化的另一项重要技术,被广泛应用于急性肾损伤和慢性肾脏病终末期肾病患者的治疗。腹膜透析几乎与血液透析同时正式进入临床,然而早期这一技术一直面临着腹膜炎高发的挑战,以至于长期以来被认为是血液透析的辅助和补充,只有那些不适合做血液透析的患者,才考虑选择腹膜透析进行治疗。1979年出现持续非卧床腹膜透析(continuous ambulatory peritoneal dialysis,CAPD)的治疗模式之后,人们对腹膜透析的认识开始逐渐改变,在世界范围内腹膜透析人数逐年增多。特别是进入20世纪90年代以后,腹膜透析技术日趋成熟,腹膜炎已不再是困扰腹膜透析的难题,双袋透析连接装置的引入,使腹膜透析患者的腹膜炎发生率明显下降。进行腹膜透析需要在患者腹腔内置入腹透管,腹透管的末端位于腹腔最低点,即男性的膀胱直肠窝或女性的子宫直肠窝,另一端固定在腹壁上,通过其将腹透液输入腹腔。利用腹膜的半透膜特性,腹膜毛细血管内的血液和腹腔内的透析液,借助较高的溶质浓度和渗透压进行水和溶质的交换是腹膜透析的工作原理。腹透液的渗透压主要由葡萄糖维持,可利用腹透液与血液的渗透压差进行水分的超滤。与血液透析相比,腹膜透析需要的运行条件相对简单,只需要成功的腹透置管和腹透液即可进行。

(三) 肾移植

肾移植是最早应用于临床并开展量最大的器官移植,自1954年美国的Murray医生实施世界第一例成功的肾移植开始,各国肾移植数量呈逐年增加的趋势。我国的首例肾移植于1960年由著名泌尿外科专家吴阶平院士完成,但由于当时缺乏有效的免疫抑制剂治疗,术后患者未能长期存活。20世纪70年代中期开始,肾移植作为治疗终末期肾病的有效方法在我国各地开始推广。与其他器官相比,肾移植的手术过程相对简单,一般将供肾放置在受者的髂窝处,供肾动脉常与受者髂内动脉或髂外动脉吻合,供肾静脉常与受者髂外静脉吻合,供肾输尿管通常与受者膀胱吻合,实现了供肾的血供和尿流通道的建立,大多数情况下患者的原肾不需要切除。决定移植肾和移植受者生存时间和生存质量的主要因素是术后的综合管理,包括抗排斥的免疫抑制药物调整,感染和肿瘤的防治,高血压、高血脂、高血糖等代谢因素的控制等。

三、三种肾脏替代治疗方法的应用原则

(一) 腹膜透析和血液透析的比较

腹膜透析和血液透析这两种最常用的血液净化方法的主要特点比较见表14-1-1。

表 14-1-1　血液透析和腹膜透析的主要特点比较

	腹膜透析	血液透析
抗凝剂	不需要	需要
血流动力学	相对稳定	易出现波动
残肾功能的下降	相对慢	相对快
对设备和技术的要求	不高	高
纠正水、电解质、酸碱平衡紊乱速度	慢	快
常见并发症	腹腔感染,蛋白质营养不良,心血管并发症,高血糖,腹膜功能衰竭	血压异常,心血管并发症,透析通路相关感染,出血

　　腹膜透析的优点:①不需要使用抗凝剂,对需要肾脏替代治疗而又合并重要器官的活动性出血如脑出血的患者,选择腹膜透析可以避免因使用抗凝剂而导致出血加重。②因为腹膜透析是 24h 持续进行,其脱水过程均匀、缓慢地发生在 24h 内,所以单位时间脱水量远远小于血液透析,发生低血压的概率远远小于血液透析。对血流动力学不稳定的患者,如各种原因导致的低血压患者进行肾脏替代治疗时也可优先选择腹膜透析;也因为其脱水过程缓慢而血流动力学稳定,所以对终末期肾病患者的残余肾功能影响小。③腹膜透析对中、大分子的毒素清除效率高于一般血液透析,长期透析后因中、大分子毒素蓄积导致的并发症相对较少出现在腹膜透析患者。④腹膜透析技术相对简单,置管完成后可在家中进行,无需像血液透析一样每周数次往返于医院,适用于生活在偏远地区就医不便的患者,对患者的生活和工作影响较小,社会回归度高。

　　血液透析的优点:①短时间内清除水分和毒素的效率高于腹膜透析,因此在急性肺水肿、高钾血症、药物中毒等急、危重症的抢救中凸显优势;②一旦成功建立血管通路,患者只需定时到医院接受治疗,无须自己操作,每周接受数次医生、护士的治疗及宣教,对患者的管理相对更仔细;③不受限于无法进行腹膜透析的情况,如腹腔感染、腹膜硬化、严重高血糖等。

　　(二)肾移植的整体优势

　　上述血液净化治疗方法对肾脏功能的替代并不完全,仅完成了部分的肾脏滤过功能,不能替代肾小管重吸收功能以及肾脏的内分泌功能,因此在维持性血液透析和腹膜透析患者中,还存在因肾衰竭而导致的其他系统问题,需要应用药物来治疗,如使用促红细胞生成素纠正贫血,使用活性维生素 D_3 治疗慢性肾脏病的矿物质和骨代谢异常等。另外,血液净化对代谢产物和毒素的清除并不能完全媲美人体肾脏的正常生理功能,随着透析时间的延长,不可避免地会出现因为代谢产物蓄积而导致的慢性并发症。成功的肾脏移植能完整替代肾脏功能,是目前最完善的肾脏替代治疗方法。随着近几十年在供、受体配型筛查,外科技术和新型免疫抑制剂应用等方面的进展,肾移植受者的长期存活率有了很大的提高,与血液净化相比有较大优势,根据美国肾脏数据系统(USRDS)的报道,近年血液透析患者 5 年生存率为 35.7%,腹膜透析患者为 41.9%,而肾移植患者为 84.8%。最近又有加拿大的学者发表了支持上述观点的研究结果,他们分析了 110 篇对比研究肾移植和维持性透析对患者长期预后和生活质量影响的文献数据,共包括了近 20 万例患者,大多数研究发现肾移植患者的死亡率更低,并且与透析相比这一优势随着时间延长更为显著;大多数研究发现肾移植患者的心血管并发症风险较低,生活质量优于透析患者。

　　但是,肾移植也存在其固有的不足之处。除了遗传基因背景完全相同的同卵双生供、受体之间的移植,其他同种异体供、受体之间的肾移植都会发生免疫排斥反应,需长期应用免疫抑制剂,各种免疫抑制剂的使用可能增加代谢综合征、机会感染、肿瘤的发生率;另外,供肾来源的不足也是限制肾移植广泛开展的一个主要原因。

　　综上,临床医生应根据患者肾衰竭的发生速度、是否可逆、基础疾病、全身其他器官功能情况等综合因素选择合适的肾脏替代治疗方法,实现最佳的个体化治疗。不要仅局限于替代肾脏功能,更应关注患者整体的长期生存和生活质量的提高。

思考题

1. 肾脏替代治疗的治疗种类分为哪些?
2. 如何把握终末期肾病开始肾脏替代治疗的时机?

（陈江华　韩　飞）

血液透析是最主要的肾脏替代治疗方式之一。目前,我国有 60 余万人正接受维持性血液透析治疗,且每年人数持续快速增长。血液透析利用半透膜原理,在体外透析机中清除血液内代谢废物与过多液体,达到维持人体水、电解质、酸碱平衡的目的。自血液透析被应用于终末期肾病患者的治疗以来,透析机、透析膜及相关透析技术经过不断发展、变革与改良,已极大地改善了患者的预后与生存质量,使得尿毒症不再是无法医治的绝症。

然而,随着透析患者生存时间的延长,终末期肾病造成的多系统并发症,尤其是心脑血管并发症、矿物质与骨代谢性疾病,以及透析通路等问题随之浮现,目前已成为临床诊治中的重点、难点,相关的基础及临床研究也成为当前的热点。

一、基本概念

(一) 历史和原理

血液透析主要替代肾脏对溶质(主要是小分子溶质)和液体的清除功能,利用半透膜原理,通过溶质交换清除血液内的代谢废物、维持水、电解质和酸碱平衡,同时清除体内过多的液体。

血液透析的概念最早由苏格兰化学家 Thomas Graham 于 1861 年提出,他发现用包被白蛋白的植物纤维膜构成半透膜可以使晶体弥散通过,他把这个过程称为 dialysis,dia- 即为通过,-lysis 则为分离,因此他也被称为“透析之父”。1943 年荷兰医生 Willem Kolff 研制成第一台临床实用的转鼓式人工肾,其装置包括 30~40m 长的赛璐玢(cellophane)管道,这些管道预先固定在木鼓表面,治疗时血液在管道内流,而木鼓则在盛有 100L 电解质溶液(透析液)的水箱中转动,达到清除尿毒症毒素的目的。1945 年 Kolff 应用该装置成功救治了一例昏迷的老年女性急性肾衰竭患者,从而使血液透析逐步在临床推广。

血液透析中溶质清除主要依靠弥散,即溶质依赖半透膜两侧溶液浓度梯度差从浓度高的一侧向浓度低的一侧移动。溶质清除的另一种方式是对流,即依赖膜两侧的压力梯度,水分和小于膜截留分子量的溶质从压力高侧向压力低侧移动。在普通血液透析中弥散起主要作用,在血液滤过中对流起主要作用。

血液透析时,血液经血管通路进入体外循环,在血泵的推动下进入透析器(内含透析膜)与透析液发生溶质交换后再经血管通路回到体内。临床常用中空纤维透析器,由透析膜构成的平行中空纤维束组成,血液流经纤维束内腔,而透析液在纤维束外通行。目前临床采用的透析膜材料以改良纤维素膜和合成膜为主。成年患者所需透析膜的表面积通常在 $1.5 \sim 2.0m^2$,以保证交换面积。

透析液成分与人体内环境成分相似,含有钠、钾、钙、镁、氯、碳酸氢根离子、葡萄糖等物质,表 14-2-1 显示了常用透析液成分和浓度。透析液由透析用水和透析液浓缩液或干粉配制而成。透析用水由自来水经过水处理系统生成,透析用水和透析液质量对保证透析质量至关重要,必须符合我国医药行业标准《血液透析及相关治疗用水》(YY 0572—2015)的要求。透析液水质是影响维持血液透析患者营养状态和长期并发症的独立危险因素。研究发现应用超纯透析液可以明显改善血液透析患者的微炎症状态,保护残余肾功能,改善患者的营养状况,降低促红细胞生成素(EPO)的用量,减少腕管综合征的发生率。

表 14-2-1 透析液的成分及浓度

成分	浓度 /(mmol/L)
钠	135~145
钾	0~4
钙	1.25~1.75
镁	0.5~0.75
氯	100~115
碳酸氢根离子	30~40
葡萄糖	0~11

(二)血管通路

血管通路是血液透析患者的生命线,可根据使用时间分为临时血管通路和长期血管通路。

常用的临时血管通路为深静脉临时置管,可选择颈内静脉、股静脉。深静脉导管主要并发症为感染、血栓形成和静脉狭窄。

常用的长期血管通路为自体动静脉内瘘、移植血管内瘘和深静脉带隧道带涤纶套导管(长期导管)。自体动静脉内瘘是目前最理想的长期血管通路。自体动静脉内瘘通过外科手术,吻合患者外周的动脉和浅表静脉,使得动脉血流通过浅表静脉回流,使浅表静脉"动脉化",便于血管穿刺。常用自体动静脉内瘘选择桡动脉与头静脉吻合,血液流速可达 500~800ml/min。内瘘成熟一般需要至少 1 个月,慢性肾衰竭患者肾小球滤过率 <30ml/min 时,应结合患者症状、肾功能下降情况考虑实施动静脉内瘘成形术。

在自体动静脉内瘘无条件实施的情况下,可以用自体异位血管、异体血管或人工合成材料血管植入,建立血管通路,称为移植血管内瘘。与自体血管内瘘相比较,移植血管内瘘容易出现感染、血管狭窄、血栓形成等并发症,需要更积极地随访与定期维护。

深静脉长期导管适用于无法建立自体动静脉内瘘或移植血管内瘘的患者或短期透析的患者(一般透析时间 <6 个月),主要并发症为感染、血栓形成和中心静脉狭窄,因此一般建议使用时间不超过 1 年。

2019 美国 KDOQI 通路指南建议,终末期肾病患者的通路选择与建立应以患者为中心,制订长期的生存和通路计划。

(三)抗凝

血液透析为体外循环,透析时需合理使用抗凝治疗以防止透析器和血液管路中凝血。常用的抗凝药物有普通肝素、低分子肝素、柠檬酸、阿加曲班等。血液透析前需评估透析患者的凝血功能和出血情况,根据患者情况进行个体化用药和调整。

肝素是最常用的抗凝剂,一般首剂量为 37.5~62.5IU/kg,每小时追加 625~1 250IU。在透析过程及透析后短时间内都有出血的风险。与普通肝素相比,低分子肝素主要是通过抗 X a 因子活性而达到抗凝效果,而抗 II a 因子活性较弱,对血小板影响较小,APTT、PT(凝血酶原时间)延长不显著,故出血危险性也相对较低。对一些存在出血倾向的患者建议使用低分子肝素。但应用低分子肝素仍然有出血的可能,对于临床上合并出血性疾病或极高出血风险的患者,仍不建议选择低分子肝素作为抗凝药物。

存在明确活动性出血、明显出血倾向或有肝素使用禁忌证时,可选择局部柠檬酸抗凝或无抗凝剂透析方式。

(四) 透析方式

常用的透析方式有血液透析(HD)、血液滤过(HF)、血液透析滤过、单纯超滤等。血液透析根据所用透析器的超滤系数可分为低通量血液透析[超滤系数 <20ml/(mmHg·h)]和高通量血液透析[超滤系数 >20ml/(mmHg·h)]。

血液滤过是模仿正常人的肾小球滤过原理,以对流方式清除体内过多的水分和尿毒症毒素的透析方法。与普通血液透析相比,血液滤过具有对血流动力学影响小、中分子物质清除率高的优点,但对小分子物质的清除不如血液透析。

血液透析滤过是血液透析和血液滤过的结合,具有两种治疗模式的优点,可通过弥散和对流两种方式清除溶质,在单位时间内比单独透析和血液滤过能清除更多的中、小分子物质。

单纯超滤是通过对流转运机制,采用容量控制或压力控制,经过透析器或血滤器的半透膜从全血中等渗除去水分的一种治疗方法。不需要使用透析液或置换液。单纯超滤与普通血液透析相比,患者耐受性更好,血流动力学更为稳定,但废物排出较少,适用于透析间期体重增加较多的患者及急、慢性肺水肿患者。

(五) 透析频率

血液透析一般每周 3 次,每次 4~5h。近年来有研究显示增加透析次数以及每日透析能够改善预后。每日透析在形式上包括短时和缓慢长时夜间血透。到目前为止,有关每日透析的文献在各方面均显示良好的结果,而且这些效果都是在每周透析剂量基本不变的前提下获得的,主要原因是与传统血液透析相比,每日透析可以比较生理性地清除水和溶质,减轻了透析前、后和透析间期溶质的波动。但每日透析提高血液透析患者长期生存的疗效,还需要有充分的对照前瞻性研究来证实。

(六) 透析充分性

透析充分性是指在营养摄入良好的情况下,通过血液透析能有效清除体内的毒素和水分,维持水、电解质、酸碱平衡的稳定。充分的透析可使血液透析患者维持良好的生活质量和心理状态,提高长期存活率。透析剂量不足和不充分是引发血液透析患者各种并发症和导致长期透析患者死亡的常见原因。血液透析充分性的评估指标包括透析频率、溶质的清除率(包括小分子、中分子和大分子物质的清除率)、合适的干体重、血压的控制、并发症的控制情况、营养状态及患者的身心健康状况等。

尿素清除指数(Kt/V)和尿素下降率(urea reduction ratio,URR)是目前最常用的透析计量指标,反映患者单次透析的尿素清除效率,与长期预后直接相关。Kt/V 中 K 代表透析器尿素清除率,t 代表单次透析时间,V 为尿素分布容积,需通过实时测定或通过透析前、后血浆尿素浓度的变化计算实际的 Kt/V。URR 反映透析前、后血浆尿素的下降百分比。2015 年美国 KDOQI 指南建议每周 3 次透析的患者 Kt/V 的值至少应大于 1.2,目标值大于 1.4。

Kt/V 代表对小分子物质的清除率,维持性血液透析患者的许多并发症和死亡率与中分子毒素的潴留有关,而低通量血液透析不能清除中分子毒素。高通量血液透析与低通量血液透析相比,能清除更多的中大分子物质,但对提高血液透析患者的长期存活率一直存在争议。2002 年 HEMO 研究发现应用高通量透析仅使血液透析患者的死亡风险下降 8%,未达到统计学意义。近年来对 HEMO 研究数据的再分析发现高通量血液透析可能对入组前透析时间较长的患者、对脑血管病的预防等方面有利。2009 年发表的 MPO 研究是关于透析膜通透性与预后的多中心前瞻性随机对照研究,有多个欧洲国家的透析中心参加,发现高通量透析组死亡风险下降,但未达到统计学差异。但在亚组分析中,血清白蛋白小于 40g/L 患者接受高通量透析的死亡风险降低 51%,糖尿病患者接受高通量透析的死亡风险降低 39%,而糖尿病同时合并血清白蛋白小于 40g/L 者高通量透析获益更大。因此目前临床高通量透析使用比例日益增加。

二、急性并发症及处理

血液透析中常见的并发症有低血压、高血压、痉挛、恶心、呕吐、头痛、胸痛、背痛、皮肤瘙痒、首次使用综合征、透析失衡综合征、发热、寒战、心律失常、心包填塞、脑出血、溶血、空气栓塞等。

（一）血流动力学改变

1. **低血压**　是血液透析最常见的并发症，透析中低血压是指收缩压下降 >20mmHg 或平均动脉压降低 10mmHg 以上，并有低血压的症状。透析中低血压主要由血容量大量、快速地减少，血管收缩不良，心功能不全等因素引起。血容量减少主要与透析间期体重增加过多，超滤量过大或短时间超滤过快，或干体重设置过低等有关。血管收缩不良与透析前服用抗高血压药物、透析液温度过高、透析液中含有醋酸盐有关。透析患者心脏代偿功能不全、心脏充盈不足时，不能有效增加心率和提高每搏输出量，特别容易发生低血压。少见的原因有出血、心律失常、心包填塞、心肌梗死、感染性休克、溶血、空气栓塞、过敏等。低血压时患者一般感觉头晕、恶心、肌肉痉挛，少数患者可以无症状，直到血压降至极低时出现意识丧失。

透析中低血压的处理：暂停超滤，取患者头低位，吸氧，静脉快速输注生理盐水 100ml 或更多，或50% 的高渗葡萄糖 20~40ml 或 20% 甘露醇。经上述处理血压好转后，可缓慢增加脱水，但需要严密观察。经补充足够液体后，血压如无明显改善，则需应用升压药物治疗，停止血液透析，并积极寻找其他引起低血压的原因。

2. **高血压**　50%~80% 的血液透析患者存在高血压。透析中的高血压是指透析前血压正常，透析中出现高血压或原有高血压的患者血压在透析中进一步升高。透析中高血压可能与透析失衡综合征、透析中脱水引起交感神经系统和肾素 - 血管紧张素 - 醛固酮系统激活、高钙透析液、降压药物被清除等有关。要积极寻找病因，针对病因进行预防和对症处理。

（二）首次使用综合征

首次使用综合征主要为透析器反应。因多出现于首次进行透析的患者，所以被命名为首次使用综合征，但也见于多次使用的患者。临床中根据反应轻重分为两类：A 型反应和 B 型反应。

A 型反应为快速变态反应，常于透析开始后 5min 内发生，少数至透析开始后 30min。可表现为皮肤瘙痒、荨麻疹、咳嗽、喷嚏、流清涕、腹痛、腹泻，甚至呼吸困难、休克、死亡等。一旦明确诊断，应停止透析，夹闭血路管，丢弃外周血液，并给予抗过敏药物处理。出现呼吸循环障碍者，立即予循环呼吸支持治疗。

B 型反应常于透析开始后 20~60min 出现，主要为补体激活所致，多表现为胸痛和背痛，需与其他引起胸痛和背痛的疾病相鉴别。诊断明确后，一般不需要中止透析，可予吸氧等对症处理。

（三）透析失衡综合征

透析失衡综合征是指发生于透析中或透析后期，以脑电图异常及全身和神经系统症状为特征的一组病症，轻者可表现为头痛、恶心、呕吐及躁动，重者可出现抽搐、意识障碍、昏迷。常见于刚开始透析的患者。

目前认为透析失衡综合征的发生机制与血液透析快速清除溶质有关，导致患者血液溶质浓度快速下降，血浆渗透压下降，血液和脑组织液渗透压差增大，水向脑组织转移，引起脑组织水肿，颅内压增高，颅内 pH 改变。透析失衡综合征可发生在任何一次透析过程中，但多见于首次透析。轻度失衡表现为恶心、呕吐、头痛，可减慢血液速度、减少透析时间以减少溶质的清除和 pH 过度变化，并予以对症处理，可给予高渗葡萄糖或甘露醇；症状改善不明显时，可考虑提前结束透析。重度失衡如发生抽搐、意识障碍或昏迷，应立即停止血液透析，首先应需与其他引起类似表现的疾病如脑血管意外相鉴别。严重抽搐发作时，可静脉注射地西泮或丙戊酸钠，静脉给予甘露醇。有呼吸障碍时，需要呼吸支持。

对于新透析的患者，应给予诱导透析，采用低效透析方法，包括减慢血流速度、缩短每次透析时间、应用面积小的透析器等,逐步降低血液中的毒素水平。首次透析时尿素氮的下降不应超过 30%,避免低钠透析液以加重脑水肿,可给予高渗葡萄糖或甘露醇,以减轻脑水肿。

(四)肌肉痉挛

透析中肌肉痉挛主要与透析中低血压、干体重设置过低有关。肌肉痉挛最常见于低血压,但也有患者血压不低而发生痉挛,可能与干体重设置过低、有效容量不足或超滤脱水过快有关。和低血压同时发生的肌肉痉挛处理同低血压。对于无明显低血压或低血压已纠正但仍有肌肉痉挛的患者,可给予高渗葡萄糖或盐水,提高透析液的钠浓度;对于低白蛋白血症患者输注白蛋白可能有效。

三、慢性并发症及处理

血液透析是一种不完全性肾脏替代治疗,长期生存率仍不理想,并存在较多的慢性并发症,如何提高患者的长期生存率和生活质量仍是肾脏病医生面临的巨大挑战。

(一)肾性贫血

血液透析患者贫血发生率在 90% 左右,常为正细胞正色素性贫血。血液透析患者贫血的主要原因是肾功能减退,肾脏产生促红细胞生成素(EPO)的能力下降,导致红细胞生成减少。其他可能造成贫血的因素包括①铁和其他营养物质的缺乏;②红细胞丢失增加:肾衰竭时可出现凝血功能障碍,患者常有出血倾向,如消化道失血、牙龈出血、月经过多等;③严重继发性甲状旁腺功能亢进;④急性和慢性炎症状态;⑤红细胞寿命缩短;⑥甲状腺功能减退;⑦血红蛋白病等。

贫血对透析患者的长期存活和生存质量有重要影响,使患者易于感染,可加重心肌损害,导致心脏扩大。及时纠正血红蛋白的水平,可以使患者的生存质量得到显著改善。肾性贫血的实验室检测指标包括全血细胞计数、网织红细胞计数、血清铁蛋白、转铁蛋白饱和度、维生素 B_{12}、叶酸等项目。贫血治疗靶目标是血红蛋白 110~120g/L,不推荐 >130g/L。肾性贫血的治疗主要为补充 EPO 和铁剂。应用 EPO 之前,应处理好各种导致贫血的可逆性因素(包括铁缺乏和炎症等)。透析患者血红蛋白 <100g/L 时即开始 EPO 治疗。初始剂量建议为 50~100IU/kg,每周 3 次,皮下或静脉给药,初始 EPO 治疗的目标是血红蛋白每个月增加 10~20g/L。铁剂有口服和静脉给药两种类型,血液透析患者应优选静脉途径补铁。铁蛋白 <200μg/L 和 / 或转铁蛋白饱和度 <20% 表示缺铁,有静脉补充铁剂指征,铁蛋白 >500μg/L 或 / 和转铁蛋白饱和度 >50%,不常规给予静脉补铁治疗。对于肾性贫血患者,在病情允许的情况下应尽量避免输注红细胞,减少输血反应风险,适合器官移植的患者,如必须输血,应输注去白细胞的红细胞,以减少抗 HLA 抗体的生成。

(二)蛋白 - 能量营养不良

蛋白 - 能量营养不良(protein-energy malnutrition,PEM)在维持性透析患者中发生率为 23%~73%。近几年多中心回顾性研究显示,营养不良与透析患者死亡率密切相关。

常用营养不良的诊断指标包括血清白蛋白、主观综合营养评估(subjective global assessment,SGA)和氮平衡测定等。KDOQI 指南建议血液透析患者每日蛋白质摄入量为 1.2g/(kg·d),其中 50% 为高生物效价的蛋白。年龄 <60 岁,能量摄入为 35kcal/(kg·d),年龄 >60 岁,能量摄入为 30kcal/(kg·d)。

营养不良、微炎症反应与心血管并发症相互促进、相互影响,是决定透析患者预后的重要因素。患者同时合并营养不良、微炎症反应与心血管并发症时死亡率极高。PEM 和微炎症状态的预防与治疗措施包括定期营养评估管理、保持充分的透析剂量、足够的蛋白与能量摄入、避免酸中毒、积极处理慢性炎症、应用促进食欲的药物、应用改善营养代谢的药物以及应用氨基酸透析液和补充左旋肉碱等。

(三)矿物质骨代谢异常

慢性肾脏病 - 矿物质和骨异常(CKD-MBD)是由于慢性肾脏病导致的矿物质和骨代谢异常综合

征。临床上可出现以下一项或多项表现：①钙、磷、PTH 或维生素 D 代谢异常；②骨转化、矿化、骨量、骨线性生长或强度异常；③血管或其他软组织钙化。

血液透析患者普遍存在 CKD-MBD，心脏瓣膜、血管和软组织等转移性钙化发生率较高，导致患者全因和心血管死亡率明显增加。CKD-MBD 的预防和治疗主要包括：降低高血磷，维持正常血钙，控制继发性甲状旁腺功能亢进，预防和治疗血管钙化。

KDIGO 于 2012 年发布了关于 CKD-MBD 的临床治疗指南，指南推荐血液透析患者血清校正钙的正常值范围为 2.1~2.5mmol/L，血清磷的正常值范围为 0.87~1.45mmol/L，iPTH 水平应维持在正常值上限的 2~9 倍。

高磷是导致异位钙化的主要原因，目前降磷治疗的主要方法有：①控制饮食中磷的摄入；②充分透析，增加透析频率和延长透析时间是有效清除血磷的方法；③服用降磷药物。降磷药物包括含钙的磷结合剂、新型不含钙的磷结合剂（司维拉姆、碳酸镧等），研究显示新型不含钙的磷结合剂与含钙的磷结合剂相比，能显著延缓心血管钙化的进展，降低心血管和全因死亡率。

血液透析患者继发性甲状旁腺功能亢进的治疗应同时考虑血磷、血钙和 iPTH 三者水平，在积极控制血磷和血钙后，iPTH 如仍没有达到目标值，可采用活性维生素 D 及其类似物和拟钙剂等药物治疗；药物治疗无效的患者，需要采用甲状旁腺切除术。

（四）心血管并发症

血液透析患者心血管事件的风险是正常人群的 3.5~50 倍，是导致血液透析患者死亡的首位病因。导致血液透析患者心血管事件的危险因素有许多，除了传统危险因素如老年、男性、高血压、高血脂、糖尿病、吸烟、绝经、心血管疾病家族史等，还有慢性肾衰竭和血液透析特异性的危险因素，如容量负荷过重，贫血，钙、磷代谢紊乱，尿毒症毒素的蓄积，慢性炎症，营养不良，容量负荷变化，酸碱平衡和电解质浓度波动等。因此需要对血透患者的心血管并发症进行综合的预防和治疗。除了控制传统的危险因素外，还需给予充分透析，维持容量平衡，纠正贫血，改善营养状况，维持钙、磷代谢平衡，预防血管钙化，控制慢性炎症等多靶点防治。另外，他汀类药物除了已知的降胆固醇作用外，在血液透析患者中还能抑制平滑肌细胞的凋亡和增殖，抑制内皮细胞对炎症刺激的反应，从而抑制炎症反应和改善内皮功能。也有研究发现 RAS 阻滞剂可减轻炎症反应，也有研究认为维生素 E 可降低血液透析患者心血管事件的风险，因此联合应用他汀类、RAS 阻滞剂和维生素 E 可能减少血液透析患者的心血管并发症。

四、发展与展望

无症状透析、生理性透析是近期血液透析领域发展的重要方向，要达到生理性透析状态需要在许多方面取得突破：对尿毒症毒素更深入的认识，合理透析效果评价指标的建立，模拟血管内皮结构的高生物相容性膜透析器的开发与应用，无菌、无热原超纯透析液的推广，夜间长时透析、每日透析等个体化透析模式的应用与完善，高效、安全、价廉的抗凝药物或技术的应用等。

未来将更注重对血液透析远期并发症的防治，尤其针对心脑血管并发症的药物预防以及新型血液净化技术的开发与应用。带有吸附功能的透析器能更好地清除炎症介质和中、大分子毒素；生物人工肾小管辅助装置（bioartificial renal tubule assist device，RAD）将组织工程学技术和细胞治疗技术结合在一起，能更好地模拟肾脏功能，对急性肾衰竭或多器官衰竭的患者进行血液滤过和 RAD 联合治疗可显著改善循环稳定性，对维持性血液透析患者可改善动脉粥样硬化、肾性骨营养不良、透析相关性淀粉样变性等慢性并发症。可植入型人工肾装置也将进入临床，患者可以自由活动，不需要大量的透析液，可以模拟正常肾脏连续工作，最终达到或接近生理性透析，以大幅度改善患者的长期存活和生活质量。

思考题

1. 血液透析患者常用的血管通路类型有哪些?
2. 简述透析失衡综合征的定义和处理方法。
3. 简述首次使用综合征的定义和类型。
4. 血液透析患者贫血的原因有哪些?

（陈江华）

第三章
腹 膜 透 析

腹膜透析是终末期肾病的一种有效治疗手段,与血液透析相比有保护残肾功能、避免出血、减少交叉感染、居家治疗等优势。腹膜透析有持续不卧床腹膜透析、自动化腹膜透析等多种治疗方法。腹膜透析处方的制订与调整应强调个体化治疗,需对腹膜透析患者密切随访,定期评估,以达到充分透析的目标。

第一节　腹膜透析的概念与发展历史

一、腹膜透析的定义和特点

腹膜透析(peritoneal dialysis,PD)是利用人体自身的腹膜作为半透膜,以腹腔作为交换空间,通过腹膜透析导管向腹腔内灌入透析液并保留一段时间,再将透析液排出体外,通过弥散和对流的作用,清除体内过多的水分、代谢产物,纠正水、电解质和酸碱失衡,以达到血液净化、替代部分肾脏滤过功能的治疗技术。

腹膜透析是治疗急性肾衰竭和慢性肾衰竭的有效肾脏替代治疗方法之一,与血液透析相比,具有以下特点。

(1)持续性溶质交换,患者血液渗透压变化平稳,心血管状态稳定,更适合于心血管疾病患者,特别是血流动力学不稳定的患者。

(2)持续性地超滤,患者血液容量变化平稳,可以避免肾脏灌注不足和缺血,利于保护患者的残肾功能。

(3)经血液、体液传播的疾病如乙型病毒性肝炎、丙型病毒性肝炎等交叉感染的风险低。

(4)不需要特殊医疗器械,经过培训后患者可以自己在家完成透析治疗,操作简便,成本低,社会医疗负担相对较轻。

二、腹膜透析的发展历史

德国人 G.Wegner 最早于 1877 年通过将不同成分、不同温度的液体注射到兔腹腔,发现高渗的葡萄糖溶液能增加腹腔滤出水分,从而发现了腹腔的超滤功能。英国人 Starling 和 Tubby 在 1894 年发现腹腔液体的超滤功能主要是由于腹膜上的微血管在起作用。许多研究也都发现和证实了腹膜具有半透膜作用,从而为腹膜透析的开展奠定了理论基础。但腹膜透析真正用于临床始于 1923 年,Ganter 首次将此技术应用于一位因子宫癌所致梗阻性肾病的尿毒症患者,从此,腹膜透析开始进入临床试验阶段。20 世纪 50 年代 Grollman 等将可留腹的塑料软管作为腹膜透析导管。1968 年 Tenckhoff 研制出以其名字命名的双涤纶套的腹膜透析硅胶导管,直到现在仍被广泛采用。

1978 年加拿大医师 Oreopoulos 将腹透液引入塑料袋包装,20 世纪 80 年代意大利 Buoncristiani 等发明了带空袋的 Y 系统管路,随后的学者将其改良为带双袋的 Y 系统管路,从而使腹膜透析的操作简单化,明显降低了腹膜炎的发生率,使腹膜透析逐步推广。

腹膜透析方式也在不断发展。1975 年 Popovich 和 Moncrief 提出了持续非卧床腹膜透析(continuous ambulatory peritoneal dialysis,CAPD)的概念,成为目前最常用的腹膜透析治疗方法。自动化腹膜透析(automated peritoneal dialysis,APD)技术的成熟与推广将重复手工的操作简化为患者对机器的简单操作,使患者能在夜间或者休息时间进行自动连续性腹膜透析,减少了导管连接次数,既有可能降低腹膜炎的发生率,也使患者白天能够自由工作和学习,提高了患者的生活质量。新近的持续性流动腹膜透析(continuous flow peritoneal dialysis,CFPD)技术进一步提高了溶质清除效能,减少了由人工操作带来的不便和相关并发症。

(陈江华　韩　飞)

第二节　腹膜透析治疗

在过去的 20 多年中,腹膜透析技术日臻完善,在多方面(包括腹膜透析操作和连接系统、腹膜透析方式、腹透液及基础研究等)都取得了显著进展,腹膜透析患者的预后也得到明显改善,腹膜透析人数在逐年稳步增长。

一、腹膜透析的适应证和禁忌证

(一)适应证

腹膜透析可适用于急、慢性肾衰竭,水、电解质、酸碱平衡紊乱,高容量负荷,中毒性疾病,肝功能衰竭的辅助治疗。

1. **慢性肾衰竭**　腹膜透析可适用于各种原因导致的慢性肾衰竭的治疗,以下情况可优先考虑腹膜透析。

(1)婴幼儿和儿童:腹膜透析不需要建立血管通路,可以避免反复血管穿刺给儿童带来的疼痛和恐惧,容易被儿童接受,自动化腹膜透析更加有利于儿童的学习和成长。

(2)合并心脑血管疾病的患者:如心绞痛、心肌梗死、心肌病、严重心律失常、脑血管意外、反复低血压和顽固性高血压等。

(3)血管条件不佳或动静脉造瘘存在困难的患者。

(4)凝血功能异常伴明显出血或出血倾向,如颅内出血、消化道出血、颅内血管瘤等情况。

(5)有较好的残肾功能。

(6)交通不便的农村或偏远地区的患者,白天工作、上学者,更偏好居家治疗的患者。

2. **急性肾损伤(AKI)**　腹膜透析是治疗 AKI 的一个重要方法。腹膜透析能清除体内代谢废物,纠正水、电解质和酸碱紊乱,预防并发症的发生,并为后续的药物及营养治疗创造条件。需要注意的是,急性肾损伤多伴有高分解代谢和多器官功能障碍,因此腹膜透析治疗的模式和剂量需要进行适当地选择和调整。

3. **中毒性疾病**　对于急性药物或毒物中毒,尤其是有血液透析禁忌证或没有条件进行血液透析的患者,可以考虑腹膜透析。腹膜透析既能清除有毒物质,也能清除体内的代谢产物和过多的水分。

4. **其他**

(1)充血性心力衰竭。

(2)急性胰腺炎。

(3)肝性脑病、高胆红素血症等肝病的辅助治疗。

(4)经腹腔给药和营养支持。

(二)禁忌证

1. 慢性持续性或反复腹腔感染或腹腔肿瘤广泛腹膜转移,导致腹膜广泛纤维化、粘连,腹膜透析面积减少。

2. 严重的皮肤病变、腹壁广泛感染或腹部大面积烧伤患者,无合适的部位置入腹膜透析导管。

3. 难以修补的疝、腹裂、脐突出、膀胱外翻等机械性问题。

4. 严重的腹膜缺损。

5. 精神障碍又无合适助手的患者。

二、腹膜透析技术

(一)腹膜透析导管的种类

腹膜透析导管是由无毒的惰性材料制成,可以弯曲,质量稳定,有良好的组织相容性,无刺激,能够长时间留置于腹腔。目前临床常用的维持性腹膜透析导管,其结构包括侧孔、涤纶套、不透 X 线的标记线。腹透管全长 32~42cm,内径 0.25~0.30cm,带有 2 个涤纶套,这 2 个涤纶套将腹透管分为 3 段:腹外段、皮下隧道段和腹内段。目前腹透管有以下几种。

1. **Tenckhoff 直管**　腹内段末端为直管。

2. **Tenckhoff 卷曲管**　腹内段末端卷曲,卷曲长度约 18.5cm,末端有多个小孔。

3. **鹅颈导管**　2 个涤纶套间弯曲呈 U 形,腹内段朝向盆腔,另一端朝向皮肤,出口向下,部分学者认为鹅颈导管利于分泌物引流,可降低隧道口感染及导管移位。但也有研究提示鹅颈导管与 Tenckhoff 管的 2 年保存率、腹膜炎和出口感染率无差异。

(二)腹膜透析液的种类

腹膜透析液(peritoneal dialysate)是腹膜透析治疗过程中必不可少的组成部分,通常由渗透剂、缓冲剂和电解质三部分组成。除了要求与静脉制剂一样,无菌、无毒、无热原并符合人体的生理特点外,还要求电解质成分及浓度与正常人血浆相似;含一定量的缓冲剂,可纠正机体代谢性酸中毒;腹透液渗透压等于或高于正常人血浆渗透压;一般不含钾。

目前常用的腹膜透析液有以下几种。

1. **葡萄糖腹膜透析液**　是目前最常用的渗透剂之一,也是腹膜透析超滤的主要动力。透析液葡萄糖浓度一般为 1.5%、2.5%、4.25%。渗透压在 346~485mOsm/L,pH 5.2。增加透析液中葡萄糖浓度,可提高透析液的渗透压,增加超滤能力。

2. **氨基酸腹膜透析液**　氨基酸代替葡萄糖作为渗透剂可在伴有营养不良的 CAPD 患者中使用,能改善 CAPD 患者的蛋白质营养状态,但可引起 BUN 上升及酸中毒倾向,不能用于肝功能衰竭、高氮质血症的患者。另外,由于氨基酸维持超滤的时间短,因此不能用于长时间保留腹腔。目前常用的是 1.1% 氨基酸腹膜透析液,pH 6.6,渗透压 365mOsm/L。

3. **碳酸氢盐腹膜透析液**　以碳酸氢盐代替乳酸盐作为缓冲剂,pH 7.4,偏碱性,较其他腹透液的 pH 高,生物相容性良好,适用于那些不能耐受酸性腹透液灌注而引起疼痛和不适的患者。

4. **葡聚糖腹膜透析液**　艾考糊精腹膜透析液(icodextrin)是最常见的一种葡聚糖腹透液,它以

7.5% 艾考糊精为渗透剂,pH 为 5~6,渗透压 284mOsm/L,不易被腹膜吸收,能长时间有效维持胶体渗透压,可增加腹膜超滤及溶质清除,改善腹膜透析技术生存率。与葡萄糖腹透液比较,艾考糊精腹透液能降低胰岛素抵抗和碳水化合物的吸收,有助于改善糖代谢,特别适用于以下情况。

(1)替换高渗葡萄糖腹透液用于夜间交换,长时间保留腹腔。

(2)进行自动化腹膜透析的患者需要腹透液长时间留腹。

(3)对血糖控制不佳的糖尿病患者更为有益。

(4)腹膜高转运或高平均转运、腹膜超滤功能衰竭的患者。

(三)腹膜透析的治疗方法

腹膜透析治疗的目标是患者最佳的预后和最优的生活质量。通过合理选择和调整透析模式和透析处方,才能实现腹膜透析的充分性。

1. **腹膜透析模式的选择**　目前,临床上常用的腹膜透析模式主要有以下几种。

(1)持续非卧床腹膜透析(CAPD):是目前最常采用的腹膜透析模式。每日透析 3~5 次,每次用透析液 1 500~2 000ml。腹透液日间留腹时间 4~6h,夜间可留置腹腔内 8~12h。患者在透析时不需卧床,可自由活动,在 24h 内患者的腹腔内基本都保留有腹透液,溶质交换持续进行。

(2)间歇腹膜透析(intermittent peritoneal dialysis,IPD):每周透析 5~7d,每日用透析液 6 000~10 000ml,分 4~8 次输入腹腔内,每次留置 1~2h,每日透析 10~12h。主要特点是透析间歇期,患者腹腔内不留有腹透液。IPD 透析时间较短,因此容易出现透析不充分,一般不适用于长期维持治疗。

(3)自动化腹膜透析(APD):是近年来发展迅速的腹膜透析技术,其操作过程主要是由一台全自动腹膜透析机完成的。它的突出优点是可以采取大剂量的透析剂量,利用患者夜间休息时间进行,因此,APD 能充分透析,可以更好地改善患者的生活质量。根据腹膜透析操作执行的方法不同,APD 又可以分为以下几种模式。

1)持续循环腹膜透析(continuous cycling peritoneal dialysis,CCPD):是 APD 的主要模式,患者在夜间睡眠时,腹腔内留置的腹膜透析管端与自动循环腹膜透析机连接,用 8~12L 透析液持续透析 9~10h,清晨可选择在腹腔内存留 2L 透析液或不存留,然后和机器分离,整个白天(10~14h)不需再更换透析液,患者可自由活动。

2)夜间间断性腹膜透析(nocturnal intermittent peritoneal dialysis,NIPD):是一种夜间进行的 IPD 腹透模式,每次灌液 1~2L,每次 1~2h,持续 8~12h。透析时间短,对大、中分子清除较差,但适用于那些腹膜高转运及合并疝、透析导管渗漏的患者。

3)潮式腹膜透析(tidal peritoneal dialysis,TPD):是指每个透析周期只引流出部分透析液,并用新鲜透析液替换,使得腹腔内的腹膜组织始终与大部分透析液接触,直到透析结束,将所有液体引流出。适合于腹膜高转运患者,能使其透析充分,又能达到合适的超滤量。

(4)日间非卧床腹膜透析(daytime ambulatory peritoneal dialysis,DAPD):透析剂量与方法基本类似于 CAPD,其特点是透析只在白天进行,腹透液不留腹过夜。主要适合那些腹膜高转运但是超滤功能不良或有较好残肾功能的患者。

2. **腹膜透析处方的制订与调整**　应强调个体化。在开始腹膜透析时,首先对患者的临床状态、体表面积及残余肾功能进行评估,制订初步的透析方案。透析 4 周后进行腹膜平衡试验,以了解患者的腹膜功能。开始腹膜透析治疗后,需定期对患者进行随访并综合评估,及时调整透析方案。

(1)残余肾功能:是影响腹膜透析患者预后的重要因素,在随访的过程中,必须定期监测残肾功能,根据残肾功能的变化及时调整透析处方。许多研究证实使用血管紧张素转换酶抑制剂(ACEI)或血管紧张素受体阻滞剂(ARB)可以保护残肾功能。

(2)腹膜功能评估平衡试验(peritoneal equilibration test,PET):是一种评估腹膜透析患者腹膜转运功能的半定量临床检测方法。

1)标准腹膜平衡试验(standard PET):是 1987 年 Twardowski 首先提出的,目前临床上应用最为广泛,其基本原理是:在一定条件下,检测腹膜透析液和血液中的肌酐与葡萄糖浓度的比值,确定患者腹膜溶质转运类型。

根据 PET 结果,将腹膜转运特性分为以下四类:①高转运(high transport,H);②高平均转运(high average transport,HA);③低平均转运(low average transport,LA);④低转运(low transport,L)。

2)快速 PET:在患者基础腹膜转运特性确定后,如需再重复测定患者腹膜转运特性有无改变时,可采用快速 PET。其操作方法与标准 PET 相似,只需在透析液留腹 4h 留取透析液和血液标本,分别测定腹透液和血液中肌酐和葡萄糖的比值(D/P 值)。

3)改良 PET(modified PET):是 2001 年国际腹膜透析学会提出的,主要是针对临床检测腹膜超滤衰竭(ultrafiltration failure,UFF)。操作过程同标准 PET 类似,但是用 4.25% 的葡萄糖腹透液 2L 留腹 4h,分别收集 0h、1h、4h 的透析液及 2h 的血液标本测定肌酐、葡萄糖和钠离子浓度,并同时记录超滤量(nUF)。当 nUF<400ml,D/P 值 >0.81 时需考虑腹膜超滤衰竭。

(3)透析充分性:指患者食欲良好、体力恢复、慢性并发症减少或消失、尿毒症毒素清除充分、透析剂量足够。透析充分性是腹膜透析处方调整的重要目标,目前公认的溶质清除标准为:CAPD 患者每周的尿素清除指数(Kt/V) ≥ 1.7。但这个标准仅仅强调了腹膜透析患者小分子溶质清除的充分性,还需要结合许多其他因素进行综合评估,如患者临床症状、容量状态、营养情况、酸碱和电解质代谢等各种因素。

三、腹膜透析的并发症

(一)非感染相关的并发症

1. 腹膜透析导管功能障碍,如导管移位、导管堵塞等。
2. 腹腔内压力增高所导致的疝、透析液渗漏等。
3. 糖、脂代谢异常。
4. 腹膜功能衰竭。
5. 营养不良,心血管并发症,钙、磷代谢紊乱等并发症。

(二)感染相关的并发症

感染相关并发症包括腹膜透析相关性腹膜炎和腹膜透析导管相关感染。

1. 腹膜透析相关腹膜炎　指患者在腹膜透析治疗过程中由于接触污染、胃肠道炎症、导管相关感染及医源性操作等原因造成病原体侵入腹腔引起的腹腔内急性感染性炎症。腹膜炎仍然是腹膜透析的主要并发症,可能是腹膜透析技术失败最常见的原因之一。

腹膜透析相关性腹膜炎的诊断标准,需具备以下 3 项中的 2 项。

(1)腹痛,腹水浑浊,伴或不伴发热。

(2)腹透流出液中 WBC(白细胞)计数 >100/ml,中性粒细胞 >50%。

(3)腹透流出液中培养有病原微生物的生长。

在用药治疗前应先进行腹水常规、涂片革兰氏染色和细菌培养。不同病原菌治疗和预后不同,因此应提高培养的阳性率。

在细菌培养结果出来之前应及早开始经验性治疗。经验性治疗必须覆盖革兰氏阳性菌和阴性菌。需根据各中心常见致病菌的敏感性来选择抗生素。革兰氏阳性菌可选用第一代头孢菌素或万古霉素,革兰氏阴性菌可选用第三代头孢菌素或氨基糖苷类抗生素,腹腔内给药,及时根据药敏试验调整抗生素。疗程至少 2 周,重症或特殊感染需 3 周或更长。使用氨基糖苷类抗生素需注意监测残肾功能和前庭功能,避免重复和长疗程使用。待明确病原菌后,再根据病原菌和药敏结果调整用药。如敏感抗生素治疗 5d 仍无改善者,需考虑拔除腹透管。如真菌感染,需立即拔管。

2. 腹膜透析导管相关感染　主要包括出口处感染和隧道感染。

出口处感染为在导管 - 表皮接触处有脓性分泌物。无脓性分泌物的导管周围红斑有时是感染的早期表现,但也可以是简单的皮肤反应,需要密切随访。在出口处外观未见异常而培养阳性常常是细菌移生的标志而非感染。建议加强用抗菌药对出口处进行清洁。

隧道感染是发生于腹膜透析导管皮下隧道周围软组织的感染性炎症,通常伴发于出口处感染。隧道感染可能表现为红斑、水肿、导管的皮下段有压痛,但临床上往往隐匿,超声检查可见异常。隧道感染通常与出口处感染并存,很少单独发生。

腹膜透析导管相关感染首先应进行局部涂片和病原菌培养,培养结果出来前应先行经验性治疗。经验性治疗选用的抗生素应覆盖金黄色葡萄球菌,口服抗生素一般有效。待培养有结果后再根据培养的致病菌和药敏结果选用敏感的抗生素。

(陈江华　韩　飞)

第三节　腹膜透析在肾脏病一体化治疗中的地位及展望

随着腹膜透析技术的不断成熟与发展,腹膜透析已经成为终末期肾病的一种重要的肾脏替代治疗方法,腹膜透析患者的生存率有了明显提高,生活质量也在不断改善。许多回顾性研究的分析结果显示,腹膜透析与血液透析患者的预后大致相当,尤其在刚进入透析的前几年,腹膜透析患者有较明显的生存优势。但是,如何提高腹膜透析长期治疗的技术生存率,减少退出率,仍然是腹膜透析发展的重要课题。

腹膜透析的治疗费用和治疗成本相对较低,特别适合于在医疗资源相对缺乏的国家和地区开展,但是,腹膜透析的居家治疗性和患者的自身局限性同时也影响了腹膜透析质量的提高。因此,需要探索和建立一种有效的腹膜透析管理模式,改善腹膜透析患者的随访质量,提高腹膜透析患者的长期生存率和生活质量。

随着新型透析连接管路的广泛应用,腹膜透析相关性感染的发生率已显著降低,但是腹膜炎仍然是腹膜透析技术失败的重要原因,如何有效地预防腹膜透析相关感染的发生和提高腹膜炎的治疗成功率还需要进一步深入研究。

新型腹膜透析液的研究和应用是今后腹膜透析发展的一个重要方向。葡聚糖透析液、碳酸氢盐透析液、氨基酸透析液等的研究和应用已经取得了重要进展。未来的腹膜透析液研究正继续朝着临床所需要的方向努力,这些需要包括:能最大限度地减少腹透液对腹膜的损伤,保护腹膜功能;能获得充分的透析,保持容量平衡以及降低心血管疾病、代谢相关性疾病的发生风险等。

新型的腹膜透析导管应用、导管置入技术以及自动化腹膜透析相关技术也在不断地研究和发展中。尽可能地减少腹膜透析相关感染的发生,简化腹膜透析操作,提高生活质量,降低腹膜透析的导管失败率是这些技术创新和发展的重要目标。而一旦腹膜透析患者的残余肾功能丧失,那么其体液交换将不得不依赖于增加高渗糖的浓度,这会使得发生包裹性腹膜硬化的风险升高,甚至危及患者的生命。因此,可供选择的解决方案如佩戴式或便携式人工肾系统(wearable artificial kidney,WAK)就受到了极大的重视,目标是可以模拟正常肾脏 24h 工作的生理状态,不影响患者日常生活,又不过度增加医疗费用。

对腹膜透析充分性的认识也是一个不断深入和更新的过程。寻找和探索更加合理的透析指标,改善营养状态,纠正钙、磷代谢紊乱,减少各种并发症的发生也都是临床腹膜透析的研究热点。

近些年来,人们从分子生物学、病理组织学、形态功能学等多方面研究了腹膜透析中腹膜的变化和干预性治疗的方法。随着基因工程技术的广泛应用，基因治疗也是今后腹膜透析基础研究的方向之一，从体内或体外通过对腹膜进行特殊治疗基因（抗炎症或抗纤维化等因子）的修饰，可以起到延缓腹膜纤维化，保护腹膜结构和功能的重要作用。今后，这些方面的研究成果将为解决腹膜功能衰竭的问题开辟一个新的途径。

思考题

1. 腹膜透析的定义和特点是什么？
2. 腹膜透析有哪几种治疗模式？什么是持续非卧床腹膜透析？
3. 腹膜透析相关性腹膜炎的诊断标准是什么？

（陈江华　韩　飞）

第四章
肾 移 植

肾移植是治疗终末期肾病的重要手段,术前应严格掌握适应证和禁忌证,熟悉肾移植手术过程和可能发生的并发症。肾移植术后排斥反应按照发生时间可分为超急性、加速性、急性和慢性排斥反应,不同排斥反应类型的发生机制和临床表现并不一致,因此治疗也存在较大的差异。目前抗排斥药物治疗方案最常见的组合是激素 + 他克莫司 / 环孢素 + 吗替麦考酚酯类药物。

一、肾移植的定义和概述

肾移植的定义:用手术的方法将健康者的肾脏移植给各种原因导致肾脏失功的终末期肾病患者。根据供肾来源分为尸体供肾和活体供肾。一般情况下原来失功的肾脏并不切除,因此肾移植并非简单的新肾和旧肾交换,定义为移植肾植入术可能更为合适。

肾移植是最早应用于临床的器官移植,是终末期肾病的重要治疗手段,与血液透析和腹膜透析相比,肾移植患者有更长的存活时间和更优的生活质量。

1954 年 Murray 实施世界第一例成功的肾移植以来,近 60 年来各国肾移植数量呈逐年增加趋势。根据美国器官联合分享网络(UNOS)报告:截至 2005 年底,全世界 522 个中心共施行了肾脏移植685 844 例。我国的肾移植起步较早,1960 年吴阶平实施了我国首例尸体肾移植,由于缺乏有效免疫抑制剂,移植肾在术后 1 个月功能丧失。1972 年广州中山医院和北京友谊医院合作成功实施了我国首例亲属活体肾移植,此后国内各主要中心均陆续开展肾移植。中国肾移植科学登记系统(CSRKT)资料显示:截至 2013 年 10 月我国已实施肾移植 109 246 例次,其中心脏死亡供体(death cardiac donor,DCD)肾移植 2 137 例次。目前我国每年肾移植总数在 5 000~6 000 例次左右,仅次于美国。以往我国以尸体肾移植为主,近年来供肾来源发生了较大变化,DCD 供体肾移植和活体肾移植比例明显增加,2012 年已达到 41%。

随着对移植免疫学认识的不断深入、组织配型技术与移植肾保存方法的不断提高、新型免疫抑制剂临床应用经验的积累,肾脏移植短期存活率明显提高,长期存活率也取得一定进步。但是急性和慢性排斥反应,尤其是抗体介导的排斥反应、慢性移植肾肾病、移植肾带功能死亡等问题仍然是影响长期存活的主要因素,在免疫耐受没有成功建立前,肾移植术后个体化治疗方案依然是临床移植医师不断探索的科学问题。此外,如何进一步扩展供肾来源更需要引起移植医师甚至整个社会的关注和思考。

二、肾移植术前供、受者的选择与评估

肾移植目前主要的困难是器官来源短缺和长期生存率仍有待进一步提高,因此在肾移植术前应该对供、受者进行严格的评估和积极的术前准备,对减少肾移植术后的内、外科并发症有重要的临床意义,也是取得较好移植效果的重要保证。

(一)肾移植供体情况评估
根据供肾来源可以分为尸体供肾和活体供肾。

1. **活体供肾的评估**　活体供肾肾移植是切除自愿捐献者的一侧肾脏,并将其移植给特定受者的一个过程。在我国活体肾移植有严格的法律要求,《人体器官移植条例》规定:活体器官的受者限于供者的配偶、直系血亲或者三代以内旁系血亲,或者有证据证明与活体器官捐献人存在因帮扶等形成亲情关系的人员。目前以亲属活体供肾最多,其中移植效果以同卵双生为最佳。活体供肾肾移植与尸体供肾肾移植相比有较多的优越性:①供肾质量有保证;②肾缺血时间明显缩短;③移植时机可以选择,受者的状况调整到最佳水平成为可能;④人类白细胞抗原(HLA)相容性一般较高;⑤总体人 /肾长期生存率高;⑥增进亲情。一般要求供体年龄在 20~50 岁之间为最佳,但并非严格规定;既往无慢性疾病史,无吸毒或药物成瘾史。精神状态不稳定、艾滋病阳性者不应作为供体;乙、丙肝阳性供体也不列入考虑范围。2004 年阿姆斯特丹论坛制定的捐献者安全评估项目及标准有①高血压:动态血压提示血压高于 140/90mmHg 者一般不被接受为捐献者;②肥胖症:不赞成 BMI>35kg/m² 的人捐献肾脏;③血脂异常:单纯的血脂异常也许不能成为排除捐献者的指标,但在捐献者的评估中,血脂异常要同其他危险因素一起考虑;④肾功能:捐献者术前评价 GFR 一般应大于 80ml/min;⑤蛋白尿:任何情况下,24h 蛋白尿 >300mg 应排除;⑥血尿:有镜下血尿者不被考虑;⑦糖尿病:有糖尿病和糖耐量异常者不考虑;⑧无症状的单个尿路结石:排除代谢异常或感染所致,可考虑;⑨将来是否怀孕不作为捐献的禁忌,因为摘除一侧肾脏不影响怀孕;⑩排除恶性肿瘤。

2. **尸体供肾者的评估**　一般以供体已脑死亡作为先决条件,包括有心跳的脑死亡供体和无心跳的脑死亡供体,以脑外伤供体最为适宜,经批准获取肾脏后,需要对供体详细了解病史、体检和实验室化验,包括血型,肝、肾功能,病毒学指标等,供体年龄最好在 20~50 岁之间,但并非绝对。有心跳的脑死亡供体在供肾切除前收缩压最好维持在 90mmHg 以上,避免使用收缩血管和损伤肾脏的药物。对于无心跳的脑死亡供体,为保证供肾质量,应注意供体休克时间不能过长,供肾热缺血时间最好不超过 10min,快速摘取肾脏后马上冷灌注,冷缺血时间最好不超过 24h。术中常规肾活检有助于判断供肾质量。

(二) 肾移植受体的选择和评估

1. **肾移植的适应证**　包括:①慢性肾脏疾病导致的不可逆转的肾衰竭者;②年龄一般在 65 岁以下并全身情况良好者;③心肺功能良好、能耐受手术者;④活动性消化道溃疡术前已治愈;⑤恶性肿瘤新发或复发经手术等治疗后稳定 2 年后无复发;⑥肝炎活动已控制,肝功能正常者;⑦结核活动者术前应进行正规抗结核治疗,明确无活动;⑧无精神障碍或药物成瘾者。

2. **肾移植的绝对禁忌证**　包括:①未治疗的恶性肿瘤患者;②结核活动者;③艾滋病或肝炎活动者;④药物成瘾者(包括止痛药物或毒品);⑤进行性代谢性疾病(如草酸盐沉积病);⑥近期心肌梗死;⑦存在持久性凝血功能障碍者,如血友病;⑧估计预期寿命小于 2 年;⑨其他器官功能存在严重障碍,包括心肺功能、肝功能严重障碍者。

3. **肾移植的相对禁忌证**　包括:①患者年龄大于 70 岁;②周围血管病;③精神性疾病、精神发育迟缓或心理状态不稳定者;④癌前期病变;⑤基础疾病为脂蛋白肾小球病、镰状细胞贫血、华氏巨球蛋白血症等肾移植术后高复发概率的患者;⑥过度肥胖或严重营养不良;⑦严重淀粉样变性;⑧复发或难以控制的复杂性尿路感染。

三、肾移植的手术方式

(一) 供体手术

根据供体来源可分为活体供体和尸体供体,我国目前活体肾移植供体以亲属捐献为主,活体肾移植的开展可以有效缓解供肾来源不足的矛盾,其近、远期预后优于尸体肾移植。无论活体和尸体供肾,术前均需客观、仔细地评估供体和供肾。对于尸体供体,一般要求供体无明显的感染征象,无肿瘤及明显的肾脏疾病史,取肾时尽量缩短缺血时间。活体供肾的手术方式包括开放式供肾切取术和腹腔镜下活体取肾术,微创外科技术的发展促进了活体供肾切取方式从传统开放手术向腹腔镜供肾切取的转变。

(二) 植肾手术

一般推荐腹膜外髂窝作为成人或体重超过 20kg 儿童的常规移植部位。体重较小的儿童接受成人供肾可考虑放置在腹腔或右侧下腰部。肾移植手术本质上就是三个管腔的吻合:动脉、静脉和输尿管。供肾动脉通常与受者髂内动脉或髂外动脉吻合,供肾静脉通常与受者髂外静脉吻合,供肾输尿管通常与受者膀胱黏膜吻合,最后用膀胱肌层包埋。多数患者原肾不需切除,若原肾存在肾肿瘤、巨大多囊肾影响移植肾放置、多发性结石合并出血或反复感染、严重肾结核等才需要切除。

四、肾移植术后相关并发症

(一) 外科并发症

外科并发症发生率较低,一般为 5%~10%。常见的有血管并发症、尿路并发症、淋巴漏等。

1. 血管并发症

(1)出血:肾移植术后出血并不常见,很少需要手术探查,通过内科处理一般会自行停止。患者需要持续输血、血流动力学不稳定、血肿压迫移植肾影响肾功能等都是再次手术探查的指征。出血的诊断往往基于临床表现和血红蛋白变化,以及超声和 CT 等影像学检查结果。

(2)肾动脉血栓形成:往往发生于移植早期,不常见,发生率小于 1%,一旦发生往往导致移植肾失功。肾动脉血栓形成后表现为尿量迅速减少,结合超声检查容易诊断。一旦发生肾动脉栓塞并发症,大多数移植肾不能被挽救,需切除。有时一支段动脉血栓形成导致节段性肾梗死,可能导致肾功能不全、血压升高,如移植肾下极分支栓塞可能导致输尿管缺血坏死。

(3)肾动脉狭窄:发生率为 1%~10%,大多数发生于移植后前几年,患者可表现为难以控制的高血压、移植肾功能不全和周围水肿。超声检查对其有较高的敏感性(87.5%)和特异性(100%),磁共振血管造影或 CT 血管造影可确诊。

(4)肾静脉血栓形成:往往导致移植肾失功。病因包括静脉成角或扭曲、血肿或淋巴囊肿压迫、吻合口狭窄、潜在的深静脉血栓延长和高凝状态。临床表现为移植肾肿胀和血尿。一般超声检查能明确诊断。一旦确诊需要手术治疗,一般取栓保肾成功率很低,往往需切除移植肾。

(5)静脉栓塞:术后受体深静脉血栓和肺栓塞的发生率并不低,深静脉血栓的发生率接近 5%,肺栓塞的发生率为 1%。发生静脉栓塞有两个高峰,第一个高峰在术后早期,可能与手术相关,第二个高峰在术后 4 周左右,可能与血细胞比容升高相关。危险因素包括受体年龄大于 40 岁、糖尿病、纤维蛋白溶解障碍和深静脉血栓病史。

(6)动脉瘤和动静脉瘘:术后发生的动脉瘤大多是假性动脉瘤,常由吻合口动脉部分破裂造成,往往在行常规超声检查时发现。动脉瘤破裂时,患者表现为低血压和腹痛。超声对诊断动脉瘤很有价值,动脉瘤发生破裂必须行急诊手术。手术方式取决于是否存在感染和破裂程度。如存在感染或发生大出血,一般需要切除移植肾。如未发生感染且裂开较小,修补动脉瘤后可挽救移植肾。动静脉瘘可能发生于肾穿刺活检后,容易被超声检查发现。无症状的动静脉瘘一般可观察处理。

2. 尿路并发症

(1)尿漏:多数发生于术后早期,尿漏处往往位于输尿管膀胱吻合口。除了输尿管缺血,其他原因包括输尿管太短造成张力太大和取肾过程中导致的输尿管直接损伤。一般在移植后 5 周内发生,患者可表现为发热、疼痛、移植肾区肿胀、血肌酐升高、尿量减少和皮肤渗尿。大多数尿漏可通过引流尿液来解决。

(2)输尿管梗阻:术后各个时期均可发生。早期梗阻可能由水肿、血凝块、血肿和输尿管扭曲造成,晚期梗阻主要由输尿管缺血导致纤维化所造成。超声检查和磁共振水成像能明确诊断。经皮穿刺扩张后置入内支架或外支架被证明是治疗梗阻的有效方法。如果上述治疗失败,须进行手术干预。远端的梗阻可行移植肾输尿管膀胱再植术,如果狭窄的位置较高,可行移植肾输尿管与自体输尿管再植术。

3. 淋巴囊肿或淋巴漏 发生率在 0.6%~18%,在分离髂血管时仔细结扎淋巴管有助于减少淋巴囊肿的发生。淋巴囊肿往往在术后 2 周后发生,临床表现与囊肿的大小和压迫周围组织的程度相关。超声检查发现移植肾周积液,但要与尿漏、血肿和脓肿等鉴别,通过穿刺抽液检查可明确积液性质。淋巴囊肿小于 3cm,且经长时间积聚而成者无需治疗。较大的淋巴囊肿可先经皮穿刺后置入引流管引流积液,再通过引流管注入硬化剂,如果淋巴囊肿持续存在或复发,可考虑行腹腔镜或开放手术进行腹膜开窗引流。

(二)内科并发症

肾移植术后内科并发症,尤其是远期内科并发症可影响移植肾长期存活。内科并发症主要包括感染、心血管疾病、慢性移植肾肾病、新发/复发移植肾肾炎、胃肠道并发症、尿路并发症、内分泌异常、肿瘤及钙、磷代谢性疾病等。这些并发症部分发生于围术期,大部分发生在肾移植术后远期,因此术后的定期复查和随访非常重要。

对于术后并发症的防治,随访观察及定期监测相应指标、控制稳定的免疫抑制剂药物浓度是极为重要的环节。而针对各种不同的并发症,诊治方案需全面、细致,并注意考虑到肾移植术后这一特殊免疫抑制状态,合理用药,适时调整方案,从而更好地进行有效治疗,最终达到延长患者长期存活并提高生活质量的目标。

五、肾移植术后排斥反应

肾移植术后排斥反应是指受者进行同种异体肾移植后,外来的移植肾作为一种"异己成分"被受者免疫系统识别并针对移植肾发起攻击、破坏和清除的免疫学反应。主要原因是由于供者和受者遗传背景的差异,排斥反应是影响移植肾早期存活的主要原因。

肾移植术后的排斥反应根据排斥反应发生时间的不同,可分为超急性排斥反应、加速性排斥反应、急性排斥反应和慢性排斥反应;根据排斥反应发生机制的不同,可分为细胞介导的排斥反应和抗体介导的排斥反应;根据移植肾病理表现的不同,可分为小管间质性排斥反应和血管性排斥反应。各种排斥反应的治疗方法以及预后大不相同。

(一)临床表现和检查

1. 超急性排斥反应 发生率低于 1%。一般发生在移植肾血供恢复后即刻至 24h 内,也有延迟到 48~72h 发生的报道,随着术前免疫学检查和配型技术的不断完善,其发生率已明显下降。临床表现为移植肾在血供恢复后无尿,或开始有泌尿继而无尿,供肾从开始充盈饱满、色泽红润,不久即出现移植肾变软,呈暗红色至紫色,颜色逐渐加深,可出现花斑,尿液呈明显血尿且分泌减少直到停止,移植肾无有效灌注,肾动脉搏动良好和静脉塌陷。供受者交叉配型可出现阳性,受者体内可检测到供体特异性抗体(包括 HLA 抗体、内皮细胞抗体、血型抗体等),生化指标可出现血栓性微血管病变导致的溶血性贫血、血小板减少、LDH 明显升高等。

2. 加速性排斥反应 通常发生在移植术后 2~5d 内,发生越早,程度越重,预后越差。临床表现为肾移植术后尿量突然减少,肾功能迅速丧失,移植肾肿胀、压痛,常伴有体温及血压升高,同时还可出现高热、恶心、腹胀等消化道症状,彩色多普勒超声检查可出现血管阻力指数系数增高,肾体积增大。可检测到供体特异性抗体(包括 HLA 抗体、内皮细胞抗体、血型抗体等),生化指标可出现血肌酐明显升高、贫血、血小板减少等。

3. 急性排斥反应(acute rejection,AR) 是临床最常见的排斥反应,术后发生率为 10%~30%,可发生在移植后任何阶段,术后 3 个月内常见,临床表现包括尿量减少,体重增加,轻、中度发热,血压上升,可伴有移植肾肿胀,并有移植肾压痛,还可伴有乏力、腹部不适、食欲缺乏等症状。近年来随着新型免疫抑制剂的运用,典型的急性排斥反应已不多见。多数患者仅仅表现为常规复查时血肌酐明显上升,尿液化验可出现蛋白尿和/或血尿,典型的超声改变为移植肾胀大、皮髓质交界不清、阻力系数升高等。

4. **慢性排斥反应**   一般发生在手术6个月以后,是影响移植肾长期存活最主要的排斥反应。慢性排斥反应主要由体液免疫引起,同时也有细胞免疫参与的慢性进行性免疫损伤。供、受体HLA匹配不佳,免疫抑制剂长期不足,供肾缺血再灌注损伤,急性排斥的程度和次数以及病毒感染等均可导致慢性排斥反应。临床表现为蛋白尿、高血压、肾功能缓慢减退以及贫血等,超声检查表现为移植肾皮质回声增强、皮髓质分界不清、阻力指数增高等。

（二）病理表现

1. **超急性排斥反应**   病理符合Banff诊断标准的活动性抗体介导的排斥反应,可表现为肾小管损害和坏死,小管炎,血管内膜炎,管周毛细血管炎,肾小球和间质大量中性粒细胞浸润,肾小球毛细血管和微小动脉血栓形成;严重者可发生肾小球及间质血管透壁性纤维素样坏死、间质出血、广泛肾皮质坏死。免疫组化中可见管周毛细血管C4d染色阳性。

2. **加速性排斥反应**   病理上可以和超急性排斥反应相类似。以肾小球和间质小动脉的血管炎病变为主,可出现坏死性血管炎,导致血栓形成,重者可发生血管壁纤维素样坏死,间质出血,严重者也可出现肾皮质坏死,免疫组化可出现肾小管周围毛细血管C4d沉积。

3. **急性排斥反应**   病理既可出现Banff诊断标准的活动性抗体介导的排斥反应,也可出现T细胞介导的排斥反应,但即使是活动性抗体介导的排斥反应,病变程度和累及范围要远远轻于超急性排斥反应和加速性排斥反应的病理改变。有时病理仅仅表现为临界性改变,此时需要结合临床。

4. **慢性排斥反应**   病理既可出现Banff诊断标准中的慢性活动性抗体介导性排斥反应,可伴有间质广泛纤维化、肾小管萎缩、肾小球基膜增厚硬化、血管透明样变、移植肾肾小球病等,同时伴有小动脉内膜增厚及透明样变、管腔明显狭窄甚至闭塞。

（三）诊断和鉴别诊断

1. **超急性排斥反应**   移植肾血供恢复后无尿,或开始有泌尿继而无尿。移植肾早期张力佳、呈红色,数分钟后变软、呈紫黑色,肾动脉搏动强而肾静脉塌陷。病理符合Banff诊断标准中活动性抗体介导的排斥反应。

2. **加速性排斥反应**   一般发生在术后2~5d,表现为尿量突然减少,肾功能迅速恶化,可出现移植肾胀痛,伴有体温及血压升高,超声检查可出现血管阻力系数增高。此时需要与急性肾小管坏死、肾动脉栓塞、肾静脉血栓形成等鉴别,超声检查、移植肾血管CT及移植肾活检等检查有助于明确诊断。

3. **急性排斥反应**   可发生在术后任何时间,3个月内多见。表现为尿少,体重增加等。目前典型的急性排斥反应已不多见。一般仅仅表现为血肌酐明显上升,可伴有蛋白尿和/或血尿,超声可出现肾肿大,阻力系数升高。病理活检有助于鉴别是否为排斥及排斥的类型。临床需要排除急性肾小管损伤或坏死、肾后梗阻、肾动脉狭窄、肾静脉栓塞、CNI药物肾毒性、多瘤病毒感染、移植肾肾盂肾炎等,影像学检查和移植肾活检有助于明确诊断。

4. **慢性排斥反应**   多发生在术后6个月以后,表现为缓慢进展的肾功能减退,可伴有蛋白尿、高血压以及贫血等,超声检查表现为移植肾皮质回声增强,皮髓分界不清,阻力指数增高等。病理提示慢性免疫活动相关的肾脏改变。临床需要排除急性排斥反应、免疫抑制药物的慢性肾毒性、肾动脉狭窄及复发或新发移植肾肾炎等情况。

（四）治疗和预后

1. **超急性排斥反应**   目前尚无有效的治疗方法,一旦发生,多数患者均不可逆转,确诊后应行移植肾切除术。对于超急性排斥反应关键在预防。术前要对供、受者进行严密的组织配型,包括ABO血型、HLA配型、流式淋巴细胞交叉配型以及群体反应抗体检测,对高敏受者,术前需要预处理以预防超急性排斥反应的发生。

2. 加速性排斥反应　一旦发生,总体治疗效果较差,目前临床常用的治疗方法有:①尽早使用抗人胸腺细胞免疫球蛋白(anti-human thymocyte globulin,ATG)或抗人淋巴细胞免疫球蛋白(anti-lymphocyte globulin,ALG),也可使用抗 CD3 单克隆抗体(OKT3)等,疗程一般 5~7d;②大剂量丙种球蛋白,一般使用 7~10d;③血浆置换或免疫吸附直接去除致病抗体。如果上述治疗无效,应尽早切除移植肾,恢复透析状态,以避免其他并发症发生。

3. 急性排斥反应　治疗的关键在于尽早明确诊断和及时治疗,已有临床研究显示完全逆转的急性排斥反应不影响移植肾的长期存活,细胞免疫介导的急性排斥反应治疗方法包括①甲泼尼龙冲击治疗:为首选治疗,剂量为 8~10mg/(kg·d),连续 3~5d;②抗体治疗:适用于耐激素的急性排斥反应,常用的抗体为 ATG、ALG 或 OKT3 等,疗程 5~7d。若为体液免疫介导的急性排斥反应,治疗方法有一定区别,甲泼尼龙冲击治疗仍为首选治疗,但效果一般欠佳,需同时进行血浆置换或免疫吸附去除致病抗体,也可联合大剂量丙种球蛋白中和体内残留抗体,一般使用 7~10d;近年来也使用针对 B 淋巴细胞的 CD20 单克隆抗体(利妥昔单抗)和针对浆细胞的药物(如硼替佐米)治疗抗体介导的急性排斥反应。

4. 慢性排斥反应　目前对于慢性排斥反应无特别有效的治疗方法,处理原则为早期预防慢性排斥反应及保护残存肾功能。在预防方面,我们应尽量减少肾脏缺血时间、减少 HLA 错配、减少边缘供肾的利用、积极预防巨细胞病毒感染等;在保护残存肾功能方面,应积极对症处理蛋白尿、高血压、高脂血症,适当强化免疫抑制剂治疗方案来延缓移植肾进展。强化方案包括适当增加激素和吗替麦考酚酯类药物,对于蛋白尿少的患者可加用或切换为西罗莫司,蛋白尿较多的患者也可加用雷公藤制剂等。

六、免疫抑制剂的治疗和选择

免疫抑制是指采用物理、化学或者生物的方法或手段来降低机体对抗原物质的反应性。在器官移植发展的历史过程中,曾经使用放疗、胸导管引流及脾脏切除等方法进行免疫抑制,但由于不良反应严重、效果不理想,现临床上已很少使用。随着对移植抗原识别、提呈以及免疫系统的激活和应答等免疫反应本质的认识,免疫耐受诱导策略的建立是器官移植的最高追求目标。但是在成功诱导免疫耐受之前,免疫抑制剂的合理应用和个体化治疗依然是临床移植的现实和常用治疗手段。

器官移植受者个体化免疫抑制方案是指针对不同个体"量体裁衣",应用最优化的免疫抑制剂组合和剂量,达到抗排斥治疗效果最佳、毒副作用最小的理想状态。但目前仍然缺乏如何评估达到这一"理想状态"的客观指标,由于个体间的差异以及同一个体内免疫状态的变化,建立有效评估器官移植受者免疫状态的指标体系仍有太多的问题未能解决。

目前免疫抑制剂的应用仍停留在依靠临床经验、专家指南等普遍规律的基础上,缺乏有针对性的个体化和合理治疗。未来免疫抑制剂发展的趋势,将不可避免地从经验性免疫抑制剂应用转向个体化免疫抑制治疗方案。免疫抑制剂的合理利用将极大地推进器官移植的不断进步,取得更好的临床效果。

肾移植的免疫抑制剂治疗可分为诱导治疗、维持治疗和挽救治疗。诱导治疗指围术期应用较大剂量的免疫抑制剂联合或不联合单克隆或多克隆抗体来有效抑制急性排斥反应的发生。随后逐渐减量,最终达到一定的维持剂量以预防急性和慢性排斥反应的发生,即维持治疗。在维持治疗中有时为减少免疫抑制剂本身的毒副作用,临床医师也会主动地切换药物。但当发生急性排斥反应或其他并发症出现时,需要加大免疫抑制剂的用量或者调整原有免疫抑制方案,以逆转急性排斥反应或及时治疗相关的并发症,称之为挽救治疗。

(一)诱导治疗

诱导治疗主要在肾移植围术期应用,常用免疫抑制剂治疗方案包括以下两类。

1. **甲泼尼龙**　250~1 000mg/d,持续 3~5d。

2. **抗体的诱导治疗(选择一种)**　① OKT3；② ALG；③ ATG；④抗 CD25 单抗(达利珠单抗,daclizumab);⑤抗 IL-2 受体单抗(巴利昔单抗,basiliximab);⑥抗 CD20 单抗(利妥昔单抗)。

(二)维持治疗

常用的免疫抑制剂具有以下特点:①大多数药物免疫抑制作用缺乏选择性和特异性,常同时影响机体的正常免疫应答,导致机体免疫功能降低;②抑制初次免疫应答比再次免疫应答的效果好;③部分免疫抑制剂需要浓度监测,药物疗效、毒副作用与血药浓度有一定相关性。临床常需要联合使用多种免疫抑制剂以提高治疗效果和减少毒副作用。目前肾移植术后最常用的组合是:他克莫司(Tac)+吗替麦考酚酯类药物(MMF)+激素(Pred)。

20 世纪 80 年代中期至 90 年代中期,CsA+AZA+Pred 三联方案作为基础免疫抑制治疗方案被广泛应用于临床。该方案使 AR 的发生率明显降低,移植肾 1 年存活率上升至 85%~90%。由于该方案存在较严重的肝毒性及骨髓抑制等副作用,目前已很少应用。20 世纪 90 年代中期后,日益广泛地采取 CsA+MMF+Pred 新三联免疫抑制方案。具体用法:CsA 在肾功恢复正常或接近正常后应用,MMF 术后即开始应用,口服 Pred 在激素冲击治疗停止后应用,起始量 40~80mg/d,维持量 5~10mg/d。CsA+MMF+Pred 三联方案是经典的免疫抑制治疗方案,该方案有利于移植肾功能的早期恢复和稳定维持,使 AR 的发生率明显下降。同时,MMF 的临床应用使 CsA 剂量进一步减少,CsA 相关肾毒性显著降低。1994 年另一个钙调磷酸酶抑制剂 Tac 被美国 FDA 批准用于肝移植,1997 年被批准用于肾移植。目前 Tac 代替 CsA 联合 MMF 和 Pred 三联方案已被广泛应用于各种实体器官的临床移植,是目前免疫抑制作用最强的方案,可将急性排斥反应降低到 10% 以内,但容易增加移植术后糖尿病的发病机会。

七、肾移植展望

(一)免疫低反应性或免疫耐受的建立

移植免疫耐受是指在无免疫抑制剂维持治疗的情况下,免疫功能正常的个体对异基因移植物不发生病理学可见的免疫反应的状态,即将供者器官、组织移植给受者后,在不使用或短时间使用免疫抑制剂的情况下,移植物能够健康、有功能地长期存活,无排斥反应发生,但对其他抗原的免疫应答仍保持正常。尽管在小鼠移植模型中已经成功诱导出移植耐受,但在人体中,免疫耐受仍面临很大困难。目前认为临床上通过获得稳定而长期的嵌合现象,清除预存致敏免疫细胞,利用共刺激分子或细胞活化因子的阻断药物诱导 T、B 淋巴细胞无能,以及过继输注抗原特异性的免疫抑制性细胞等,可以从不同角度促进移植耐受的产生。

近期美国麻省总医院和斯坦福大学报道了肾移植联合非清髓的供体干细胞输注的方法成功诱导免疫耐受并长期停用免疫抑制剂的病例,国内浙江大学医学院附属第一医院采用类似治疗方法已在 2 例肾移植受者成功停用免疫抑制剂 11 年和 8 年,但能否在临床推广应用仍需要扩大样本才有可靠的结论。

(二)异种移植或克隆器官研究

虽然异种移植在实际应用方面仍面临很多问题,如生理功能不相容及各种排斥反应等,但仍可能依靠分子生物学和免疫学的技术手段加以克服。利用人体胚胎干细胞克隆出与受者相同的肾脏是最理想的解决方案,目前学者们正在探索如何在体外模拟肾脏胚胎发育过程,期望探明人类胚胎干细胞体外诱导分化的干预因素及作用机制,从而为肾脏体外克隆提供理论依据。

(三)其他

在成功诱导免疫耐受之前,免疫抑制剂的合理应用和个体化治疗依然是移植医师研究的重点和难点,通过建立或发现客观的评估体系或特异性的免疫学指标对肾移植受者的免疫状态进行动态监测,可及时指导个体化用药。

晚期移植肾失功的防治依然是今后工作的重点。应对造成晚期移植肾失功的免疫因素和非免疫因素进行综合评估,探索有针对性的治疗方法。同时应以预防为重点,术前及术中减少缺血再灌注和手术损伤,术后及时处理高血压、高血脂、糖尿病、药物对肾脏的毒性作用等非免疫因素。强调防治移植肾慢性功能障碍的发生、发展,应贯穿于肾移植患者治疗和管理的全过程。

思考题

1. 肾移植术后排斥反应发生的类型有哪些?
2. 简述超急性、加速性、急性和慢性排斥反应的发生机制。
3. 肾移植术后临床抗排斥药物治疗常见的组合有哪些?

(陈江华)

第十五篇
男生殖系统疾病

第一章　男生殖系统组成和功能

第二章　男生殖系统疾病检查

第三章　迟发性性腺功能减退症

第四章　阴茎勃起功能障碍

第五章　早泄

第六章　男性不育症

第一章
男生殖系统组成和功能

睾丸能产生精子和分泌雄激素。雄激素能促进精子生成,影响胚胎分化,促进性器官生长和发育,促进第二性征出现和维持性欲,调节机体代谢。下丘脑、垂体和睾丸在功能上密切联系,相互影响,构成下丘脑-垂体-睾丸轴。精子在附睾内贮存、获能、成熟,由输精管和射精管输送。阴茎具有勃起功能,是男性的性交器官。男性尿道兼排尿和排精功能。前列腺、精囊和尿道球腺的分泌构成精浆,具有营养精子、增强精子活动和促进生精作用。男生殖系统和其他系统关系密切,相互影响和调控。

第一节　睾丸的内分泌功能与调控

男生殖系统包括睾丸、输精管道(附睾、输精管、射精管、男性尿道)和附属性腺(精囊、前列腺、尿道球腺)(详见第一篇第一章第五节"男生殖系统")。睾丸是男性的生殖腺,能产生精子(sperm)和分泌雄激素。精子先贮存于附睾内,当射精时经输精管、射精管和尿道排出体外。精囊、前列腺和尿道球腺的分泌液参与组成精液,并供给精子营养,有利于精子的运动。男性外生殖器为阴囊和阴茎,阴囊容纳睾丸和附睾,阴茎是男性的性交器官。睾丸间质细胞通过合成和分泌雄激素对生精、胚胎性别分化、性征发育、性功能和生长代谢等生理过程发挥调节作用,支持细胞通过分泌抑制素和激活素调节垂体合成和分泌 FSH。睾丸的功能主要受下丘脑-垂体的调节。

一、睾丸分泌的激素

(一)雄激素

体内的雄激素由睾丸的间质细胞、卵巢和肾上腺皮质分泌。肾上腺和卵巢分泌的雄激素无重要的生理作用,只有大剂量时才发挥男性化作用,而且它们本身不能与靶细胞雄激素受体结合,而是在周边先转变成睾酮后才能发挥作用。男性雄激素主要有睾酮(testosterone,T)、雄烯二酮和脱氢表雄酮,生物活性最强的是睾酮。睾酮进入靶组织后可转变为活性更强的双氢睾酮(dihydrotestosterone,DHT),发挥生理作用。

血浆中的睾酮以结合型和游离型两种形式存在,约 65% 的睾酮与血浆中的性激素结合球蛋白(sex hormone-binding globulin,SHBG)结合,约 33% 的睾酮与血浆白蛋白或其他血浆蛋白质结合,仅约 2% 的睾酮以游离形式存在。游离型的睾酮具有生物活性,结合型的睾酮可作为血浆中的储存库。睾酮主要在肝脏降解,代谢产物随尿液排出,少数经粪便排出。

睾酮主要具有以下生理作用:①促进精子生成并维持生精。②影响胚胎性别的分化。在胚胎发育期,睾酮可诱导含 Y 染色体的胚胎向男性分化,促进男性生殖器官的生长发育。③促进男性附属性器官的生长和发育。在青春期,睾酮促进男性外生殖器和性腺发育与成熟。随着睾酮分泌增加,阴茎、阴囊开始长大,前列腺、附睾等其他附属性器官也开始发育。④促进男性第二性征出现并维持正常性欲。青春期后,在睾酮的作用下,男性开始出现第二性征,主要表现为声音低沉,喉结突出,胡须生长,长出腋毛和阴毛,骨骼粗壮、肌肉发达,汗腺和皮脂腺分泌增多,出现男性特有的气味等。其中 11~16 岁阴毛开始生长,15 岁左右上唇开始出现胡须,并出现变声。在生理状态下,男性在 2~4.5 年完成第二性征发育,平均 3.5 年。同时睾酮还可刺激和维持正常性欲。⑤调节代谢。睾酮能促进蛋白质合成,尤其是促进肌肉和生殖器官的蛋白质合成;促进骨骼生长与钙、磷沉积,使男性在青春期出现一次显著的生长过程;适度潴留水和钠等电解质;通过增加促红细胞生成素的生成,加强骨髓造血功能,使红细胞生成增多,导致男性红细胞数量高于女性。

（二）抑制素

抑制素是由睾丸支持细胞分泌的一种糖蛋白激素。抑制素可选择性作用于垂体,对 FSH 的合成和分泌具有很强的抑制作用,而生理剂量的抑制素对黄体生成素的分泌却无明显影响。激活素可促进垂体分泌 FSH。

二、睾丸内分泌功能的调节

睾丸的功能受下丘脑 - 垂体的调节,而睾丸分泌的激素又能反馈调节下丘脑和垂体的分泌活动。下丘脑、垂体和睾丸在功能上联系密切,相互影响,构成下丘脑 - 垂体 - 睾丸轴（hypothalamic-pituitary-testicular axis）。此外,睾丸内各细胞之间还存在着复杂的局部调节机制。

（一）下丘脑 - 垂体的调节

下丘脑合成和分泌的促性腺激素释放激素（gonadotropin-releasing hormone,GnRH）经垂体门脉系统直接作用于垂体,促进垂体细胞合成和分泌 FSH 与 LH。FSH 主要作用于生精小管,对生精过程具有始动作用。LH 主要作用于睾丸间质细胞,促进睾酮分泌,进而维持生精过程。两种促性腺激素协同作用,共同调节睾丸的生精功能和内分泌功能。

（二）睾丸激素对下丘脑 - 垂体的反馈调节

睾丸分泌的睾酮和抑制素入血后,通过负反馈调节作用于下丘脑和垂体,抑制 GnRH 和 LH 的分泌,而对 FSH 的分泌无影响。实验表明,将动物的睾丸切除后,垂体门脉血中的 GnRH 含量增加。当睾丸生精过程达到一定水平时,支持细胞在 FSH 的作用下分泌抑制素,反馈性抑制垂体分泌 FSH。

（三）睾丸的局部调节

睾丸的功能除受到下丘脑 - 垂体 - 睾丸轴的调控外,在睾丸局部,尤其是生精细胞、支持细胞和间质细胞之间还存在着较为复杂的局部调节机制。睾丸局部可产生一些细胞因子或生长因子,可能以旁分泌或自分泌的方式参与睾丸功能的局部调节。

（商学军）

第二节　男性性生理

性功能是人类最基本和最重要的生殖生物学功能之一,是人类繁衍和生殖活动的基石。男性性功能的建立和发展是男性性心理与性生理相互作用的结果,包括性欲、阴茎勃起、性高潮、射精和勃起消退 5 个过程,由一系列条件反射和非条件反射构成。男性性维持正常的生理功能必须拥有健全的内、外生殖器官,同时需要神经系统、内分泌系统、循环系统和感觉器官的共同参与。

一、男性性成熟的表现

进入青春期后,在下丘脑 - 垂体 - 睾丸轴及其他内分泌腺分泌的激素作用下,睾丸发育成熟,并开始具备生育能力。性成熟主要表现为个体的体格形态、性器官及第二性征等方面的变化。

(一)体格形态的变化

进入青春期后,身高增长速度明显加快,称为青春期突长。男性的青春期突长发生于接近青春期的末期。青春期前,男女的净体重、骨量和身体脂肪等基本相同。发育成熟后,男性的净体重、骨量和肌肉约为女性的 1.5 倍。

(二)性器官发育

男性青春期最早出现的变化是睾丸体积增大,其发育过程可分为三个时期。第一期约在 9~12 岁青春期开始时,生精细胞仅有精原细胞和精母细胞,睾丸间质细胞可分泌少量睾酮,附属性器官仍处于幼稚状态;第二期约在 12~15 岁,此期睾丸体积迅速增大,生精小管明显发育,出现精子细胞和精子,但精子数量尚少,间质细胞分泌睾酮增加,使阴囊、阴茎、前列腺等附属性器官快速生长;第三期在 15 岁后,睾丸和附属性器官已接近成人大小,精子数量及睾酮的分泌也与成人相似。

(三)第二性征出现

青春期后,在睾酮的作用下,男性开始出现第二性征(也称副性征),主要表现为声音低沉,喉结突出,胡须生长,长出腋毛和阴毛,骨骼粗壮,肌肉发达,汗腺和皮脂腺分泌增多,出现遗精。一般 11~16 岁阴毛开始生长,14 岁左右常有第一次遗精,15 岁左右上唇开始出现胡须,并出现变声。

二、男性性欲

性欲(sexual desire)是指在适当的刺激下引起性兴奋,产生要进行性行为的欲望,包括接触欲和胀满缓解欲或排泄欲,是一种对性活动的冲动或生物学驱动力,也是追求对性满足的欲望,是性兴奋和性行为的基础。

性欲是一种心理生理过程,是性本能的内在驱动力。人类对性活动的欲望与要求是与生俱来的,不仅仅是繁衍后代的需要,同时也是为得到一种快乐、欣喜的生理享受的需要。但若失去控制,也可引起强奸、杀人等犯罪行为,产生严重的后果。性欲激发后,可产生两种性活动过程:一种是积欲过程,两性通过身体和精神上互相接触将性欲积累起来;一种是解欲过程,即出现射精,达到性高潮和满足感。

性欲受生理、心理、社会环境、疾病及药物等因素的调控。大脑灰质、下丘脑等部位存在性中枢,在性欲中发挥重要作用。睾酮对男性性欲的产生和性功能的维持十分重要。刺激是男性性生理反应的开关,人的感觉器官是刺激的靶器官,机体可通过触、视、听、嗅等多种感觉刺激激发性欲,尤以触觉最为重要。接触既可诱发性欲,也为性行为做准备。传递触觉的神经末梢在生殖器官和身体各部的分布各不相同,对触觉敏感的部位称为性感带或动情区。男性的性感带包括阴茎(特别是阴茎头和阴茎头系带等部位)、阴囊、股内侧、会阴区、小腹、臀部、乳房、腋窝、脐部、颈部、耳及嘴。

三、男性性反应周期

男性性反应是指男性机体受到性刺激后,在神经、内分泌及心理等因素调控下产生的一种全身性反应过程。人类的性反应可分为兴奋期、平台期、高潮期和消退期 4 个阶段。每个阶段身体均呈现规律性的生理变化。

(一) 兴奋期

兴奋期是性唤起的开始,由肉体和精神方面的性刺激引起,在男性表现为阴茎勃起(erection)。阴茎勃起是男性对性刺激引起的第一个生理反应,与女性的阴道润滑反应相对应,表现为阴茎迅速胀大、变硬并挺伸,阴茎体充血现象。性兴奋期可持续几分钟到几小时。勃起可部分消失,也可再次发生。

(二) 平台期

平台期是阴茎在阴道内抽动加快,性快感体验明显增强,是性兴奋持续增强的时期,又称为持续期。此期内阴茎增大,阴茎头颜色加深、阴茎体血管扩张,阴茎勃起持续而坚挺,海绵体内压可超过动脉收缩压。同时出现心率加快、呼吸加快和血压升高。

(三) 高潮期

高潮期是性反应过程中最关键、最短暂的阶段,身体紧张达到最高点,阴茎呈强直性勃起,男性以射精出现快感而结束。骨盆部肌肉节律性收缩,膀胱颈部关闭,精液从后尿道射出体外,伴有极度的欣快感。性高潮一般维持 10~15s。

(四) 消退期

消退期是指性高潮结束后身体和情绪恢复平静的过程,表现为盆腔充血迅速消失,肌肉松弛,阴茎逐渐萎缩变软。男性在射精后的一段时间内,即使再接受刺激,一般不能再次发生阴茎勃起和射精,称为不应期。不应期的长短因人而异,与年龄和身体状况等多种因素有关。

四、男性性行为机制

(一) 阴茎勃起机制

1. 神经生理学 阴茎勃起依产生的原因不同主要分为三种类型:心理性(中枢性)勃起、反射性勃起和夜间勃起。

(1)心理性(中枢性)勃起是视觉、听觉、嗅觉和味觉或思维想象等刺激,使大脑皮质相关区域兴奋,并通过脊髓骶段副交感传出神经,从阴部内神经和骶神经丛到阴茎的勃起组织,调控海绵体内螺旋动脉和平滑肌,使阴茎勃起。

(2)反射性勃起的刺激来源于对阴茎和周围区域的爱抚和触摸,信息传入阴茎勃起的低级中枢骶髓,兴奋副交感神经,一方面上传至大脑皮质产生意识,另一方面通过副交感神经传出到达阴茎血管,使阴茎勃起。心理性(中枢性)勃起和反射性勃起常协同作用,也可独立存在。

(3)夜间勃起是指在睡眠时出现阴茎勃起的生理现象,发生在浅睡眠时。有规律睡眠的男性每晚出现夜间勃起 4~6 次,每次可持续 25~30min,一般与梦伴随着出现。其生理意义在于定时把较多的氧气带入阴茎。如果清晨在浅睡眠状态下醒来时发生勃起,称为晨勃(morning erection)。

2. 血流动力学 阴茎勃起是典型的神经血管现象。性刺激作用于视觉、听觉、触觉、嗅觉感受器后,信息传至勃起中枢,综合分析发出传出冲动,使副交感神经兴奋,节后纤维释放神经递质,作用于阴茎血管内皮和平滑肌细胞,导致海绵体平滑肌松弛,动脉血管舒张,血液大量流入阴茎海绵窦,使阴茎肿胀。当支配勃起的交感神经兴奋时,阴茎动脉和海绵体平滑肌收缩,阴茎动脉血流减少,静脉流出增加,阴茎处于疲软状态。

3. 中枢调控 目前,人类阴茎勃起中枢的确切部位尚未清楚,动物的勃起高级中枢在下丘脑。与勃起有关的中枢递质有肾上腺素、去甲肾上腺素、多巴胺、5- 羟色胺、催乳素和促黑素等。

4. 外周调控 阴茎勃起的外周机制主要在于阴茎动脉的血流增加和阴茎海绵体平滑肌舒张,引起阴茎海绵窦充血而导致阴茎勃起。支配阴茎海绵体的副交感神经末梢释放乙酰胆碱,使血管内皮细胞及非肾上腺素非胆碱能神经元释放一氧化氮(NO),激活鸟苷酸环化酶,使海绵体内的鸟苷三磷酸(GTP)转化为环鸟苷酸(cGMP),导致 cGMP 水平增加。cGMP 增加导致海绵体平滑肌细胞钙离子浓度下降,引起海绵体平滑肌松弛,大量血液流入阴茎动脉和海绵窦间隙,引起阴茎勃起。海绵体内 cGMP 的降解由 5 型磷酸二酯酶(PDE5)完成,抑制 PDE5 可延长阴茎勃起时间。

5. **激素调控**　在男性,雄激素 - 睾酮可刺激性欲,引起自发性阴茎勃起。雄激素水平对于随年龄变化明显,因此,年龄变化与阴茎勃起密切相关。青年男性睾酮水平高,性欲旺盛,在轻微刺激或无性刺激下也可勃起,且勃起迅速、坚硬,高潮后消退慢,不应期极短。随着年龄的增长,体内睾酮等雄激素分泌减少,需要更强的刺激,才能引起性欲兴奋以达到勃起。

（二）射精机制

射精(ejaculation)是男性性高潮时精液经尿道射出体外的过程,分泌精和射精两个阶段。在射精中枢调控下,睾丸和附属性腺所分泌的精液按照一定的时空顺序排出体外。该过程既需射精中枢的调控,也需要相关解剖结构的完整,需要内、外尿道括约肌的协调开放与关闭。

精液进入前列腺尿道部,并与附睾和附属性腺的分泌物混合,尿道因此产生射精前的饱胀感和射精不可避免的紧迫感,此过程称为泌精(emission)。此时,尿道内、外括约肌处于收缩状态,后尿道压力不断增加,性兴奋感不断增强。后尿道压力进一步增大,外尿道括约肌因此松弛,而尿道内括约肌仍保持紧张收缩状态,膀胱颈部仍关闭,以防止精液逆流入膀胱内。与此同时,阴茎处于高度勃起状态,前列腺与会阴部肌肉规律性收缩,压迫尿道,使精液经尿道外口射出。

泌精和射精是在自主神经调控下的神经反射,交感神经处于兴奋状态,而副交感神经受到抑制。体内存在射精中枢,包括存在于大脑的高级中枢和位于腰骶部的低级中枢。射精时,由于会阴部肌肉的规律收缩,伴随精液射出,传入神经在脑内性中枢产生强烈兴奋,所以出现强烈的欣快感。射精时,精液的射程可达 30~60cm。正常情况下,每次射精量 2~6ml,含有 40×10^6~300×10^6 个精子。每次射精量可因年龄、性交方式、性心理与身体状况不同而异。

 思考题

1. 简述睾丸内分泌功能的下丘脑 - 垂体 - 睾丸轴的调控机制。
2. 简述阴茎勃起的主要机制。
3. 简述射精的主要机制。

（商学军）

第二章
男生殖系统疾病检查

病史和体格检查是诊断男生殖系统疾病的最基本步骤,其间既要了解每一器官的状态,又要注重与其他器官、系统及全身密切联系。实验室检查主要了解男性性腺及附属性腺功能和生殖功能。影像学检查主要用于炎症、增生、肿瘤等疾病的诊断,特殊检查主要了解阴茎勃起功能。

第一节　采集病史及体格检查

男科疾病往往具有一定的特殊性和社会性,采集病史相对复杂但更为重要。受传统观念的影响,许多患者往往难以启齿。需要给患者营造一个良好的就诊环境,建立信任,以便客观、详尽地了解疾病的发生、发展过程。体格检查时应严肃认真,操作时应轻巧、准确。除仔细检查男生殖系统外,还要按序检查全身相关部位。

一、采集病史

男生殖系统疾病临床表现涉及范围广泛,不仅有局部表现,往往还伴有全身表现,而一些全身性疾病又可表现出男生殖系统特有的症状。在采集病史时,既要了解每一器官的状态,又要将其与系统、全身密切联系。男生殖系统疾病与泌尿系统关系密切,询问病史时要注意两者的内在联系。疼痛多来自病变部位,也可为牵涉痛,对了解疼痛的病因有一定帮助。阴囊常见肿物为鞘膜积液、附睾结核、精索静脉曲张、睾丸肿瘤等。性功能障碍患者需询问勃起功能减退的时间、可能原因、勃起硬度分级,同时了解是否合并早泄、射精障碍,有无其他伴随症状。了解生育情况,需询问配偶的检查情况。既往史应了解有无全身性疾病史,有无幼年腮腺炎等感染性疾病史,有无生殖系统炎症等感染性疾病及其他疾病史等。还应了解患者的个人史、婚育史、性生活史、家族史及社交情况,相互联系、全面分析。注意发病时间、情形、环境、病情急缓、有无诱因、精神状况、情绪波动、工作和生活压力、夫妻感情等。

二、体格检查

全身检查应特别注意身高、体重、体态、体型、身高与臂长的比例、体毛(胡须、腋毛、阴毛)及脂肪的分布情况、皮肤弹性、声音声调、喉结及甲状腺大小、乳房发育情况。在男性疾病中,第二性征的变化非常重要,注意检查睾丸、阴囊、阴茎的发育情况。男性阴毛呈菱形。我国成年男性阴茎的自然长度在 4.1~12cm 之间,平均约 5.0cm;直径范围为 2.1~3.0cm,平均 2.6cm。小阴茎或阴茎增大多由生殖激素异常引起。阴囊检查取站立位,注意阴囊皮肤有无红肿、增厚,阴囊是否肿大,阴囊内有无鞘膜积液和精索静脉曲张。对所有阴囊内肿块均应做透光试验,睾丸鞘膜积液时透光试验阳性。检查睾丸、附睾的形状、大小、质地及有无肿块。睾丸容积与精液质量及血清生殖激素水平成显著正相关,测量睾丸容积对了解睾丸发育,初步评估睾丸病理损害程度、内分泌状态和男性生育力有一定意义。睾丸容积可通过超声测量计算获得,或用睾丸容积测定器测量。我国成人正常睾丸容积为 15~25ml,<12ml 提示睾丸功能不良。附睾分头、体、尾三部分,贴近睾丸,轮廓规则、质地柔软。附睾增大常见于附睾炎或附睾尾部及远端梗阻。检查精索时应注意输精管粗细、有无串珠样改变或结节,有无先天性输精管缺如。直肠指检时注意前列腺大小、质地,有无结节、压痛,中间沟是否变浅或消失。前列腺按摩可收集前列腺按摩液检查。

(商学军)

第二节　实验室检查

一、精液常规检查

精液由精浆和精子组成。精子由睾丸产生,在附睾内成熟,通过输精管运输。精浆主要由前列腺、精囊腺和尿道球腺等附属腺体分泌。在射精过程中精子和精浆混合构成精液。精液常规检查是判定男性生育能力最基本的方法,但不能完全对能否生育作出结论。精液常规检查包括精液量、液化时间、pH、黏稠度、精子浓度、精子活力、精子存活率、精子形态等。

精液标本采集前通常禁欲 2~7d,标本容器应保持在 20~37℃环境中,并在采集后 1h 内送到实验室。一般不使用避孕套留取精液,不可用性交中断法收集精液。精液量正常参考值下限为 1.5ml,一般认为精液量少于 0.5ml 为无精液症,0.5~1.5ml 为少精液症,多于 6ml 为多精液症。正常精液外观呈均质、乳白色、半流体状液体,精液呈红褐色或带血称为血精。刚刚射出的精液呈稠厚的胶冻状,在前列腺分泌的蛋白酶作用下转变为液体状态,称为精液液化。通常精液标本在 15min 内完全液化,很少超过 60min 或更长时间。精液液化不全常见于前列腺疾病,主要与前列腺炎有关。精液呈不凝固状态,可能是先天性精囊腺或射精管缺陷所致。正常精液 pH ≤ 7.2,pH>8.0 可能有感染的情况,而 pH ≤ 7.0 并伴少精液症,则可能为输精管、精囊或附睾发育不良。精子浓度 <15 × 10^6/ml 或每次射精精子总数 <40 × 10^6/ml 为少精子症,精液中无精子为无精子症。精子活力即精子的运动能力,分为前向运动(PR)、非前向运动(NP)和不活动(IM),精子总活力(PR+NP)的参考值为 40%,PR 的参考值为 32%。精子存活率通过检测精子膜的完整性来评价,用活精子所占百分比表示,可核实精子活动分析的准确性。精子形态学分析是评价精子质量的重要指标,正常形态精子百分率与人工授精或卵细胞质内单精子注射的成功率密切相关。精子凝集特指活动精子以不同方式彼此黏在一起,提示可能存在抗精子抗体,需做进一步的实验证明。

二、男性附属性腺功能检查

男性附属性腺包括前列腺、精囊腺及尿道球腺,对男性生育有着重要意义。人类精浆的组成几乎都来自附属腺体,其中约 30% 来自前列腺,60%~70% 来自精囊腺,5%~10% 来自附睾及尿道球腺。一些精浆生化标志物可反映附属性腺功能:①评价精子的受精能力(如顶体酶、苯胺蓝试验、氧自由基检测等);②男性生殖道隐匿性炎症(C3 补体复合物、IgA、IgG);③反映前列腺功能(酸性磷酸酶、γ- 谷氨酰转肽酶、锌、镁);④反映精囊腺功能(果糖、前列腺素);⑤反映附睾功能(游离左卡尼汀、甘油磷酸胆碱)。应用上述检查结果,可综合评价男性不育的发病原因和机制。

三、精液生精细胞检测

精液中存在精原细胞、初级精母细胞、次级精母细胞和精子,还可观察到异常生精细胞。检测精液生精细胞可了解睾丸的生精功能,结合精浆生化指标可鉴别阻塞性无精子症和非阻塞性无精子症,还可取代睾丸活检观察生精细胞形态学。根据精液生精细胞变化,动态观察男性不育的疗效和判断预后。

四、精液化学元素分析

化学元素是精液中很重要的生化成分,包括钾、钠、氯、钙、镁、锌等元素和硒、铁、锰、铜、钴、铝等微量元素,对精子的生存环境和生物学功能有着重要影响。必需化学元素的缺乏和有害化学元素的积累,对男性生殖功能和内分泌调节活动均会产生极大的影响,精液中这些化学元素的含量变化可影响生育能力。例如锌参与精子生成、成熟、激活、获能和凋亡过程,适量的锌可延缓细胞膜脂质氧化,维持细胞结构的稳定性和生理通透性,保持精子活力。

五、生殖激素测定

生殖是种系繁殖和生物延续的重要生命活动,专门调节生殖过程的激素称为生殖激素。下丘脑分泌的促性腺激素释放激素(GnRH),垂体前叶分泌的卵泡刺激素(FSH)、黄体生成素(LH)、催乳素(PRL)、生长激素(GH),神经垂体分泌的催产素(OXT),靶腺体分泌的睾丸激素或卵巢激素,这些都属于生殖激素。男性的主要生殖器官是睾丸,也是一个十分复杂的内分泌器官,主要分泌睾酮。男性下丘脑 - 垂体 - 睾丸轴各级水平激素的分泌,对男性的生殖和性功能起着非常重要的调节作用。生殖激素测定可对下丘脑、垂体和睾丸功能作出评估,有助于男性不育、勃起功能障碍等疾病的诊断和治疗。

六、男性不育症的遗传学检测

精子的产生受到基因调控,在诸多引起男性不育的病因中,染色体异常和有关基因的丢失、突变是其中的重要原因,患者多表现为无精子症、少精子症、性分化异常等。不育男性的染色体检查及相关基因的检测对病因的诊断有着十分重要的意义。临床上怀疑先天遗传因素引起的男性不育症,或精液分析精子畸形率 >96% 且睾丸容积 <12ml,或严重的男性发育不良及男性女性化征,都应考虑进行染色体和细胞核型鉴定。连续出现两次及以上不明原因流产或胎停育的夫妻,推荐同时进行遗传学检查。细胞遗传学检查常用的方法是染色体核型分析及 Y 染色体微缺失检测等。

七、病理组织学检查

睾丸活检病理诊断男性不育症,主要用于了解精子发生障碍和输精梗阻情况。活检组织还可进行培养,并进行染色体分析。睾丸肿瘤组织病理检查,有助于肿瘤的分型、治疗和追踪。超声引导下前列腺穿刺活检是诊断前列腺癌的金指标。

(商学军)

第三节　影像学检查

一、X 线检查

盆部平片主要了解精囊、输精管、前列腺有无结石和钙化。输精管精囊造影可显示输精管、精囊及射精管。精囊炎表现为输精管、精囊轮廓不清,精囊迂曲或狭窄、不规则。精囊肿瘤表现为多个大小不等的充盈缺损。盆部血管造影可了解阴茎的血流供应情况。阴茎海绵体造影可观察其形态和静脉回流情况,有助于静脉性勃起功能障碍的诊断。

二、超声检查

超声检查被广泛用于男生殖系统疾病的筛查、诊断和随访。可测定前列腺大小和残余尿量,经直肠超声前列腺图像较经腹超声更为清晰,并可引导进行前列腺脓肿的穿刺引流及前列腺癌的穿刺活检。可准确测量睾丸、附睾大小,判定组织性质,用于睾丸肿瘤、附睾炎等疾病的诊断。测量精索静脉管径已达毫米级,诊断精索静脉曲张准确性远远超出体格检查。彩色多普勒超声可显示阴茎动脉血流速度、海绵体动脉内径、海绵体形态,可能成为诊断动脉性勃起功能障碍的"金标准"。

三、CT 检查

正常前列腺组织、良性前列腺增生、前列腺癌的 CT 值无显著差异,诊断和鉴别诊断价值有限。CT 诊断睾丸肿瘤的价值与超声检查相当,临床很少应用。CT 主要用于恶性肿瘤的分期,发现淋巴结转移灶和远处血行转移灶。CT 检查能清晰显示精囊,为前列腺癌和膀胱癌分期提供依据。CT 检查在寻找隐睾的定位方面有一定优势。

四、磁共振成像(MRI)检查

MRI 通过三个切面观察图像,具有组织分辨力更高、不需要造影剂、无放射损伤等优点。在前列腺、精囊和睾丸疾病的诊断与鉴别诊断以及泌尿、男生殖系统肿瘤的分期方面,MRI 较 CT 检查更具有优势,使用更为广泛。

五、放射性核素检查

在男科中运用核医学影像技术可发现一些隐匿性、亚临床型疾病,并可对急性阴囊疼痛的病因加以鉴别。放射性核素阴囊显像主要用于诊断阴囊内容物的肿瘤、囊肿、血肿、脓肿等,鉴别诊断睾丸扭转与急性附睾炎,也可用于睾丸术后观察。

第四节　特　殊　检　查

一、性功能障碍的特殊检查

夜间阴茎勃起试验是目前鉴别功能性和严重器质性勃起功能障碍最好的非损伤性方法之一,已从简单的邮票试验发展到现代高级智能化检查。阴茎海绵体注射试验用血管活动药物诱发阴茎勃起,评价患者的勃起功能,对勃起功能障碍的治疗也有很好的效果。阴茎肱动脉指数(阴茎动脉血压/肱动脉收缩压)若 >0.75,表明阴茎动脉血流正常,若 <0.6 则表明阴茎动脉供血不足。阴茎海绵体测压是一种判断阴茎静脉功能的方法。神经电生理检查用于诊断神经性勃起功能障碍,主要有阴部体感诱发电位、球海绵肌反射等。

二、腔镜检查

阴囊内镜检查具有直观、准确、简便、安全、可同时取活检、实用性强等优点,为阴囊内疾病的诊治开辟了一个新的途径。全身出血性疾病、阴囊皮肤及其内容物炎症是禁忌证。精囊镜前端更加纤细,可通过 1~2mm 的射精管进入精囊,主要用于顽固性血精和精囊结石及肿瘤的诊断和鉴别诊断,射精管梗阻和精囊囊肿的诊断及治疗。

思考题

1. 简述病史和体格检查在男生殖系统疾病诊断中的运用。
2. 简述实验室检查诊断男性不育症的项目及定义。
3. 如何评价影像学检查在诊断男生殖系统疾病中的价值?

（商学军）

第三章
迟发性性腺功能减退症

迟发性性腺功能减退症具有体能下降、性功能障碍及心理障碍等一系列临床表现,血清睾酮水平降低,严重影响男性健康和生活质量,影响机体多器官、系统的功能。发病因素众多,发病机制复杂,无统一的临床诊断标准。试验性睾酮补充治疗是主要诊断方法,睾酮补充治疗是主要治疗方法。

第一节　概　　述

随着社会人口老龄化,中老年男性健康和生活质量问题引起了广泛关注。男性更年期是男性由中年步入老年的过渡时期。大约 40% 的更年期男性会出现不同程度的临床表现,如性功能减退、体能下降、记忆力减退、神经功能紊乱、潮热、阵汗等,影响多器官、系统的功能和生活质量,称为男性更年期综合征(male climacteric syndrome)。人类的衰老与性腺结构功能的退化有密切关系,睾丸间质细胞减少和功能减退是男性更年期的核心。1994 年首次提出了中老年男性雄激素部分缺乏综合征(partial androgen deficiency of the aging male,PADAM)和中老年男性雄激素缺乏综合征(androgen deficiency in the aging male,ADAM)的命名,中老年男性随年龄增长而血清雄激素水平下降,促性腺激素和性激素结合球蛋白(SHBG)逐渐升高,较为贴切地反映了男性更年期的病理生理变化。2002 年将 PADAM 重新命名为迟发性性腺功能减退症(late onset hypogonadism,LOH)。LOH 的定义是中老年男性血清雄激素水平随年龄增长而降低(低于健康年轻男性参考范围的低限),不论是否存在对雄激素的敏感性降低,出现雄激素不足导致多器官或系统功能异常的临床表现,或生活质量下降,睾酮补充治疗(testosterone supplement therapy,TST)有良好的效果。

男性衰老是一个渐进性演化过程,睾丸功能减退不一定都会出现有临床意义的表现,生育能力没有明显的终止界限,性生活反应较弱但并非性功能必然丧失。由于缺乏对 LOH 的认识,流行病学筛查标准不统一,所以不能准确估计实际发病率和危险因素。筛查 LOH 的指标有很多,且切点不同,发病率存在很大差别。受传统观念影响和医疗条件限制,社区居民中大多数 LOH 未得到准确诊断和有效治疗。国内针对公众和社区居民大范围的普查更少见。LOH 的患病率也缺乏可靠的流行病学资料。以计算的游离睾酮 0.3mmol/L 为切点标准,我国 40~49 岁 LOH 发病率为 13%,50~69 岁为 30%,70 岁以上为 47%。LOH 有众多危险因素,包括健康状况(如糖尿病、高血压、心脏疾病)、遗传因素、个体差异(如环境污染、社会生活)、环境内分泌干扰物(如食品添加剂)、不良生活习惯(如嗜好烟、酒)、肥胖和代谢综合征、缺氧(如睡眠呼吸暂停综合征)、精神心理因素(如紧张和压力较大)、文化教育水平等。这些危险因素与 LOH 发病相互影响,临床表现多样性,诊治更加错综复杂。

(商学军)

第二节　病因及病理生理改变

一、病因

LOH 发病的必要条件是男性老龄化和同时伴随而来的雄激素水平下降。LOH 的发病机制是多因素造成的,可能与以下因素有关:①下丘脑分泌、储存促性腺激素释放激素(GnRH)功能受损,GnRH 的分泌减少和紊乱;②垂体对 GnRH 的应答减少,导致黄体生成素(LH)脉冲频率增加但不规则,振幅减小;③睾丸自身功能损害,睾丸间质细胞数量减少,睾丸纤维化,睾丸血液灌注不足;④睾丸分泌睾酮的昼夜节律消失;⑤ SHBG 水平增加导致生物活性睾酮水平下降;⑥雄激素受体(androgen receptor,AR)敏感性下降。

二、病理生理改变

(一) 睾丸结构和功能的改变

男性 40 岁以后睾丸开始萎缩、质地变硬,重量和体积缓慢下降。睾丸间质细胞数量减少,退行性改变,合成睾酮能力下降。50 岁以后睾丸生精小管开始萎缩,生精上皮变薄,管腔扩大,生精功能低下。睾丸组织血管病变,特别是局部毛细血管减少、微循环障碍是结构变化的重要因素之一。中老年男性生育能力和性功能下降,但下降的程度存在明显个体差异。

(二) 生殖激素改变

生殖激素分泌受下丘脑 - 垂体 - 性腺轴调控。垂体对循环中睾酮降低的正常反应是增加 LH 的合成与分泌,对生精功能低下的反应是增加卵泡刺激素(FSH)的合成与分泌。但男性随着年龄增加,下丘脑 GnRH 神经元细胞团减少,GnRH 的脉冲分泌下降或失去分泌脉冲;下丘脑 - 垂体对睾酮反馈调节的敏感性降低;可能存在下丘脑 - 垂体功能缺陷。随着年龄增加,血清睾酮水平降低,SHBG 增加,白蛋白结合睾酮(Alb-T)、游离睾酮(free testosterone,FT)水平降低。衰老过程可造成 AR 减少及敏感性降低。

(三) 性功能改变

更年期男性性功能下降与睾丸水平下降有关。睾酮水平下降,雌 / 雄激素比例失调,导致性欲减退和性活动减少。性活动需要较高水平睾酮维持,但不是老年男性睾酮水平下降必然会引起性活动减少。睾酮通过中枢神经系统和阴茎海绵体局部的作用调节性欲和勃起功能,雄激素缺乏可引起海绵体平滑肌数量减少、纤维组织增生、脂肪沉积和一氧化氮(NO)合成减少,这些改变都是导致勃起功能障碍的重要病因。

(四) 心血管系统改变

雄激素改变对动脉粥样硬化的形成及冠心病的发生有重要影响。阴茎动脉硬化使阴茎血管狭窄或弹性减弱,海绵体血流不足。雄激素通过内皮依赖性(直接刺激 NO 释放)和非内皮依赖性(直接作用于血管平滑肌细胞钙与钾离子通道)机制发挥舒张血管的作用,其中 NO 的释放起着决定性作用。

(五) 骨骼系统改变

骨骼是睾酮的靶器官之一,成骨细胞内存在 AR,雄激素具有独立刺激成骨细胞分化和增殖的作用。在骨质疏松引起骨折的患者中,7%~30% 存在雄激素缺乏。同时睾酮水平降低会导致肌量减少,降低肌肉对骨骼的保护作用。

（六）肌肉

血清 FT 水平减低使得老年男性进行性肌量减少，出现肌力下降、容易疲劳、日常活动能力下降、容易跌倒和发生跌倒性损伤。独立生活能力下降，出现少肌症。睾酮诱导的肌肉量增加可能与肌纤维肥大有关。

（七）代谢综合征

代谢综合征（metabolic syndrome，MS）是一组以中心性肥胖、糖尿病、高血压、高血脂等多种疾病共同出现为临床特点的综合征。中老年男性随着年龄增长，血清睾酮水平下降，发生 MS 的危险性增加，并与冠心病的发生密切相关。睾酮影响脂质代谢，HDL-C 水平升高，载脂蛋白 A 及 LDL-C 水平降低。NO 是影响阴茎勃起的重要因素。高胰岛素血症和肥胖也可引起睾酮分泌减少。LOH 患者合并糖尿病，最主要的临床表现之一是勃起功能障碍。LOH 与 MS 有许多相似的临床表现和病理生理学特点，两者常同时存在，互相影响，互相促进。

（八）情绪和认知

生物活性睾酮水平对情绪和认知功能有重要的调节作用。睾酮以游离的形式穿过血 - 脑屏障，通过直接作用于中枢神经系统 AR 或通过调节中枢神经系统的多巴胺以及 5- 羟色胺信号转导通路发挥作用。当内源性睾酮水平减低时，老年男性就会出现焦虑、惊恐不安、失眠、记忆力减退、思维反应和智力减退。

（商学军）

第三节　临床表现

LOH 临床表现多样，且均不是特有表现，与睾丸功能减退和睾酮水平下降的关系也尚难确定。LOH 主要有体能下降、精神心理障碍及性功能障碍三方面症状。

一、性功能障碍

性功能障碍表现为对涉及性方面的事情失去兴趣，性欲减退，勃起功能障碍，性交次数明显减少，射精强度减弱或不射精，夜间勃起次数及质量下降。

二、精神心理障碍

精神心理障碍表现为嗜睡，自我感觉欠佳，缺乏生活能力，精神状态差，注意力不集中，健忘；情绪易激惹或淡漠，焦虑、烦躁不安甚至恐惧；智力和空间技巧活动障碍；睡眠障碍、失眠以及抑郁症状等。

三、体能下降

体能下降表现为容易疲劳、乏力、骨与关节疼痛；易潮热、出汗、心悸。严重者自主生活能力下降。

四、其他症状

由于内脏脂肪增加,腰围增加,出现向心性肥胖。毛发稀少、皮肤发生萎缩性改变。骨质疏松,容易骨折。有些患者可以出现乳房发育、贫血。患者常常有胰岛素抵抗,出现2型糖尿病和代谢综合征的诸多症状。

(商学军)

第四节　诊断与鉴别诊断

一、诊断

LOH的症状和体征十分复杂且缺乏特异性,单凭实验室生殖激素测定也不能明确诊断。目前国内外还没有统一的诊断标准,只能通过临床表现、血清生殖激素测定及试验性雄激素补充治疗综合作出诊断。

(一)症状筛查评价

LOH发病隐匿,进展缓慢,症状缺乏特异性,临床上设计了多种症状筛查量表。目前最常用的是中老年男性症状量表(the aging male symptoms scale,AMS)。通过患者自填或回答问题,同时全面采集病史和体格检查,评价症状的严重程度和引起的原因。

(二)生殖激素测定

症状筛查量表评分提示有LOH可能者,需进一步进行血清生殖激素检测,主要包括血清总睾酮(TT)、LH、FSH、FT、生物活性睾酮等。临床上血清总睾酮低于8nmol/L,可以诊断睾酮水平降低;总睾酮在8~12nmol/L之间,需要复查和计算FT或生物活性睾酮,LOH症状明显者可补充睾酮进行试验性治疗诊断。总睾酮大于12nmol/L时,不建议诊断LOH。测定LH有助于原发性和继发性睾丸功能减退的鉴别。当总睾酮低于5.2nmol/L或疑似继发性睾丸功能减退时,应当检测血清催乳素(PRL)水平,对下丘脑-垂体-性腺轴功能作出综合判断。临床上导致LOH的危险因素众多,且互相影响,需要做相应的检查进行诊断。

(三)试验性睾酮补充治疗

症状筛查量表评分提示患者具有潜在或明显睾酮缺乏的表现,血清睾酮在8nmol/L<TT<12nmol/L或游离睾酮8.5pg/ml<FT<11.8pg/ml,排除其他疾病或药物的影响,提示症状可能与血清睾酮降低有关。试验性睾酮补充治疗可以进一步确定症状与睾酮水平的关系。推荐口服十一酸睾酮80mg,每天2次,治疗3个月。

二、鉴别诊断

(一)原发性或继发性性腺功能减退症

测定血清LH、FSH及PRL水平对鉴别诊断男性性腺功能减退症有重要价值。原发性性腺功能减退症者,促性腺激素(LH和FSH)明显增高,继发性性腺功能减退症者低下。睾丸B超、性染色体及精液常规检查也有助于两者鉴别。

(二)精神心理疾病

中老年男性可以出现多种精神心理疾病,往往会出现与LOH类似的症状。通过量表筛查、血清睾酮检测、试验性睾酮补充治疗,作出鉴别诊断并不困难。精神分裂症、神经衰弱、老年抑郁症等疾病应由精神科医生协助诊断。

(三)慢性内科疾病

肝、肾慢性疾病,晚期恶性肿瘤及甲状腺疾病等内科慢性疾病往往会出现一些与LOH类似的症状,但患者有原发疾病的病史和临床表现,实验室检查和影像学检查可明确鉴别诊断。两种或以上疾病诊断都很明确的时候,可以诊断共病,兼顾治疗。

(商学军)

第五节　治　疗

一、基础治疗

LOH病因复杂,可能多种病因同时起作用,基础治疗的重点是增强体质和自我调养心理。应进行适量运动并持之以恒、控制工作量、控制情绪、控制饮食。了解男性更年期相关知识、进行早期健康普查是预防的重要手段。保持健康的生活方式,平衡膳食,戒烟,戒酒,心态平和。综合治疗性功能障碍包括药物治疗、心理调整、性生活指导、性伴侣参与。许多慢性疾病是造成或加重LOH的因素,积极治疗对LOH的康复有益。

二、睾酮补充治疗

LOH治疗的核心是补充雄激素,目的是恢复体内正常的雄激素水平,改善雄激素缺乏引起的相关症状和体征,恢复和保持良好的生活状态。宜选用安全有效、符合生理节律及短效的雄激素进行剂量个体化的睾酮补充治疗。只有在短期的TST有效的前提下,才考虑长期的TST。注意安全性监测,权衡TST的风险与收益,发现不良反应及时停药。TST适应证为诊断明确的LOH:中老年男性LOH临床症状严重,血清睾酮8nmol/L<TT<12nmol/L或游离睾酮8.5pg/ml<FT<11.8pg/ml。TST禁忌证为已知对类固醇激素过敏者,已经确诊或怀疑为前列腺癌或乳腺癌的患者,未控制的前列腺增生伴严重下尿路梗阻患者,未控制的严重充血性心力衰竭或肝、肾功能障碍者,未控制的严重睡眠呼吸暂停综合征患者,明显的红细胞增多症患者。

(一)治疗方法

睾酮补充治疗的初始3个月为试验治疗期。如患者症状明显改善,提示与睾酮水平降低有关,应继续治疗;如症状没有改善,应查找原因,评估用药剂量和方法。若调整剂量且用法正确,服药3个月后症状仍无改善时,应停止治疗,重新寻找病因。经过3个月的试验治疗期,患者如症状明显改善,应继续用药进行长期治疗。LOH患者睾酮补充治疗首选口服十一酸睾酮,每天80~160mg,分2次餐后服用,剂量可以随时调整。停药后作用迅速消失,无长期不良后果。对性腺功能减退的治疗也可采用长效十一酸睾酮注射剂。治疗后第1年每3个月随访一次,以后每6个月随访一次。必须随访的项目包括:症状筛查量表评价;体格检查,特别是前列腺直肠指检;血清前列腺特异性抗原检查;血、尿常规检查;肝、肾功能,电解质,血糖及血脂全套检查;血清生殖激素检查;前列腺B超检查。

（二）睾酮补充治疗的安全性

睾酮对身体多个系统或器官有影响，包括红细胞生成、内环境稳定、骨骼钙化、脂质代谢、糖代谢、肝功能损害和前列腺生长。17-烷基化睾酮制剂，经口服吸收，在肝脏中代谢，有显著肝毒性。十一酸睾酮口服经淋巴通路吸收，不直接进入肝脏代谢，肝毒性小，使用者每6个月检查一次肝功能。前列腺是一个雄激素依赖性器官，雄激素补充治疗是否会促进前列腺增生和增加前列腺癌的发病率，一直没有结论。一般认为，前列腺增生患者并伴有严重下尿路症状者是相对禁忌证，前列腺癌患者绝对禁忌使用雄激素补充治疗。睾酮治疗后可引起红细胞增多症，导致血液黏稠度增加。

思考题

1. 简述迟发性性腺功能减退症的定义和临床意义。
2. 简述迟发性性腺功能减退症的病理生理改变对诊断和治疗的指导意义。
3. 简述睾酮补充治疗迟发性性腺功能减退症的注意事项。

（商学军）

第四章
阴茎勃起功能障碍

阴茎勃起功能障碍(erectile dysfunction,ED)是男性最常见的性功能障碍之一。ED 的危险因素与疾病的发生、发展、诊断、治疗、预后有密切关系,并可同时与多种病因相关。病史和体格检查在 ED 诊断中有重要作用。口服 5 型磷酸二酯酶抑制剂是首选治疗 ED 的方法。

第一节 概 述

勃起功能障碍(ED)是指阴茎持续无法达到和维持足够的勃起以获得满意的性生活。ED 早期在西方称为 "性无能",在我国称为 "阳萎",现在的定义更能反映勃起功能障碍的本质。ED 是男性最常见的性功能障碍之一,发病率高,严重影响患者及伴侣的生活质量。多种危险因素可以引发和加重 ED,尤其是人口老龄化使得 ED 患病率有增加的趋势。基础研究成果拓展了临床诊断的方法和治疗手段,已成为男科疾病中进展最为快速的领域之一。

一、流行病学

ED 的流行病学调查受诸多因素影响,包括地域、文化、道德、宗教,不愿暴露个人隐私,个体的性体验不同,受性伴侣的影响,特别是调查的标准和抽样的人群不统一等。美国马萨诸塞州男性老龄化研究表明,40~70 岁男性 ED 总患病率为 52%,并随年龄增长逐渐上升,70 岁男性患病率已近70%。轻、中、重度 ED 患病率分别为 17.2%、25.2%、9.6%。ED 的发病率为 25.9/(1 000 人·年)。不同的教育程度、经济收入人群间 ED 的患病率有显著性差异。我国缺乏 ED 大样本的流行病学调查资料,区域性调查显示我国 20~86 岁男性 ED 总患病率为 28.33%,其中 40 岁以上人群患病率为40.2%。

二、危险因素

ED 的危险因素有很多,影响着 ED 的发生、发展、诊断、治疗及预后。随着年龄增长,ED 的发病率增加,年龄是与 ED 关系密切的间接危险因素。心血管疾病与 ED 发病关系密切,两者共同拥有一些常见风险因素,治疗心血管疾病可有效改善勃起功能。糖尿病可引发微小血管和神经病变,是与 ED 发病最密切的疾病之一。高脂血症与肥胖者发生 ED 的可能性增大。与男性 ED 有关的内分泌疾病包括垂体功能减退、性腺功能减退、高催乳素血症、肾上腺疾病、甲状腺疾病等。脑卒中、多发性硬化症、阿尔茨海默病等神经系统疾病与 ED 关系密切。良好的心理状态是进行性活动的前提,不良情绪可加重勃起功能异常并产生不良的心理暗示和记忆。许多药物,特别是降压药与 ED 有关。吸烟、嗜酒等一些不良生活方式可能是 ED 的危险因素,长期吸毒发生 ED 的可能性很高。任何损害阴茎支配神经和血流供应的外伤、手术或其他医源性因素都可能导致 ED。

(商学军)

第二节　病因及发病机制

一、病因

ED 的病因分为心理性和器质性两大类,后者包括血管、神经、内分泌及阴茎本身疾病等因素,ED 的危险因素可同时与多种病因相关,共同存在,相互影响。

(一) 心理性 ED

精神心理因素通过特殊的病理生理机制导致 ED。配偶关系不和谐,可能破坏正常的性活动反应,导致 ED。焦虑时交感神经过度兴奋可能是导致 ED 的原因,而 ED 也常引起抑郁、焦虑。以往认为心理性 ED 约占 90%,实际上 ED 多为混合性,只是由功能性或器质性占主导地位。

(二) 内分泌性 ED

引起内分泌性 ED 的常见疾病包括性腺功能减退症、糖尿病、高催乳素血症、甲状腺疾病等。睾丸分泌的睾酮是阴茎正常勃起的重要因素之一,任何使血睾酮降低的疾病均可使勃起功能受损。糖尿病可损伤自主神经,可导致阴茎血管内皮细胞及平滑肌功能障碍,是造成 ED 的主要原因。严重的高催乳素血症可导致男性性腺功能减退。甲状腺功能亢进与减退均与勃起功能下降有关。

(三) 神经性 ED

大脑、脊髓、海绵体神经、阴部神经、神经末梢以及小动脉和海绵体上的感受器病变,均可影响勃起的神经、血管活动。由于病变部位不同,其病理生理学机制也不同。脊髓和中枢神经系统的许多疾病常常并发 ED,ED 仅是这些病变所致的多种功能障碍之一,多种功能障碍通过多种途径对性功能产生影响。海绵体神经或阴部神经损伤,破坏神经通路,导致 ED。海绵体神经末梢受损,导致神经通路障碍;躯体感觉神经受损,造成感觉障碍。副交感神经损伤引起自主性 ED。

(四) 血管性 ED

触发阴茎勃起需要海绵体动脉血流量急剧增加,维持阴茎勃起需要静脉闭合,其功能的正常发挥需要充足的动脉血流入海绵体、海绵体平滑肌正常舒张及白膜功能正常。血管性病变是 ED 的主要原因,并随男性年龄的增长,发病率有明显上升的趋势。引起阴茎海绵体动脉血流减少的疾病可造成动脉性 ED,如动脉粥样硬化、动脉损伤、动脉狭窄、心功能异常等。先天性静脉发育不全、瓣膜功能受损、海绵体白膜变薄、异常静脉交通支等可造成静脉异常分流。

二、发病机制

阴茎勃起是在内分泌调节下的阴茎动脉、阴茎海绵体及阴茎静脉回流等一系列血流动力学的变化过程。一氧化氮是介导阴茎勃起的主要神经递质,在阴茎勃起过程中起关键作用。性刺激时神经末梢及内皮细胞合成并释放一氧化氮,激活可溶性鸟苷酸环化酶,使 5- 鸟苷三磷酸转变成 3,5- 环鸟苷酸。后者作为细胞内第二信使激活蛋白激酶 G,关闭钙通道和开放钾通道,降低细胞内钙离子浓度,诱导海绵体平滑肌舒张,阴茎勃起。上述危险因素和发病原因均可对神经 - 内分泌调控下阴茎的血管和海绵体平滑肌的结构及功能产生影响,诱发 ED。

(商学军)

第三节　诊　　断

一、问诊

(一) 病史

病史是诊断 ED 的关键依据,应设法消除患者的羞涩、尴尬和难以启齿的心理状态。应询问发病是突然还是缓慢,是否逐渐加重,是否与性生活情境相关;有无夜间勃起及晨勃,性欲如何;性刺激下阴茎能否勃起,硬度是否足以插入,能否维持到性交完成;有无早泄,有无性高潮异常;有无消极因素影响及精神创伤,有无紧张、焦虑、抑郁。了解既往和当前的性关系,当前情感状态。鼓励性伴侣参与,了解性健康状态、对性生活的感受。了解与 ED 相关疾病的病史。

(二) 临床问卷

在医生指导下对患者进行问卷调查,客观评估患者的性功能状态。国际勃起功能问卷 -5（international index of erectile function 5,IIEF-5）（表 15-4-1）已成为诊断 ED 的标准工具和疗效判定标准。患者根据过去 6 个月内的情况进行回答,22 分为勃起功能正常,12~21 分为轻度 ED,8~11 分为中度 ED,5~7 分为重度 ED。

表 15-4-1　国际勃起功能问卷简表

	0	1	2	3	4	5	得分
1. 对阴茎勃起及维持勃起有多少信心?		很低	低	中等	高	很高	
2. 受到刺激后,有多少次阴茎能够坚挺以进入阴道?	无性活动	几乎没有或完全没有	只有几次	有时或大约一半时候	大多数时候	几乎每次	
3. 性交时,有多少次能在进入阴道后保持阴茎勃起?	没有尝试性交	几乎没有或完全没有	只有几次	有时或大约一半时候	大多数时候	几乎每次或每次	
4. 性交时,保持勃起至性交完毕有多大困难?	没有尝试性交	非常困难	很困难	困难	有点困难	不困难	
5. 尝试性交时是否感到满足?	没有尝试性交	几乎没有或完全没有	只有几次	有时或大约一半时候	大多数时候	几乎每次或每次	
总分							

二、体格检查

体格检查的重点是生殖系统、第二性征及局部神经系统。注意皮肤、体型、骨骼及肌肉发育情况，有无喉结，胡须和体毛分布与疏密程度，有无男性乳房发育。注意阴茎大小，有无畸形和硬结，睾丸是否正常。触摸股动脉、足背动脉及阴茎背动脉搏动情况。检查会阴部感觉，腹壁反射，提睾肌反射、膝反射及球海绵体反射。

三、实验室检查

实验室检查应根据患者的临床表现及危险因素进行个体化安排。进行内分泌激素检测，包括血清睾酮、黄体生成素、催乳素及雌二醇等。对 50 岁以上或怀疑前列腺癌的患者应检查前列腺特异性抗原。检查血糖、血脂代谢的相关项目。

四、辅助检查

(一) 夜间阴茎勃起试验

夜间阴茎勃起 (nocturnal penile tumescence, NPT) 是健康男性从婴儿至成年的生理现象，NPT 试验能够连续记录夜间阴茎的胀大程度、硬度、勃起次数及持续时间，并可以在家中进行，是临床上鉴别心理性和器质性 ED 的重要方法。正常人夜间 8h 熟睡时阴茎勃起约 3~6 次，每次持续 15min 以上，阴茎根部周径胀大 >3cm，阴茎头部 >2cm。勃起硬度 >70% 为正常勃起，40%~70% 为无效勃起，<40% 为无硬度性勃起。由于该监测方法受睡眠状态的影响，通常需要连续观察两三个夜晚。

(二) 视频刺激下阴茎硬度测试

应用视频刺激下阴茎硬度测试 (visual stimulation tumescence and rigidity, VSTR) 方法在门诊记录患者口服 PDE5 抑制剂后阴茎勃起情况，适用于快速诊断及评价患者对药物治疗的反应情况。

(三) 阴茎海绵体注射血管活性药物试验

阴茎海绵体注射血管活性药物试验 (intracavernous vasoactive drug injection test, ICI) 是在海绵体内注射血管活性药物，10min 内出现坚硬的勃起反应，持续 30min 以上，为阳性勃起反应，表示动、静脉系统功能状态良好。注药 15min 后阴茎缓慢勃起，常表明阴茎动脉供血不足。注射后勃起较快，但迅速疲软，提示阴茎静脉关闭功能障碍。由于精神心理、试验环境和药物剂量等因素均可影响试验结果，勃起不佳也不能肯定有血管病变，需行进一步检查。

(四) 阴茎彩色多普勒超声检查

阴茎彩色多普勒超声检查 (color doppler ultrasonography, CDU) 是目前用于诊断血管性 ED 最有价值的方法之一。评价阴茎内血管功能的常用参数有：海绵体动脉直径、收缩期峰值流速 (PSV)、舒张末期流速 (EDV) 和阻力指数 (RI)。目前该方法还没有统一的正常值。一般认为，注射血管活性药物后阴茎海绵体动脉直径 >0.7mm 或增加 75% 以上，PSV ≥ 30cm/s，EDV<5cm/s，RI>0.8 为正常。PSV<25cm/s，可诊断动脉性 ED。当动脉反应正常时，EDV>5cm/s，RI<0.85，可诊断静脉性 ED。

(五) 阴茎神经检查

阴茎神经检查主要包括阴茎感觉阈值测定、球海绵体反射潜伏时间、阴茎海绵体肌电图、躯体感觉诱发电位及括约肌肌电图等，需进一步验证临床应用价值。

(商学军)

第四节　治　疗

医患沟通在治疗过程中必不可少,选择治疗方案必须根据患者和性伴侣的满意度、生活质量因素以及与治疗相关的侵入性、安全性和有效性而量身定做。

一、基础治疗

生活方式的调整应该是 ED 治疗的首要事项。增加体育运动,合理营养,控制体重。合理补充抗氧化剂、钙等可以改善血管功能和勃起功能,并且可以使患者对药物的治疗产生更好的反应。通过有效沟通,消除患者的精神顾虑,摆脱羞怯心理。通过健康辅导,解决患者及性伴侣的认知障碍。通过性感集中训练,把性体验与心理治疗结合起来,是有效的行为疗法。应注意心血管疾病、糖尿病、内分泌异常、抑郁症等基础疾病的治疗。

二、一线治疗

(一) 药物治疗

5 型磷酸二酯酶(PDE5)抑制剂使用方便、安全,易被多数患者接受,有效率为82%,是目前治疗 ED 的首选疗法。PDE5 抑制剂可抑制 cGMP 降解,提高其浓度,促使海绵体平滑肌松弛,阴茎海绵体动脉扩张,海绵体窦膨胀而血液充盈,强化阴茎勃起。

(二) 真空勃起装置

真空勃起装置是应用负压原理引起阴茎海绵体被动充血,达到性交的硬度后将收缩环放置在阴茎根部,使血液保留在阴茎海绵体内。真空勃起装置对各种原因的 ED 均有较好的效果,满意的勃起效果高达90%,满意率为27%~94%。最常见的不良事件包括疼痛、不能射精、瘀斑和麻木。有出血倾向或接受抗凝治疗的患者禁忌使用。

(三) 经尿道使用血管活性药物

血管活性药物前列地尔可以采用经尿道给药的方法,具有较好的治疗效果。

(四) 冲击波治疗

使用低强度体外冲击波疗法治疗 ED,可以显著改善轻度患者的 IIEF-5 评分和勃起硬度评分,可以改善对 PDE5 抑制剂无反应或反应不足的重度 ED 患者勃起质量。

(五) 超声波治疗

低强度脉冲超声波疗法,是利用超声的温热效应和空化效应等物理特性,不损伤细胞,通过招募附近休眠的干细胞修复组织,从而促进新生血管形成的生物学效应。低强度脉冲超声波是取得我国国家创新奖项和专利的 ED 治疗仪器,也是目前国内外治疗 ED 的最新方法。

三、二线治疗

口服药物无效的患者可以接受阴茎海绵体内药物注射,成功率高达85%。前列地尔是第一种也是唯一一种被批准用于海绵体内注射治疗 ED 的药物。阴茎海绵体内注射的并发症包括阴茎疼痛、勃起时间延长、阴茎异常勃起和纤维化。

四、三线治疗

阴茎假体植入手术的适应证为重度 ED 患者,是其他治疗方法无效患者的最终选择。阴茎假体植入的主要并发症是机械故障和感染。

思考题

1. 简述阴茎勃起功能障碍的危险因素与发病的关系。
2. 在诊断勃起功能障碍中如何询问病史并进行体格检查?
3. 简述阴茎勃起功能障碍的主要治疗方法。

（商学军）

第五章

早　泄

　　早泄是男性常见的性功能障碍疾病,需同时具备射精潜伏期短、控制射精能力差、性满足程度低三个核心要素。早泄的诊断主要依靠病史(包括性生活史),可以通过早泄评估量表对患者的临床症状进行客观评价。早泄的治疗方法包括药物治疗、心理行为治疗和外科治疗,选择性 5- 羟色胺再摄取抑制剂是首选的治疗方法。

第一节　概　　述

　　射精是男性在性活动周期中最后发生的生理反应,是在神经反射调节下将精液排出的过程。射精过程中伴随有会阴肌群节律性收缩和性冲动压力释放,主观产生一种兴奋现象和强烈的欣快感,称为性高潮。射精反射是神经反射的一系列生理反应,受大脑高级神经中枢的调节。射精功能障碍是常见的男性性功能障碍,主要包括早泄、射精延迟、不射精症、逆行射精、射精痛等。

　　尽管目前对早泄(premature ejaculation,PE)的定义还没有形成共识,但都应该具备射精潜伏期短、控制射精能力差、性满足程度低三个核心要素。阴道内射精潜伏期(intravaginal ejaculation latency time,IELT)是指平均插入阴道和射精之间的时间。一般认为 IELT 少于 2min 提示早泄可能。控制射精能力差是指不能全部或几乎全部进入阴道后延迟射精。"射精控制力"自我评分用作自我效能测量指标,1 分表示完全不能控制,7 分表示完全控制。正常男性一般为 4 分或更高,早泄患者多在 2~4 分。早泄除影响男女双方性满意程度外,还产生消极的个人精神心理因素,如苦恼、忧虑、挫折感和 / 或逃避性活动等。早泄定义除需满足以上三个条件外,还应除外酒精引起的早泄,对性伴侣或环境不熟悉引起高水平性唤醒所致的早泄,性生活频率过低引起的早泄等情况。

　　早泄由于缺乏客观、统一的定义,特别是对射精时间的标准不一致,目前还没有确切的流行病学资料。不同地域、文化环境、宗教信仰、种族和社会地位、政治影响力等背景都可影响早泄的患病率。采集数据的人群不同,采集方式(自我报告或临床资料)不同,也可影响患病率的结果。一般认为早泄影响到 18 岁以上所有年龄段的成年男性,发病率约为 20%~40%,是最常见的射精功能障碍。我国缺乏大样本人群患病率及不同区域、不同人群患病率的流行病学调查资料。

(商学军)

第二节　病因和分类

一、病因

早泄的病因尚不清楚。心理因素和人际因素包括焦虑、夫妻间关系紧张、婚姻危机及性生活次数过少等，可能维持或强化早泄的发展。躯体疾病或神经生理紊乱可导致早泄，包括阴茎头高度敏感、阴部神经在大脑皮质的定位、中枢 5- 羟色胺能神经递质紊乱、前列腺炎、药物因素、甲状腺功能异常等。

二、分类

早泄作为一种临床综合征，病史是主要诊断依据，准确分类有利于临床精准治疗。

（一）原发性早泄

原发性早泄是指第一次性生活开始时就出现早泄；之后每次性生活都发生过早射精，大多数射精潜伏期都小于 2min；上述情况对性伴侣没有选择性。原发性早泄是临床上少见的类型。

（二）继发性早泄

继发性早泄是后天获得的早泄，有明确的生理或者心理病因。特点是过早射精发生在一段正常性生活后，逐渐出现或突然出现；发生过早射精前射精时间正常；可能继发于泌尿外科疾病、甲状腺疾病或心理疾病等，可随原发病的治疗而缓解或治愈。

（三）自然变异性早泄

自然变异性早泄的症状偶然发生，射精时间有长有短，不一定都是病理性。特点是过早射精不是持续发生，发生时间没有规律；控制射精能力降低，可能与近期性交频率、对性伴侣的新鲜感或性交环境有关。

（四）早泄样射精功能障碍

早泄样射精功能障碍者射精潜伏期往往在正常范围，患者主观上认为自己早泄，不是一个病理过程，通常是心理障碍或与性伴侣的关系问题。特点是主观认为持续或非持续射精过快；因自己想象中的过早射精或不能控制射精而焦虑；实际射精潜伏时间正常甚至很长；在将要射精时控制射精的能力降低；用其他精神障碍不能解释患者的焦虑。

（商学军）

第三节　诊　　断

早泄是一种自我描述性诊断，通常实验室检查或辅助检查无特异性结果，全面获取患者的性生活资料对于确定诊断非常重要。

一、病史

早泄的诊断主要基于患者的病史和性生活史,还应关注射精的持续时间、性刺激程度、对性行为和生活质量的影响以及药物的使用或滥用史。应询问男女双方,了解性生活的环境、频率、体验,了解病变是原发还是继发,了解双方对性生活的态度和满意度。关注患者有无心理压力,有无情绪的变化。了解有无生殖道感染、神经系统等疾病史,有无酗酒、吸毒等个人生活史。部分勃起功能障碍患者会因难以获得和维持勃起而产生焦虑,进而出现继发性早泄。

二、阴道内射精潜伏期

阴道内射精潜伏期是一个可以测定的评价早泄的指标,被广泛地应用于早泄的诊断和临床研究中,常用的是秒表测定方法。由于早泄和非早泄者阴道内射精潜伏期的时间有部分重叠,单独用于诊断不够。人为测定阴道内射精潜伏期会对射精的自我控制感产生显著的直接影响,而对射精相关的心理行为不产生影响。单用阴道内射精潜伏期诊断早泄的特异性和敏感性均为80%,还应增加射精控制力、性交满意度、个人苦恼和人际交往困难等结果。

三、早泄评估问卷调查表

可以通过早泄评估量表对患者的临床症状进行客观评价。早泄诊断量表(the premature ejaculation diagnostic tool,PEDT)快捷、方便(表 15-5-1),临床应用最为广泛。结果判定:≤ 8 分无早泄,9 分或 10 分可能存在早泄,≥ 11 分为早泄。

表 15-5-1　早泄诊断量表

问题	回答					得分
	0	1	2	3	4	
1. 性交时想延迟射精有多大困难?	没有困难	有点难	中等难度	非常困难	完全无法延迟	
2. 射精发生在想射精前的概率?	没有或几乎没有(0)	较少(25%)	大约一半(50%)	多数时间(75%)	几乎每次或总是(100%)	
3. 是否受到很小的刺激就会射精?	没有或几乎没有(0)	较少(25%)	大约一半(50%)	多数时间(75%)	几乎每次或总是(100%)	
4. 是否对过早射精感到沮丧?	一点也不	有一点	一般	相当多	非常多	
5. 是否担心射精时间会让配偶不满意?	一点也不	有一点	一般	相当多	非常多	

四、体格检查

体格检查是早泄最初评价所必需的。主要是生殖系统检查,包括阴茎、睾丸、附睾、前列腺和男性第二性征等,用于鉴别与早泄或其他性功能障碍相关的基础疾病,如内分泌疾病、尿道炎或前列腺炎等。

五、辅助检查

辅助检查只在病史或体格检查结果指导下进行,一般不常规进行。阴茎神经电生理检查可指导治疗方案的选择。

(商学军)

第四节　治　　疗

延长阴道内射精潜伏期,加强对射精的控制能力,使男女双方获得性满足是治疗的目的。原发性早泄以药物治疗为主,继发性早泄应首先治疗原发性疾病,自然变异性早泄和早泄样射精功能障碍主要依靠心理疗法和纠正错误认知。治疗中还应该充分尊重患者及其配偶的意愿,以期达到最佳的效果。

一、心理 / 行为治疗

在药物和手术治疗出现之前,心理 / 行为疗法是早泄的唯一治疗方法,目标是帮助患者改善射精控制能力。心理治疗需要夫妻双方互相配合,进行相关性知识和性心理教育,双方建立良好的信心。行为疗法主要是通过物理手段削弱射精生理反射,提高射精阈值,重新建立正常的性生活反射。行为疗法包括"停 - 动"技术和"挤捏"技术。通过一系列循序渐进的训练,患者掌握和建立射精控制能力,可能延长 IELT 时间,提高自信心和自尊。行为疗法一般 2 周左右见效,持续 3~6 个月可巩固疗效。

二、药物治疗

(一)选择性 5- 羟色胺再摄取抑制剂

选择性 5- 羟色胺(5-HT)再摄取抑制剂通过抑制突触前膜 5-HT 的再摄取,提高突触间隙 5-HT 的浓度,激活突触后膜相关的 5-HT 受体,提高射精阈值,发挥延迟射精的功能。达泊西汀是目前第一个也是唯一一个被 FDA 批准用于治疗早泄的药物。药物起效快、半衰期短、快速吸收,可按需使用。达泊西汀的不良反应较少见,无明显撤药综合征。达泊西汀对原发性和继发性早泄具有相似的疗效,是治疗早泄的首选药物。

(二)局部麻醉药物

局部麻醉药可以按需使用,全身不良反应小,是最早用于治疗早泄的方法之一。局部麻醉可降低阴茎敏感性,延长射精潜伏期,而且不对射精感觉造成影响。

(三)其他药物

α_1 肾上腺素受体阻滞剂可能降低了射精管道如输精管、前列腺和后尿道平滑肌的交感兴奋性,延迟射精。也可能作用于中枢神经系统的 α 肾上腺素受体,抑制中枢神经系统的兴奋性,控制射精反射。曲马多是中枢阿片受体激动剂,临床用于镇痛治疗。该药能延长 IELT 时间,对早泄有一定疗效。长期服用会造成药物成瘾及较多的不良反应,需慎重使用。上述药物临床试验较少,需要更深入的研究以及大量的临床试验评估疗效或安全性。

三、手术治疗

对于行为和/或药物治疗难以奏效的原发性早泄患者,可尝试手术治疗。选择性阴茎背神经切断术对部分患者近期有一定疗效,但总体和远期疗效尚有待长期随访研究。手术可能导致阴茎感觉减退,阴茎勃起功能障碍或永久丧失,需严格掌握适应证。

思考题

1. 简述早泄的定义和分类。
2. 简述早泄的诊断要点。
3. 早泄有哪些治疗方法?

(商学军)

第六章
男性不育症

男性不育症病因复杂，是由一种或多种因素共同造成的结果。诊断流程包括病史采集、体格检查和辅助检查。治疗的总目标是去除致病因素、改善精子质量、增加自然妊娠机会或提高辅助生殖技术的成功率。制订治疗方案时应遵循的原则是首先需要充分考虑女方生育能力，再从病因诊断入手，合理选择各种治疗方法。

第一节 概 述

男性不育症（male infertility）指夫妇未采用任何避孕措施生活 1 年以上，由于男方因素造成女方不孕者。一般认为，未采取避孕措施的育龄夫妇，每个月的怀孕概率是 20%~25%，6 个月内的怀孕概率是 75%，80%~85% 在婚后 12 个月内应当怀孕。在不育夫妇中，20% 由男性因素造成，38% 由女性因素造成，27% 由夫妇双方原因造成，其余 15% 由难以归属的不明原因造成，因此男性因素造成的不育占 50% 左右。男性不育症困扰着众多育龄夫妇，造成夫妻感情危机，严重影响家庭稳定和社会和谐。

男性不育症并不是一种独立疾病，而是由某种或多种因素共同造成的结果。据统计，每 8 对育龄夫妇中就有一对遭遇生育困难，而且这个数字还在不断增长。男性精液质量在近几十年有明显下降趋势，与全球环境状况恶化、生活方式改变、男生殖系统疾病发病率增高有关。我国男性精液的整体质量正以每年 1% 的速度下降。发达国家不育率为 5%~8%，而发展中国家的某些地区可高达 30%。在世界范围内，不育患者高达 5 000 万~8 000 万，而且每年以 200 万对不育夫妇的速度增加。

（商学军）

第二节 病 因

男性不育症是由一种或多种病因或环境等因素影响造成的结果，通常根据疾病和影响生殖环节或干扰因素的不同，分为睾丸前、睾丸和睾丸后三个因素。但由于病因复杂，仍有高达 60%~75% 的男性不育患者找不到具体病因，临床上称为特发性男性不育。

一、睾丸前因素

大多由内分泌性病因造成,患者的生育功能损害继发于体内性腺轴激素失衡。原发性睾丸功能低下,表现为促性腺激素水平偏高,如 Klinefelter 综合征可导致睾丸萎缩。继发性睾丸功能低下,表现为促性腺激素水平偏低,如 Kallmann 综合征及各种可能导致垂体功能低下的病因,包括垂体肿瘤、炎症、手术切除、放疗破坏等,导致出现性欲、性交能力减弱,睾丸萎缩,精子发生障碍。垂体肿瘤可使血中催乳素水平升高,抑制 LH 分泌,抑制睾丸生精功能。睾丸雄激素受体缺乏,对睾酮反应低下,表现为男性假两性畸形。甲状腺功能亢进或减退、肾上腺疾病、糖尿病等均可影响生殖内分泌激素代谢,出现生殖功能和性功能障碍。

二、睾丸性因素

(一)遗传因素和先天性异常

遗传因素和先天性异常以染色体异常最为常见,其他与下丘脑 - 垂体 - 睾丸轴及精子生成相关基因异常也可导致生殖障碍。

1. 染色体或基因异常　生精异常的患者中约有 5.8% 存在染色体异常,其中 4.3% 为性染色体异常,1.5% 为常染色体异常。随着精子浓度降低,染色体异常发生率逐渐增高,精子浓度正常者约为 1%,少精子症者约为 4%~5%,无精子症者中可高达 10%~15%。染色体异常包括 Klinefelter 综合征、XX 男性综合征、XYY 综合征、染色体平衡及罗氏易位等。

2. 生殖器官先天性异常　隐睾是小儿极为常见的泌尿生殖系统先天性畸形,早产儿隐睾发病率约 30%,新生儿为 3.4%~5.8%,1 岁时约 0.66%,成人为 0.3%。

附睾发育异常临床上较少见,常与隐睾共同存在,可能与胚胎发育过程中的内分泌功能失调有关。无睾丸症、唯支持细胞综合征等少见。

(二)生殖腺毒素

射线、药物、烟酒、有毒有害物质、环境污染等因素可引起精子生成障碍,还可影响胚胎发育,导致流产、胎停育或畸形。电离辐射对睾丸生精功能的影响存在剂量 - 效应关系。单次常规医学诊断所用 X 线的剂量低,对睾丸生精功能影响不明显。吗啡、海洛因、抗抑郁药物、外源性睾酮和糖皮质激素作用于下丘脑 - 垂体 - 性腺轴,影响促性腺激素的释放。化疗药物、免疫抑制剂、柳氮磺吡啶、秋水仙碱、别嘌呤醇等可直接作用于睾丸生精细胞,或直接损伤睾丸内支持细胞,或干扰间质细胞分泌睾酮。柳氮磺吡啶、钙离子通道阻滞剂等可影响精子在附睾中的成熟或精卵结合。高热环境对精子生成的不利影响不容忽视。正常人类阴囊内温度较体温低 1~2℃,睾丸温度升高可抑制生精功能。

(三)全身性疾病

全身性疾病导致不育常是多因素综合作用的结果。引起不育的全身性疾病常见的有肾衰竭、肝硬化与肝功能不全、镰状细胞贫血等。

(四)生殖系统感染

男性不育症与生殖道感染性炎症有关,包括性腺感染、附属性腺感染和输精管道感染。不同部位的感染及不同感染病原体对男性生育能力的影响不同,与感染后的输精管道阻塞、抗精子抗体形成、菌精症、精液中白细胞升高以及精浆异常相关。青春期后的流行性腮腺炎者 30% 合并睾丸炎,双侧发病率约为 10%~30%,睾丸萎缩是最常见的严重后果。

(五)睾丸创伤和手术

睾丸位置表浅,容易受伤,除导致睾丸萎缩外,还可激发异常免疫反应,两者均可导致不育。睾丸血管、输精管道的医源性损伤也会导致不育。

（六）血管性因素

精索静脉曲张90%位于左侧，在不育症患者中的发病率近40%，主要影响精子浓度和精子活动率，表现为少、弱精子症。睾丸扭转可引起睾丸缺血性损伤，损伤程度与缺血程度和持续时间有关，一侧扭转可引起对侧睾丸发生组织学变化。

（七）免疫性因素

自身抗精子抗体（antisperm antibody，AsAb）阳性可导致男性不育症。

三、睾丸后因素

（一）输精管道梗阻

输精管道梗阻是男性不育症的重要病因之一，梗阻性无精子症在男性不育症患者中约占7%~10%。先天性梗阻可发生在输精管道的任何部位，从睾丸网、附睾、输精管到射精管开口。获得性梗阻主要由生殖系统感染、输精管结扎术、医源性输精管损伤及感染所致射精管口梗阻引起。疝修补术应用补片后可出现输精管周围的炎症反应，导致输精管阻塞。干扰输精管和膀胱颈部神经传导的任何因素都可引起不射精或逆行性射精，导致功能性梗阻，常见的原因有神经损伤和服用某些药物等。

（二）精子功能或运动障碍

纤毛不动综合征是由于精子鞭毛中轴丝的结构异常，导致运动能力降低或丧失。精子成熟障碍常见于输精管结扎再通后。结扎后附睾管内长期高压损伤了附睾功能，再通后精子通过附睾时未能获得正常的成熟和运动能力，导致精子活力低下，但数目正常。

（三）免疫性不育

2%~10%的男性不育与免疫因素有关，抗精子抗体是免疫性不育的重要原因。常见原因有睾丸外伤、扭转、活检、感染或输精管堵塞及吻合手术等。

（四）感染

8%~35%的不育症与男性生殖道感染性炎症有关。感染导致输精管道阻塞、抗精子抗体形成、菌精症、精液中白细胞增多及精浆异常。

（五）性交或射精功能障碍

性欲减退、勃起功能障碍、射精功能障碍患者不能在阴道内射精，是男性不育症的常见原因。尿道下裂者射出精液距宫颈过远可导致不育。糖尿病、膀胱尿道炎症、膀胱颈部肌肉异常、手术或外伤损伤神经均可导致不射精或逆行射精。不良的性习惯如性交过频繁、使用润滑剂等也可影响生育。

四、特发性病因

特发性不育是找不到明确病因，影响生殖的环节可能涉及睾丸前、睾丸、睾丸后的一个或多个环节，可能与遗传或环境等因素相关。

（商学军）

第三节　诊　　断

一、病史

仔细询问男性不育症患者病史十分重要,可为寻找不育症的原因提供重要线索。要全面了解家族史、婚育史、性生活史和其他对生育可能造成影响的因素,还要了解女方病史,记录患者个人信息。婚育史应了解同居及尝试怀孕的时间,了解既往生育史,还应了解女方的基本生育能力情况。性生活史应了解性生活频率、质量及能否在阴道内射精。既往史主要包括生长发育史、疾病史、用药史等,重点询问与生育相关的疾病和因素。还要了解用药史,对生育有影响的不良生活习惯,环境与职业因素等。高温环境作业、电磁辐射、放射线接触、长途驾驶等对生育有一定影响。家族史应包括有无近亲结婚,有无遗传性疾病史,母亲生育情况以及兄妹健康生育情况等。

二、体格检查

全身检查重点应注意体型和第二体征。生殖系统检查一般站立位进行,应注意有无生殖器官畸形,睾丸的位置、质地、大小,附睾、输精管有无结节或缺如,阴囊内有无精索静脉曲张、鞘膜积液。阴茎检查时应注意有无尿道下裂、海绵体硬结或其他病理改变,确认尿道口位置。直肠指检注意前列腺大小、质地,有无硬结、压痛。

三、辅助检查

(一) 精液分析

精液分析是男性不育症患者的基础实验室检查,是对男性不育评估的一种重要方法,包括分析精子和精浆的特征与参数。精液分析结果受许多因素干扰,且不能把患者明确区分为不育或有能力生育者。仅通过一份精液标本的评估无法确定精液质量的特征,进行两三次精液分析有助于获取基线数据。

(二) 抗精子抗体检查

精子具有抗原性,一些病理因素破坏了血-生精小管屏障,发生抗原免疫反应,产生抗精子抗体。10%~30% 的不育症患者的血清或精浆中可检出抗精子抗体。

(三) 生殖激素检查

生殖激素检查主要针对怀疑生精功能受损、性腺功能低下及性功能异常的患者进行。常用的检查项目包括卵泡刺激素(FSH)、黄体生成素(LH)、催乳素(PRL)、睾酮(T)、雌二醇(E_2),明确是否存在影响生育的内分泌异常、判断预后及跟踪随访。抑制素 B 由睾丸支持细胞分泌,对男性的生育能力有一定的预测作用。

(四) 遗传学检查

对有家族史、怀疑有染色体异常、反复多次流产或精液分析异常(特别是严重少、弱、畸形精子症)患者,可以进行染色体核型分析等遗传学检测。对严重少、弱精子症及无精子症患者需同时进行 Y 染色体微缺失检测及相关基因筛查。

(五) 支原体、衣原体检查

支原体、衣原体感染可导致精子浓度、活力及形态异常。对于精液参数异常患者,尤其是精液白细胞增多合并尿道分泌物的患者,应进行支原体和衣原体检查。

(六) 射精后尿离心检查

射精后尿离心检查主要针对无精液或精液量少者,根据射精后尿离心检查是否找到精子可以辅助诊断逆行射精或部分逆行射精。

(七) 其他检查

血常规,肝、肾功能,血糖,血脂,甲状腺功能等检查有助于发现某些可能对生育造成影响的全身疾病。头颅 MRI 用以排除垂体肿瘤等颅内占位性病变。

(八) 生殖系统超声检查

生殖系统超声检查主要用于隐睾、精索静脉曲张、睾丸肿瘤、鞘膜积液、输精管道梗阻等疾病的诊断,包括阴囊超声及经直肠超声。阴囊超声主要检测睾丸容积,附睾管、输精管有无增粗,测量精索静脉管径,观察有无血液反流等。经直肠超声主要检测前列腺、精囊、输精管和射精管,特别有助于输精管梗阻的诊断。

(九) 诊断性睾丸 / 附睾取精术

无精子症患者因诊断和治疗需要,可考虑实施诊断性睾丸 / 附睾取精术。常用的方法包括开放手术活检、经皮睾丸穿刺活检术、睾丸细针精子抽吸术、睾丸显微取精术等。

(商学军)

第四节　治　疗

男性不育症治疗的总目标是去除致病因素、改善精子质量、增加自然妊娠机会或提高辅助生殖技术(assisted reproductive techniques, ART)的成功率。制订治疗方案时应遵循的原则是首先需要充分考虑女方生育能力,再从病因诊断入手,合理选择相应的治疗方法。病因诊断明确者首先对因治疗,病因未明者则可选择经验性治疗。尽量采用常规药物或手术治疗,只有在缺乏常规治疗方法时才考虑采取 ART 治疗。

一、一般治疗

男性不育症是诸多病因作用的结果,生育力与夫妇双方有关,要特别注意夫妇共同检查和治疗。绝对不育男性如不射精症、无精子症等在进行治疗前也应检查女方的生育力,原因是约 26% 的女性配偶也同时存在生育问题。不育症的发生与生活、工作、环境、社会、心理等许多因素有关,而且会影响到患者的心理、婚姻、家庭等,应进行生殖健康知识教育。

二、药物治疗

(一) 非特异性治疗

特发性男性不育症缺乏明确的病因,往往采用经验性药物治疗,可有一定作用。治疗过程中应注重用药适应证和治疗时机的选择,用药时间不应少于 3~6 个月,至少覆盖一个完整的精子生成周期。抗雌激素药物是治疗特发性少精子症最为常用的药物之一。药物阻断雌激素的负反馈抑制效应,促进垂体分泌 FSH 和 LH,刺激睾丸间质细胞产生睾酮,促进精子生成。临床常用的抗雌激素药物为克罗米芬和他莫昔芬。抗氧化剂可减轻精子的氧化应激损伤,改善男性生育力,常用的有维生素 E、辅酶 Q10、硫辛酸及左卡尼汀等。

（二）半特异性治疗

半特异性治疗主要针对一些可能引起男性不育症的疾病进行治疗,代表性的有男性附属性腺感染治疗和针对抗精子抗体治疗。对明确的生殖道感染应采用敏感抗生素进行治疗。抗精子抗体阳性的患者可试用免疫抑制剂治疗。

（三）特异性治疗

特异性治疗主要针对病因明确的患者,多数治疗效果比较满意。促性腺激素低下性性腺功能减退症主要采用人绒毛膜促性腺激素（hCG）和人绝经期促性腺激素（hMG）治疗。高催乳素血症患者排除垂体肿瘤后,采用多巴胺受体激动剂溴隐亭治疗。甲状腺功能减退者通过补充甲状腺素可能改善生育力。继发于先天性肾上腺皮质增生的男性不育症可用糖皮质激素治疗。勃起功能障碍、性交频率不足、射精障碍、逆行射精等,应在治疗不育症之前或同时进行治疗。

三、传统医学治疗

传统医学治疗男性不育症是我国的特色。中医诊治讲究辨证论治,辨别患者气血阴阳、表里虚实的异常,选择补肾、温阳、滋阴、益气、活血、疏肝、化痰、清利等方法进行治疗。除了中药治疗外,还有针灸、推拿等方法可供选择。

四、外科治疗

精索静脉曲张是导致男性不育的常见原因,手术是治疗的主要手段。术后可显著改善部分患者的精液质量,提高自然妊娠率。手术方法包括经腹膜后精索静脉结扎术、腹腔镜下精索内静脉高位结扎术及精索静脉栓塞术等,显微外科精索静脉结扎术是"金标准"。输精管道梗阻是造成无精子症的常见原因之一,输精管吻合术、输精管 - 附睾吻合术是治疗梗阻性无精子症的常用和有效方法。隐睾或睾丸下降不全可行睾丸下降固定术,手术最好在 2 岁前完成。腹腔镜手术是目前治疗隐睾症的常用方法。

五、辅助生殖技术

辅助生殖技术是指运用各种医疗措施,使不孕不育夫妇受孕方法的统称,包括人工授精、体外受精 - 胚胎移植,是治疗男女不孕不育的重要手段。因采用非性交手段受孕,需要临床医师和实验室技术人员等相关人员联合操作。

思考题

1. 简述男性不育症的病因。
2. 如何通过询问病史、体格检查寻找男性不育症的原因?
3. 简述男性不育症的诊断要点。
4. 简述男性不育症的治疗原则。

OSBC

器官-系统
整合教材
O S B C

第十六篇
泌尿系统疾病的进展与展望

第一章　泌尿系统疾病医学模式的发展和演进

第二章　泌尿系统疾病研究热点与前沿

第一章
泌尿系统疾病医学模式
的发展和演进

一、循证医学

　　医学是人类同疾病长期斗争的实践总结。传统医学以经验医学为主，即根据非实验性的临床经验、临床资料和对疾病基础知识的理解来诊治患者。医生根据自己的实践经验、高年资医师的指导、教科书和医学期刊上零散的研究报告为依据来处理患者。其结果是：一些真正有效的疗法因不为公众所了解而长期未被临床采用；一些实践无效甚至有害的疗法因从理论上推断可能有效而被长期广泛使用。循证医学起源于 20 世纪 80 年代，它将可获得的最好的基础及临床证据与医生的经验、患者的价值相结合，应用于临床实践，为患者制订治疗方案、实施最佳的治疗。循证医学在全球的推动促使了临床医生超越传统的经验医学，实施以最佳研究证据为依据的临床实践，使临床诊疗活动从直觉走向科学。

　　循证医学强调将可获得的最佳证据作为主要依据。循证医学将治疗研究依据按质量和可靠程度大体分为以下五级（可靠性依次降低）。一级：按照特定病种的特定疗法收集所有质量可靠的随机对照试验后所做的系统评价或 meta 分析。二级：单个的样本量足够的随机对照试验结果。三级：设有对照组但未用随机方法分组的研究。四级：无对照的系列病例观察，其可靠性较上述两种降低。五级：专家意见。可见循证医学最为推崇的高等级证据是随机对照试验和据此形成的系统评价或 meta 分析。在循证医学思想的影响下，现代医学进入了全面查证用证的指南时代，对于证据的需求也反过来催生了大量临床研究成果。肾脏病领域重要的改善全球肾脏病预后组织（KDIGO）、协助肾脏疾病患者生存质量（KDOQI）系列指南也是在循证医学的背景下形成，为肾脏病治疗的规范化、标准化作出了巨大贡献。

　　然而随着时间的推移，人们逐渐发现循证医学也存在局限性。首先，循证医学虽然强调了证据的等级，但对于证据本身的可靠性和准确性并没有办法很好地控制，导致研究的根基动摇。这是由于人类对疾病的认知相当程度还停留在初级阶段，国际上公认的疾病分类也大多沿用依据症状、部位、器官的方式命名。例如肾脏病领域重要的病种急性肾损伤、慢性肾脏病等，都仅仅反映了一种功能状态，无法反映病因及发病机制，无法帮助临床医生辨证施治；将疾病按照病程或严重程度进行简单地分期，也可能对治疗的指征、病情判断及疾病预后起误导作用。其次，循证医学所推崇的随机对照试验也存在自身的局限性。随机对照试验将复杂的临床问题，简化为了在一种理想化的实验环境中对一项或者几项终点指标的判定，并通过统计概率来加以推断。这种将复杂问题简化为单一变量的思维方式无疑是高效的，但并不一定是准确的；将临床疗效简化为统计学差异的数学观察无疑是直观的，但并不一定是有价值的。基于循证医学思想的医学研究成果，多以观察到统计学差异为目标，其真实的临床效益尚存疑虑。我们强调循证证据的作用，但也需要警惕在商业利益的驱使下，解读者将循证证据对真实世界的指导意义过分夸大。

二、转化医学

　　现代医学已由细胞水平进入了亚细胞和分子层次，形成了分子形态学、分子生理学、分子物理学、分子药理学、分子免疫学、分子遗传学、分子病理学等崭新学科，医学科学正借助于现代科学技术的重大成就发生着革命性的变化。同时我们更应该清楚地认识到现代医学正面临着诸多挑战,特别是医学研究多聚焦于基础研究,一流的研究者缺乏丰富的临床知识和经验,临床医师又很难成为一流的研究者。大量的人力、物力投入到了基础科学研究领域,但与解决的实际问题并不直接对应。2003 年到 2006 年美国国立卫生院(NIH)花费了 15 亿美元用于基因治疗研究,这项巨额投资换来的是 25 000 篇研究论文,但是要把这些研究结果运用到临床治疗中还有很长的路要走。基础科学研究与临床需求明显脱节。面对上述基础研究与临床实践之间的"鸿沟",转化医学(translational medicine)的提出有着充分的必要性和必然性。1992 年《科学》杂志首次提出"从实验台到床旁(from bench to bed)"的研究理念,为转化医学奠定了基础。1996 年《柳叶刀》杂志首次提出转化医学的概念,成为近年来国际医学健康领域的一个新的研究方向。转化医学包括生理和病理、治疗和预防、宏观和微观等要素的多学科交叉融合,是连接基础研究与临床医学之间的桥梁,其目的是通过整合各层次研究,把基础医学的最新研究成果快速、有效地转化为临床医学技能和 / 或产品,最终改善群体健康水平。可见,转化医学不是一门新兴的独立学科,而是一种新的研究模式或者研究理念。转化医学涉及诸多领域,包括组织工程、基因治疗、细胞治疗、再生医学、分子诊断等;需要跨阶段实施,包括基础研究、动物实验、临床试验、临床应用建立标准等。要求众多利益相关者在正确的伦理框架下共同参与,包括主办者、监管者、企业、基础科学家、动物实验专家、临床研究专家、临床医生、患者、受试者、研究机构、临床机构、社群等。

转化医学的基本特征是多学科交叉融合,针对临床实践中发现和提出的问题,由基础研究人员进行深入的研究和探讨,并将基础研究成果应用于指导临床实践,在临床应用中进一步发现新的问题,开展新一轮的转化医学研究。转化医学通过基础与临床科技工作者密切合作,包含了从病床到实验室(from bedside to bench,B to B)及再从实验室到病床(from bench to bedside,B to B)的开放式双向往复循环过程。近年来,随着转化医学的不断发展,其概念被不断拓展和延伸。转化医学中基础研究与临床应用之间的转化被视为第一次转化(translation 1,T1),而将所取得的基础及临床研究成果进一步转化提升为制定临床诊疗指南、影响公共卫生政策、改善群体健康水平等被视为第二次转化(translation 2,T2),实现和循证医学的对接。

转化医学概念自提出以来,已经在疾病的诊断、监测、治疗和预防等多个方面得到应用。在肾脏病领域,转化医学利用各种组学的生物信息技术平台深入探讨肾脏疾病的发病机制,发现与肾脏疾病相关联的关键分子,确定肾脏疾病无创性诊断的特异生物标志物。例如,特发性膜性肾病(idiopathic membranous nephropathy,IMN)是肾小球疾病中常见的病理类型,也是导致肾病综合征的常见原因。近年来,随着对 IMN 研究的深入,对其发病机制有了实质性的认识。肾小球足细胞膜上表达的 M 型磷脂酶 A2 受体(M-type phospholipase A2 receptor,M-type PLA2R)为该病的主要靶抗原,与患者体内的自身抗体结合形成免疫复合物,激活补体,造成肾小球滤过膜的损伤。进一步研究发现患者体内抗 PLA2R 抗体与 M 型 PLA2R 共表达,且该抗体在原发性与继发性 MN 中表达存在显著差异,其滴度与 IMN 病情的严重程度及转归相关。PLA2R 抗体已成为 IMN 诊断、鉴别诊断、疗效及预后评估的特异性标志物,为 IMN 的临床诊疗提供了新思路和手段。

目前肾脏疾病的治疗大多数仍停留在经验治疗水平,缺乏病因治疗手段,阻碍了高水准循证医学研究的开展。新的治疗药物的研发离不开对疾病发病机制的研究,在转化医学理念的引领下,从临床实际出发,以患者为中心,整合基础研究、药物研发、临床试验等各层次研究,利于缩短新药开发周期、降低药物研发成本、提高个体化治疗水平。研究证实足细胞 B7-1 可能是局灶性节段性肾小球硬化(FSGS)的生物标志物。采用阿巴西普阻断 B7-1 与 β1 整合素的相互作用,保护 β1 整合素的活性,可使足细胞 B7-1 染色阳性的 FSGS 患者的蛋白尿得到完全或部分缓解。研究结果预示了肾脏病蛋白尿治疗新时代的开始。非典型溶血性尿毒症综合征(aHUS)是一种遗传性、由补体介导的慢性血栓性微血管病,补体活化是重要的发病机制。从动物实验到临床研究均证实针对补体 C5 的单克隆抗体可阻断活性补体成分 C5a 和膜攻击复合物 C5b-9 的形成,有改善肾功能和治疗疾病的作用。2013 年

《新英格兰医学杂志》发表了依库珠单抗治疗 aHUS 的多中心 Ⅱ 期临床试验,结果提示依库珠单抗可作为 aHUS 的优先治疗方法。转化医学成果带动临床治疗的进步初见端倪。

肾脏替代治疗的基础研究和转化应用起步于半个多世纪之前,虽然远远早于转化医学概念的提出,但其发展历程实际上一直体现着转化医学理念的引领,通过对肾脏替代治疗手段的大量基础及临床研究,使得终末期肾病的治疗困境有了很大的改善。血液透析的发展历程中也处处体现了转化医学的理念:1943 年 Willem J.Kolff 首次发明了实用性人工肾,但是由于技术水平限制,治疗效果远远不能让人满意;半永久性动、静脉体外分流装置的发明,将人工肾从救治急性肾衰竭转变为长期肾脏替代的治疗手段;1966 年皮下动静脉吻合技术的问世是慢性透析飞速发展的真正动力;近年来随着对透析理解的加深以及透析方式的不断改进,其有效性和可耐受性显著提高,使心血管的稳定性大大改善。同时,另外两种肾脏替代治疗方式,腹膜透析和肾脏移植也得到了飞速发展:1968 年 Tenckhoff 和 Schechter 发明的柔软弯曲留置导管解决了既往植入管的感染问题,使腹膜透析应用于肾衰竭患者成为可能;免疫抑制剂硫唑嘌呤的诞生使肾移植成为可能,而 1972 年瑞士生物学家 Jean-Francois Borel 发明的环孢素使肾移植的存活率提高了接近 2 倍,近年来一系列从实验室走向临床的新型免疫抑制剂如他克莫司、吗替麦考酚酯、抗 T 细胞抗体等使肾移植成为最成熟、可靠的器官移植类型。肾脏一直被认为是无法再生的器官,肾脏是否包含成体干细胞还存在争议。然而越来越多的证据表明肾脏在经历缺血和毒性药物损伤后出现再生的迹象,肾脏的干细胞参与形成新的肾小管细胞并使损伤的肾功能得以恢复。参与肾脏再生的细胞来自外源性和内源性干细胞池。外源性干细胞可能在很大程度上来源于骨髓,并可能是造血干细胞和间充质干细胞。这些细胞似乎可以锚定肾脏受损部位,在急性损伤后形成肾小管上皮细胞。内源性干细胞位于肾小管和肾乳头部位,在生理状态下处于失活状态,一旦肾脏发生损伤,这些干细胞被激活进而分化为肾小管细胞,有助于肾功能的恢复。在猪肾脏脱细胞后留下的细胞外基质中种植细胞,重新移植回体内,可以促进肾脏功能恢复。研究人员已经通过 3D 打印技术制作出一个类似于人体的肾脏组织,这些都为肾脏临床转化应用提供了可选择的材料。或许在不远的将来,从患者身上取得的"原料"已经足够我们制造出一个肾脏。

进入 21 世纪以来,迅速发展的计算机技术催生了大数据和人工智能的概念。以大数据和人工智能为内核的转化医学研究,已经成为泌尿系统疾病研究领域的下一个增长点。一方面,大数据可以通过计算分析来揭示疾病的模式、趋势和关联因素,能够克服数据碎片化的技术壁垒,充分地整合、利用海量临床病例,更好地将诊疗数据转化为研究资源,先进、快捷的网络应用技术同时也能够为患者提供长期的随访跟踪和个性化的诊疗服务。另一方面,大数据背景下的机器学习和人工智能技术在临床应用场景中的转化则进一步为新型诊疗模式提供了基础,可以帮助进行慢性肾脏病及并发症管理、急性肾损伤预警监测、肾病的精准治疗、自动化智能在线透析等。例如,有研究人员基于机器学习模型的人工智能技术,利用腹膜透析患者腹膜透出液中的细胞表型和可溶性指标等,建立腹膜透析患者急性腹膜炎的诊断、预测模型,进而指导腹膜透析患者的诊断和治疗。如果医疗大数据和人工智能的转化医学成果能得到切实应用,临床医生能够制订适合中国人群的肾脏病医疗质量评估标准和治疗方案,我国肾病患者的临床诊疗和随访管理水平会得到质的提升。

转化医学在泌尿系统疾病中的应用取得的重大进展还体现在以下方面。

1. 干细胞(stem cell) 泌尿科领域目前常用的干细胞包括多能诱导干细胞(induced pluripotent stem cells,iPS)、间充质干细胞(mesenchymal stem cells,MSC)、成体干细胞(adult stem cells)等。美国维克森林大学再生医学研究所张元原教授成功分离出尿源干细胞,尿源干细胞具有间充质干细胞的生物学特性,包括多能转化、集落形成以及黏附能力,可以应用于肾脏、膀胱、尿道等器官和组织的重建。

2. **组织工程技术(tissue engineering)** 目前泌尿科领域常用的组织工程生物材料有多种来源:①来源于自体的组织,如皮瓣、颊黏膜等;②来源于合成的生物材料,如 L 型聚乳酸、共聚己内酯、Ⅰ型胶原蛋白海绵等;③来源于天然的细胞外基质,如猪的膀胱黏膜下层(bladder submucosa matrix,

BSM）和小肠黏膜下层（small intestinal submucosa，SIS）等。目前生物材料的研发，以及生长在生物材料上能够分化为靶细胞的干细胞研发，已经能够生产出拥有功能的泌尿系统组织或器官，用于治疗泌尿系统疾病：①研究人员已经通过 3D 打印技术制作出一个类似于人体的肾脏组织；②实验室内已经可以制造出包括膀胱各层细胞组成的复杂"膀胱壁"，可以在生物材料中加入血管内皮生长因子和神经生长因子（nerve growth factor，NGF）促进神经、血管的再生；③最初颊黏膜在尿道重建（urethra reconstruction）中被广泛应用，近年来尿道重建手术进展很快，单层的 SIS 已经可以作为商业用生物材料被用于尿道下裂的治疗，安全、有效；④研究发现多能诱导干细胞可以修复受损的括约肌功能，肌肉干细胞也可以用于尿失禁的治疗。把肌肉细胞和胶原细胞混合种植于人工括约肌上，尿失禁的治愈率达到 83%。

3. 分子靶向治疗　肾细胞癌的分子靶向治疗是基础研究向临床转化的一个成功范例。目前研究较为成熟的分子靶向治疗药物有血管内皮生长因子（VEGF）受体抑制剂、表皮生长因子受体（epidermal growth factor，EGFR）阻滞剂、细胞信号通路调节剂等。常用的药物有舒尼替尼、索拉非尼、依维莫司、阿昔替尼等。分子靶向药物治疗转移性肾癌能显著提高患者的客观缓解率，延长无进展生存期和总生存期。

转化医学作为一种新的医学研究模式，为医学健康领域发展提供了新机遇，可以预见在不远的将来，我们将会利用干细胞诱导分化出肾脏和泌尿系统的其他组织器官；将会利用组织工程技术设计和生产出所需要的生物材料；也可以通过基因转染技术实现细胞治疗及基因治疗。

三、整合医学

在人类医学发展史上，强调整体观念的传统医学为人类健康作出了巨大的贡献。我国传统医学强调"天人合一，阴阳平衡，五行相生相克"的整体观念，其理念体现了极高的智慧性和科学性。但由于缺少循证医学和现代分子生物学等一系列现代医学技术的支撑，其理念难以得到有效的实施和验证，所以传统医学被认为具有极高的整体观念，但缺乏有效的局部手段。

与传统医学相比，现代医学最大的特点之一在于专业的细分，医学被划分为数十个专业领域，每个领域又包含数个亚专业方向。专业细分的优点在于医生可以在自己的专业领域进行深入的学习和研究，极大地提高了医学诊疗的精准度。但随着专业的不断细分和深入，医生不可能也没有能力对本专业以外的其他领域进行深入的学习和探索。现在医学逐渐陷入专业过度细化、专科过度细化，进而导致专业之间有效协同作战的整体联络减少的境地。因此，现代医学被认为具有极强的局部诊疗手段，但缺乏全方位诊疗的整体观念。

在这样的背景下，整合医学应运而生。整合医学，全称整体整合医学（holistic integrative medicine，HIM），是指从人的整体出发，将医学各领域最先进的理论知识和临床各专科最有效的实践经验分别加以有机整合，并根据社会、环境、心理的现实进行修正、调整，使之成为更加符合、更加适合人体健康和疾病诊疗的新的医学诊疗模式。

整合医学不仅要求我们把已知的各生物因素加以整合，而且要求将心理因素、社会因素和环境因素也加以整合；不仅需要我们将现存与生命相关各领域最先进的医学发现加以整合，而且要求我们将现存与医疗相关各专科最有效的临床经验加以整合；从而构建更全面、更系统、更科学、更符合自然规律、更适合人体健康维护及疾病诊断、治疗和预防的新的医学知识体系。整合医学，不仅延续了医学的专业性，更强调了各专业联系的整体观念。

如何在现实工作中实现整合医学模式？　MDT（multiple disciplinary team）即临床多学科工作团队，是实现整合医学模式的重要手段之一。MDT 指的是临床多学科工作团队，针对某一疾病进行临床讨论会，从而制订出综合治疗方案。

1997 年，MD 安德森癌症中心在全美率先全面实施肿瘤亚专科化临床路经，更加强调以器官、系统为中心的各个亚专科之间的协作。目前,随着互联网技术的发展,MDT 诊疗模式已日渐成熟。利用信息化医学综合公共平台,世界各地的各亚专科医生可随时随地了解患者的全部医疗资料(如病史、用药、实验室结果、病理报告、影像图片、手术过程、内镜图像、遗传咨询报告等)。在肿瘤疾病的工作团队中,通常包括肿瘤外科、肿瘤内科、介入科、放疗科、影像科、病理科及护理团队、基础研究团队。

目前,MDT 诊疗模式在中国也得到了广泛开展。2005 年,复旦大学附属肿瘤医院泌尿外科就建立了多学科综合诊疗团队,通过泌尿外科、放射治疗科、肿瘤内科、病理科、放射诊断科、超声诊断科、核医学科等顶尖专家的讨论,处理复杂的泌尿及生殖系统肿瘤病例,目前已发展成为一个全国性的 MDT 平台。

MDT 诊疗模式不仅可以为患者,特别是肿瘤患者提供全面、整体的诊疗方案,也是一个各专业医务人员之间互相学习和交流的平台,对于提高疾病的诊疗水平具有重要的意义。

以前列腺癌为例,临床上对于早期、局限性前列腺癌患者,可采用局部根治性治疗;但对于局部晚期以及转移性前列腺癌患者,则需要 MDT 来解决。对于转移性前列腺癌患者,泌尿外科医生需要分析患者局部肿瘤及转移灶切除能否为患者带来获益,可能有哪些风险及并发症。肿瘤内科医生需要分析内分泌治疗、化疗、免疫治疗等方法对于患者的获益和风险。放疗科医生需要从放射治疗角度分析患者的获益和风险。影像科医生和病理科医生可以分别从患者的影像学特征和病理特征方面分析患者对于某种治疗的敏感性。基础研究领域专家可以为患者提供目前处于实验阶段的最新诊疗方法,如最新的药物及治疗手段。在讨论过程中,各专业需要从研究数据和循证医学证据方面提出自己的诊疗意见,各专业之间互相讨论,最后,以循证医学证据为基础,为患者提供高效、并发症少的精准化、个体化综合诊疗方案。

整合医学模式已经改变了泌尿系统疾病的诊疗模式,并将持续影响泌尿系统疾病诊疗模式的变化,最终提高泌尿外科疾病的诊疗水平。

四、预防医学

随着对泌尿系统疾病的深入认知及医疗模式的改变,做好对泌尿系统疾病的全程管理及预防,对提高人民群众的健康水平具有重要的意义。

疾病管理是以疾病发展的自然过程为基础的综合的、一体化的保健和费用支付体系。其特点是以人群为基础,重视疾病发生、发展的全过程(高危管理,患病后临床诊治、保健康复、并发症预防与治疗等),强调预防、保健、医疗等多学科合作,提倡资源早利用,减少非必需的发病之后的医疗花费,提高卫生资源和资金的使用效率。疾病管理是一种方法,应用此方法可以为人群提供最好的"个体对个体"的卫生保健实践。疾病管理不同于其他医学专业实践,即通过确定目标人群,以循证医学为基础,进行临床综合分析,协调保健服务,提供医疗支持。

我国于 20 世纪八九十年代首先在肺结核的诊治和防控工作中提出全程管理的理念。2012 年 9 月的中国临床学会学术年会首次提出了乳腺癌全程管理理念,明确指出乳腺癌全程管理策略的制订需要根据乳腺癌发展的不同阶段随时作出调整,从而制订个体化综合治疗方案。对于泌尿系统疾病而言,前列腺癌、肾癌及膀胱癌等泌尿系统肿瘤多在不同发展阶段呈现出不同的生物学特性,疾病诊疗的个体化、精准化尤为重要。在患者的管理过程中,全程管理是恶性肿瘤的一种全新治疗策略,建立在规范化诊疗的基础上,强调多学科合作并引入 MDT 理念,突出系统性、长期性,贯穿于疾病诊断到康复的全过程,从疾病治疗、体能恢复、心理康复等多个方面帮助肿瘤患者更好地抗击疾病,是治疗规范化与个体化的高度统一,它从患者的阶段性治疗上升到肿瘤的全程管理,形成了兼顾患者身心的全程健康管理体系。目前,恶性肿瘤的全程管理已不再局限于治疗疾病本身,更注重医生间、医患间的沟通交流,帮助患者提升信心,给予患者家属更多的专业支持和指导,增加治疗依从性,提高临床获益。恶性肿瘤的综合治疗和全程管理是患者实现最佳临床获益和长期生存的保障。

不仅局限于泌尿系统肿瘤,疾病的全程管理及预防在泌尿系统结石等常见良性疾病诊疗过程中也扮演着重要的角色。近年来,随着诊疗技术的发展,一大批新的检查及治疗手段逐步得到开展、应用,结石的诊断方式也更为多样化,特别是在影像学检查、结石成分分析等方面都有了巨大的发展。非增强 CT 及计算机体层尿路摄影成像(CTU)已广泛应用于结石的诊断,与静脉尿路造影(IVU)及尿路平片(KUB)相比诊断更为精准,而且可以检测到 X 线不显影的尿酸结石和黄嘌呤结石。随着泌尿外科微创技术的发展以及腔镜器械的改进,运用腔镜、内镜进行微创手术治疗泌尿系统结石取得了明显的进步,手术并发症相较于既往的开放取石手术明显减少,且减轻了患者的痛苦,手术恢复更快。目前体外冲击波碎石(ESWL)、输尿管肾镜取石术(URL)、经皮肾镜取石术(PCNL)等技术已成为泌尿系统结石的主流治疗方式。近年来,超微通道经皮肾镜取石术(UMP)、输尿管软镜碎石术、机器人辅助各类取石术等手段进一步提高了结石手术成功率。尽管如此,由于结石具有较高的复发率,部分患者反复经历"手术 - 复发 - 再手术",无疑增加了医疗负担及患者的痛苦。对于泌尿系统结石,成功的手术治疗固然重要,但科学的预后监测和全程系统管理更不可或缺。对泌尿系统结石患者展开严密随访,积极治疗及纠正结石形成的高危因素,建立规范的结石随访系统,可明显减少、减缓患者术后结石复发。在泌尿系统结石全程管理过程中,坚持预防为主的原则,把握微创化方向,以提高清石率、减少并发症为效果评价标准,必将推动诊疗水平的进步。

全程管理及预防是泌尿系统肿瘤及结石等疾病诊疗过程中的重要环节,从疾病全程管理的理念出发,有助于疾病的诊断、治疗和康复,对于改善患者预后、提高疾病的治愈率、节约医疗资源等具有重要的现实意义。

五、医工结合

泌尿外科是一门古老的学科,具有悠久的历史。距今 1 000 多年前的古医籍就有孙思邈利用葱管和鹅毛管给太监导尿的记载。泌尿系统结石是一种古老的疾病,早在春秋战国时期,我国医学名著《五十二病方》中就有关于治疗泌尿系统结石的记载。几百年前的欧洲,外科医师利用专门设计的器械从阴囊和肛门间横切口进入膀胱取石。从葱管、鹅毛管导尿到取石手术,因手术操作复杂程度的提高,催生了专门设计手术器械的需求,这可能就是有记载的最早的泌尿外科医工结合的实例。

20 世纪 70 年代,哈佛大学、麻省理工学院等一批世界一流大学通过制定交叉学科政策并建立交叉性研究所,揭开了科研机构着重视推进医工结合发展的序幕。我国在 20 世纪 80 年代,通过将理工科大学与医科类院校合并以及设立生物医学工程专业而推进了医工结合工作。随着现代学科之间相互交叉的需求不断增加,医工结合在学科发展中的地位显得日益重要,并逐渐成为引领未来医学创新的主导方向。泌尿外科的发展同样也高度依赖于医用工具的研发和创新。广泛意义上讲,医工结合是指围绕医学实际需求,将医学和理、工科等学科进行交叉融合和协同创新的方式。随着医工结合研究内容的不断扩展,如新型医疗设备的研发,3D 打印技术在泌尿系统医疗器械的研发与修复材料的应用,人工智能技术在泌尿外科疾病诊断中的应用,以及利用生物力学解决泌尿外科疾病等诊治问题等,都是医工结合的实践成果。

医疗设备的研发是医工结合的重要领域,一般基于医学、物理学和机械与动力工程等学科知识体系进行交叉融合。冲击波碎石机就是典型的例子。冲击波是一种与日常生活紧密相伴的声波。大到地震、小到液体中的气泡破灭皆能产生冲击波。冲击波的应用可分为两大类:第一类是造成物质结构的破坏,第二类是测量工程中的信号源(如利用冲击波在长距离传播中能量衰减较小的特点测量距离)。冲击波碎石即是第一类应用。20 世纪 60 年代初,西德道尼尔航空公司的科技人员发现,当飞机高速穿过雨云时会产生一种冲击波,可使飞机内部的器件受损,而飞机的外壳却完好无损,这就是现在物理学家所认识的"空化效应"。这一现象引起了物理学家的重视,并与临床医师共同探索将冲击波应用于破碎体内结石,并做了大量动物实验和临床试验。直至 1980 年第一台体外冲击波碎石设备

HM1 问世并应用于临床，才揭开了体外冲击波治疗泌尿系统结石的序幕。冲击波通过应力作用和空化效应造成结石粉碎，为泌尿系结石的治疗带来了革命性的飞跃。经过物理学家、工程技术人员与临床医师不断总结经验、改进设备，冲击波碎石机已发展了液电式、电磁式和压电式等多种类型，在国内外广泛应用了数十年，具有操作简便、定位准确、疗效确切、安全性高等优点，成为泌尿系统结石治疗的重要方法之一。冲击波碎石机体现了医学、物理学、工程学的完美交叉融合，成为医工结合的代表作之一。

自 1987 年第一例腹腔镜胆囊切除术的成功完成，外科学掀起了微创外科的热潮。随着手术器械的持续改进和更新，微创外科再次进入了一个新的时代——机器人手术时代。机器人手术系统设计的初衷是期望通过远程通讯系统和遥控装置进行远距离手术。目前，用于外科手术的机器人手术系统已发展至第三代 Da Vinci 机器人手术系统，其一大优势是 3D 高清视觉系统，术者对手术视野的感受等同于开放手术。因为其镜头的放大倍数为 10~14 倍，所以其对视野局部的放大可以更加精细。另一优势是具有多个关节，其机械臂模拟了手臂关节，具有前、后、左、右、旋前、旋后和环转的功能，并且机械臂本身还可顺时针或逆时针旋转，操作灵活，犹如人手直接操作，并且可以过滤掉主刀的手部颤抖等无效动作，可将外科医生精细的手术操作转化为用精密器械精确完成的手术操作。以根治性前列腺切除术为例，相较于腹腔镜手术，虽然 Da Vinci 手术在手术时间和住院天数的差异无统计学意义，但它具有术中出血少、并发症少、手术切缘阳性率低、中转开放手术率低、患者术后控尿能力强等优点。

随着医学与生物学、物理学、材料科学、计算机科学与工程等多学科领域的交叉研究，形成了具有医工结合特色的交叉学科，使得医工结合学科的边界不断外延。组织工程学即是其中的代表之一。组织工程学是根据细胞生物学、材料科学和生物工程学的原理，构建生物替代物以维持或修复损伤组织和器官功能的一门科学。目前临床男性尿道狭窄常用的手术方法，如自体生殖器皮肤、膀胱黏膜、口腔黏膜进行替代等的效果并不理想，常引起毛发生长、狭窄、结石形成、憩室产生等多种并发症。虽然还没有标准化的支架可用于临床，但有临床研究将肌细胞和上皮细胞扩增后接种于聚乙醇酸 - 聚丙交酯复合物支架上，随后用组织工程化的管状尿道进行尿道重建，证实管状尿道可以在临床环境中使用并保持功能长达 6 年，证明了工程尿道可在未来被用于需要复杂尿道重建的患者。

吴阶平院士曾提出：临床医生要知道医疗器械设计制作中的特点，而制造器械的人员也应了解临床的实际需求，这样相互了解才能推动医疗器械工业的发展。医用材料和设备的研发者应该积极地根据临床需求去拓展新产品，临床医生也应该积极地参与改进和发明医疗器械。在国家创新发展战略的强力推动下，借助产、学、研紧密结合政策条件下的医工结合，必将不断改变泌尿外科疾病的诊断、治疗模式，促进泌尿外科和临床服务的高速发展。

六、精准医学

随着现代医学在基因组学、蛋白质组学、代谢组学、信号组学、大数据研究、临床标志物研究等领域的长足发展，针对个体的差异化治疗逐渐变为可能。2011 年，美国科学院、美国工程院、美国国立卫生研究院及美国科学委员会共同发表文章，提出"迈向精准医学"的倡议。如果说医学研究是从患者个体中寻找疾病的普遍规律，那么精准医学则是将普遍规律进行个体化解读，最终返回临床的过程。精准医学的精髓在于，将原先按照临床表征进行粗糙分类的疾病，重新按照基因、蛋白表达等分子生物学特征进行精细分类，同时运用大数据分析的方法归纳、总结对于该类患者最优的管理策略，从而对具有相同病因、共同发病机制的患者亚群进行精准的诊断、评估、预测、治疗和预防，实现患者的治疗效果最优化。

精准医学时代下的肾脏病学应该从分子生物学本质思考疾病。如前文所述，急性肾损伤和慢性肾脏病都是临床综合征，患者异质性大，具体的病因分型非常复杂，在早期识别、治疗策略、预后评估方面需要更为精确的分型。由于大部分肾脏病起病较为隐匿,我们需要寻找精准的、无创的生物标志物来反映不同性质的早期肾损伤,并在此基础上发现新的治疗靶点,改变当前肾脏病治疗缺乏侧重点的局面。例如,IgA 肾病作为我国最常见的原发性肾小球疾病,存在明显的家族聚集倾向;我国学者利用全基因组测序揭示了中国人群独有的 IgA 肾病易感位点,为 IgA 肾病的精准诊断、精准治疗提供了依据。又如,染色体显性遗传性多囊肾病(ADPKD)是最常见的先天性遗传性肾脏病之一,其基因诊断的标准方法是 Sanger 测序。有研究显示通过大规模平行测序,发现新一代测序技术的灵敏度高,且相比于 Sanger 测序费用大幅减少,为多囊肾病的精确诊断提供了更为优化的方法。目前国内部分医院已经针对肾脏科常用的硫唑嘌呤、别嘌呤醇、他克莫司等药物代谢水平进行基因检测,有助于针对患者精确选用恰当的治疗药物种类和剂量。有研究报道,尿液中有 3 个生物标志物(CD3e mRNA、IP-10mRNA、18S rRNA)可用于对肾移植受体排斥反应进行鉴别。

迅猛发展的生物医学和其他相关学科,对现代医学的发展提供了极大助力,使我们能从分子层面完成对疾病的"解剖分型"。精准医学的诞生,正当其时。精准医学以大数据为核心,寻找诊断价值高的生物标志物、研发靶向性好的药物。如果说循证医学是临床决策的风帆,转化医学是科学研究的航向,精准医学则最终帮助我们找到合适的治疗靶点。精准医学在泌尿系统疾病领域中的应用尚处在起步阶段,许多思想和理念尚需理顺与磨合。泌尿系统疾病领域应当在医学模式的演变革新中抓住时代机遇、更新思维理念、凝炼科学问题、创造临床价值,不断加强创新性和协作精神、促进多学科的交叉融合,共建肾脏病诊疗的新未来。

（付　平　种　铁）

第二章

泌尿系统疾病研究热点与前沿

第一节　肾脏病研究热点与前沿

一、慢性肾脏病

近年的流行病学研究发现慢性肾脏病（CKD）的患病率超过 10%，在高危人群中，CKD 的患病率高达 50%。部分 CKD 患者最终进展到终末期肾病，需替代治疗，如透析治疗和肾移植。据报道，目前全世界约有 300 万终末期肾病患者，大多数人需要依靠透析治疗。CKD 给患者和社会带来巨大的健康和经济负担，已经成为严重的公共卫生问题，引起各国政府的重视。更为重要的是由于糖尿病、高血压和肥胖人群的增加以及人口老龄化，CKD 的患病率在全球范围内不断升高。除肾脏本身的疾病可导致 CKD 外，多种系统性疾病，如高血压、糖尿病、自身免疫性疾病等都可累及肾脏。在中国，导致 CKD 的主要原因仍然为原发性肾小球疾病，但随着糖尿病、高血压患病率的不断增加，由糖尿病肾病、高血压肾病导致的终末期肾病的发病率也在逐年增高，CKD 的防治是我们面临的巨大挑战。

数十年来，我们对肾脏疾病的认识和治疗有了一定的进展，但对肾脏病发病机制、肾功能进行性丧失的机制认识仍不完全，治疗手段非常有限。CKD 虽然进展缓慢，但其可以导致肾单位不可逆地丢失。导致 CKD 进展的因素包括肾脏实质细胞丢失、慢性炎症反应、纤维化以及肾脏再生能力下降等。现阶段的治疗虽然有可能减慢肾功能下降的速度，但大部分患者仍不可避免地进展为终末期肾病。因此，我们需要新的治疗手段来阻止或逆转 CKD 的进展。临床前研究已在动物或细胞模型中发现多种减轻肾脏纤维化的方法，包括靶向细胞因子、转录因子、发育和信号通路以及表观遗传调节的治疗，特别是关于 microRNAs（微 RNA）的应用等。目前，一些具有肾保护作用的药物正处于临床试验阶段，比较有希望的治疗手段包括防治小管细胞的损伤和靶向活化的肌成纤维细胞的抗纤维化治疗。CKD 患者的死亡风险显著增加。近年的研究发现，随着肾功能的减退，死亡风险逐渐增加，大多数 CKD 患者未能发展到终末期肾病即由于各种原因导致死亡，心血管事件是导致 CKD 患者死亡的主要原因。很多研究提示防治心血管事件是 CKD 管理的重要部分。

最近研究表明，内皮素 1 受体拮抗剂阿曲生坦和钠 - 葡萄糖转运蛋白 2（SGLT2）抑制剂卡格列净可以延缓糖尿病肾脏疾病（DKD）患者 CKD 的进展。然而，阿曲生坦还未开始运用于临床治疗。此外，其他一些 SGLT2 抑制剂如恩格列净和达格列净已被证实可以延缓有心血管疾病高风险的糖尿病患者 CKD 的进展，目前关于其在非糖尿病引起的 CKD 中是否具有保护作用的研究正在进行。这些发现均是肾病治疗研究领域的重大突破。实验研究发现，阿曲生坦和卡格列净还有抗纤维化的作用，然而，其是否可减轻 CKD 患者肾脏纤维化还需进一步研究。此外，胰高血糖素样肽 1（GLP1）受体激动剂已被证实可以有效地控制患者的血糖、降低心血管疾病的风险及保存残存肾功能，且其对于 DKD 进展期患者仍有效。

　　肾性贫血是 CKD 患者的常见并发症,病变肾脏产生的促红细胞生成素(EPO)减少是肾性贫血发生的主要原因之一。目前对于肾性贫血的治疗主要包括铁剂和 EPO 的使用。近年研究发现,机体对于低氧刺激的生理反应是调节 EPO 产生的重要机制,低氧诱导因子脯氨酸羟化酶抑制剂(hypoxia inducible factor proline hydroxylase inhibitor,HIF-PHI)可以稳定 HIF 并促进 EPO 的表达。目前,肾性贫血新药小分子 HIF-PHI——罗沙司他已上市,其不仅可以促进 EPO 的生成,而且参与调节铁代谢。来自我国的临床试验结果表明,口服罗沙司他对透析患者贫血的疗效并不亚于注射用人重组促红细胞生成素治疗。此外,研究发现罗沙司他对于非透析 CKD 患者贫血的治疗也是有效的,是肾性贫血患者的福音。

二、急性肾损伤

　　大量研究发现急性肾损伤(AKI)与患者的短期及长期预后均明显相关。AKI 不仅增加 CKD 患病的风险,同时可增加患者死亡率。近 10 年来,人们加快了对 AKI 研究的步伐。一项回顾性队列研究发现,使用改善全球肾脏病预后组织(KDIGO)基于患者血清肌酐水平绝对变化值和相对变化值对 AKI 进行定义,与患者不同预后相关,这提示当前 AKI 定义可能需要进一步修订。另外,基于血清肌酐值水平评估患者的肾功能存在一定的滞后性,使用一些肾损伤的生物标志物如中性粒细胞明胶酶相关性脂质运载蛋白(NGAL)和肾损伤分子 -1(KIM-1),可能有助于发现亚临床 AKI。但是,这些生物标志物的出现发生在肾损伤之后,而目前对于 AKI 的管理重点还是预防。研究发现,尿 DKK3 是一种潜在的术前生物标志物,可用于心脏择期手术术后 AKI 风险的评估,但其临床应用价值还需进一步评估。随着计算机技术的不断发展,计算机科学和医学的整合为利用患者电子健康记录数据进行 AKI 风险预测提供了巨大可能。已有研究发现,使用人工智能对患者的电子健康记录数据进行深度学习可以识别出 AKI 高风险患者。此外,AKI 对其他器官直接造成的损伤是另一个值得关注的问题。有学者在动物实验模型研究中发现,AKI 可直接损害心脏并引起心功能不全。

三、免疫、炎症和肾病

　　大量研究已证实免疫反应机制决定了大多数肾病的发生、发展。此外,我们对于促炎机制参与肾病进展的了解也不断深入。然而,免疫反应和炎症如何介导肾病发展的具体过程尚不清楚。近年来,关于免疫和炎症在肾脏病发病过程中的作用机制的研究取得了进展。研究发现,正常状态下,足细胞可免于细胞毒性 T 细胞(CTLs)的攻击,当肾小球肾炎发生时,肾小囊的破坏使足细胞易于被 CTLs 攻击。研究还发现,当肾脏遭受机械性损伤时,纤维细胞可产生胶原蛋白参与肾脏的修复,然而,在慢性炎症发生时,这一过程可能会导致肾脏纤维化。当肾脏发生缺血再灌注性损伤时,肾脏中的 2 型固有淋巴细胞(type-2 innate lymphoid cell,ILC2s)可上调双调蛋白的表达并诱导巨噬细胞 M2 极化,进而发挥对肾脏的保护作用。巨噬细胞迁移抑制因子(macrophage migration inhibitory factor,MIF)作为一种促炎因子,当肾脏发生缺血再灌注或横纹肌溶解诱导的损伤时,其反而表现出抗炎作用,保护肾小管细胞。免疫反应和炎症反应的相互调节在肾脏发病中的作用及其机制十分复杂,未来还需大量研究。

　　外源微生物及内在信号可激活机体的固有免疫反应,炎症小体在此过程中起到核心作用。作为多种蛋白的复合体,炎症小体可为细胞凋亡蛋白酶的活化提供场所,进而参与调节细胞因子的成熟、炎症及细胞的死亡。已有动物实验研究结果表明,炎症小体和炎症小体相关基因参与了慢性肾脏病、急性肾损伤以及糖尿病肾病的发病过程。因此,靶向炎症小体可能是肾脏疾病治疗的新策略。目前,多种靶向炎症小体的制剂,包括 IL-1β 单克隆抗体、胱天蛋白酶 1(caspase 1)抑制剂和核苷酸结合寡聚化结构域样受体蛋白3（NLRP3）抑制剂，在实验模型研究中取得了可喜的效果，但尚未有相关的临床研究报道。

四、肠道菌群与肾病

肠道菌群是一个具有高度多态性的生态系统，其有助于维持人体正常的生理功能，包括肠壁的完整性、肠道免疫和代谢以及对机体内、外刺激的应答等。近年来，人们越来越多地关注到肠道微生物生态系统与人体生理系统之间的相互作用，而食物和药物是影响两者之间相互作用最重要的外在因素。研究发现，慢性肾脏病可以导致患者肠道菌群组成及代谢失衡，进而引起一系列生理改变。肾衰竭，加上饮食结构的改变及药物的使用可使肾病患者肠道微生物群及其分泌的微量营养素和营养物质及代谢产物发生明显改变，最终使其形成一种以产生尿毒症毒素为特征的表型。患者肠道微生物的这一改变可使其出现尿毒症临床综合征及相关的并发症。而肾病本身及其相关的肠道菌群变化可损害肠道屏障，促进细菌进入血液，进而通过诱导全身炎症反应及免疫耐受损害人体免疫功能。另外，上述改变还可以增加胰岛素抵抗、肥胖的发生以及损害内皮功能、加速血管老化，进而影响机体代谢和损害心血管健康。因此，肠道菌群是改善 CKD 患者结局的新靶点，包括改善尿毒症症状、代谢变化、心血管并发症、异常免疫以及延缓疾病进展。初步研究显示，非选择性益生菌制剂对 CKD 患者的肾脏炎症状态和尿毒症有效，但还需进一步的长期研究。其他一些治疗手段，包括粪便移植、使用特定微生物进行靶向治疗及饮食干预都具有纠正或者改善 CKD 相关肠道菌群变化的潜在可能性。我们希望可以通过改善肠道菌群变化，进而改善患者的尿毒症症状、延缓 CKD 的进展及减少相关的并发症。

五、基因缺陷与肾病

随着全外显子测序和二代测序技术的发展和应用，越来越多的基因缺陷型肾病被发现。常染色体显性遗传性多囊肾病（ADPKD）是最常见的单基因肾病。绝大多数 ADPKD 患者是由于编码纤毛膜糖蛋白 PC1 的 *PKD1* 基因或编码 PC2 的 *PKD2* 基因突变引起的。最近的研究发现，*GANAB* 和 *DNAJB11* 基因突变也可引起 ADPKD。此外，*DNAJB11* 基因突变的患者除了有 ADPKD 的表型，还有常染色体显性遗传性小管间质性肾病（autosomal dominant tubulointerstitial kidney disease，ADTKD）的表型。ADTKD 也是一种单基因肾病，约占引起 CKD 的单基因疾病的 5%。目前已经明确的 ADTKD 的致病基因有五种，分别是 *UMOD*、*MUC1*、*REN*、*HNF1B* 和 *SEC61A1*。除了单基因疾病，越来越多的肾脏疾病被证实与基因缺陷存在相关性。比如，基于全基因组关联研究（GWAS），*CARS*、*FRMD3* 等被确认是糖尿病肾病（DN）的致病基因。测序技术的不断完善，为我们发现更多与肾脏疾病相关的致病基因提供了可能，同时也有助于改善肾病的治疗策略。

六、干细胞与肾脏类器官

肾单位的丢失和肾小管间质纤维化是 CKD 进展中不可逆的过程。研究发现，成人肾脏在损伤后具有自我修复能力。但是，肾脏发生的过程，即新生肾单位的形成，仅仅限于胚胎时期。因此，肾脏的再生研究一直以来都是肾脏病领域的热点问题。干细胞是一类具有自我更新和分化成不同器官、组织能力的细胞。多年来，大量研究试图通过体外诱导人胚胎干细胞（embryonic stem cells，ESCs）或诱导性多能干细胞（induced pluripotent stem cells，iPSCs）定向分化成具有肾脏结构和功能的组织，以期实现替代治疗。其中，肾脏类器官的成功诱导是近年来肾脏组织工程学中的突破性进展。肾脏类器官是通过体外诱导 ESCs 或 iPSCs 定向分化形成的，含有与肾脏结构和功能相似的 3D 细胞团。由于

iPSCs可来自患者本身,因此,肾脏类器官成功地解决了免疫排斥问题,是CKD患者理想的新肾组织来源。自2015年肾脏类器官成功诱导和培育的方法被首次报道以来,已得到了不断发展。目前,肾脏类器官已被成功应用于研究肾脏发育、肾病的发病机制和作为体外药物筛选的工具。其诱导方法的不稳定及结构的不成熟使肾脏类器官的实际应用还处在早期研究阶段,但还是为研究肾小球和小管疾病提供了很好的模型。此外,有研究尝试诱导干细胞成为肾祖细胞,并大量扩增,以期用于细胞替代治疗。干细胞研究中还存在很多的不确定性,随着我们对肾脏发育及其机制的不断了解,干细胞在肾脏中的研究也将愈发成熟。

七、新兴技术与肾病研究

(一)单细胞测序

近几年来,单细胞技术不断发展并逐渐成为各疾病研究领域的主流技术,其主要包括高通量的单细胞RNA测序(single cell RNA sequencing,scRNA-seq),单细胞染色质可及性分析以及质谱流式细胞技术。其中,单细胞RNA测序技术可通过描绘特定细胞群中单个细胞的全基因表达谱,从而有助于发现细胞群体中隐藏的异质性,在转录水平对细胞进行分类。目前,单细胞测序技术在肾脏疾病研究领域的应用十分广泛。例如,单细胞基因表达谱有助于我们更好地理解在肾脏发育过程中组织学上相邻的细胞最终可分化成不同的肾脏成分。另外,通过对已知细胞群中单个细胞基因表达的研究,我们可发现一些有意义的细胞亚群,进而便于更好地理解组织、器官正常的生理过程及疾病状态,最终有助于疾病治疗新靶点的发现。借助单细胞RNA测序技术,我们在肾脏疾病研究中取得了以下进展:①对肾脏的免疫细胞群进行了全面分析;②比较详细地分析和比较了肾脏类器官与胚胎肾脏中足细胞的发育和成熟;③评估肾脏类器官的重复性并指示变异的来源,同时证实移植类器官可以减少脱靶细胞。单细胞RNA测序技术为肾脏研究提供了很多便利,但其费用昂贵。目前单细胞RNA测序技术在肾脏研究领域的应用仍处于早期阶段,还需要进一步的研究。

(二)基因编辑技术

20多年来,基因工程一直是肾脏病研究领域的热点。基因编辑技术的迅速发展使人们可以对多种细胞及动物模型直接进行基因编辑。基因编辑技术在肾脏研究领域的主要应用包括:①失活特定的基因,研究肾脏疾病的发病机制;②直接对肾脏疾病相关的基因进行精确编辑,获得相应的肾病表型;③通过基因编辑实现对肾脏疾病的靶向治疗。尽管基因编辑技术前景良好,但为了更精确和有效地对肾脏基因组进行编辑,目前仍有许多问题需要我们解决,主要包括药理学反应、载体趋向性以及免疫反应对载体的攻击等。另外,肾脏作为一个高效的过滤器,可以有效地防止血液中的载体进入肾实质,因此,基因编辑技术在肾脏的应用变得更加困难。

(三)人工智能的应用

人工智能技术正越来越多地被用于改善急、慢性肾脏疾病的诊断和预后。人工智能技术在肾脏病领域的应用主要依赖于多种可用的数据资源,包括患者的电子健康记录、术中生理信号监测记录、肾脏的超声图像以及数字化活检标本。研究发现,利用基于住院患者的电子健康记录数据建立的深度递归神经网络学习模型最早可提前48h预测患者AKI的发生。采用卷积深度学习模型可对CKD进行无创性分类,并可根据患者肾脏超声图像估算肾小球滤过率。另外,对卷积神经网络学习模型进行多级分割训练后使移植活检标本和肾切除标本的自动分析成为了可能。尽管人工智能技术发展迅速,但其真正被广泛应用于临床还需要更多的研究。

(付　平)

<h1>第二节 泌尿外科疾病研究热点与前沿</h1>

对未知世界的不懈探索是人类进步的动力,也是现代医学不断发展的源泉。科学技术的发展为现代医学基础研究开辟了广阔空间,将人类对疾病的认识从宏观领域带入到分子领域,促进人类更深入地认识疾病的发生、发展和转归。以内镜、机器人、激光、生物及人工材料为代表的制造和材料领域的进步,为人类诊断和治疗疾病提供了新的手段。医学基础研究的进步和现代工业技术的发展,也将为最终攻克泌尿系统疾病亟待解决的难题奠定坚实基础。

<h2>一、泌尿、男生殖系统肿瘤研究热点与前沿</h2>

泌尿、男生殖系统肿瘤的研究热点和前沿主要集中在肿瘤发生、发展、诊断、治疗及转归等不同领域。在肿瘤的发生、发展领域,研究热点和前沿包括肿瘤基因突变、表观遗传学的改变、肿瘤细胞凋亡与自噬改变等;也包括肿瘤微环境,如肿瘤干细胞、非可控炎症细胞和炎症反应、肿瘤血管生成与调控。在肿瘤的诊断、治疗及转归领域,研究热点和前沿包括肿瘤标记物的早期诊断及靶向治疗、免疫治疗的作用及机制,同时肿瘤微创治疗近年也取得了巨大进步。

基因突变在泌尿系统肿瘤的发生和发展过程中扮演着重要的角色,对临床工作也有指导意义。DNA 损伤修复相关基因 *BRCA1/2*、*CHEK2*、*PALB2*、*BRIP1*、*NBS1* 等突变与前列腺癌发生风险相关,并与分子靶向药物治疗密切相关。肾癌 *VHL* 基因缺失、*PBRM1* 基因突变与肿瘤发生及血管靶向治疗、免疫检查点治疗密切相关。膀胱癌中 *FGFR3* 基因突变率高,特别是在低分级和表浅肿瘤中有很高的检出率,有望成为一种简便、可靠、重复性强的膀胱肿瘤诊断和预后判断方法,也可以预测靶向药物治疗的敏感性。

肿瘤表观遗传学改变是指 DNA 序列不发生变化,但基因表达却发生了可遗传的改变。多种因素可以通过影响表观遗传对泌尿系统肿瘤发挥重要作用。通过表观遗传风险评分可以对前列腺癌的风险进行评估。

以往多通过凋亡途径研究细胞程序性死亡,细胞自噬(cell autophagy)是细胞的另一种程序性死亡方式,在肿瘤发生、发展中的作用已成为研究热点。肾癌发展与肾癌细胞自噬受抑制有关,通过激活自噬可以促使肾癌细胞发生自噬相关性死亡,抑制肾癌细胞增殖。调控细胞自噬还能促进肿瘤细胞凋亡,增加肿瘤放射治疗敏感性,避免化疗耐药。

肿瘤微环境是肿瘤细胞和相邻正常组织之间的部位,其中有细胞外基质、可溶性分子和肿瘤基质细胞,共同促进肿瘤免疫逃逸及肿瘤的生长和转移。前列腺癌经过 ADT 治疗之后,大量免疫/炎症细胞进入,促进前列腺癌细胞侵袭、转移,说明肿瘤微环境中非可控炎症在前列腺癌的发生、发展及治疗抵抗中发挥着重要作用。

肿瘤微环境中另外一类细胞为肿瘤干细胞(tumor stem cells),对肿瘤的起源、增殖、转移及复发有着重要作用,是有产生新癌细胞能力的"起源"细胞。若要根除这些肿瘤干细胞,就必须标记它们。已发现肾癌中带有 CD133、CD105 等标志物的肾癌干细胞。通过表观遗传调控既可促进肿瘤干细胞的激活,也能阻止肿瘤干细胞的发生和维持,这些问题的深入研究将为泌尿系统肿瘤的诊断和治疗提供新的手段。

基因诊断(gene diagnosis)和个体化靶向治疗(targeted therapy)是肿瘤包括泌尿系统肿瘤的研究

热点。基因的改变远远早于临床病理学改变，人们一旦清楚肿瘤发生、发展各个环节的重要标志物或分子靶点，即可实现早期诊断及针对性的靶向治疗。随着基因组学的研究进展，对恶性肿瘤的诊断将不仅仅满足于临床分期和病理分级，而是要对每个患者的"个性特征"进行更深入鉴别，并依此制订更为合理的个体化治疗方案。

近年来发现 PCA3 和 TMPRSS2-ERG 基因是前列腺癌的早期诊断标志物。PCA3 基因特异性地在前列腺癌细胞和转移灶中高表达，而在正常前列腺、良性前列腺增生细胞中不表达或低表达。与血清前列腺特异性抗原（PSA）不同，PCA3 不受年龄、前列腺体积或其他前列腺疾病（前列腺炎）的影响，且 PCA3 mRNA 的表达水平与前列腺癌 Gleason 评分有关。癌细胞数大于 10% 的前列腺癌组织中，PCA3 mRNA 拷贝数是非恶性前列腺组织的 66 倍。PCA3 现已被批准用于前列腺癌的早期诊断。受雄激素调控的基因 TMPRSS2 和原癌基因 ETS 家族成员发生融合，在高加索前列腺癌群体中出现比例约为 50%~70%，其中最常见的融合类型为 TMPRSS2-ERG。利用荧光原位杂交技术（FISH）检测尿液 TMPRSS2-ERG 融合基因，诊断前列腺癌的特异性为 93.75%，灵敏度为 45.16%。联合检测 TMPRSS2-ERG 和 PCA3 基因更可显著提高诊断的特异性和灵敏度。

美国 FDA 已经批准 BTA Stat、BTA、Trak、NMP22、ImmunoCyt 等分子标志物用于膀胱癌的早期诊断和术后随访检查。利用 FISH 技术检测尿脱落细胞染色体 3、7、17 号非整倍体和染色体 9p21 缺失，诊断膀胱癌的灵敏度为 85%，特异性为 97%，可比膀胱镜更早发现膀胱癌。

肿瘤分子标志物还可预测肿瘤的侵袭和转移能力。17 号染色体变异提示膀胱癌具有较强的侵袭性，而 NMP22 多在低分级和低分期膀胱癌中表达。生存素（survivin）是判断浅表性膀胱癌预后的一个独立指标，其表达的高低与浅表性膀胱癌的无瘤生存密切相关，表达明显升高者预后差。黏蛋白 -7 是尿路上皮黏膜的保护屏障，黏蛋白基因 MUC7 的上调可能导致糖基化类型异常，增加肿瘤浸润和转移潜力。随着基因芯片技术的发展和对膀胱癌的认识不断深入，膀胱癌分子标志谱将更加完善，为早期诊断及判定肿瘤侵袭、转移特性提供更多信息。

近年来，基于肿瘤标志物的液体活检已成为监测肿瘤进展、指导临床治疗的研究热点。液体活检主要通过血液、尿液等标本，检测游离循环肿瘤细胞（circulating tumor cells，CTCs）、循环肿瘤 DNA（circulating tumor DNA，ctDNA）、小分子 RNA 及长链非编码 RNA 等，协助诊断肿瘤。与组织活检相比，液体活检具有创伤小、可重复性、均化异质性、实时判断疗效，并随肿瘤的发展而动态调整治疗决策等优势。第二代 CTCs 检测已正式获得美国 FDA 批准，用于转移性结直肠癌、乳腺癌和前列腺癌的临床检测。最新研究表明，因 CTCs 具有回源性特点，部分 CTCs 可以回到肿瘤起源地，所以还可能作为靶向药物载体用于肿瘤治疗。ctDNA 是从肿瘤组织释放到血液中的游离 DNA 片段，可存在于血浆、血清、脑脊液等体液中，主要来自坏死或凋亡的肿瘤细胞、肿瘤细胞分泌的外排体及循环肿瘤细胞。第二代测序技术的成熟，提高了 ctDNA 检测的灵敏度和准确度，加速推进 ctDNA 检测应用于临床。这些片段带有肿瘤特异性的遗传变化，能协助医生进行个体化诊疗，为肿瘤患者的治疗带来极大的便利。一项关于前列腺癌 80 例患者的研究表明，雄激素受体拷贝数增加的患者，药物治疗预后较差。

近年来，靶向治疗已成为晚期肿瘤临床治疗的新选择。美国 FDA 已先后批准了 10 余种药物及方案用于转移性肾癌的治疗。肾癌的靶向药物有两类，一类是抗血管生成的酪氨酸激酶抑制剂，还有一类是雷帕霉素靶蛋白通路（mTOR）抑制剂。自 2005 年索拉非尼被批准用于转移性肾癌的治疗以来，转移性肾癌的治疗进入了靶向治疗时代。应用血管内皮生长因子（VEGF）通路抑制剂舒尼替尼、索拉非尼或帕唑帕尼，VEGF 单克隆抗体贝伐单抗，以及 mTOR 通路抑制剂替西罗莫司和依维莫司，提高了晚期肾癌患者的总体生存率。前列腺癌靶向治疗也是近年的研究热点。膀胱癌的靶向治疗也已取得一定的进展。研究发现肌层浸润性膀胱癌的表皮生长因子受体通路极度活跃，使用抑制表皮生长因子受体的药物治疗小鼠膀胱癌，可以减缓肿瘤的生长速度。

免疫治疗在晚期肿瘤治疗中取得了新突破。免疫检测点抑制剂 PD-1 单抗或 PD-L1 单抗与酪氨酸激酶抑制剂或贝伐珠单抗联合的 Ⅰ / Ⅱ 期临床研究取得显著疗效。免疫治疗联合靶向治疗显著提高了晚期肾癌患者的总生存期(overall survival,OS)和无进展生存期(progression-free survival,PFS),逐步成为晚期肾癌一线治疗方式。2019 年美国国家综合癌症网络(NCCN)指南中,推荐Ⅳ期肾细胞癌患者优选的一线治疗方案增加了阿昔替尼联合派姆单抗,作为 2A 类推荐方案。

　　肿瘤疫苗是近年研究的热点之一。其原理是利用肿瘤细胞或肿瘤抗原物质诱导机体的特异性细胞免疫和体液免疫反应,阻止肿瘤的生长、扩散和复发,清除或控制肿瘤。预防性肿瘤疫苗在宫颈癌、乳腺癌等领域发展迅猛,并得到广泛应用。2010 年 4 月,美国 FDA 批准 provenge/sipuleucel-T 用于治疗晚期前列腺癌,是第一个真正的治疗性癌症疫苗,为其他同类产品的研发开创了先河。

　　泌尿、男生殖系统肿瘤外科治疗领域也取得了巨大进展,主要集中在内镜、腔镜、机器人技术的提高和广泛应用。这些技术除微创特点外,还提供了更清晰的手术视野,实现了更精细的解剖操作,提高了治疗效果,降低了并发症。另外,对于早期肿瘤的主动监测,特别是早期肾癌和早期前列腺癌的主动监测逐渐受到重视,其中包含了人们对于既往过度诊断及过度治疗的反思,需要进行重新认识。

二、储尿和排尿相关疾病研究热点与前沿

　　下尿路症状(LUTS)不是一种独立的疾病,而是一组令患者苦恼的综合症候群,包括储尿期症状、排尿期症状及排尿后症状。LUTS 研究的热点和进展主要集中于储尿、排尿相关受体和信号通路及其带来的相应治疗方式的转变。

　　下尿路包括膀胱、前列腺和后尿道,广泛分布有 α、β 肾上腺素受体和 M 胆碱能受体。正是基于对下尿路神经受体信号转导通路的认识,先后开发出多种 α 肾上腺素受体阻滞剂和 M 胆碱能受体阻滞剂,用于治疗各种原因和类型的 LUTS。α_1 或 $\alpha_1 A$ 肾上腺素受体阻滞剂(如多沙唑嗪或坦索罗辛)可用于治疗良性前列腺增生等所致的膀胱出口梗阻且疗效显著。针对 M2 和 / 或 M3 胆碱能受体的阻滞剂如托特罗定和索利那新,主要用来治疗各种原因所致的尿频、尿急和急迫性尿失禁,目前已成为治疗的一线用药。近年来开发的 β_3 肾上腺素受体激动剂,用于治疗逼尿肌收缩亢进(如急迫性尿失禁),也获得了较好的临床效果。随着排尿及控尿相关受体及信号通路研究的不断深入,开发和研制更高选择性的受体阻滞剂或激动剂,必将为各种原因所致的储尿、排尿功能紊乱治疗提供更多、更好的手段。

　　生物和人工材料或装置的使用以及神经系统的人工调控,使尿控领域的外科治疗取得了巨大进步。基于 Delancey 提出的压力性尿失禁尿道支持理论,即"吊床"理论,经阴道无张力尿道中段吊带术(tension-free vaginal tape,TVT)已成为中、重度女性压力性尿失禁安全、有效的微创治疗方法。经耻骨后精准尿道中段无张力悬吊术(TVT-EXACT)和经闭口改良尿道中段无张力悬吊术(TVT-ABBREVO)穿刺更加精准,创伤更小,术后疼痛更轻,逐渐成为应用主流。自体筋膜悬吊术的应用也有增加趋势。用于体内治疗尿失禁的尿道压迫装置有可调节的压缩装置(adjustable compression therapy,ACT)和人工尿道括约肌(AUS)。ACT 在超声或透视的引导下,两个充气的球囊被放置在膀胱颈的两侧,每个球囊的体积可以通过放置在大阴唇的皮下阀门来操控。AUS 主要由套袖、储液球囊和控制泵三部分组成,控制泵调节套袖内液体的充盈与排空,液体充盈套袖时压迫球部尿道或膀胱颈防止尿失禁,套袖内的液体排空时尿液排出。人工尿道括约肌植入术适用于治疗各种类型的由尿道括约肌功能障碍导致的尿失禁,最佳适应证为由尿道固有括约肌功能不全导致的严重压力性尿失禁,是治疗男性尿道括约肌功能障碍引起尿失禁的"金标准"。改良男性尿道吊带(advance male urethral sling)因其价格相对较低,可用于前列腺切除术后尿失禁的治疗。组织工程生物补片膀胱扩大术可有效扩大膀胱容量,改善膀胱壁顺应性,有望替代传统肠道膀胱扩大术。

　　骶神经调节系统(sacral neuromodulation system,SNS)具有双向神经调节作用,可以调节控尿系统

内部兴奋与抑制之间的平衡关系,通过传入和传出两条神经通路实现治疗作用。骶神经调节系统可治疗膀胱储尿障碍并增加控尿能力,主要用于神经系统局限性疾病和不完全性神经损伤患者。骶神经调节术用于治疗严重急迫性尿失禁、严重尿急尿频综合征,已获得良好效果。另外,阴部神经调节系统(pudendal neuromodulation system,PNS)、胫后神经刺激(posterior tibial nerve stimulation,PTNS)及植入式骶神经前根刺激系统(Finetech-Brindley bladder control system)等也都在热点研究并逐渐用于临床。

三、尿路结石研究热点与前沿

尿路结石是泌尿外科的常见病,其发病机制、诊断、治疗等方面的研究方兴未艾。结石发病机制的研究主要集中于代谢相关基因、遗传倾向性、机体代谢异常及环境因素等方面。以螺旋CT为基础的影像学技术进步,使尿路结石的诊断获得了新的突破。体外碎石、内镜、腔镜设备的改进和技术的提高,使尿路结石的治疗取得了划时代的进步。

尿路结石成因研究的进展是实现结石预防最重要的基础。代谢相关病因研究主要包括低柠檬酸尿、尿酸代谢异常、维生素C代谢异常、低镁血症等。胰岛素抵抗也与尿液成分的变化密切相关。代谢异常与结石发生相关,使结石的内科治疗取得显著进步。遗传易感性、基因多态性与结石之间的关系格外受到重视。尿路结石的发生与骨桥蛋白基因、维生素D受体基因、血管内皮生长因子基因、降钙素受体基因、钙敏感受体基因、人胎球蛋白基因、*klotho*基因等多态性关系的研究也取得了很大进步。尿液中骨桥蛋白的缺失可能是导致结石形成的重要因素。骨桥蛋白基因核苷酸序列9 402的多态性与尿石症具有相关性,人群中具有A等位基因的个体较具有G等位基因的个体患尿石症的危险性更高。

螺旋CT的发展使结石的诊断水平达到了前所未有的高度,准确率几乎达到100%。三维成像技术不仅可以提供结石的定性诊断,还可为结石治疗方案的制订提供可靠依据。双源双能量CT可在治疗前区分出尿酸结石、混合尿酸结石、胱氨酸结石、磷酸铵镁结石以及其他类型的结石,有助于治疗方法的选择。

目前最先进的体外冲击波碎石机为双定位,并具有自动跟踪击发冲击波、低能量、高效率、低X线辐射、低创伤和低噪声等优点。经皮肾镜取石术(PCNL)是治疗肾结石的有效手段。德国学者发明了一种可视经皮肾穿刺针,搭载光学系统,可观察进针过程,并在直视下了解是否进入目标肾盏,提高了穿刺的安全性。B超定位巡航系统是近年出现的新技术,辅助PCNL建立穿刺通道,显著提高了初学者穿刺的精确性及安全性。微通道及超微通道经皮肾镜可以显著降低PCNL的并发症,可能是未来经皮肾镜的发展方向。输尿管镜治疗远端输尿管结石具有无法取代的地位。随着输尿管软镜的出现,增加了治疗肾结石的手段,特别适用于体外冲击波碎石治疗效果不佳的肾下盏结石。新近出现的机器人辅助输尿管软镜碎石技术或将成为未来的趋势。

排石治疗已经引起国内外学者重视,目前应用于临床的被动排石效果有限,主动排石治疗已成为探索的新目标。

四、腔内微创治疗研究热点与前沿

在整个腔内微创医学领域,泌尿外科始终是最为活跃的专业之一。柱镜系统和光纤技术的开发和应用,满足了现代内镜的成像和照明要求。随着现代影像技术的发展,外科医生可通过传输到监视器上的高清晰实时动态乃至3D影像完成各种操作,同时还可对这些影像资料进行存储和剪辑,便于教学和交流。微电子技术、数字技术、光学和材料科学等领域的最新研究成果,如高频电刀、激光、微波、高能聚焦超声和"机器人"等,更进一步推动了腔内微创泌尿外科的迅速发展。

　　膀胱尿道(硬、软)镜、输尿管(硬、软)镜、肾镜被相继应用于临床,可充分利用泌尿系统的自然腔道,直接、准确地诊断和治疗尿路疾病。通过经皮定点穿刺到人体自然或潜在的腔隙内,开展经皮肾镜技术和腹腔镜技术,大大扩展了腔内泌尿外科的范围。除了阴茎、阴囊等浅表部位的疾病,目前几乎所有开放手术能够治疗的泌尿外科疾病都可通过腔内技术完成,在成熟的泌尿外科中心内镜和腔镜手术的比例已达80%以上。

　　下尿路腔内诊疗技术已成为泌尿外科领域中应用最广泛的腔内技术,包括膀胱尿道镜检查、尿道内切开术、经尿道膀胱碎石取石术、经尿道前列腺切除术(TURP)和经尿道膀胱肿瘤切除术(TURBT)等,这些腔内诊疗技术已成为诊治下尿路疾病的经典方法,甚至成为一些疾病治疗的"金标准"。近年来多种激光治疗前列腺增生的技术发展迅速,效果与TURP接近。但激光前列腺切除术能否取代TURP成为"金标准",仍需要进一步的临床验证。使用各种方法实施的经尿道前列腺剜除术(transurethral enucleation of the prostate,TUEP)能达到前列腺增生部的解剖性切除,技术的标准化及推广应用值得关注。

　　1990年Sanchez-de-Badajoz等人报道了第一例腹腔镜精索静脉高位结扎术;1991年Schuessler等人首次报道了腹腔镜盆腔淋巴结切除术的经验,同年Clayman等人首次报道了经腹腔入路的腹腔镜肾切除术;1992年印度人Gaur通过用气囊扩张后腹膜腔隙的办法,创建了经后腹膜腔的腹腔镜技术,大大促进了腹腔镜技术在泌尿外科中的应用。腹腔镜在泌尿外科中的应用虽仅有20余年的历史,但进展迅速,在泌尿外科领域内掀起了一场新的革命,具有划时代的意义。

　　20世纪90年代初,腹腔镜技术在泌尿外科领域中的应用仅限于相对简单的非重建手术,如淋巴结切除术、精索内静脉高位结扎术、肾切除术、肾癌根治术、肾输尿管切除术、肾部分切除术、肾上腺切除术、肾囊肿去顶术、膀胱憩室切除术、隐睾切除术等。随着泌尿外科医生手术技术的提高,腹腔镜技术被应用于难度更高的非重建手术,如活体供肾切除术。随着腹腔镜下体内缝合、打结技术的提高,手术适应证扩展到了泌尿外科的重建手术,如输尿管膀胱再植术、输尿管端端吻合术、肾盂成形术、膀胱颈悬吊术、睾丸固定术、膀胱扩大术、肾脏固定术、全膀胱切除术、胃膀胱成形术、肠膀胱成形术、回肠代输尿管术和前列腺癌根治术等。越来越多的多中心研究证实,腹腔镜手术与传统开放手术相比疗效相当,但具有创伤小、出血少、恢复快、疼痛轻、美观等诸多优点,已逐渐成为泌尿外科手术治疗的主流。

　　机器人辅助手术(robot assisted surgery),如机器人辅助的腹腔镜和内镜手术是科技进步应用于医学的典范,是信息传输技术、自动化技术与医学多学科结合的成果。机器人手术在国内尚未普遍开展,但其优越性毋庸置疑。机器人手术不仅可以提供立体手术视野,其精密的机械臂更是可以达到人类手臂无法达到的灵活性。机器人手术还可以实现外科手术的远程操作,人们通过远程操控机器人,可在千里之外的灾区、战场等环境开展手术,真正实现远程外科治疗。

　　思考与展望:内腔镜技术以及机器人辅助技术将外科手术带入了微创时代,而微创向无创过渡将是未来外科发展的方向。肿瘤特异性蛋白染色技术是近年的研究热点,荧光标记的肿瘤蛋白可清晰地显示肿瘤界限,提高肿瘤切除范围的精确性,但仍未突破外科手术切除的范畴。

　　外科的内科化和内科的外科化使得内、外科的界限日益模糊。日本在胃癌诊治方面的成功对于我们实现内、外科的最终融合提供了信心。日本外科医生声称,10年后将无胃癌手术可做,这是由于大量早期胃癌的发现使得介入治疗成为最重要的治疗方法。不可逆性电穿孔(irreversible electroporation,IRE)属于介入治疗范畴,是利用电场精准作用于细胞膜,破坏细胞稳态,导致细胞凋亡。这种手段导致细胞凋亡不同于其他基于热融、辐射的消融技术造成的细胞坏死。目前IRE技术已被应用于肾癌及前列腺癌的治疗。

　　利用药物分子的生物化学特性,定位破坏或定位修复目标组织(靶组织),达到与传统手术方法类似甚至更好的临床效果,犹如用分子切割完成手术,被形象地称为分子刀技术。外科追求的目标是寻找更精准的肿瘤细胞靶向治疗,发现特异性更高的肿瘤分子标志物并用分子刀对其进行精准的靶向治疗,可大大降低目前靶向治疗的副作用。而对于休眠期肿瘤的靶向抑制,防止休眠肿瘤苏醒,则可能实现彻底放弃外科干预,使肿瘤患者像潜伏期肝炎患者一样,处于带瘤生存状态。

随着从细胞和分子水平对疾病生物学本质的进一步揭示,相信外科治疗将最终实现从微创到无创的转变。

(种　铁)

推荐阅读

［1］李继承,曾园山.组织学与胚胎学 [M].北京:人民卫生出版社,2018.

［2］王海燕.肾脏病学 [M].3 版.北京:人民卫生出版社,2008:1343-1362.

［3］刘志红.中国狼疮肾炎诊断和治疗指南 [J].中华医学杂志,2019,99 (44):3441-3455.

［4］CUI Z, ZHAO M H. Advances in human antiglomerular basement membrane disease [J]. Nat Rev Nephrol, 2011, 7 (12): 697-705.

［5］FLOEGE J, JOHNSON R J, FEEHALLY J. Comprehensive Clinical Nephrology [M]. 5th ed. Amsterdam: Elsevier, 2015.

［6］TURNER N N. Oxford Textbook of Clinical Nephrology [M]. 4th ed. New York: Oxford University Press, 2016.

［7］那彦群,叶章群,孙光,等.中国泌尿外科疾病诊断治疗指南 (2014 版)[M].北京:人民卫生出版社,2014:4-16.

［8］孙颖浩.吴阶平泌尿外科学 [M].北京:人民卫生出版社,2019.

［9］叶章群,邓耀良,董诚,等.泌尿系结石 [M].2 版.北京:人民卫生出版社,2010.

［10］CAMPBELL M F, WEIN A J. Campbell-Walsh Urology [M]. 10th ed. Philadelphia: Elsevier, Saunders, 2012.

［11］MOZTER R J, AGARWAL N, BEARD C, et al. NCCN Clinical practice guidelines on oncology kidney cancer [J]. J Natl Compr Canc Netw, 2009, 7 (6): 618-630.

中英文名词对照索引

α- 半乳糖苷酶 A(α-galactosidase A,α-Gal A) 185

1,25- 二羟维生素 D₃(1,25-dihydroxycholecalciferol,1,25-(OH)₂D₃) 72

25- 羟维生素 D₃(calcidiol) 72

Alport 综合征(Alport syndrome,AS) 182

ANCA 相关性小血管炎(ANCA associated vasculitis,AAV) 274

Anderson-Fabry 病(Anderson-Fabry disease,AFD) 185

C3 肾炎因子(C3 nephritic factor) 88

Fanconi 综合征(Fanconi syndrome,范科尼综合征) 333

Goodpasture 病(Goodpasture disease) 279

Goodpasture 综合征(Goodpasture syndrome) 79

Heymann 肾炎(Heymann nephritis) 79

IgA 肾病(IgA nephropathy,IgAN) 89,248

Masson 三色染色(Masson's trichrome stain) 81

MIA 综合征(malnutrition-inflammation-atherosclerosis syndrome) 491

NIH- 慢性前列腺炎症状指数(NIH chronic prostatitis symptom index,NIH-CPSI) 209

T-H 蛋白(Tamm-Horsfall protein,THP) 28

A

暗细胞(dark cell) 28

B

白蛋白尿(albuminuria) 115

白膜(tunica albuginea) 15

包茎(phimosis) 176

包皮成形术(posthioplasty) 176

包皮过长(redundant prepuce) 176

包皮系带(frenulum of prepuce) 18

薄基底膜肾病(thin basement membrane nephropathy,TBMN) 184

保钾利尿剂(potassium-sparing diuretic) 59

保留肾单位手术(nephron sparing surgery) 376

鲍曼囊(Bowman's capsule,BC) 25

被动转运(passive transport) 54

逼尿肌(detrusor muscle) 73

逼尿肌过度活动(detrusor overactivity,DO) 449

逼尿肌漏尿点压力(detrusor leak point pressure,DLPP) 446

壁层(parietal layer) 25

变移上皮(transitional epithelium) 31

病理性肾结核(pathological renal tuberculosis) 214

玻璃样变(hyalinization) 82

勃起(erection) 539

补体(complement) 121

补体替代途径的激活(activation of alternative complement pathway) 80

C

彩色多普勒超声检查(color doppler ultrasonography,CDU) 555

残余尿量测定(post-void residual volume,PVR) 462

侧突(lateral interdigitation) 27

层粘连蛋白(laminin) 24

常染色体显性遗传多囊肾病(autosomal dominant polycystic kidney disease,ADPKD) 166

常染色体隐性遗传多囊肾病(autosomal recessive polycystic kidney disease, ARPKD） 166

超滤过（ultrafiltration） 49

超滤液（ultrafiltrate） 49

超声检查（ultrasonography） 126

巢蛋白（nestin） 24

晨勃（morning erection） 539

成纤维细胞生长因子（fibroblast growth factor, FGF） 81

程序性细胞死亡受体 1（programmed cell death protein 1, PD-1） 408

程序性细胞死亡受体配体 1（programmed cell death ligand 1, PD-L1） 408

迟发性性腺功能减退症（late onset hypogonadism, LOH） 546

持续非卧床腹膜透析（continuous ambulatory peritoneal dialysis, CAPD） 509, 520

重吸收（reabsorption） 54

出球动脉（efferent arteriole） 24

初级精母细胞（primary spermatocyte） 35

初级性索（primary sex cord） 43

窗孔（fenestra） 24

磁共振成像（magnetic resonance imaging, MRI） 126

次级精母细胞（secondary spermatocyte） 35

促红细胞生成素（erythropoietin, EPO） 71, 503

促黄体激素释放激素（luteinizing hormone-releasing hormone, LHRH） 407

促性腺激素释放激素（gonadotropin-releasing hormone, GnRH） 537

D

大剂量美法仑联合自体造血干细胞移植（high dose melphalan and autologous stem cell transplantation, HDM/SCT） 292

代谢评估（metabolic assessment） 417

单侧肾缺如（unilateral renal agenesis, URA） 157

单纯性尿路感染（simple urinary tract infection） 191

单纯性肾囊肿（simple renal cysts） 165

单纯性血尿（isolated hematuria） 106

单核细胞趋化蛋白 -1（monocyte chemoattractant protein 1,

MCP-1） 81

单克隆抗体（monoclonal antibodies, mAbs） 405

蛋白 - 能量营养不良（protein-energy malnutrition, PEM） 516

蛋白尿（proteinuria） 102

导管相关尿路感染（catheter associated UTI, CAUTI） 196

低恶性潜能尿路上皮乳头状肿瘤（papillary urothelial neoplasm of low malignant potential） 99, 379

低级别尿路上皮乳头状癌（papillary urothelial carcinoma, low grade） 99

低钾血症（hypokalemia） 150

低钠血症（hyponatremia） 148

第三间隙液（third-space fluid） 138

淀粉样变性（amyloidosis） 285

顶体（acrosome） 35

动脉粥样硬化性肾动脉狭窄（atherosclerotic renal artery stenosis, ARAS） 324

窦结节（sinus tubercle） 45

多发性骨髓瘤（multiple myeloma, MM） 292, 309

多尿（polyuria） 48, 103

F

反流性肾病（reflux nephropathy） 94

放射性核素成像（nuclear imaging） 126

非肌层浸润性膀胱癌（non muscle-invasive bladder cancer, NMIBC） 380

非甾体抗炎药（non-steroidal anti-inflammatory drugs, NSAIDs） 95

肺出血 - 肾炎综合征（Goodpasture 综合征） 279

分泌（secretion） 54

附睾（epididymis） 16

附睾管（epididymal duct） 36

复发（relapse） 192

复发性感染（recurrent infection） 192

复杂性尿路感染（complicated urinary tract infection） 191

副肿瘤综合征（paraneoplastic syndrome） 98

腹膜透析（peritoneal dialysis, PD） 519

腹腔镜取石术（laparoscope lithotomy） 425

G

钙调磷酸酶抑制剂（calcineurin inhibitors，CNIs）　228

感染后性肾小球肾炎（postinfectious GN）　84

高级别尿路上皮乳头状癌（papillary urothelial carcinoma，high grade）　99

高钾血症（hyperkalemia）　151

高钠血症（hypernatremia）　149

高血压（hypertension）　103

高血压脑病（hypertensive encephalopathy）　231

睾酮（testosterone，T）　536

睾酮补充治疗（testosterone supplement therapy，TST）　546

睾丸（testis）　14

睾丸 - 精索鞘膜积液（testicular and funicular hydrocele）　178

睾丸间质（testicular interstitial tissue）　34

睾丸间质细胞（testicular interstitial cell）　36

睾丸决定因子（testis determining factor，TDF）　43

睾丸扭转（testicular torsion）　212

睾丸鞘膜积液（testicular hydrocele）　178

睾丸索（testis cord）　43

睾丸网（rete testis）　15

睾丸下降不全（undescended tests，UDT）　174

睾丸小隔（septula testis）　15

睾丸小叶（lobules of testis）　15

睾丸肿瘤（tumor of the testis）　398

睾丸纵隔（mediastinum testis）　15

根治性前列腺切除术（radical prostatectomy）　392

根治性肾切除术（radical nephrectomy）　376

梗阻性肾皮质萎缩（obstructive atrophy of the cortex）　215

弓形动脉（arcuate artery）　30

弓形静脉（arcuate vein）　30

孤立性或散发性感染（sporadic infection）　192

骨和矿物质代谢异常（mineral and bone disorder，MBD）　495

管型（cast）　82

管型肾病（cast nephropathy，CN）　309

管周毛细血管网（peritubular capillary network）　30

胱抑素 C（cystatin C）　475

国际勃起功能问卷 -5（international index of erectile function 5，IIEF-5）　554

过碘酸六胺银（periodic acid-silver methenamine，PASM）　81

过碘酸希夫（periodic acid Schiff，PAS）　81

H

横纹肌溶解综合征（rhabdomyolysis，RM）　483

后肾（metanephros）　41

胡桃夹综合征（nutcracker syndrome）　330

环孢素 A（cyclosporin A，CsA）　226

环磷酰胺（cyclophosphamide，CTX）　226

缓激肽（bradykinin）　67

黄体生成素（luteinizing hormone，LH）　407

混合性尿失禁（mixed urinary incontinence，MUI）　454

活动性指数（activity index，AI）　259

J

肌层浸润性膀胱癌（muscle-invasive bladder cancer，MIBC）　380

肌电图检查（electromyography，EMG）　119

肌样细胞（myoid cell）　34

肌织膜（muscular tunica）　4

积水（hydrops）　140

基底细胞（basal cell）　32

极垫细胞（polar cushion cell）　30

急进性肾小球肾炎（rapidly progressive glomerulonephritis，RPGN）　85，223

急迫性尿失禁（urge urinary incontinence，UUI）　454

急性过敏性间质性肾炎（acute hypersensitive interstitial nephritis）　95

急性链球菌感染后肾小球肾炎（post-streptococcal glomerulonephritis，PSGN）　230

急性弥漫性增生性肾小球肾炎（acute diffuse proliferative glomerulonephritis）　83

急性尿酸肾病（acute uric acid nephropathy）　303

急性尿潴留（acute urine retention，AUR）462

急性排斥反应（acute rejection，AR）529

急性肾损伤（acute kidney injury）230，468

急性肾小管坏死（acute tubular necrosis，ATN）470

急性肾小球肾炎（acute glomerulonephritis，AGN）223

急性肾盂肾炎（acute pyelonephritis）93，197

急性细菌性膀胱炎（acute bacterial cystitis）197

急性细菌性前列腺炎（acute bacterial prostatitis，ABP）205

急性药物性间质性肾炎（acute drug-induced interstitial nephritis）95

集合管癌（collecting duct carcinoma）97

集合管系（collecting duct system）28

集合小管（collecting tubule）22

嵴皱（rugae）73

计算机体层成像（computed tomography，CT）126

继发性甲状旁腺功能亢进症（secondary hyperparathyroidism，SHPT）491

继发性肾小球疾病（secondary glomerular diseases）76

甲状旁腺素（parathyroid hormone，PTH）67

间质细胞（interstitial cell）30

间质性肾炎（interstitial nephritis）92，343

降钙素（calcitonin）144

交通性鞘膜积液（communicating hydrocele）178

节段性（segmental）82

节段性硬化（segmental sclerosis）82

结石成分分析（stone analysis）422

紧密连接（tight junction）54

近端肾小管性酸中毒（proximal renal tubular acidosis，pRTA）335

近端小管（proximal tubule）27

近曲小管（proximal convoluted tubule）27

经尿道膀胱肿瘤切除术（transurethral resection of bladder tumor，TURBT）381

经尿道前列腺切除术（transurethral resection of the prostate，TURP）464

经皮腔内肾动脉成形术（percutaneous transluminal renal angioplasty，PTRA）328

经皮肾镜取石术（percutaneous nephrostolithotomy，PCNL）425

经阴道无张力尿道中段吊带术（tension-free vaginal tape，TVT）457

精囊（seminal vesicle）16

精曲小管（contorted seminiferous tubules）15

精索（spermatic cord）16

精索静脉曲张（varicocele，VC）180

精索鞘膜积液（funicular hydrocele）178

精原细胞（spermatogonium）35

精子（sperm）536

精子细胞（spermatid）35

精子形成（spermiogenesis）35

净重吸收（net tubular reabsorption）69

净分泌（net tubular secretion）69

净滤过压（net filtration pressure，P_{NF}）51

静脉尿路造影（intravenous urography，IVU）126，422

局灶性（focal）82

局灶性节段性肾小球硬化（focal segmental glomerulosclerosis，FSGS）87，243

局灶性肾小球肾炎（focal glomerulonephritis）223

菊粉（inulin）68

菌尿（bacteriuria）196

K

抗核抗体（anti-nuclear antibody，ANA）121

抗利尿激素（anti diuretic hormone，ADH）48

抗利尿激素分泌失调综合征（syndrome of inappropriate ADH secretion，SIADH）140

抗肾小球基膜（anti-glomerular basement membrane）232

抗肾小球基膜抗体引起的肾炎（anti-GBM antibody-induced nephritis）79

抗肾小球细胞抗体（antibodies against glomerular cells）80

抗血管内皮生长因子（vascular endothelial growth factor，VEGF）406

抗中性粒细胞胞质抗体（anti-neutrophil cytoplasmic antibody，ANCA）232

跨细胞途径（transcellular pathway）54

跨细胞液（transcellular fluid）　138

括约肌（sphincter）　431

L

狼疮肾炎（lupus nephritis，LN）　258

狼疮足细胞病（lupus podocytopathy）　266

酪氨酸激酶抑制剂（tyrosine kinase inhibitors，TKIs）　406

雷帕霉素靶蛋白（mammalian target of rapamycin，mTOR）　406

利尿剂（diuretics）　229

连续性肾脏替代治疗（continuous renal replacement therapy，CRRT）　479

良性前列腺增生（benign prostatic hyperplasia，BPH）　459

亮细胞（light cell）　28

裂孔（slit pore）　25

临床肾结核（clinical renal tuberculosis）　214

挛缩膀胱（contracted bladder）　215

卵泡刺激素（follicle stimulating hormone，FSH）　407

滤过分数（filtration fraction，FF）　52

滤过膜（filtration membrane）　26

滤过平衡（filtration equilibrium）　51

滤过屏障（filtration barrier）　26

滤过系数（filtration coefficient）　50,52

滤过隙（filtration slit）　25

滤过隙膜（filtration slit membrane）　49

M

马兜铃酸肾病（aristolochic acid nephropathy）　96

马蹄肾（horseshoe kidney）　158

吗替麦考酚酯（mycophenolate mofetil，MMF）　226,228

慢性反流性肾盂肾炎（chronic reflux-associated pyelonephritis）　94

慢性非细菌性前列腺炎（chronic nonbacterial prostatitis，CNP）　205

慢性骨盆疼痛综合征（chronic pelvic pain syndromes，CPPS）　205

慢性化指数（chronicity index，CI）　259

慢性尿酸肾病（chronic uric acid nephropathy）　303

慢性前列腺炎（chronic prostatitis，CP）　205

慢性肾小球肾炎（chronic glomerulonephritis）　90,223

慢性肾盂肾炎（chronic pyelonephritis）　94,197

慢性肾脏病（chronic kidney disease，CKD）　488

慢性肾脏病 - 矿物质和骨异常（chronic kidney disease-mineral and bone disorder，CKD-MBD）　502

慢性细菌性前列腺炎（chronic bacterial prostatitis，CBP）　205

慢性药物性间质性肾炎（chronic drug-induced interstitial nephritis）　95

慢性硬化性肾小球肾炎（chronic sclerosing glomerulonephritis）　90

慢性阻塞性肾盂肾炎（chronic obstructive pyelonephritis）　94

毛细血管内增生性肾小球肾炎（endocapillary proliferative glomerulonephritis）　83,223

毛细血管祥（capillary tuft）　24

毛细血管外增生性肾小球肾炎（extracapillary proliferative glomerulonephritis）　85

弥漫性（diffuse）　82

弥漫性肾小球肾炎（diffuse glomerulonephritis）　223

米勒管（Müllerian duct）　45

泌尿、男生殖系统感染（infections of urogenital system）　188

泌尿系统（urinary system）　2

泌尿小管（uriniferous tubule）　21

免疫复合物（immune complex，IC）　77

免疫检查点受体（immune check point receptor，CPRs）　408

免疫球蛋白（immunoglobulin，Ig）　120

免疫球蛋白轻链型淀粉样变性（immunoglobulin light chain amyloidosis，AL amyloidosis）　285

免疫抑制剂（immunosuppressant）　226

膜性肾病（membranous nephropathy，MN）　86,223

膜性肾小球病（membranous glomerulopathy）　86

膜增生性肾小球肾炎（membranoproliferative glomerulonephritis）　88

N

钠 - 葡萄糖协同转运蛋白 2（sodium-glucose co-transporter 2，SGLT-2）　500

男性不育症（male infertility）　563

男性更年期综合征（male climacteric syndrome）　546

男性尿道（male urethra）　13

内皮素（endothelin，ET）　67

内皮下沉积物（subendothelial deposits）　77

内生肌酐（endogenous creatinine）　68

内疏松层（lamina rara interna）　24

逆流倍增（counter-current multiplication）　60

逆流交换（countercurrent exchange）　59

逆行尿路造影（retrograde urography）　127，422

尿崩症（diabetes insipidus）　62

尿道（urethra）　431

尿道海绵体（cavernous body of urethra）　18

尿道结石（urethral calculi）　421

尿道内口（internal urethral orifice）　10

尿道内括约肌（internal sphincter）　73

尿道内压力测定（urethral pressure profile，UPP）　119

尿道上裂（epispadias）　172

尿道损伤（urethral trauma）　365

尿道外括约肌（external sphincter）　73

尿道下裂（hypospadias）　173

尿道造影（urethrography）　127

尿毒症（uremia）　491

尿极（urinary pole）　23

尿急（urgent micturition）　104

尿流动力学（urodynamics）　118

尿路病原菌（uropathogens）　188

尿路刺激症状（urinary irritation symptoms）　197

尿路感染（urinary tract infections，UTI）　196

尿路平片（kidney-ureter-bladder radiography，KUB radiography）　126

尿路上皮（urothelium）　32，99

尿路上皮乳头状瘤（urothelial papilloma）　99

尿路上皮肿瘤（urothelial tumor）　99

尿脓毒血症（urosepsis）　191

尿频（frequent micturition）　104

尿生殖嵴（urogenital ridge）　38

尿生殖褶（urogenital fold）　45

尿失禁（urinary incontinence）　105，454

尿石症（urolithiasis）　412

尿素再循环（urea recycling）　62

尿酸肾病（uric acid nephropathy，UAN）　303

尿酸性肾结石（uric acid nephrolithiasis）　303

尿潴留（uroschesis）　104

脓尿（pyuria）　196

女性尿道（female urethra）　12

P

排尿反射（micturition reflex）　74

排尿困难（dysuria）　104

排泄（excretion）　54

膀胱（urinary bladder）　9

膀胱出口（bladder outlet）　431

膀胱出口梗阻（bladder outlet obstruction，BOO）　459

膀胱刺激症状（vesical irritability）　196

膀胱过度活动症（overactive bladder，OAB）　433，449

膀胱结石（vesical calculi）　421

膀胱破裂（bladder rupture）　360

膀胱前间隙（prevesical space）　11

膀胱三角（trigone of bladder）　8，10

膀胱输尿管反流（vesicoureteral reflux）　93，433

膀胱损伤（bladder trauma）　359

膀胱外翻（bladder exstrophy）　172

膀胱压力测定（cystometry）　119

膀胱压力容积曲线（cystometrogram，CMG）　119

膀胱炎（cystitis）　93

膀胱造影（cystography）　127

胚胎植入前遗传学检测技术（preimplantation genetic test，PGT）　170

盆底肌肉训练（pelvic floor muscle training，PFMT）　457

皮质集合管（cortical collecting duct）　22

皮质迷路（cortical labyrinth）　21

平均尿流率（average flow rate，Q_{ave}） 119

葡萄糖转运蛋白 -2（glucose transporter-2） 56

Q

脐尿管（urachus） 42

脐正中韧带（median umbilical ligament） 42

前列腺（prostate） 17

前列腺癌（prostate cancer） 387

前列腺按摩后尿液（voided bladder three，VB3） 205

前列腺按摩液（expressed prostatic secretion，EPS） 205

前列腺穿刺活检（prostate biopsy） 123

前列腺底（base of prostate） 17

前列腺沟（sulcus of prostate） 17

前列腺尖（apex of prostate） 17

前列腺囊（prostatic utricle） 17

前列腺凝固体（prostatic concretion） 37

前列腺特异性抗原（prostate-specific antigen，PSA） 123，388

前列腺特异性膜抗原（prostate specific membrane antigen，PSMA） 391

前列腺体（body of prostate） 17

前列腺痛（prostatodynia，PD） 205

前肾（pronephros） 40

前肾管（pronephric duct） 40

前肾小管（pronephric tubule） 40

腔静脉后输尿管（retrocaval ureter） 160

鞘膜积液（hydrocele） 178

轻微性肾小球病变（minimal glomerular abnormalities） 223

清除率（clearance rate，C） 67

球后毛细血管网（postglomerular capillary network） 30

球内系膜（intraglomerular mesangium） 25

球旁复合体（juxtaglomerular complex） 29

球旁细胞（juxtaglomerular cell） 29

球外系膜细胞（extraglomerular mesangial cell） 30

球性（global） 82

球性硬化（global sclerosis） 82

全身炎症反应综合征（systemic inflammatory response syndrome，SIRS） 200

醛固酮（aldosterone） 66

缺血性肾病（ischemic renal disease） 324

缺氧诱导因子脯氨酰羟化酶（hypoxia-inducible factor prolyl hydroxylase，HIF-PH） 504

R

人工尿道括约肌（artificial urinary sphincter，AUS） 457

溶剂拖曳（solvent drag） 54

溶血性尿毒症综合征（hemolytic uremic syndrome HUS） 485

融合肾（fused kidney） 158

肉芽肿性多血管炎（granulomatosis with polyangiitis，GPA） 274

乳头管（papillary duct） 22

乳头孔（papillary foramina） 5

乳头状肾细胞癌（papillary renal cell carcinoma，PRCC） 97

入球动脉（afferent arteriole） 24

闰细胞（intercalated cell） 28，57

S

伞细胞（umbrella cell） 32

上皮下沉积物（subepithelial deposits） 77

上行性感染（ascending infection） 93

少尿（oliguria） 48

射精（ejaculation） 540

射精管（ejaculatory duct） 16

神经源性膀胱（neurogenic bladder，NB） 443

肾病综合征（nephrotic syndrome，NS） 106，223

肾穿刺活检（renal biopsy） 81

肾创伤（renal trauma） 348

肾大盏（major renal calices） 6

肾单位（nephron） 23

肾单位袢（nephron loop） 22

肾蒂（renal pedicle） 2

肾动脉栓塞与血栓形成（renal artery embolism and thrombosis）328

肾动脉狭窄（renal artery stenosis，RAS）324

肾窦（renal sinus）6

肾段（renal segment）6

肾活检（renal biopsy）122

肾积脓（pyonephrosis）191

肾积水（hydronephrosis）438

肾间质（renal interstitium）30

肾绞痛（renal colic）73, 104, 439

肾结石（renal calculi）421

肾筋膜（renal fascia）5

肾静脉血栓（renal vein thrombosis，RVT）331

肾门（renal hilum）2

肾母细胞瘤（nephroblastoma）98

肾内反流（intrarenal reflux）93

肾脓肿（renal abscess）191

肾皮质（renal cortex）5

肾区（renal region）3

肾乳头（renal papillae）5

肾乳头坏死（renal papillary necrosis）94

肾上腺皮质激素（adrenocortical hormones）226

肾素（renin）29, 65

肾素 - 血管紧张素 - 醛固酮系统（renin-angiotensin-aldo-
sterone system，RAAS）297

肾髓质（renal medulla）5

肾损伤分子 -1（kidney injury molecule 1，KIM-1）475

肾糖阈（renal glucose threshold）56

肾透明细胞癌（renal clear cell carcinoma，RCCC）97

肾细胞癌（renal cell carcinoma）96, 373

肾纤维膜（tunica fibrosa renis）5

肾纤维囊（renal fibrous capsule）5

肾小管（renal tubule）5

肾小管间质性肾炎（tubulointerstitial nephritis）92

肾小囊（renal capsule）25

肾小囊腔（capsular space）25

肾小球疾病（glomerular diseases）76

肾小球滤过率（glomerular filtration rate，GFR）52

肾小球肾炎（glomerulonephritis，GN）79

肾小球损伤的介质（mediators of glomerular injury）80

肾小体（renal corpuscle）5

肾小叶（renal lobule）21

肾小盏（minor renal calices）6

肾性尿崩症（nephrogenic diabetes insipidus）140

肾炎综合征（nephritic syndrome）106

肾叶（renal lobe）5

肾移植（renal transplantation）508

肾盂（renal pelvis）2

肾盂积脓（pyonephrosis）94

肾盂肾炎（pyelonephritis）92

肾盂输尿管连接部（ureteropelvic junction，UPJ）430

肾盂输尿管连接部梗阻（ureteropelvic junction obstruction，
UPJO）160, 438

肾脏（kidney）2

肾脏囊肿性疾病（cystic kidney disease）164

肾脏周围脓肿（perirenal abscess）191

肾周脓肿（perinephric abscess）94

肾周围炎（perinephritis）191

肾柱（renal column）5

肾锥体（renal pyramid）5

肾自截（autonephrectomy）215

渗透单位清除率（osmolar clearance，Cosm）69

渗透压感受器（osmoreceptor）65

生后肾原基（metanephrogenic blastema）41

生后肾组织（metanephrogenic tissue）41

生精上皮（spermatogenic epithelium）34

生精细胞（spermatogenic cell）34

生精小管（seminiferous tubules）34

生肾节（nephrotome）38

生肾索（nephrogenic cord）38

生殖结节（genital tubercle）45

生殖系统（reproductive system）14

生殖腺嵴（genital ridge）38

失水（water loss）147

视频刺激下阴茎硬度测试（visual stimulation tumescence
and rigidity，VSTR）555

嗜酸性肉芽肿性多血管炎（eosinophilic granulomatosis
with polyangiitis，EGPA）274

输出小管（efferent duct）15

输精管（ductus deferens）　16

输精管壶腹（ampulla ductus deferentis）　16

输尿管（ureter）　31

输尿管间襞（interureteric fold）　10

输尿管结石（ureteral calculi）　421

输尿管口（ureteric orifice）　10

输尿管口囊肿（ureterocele）　162

输尿管膀胱连接部（ureterovesical junction，UVJ）　430

输尿管肾镜取石术（ureterorenoscope lithotripsy，URL）　425

输尿管损伤（ureteral trauma）　355

输尿管芽（ureteric bud）　41

树突状细胞（dendritic cell，DC）　408

双氢睾酮（dihydrotestosterone，DHT）　536

水过多（water excess）　148

水化疗法（hydration therapy）　418

水利尿（water diuresis）　65

水肿（edema）　103

苏木精 - 伊红（hematoxylin eosin，HE）　81

髓放线（medullary ray）　21

髓袢（medullary loop）　22

髓质海绵肾（medullary sponge kidney，MSK）　170

髓质集合管（medullary collecting duct）　22

T

他克莫司（tacrolimus，Tac，FK506）　226

碳酸酐酶（carbonic anhydrase，CA）　56

糖尿病肾病（diabetic nephropathy，DN）　296

糖尿病肾脏疾病（diabetic kidney disease，DKD）　296

体外冲击波碎石术（extracorporeal shock wave lithotripsy，ESWL）　425

吞饮小泡（pinocytic vesicle）　27

W

外疏松层（lamina rara externa）　24

微量白蛋白尿（microalbuminuria，MAU）　115

微小病变型肾病（minimal change disease，MCD）　241

微小病变性肾病（minimal change nephrosis）　87

微小病变性肾小球病（minimal change glomerulopathy）　87

微小病变性肾小球肾炎（minimal change GN）　87

维持治疗（maintenance therapy）　271

未分类的肾细胞癌（renal cell carcinoma，unclassified）　97

未分类的肾小球肾炎（unclassified glomerulonephritis）　223

沃尔夫管（Wolffian duct）　41

无尿（anuria）　48，104

无症状性蛋白尿（asymptomatic proteinuria）　106

无症状性菌尿（asymptomatic bacteriuria）　200

无症状性血尿或 / 和蛋白尿（asymptomatic hematuria or/and proteinuria）　223

X

系膜基质（mesangial matrix）　25

系膜毛细血管性肾小球肾炎（mesangial capillary glomerulonephritis）　88，223

系膜细胞（mesangial cell）　25

系膜增生性肾小球肾炎（mesangial proliferative glomerulonephritis）　89，223

系统性红斑狼疮（systemic lupus erythematosus，SLE）　258

细胞毒性 T 淋巴细胞抗原（cytotoxic T-lymphocyte associated protein 4，CTLA-4）　408

细胞免疫性肾小球肾炎（cell-mediated immunity GN）　80

细胞内液（intracellular fluid，ICF）　138

细胞旁途径（paracellular pathway）　54

细胞外液（extracellular fluid，ECF）　138

细胞纤维性新月体（cellulofibrous crescents）　232

细胞性新月体（cellular crescents）　232

细胞增多（hypercellularity）　82

细菌持续存在（bacterial persistence）　192

细菌生物膜（bacterial biofilm）　189

下尿路症状（lower urinary tract symptoms，LUTS）　107，209，450，459

下丘脑 - 垂体 - 睾丸轴（hypothalamic-pituitary-testicular axis）　537

纤溶酶原激活物抑制因子-1（plasminogen activator inhibitor-1，PAI-1） 81

纤维连接蛋白（fibronectin） 24

纤维性新月体（fibrous crescents） 232

嫌色性肾细胞癌（chromophobe renal cell carcinoma，CRCC） 97

显微镜下多血管炎（microscopic polyangiitis，MPA） 274

小管间质性肾炎伴葡萄膜炎综合征（tubulointerstitial nephritis and uveitis syndrome，TINU syndrome） 344

小管液（tubular fluid） 54

小叶间动脉（interlobular artery） 30

小叶间静脉（interlobular vein） 30

泄殖腔（cloaca） 42

心房钠尿肽（atrial natriuretic peptide，ANP） 66

心力衰竭（heart failure） 231

新月体（crescent） 85，232

新月体和坏死性肾小球肾炎（crescentic and necrotizing glomerulonephritis） 223

新月体性肾小球肾炎（crescentic glomerulonephritis，CrGN） 85，232

星形静脉（stellate vein） 30

性别决定区（sex determining region of Y-chromosome，SRY） 43

性激素结合球蛋白（sex hormone-binding globulin，SHBG） 536

性欲（sexual desire） 538

雄激素（androgen） 36

雄激素剥夺治疗（androgen deprivation therapy，ADT） 392

雄激素结合蛋白（androgen binding protein，ABP） 35

雄激素受体（androgen receptor，AR） 547

血管极（vascular pole） 23

血管紧张素Ⅱ（angiotensin Ⅱ，Ang Ⅱ） 65

血管紧张素受体（angiotensin receptor，AT receptor） 66

血管紧张素原（angiotensinogen） 66

血管紧张素转换酶抑制剂及血管紧张素受体阻滞剂（angiotensin converting enzyme inhibitors/angiotensin receptor blockers，ACEI/ARB） 224

血管内皮生长因子（vascular endothelial growth factor，VEGF） 81

血管球（glomerulus） 24

血管球基膜（glomerular basement membrane，GBM） 24

血管球旁器（juxtaglomerular apparatus） 29

血管升压素（vasopressin，VP） 64

血管系膜（mesangium） 25

血浆置换（plasmapheresis） 233

血尿（hematuria） 102

血清肌酐（serum creatinine，Scr） 116

血栓性微血管病（thrombotic microangiopathy，TMA） 259，485

血栓性血小板减少性紫癜（thrombotic thrombocytopenic purpura，TTP） 485

血小板源性生长因子（platelet-derived growth factor，PDGF） 81

血小板源性生长因子受体（platelet-derived growth factor receptor，PDGFR） 406

血液净化（blood purification） 508

血源性或下行性感染（hematogenous or descending infection） 93

循环免疫复合物（circulating immune complex，CIC） 77，120

循环免疫复合物性肾炎（nephritis caused by circulating immune complex） 77

Y

压力性尿失禁（stress urinary incontinence，SUI） 454

药物性间质性肾炎（drug-induced interstitial nephritis） 95

叶间动脉（interlobar artery） 30

夜间阴茎勃起（nocturnal penile tumescence，NPT） 555

医院内获得性尿路感染（hospital acquired UTI） 196

遗传性疾病（hereditary disorders） 76

遗尿（enuresis） 105

乙酰胆碱（acetylcholine，Ach） 73

异位肾（ectopic kidney） 157

抑制素（inhibin） 35

易化扩散（facilitated diffusion） 54

意义未明的单克隆丙种球蛋白病（monoclonal gammopathy of undetermined significance，MGUS）　292

阴唇阴囊隆起（labioscrotal swelling）　45

阴道内射精潜伏期（intravaginal ejaculation latency time，IELT）　558

阴茎（penis）　18

阴茎癌（penile cancer）　394

阴茎包皮（prepuce of penis）　18

阴茎勃起功能障碍（erectile dysfunction，ED）　552

阴茎海绵体（cavernous body of penis）　18

阴茎海绵体注射血管活性药物试验（intracavernous vaso-active drug injection test，ICI）　555

阴茎脚（crus of penis）　18

阴囊（scrotum）　19

阴囊中隔（septum of scrotum）　19

引带（gubernaculum）　45

隐睾症（cryptorchidism）　174

隐匿性肾炎（latent glomerulonephritis）　223

硬化（sclerosis）　82

硬化性肾小球肾炎（sclerosing glomerulonephritis）　223

游离轻链（free light chain，FLC）　290, 309

有效滤过压（effective filtration pressure，EFP）　51

诱导治疗（induction therapy）　271

诱陷性扩散（diffusion trapping）　59

原发性肾小球疾病（primary glomerular diseases）　76

原发性肾脏淋巴瘤（primary renal lymphoma，PRL）　315

原尿（primary urine）　25, 49

原始生殖细胞（primordial germ cell，PGC）　43

原位免疫复合物性肾炎（nephritis caused by in situ immune complex）　78

远端肾小管性酸中毒（distal renal tubular acidosis，dRTA）　338

远曲小管（distal convoluted tubule）　28

Z

再感染（reinfection）　192

脏层（visceral layer）　25

脏层上皮细胞（visceral epithelial cell）　25

早泄（premature ejaculation，PE）　558

早泄诊断量表（the premature ejaculation diagnostic tool，PEDT）　560

灶性节段性病变（focal segmental lesions）　223

增生性肾炎（proliferative glomerulonephritis）　223

镇痛药性肾炎（analgesic nephritis）　95

支持细胞（sustentacular cell）　35

脂肪囊（fatty renal capsule）　5

脂性肾病（lipoid nephrosis）　87

直接督导下短程化疗方案（directly observed treatment short-course，DOTS）　213

直精小管（straight tubules）　15, 34

质膜内褶（plasma membrane infolding）　27

致密斑（macular densa）　30

致密层（lamina densa）　24

致密物沉积病（dense deposit disease）　88

中草药肾病（chinese herbs nephropathy）　96

中间细胞（intermediate cell）　32

中老年男性雄激素部分缺乏综合征（partial androgen defi-ciency of the aging male，PADAM）　546

中老年男性雄激素缺乏综合征（androgen deficiency in the aging male，ADAM）　546

中肾（mesonephros）　40

中肾管（mesonephric duct）　41

中肾嵴（mesonephric ridge）　38

中肾旁管（paramesonephric duct）　45

中肾小管（mesonephric tubule）　40

中枢性尿崩症（central diabetes insipidus）　140

中性粒细胞明胶酶相关性脂质运载蛋白（neutrophil gelatinase-associated lipocalin，NGAL）　475

终末期肾病（end-stage renal disease，ESRD）　488

终尿（final urine）　49

终期肾（end-stage kidney）　90

肿块（mass）　105

主动转运（active transport）　54

主细胞（principal cell）　28, 57

转化生长因子 -β（transform growth factor-β，TGF-β）　81

转铁蛋白饱和度（transferrin saturation，TSAT）　503

转移性去势抵抗性前列腺癌（metastatic castration-resistant prostate cancer，mCRPC）　410

自动化腹膜透析（automated peritoneal dialysis，APD）　520

自由水清除率（free-water clearance，C_{H_2O}）　69

综合征（syndrome）　83

足突（foot process）　25

足细胞（podocyte）　25

组织间液（interstitial fluid）　138

最大尿流率（maximum flow rate，Q_{max}）　119